KURZES LEHRBUCH

DER PHARMAZEUTISCHEN CHEMIE

AUCH ZUM GEBRAUCH FÜR MEDIZINER

VON

PROFESSOR DR. **K. BODENDORF**

KARLSRUHE

ZWEITE UND DRITTE
VERBESSERTE AUFLAGE

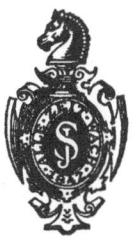

SPRINGER-VERLAG BERLIN HEIDELBERG GMBH

1949

ISBN 978-3-662-01783-8   ISBN 978-3-662-02078-4 (eBook)
DOI 10.1007/978-3-662-02078-4

Vorwort zur zweiten und dritten Auflage.

Obwohl das Buch bereits in den letzten Kriegsjahren vergriffen war, hat sich die Neuauflage infolge besonderer Ungunst der Verhältnisse erst jetzt ermöglichen lassen. Der lange Zeitraum hat eine eingehende Überarbeitung und zahlreiche Ergänzungen notwendig gemacht. Dabei bin ich auch bemüht gewesen, Wünschen um stärkere Betonung spezieller pharmazeutischer Details zu entsprechen. Ich habe mich aber auch bei dieser Auflage nicht dazu entschließen können, das Buch durch solche Einzelheiten zu belasten, die im Arzneibuch und in den gebräuchlichen Kommentaren enthalten sind. Denn es ist mir ein besonderes Anliegen, auf allgemeinen Grundlagen aufbauend Verständnis und Überblick zu vermitteln, die es gestatten, selbständig zu urteilen und zu handeln.

Dem Verlag bin ich für freundliche Unterstützung bei der Vorbereitung, den Herren Kollegen für Ratschläge und Hinweise sehr zu Dank verpflichtet und bitte, mir auch weiterhin Kritik und Anregungen zukommen zu lassen.

Oldenburg (Oldbg.), im September 1948

K. Bodendorf

Inhaltsverzeichnis.

A. Allgemeine Einführung.

I. Chemie ist die Wissenschaft von der Zusammensetzung und dem Aufbau der Materie. Die Methoden, die dieser Forschung dienen, können verschiedener Art sein. Ein Stoff, dessen chemische Natur ergründet werden soll, kann durch geeigneten Abbau so weit zerlegt werden, daß man schließlich zu Stoffen kommt, die durch einfache chemische Operationen nicht weiter zerlegt werden können. Diese Stoffe betrachtet man vom chemischen Standpunkt aus als die *Baustoffe* der Materie. Man bezeichnet sie als chemische Grundstoffe oder *Elemente*.

Das chemische Baumaterial der gesamten Materie sind die Elemente. Sie lassen sich durch einfache chemische Operationen nicht in noch einfachere Grundstoffe zerlegen.

Das Teilgebiet der Chemie, das sich mit der Ergründung der elementaren Zusammensetzung der Materie beschäftigt, ist die *analytische Chemie.*

Eine andere Methode zur Erforschung der Bauprinzipien der Materie besteht darin, daß man aus bereits erforschten, verhältnismäßig einfachen Stoffen neue, kompliziertere aufbaut. Durch Analyse der neugebildeten Stoffe lassen sich die bei solchen Neubildungen waltenden Gesetzmäßigkeiten enthüllen. Das Teilgebiet der Chemie, das sich mit der künstlichen Neubildung von Stoffen befaßt, ist die *synthetische Chemie.* Ihre Aufgabe besteht in der Herstellung von neuen Stoffen oder in der *künstlichen* Herstellung von natürlich vorkommenden Stoffen und in der Aufklärung der in der Materie waltenden Aufbauprinzipien.

Die Zusammenfassung der in den chemischen Beziehungen waltenden Gesetzmäßigkeiten geschieht in der *theoretischen Chemie.* Da zur Definition dieser Gesetzmäßigkeiten vielfach physikalische Begriffe herangezogen werden, und da die den Aufbau bewirkenden Kräfte rein physikalischer Natur sind, wird das Gebiet der theoretischen Chemie besser zur *physikalischen Chemie* erweitert. Dieses Grenzgebiet zwischen Chemie und Physik kann bei anderer, betont physikalischer Betrachtungsweise auch als *chemische Physik* bezeichnet werden.

Außer den genannten Teilgebieten der Chemie ist noch die *technologische Chemie* zu nennen, deren Aufgabe es ist, die Erfahrungen des chemischen Laboratoriums in geeigneter Weise in den Fabrikationsbetrieb zu übertragen.

Die *Biochemie* stellt diejenigen Stoffe und Vorgänge in den Vordergrund ihrer Untersuchungen, die für den Ablauf von Lebensvorgängen wichtig sind.

Die *pharmazeutische Chemie* ist die Chemie der Heilmittel. Unter Heilmittel versteht man Stoffe, die unter bestimmten Bedingungen einen krankhaften Zustand des menschlichen oder tierischen Organismus zu beseitigen oder zu mildern geeignet sind. Ein Stoff, der unter bestimmten Voraussetzungen, z. B. bei Verabreichung einer ganz bestimmten Menge, ein Heilmittel ist, kann in anderen Fällen, etwa bei Verabreichung von Mengen, die weit unter der therapeutischen Dosis liegen, indifferent, oder unter Umständen, z. B. in hohen Dosen, ein Gift sein. Es läßt sich demnach keine deutliche Abgrenzung treffen zwischen Stoffen, die Heilmittel sind, und solchen, die es nicht sind. Eine solche Grenze würde auch dauernd dadurch verschoben werden, daß mit neuen Heil*methoden* auch neue Heil*mittel* eingeführt werden.

Die pharmazeutische Chemie in weiterem Sinne ist ein Gebiet, das auf den Grundlagen der allgemeinen Chemie mit allen ihren Teilgebieten ihr *Hauptgewicht* auf die Kenntnis und Erforschung derjenigen Stoffe und Vorgänge legt, die zu der Heilkunde in Beziehung stehen.

II. Um die Vielfältigkeit der natürlich vorkommenden und künstlich hergestellten Stoffe in übersichtlicher Weise nach chemischer Zusammengehörigkeit zu ordnen, bedarf es eines wohlbegründeten Systems. Es ist naheliegend, ein solches System auf den Gesetzmäßigkeiten und Aufbauprinzipien der Natur zu begründen. Wir werden sehen, daß es gerade die *elementarsten* Aufbauprinzipien der Natur sind, welche uns die Grundlagen für ein chemisches System liefern.

Es wird also zuerst die Frage zu erörtern sein: Wie haben wir uns den Aufbau der Materie in all ihrer Vielfältigkeit zu erklären? Die analytische Chemie gibt zu dieser Frage eine verblüffende und zugleich verwirrende Auskunft, die die weitere Behandlung wesentlich vereinfacht: Die gesamte Materie ist aus nur etwa 90 verschiedenen Grundstoffen (Elementen) zusammengesetzt. Verblüffend ist daran, daß die ungeheure Mannigfaltigkeit der natürlichen und synthetischen Substanzen sich auf so wenige Grundstoffe zurückführen läßt. Verwirrend erscheint der Gedanke, wie kompliziert die Aufbauprinzipien wohl sein mögen, damit aus einer so kleinen Zahl verschiedener Baustoffe so Vielfältiges hervorgehen kann. In der Tat sind die Aufbauprinzipien keineswegs einfacher Art, aber wiederum verblüffend ist dabei, daß sie auf *ein einziges Grundprinzip* zurückführbar sind: auf elektrische Kräfte.

Alle natürlichen und synthetischen Substanzen lassen sich auf etwa 90 Grundstoffe und die Wirkung elektrischer Kräfte zurückführen.

Über die Art und Wirkung dieser elektrischen Kräfte ist in der neueren Zeit viel diskutiert worden. Neueste Deutungen (durch die Quantenmechanik oder auch Wellenmechanik begründet) ruhen so stark auf Mathematischem, daß sie uns kein Bild, keine gedankliche Vorstellung mehr ermöglichen. So wichtig diese Ergebnisse für grundsätzliche Erkenntnisse und für manche speziellen Gebiete auch sein mögen, für die weitaus meisten chemischen Vorgänge kommt man mit einfachen Vorstellungen und bildlichen Übertragungen aus. Wir wollen daher versuchen, diese Ergebnisse unter Zuhilfenahme früherer und einfacherer Vorstellungen auf die Ebene des Erfaßbaren zu projizieren und uns ein Anschauungsbild von dem Bau der Materie konstruieren.

Wir werden zweckmäßig von den *einfachsten* Stoffen ausgehen, von den Elementen. Wir sahen, daß sie sich durch gewöhnliche chemische Mittel nicht auf noch einfachere Stoffe zurückführen lassen. Wie aber ist nun eine solche elementare Materie in sich gegliedert. Aus zahlreichen physikalischen Eigenschaften der verschiedenen Elementarmaterien müssen wir schließen, daß jede elementare Materie aus Bausteinen zusammengesetzt ist, die unter sich einheitlich und gleichartig, für jedes Element aber verschieden und charakteristisch sind. Wenn wir geschmolzenes Blei (Blei ist ein Element) langsam erstarren lassen, so finden wir in der halb erstarrten Masse Gebilde (Krystalle) von ganz bestimmter und immer gleicher Form. Wenn wir den gleichen Versuch etwa mit geschmolzenem Zinn vornehmen, so erhalten wir wiederum Krystalle von ganz bestimmter und immer gleicher Form, die aber anders ist als die der Bleikrystalle. Dieses differenzierte Verhalten ist grundsätzlich auf die Verschiedenartigkeit der elementaren Bausteine zurückzuführen. Daß daneben auch aus *gleichen* Bausteinen *verschiedenartiger* Aufbau bewirkt werden kann, ist eine Ausnahmeerscheinung, die zuweilen dann zu beobachten ist, wenn die Bausteine sich unter verschiedenartigen äußeren Bedingungen aus dem ungeregelten Zustand der Schmelze zum regelmäßigen Bau der Krystalle anordnen. Die Bausteine der elementaren Materie bezeichnet man als Atome. Es sind also die *Elemente* die Bau*stoffe* der gesamten Materie, die *Atome* die Bau*steine* der Elemente.

Wie haben wir uns nun diese elementaren Bausteine, die Atome, vorzustellen, und wodurch unterscheiden sich die Atome der verschiedenen Elemente voneinander? Als Elemente haben wir Stoffe definiert, die sich durch einfache chemische Operationen nicht in noch einfachere Stoffe zerlegen lassen. Als Atome wollen wir Bausteine, also Gebilde bezeichnen, die sich durch einfache chemische oder physikalische Operationen nicht in noch einfachere, also kleinere Teile aufteilen lassen.

Ein Atom ist die Einheit, also die kleinste, nicht mehr teilbare Menge eines Elementes.

Es ist logisch zunächst nicht zu verstehen, daß es irgendwo eine Mengeneinheit geben soll, die nicht wenigstens theoretisch noch weiter teilbar sein könnte. Wenn die vorher entwickelte Vorstellung, daß die Verschiedenartigkeit der Elemente auf eine Verschiedenartigkeit ihrer Bausteine (Atome) zurückzuführen ist, zu Recht besteht, dann muß eben diese Verschiedenartigkeit bereits in den Atomen vorliegen und irgendwie in ihrer Struktur verankert sein. Diese innere Atomstruktur bedingt es, daß eine Teilung eines Atoms nicht ohne Zerstörung seiner Struktur und seiner durch diese bedingten Grundeigenschaften möglich ist.

Ein Atom ist danach als ein Individuum zu betrachten, das nur als ganzes und ungeteiltes Gebilde gewisse „Funktionen" betätigt, deren Summe wir als seine charakteristischen und individuellen Eigenschaften bezeichnen. Dieser Vorstellung liegt bereits ein zunächst völlig ungeformtes Bild von dem Wesen der Atome zugrunde, nämlich, daß das Individuum „Atom" in sich wieder irgendwie differenziert ist, und zwar so differenziert, daß durch einfache chemische Operationen eine Beeinflussung dieser inneren Differentiation nicht bewirkt werden kann. Wir können zwar, wie wir später sehen werden, durch äußerst gewaltsame Angriffe mit energischen physikalischen Mitteln die innere Struktur eines Atoms sprengen. Damit verändern sich aber auch alle seine Grundeigenschaften.

Nach allem können wir also geradezu von einem inneren Aufbau der Atome sprechen. Das Bauprinzip der Atome ist aber von dem Prinzip des atomaren Aufbaues der Materie völlig verschieden. Wir können ein Stück einer Elementarmaterie mit allereinfachsten physikalischen oder mechanischen Mitteln bis zu Atomen zerlegen, ohne daß die Eigenschaften sich ändern. Ein Atom dagegen ist durch einfache Mittel überhaupt nicht weiter zu zerlegen, und wenn man es durch besondere, energische physikalische Angriffe sprengt, sind seine Grundeigenschaften verändert.

Wir haben vorher gesagt, daß beim Aufbau der Materie elektrische Kräfte wirksam sind. Da man aber diese elektrischen Kräfte von der Materie nicht trennen kann, müssen sie bereits in den Bausteinen der Materie, den Atomen, verankert sein.

Atome sind demnach Gebilde, in denen elektrische Kräfte fixiert sind, und zwar so, daß positive und negative Ladungen einander äquivalent sind, damit das Gebilde nach außen hin neutral bleibt. Über die Anordnung der Ladungen wissen wir aus dem Verhalten von Atomen verschiedenster Elemente beim Beschießen mit winzigen Geschossen (Protonen, Neutronen, Deuteronen, α-Teilchen), daß die positiven Ladungen im Atomzentrum zusammengeballt sind. Entsprechende quantitative Untersuchungen gaben sogar Aufschluß über die relative Größe dieses positiven Atomzentrums, das man als Atomkern bezeichnet. Der Atomkern mit seinen positiven Ladungen ist zugleich auch Träger der Masse des Atoms. Er ist aber im Verhältnis zum gesamten Atom außerordentlich klein. Über den Feinbau des Atomkerns, der für die chemischen Eigenschaften der Atome und ihre chemischen Reaktionen nicht von wesentlicher Bedeutung ist, mag hier die Angabe genügen, daß er aus Protonen und Neutronen, von denen sich je 2 und 2 zu α-Teilchen zusammenschließen, aufgebaut ist. Näheres wird bei den radioaktiven Elementen und S. 8 ausgeführt.

Über die Anordnung der negativen Ladungen sind gleichfalls gut begründete Vorstellungen entwickelt. Zunächst muß die Anzahl der negativen Ladungen ebenso groß sein wie die der im Kern zusammengeballten positiven. Ferner muß die Anordnung der negativen Ladungen so beschaffen sein, daß dadurch die Größe des gesamten Atoms bestimmt ist. Da aber der Kern nur einen winzigen Teil des gesamten Atoms ausmacht, müssen die negativen Ladungen relativ weit von ihm entfernt sein. Wir wollen die negativen Ladungen als konkrete elektrische Grundeinheiten (Elektronen) bezeichnen, obwohl man sie jetzt vielfach als eine Ballung von Schwingungen betrachtet. Die Elektronen sind also vom Kern relativ weit entfernt, jedoch nicht so weit, daß sie sich außerhalb des Wirkungsbereiches der positiven Kernladungen befinden. Zwischen beiden sind also anziehende COULOMBsche Kräfte wirksam. Um zu erklären, daß trotz der Anziehung die Elektronen nicht in den Kern stürzen, nimmt man eine Bewegung der Elektronen um den Kern an, und zwar derart, daß die Zentrifugalkraft der Anziehung gerade die Waage hält. Neben der Bewegung um den Kern besitzen die Elektronen noch eine Eigenrotation, einen Drall, der in zwei Richtungen verlaufen kann: Rechts- und Linksdrall. Diese Vorstellungen können nur als ein ganz grob sinnfälliges Bild betrachtet werden, das jedoch zum Verständnis der rein chemischen Eigenschaften der Atome ausreicht. Die Bewegung der Elektronen um den Kern kann man sich in Planetenbahnen vorstellen, über deren Anordnung optische Eigenschaften Aufschluß geben.

Es ist einleuchtend, daß die Kompensation der Anziehung zwischen Kern und Elektronen durch die Zentrifugalkraft der kreisenden Elektronen auf verschiedene Art möglich ist. Die Elektronen können sich in ganz verschiedenen Abständen vom Kern bewegen. Da die Anziehung proportional dem Quadrat der Entfernung abnimmt, muß auch die Geschwindigkeit der kreisenden Bewegung mit zunehmender Entfernung so abnehmen, daß die beiden Kräfte sich die Waage halten. Es müßte danach die Bewegung der Elektronen in allen möglichen Abständen, nur mit verschiedener Geschwindigkeit, denkbar sein. Nun hat aber PLANCK aus gewissen Strahlungsvorgängen abgeleitet, daß auch die Energie sich aus kleinsten unteilbaren Einheiten zusammensetzt, ähnlich wie die Materie sich aus Atomen aufbaut. Man bezeichnet diese kleinsten nicht weiter teilbaren Energiemengen als *Energiequanten* (E) und definiert sie durch die Beziehung $E = h \cdot \nu$, worin h eine Konstante (das PLANCKsche Wirkungsquantum) und ν die Schwingungsfrequenz (Lichtgeschwindigkeit/Wellenlänge) ist. Daraus ergibt sich, daß nicht alle *denkbaren* energetischen *Übergänge*, sondern nur *sprungweise*, durch Energiequanten E gegebene *Änderungen* möglich sind. Für unser Bild vom Bau der Atome bedeutet das, daß die Elektronen nicht in Bahnen mit allen beliebigen Kernabständen kreisen können, sondern daß nur ganz bestimmte, durch E gegebene Bahnabstände möglich sind. Wir können unser Bild also dahin vervollständigen, daß um einen Kern mit positiven Ladungen die Elektronen sich in ganz bestimmten Bahnen bewegen, wobei die Abstände dieser Bahnen sich wie $1 : 4 : 9 : 16$ usw. verhalten. Man bezeichnet die verschiedenen Bahnen mit K, L, M, N, O, P, Q.

Es ist bekannt, daß die Elemente bei hohen Temperaturen Lichtstrahlungen aussenden, die man durch spektrale Zerlegung analysieren kann. Dabei zeigt es sich, daß alle Elemente charakteristische Linienspektren besitzen, die auch zur Identifizierung geeignet sind. Die Spektren zeigen untereinander große Verschiedenheit. Das Wasserstoffspektrum besteht aus 4 Hauptlinien, Helium zeigt schon 7, und bei Eisen sind insgesamt etwa 2000 verschiedene Linien beobachtet worden. Es ist klar, daß diese Eigenschaft der Elemente bereits in den Atomen vorhanden und in ihrem Bau begründet sein muß. Die Erklärung dafür finden wir in den umlaufenden Elektronen. Durch Zuführung von Energie in Form von Wärme können Elektronen in einen Zustand höheren Energiegehaltes übergeführt werden. Wir

können uns das so vorstellen, daß ein Elektron aus seiner normalen Bahn in eine
andere, vom Kern weiter entfernte Bahn „gehoben" wird. Zur Überwindung der
Anziehung muß Arbeit geleistet werden, deren Energie durch die zugeführte
Wärme gedeckt wird. Diese Energie steckt in dem „gehobenen" Elektron. Ihr
Betrag macht ein Energiequant (E) aus, wenn es sich um *eine* überwundene Bahn-
differenz handelt, 2 E bei zwei, 3 E bei drei Bahndifferenzen usw. Ein „gehobenes"
Elektron befindet sich in einem labilen Zustand und stabilisiert sich durch Rück-
kehr in seine normale Bahn. Dabei gibt es den in ihm steckenden Energieüberschuß
wieder quantenmäßig in Form von Lichtstrahlung ab. Verschiedenartige Elek-
tronenübergänge liefern Energiequanten mit verschiedener Frequenz (v), es treten
dabei Strahlungen von verschiedenartigen Wellenlängen auf, die man bei spek-
traler Zerlegung an den verschiedenen Farben erkennt.

Nun kann man auf hier nicht näher zu erklärende Weise die Frequenzen der
verschiedenen Spektrallinien eines Elementes verschiedenartigen Elektronen-
zuständen zuordnen und damit ein genaues Bild von der Anordnung der Elektronen in den Atomen der verschiedenen Elemente gewinnen. Das am *einfachsten*
gebaute Atom ist das Wasserstoffatom. Es besitzt einen Kern mit nur einer positiven Ladung, um den ein Elektron kreist, das sich im Normalzustand auf der
K-Bahn bewegt. Wenn wir die Elemente nach der Zahl der freien positiven Kernladungen ihrer Atome anordnen, dann kommen wir zu einer Reihe, in der die
Kompliziertheit der Atomstruktur ständig zunimmt. In dieser Reihe ist das zweite
Element das Helium mit zwei freien positiven Kernladungen und zwei kreisenden
Elektronen, die sich beide in der K-Bahn bewegen. Das dritte Element ist das
Lithium, um dessen dreifach positiv geladenen Kern 3 Elektronen kreisen. Von
diesen bewegen sich zwei auf der K-Bahn, das dritte auf der L-Bahn. Die folgende
Tabelle 1 gibt eine Übersicht über die Anordnung der Elektronen in den Atomen
der verschiedenen Elemente. Die Nummer des Elementes (Ordnungszahl) ist gleich
der Zahl seiner freien positiven Kernladungen und somit auch gleich der Zahl der
kreisenden Elektronen. Hinter dem Namen eines jeden Elementes ist die aus dem
lateinischen Namen hergeleitete Abkürzung angegeben, die man in der chemischen
Formelsprache benutzt.

Tabelle 1.

			K	L	M	N	O	P	Q
1	Wasserstoff	H	1						
2	Helium	He	2						
3	Lithium	Li	2	1					
4	Beryllium	Be	2	2					
5	Bor	B	2	3					
6	Kohlenstoff . . .	C	2	4					
7	Stickstoff	N	2	5					
8	Sauerstoff	O	2	6					
9	Fluor	F	2	7					
10	Neon	Ne	2	8					
11	Natrium	Na	2	8	1				
12	Magnesium	Mg	2	8	2				
13	Aluminium	Al	2	8	3				
14	Silicium	Si	2	8	4				
15	Phosphor	P	2	8	5				
16	Schwefel	S	2	8	6				
17	Chlor	Cl	2	8	7				
18	Argon	Ar	2	8	8				
19	Kalium	K	2	8	8	1			
20	Calcium	Ca	2	8	8	2			

Tabelle 1 (Fortsetzung).

			K	L	M	N	O	P	Q
21	Scandium	Sc	2	8	9	2			
22	Titan.	Ti	2	8	10	2			
23	Vanadin	V	2	8	11	2			
24	Chrom	Cr	2	8	12	2			
25	Mangan	Mn	2	8	13	2			
26	Eisen.	Fe	2	8	14	2			
27	Kobalt	Co	2	8	15	2			
28	Nickel	Ni	2	8	16	2			
29	Kupfer	Cu	2	8	18	1			
30	Zink	Zn	2	8	18	2			
31	Gallium	Ga	2	8	18	3			
32	Germanium . . .	Ge	2	8	18	4			
33	Arsen.	As	2	8	18	5			
34	Selen	Se	2	8	18	6			
35	Brom.	Br	2	8	18	7			
36	Krypton.	Kr	2	8	18	8			
37	Rubidium . . .	Rb	2	8	18	8	1		
38	Strontium . . .	Sr	2	8	18	8	2		
39	Yttrium	Y	2	8	18	9	2		
40	Zirkonium	Zr	2	8	18	10	2		
41	Niob	Nb	2	8	18	11	2		
42	Molybdän	Mo	2	8	18	12	2		
43									
44	Ruthenium	Ru	2	8	18	14	2		
45	Rhodium	Rh	2	8	18	15	2		
46	Palladium	Pd	2	8	18	16	2		
47	Silber	Ag	2	8	18	18	1		
48	Cadmium	Cd	2	8	18	18	2		
49	Indium	In	2	8	18	18	3		
50	Zinn	Sn	2	8	18	18	4		
51	Antimon	Sb	2	8	18	18	5		
52	Tellur	Te	2	8	18	18	6		
53	Jod	J	2	8	18	18	7		
54	Xenon	X	2	8	18	18	8		
55	Caesium	Cs	2	8	18	18	8	1	
56	Barium	Ba	2	8	18	18	8	2	
57	Lanthan.	La	2	8	18	18	9	2	
58	Cer	Ce	2	8	18	19	9	2	
59	Praseodym	Pr	2	8	18	20	9	2	
60	Neodym	Nd	2	8	18	21	9	2	
61									
62	Samarium	Sm	2	8	18	23	9	2	
63	Europium	Eu	2	8	18	24	9	2	
64	Gadolinium . . .	Gd	2	8	18	25	9	2	
65	Terbium.	Tb	2	8	18	26	9	2	
66	Dysprosium . . .	Dy	2	8	18	27	9	2	
67	Holmium	Ho	2	8	18	28	9	2	
68	Erbium	Er	2	8	18	29	9	2	
69	Thulium.	Tm	2	8	18	30	9	2	
70	Ytterbium	Yb	2	8	18	31	9	2	
71	Cassiopeium . . .	Cp	2	8	18	32	9	2	
72	Hafnium	Hf	2	8	18	32	10	2	
73	Tantal	Ta	2	8	18	32	11	2	
74	Wolfram	W	2	8	18	32	12	2	
75	Rhenium	Re	2	8	18	32	13	2	
76	Osmium	Os	2	8	18	32	14	2	
77	Iridium	Ir	2	8	18	32	15	2	
78	Platin	Pt	2	8	18	32	16	2	
79	Gold	Au	2	8	18	32	18	1	
80	Quecksilber . . .	Hg	2	8	18	32	18	2	

Tabelle 1 (Fortsetzung).

			K	L	M	N	O	P	Q
81	Thallium	Tl	2	8	18	32	18	3	
82	Blei	Pb	2	8	18	32	18	4	
83	Wismut	Bi	2	8	18	32	18	5	
84	Polonium	Po	2	8	18	32	18	6	
85									
86	Radon	Rn	2	8	18	32	18	8	
87									
88	Radium	Ra	2	8	18	32	18	8	2
89	Actinium	Ac	2	8	18	32	18	9	2
90	Thorium	Th	2	8	18	32	18	10	2
91	Protactinium . . .	Pa	2	8	18	32	18	11	2
92	Uran	U	2	8	18	32	18	12	2

Die Zusammenstellung zeigt, daß sich bei keinem Element in der K-Bahn mehr als 2 Elektronen aufhalten. In der L-Bahn sind es nie mehr als 8, in der M-Bahn nie mehr als 18 usw. Man kann annehmen, daß in diesem Zustande die Bahnen gerade voll besetzt sind und daß eine solche voll besetzte Elektronenschale eine besondere Stabilität besitzt. Es ist auffällig, daß vielfach der Aufbau der höheren Schalen bereits begonnen wird, ehe die vorhergehende abgeschlossen ist. Dies ist z. B. bei Element 19 der Fall. Die Auffüllung der M-Bahn beginnt erst bei 21 und ist bei Element 29 beendet. Bei Element 37 wird bereits die O-Bahn begonnen, die Auffüllung der N-Bahn beginnt bei 39 und ist erst bei 71 beendet, nachdem vorher schon sogar die P-Bahn angefangen worden ist. Eine eigentümliche Übereinstimmung zeigen die Elemente 10, 18, 36, 54 und 86. Sie besitzen in ihrer äußeren Schale jeweils 8 Elektronen und sind chemisch völlig reaktionsunfähig. Man bezeichnet diese Elemente als *Edelgase* und nimmt an, daß die Anordnung von 8 Elektronen in der äußersten Bahn, die man als Edelgasschale bezeichnet, einen ganz besonders stabilen Zustand bewirkt. Wir machen ganz allgemein die Elektronen der *äußersten* Bahn für das *chemische Verhalten* der Elemente verantwortlich, und wir werden sehen, daß Atome (besonders solche *verschiedenartiger* Elemente) vielfach das Bestreben haben, ihre äußersten Elektronen miteinander so zu kombinieren, daß sie sich gegenseitig zu Edelgasschalen ergänzen. Bei einem solchen Vorgang, der nichts anderes als eine chemische Reaktion ist, sind die ursprünglichen Eigenschaften der miteinander kombinierten Atome natürlich nicht mehr vorhanden, da die Elektronenanordnung, die die chemischen Eigenschaften bedingt, verändert ist. Es resultiert ein aus *verschiedenartigen* Atomen zusammengesetzter Stoff, eine *chemische Verbindung*, mit neuen, besonderen Eigenschaften.

Wir haben gesehen, daß die Wasserstoffatome den einfachsten Bau besitzen. Sie bestehen aus einem einfach positiv geladenen Kern, um den ein Elektron kreist. Aus Messungen und Rechnungen, die hier nicht weiter auszuführen sind, sind wir auch über die Größenverhältnisse unterrichtet. Der Radius des Wasserstoffatoms ist von der Größenordnung 10^{-8} cm, der des Kerns von der Größenordnung 10^{-13} cm, und der eines Elektrons erscheint von der Größenordnung 10^{-13} cm. Die Zahlen sind so klein, daß sie außerhalb unseres Vorstellungsvermögens liegen, man erkennt aber, daß zwischen Kern und Elektron ein Abstand von 10^5 Kernradien besteht. Der dazwischen liegende Raum ist *leer*. Die Masse eines Wasserstoffatoms ist $1,66 \cdot 10^{-24}$ g, die scheinbare Masse eines Elektrons etwa $9 \cdot 10^{-28}$ g. Der Kern birgt also, trotz seiner geringen Ausdehnung, nahezu die gesamte Masse des Atoms, das Elektron beansprucht nur einen minimalen Teil, etwa $1/_{1840}$ der Gesamtmasse. Von den genannten Größen ist für chemische Rechnungen die Masse der Atome

wichtig Die Masse eines Kohlenstoffatoms ist $19{,}75 \cdot 10^{-24}$, die Masse eines Stick-
stoffatoms $23{,}08 \cdot 10^{-24}$, die Masse eines Sauerstoffatoms $26{,}35 \cdot 10^{-24}$, die Masse
eines Quecksilberatoms $322{,}9 \cdot 10^{-24}$. Diese Zahlen sind für tägliche Rechnungen
zu unhandlich, man ersetzt sie daher durch einfache *Verhältniszahlen*. Es ist
nämlich das Verhältnis der Gewichte der Atome von $H : C : N : Hg = 1{,}66 \cdot 10^{-24} :$
$19{,}75 \cdot 10^{-24} : 23{,}08 \cdot 10^{-24} : 26{,}35 \cdot 10^{-24} : 322{,}9 \cdot 10^{-24} = 1{,}66 : 19{,}75 : 23{,}08 :$
$26{,}35 : 322{,}9$, oder wie $1 : 11{,}9 : 13{,}9 : 15{,}88 : 199$. Diese einfachen Verhältniszahlen
bilden die Grundlage für das ganze chemische Rechnen. Während die wahren Gewichte das Verhältnis der Masse eines Atoms zu der Masse von 1 ccm Wasser von
bestimmten Bedingungen ausdrücken, geben die einfachen Verhältniszahlen das
Verhältnis der Masse eines Atoms zu der Masse eines anderen Atoms an, ohne über
das wahre Gewicht (also über das Verhältnis zu der Masse 1 ccm Wasser) etwas auszusagen. Die einfachen Verhältniszahlen sind nicht nur angenehmer für das Rechnen, sondern tatsächlich vernünftiger als die wahren Gewichte, da die Bezugsgröße
Wasser rein willkürlich und ohne innere Beziehung ist, während die Zahlen, die
die Verhältnisse der Atommassen untereinander ausdrücken, wahre sachliche Beziehungen darstellen. Die genannten Verhältniszahlen bezeichnet man als Atomgewichte, wobei man sich darüber klar sein muß, daß diese Atomgewichte sich
nicht auf die übliche Einheit g oder kg beziehen, sondern auf eine neue chemische
Einheit (Atomgewichtseinheit), das Wasserstoffatom. Die Zahl 13,9 als Atomgewicht des Stickstoffs bedeutet, daß das Stickstoffatom 13,9mal so schwer ist wie
ein Wasserstoffatom. Die Zahl 15,88 für Sauerstoff gibt an, daß das Sauerstoffatom
15,88mal so schwer ist wie ein Wasserstoffatom. Aus rein praktischen Gründen ist
man davon abgegangen, das Wasserstoffatom als Bezugsgröße anzunehmen. Es
ist nämlich nur bei recht wenigen Elementen möglich, die Bestimmung des Massen-
verhältnisses im direkten Vergleich zu Wasserstoff auszuführen. Viel leichter ist es,
die Bestimmung gegen Sauerstoff vorzunehmen, so daß man daher die Verhältniszahlen besser direkt auf Sauerstoff bezieht. Um das auch in den Zahlen zum Ausdruck zu bringen, hat man für die Bezugsgröße Sauerstoff eine ungebrochene Zahl
eingesetzt, nämlich 16,000 und rechnet die anderen Zahlen darauf um. So wird aus
dem früher errechneten Verhältnis $H : O = 1 : 15{,}88$ jetzt $H : O = 1{,}008 : 16{,}000$.
Das Verhältnis der Massen der Atome, auf das es allein ankommt, wird dadurch
nicht verändert. Die Atomgewichte, mit denen wir von nun an zu rechnen haben
werden, beziehen sich stets auf $O = 16{,}000$. Eine Zusammenstellung der auf Sauerstoff bezogenen Atomgewichte findet sich in der Tabelle des chemischen Systems
der Elemente.

Wenn wir nun die Elemente in eine Reihe mit zunehmendem Atomgewicht ein-
ordnen, so kommen wir fast genau zu der Aufstellung von Tabelle 1, die nach der
Zahl der freien positiven Kernladungen vorgenommen wurde. Diese Übereinstimmung bedeutet, daß Kernmasse und Kernladung miteinander verknüpft sein
müssen. Wir haben Grund, anzunehmen, daß die Kerne aller Atome einfache, mit
einer positiven Ladung behaftete Teilchen enthalten, die mit dem Kern des Wasserstoffatoms, den man auch als *Proton* bezeichnet, identisch sind. Neben Protonen
enthalten die übrigen Atomkerne noch elektrisch neutrale Teilchen, die eine Kombination eines Protons und eines Elektrons darstellen und *Neutronen* genannt
werden. Das Neutron hat etwa den gleichen Radius wie das Proton und kann als
ein Gebilde veranschaulicht werden, das aus einem Wasserstoffatom resultiert, wenn
dessen Elektron in den Kern stürzen würde. 2 Protonen können auch mit 2 Neutronen zu einer höheren Einheit, dem α-Teilchen, verschmelzen, das nichts anderes
als einen Heliumkern darstellt. Da die Neutronen elektrisch neutral sind, haben
sie zwar auf die Masse der Atome, nicht aber auf die Zahl der Kernladungen und
die in der Hülle kreisenden Elektronen einen bestimmenden Einfluß. So erklärt

es sich, daß die Atomgewichte nicht einfache Vielfache der Kernladungszahlen sind.

Wir sahen früher, daß die Masse der Atome in den Atomkernen konzentriert ist. Wenn wir die Atomkerne auf die Elementarteilchen Proton und Neutron als Bausteine zurückführen, dann sollten die Atomgewichte einfache Vielfache des Atomgewichts des Wasserstoffs sein. Das trifft aber nicht zu, und die Abweichungen liegen weit außerhalb der Versuchsfehler. Wir sehen ferner (Tabelle 3), daß bei einer Anordnung der Elemente nach Atomgewichten die Elemente 18 und 19, 27 und 28, 52 und 53 aus der Anordnung nach den Kernladungszahlen herausfallen würden. Das Atom des Elements mit der Ordnungszahl 18 ist schwerer als 19, 27 ist schwerer als 28 und 52 schwerer als 53. Für diese Unregelmäßigkeit und für die Abweichung der Atomgewichte von einem ganzen Vielfachen des Atomgewichts des Wasserstoffs gibt es eine gemeinsame Erklärung.

Wir wollen noch einmal die in diesem Zusammenhang wichtigen Eigenschaften der Atome wiederholen. Um einen Kern mit positiven Ladungen kreisen ebensoviel Elektronen, wie der Kern freie Ladungen besitzt. Der *Kern* bestimmt die *Masse* des Atoms und die *Zahl* der kreisenden Elektronen. Die in der äußeren Bahn kreisenden Elektronen bedingen die chemischen Eigenschaften. Wir wollen uns einen Kern mit der Masse a und der Kernladungszahl n vorstellen; um ihn kreisen n Elektronen. Das wäre das Element Nr. n. Wir wollen nun annehmen, wir könnten dem Kern dieses Elements ein Neutron hinzufügen. Dadurch würde weder die Kernladungszahl noch die Zahl der kreisenden Elektronen verändert, nur die Masse würde um rund 1 erhöht. Es würde also ein neues Atom von der Kernladungszahl n und der Elementnummer n hervorgehen, das nun aber die Masse $(a + 1)$ besitzt. Das neue Atom würde sich von dem ursprünglichen chemisch nicht unterscheiden, da die Zahl der freien Kernladungen und die Zahl der kreisenden Elektronen unverändert geblieben ist. Es würde lediglich eine größere Masse besitzen und dadurch in gewissen physikalischen Eigenschaften geringe Abweichungen zeigen. Ganz entsprechend können wir uns vorstellen, daß ein Atom durch Abgabe eines Neutrons aus seinem Kern in seinen chemischen Eigenschaften völlig unverändert bleibt und nur seine Masse verringert. Dieser zweite Vorgang verdient zunächst besonderes Interesse, weil er bei einer beträchtlichen Zahl von Elementen als ein freiwillig verlaufender und nicht beeinflußbarer Naturvorgang beobachtet und genau gemessen werden kann. Es ist der Zerfall radioaktiver Elemente. Für unsere Betrachtung ist es prinzipiell gleichgültig, daß der radioaktive Zerfall komplizierter verläuft und daß der Masseverlust im allgemeinen durch Abgabe von Heliumkernen (α-Teilchen) und nicht von Neutronen verursacht wird. Der zuerst genannte Vorgang der Vergrößerung der Masse eines Atoms kann künstlich bewirkt und verfolgt werden. Beide Tatsachen bestätigen nicht nur in glänzender Weise unsere vorher entwickelte Vorstellung vom Bau der Atome, sondern sie geben auch die Erklärung für die soeben genannten Unstimmigkeiten. Wir bezeichnen Atome eines Elements, die zwar verschieden schwer, aber chemisch gleich sind, als *isotop*. Viele Elemente stellen Mischungen von mehreren Isotopen dar. Mit Hilfe komplizierter physikalischer Methoden ist es bei manchen Elementen bereits gelungen, die einzelnen Isotope zu trennen. Viel häufiger hat man sich darauf beschränken müssen, die Isotopen mittels der Massenspektrographie nachzuweisen und mengenmäßig zu bestimmen. Merkwürdigerweise ist das Verhältnis der Isotopen in den einzelnen Elementen stets konstant, so daß man in allen Fällen mit den gleichen durchschnittlichen Atomgewichten rechnen kann. Die *Atomgewichte* stellen also *Durchschnittsgewichte von verschiedenen Isotopen* dar. Damit erklärt es sich, daß sie nicht ganze Vielfache des Atomgewichts des Wasserstoffs darstellen. Auch die Unstimmigkeit in der Reihenfolge der Elemente 18 und 19, 27 und 28, 52 und 53 ist auf Isotope zurückzuführen, etwa so, daß in den an erster Stelle genannten Elementen besonders schwere, oder in den an zweiter Stelle genannten Elementen besonders leichte Isotope vorherrschen. Man kann demnach die Unstimmigkeit bei der Anordnung der Elemente nach Kernladungszahlen oder nach ihrer Masse als wesenlos ansehen. Da uns die chemischen Eigenschaften in erster Hinsicht interessieren, werden wir der Anordnung nach den Kernladungszahlen, die ja für das Verhalten allein wesentlich sind, den Vorrang geben.

III. Wir sahen, daß die chemischen Eigenschaften der Elemente durch die Anordnung der kreisenden Elektronen bedingt sind und daß Elemente mit ähnlicher Elektronenanordnung auch ähnliche chemische Eigenschaften besitzen. Als Beispiel wurden bereits die Elemente 10, 18, 36, 54 und 86 genannt, die stabile Elektronenschalen besitzen und chemisch inaktiv sind. Zu ihnen gesellt sich noch das Element 2, das gleichfalls eine voll besetzte Bahn (K-Bahn mit 2 Elektronen) besitzt. Wie aus der Tabelle 1 hervorgeht, werden mit zunehmender Atomnummer die einzelnen Elektronenbahnen ständig weiter aufgefüllt, wobei gewisse Anordnungen in den äußeren Bahnen sich häufig wiederholen. Es werden nun die Elemente, die eine ähnliche Elektronenanordnung besitzen, auch in ihrem chemischen Verhalten Übereinstimmungen aufweisen. Da die fortlaufende Auffüllung der Elektronenschalen sich nach einer gewissen Regelmäßigkeit vollzieht, werden auch die chemischen Übereinstimmungen bei den Elementen nach der gleichen Regelmäßigkeit wiederkehren. Wenn man nun die Elemente nach ihrer Ordnungszahl waagerecht nebeneinander anordnet und immer dann eine neue Reihe beginnt, wenn man zu einem Element kommt, dessen Elektronenanordnung der des ersten Elements aus der vorhergehenden Reihe ähnlich ist, dann kommt man zu einer nach den Ordnungszahlen von links nach rechts fortlaufenden Anordnung der Elemente, in welcher alle *senkrecht untereinander* stehenden Elemente ähnliche Elektronenanordnung besitzen und demnach auch chemische Verwandtschaft zeigen.

Tabelle 2.

	I	II	III	IV	V	VI	VII	VIII		
I. Periode (kurz) . .	1							2		
II. Periode (kurz) . .	3	4	5	6	7	8	9	10		
III. Periode (kurz) . .	11	12	13	14	15	16	17	18		
IV. Periode (lang) . .	19	20	*21*	*22*	*23*	*24*	*25*	*26*	*27*	*28*
	29	*30*	31	32	33	34	35	36		
V. Periode (lang) . .	37	38	*39*	*40*	*41*	*42*	*43*	*44*	*45*	*46*
	47	*48*	49	50	51	52	53	54		
VI. Periode (lang) . .	55	56	*57—71*	*72*	*73*	*74*	*75*	*76*	*77*	*78*
	79	*80*	81	82	83	84	85	86		
VII. Periode (kurz) . .	87	88	*89*	*90*	*91*	*92*				

In dieser Anordnung ist die ganze Reihe der Elemente in mehrere Teile, sog. *Perioden*, zerschnitten, die untereinandergefügt sind. Wir kommen dabei zu acht senkrechten Reihen, den sog. *Gruppen* dieses Systems, welche Elemente mit ähnlicher Elektronenanordnung (vgl. mit Tabelle 1) und daher auch mit ähnlichen chemischen Eigenschaften zusammenfassen. Diese Anordnung, die als das *periodische System der Elemente* bezeichnet wird, ist die Grundlage für die gesamte chemische Systematik.

In jeder Gruppe sind einige Elemente durch kursive Zahlen hervorgehoben. Diese Elemente zeigen in ihrem Elektronengefüge, und damit auch in ihrem chemischen Verhalten gegenüber den übrigen Elementen ihrer Gruppe Abweichungen, so daß man innerhalb jeder Gruppe zwei Untergruppen zu unterscheiden hat. Innerhalb jeder Untergruppe sind die Übereinstimmungen der chemischen Eigenschaften sehr vollkommen. Aber auch zwischen den jeweils zusammengehörigen Untergruppen ist die Verwandtschaft deutlich ausgeprägt. Wie man sieht, bilden die Elemente der kursiv gesetzten Untergruppen fortlaufende Reihen, z. B. 21—30, 39—48, 72—80, die jeweils aus der einen waagerechten Reihe in die nächste übergehen. Man faßt daher solche aufeinander folgenden waagerechten Reihen (Perioden) zu einer *großen Periode* zusammen und teilt das ganze System in 7 Perioden ein, von denen 4 klein, 3 groß sind.

Betrachtet man die Elektronenanordnung der gewöhnlich gesetzten Elemente, so zeigt sich, daß die Zahl der Elektronen der *äußersten* Bahn gleich der *Nummer der Gruppe* (senkrechte Reihe) ist. Die gewöhnlich gesetzten Elemente der *ersten* Gruppe haben *ein* Elektron in ihrer äußersten Bahn, die der II. Gruppe 2, die der III. Gruppe 3 usw. (vgl. mit der Aufstellung in Tabelle 1 und 3). Die in der VIII. Gruppe stehenden gewöhnlich gesetzten Elemente sind die Edelgase mit 8 Elektronen in der äußersten Bahn, mit Ausnahme des Heliums, das mit seinen beiden Elektronen die K-Bahn voll besetzt. Da die Edelgasschale eine stabile Hülle bildet, bezieht man sich oft bei der systematischen Einordnung der Edelgase auf die der abgeschlossenen äußersten Schale folgende Bahn, in der sich überhaupt noch kein Elektron befindet, und reiht die Edelgase in eine 0. Gruppe mit 0 Elektronen in der äußersten Bahn ein. Die Einordnung in die VIII. Gruppe unter Bezugnahme auf die 8 Elektronen der äußersten Bahn erscheint aber zweckmäßiger als eine Bezugnahme auf nichtexistierende Elektronen in einer noch nicht begonnenen Schale.

Bei allen Elementen, mit Ausnahme der Edelgase, sind die Elektronen der äußersten Bahn noch nicht zu einer geschlossenen Schale stabilisiert und infolgedessen relativ leicht beweglich. Diese sind es daher auch, die an den chemischen Vorgängen hauptsächlichen Anteil haben. Es ist daher verständlich, daß diejenigen Elemente, die die gleiche Anzahl von locker gebundenen Außenelektronen, die man auch *Valenzelektronen* nennt, besitzen, sich in chemischer Hinsicht sehr ähnlich verhalten. Die kursiv gesetzten Elemente sind im allgemeinen diejenigen, bei denen die neu hinzugetretenen Elektronen nicht die äußerste, sondern eine der vorhergehenden Elektronenbahnen nachträglich auffüllen (s. Tabelle 1 und 3). Bei diesen Elementen ist die Zahl der Valenzelektronen dann *nicht* gleich ihrer Gruppennummer. Es sind daher bei ihnen in ihrem chemischen Verhalten beträchtliche Abweichungen gegenüber den anderen, „normalen" Elementen zu erwarten und tatsächlich auch vorhanden.

Es ist an früherer Stelle schon gesagt worden, daß viele Atome, besonders solche verschiedenartiger Elemente, die Neigung haben, ihre Valenzelektronen so miteinander zu kombinieren, daß sie sich gegenseitig zu stabilen Elektronenschalen ergänzen. Wir wollen das an einigen Beispielen erläutern. Ein Natriumatom gibt bei Berührung mit einem Chloratom sein Valenzelektron an dieses ab:

$$Na^{2.\,8.\,1} + Cl^{2.\,8.\,7} \rightarrow Na^{2.\,8} + Cl^{2.\,8.\,8}\,.$$

(Die Zahlen geben die Elektronenanordnung wieder.) Der Vorgang ist eine chemische Reaktion. Das entstehende $Na^{2.8}$ hat die gleiche Elektronenanordnung wie Neon. Der grundlegende Unterschied ist aber der, daß Neon elektrisch neutral ist (10 Kernladungen, 10 kreisende Elektronen), während $Na^{2.8}$ eine nichtkompensierte Kernladung besitzt (11 positive Kernladungen, 10 kreisende Elektronen) und daher elektrisch positiv geladen ist. Ähnliches gilt für den anderen Reaktionsteilnehmer, das $Cl^{2.8.8}$. Es hat die gleiche Elektronenanordnung wie Argon, besitzt aber ein überschüssiges Elektron (17 positive Kernladungen, 18 kreisende Elektronen), so daß es nach außen nicht, wie Argon, elektrisch neutral, sondern elektrisch negativ geladen ist. *Atome oder Atomverbände, die durch Abgabe oder durch Aufnahme von Elektronen über unkompensierte, also freie elektrische Ladungen verfügen, nennt man Ionen.* Ein anderes Beispiel für eine Kombination von Valenzelektronen zu stabilen Elektronenschalen:

$$Ca^{2.8.8.2} + S^{2.8.6} \rightarrow Ca^{2.8.8} + S^{2.8.8} \; .$$

Tabelle 3. Periodisches
Ordnungszahl. Chemisches Zeichen. Atomgewicht, bezogen

	I +1	II +2	III +3	IV +4 −4	V +5 −3
1	1 H 1,0081				
	3 Li 6,940 2.1	4 Be 9,02 2.2	5 B 10,82 2.3	6 C 12,010 2.4	7 N 14,008 2.5
	11 Na 22,997 2.8.1	12 Mg 24,32 2.8.2	13 Al 26,97 2.8.3	14 Si 28,06 2.8.4	15 P 31,02 2.8.5
	19 K 39,096 2.8.8.1	20 Ca 40,08 2.8.8.2	*21* *Sc* *45,10* *2.8.9.2.*	*22* *Ti* *47,90* *2.8.10.2*	*23* *V* *50,95* *2.8.11.2*
	29 *Cu* *63,57* *2.8.18.1*	*30* *Zn* *65,38* *2.8.18.2*	31 Ga 69,72 2.8.18.3	32 Ge 72,60 2.8.18.4	33 As 74,91 2.8.18.5
	37 Rb 85,48 2.8.18.8.1	38 Sr 87,63 2.8.18.8.2	*39* *Y* *88,92* *2.8.18.9.2*	*40* *Zr* *91,22* *2.8.18.10.2*	*41* *Nb* *92,91* *2.8.18.11.2*
	47 *Ag* *107,880* *2.8.18.18.1*	48 *Cd* *112,41* *2.8.18.18.2*	49 In 114,76 2.8.18.18.3	50 Sn 118,70 2.8.18.18.4	51 Sb 121,76 2.8.18.18.5
	55 Cs 132,91 2.8.18.18.8.1	56 Ba 137,36 2.8.18.18.8.2	*57—71* *Seltene Erden* *2.8.18.32.9.2*	*72* *Hf* *178,6* *2.8.18.32.10.2*	*73* *Ta* *180,88* *2.8.18.32.11.2*
	79 *Au* *197,2* *2.8.18.32.18.1*	80 *Hg* *200,61* *2.8.18.32.18.2*	81 Tl 204,39 2.8.18.32.18.3	82 Pb 207,21 2.8.18.32.18.4	83 Bi 209,00 2.8.18.32.18.5
	87	88 Ra 226,05 2.8.18.32.18.8.2	*89* *Ac* *2.8.18.32.18.9.2*	*90* *Th* *232,12* *2.8.18.32.18.10.2*	*91* *Pa* *231* *2.8.18.32.18.11.2*

Neuerdings sind auch die Elemente 43, 85 und 87 durch künstliche Elementumwandlung 87 Francium (Fr).

Die beiden neuen Produkte haben gleiche Elektronenanordnung, die mit der des Argons übereinstimmt, und doch sind es 3 völlig verschiedene Gebilde. A$^{2.8.8}$ ist elektrisch *neutral*. Ca$^{2.8.8}$ ist aus den oben angeführten Gründen *zweifach positiv* geladen, S$^{2.8.8}$ *zweifach negativ*. Es gilt ganz allgemein für die Atome fast aller Elemente, daß sie eine mehr oder weniger ausgeprägte Neigung besitzen, durch Abgabe oder durch Aufnahme von Elektronen ihre Elektronenschalen zu stabilisieren. Die Elemente der Gruppe I—III neigen zur *Abgabe* von Elektronen, während bei den Elementen der Gruppen IV—VII entweder Abgabe von Valenzelektronen oder Auffüllung der äußeren Schale auf 8 erfolgen kann. Es hängt vom Reaktions-

System der Elemente.
auf O = 16,000. Elektronenanordnung K, L, M, N, O, P, Q.

VI +6 −2	VII +7 −1	VIII +8 0		
		2 He 4,003		
		2		
8 O 16,000 2. 6	9 F 19,000 2. 7	10 Ne 20,183 2. 8		
16 S 32,06 2. 8. 6	17 Cl 35,457 2. 8. 7	18 Ar 39,944 2. 8. 8		
24 *Cr* *52,01* *2. 8. 12. 2*	25 *Mn* *54,93* *2. 8. 13. 2*	26 *Fe* *55,84* *2. 8. 14. 2*	27 *Co* *58,94* *2. 8. 15. 2*	28 *Ni* *58,69* *2. 8. 16. 2*
34 Se 78,96 2. 8. 18. 6	35 Br 79,916 2. 8. 18. 7	36 Kr 83,7 2. 8. 18. 8		
42 *Mo* *95,95* *2. 8. 18. 12. 2*	43 *2. 8. 18. 13. 2*	44 *Ru* *101,7* *2. 8. 18. 14. 2*	45 *Rh* *102,91* *2. 8. 18. 15. 2*	46 *Pd* *106,7* *2. 8. 18. 16. 2*
52 Te 127,61 2. 8. 18. 18. 6	53 J 126,92 2. 8. 18. 18. 7	54 X 131,3 2. 8. 18. 18. 8		
74 *W* *183,92* *2. 8. 18. 32. 12. 2*	75 *Re* *186,31* *2. 8. 18. 31. 13. 2*	76 *Os* *190,2* *2. 8. 18. 32. 14. 2*	77 *Ir* *193,1* *2. 8. 18. 32. 15. 2*	78 *Pt* *195,23* *2. 8. 18. 32. 16. 2*
84 Po 2. 8. 18. 32. 18. 6	85 	86 Rn 222 2. 8. 18. 32. 18. 8		
92 *U* *238,07* *2.8.18.32.18.12.2*				

erhalten worden; Element 43 erhielt den Namen Technetium (Tc), 85 Astatin (At), partner ab, ob der eine oder der andere Fall eintritt. Die Elemente der VIII. Gruppe, soweit sie nicht Edelgase sind, neigen zur Abgabe von Valenzelektronen. Die in der Tabelle 3 unter den Gruppennummern angegebenen Zahlen bedeuten die Anzahl der Elektronen, die jedes Atom eines Elementes der betreffenden Gruppe maximal abgeben (+) oder aufnehmen (−) kann.

Wie zuverlässig die Beziehungen zwischen Atombau und chemischen Eigenschaften sind, ergibt sich wohl am schlagendsten aus der Tatsache, daß bereits im Jahre 1869, also zu einer Zeit, wo über den Bau der Atome noch nichts bekannt war, ein deutscher Chemiker, LOTHAR MEYER, und ein russischer Chemiker, MENDELEJEFF, unabhängig voneinander, die Elemente nach Atomgewichten und chemischen Eigenschaften in ein System einordneten, das in seiner grundsätzlichen Form mit dem System übereinstimmt, das wir vorher lediglich aus dem Bau der Atome abgeleitet haben. Es war damals bereits möglich, aus den Lücken zwischen einzelnen Elementen die Existenz und sogar die Eigenschaften einiger damals noch unbekannter Elemente vorherzusagen, und die Voraussagen haben sich später weitgehend bestätigt. Auch jetzt sind die Elemente 85 und 87 noch unzureichend bekannt; aus der Tabelle 3 können wir jedoch mit Sicherheit den genauen Atombau und das ungefähre Atomgewicht, sowie eine große Ähnlichkeit zwischen 85 und Jod und zwischen 87 und Caesium ablesen. Einen schöneren Erfolg kann man von einem System wohl kaum erwarten.

IV. Wir haben im vorhergehenden vielfach von chemischen Eigenschaften und auch schon mehrfach von chemischen Reaktionen gesprochen. Unter dem Begriff chemische Reaktion versteht man Vorgänge, bei denen aus einem oder mehreren einheitlichen Stoffen andere Stoffe entstehen, die sich nicht durch einfache mechanische oder physikalische Mittel in die Ausgangsstoffe zurückverwandeln lassen. Das Auflösen eines Salzes in Wasser ist z. B. kein chemischer, sondern ein physikalischer Vorgang, da man ja durch einfaches Eindunsten der Lösung die Ausgangsstoffe zurückgewinnen kann. Auch das Vermischen fester Stoffe, sei es auch noch so sorgfältig, ist ein physikalischer Vorgang, da man durch geeignete Lösungsmittel oder durch einfache Operationen wie Destillieren, Sublimieren usw. die Komponenten trennen kann. Als anschauliches Beispiel einer chemischen Reaktion hatten wir bereits den Vorgang

$$Na^{2.8.1} + Cl^{2.8.7} \rightarrow Na^{2.8} + Cl^{2.8.8}$$

kennengelernt. Es ist ohne weiteres einleuchtend, daß man nach einem solchen Vorgang nicht durch einfache physikalische Manipulationen wieder die Ausgangsstoffe zurückgewinnen kann, da die Ausgangsstoffe ja als solche nicht mehr vorhanden sind, sondern eine Änderung ihrer innersten Struktur erfahren haben. Man kann ganz allgemein chemische Reaktionen auf Änderung des elektrischen Ladungszustandes der Reaktionsteilnehmer zurückführen. Da die Änderung des elektrischen Ladungszustandes auf einer Änderung der Elektronenanordnung der beteiligten Atome beruht, können wir chemische Reaktionen als Vorgänge definieren, bei welchen das Elektronengefüge von Atomen oder Atomverbänden durch Hinzutritt oder durch Abgabe von Elektronen verändert wird. Diese Veränderung braucht nicht immer so deutlich zu sein, wie bei dem eben angeführten Beispiel. In vielen Fällen tritt eine Änderung der normalen Elektronenanordnung bei zwei oder mehreren Atomen dadurch ein, daß Valenzelektronen aus ihrer normalen Bahn heraustreten und auf einer neuen Bahn sich so bewegen, daß sie zwei benachbarten Atomen gleichzeitig angehören. Wir wollen uns das zunächst an einem einfachen Beispiel klarmachen. Das Element Chlor besteht im Normalzustand nicht aus freien Atomen, sondern aus Gebilden, die durch Vereinigung von je 2 Atomen entstanden sind. Diese Vereinigung erfolgt so, daß 2 Atome je 1 Valenzelektron so miteinander kombinieren, daß dieses Elektronenpaar beiden Atomen *gemeinsam* angehört:

$$Cl^{2.\,8.\,7} + Cl^{2.\,8.\,7} \rightarrow Cl^{2.\,8.\,6.\ldots.2.\ldots6.\,8.\,2}\,Cl\,.$$

Wir können uns das so vorstellen, daß dieses Elektronenpaar in einer Ebene kreist, die im Mittelpunkt einer gedachten Verbindungslinie zwischen den beiden Atom-kernen, und zwar senkrecht zu dieser Verbindungslinie, sich erhebt. Da dieses Elektronenpaar in gleicher Weise den *beiden* Cl-Kernen angehört, haben beide eine äußere Achterschale erreicht. Bei dieser völlig symmetrischen Anordnung kommt es nicht zu einer Ausbildung von freien elektrischen Ladungen, es treten also auch keine Ionen auf. *Ein Elektronenpaar, das 2 Atome gleichzeitig und gemeinsam an-gehört, ist eine sog. chemische Bindung.* Man versinnbildlicht in der üblichen che-mischen Schreibweise ein verbindendes Elektronenpaar im allgemeinen durch einen verbindenden Strich: Cl—Cl. *Atomverbände, die durch Bindung von zwei oder mehr Atomen entstanden sind, nennt man Moleküle*[1].

Für das Zustandekommen der chemischen Bindung sind im allgemeinen nur die Elektronen der äußersten Hülle verantwortlich; nur in wenigen Ausnahme-fällen wird dabei auf die Elektronen der vorletzten Schale zurückgegriffen. Man kann sich daher zur Verdeutlichung der Bindungszustände im allgemeinen darauf beschränken, die Verteilung der *Valenzelektronen* anzugeben. Zu diesem Zweck schreibt man um das Zeichen des Elementes die Anzahl der Elektronen der äußersten Schale als ebenso viele Punkte, z. B.:

$$Na^{\cdot} + {\cdot}\,\ddot{C}l\!: \rightarrow Na + :\ddot{C}l\!:$$

oder:

$$:\ddot{C}l\cdot \quad \cdot\,\ddot{C}l\!: \rightarrow :\ddot{C}l:\ddot{C}l\!:\,.$$

Nun ist aber üblicherweise das Zeichen Na der Ausdruck für das *Element* Natrium, während es hier aber ein Natriumatom bedeutet, das ein Elektron verloren hat, also ein positiv geladenes Natrium-Ion. Man drückt daher die auftretenden freien Ladungen durch das Zeichen + oder — aus und schreibt für das positiv geladene Na-Ion Na$^+$, für das negativ geladene Cl-Ion Cl$^-$.

Jedes +-Zeichen bedeutet also ein abgegebenes, jedes —-Zeichen ein aufgenom-menes Elektron. Die Anzahl von Elektronen, die jedes Element maximal abgeben oder aufnehmen kann, ist aus der Tabelle 3 ersichtlich. Statt der Schreibweise Na$^+$ und Cl$^-$ hat sich vielfach auch eine andere: Na$^{\cdot}$ und Cl$^{\prime}$ eingebürgert. Hierbei wird als Symbol für eine freie positive Ladung ein Punkt geschrieben. Es ist natürlich an sich völlig gleichgültig, welche Ausdrucksweise man für einen bestimmten Zu-stand wählt; da man jetzt aber in den Elektronenformeln den Punkt allgemein als Symbol eines Elektrons, also gerade für eine *negative* Ladung wählt, kann diese Schreibweise leicht Verwirrung stiften. Wir wollen daher im folgenden den Punkt stets als Symbol eines Valenzelektrons, das Zeichen + als Symbol einer freien posi-tiven Ladung, also für ein *abgegebenes* Valenzelektron, und das Zeichen für eine negative Ladung, also für ein *aufgenommenes* Valenzelektron benutzen.

Es ist zweckmäßig, chemische Reaktionen immer vom Standpunkt der ein-zelnen reagierenden Atome zu betrachten. Ein experimentell beobachteter che-

---

[1] Ein grundlegender Unterschied zwischen den beiden Reaktionsarten besteht aber nicht. Es sind eigentlich nur Grenzfälle des gleichen Vorganges, zwischen denen es alle Arten von Übergängen gibt. Das die Bindung vermittelnde Elektronenpaar braucht nicht gerade um den elektrischen Schwerpunkt zu kreisen, sondern die Bahn kann nach einem der beiden Partner hin verlagert sein. Schon in diesem Falle tritt ein schwacher elektrischer Gegensatz (Polarität) zwischen beiden Partnern auf. Das Extrem der Verlagerung des ver-bindenden Elektronenpaars ist dann erreicht, wenn es nur mehr dem einen Partner allein angehört, wie es in dem Beispiel Na + Cl der Fall ist.

mischer Vorgang setzt sich aus einer großen Zahl von unter sich völlig gleichen Einzelvorgängen zusammen. Da es nicht möglich ist, einzelne Atome zu handhaben und an ihnen einen Reaktionseffekt zu beobachten, muß man praktisch mit einer *Summe* von Atomen umgehen und die *Summe* der Einzeleffekte beobachten. Wir wollen wieder auf das früher genannte Beispiel

$$Na^{\cdot} + \cdot \ddot{C}l: \rightarrow Na^{+} + Cl'$$

zurückgehen. Um den Vorgang praktisch zu verwirklichen, müssen wir eine Summe von Natriumatomen auf eine Summe von Chloratomen einwirken lassen, wobei die Anzahl beider Atomarten gleich sein muß, wenn wir nicht von dem einen oder dem anderen Element einen Teil unverändert zurückbehalten wollen. Welche Mengen der beiden Elemente muß man nun anwenden, wenn man von beiden eine gleiche Anzahl von Atomen reagieren lassen will? Wir haben früher gesehen, daß die Gewichte der beiden Atome zueinander in einem Verhältnis stehen, das durch die Zahlen der sog. Atomgewichte auszudrücken ist. Es verhält sich danach das Gewicht eines Na-Atoms zu dem eines Cl-Atoms wie 23 : 35,46. Wenn wir also von den beiden Elementen die gleiche Zahl von Atomen benutzen wollen, dann müssen wir die anzuwendenden Gewichtsmengen so wählen, daß sie zueinander in dem Verhältnis 23 : 35,46 stehen. Die Atomgewichte geben an, welche Gewichtsverhältnisse man anwenden muß, wenn man von verschiedenen Elementen gleiche Anzahl von Atomen handhaben will. Wie schon gesagt, ist es aber nötig, den Ablauf einer Reaktion vom Standpunkt der reagierenden Atome zu betrachten. Auch die durch eine Reaktionsgleichung wiedergegebene Darstellung drückt *theoretisch* den Einzelvorgang aus. Durch Einsetzen der Atomgewichte kann sie daneben auch einen Massenvorgang ausdrücken und angeben, in welchen Gewichtsverhältnissen Stoffe reagieren und entstehen.

Wir haben am Schluß des vorhergehenden Kapitels gesehen, daß die Atome der Mehrzahl der Elemente *mehr* als ein Valenzelektron abgeben oder aufnehmen können. Wir nennen solche Atome *mehrwertig*. Die gewöhnlich gesetzten Elemente der I. Gruppe können nur *ein* Elektron abgeben, sie sind *ein*wertig, die der II. Gruppe sind *zwei*wertig. Die Elemente der IV. Gruppe können maximal 4 Elektronen abgeben oder 4 aufnehmen, sie können daher positiv oder negativ maximal *vier*wertig sein. Die Elemente der V. Gruppe können positiv maximal *fünf*wertig, negativ maximal *drei*wertig sein usw. Es gibt aber Fälle, in denen nicht alle verfügbaren Valenzelektronen betätigt werden. Wenn ein Atom in einer chemischen Verbindung unbetätigte Valenzelektronen zurückbehält, dann sind diese stets paarweise angeordnet; es bleibt also nie eine ungerade Zahl von Valenzelektronen übrig. Man nimmt an, daß in jedem unbetätigten Elektronenpaar durch entgegengesetzten Drall der Elektronen eine gewisse Stabilität erreicht ist.

Bei chemischen Reaktionen spielt die Wertigkeit der beteiligten Atome naturgemäß eine große Rolle. Es ist klar, daß z. B. ein zweiwertiges Atom sich mit *zwei* einwertigen Atomen oder mit *einem* zweiwertigen Atom vereinigen kann. Ein sechswertiges Atom kann mit *sechs* einwertigen oder mit *drei* zweiwertigen oder mit *zwei* dreiwertigen oder mit *einem* sechswertigen Atom reagieren. Es ist ohne weiteres einleuchtend, daß bei einer Reaktion zwischen zwei Stoffen jedem betätigten Valenzelektron des einen Partners eine Elektronenlücke oder ein Valenzelektron des anderen Partners korrespondieren muß; mit anderen Worten: die Partner müssen die gleiche Zahl von Valenzen zur Verfügung stellen. Dies ist bei der Formulierung chemischer Vorgänge zu beachten.

V. Die Besprechung der chemischen Elemente und ihrer wichtigsten Verbindungen wird unter Zugrundelegung des periodischen Systems erfolgen, so daß verwandte Elemente zu besonderen Gruppen zusammengefaßt werden. Diese Gruppen sind die Gruppen oder Untergruppen des periodischen Systems. Lediglich aus didaktischen Gründen werden die Gruppen nicht der laufenden Nummer nach behandelt, sondern so, daß zuerst die Elemente Wasserstoff und Sauerstoff, dann die Gruppen mit nichtmetallischen und schließlich die Gruppen mit metallischen Elementen behandelt werden. Dies hat den Vorteil, daß an den gasförmigen Elementen Sauerstoff und Wasserstoff einige Gasgesetze von allgemeiner Bedeutung behandelt werden können. Die Kenntnis der nichtmetallischen Elemente erleichtert die Beschreibung der Verbindungen der metallischen Elemente.

In jeder Gruppe sollen nach Möglichkeit die charakteristischen gemeinsamen Eigenschaften zusammengefaßt werden. In manchen Gruppen wird es zweckmäßig sein, ein Element als besonders charakteristisch hervorzuheben. Das erleichtert die Übersicht und entlastet das Gedächtnis. Überhaupt soll grundsätzlich die Anordnung so getroffen werden, daß durch Förderung des Verständnisses und durch Hervorheben der Zusammenhänge das Gedächtnis unterstützt wird. Freilich wird es ganz ohne Beanspruchung des Gedächtnisses nicht abgehen.

Die Chemie der Kohlenstoffverbindungen ist so umfangreich, daß es zweckmäßig ist, sie getrennt zu behandeln. Man unterteilt daher das ganze Gebiet der Chemie in zwei Abschnitte: Chemie der Elemente und Chemie der Kohlenstoffverbindungen. Man nennt den ersten Teil auch *anorganische* Chemie, weil die darin behandelten Stoffe im wesentlichen Bestandteile der unbelebten Natur sind, den zweiten Teil *organische* Chemie, weil viele der hierher gehörenden Stoffe Produkte des Tier- oder Pflanzenreiches sind.

Naturgemäß werden diejenigen Elemente und Verbindungen, die medizinische Bedeutung besitzen, eine gewisse Bevorzugung erfahren. Rein technische Fragen, soweit sie nicht pharmazeutisches Interesse verdienen, sollen nur so weit behandelt werden, als für das allgemeine Verständnis notwendig ist. Auch präparative Anweisungen können auf ein geringes Maß reduziert werden, da sie in Vorschriftenbüchern leicht zugänglich sind.

B. Spezieller Teil.

I. Anorganischer Teil.

1. Wasserstoff, Hydrogenium: H = 1,0081.

Vorkommen. Wasserstoff findet sich als freies, unverbundenes Element gelegentlich in vulkanischen Gasen und in außerordentlich kleinen Mengen in der Luft, besonders in den höheren Schichten. Dieses Vorkommen ist jedoch zu unbedeutend, als daß es für eine praktische Gewinnung in Betracht kommen könnte. Von den Wasserstoffverbindungen ist das Wasser die wichtigste. Wasserstoff ist auch am Aufbau aller organischen Verbindungen beteiligt, besonders reichlich an dem der Kohlenwasserstoffe, wie Petroleum, Erdgas usw. Ferner ist Wasserstoff ein notwendiger Bestandteil zweier später zu besprechender Körperklassen, der Säuren und der Basen.

Darstellung. Die Gewinnung des Wasserstoffs erfolgt durch Abscheidung aus seinen Verbindungen. Wir haben eingangs gesehen, daß das Wasserstoffatom durch Abgabe von *einem* Valenzelektron chemische Verbindungen zu bilden vermag. Umgekehrt kann man nun aus Wasserstoffverbindungen Wasserstoff dadurch freimachen, daß man jedem gebundenen Wasserstoffatom ein Elektron wieder zuführt. Das läßt sich allerdings nicht bei allen Wasserstoffverbindungen ohne weiteres bewirken, es kann aber leicht bei denjenigen Verbindungen geschehen, in denen das Wasserstoffatom unter Übergang in ein Wasserstoff*ion* H^+ sein Valenzelektron auf ein anderes Atom übertragen hat. Wenn zwischen Wasserstoff und dem Bindungspartner ein gemeinsames Elektronenpaar die Bindung vermitteln, wie es bei vielen organischen Verbindungen, z. B. den Kohlenwasserstoffen, der Fall ist, läßt sich der gebundene Wasserstoff nicht auf so einfache Weise wieder in Freiheit setzen. Als geeignete Wasserstoffverbindungen kommen Wasser, Säuren oder am besten eine Mischung beider in Frage. Die Zuführung von Elektronen kann durch eine elektrische Stromquelle oder durch ein chemisches Element geschehen, das seinerseits Elektronen abgeben kann und dadurch die Rolle des Wasserstoffs in der Säure oder im Wasser als Bindungspartner übernehmen kann. Taucht man in eine mit Wasser verdünnte Säure zwei mit den Polen einer elektrischen Stromquelle verbundene Drähte so ein, daß das positive Ende (Anode) und das negative Ende (Kathode) sich nicht berühren, so beobachtet man, daß an dem Pol, an dem negative Ladungen direkt zur Verfügung stehen, also an der Kathode, freier gasförmiger Wasserstoff entbunden wird. An der Anode gibt für jedes abgeschiedene Wasserstoffatom ein Wasserstoff-Bindungspartner ein Elektron ab und gibt damit auch seinen Bindungszustand auf. Es werden bei diesem Vorgang also an der Anode genau so viel Elektronen abgeliefert, als die Kathode dem Vorgang zur Verfügung stellt. Einen Vorgang, bei dem durch Zuführung von Elektrizität chemische Verbindungen zerlegt werden, nennt man *Elektrolyse*. Die Elektrolyse verdünnter Säuren spielt für die Gewinnung von Wasserstoff eine große Rolle.

Die Zuführung der für die Spaltung von Wasser oder Säuren erforderlichen Elektronen kann auch durch ein chemisches Element geschehen, das eine Neigung zur Abgabe von Elektronen besitzt. Hierzu sind Metalle wie Natrium, Zink, Eisen,

Aluminium usw. geeignet. Der chemische Vorgang besteht dabei darin, daß die genannten Metalle Valenzelektronen an die Wasserstoff*ionen*, also an um ihre Valenzelektronen verminderte Wasserstoffatome, übertragen. Dabei geht der gebundene Wasserstoff in freien Zustand über und entweicht, während die betreffenden Metallatome die Rolle des befreiten Wasserstoffs übernehmen: $H^+ + Na \rightarrow Na^+ + H$. Man sagt vielfach, der Wasserstoff sei aus seiner Verbindung verdrängt worden. Die Gewinnung von freiem Wasserstoff aus verdünnten Säuren mit Hilfe von Metallen, z. B. aus verdünnter Schwefelsäure mit Hilfe von Zink, ist für das Laboratotium gut geeignet, besonders wenn man die Umsetzung in einem KIPP-schen Apparat vornimmt.

Wie aus Säuren, so kann man auch aus Alkalien mit Hilfe von Metallen wie Zink oder Aluminium Wasserstoff in Freiheit setzen. Dieses Verfahren kann dann von Vorteil sein, wenn man bei alkalischer Reaktion frisch entbundenen Wasserstoff auf andere Substanzen zur Einwirkung bringen will.

Eigenschaften. Wasserstoff ist ein leichtes, geruchloses, brennbares Gas. Es läßt sich bei sehr tiefer Temperatur zu einer farblosen Flüssigkeit verdichten, die bei $-253°$ siedet. In Wasser und anderen Lösungsmitteln ist Wasserstoff nur sehr wenig löslich. Einige Metalle (Eisen, Nickel, Gold, Platin, Palladium) vermögen ihn jedoch in beträchtlicher Menge zu absorbieren. Unter günstigen Bedingungen kann fein verteiltes Palladium etwa das 800fache seines eigenen Volumens absorbieren.

Wasserstoff verbrennt in Luft mit schwach leuchtender, aber äußerst heißer Flamme zu Wasser. Die Temperatur ist noch höher, wenn man statt Luft reinen Sauerstoff verwendet. Die Vereinigung der Elemente Wasserstoff und Sauerstoff erfolgt bei gewöhnlicher Temperatur nicht in nachweisbarem Maße. Die Geschwindigkeit der Umsetzung nimmt mit steigender Temperatur stark zu, bei etwa 700° erfolgt die Vereinigung augenblicklich unter Explosion. Mischungen von Wasserstoff mit Luft oder Sauerstoff (Knallgas) sind daher wegen der Explosionsgefahr äußerst gefährlich.

Der Einfluß der Temperatur auf die Geschwindigkeit der Vereinigung der beiden Elemente ist lehrreich, da er in entsprechender Weise auch bei sehr vielen anderen Reaktionen in Erscheinung tritt. Man kann allgemein sagen, daß eine Erhöhung der Temperatur um 10° die Geschwindigkeit einer Reaktion etwa verdoppelt. Bei 10° verläuft also eine Reaktion etwa doppelt so schnell als bei 0°, bei 20° etwa 4mal, bei 30° etwa 8mal und bei 100° etwa 1000mal so schnell als bei 0°. Man kann daher oft die Geschwindigkeit chemischer Umsetzungen dadurch in einen gewünschten Bereich steuern, daß man erhitzt oder kühlt. Sehr oft können chemische Umsetzungen auch einen unerwarteten oder gefährlichen Verlauf nehmen, wenn die Reaktion selbst Wärme liefert, da dabei die Geschwindigkeit der Umsetzung sich immer weiter steigert und unter Umständen schließlich in Explosion ausarten kann.

Wasserstoff kann sich ähnlich wie mit Sauerstoff auch mit einigen anderen Elementen (Fluor, Chlor, Brom, Calcium) direkt vereinigen. Gegenüber den meisten Elementen verhält er sich aber träge. Im Zustand des Entstehens, oder besser gesagt, im Moment der Abscheidung aus seinen Verbindungen besitzt er eine höhere Reaktionsfähigkeit als das normale gasförmige Element. Wir werden später sehen, worauf diese Eigenschaft zurückzuführen ist. Man benutzt für energische Umsetzungen meist Wasserstoff „in statu nascendi" oder zuweilen auch Wasserstoffgas, das durch die Gegenwart von gewissen Metallen wie Nickel, Platin oder Palladium zu einem reaktionsfähigeren Zustand angeregt wird.

Verwendung. Wasserstoff ist etwa 14,5mal leichter als Luft. Er ist daher zum Füllen von Ballons geeignet. Dabei bildet seine Entzündlichkeit aber eine große Gefahr, so daß man jetzt vielfach dazu übergeht, ihn durch das schwerere und teurere, aber nicht brennbare Helium zu ersetzen. Zur Erzeugung hoher Temperaturen benutzt man Knallgasgebläse, die so eingerichtet sind, daß Wasserstoff und Sauerstoff getrennt der Flamme zugeführt werden und sich erst in der Flamme mischen. Die organische Chemie benötigt große Mengen Wasserstoffgas, um wasserstoffarme in wasserstoffreichere Verbindungen überzuführen (Hydrierung). Dieser Vorgang ist besonders wichtig für die Fettindustrie, da man so flüssige in feste Fette umwandeln kann (Fetthärtung). In neuester Zeit werden allergrößte Mengen von Wasserstoff für die synthetische Gewinnung von Treibstoffen und Schmierölen aus Kohle benötigt. In der anorganischen Industrie ist Wasserstoff für die Fabrikation von Ammoniak wichtig.

Verbindungen. Von den Wasserstoffverbindungen sollen hier nur die Säuren besprochen werden. Unter Säuren verstand man ursprünglich Stoffe, deren wäßrige Lösungen sauren Geschmack besitzen. Die chemische Definition dehnt den Begriff auf alle die Stoffe aus, die dazu befähigt sind, Wasserstoffionen zu liefern. Säuren sind demnach Wasserstoffverbindungen, in denen pro Molekül ein oder mehr Wasserstoffatome ihr Valenzelektron an den Bindungspartner abgegeben haben und dabei ein oder mehr Wasserstoffionen H^+ bilden. Je nach Anzahl der pro Molekül abtrennbaren Wasserstoffionen nennt man die Säure ein- oder mehrbasisch. Der die Valenzelektronen aufnehmende Bindungspartner bedingt die allgemeinen physikalischen Eigenschaften der verschiedenen Säuren. Das *chemische* Charakteristikum ist aber bei allen Säuren das gleiche, nämlich die Wasserstoffionen. Zur Erkennung von Säuren kann ihre Fähigkeit dienen, blauen Lackmusfarbstoff zu röten.

Einige viel gebrauchte Säuren sind:
Salzsäure $H^+ + Cl'$ einbasisch.
Salpetersäure $H^+ + NO_3'$ einbasisch.
Schwefelsäure $2 H^+ + SO_4''$ zweibasisch.
Phosphorsäure $3 H^+ + PO_4'''$ dreibasisch.
Essigsäure $H^+ + CH_3COO'$ einbasisch.

Wie man sieht, tritt im Bindungspartner für jedes Wasserstoffion eine freie negative Ladung auf, so daß das ganze Gebilde nach außen hin neutral erscheint. Wie wir gesehen haben, wird bei der Elektrolyse jedes Wasserstoffion an der *Kathode* elektrisch neutralisiert und als freier elementarer Wasserstoff abgeschieden, während die Bindungspartner ihre freien negativen Ladungen an der *Anode* abgeben. Man nennt daher ganz allgemein *positive* Ionen auch *Kationen*, *negative* Ionen *Anionen*. Die Essigsäure ist ein Beispiel dafür, daß nicht der gesamte in einer Säure vorhandene Wasserstoff in Ionen überzugehen braucht. Die drei im Anion vorhandenen Wasserstoffatome haben keine sauren Eigenschaften, da sie mit dem Kohlenstoffatom durch gemeinsame Elektronenpaare verknüpft sind. Wieviel der in einer Säure vorhandenen Wasserstoffatome saure Eigenschaften haben, lehren einfache, später zu besprechende Experimente. Durch die übliche Schreibweise kommt die besondere Natur der sauren Wasserstoffatome nicht zum Ausdruck. Man schreibt nämlich meist statt $H^+ + Cl'$ einfach HCl, für Schwefelsäure H_2SO_4, für Essigsäure CH_3COOH, ohne die sauren Wasserstoffatome besonders hervorzuheben.

2. Sauerstoff, Oxygenium: $O = 16,000$.

Vorkommen. Sauerstoff ist ein weit verbreitetes Element. In freier Form ist er ein Bestandteil der Luft, von der er rund $1/5$ des Volumens ausmacht. Seine Verbindungen sind zahlreich und häufig. Die wichtigsten unter ihnen sind: Carbonate,

Sulfate, Nitrate, Silicate. Auch Wasser ist eine Sauerstoffverbindung. Viele organische Verbindungen enthalten Sauerstoff. Verbindungen, die neben Sauerstoff nur noch *ein* anderes Element enthalten, heißen Oxyde.

Darstellung. Man kann Sauerstoff entweder so gewinnen, daß man ihn aus leicht zerlegbaren Verbindungen in Freiheit setzt, oder so, daß man ihn aus der Luft, die nur ein Gasgemisch darstellt, abtrennt. Für das erste Verfahren sind einige Verbindungen geeignet, die den Sauerstoff so locker gebunden enthalten, daß er daraus schon beim bloßen Erhitzen frei wird. Solche Verbindungen sind z. B. Silberoxyd und Quecksilberoxyd. Beide zerfallen beim Erhitzen in metallisches Silber bzw. Quecksilber und Sauerstoff. Durch Zerlegung von Quecksilberoxyd ist Sauerstoff erstmalig im Jahre 1774 von PRIESTLEY dargestellt worden. Beide Verfahren haben heute jedoch für die praktische Gewinnung von Sauerstoff keine Bedeutung. Ein brauchbareres Verfahren besteht in der thermischen Zerlegung von Bariumsuperoxyd, das dabei in Sauerstoff und Bariumoxyd zerfällt: Bariumsuperoxyd läßt sich durch Erhitzen von Bariumoxyd an der Luft gewinnen, so daß man auf diesem Wege schließlich Sauerstoff aus Luft gewinnt: Luft + Bariumoxyd $\xrightarrow{500°}$ Bariumsuperoxyd $\xrightarrow{800°}$ Sauerstoff + Bariumoxyd. Praktisch ist es zweckmäßiger, die Temperatur bei etwa 700° konstant zu halten und den Druck zu ändern, so daß man zur Erzeugung von Bariumsuperoxyd Luft unter starkem Überdruck einwirken läßt, zur Zerlegung aber Unterdruck anwendet.

Für die Gewinnung von Sauerstoff im Laboratorium eignet sich die Zersetzung von Kaliumchlorat, das beim Erhitzen in Kaliumchlorid und Sauerstoff zerfällt. Dieser Vorgang wird durch kleine Mengen von Braunstein stark beschleunigt, ohne daß eine direkte Beteiligung des Braunsteins an der Reaktion nachzuweisen wäre, da er nach beendeter Zersetzung unverändert vorhanden ist. Solche Reaktionsbeschleunigungen durch scheinbar unbeteiligte Fremdstoffe spielen in der modernen chemischen Technik eine enorme Rolle. Man nennt den Stoff, der die Beschleunigung auslöst, *Katalysator* (Reaktionsbeschleuniger) und den Vorgang der Reaktionsbeschleunigung *Katalyse*. Zu beachten ist, daß ein Katalysator immer nur Reaktionen *beschleunigen* kann, aber nie Reaktionen herbeiführen kann, die ohne ihn überhaupt nicht ablaufen würden.

Zur Gewinnung von Sauerstoff aus Luft ist es nötig, das im wesentlichen aus Sauerstoff und Stickstoff bestehende Gemisch zu zerlegen. Wie man das auf chemischem Wege erreichen kann, ist bereits am Bariumoxydverfahren gezeigt worden. Rationeller gestaltete sich die Trennung auf physikalischem Wege. Man kann Luft nach dem Verfahren von LINDE durch abwechselnde Kompression und Entspannung verflüssigen, wenn man dafür sorgt, daß die bei der Kompression auftretende Erwärmung vor der Entspannung durch Kühlung abgeführt wird. Flüssige Luft ist von schwach blauer Farbe. Wenn Zutritt von Wärme nicht durch sehr sorgfältige Isolierung vermieden wird, geht sie allmählich wieder in gasförmigen Zustand über, wobei zuerst Stickstoff, zuletzt Sauerstoff entweicht. Stickstoff siedet bei − 196°, Sauerstoff bei − 183°. Man kann also durch fraktionierte Verdampfung von flüssiger Luft die beiden Hauptbestandteile, Stickstoff und Sauerstoff, voneinander trennen. Dieses Verfahren ist für die praktische Gewinnung beider Elemente von Bedeutung.

Bei der elektrolytischen Gewinnung von Wasserstoff aus verdünnter Schwefelsäure erhält man nebenher an der Anode Sauerstoff.

Eigenschaften. Sauerstoff ist ein farbloses, geruch- und geschmackloses Gas. Es ist ein wenig schwerer als Luft. In Wasser ist Sauerstoff merklich löslich, und zwar leichter als Stickstoff. Es ist daher die in Wasser gelöste Luft sehr viel sauerstoffreicher als die atmosphärische Luft, so daß den Lebewesen des Wassers zwar relativ wenig, dafür aber sehr sauerstoffreiche Luft zur Verfügung steht. In

chemischer Hinsicht ist Sauerstoff sehr reaktionsfähig. Mit zahlreichen anderen
Elementen kann er unmittelbar Verbindungen eingehen; aus diesem Grunde bezieht man die relativen Atomgewichte ja nicht mehr auf Wasserstoff, sondern auf
Sauerstoff. Umsetzungen mit Sauerstoff, die unter Feuererscheinung ablaufen,
nennt man *Verbrennungen.* Um eine Verbrennung in Gang zu bringen, ist im allgemeinen die Zuführung von Energie erforderlich. Eine in Gang befindliche Verbrennung unterhält sich dann meist durch die bei der Reaktion freiwerdende
Wärme von selbst weiter. Tritt die Umsetzung mit Sauerstoff bei niederer Temperatur ein, ohne daß die Geschwindigkeit sich bis zur sichtbaren Verbrennung
steigert, so spricht man von Oxydation. Wir werden später sehen, daß es auch
andere als durch Sauerstoff bewirkte Oxydationen gibt. Eine durch Sauerstoff
bewirkte Oxydation kann man als eine *langsame Verbrennung* bezeichnen (Autoxydation). Es ist wichtig, zu beachten, daß die Wärmemengen, die bei langsamer
Oxydation frei werden, genau so groß sind wie bei der spontanen Verbrennung,
vorausgesetzt natürlich, daß man gleiche Mengen des gleichen Körpers betrachtet.
Der Unterschied liegt nur darin, daß bei der langsamen Oxydation die Wärme-
lieferung sich über einen längeren Zeitraum erstreckt als bei der Verbrennung.
Vergleicht man die bei einer langsamen Oxydation oder bei der Verbrennung *ver-*
schiedener Stoffe auftretenden Wärmemengen, so findet man verschiedene Werte.
Reaktionen, die unter Abgabe von Energie ablaufen, nennt man *exotherm,* solche,
die unter Aufnahme von Energie ablaufen, *endotherm.* Wenn man sich vergegen-
wärtigt, daß chemische Reaktionen durch Veränderung des elektrischen Ladungszustandes von Atomen zustande kommen, dann ist es ohne weiteres klar, daß jede
chemische Reaktion von einer Änderung des Energiegehaltes der Reaktionsteilnehmer begleitet sein muß und daß diese Änderung, die positiv oder negativ
sein kann, für jede Reaktion eine charakteristische Größe haben muß. Chemische
Reaktionsgleichungen sind also keine Gleichungen im mathematischen Sinne, da
sie nur die Gesamtmasse, nicht aber den Gesamtenergieinhalt vor und nach der
Reaktion berücksichtigen. Man ergänzt daher chemische Gleichungen vielfach
noch durch Angaben über die Änderung des Energiegehaltes, ausgedrückt in
Calorien (cal.). Man gibt dabei die Calorien für die durch die Formelgewichte ausgedrückten Substanzmengen an und benutzt das Vorzeichen + für exotherme,
das Vorzeichen − für endotherme Reaktionen. In gleichem Sinne spricht man
auch von positiver oder negativer Wärmetönung einer Reaktion. Es versteht sich
von selbst, daß Energie nicht nur in Form von Wärme, sondern auch als Elektrizität (wie bei der Elektrolyse) oder als Licht aufgenommen oder abgegeben
werden kann.

Lebenswichtige, energieliefernde, langsame Verbrennungen spielen sich im
Organismus ab. Der dafür notwendige Sauerstoff wird bei der Atmung durch
die Lungen aufgenommen und durch das Blut den Stellen des Verbrauches
zugeführt. Das Transportmittel für den Sauerstoff bildet dabei das Hämoglobin,
das sich mit Sauerstoff zu einem lockeren Produkt, dem Oxyhämoglobin, zu
vereinigen vermag. Unter Mitwirkung des Atmungsfermentes wird das Oxyhämoglobin an den Orten des Verbrauches wieder in Hämoglobin und Sauerstoff zerlegt. Ein erwachsener Mensch verbraucht im Laufe eines Tages etwa
500 Liter Sauerstoff. Die Endprodukte der biologischen Oxydationen sind, wie
bei allen ungehemmten Verbrennungen organischer Substanzen, Kohlendioxyd
und Wasser, während stickstoffhaltige Substanzen daneben noch der Umformung
in Harnstoff unterliegen.

Manche niedere Organismen vermögen nur bei Abwesenheit von Sauerstoff
zu existieren (anaerob). Diese decken ihren Energiebedarf aus andersartigen
chemischen Umsetzungen.

Verwendung. Sauerstoff wird zur künstlichen Atmung benutzt, wenn es darauf ankommt, den Körper mit großen Sauerstoffmengen zu versorgen, also z. B. bei Lungenschädigungen und bei CO-, H_2S- und HCN-Vergiftungen und zur Erzeugung hoher Verbrennungstemperaturen (zusammen mit Leuchtgas als Sauerstoffgebläse, mit Wasserstoff als Knallgasgebläse).

3. Oxydation und Reduktion.

Unter Oxydation im engeren Sinne versteht man die Vereinigung einer Substanz mit Sauerstoff, wie etwa die Verbrennung von Kohle an der Luft oder die Bildung von Kupferoxyd beim Erhitzen von Kupfer an der Luft. Der dazu erforderliche Sauerstoff kann aber auch von gewissen Sauerstoffverbindungen wie H_2O_2, HNO_3, $KClO_3$ usw. geliefert werden.

Im weiteren Sinne kann eine Oxydation aber auch darin bestehen, daß einer Substanz *Wasserstoff entzogen* wird. So ist die Bildung von Chlor bei der Einwirkung von Braunstein oder Permanganat auf Chlorwasserstoff auch als Oxydation zu bezeichnen. Und schließlich ist der Übergang eines positiven Ions in eine höhere Wertigkeitsstufe, z. B. die Umwandlung einer Eisen (2)- in eine Eisen (3)-verbindung, gleichfalls eine Oxydation.

Eine Reduktion ist ein der Oxydation entgegengesetzt verlaufender Vorgang. Die Vereinigung mit Wasserstoff, der Entzug von Sauerstoff und der Übergang eines positiven Ions in eine niedrigere Wertigkeitsstufe sind demnach Reduktionsvorgänge.

Beide Vorgänge lassen sich leichter verstehen, wenn man die Änderung der elektrischen Ladungszustände betrachtet. Eine Oxydation ist dann ganz allgemein eine *Erhöhung positiver* oder eine *Verringerung negativer* Ladungen. Beide Vorgänge sind auf das engste miteinander gekoppelt, da eine Erhöhung positiver Ladungen an der *einen* Stelle notwendig von einer entsprechenden Verringerung der positiven oder einer Erhöhung der negativen Ladungen an einer *anderen* Stelle begleitet sein muß und umgekehrt. Es ist klar, daß positive Ladungen, die an einer Stelle neu auftauchen, nur durch Abgabe von Elektronen entstanden sein können. Es muß daher für jede neue positive Ladung an anderer Stelle entweder eine neue negative Ladung (von einem aufgenommenen Elektron herrührend) auftauchen, oder es muß eine andere positive Ladung verschwinden, indem sie durch ein aufgenommenes Elektron kompensiert worden ist. Wir können diese Vorgänge auf die beiden folgenden Bilder zurückführen:

$$1.\ A^+ + B^{++} \rightarrow A^{++} + B^+.$$
$$2.\ A^+ + C' \rightarrow A^{++} + C''.$$

In beiden Fällen ist A^+ ein Elektron entzogen worden; damit ist seine freie positive Ladung von 1 auf 2 erhöht worden. A^+ ist also oxydiert worden zu A^{++}, und zwar im Falle 1 durch B^{++}, im Falle 2 durch C'. B^{++} und C' haben also gegenüber A^+ als Oxydationsmittel gewirkt, wobei sie selbst zu B^+ und C'' reduziert worden sind. Im Falle 1 hat B^{++} das von A^+ abgegebene Elektron aufgenommen und damit seine freien positiven Ladungen von 2 auf 1 verringert. Im Falle 2 hat C' das von A^+ abgegebene Elektron aufgenommen und damit seine freien negativen Ladungen von 1 von 2 erhöht. Es ist also notwendigerweise mit einer Oxydation stets eine Reduktion gekoppelt, so daß man, wenn man den Gesamtvorgang im Auge hat, vielfach auch von *Oxydo-Reduktion* (Redox) spricht. Jedenfalls kann man eine solche Reaktion niemals schlechthin als Oxydation oder als Reduktion bezeichnen. Diese Bezeichnung ist nur im

Hinblick auf eine bestimmte Substanz, hier also A^+, B^{++} oder C' gestattet. Die besprochenen Vorgänge sind in bezug auf A^+ Oxydationen, in bezug auf B^{++} oder C' Reduktionen. A^+ ist Reduktionsmittel, B^{++} und C' sind Oxydationsmittel. Ein Stoff, der in gewissen Fällen als Oxydationsmittel wirkt, muß nun aber nicht in allen beliebigen anderen Fällen die gleiche Fähigkeit besitzen. Das kann sogar so weit gehen, daß eine Substanz in manchen Fällen *oxydierend*, in anderen aber *reduzierend* wirkt (z. B. Wasserstoffperoxyd). Es gibt aber eine Reihe von Substanzen, bei denen die Oxydations- oder die Reduktionstendenz so stark ausgeprägt ist, daß man sie fast allgemein als Oxydations- bzw. als Reduktionsmittel verwenden kann.

Gebräuchliche *Oxydationsmittel* sind: Sauerstoff, Salpetersäure, Permanganat, Chromat, Halogene, Wasserstoffperoxyd (trotz seiner Fähigkeit, gelegentlich auch reduzierend zu wirken).

Gebräuchliche *Reduktionsmittel* sind: nascierender Wasserstoff, schweflige Säure, Jodwasserstoff, Schwefelwasserstoff, Zinn (2)-chlorid.

4. Allgemeine Eigenschaften von Gasen.

An Gasen lassen sich einige allgemeine Gesetzmäßigkeiten ableiten, die das Verständnis chemischer Vorgänge wesentlich fördern. Um mit Gasen zu arbeiten, fängt man sie über Flüssigkeiten auf, in denen sie sich nicht lösen. Für rohe Messungen genügt oft eine gesättigte Kochsalzlösung, wenn es sich nicht um Gase handelt, die, wie Ammoniak, darin leicht löslich sind. Für sorgfältige Untersuchungen verwendet man als Sperrflüssigkeit Quecksilber. Man füllt das Auffanggefäß mit Quecksilber, bringt es mit der Öffnung unter Quecksilber und leitet nun das getrocknete Gas in die Öffnung. Zum Trocknen von Gasen verwendet man Phosphorpentoxyd, konzentrierte Schwefelsäure, Chlorcalcium oder Kalk. Es ist natürlich darauf zu achten, daß nicht etwa das Gas mit dem Trockenmittel selbst reagiert. Je länger das Gas mit dem Trockenmittel in Berührung ist, um so besser wird es getrocknet. Es empfiehlt sich daher, das Trockenmittel auf Glaswolle oder auf Bimsstein verteilt in ein möglichst langes Rohr zu bringen. Die letzten Spuren Wasser lassen sich meist nur äußerst schwer oder überhaupt nicht beseitigen.

Um das Volumen eines Gases richtig abzumessen, muß das Niveau des Quecksilbers in dem Vorratsgefäß sich in gleicher Höhe mit dem Niveau des Quecksilbers in dem (graduierten) Gasbehälter befinden. Besteht eine Niveaudifferenz, so kann man, je nach Größe dieser Differenz, nahezu jedes beliebige Volumen ablesen. Alle Gase lassen sich nämlich durch Überdruck sehr leicht und sehr weitgehend komprimieren. Bei Unterdruck nehmen sie den ihnen zur Verfügung gestellten Raum ein. Alle Gase reagieren praktisch auf Druckänderung in gleicher Weise. Eine Verdoppelung des Druckes verringert das Volumen auf die Hälfte, Verdreifachung des Druckes verringert das Volumen auf ein Drittel usf. Es ist also allgemein das Gasvolumen umgekehrt proportional dem auf ihm lastenden Druck (Gesetz von BOYLE-MARIOTTE). Man kann auch sagen: Das Produkt aus Druck und Volumen ist konstant. Als Druck wirkt sich auf ein abgeschlossenes Gasvolumen natürlich nicht nur eine Niveaudifferenz der Sperrflüssigkeit, sondern auch der Luftdruck aus. Da dieser aber täglichen und stündlichen Schwankungen unterliegt, müssen Angaben über ein abgemessenes Gasvolumen noch durch Angaben über den gerade herrschenden Luftdruck ergänzt werden. Zweckmäßig rechnet man jedes abgemessene Gasvolumen auf normalen Luftdruck, d. h. auf 760 mm Quecksilber, um. Man hat dazu nur nötig, das abgelesene Gasvolumen mit dem Bruch abgelesenen Luftdruck/760 zu multiplizieren. Wir wollen unter einem Gasvolumen immer den korrigierten Wert verstehen.

Auch gegenüber Temperaturänderungen verhalten sich alle Gase gleich. Alle Gase haben den gleichen Ausdehnungskoeffizienten. Im normalen Temperaturbereich bewirkt eine Temperaturerhöhung um 1° eine Vergrößerung des Volumens um rund $^1/_{273}$ desjenigen Volumens, das das Gas bei 0° einnimmt. Eine Temperaturerniedrigung bewirkt eine entsprechende Volumenverminderung. Es ist klar, daß eine Temperaturerhöhung bei einem Gase, dessen Volumen konstant gehalten wird, eine entsprechende Druckerhöhung hervorruft (Gesetz von GAY-LUSSAC). Für sehr tiefe Temperaturen gelten diese einfachen Beziehungen nicht mehr, da das Volumen eines Gases bei —273° nicht, wie die Rechnung ergibt, 0 sein kann. Die Temperatur von —273° (genau —273,2°), wird als der absolute Nullpunkt bezeichnet, der praktisch jedoch nicht vollständig zu erreichen ist. Um Gasvolumen miteinander zu vergleichen, ist es zweckmäßig, sie auf die gleiche Temperatur zu beziehen. Man rechnet daher meist auf 0° um; man hat dazu nur das bei a° abgelesene Volumen mit dem Bruch $273/(273 + a)$ zu multiplizieren. Die Angabe eines Gasvolumens hat neben der Korrektur für den Luftdruck stets auch die Korrektur für die Temperatur zu enthalten, wenn nichts anderes ausdrücklich angegeben ist.

Die genannten Eigenschaften aller Gase, ihr Volumen bei Änderung von Temperatur oder Druck unabhängig von der Art des Gases in gleichem Maße zu ändern, lassen sich mit Hilfe einer einfachen Vorstellung über den Zustand der Gase verstehen und erklären. Man nimmt an, daß die einzelnen Teilchen, aus denen sich die Gase zusammensetzen, einen verhältnismäßig großen Abstand voneinander haben und daß sie sich in ständiger Bewegung befinden. Es mag zunächst dahingestellt bleiben, ob es sich bei den Teilchen der elementaren Gase um Atome oder um zusammengesetzte Gebilde, also Moleküle handelt. Bei den Gasen, die nicht Elemente sind, wird es sich natürlich um Moleküle handeln, wenn nicht die Moleküle gar zu höheren Gebilden zusammentreten. Daß der Abstand zwischen den einzelnen Teilchen sehr groß sein muß, folgt aus der starken Volumenvergrößerung, die beim Übergang vom flüssigen in den gasförmigen Aggregatzustand eintritt. 1 g Wasser nimmt in flüssigem Zustand den Raum von 1 ccm ein, in gasförmigem Zustand beansprucht die gleiche Gewichtsmenge (auf Normalbedingungen bezogen) rund 1200 ccm. Die Bewegung der Teilchen erklärt den Druck, den ein eingeschlossenes Gas auf die Wandungen des Gefäßes ausübt. Unter Normalbedingungen ist ja der Druck jedes Gases gleich dem Atmosphärendruck, d. i. 1 kg pro Quadratzentimeter. Es ist leicht einzusehen, daß der Gasdruck dadurch zustande kommt, daß stets eine gewisse Zahl von Teilchen auf die Gefäßwandung aufprallt. Der dabei ausgeübte Druck muß um so höher sein, je größer die Geschwindigkeit ist, mit der die Teilchen auf die Wandung aufprallen. Da der Druck bei konstant gehaltenem Volumen mit der Temperatur steigt, muß eine Erhöhung der Temperatur in dem Sinne wirken, daß die Geschwindigkeit der Teilchen erhöht wird. Daß die Teilchen der Gase sich tatsächlich in Bewegung befinden, folgt aus der Diffusion von Gasen. Wenn man in einem Zylinder ein Gas mit einem anderen, leichteren Gase überschichtet, so findet man, daß nach einiger Zeit beide Gase sich völlig durchmischt haben. Die Tatsache, daß beide Gase sich entgegen der Schwerkraft fortbewegt haben, läßt sich am einfachsten mit der Bewegung ihrer Teilchen erklären. Die Zeit, die zur völligen Durchmischung erforderlich ist, ist um so kürzer, je höher die Temperatur ist. Daraus folgt, daß die Bewegung der Teilchen mit der Temperatur zunimmt. Die Vorstellung von der Bewegung der Gasteilchen ist unter der Bezeichnung *kinetische Gastheorie* bekannt.

Wenn man chemische Reaktionen von Gasen quantitativ beobachtet, so findet man, daß sie stets in recht einfachen Volumenverhältnissen ablaufen. Die Vereinigung von Chlor und Wasserstoff zu Chlorwasserstoff vollzieht sich im Volumenverhältnis von genau 1 : 1; weichen die angewendeten Mengen von diesem Verhältnis ab, so bleibt der Überschuß unverändert. Wasserstoff und Sauerstoff vereinigen sich im Volumenverhältnis von genau 2 : 1 zu Wasser. Wasserstoff und Stickstoff vereinigen sich im Volumenverhältnis von genau 3 : 1 zu Ammoniak. Die Beispiele lassen sich beliebig vermehren. Diese einfachen Beziehungen in den Volumenverhältnissen reagierender Gase hat AVOGADRO zu der bisher unwiderlegt gebliebenen Hypothese geführt, daß gleiche Volumina aller Gase bei gleicher Temperatur und gleichem Druck die gleiche Anzahl von Teilchen enthalten. Damit erhalten die einfachen Beziehungen zwischen den Volumenverhältnissen reagierender Gase einen ganz klaren Sinn. Man kann nämlich nun statt Volumen einfach Teilchen sagen und die angeführten Gasreaktionen so ausdrücken: 1 Chlorteilchen vereinigt sich mit 1 Wasserstoffteilchen zu Chlorwasserstoff. 1 Sauerstoffteilchen vereinigt sich mit 2 Wasserstoffteilchen zu Wasser, und 1 Stickstoffteilchen vereinigt sich mit 3 Wasserstoffteilchen zu Ammoniak.

Dabei ist über die Natur der Teilchen nichts ausgesagt. Man wird zunächst versucht sein, anzunehmen, daß die Teilchen Atome sind. Wir werden aber sogleich sehen, daß diese Annahme unzutreffend ist. Wenn man die genannten Reaktionen so durchführt, daß man auch das Volumen des jeweils entstehenden Endproduktes der Reaktion in gasförmigem Zustand bestimmt und auf Normalbedingungen umrechnet, so ergeben sich die folgenden Beziehungen:

1 Vol. Chlor $+$ 1 Vol. Wasserstoff $=$ 2 Vol. Chlorwasserstoff,
1 Vol. Sauerstoff $+$ 2 Vol. Wasserstoff $=$ 2 Vol. Wasser,
1 Vol. Stickstoff $+$ 3 Vol. Wasserstoff $=$ 2 Vol. Ammoniak.

Wenn wir wieder statt Volumen Teilchen setzen, so ergibt sich aus dem ersten Beispiel, daß jedes Chlor- und jedes Wasserstoffteilchen sich auf *zwei* Chlorwasserstoffteilchen verteilt hat. Da diese Teilung aber mit dem Wesen der Atome, wie eingangs gezeigt worden ist, unvereinbar ist, muß es sich um größere Gebilde, also um aus mindestens 2 Atomen aufgebaute Moleküle handeln. Danach wäre die Formel des gasförmigen elementaren Chlors Cl_2, die des Wasserstoffs H_2. Wir können nun die Chlorwasserstoffbildung folgendermaßen formulieren:

$$H_2 + Cl_2 \rightarrow 2\,HCl\,.$$

Aus den Beispielen 2 und 3 folgt, daß auch die Teilchen von Sauerstoff und Stickstoff aus je 2 Atomen aufgebaute Moleküle darstellen, und daß die Formeln der gasförmigen Elemente O_2 und N_2 sein müssen. Die Bildung von Wasser und von Ammoniak ist dann so zu formulieren:

$$O_2 + 2\,H_2 \rightarrow 2\,H_2O\,,$$
$$N_2 + 3\,H_2 \rightarrow 2\,NH_3\,.$$

Alle Elemente, mit Ausnahme der Edelgase und des Quecksilbers, die einatomig sind, bestehen im Gaszustand aus Molekülen. Daraus erklären sich auch noch gewisse andere Eigenschaften. Wir sahen, daß Wasserstoff im Zustand des Entstehens eine gegenüber dem normalen gasförmigen Element erhöhte Reaktionsfähigkeit besitzt. Freier Wasserstoff entsteht dadurch, daß ein Wasserstoffion ein Elektron aufnimmt und in ein Wasserstoff*atom* übergeht. Nascierender Wasserstoff besteht also aus *Atomen*, die schon weiterreagieren können, ehe sie Zeit gefunden haben, sich zu Molekülen zu vereinigen. In diesem Zustand sind sie energiereicher und daher reaktionsfähiger. Man kann auch durch Energiezufuhr Wasserstoffmoleküle in Atome zerlegen. Die dafür aufgewendete Energie bleibt in den Atomen erhalten und wird bei ihrer Vereinigung zu Molekülen wieder frei.

Die thermische Aufspaltung von Gasmolekülen in Atome läßt sich bei höheren Temperaturen gut messen. Es zeigt sich nämlich, daß molekulare Gase bei hohen Temperaturen nicht mehr dem einfachen Ausdehnungsgesetz der Gase gehorchen, sondern daß die Volumenzunahme größer wird, als es nach dem Ausdehnungskoeffizienten der Fall sein sollte. Diese scheinbare Abweichung ist sofort erklärt, wenn man bedenkt, daß die durch Molekülspaltung bewirkte größere Teilchen*zahl* ein größeres Volumen beansprucht.

Da nach AVOGADRO gleiche Raumteile aller Gase gleichviel Teilchen enthalten, ist eine sehr einfache Möglichkeit zur Ermittlung der relativen Größe der Teilchen gegeben. Man hat ja nur die Gewichte gleicher Gasvolumina zu vergleichen; da gleiche Volumina aller Gase gleichviel Teilchen enthalten, verhalten sich die Gewichte gleicher Volumina aller Gase wie die Gewichte der einzelnen Teilchen. Da das elementare Sauerstoffgas aus Molekülen O_2 besteht, werden wir auch die relativen Molekulargewichte, ebenso wie wir es mit den relativen Atomgewichten getan haben, auf Sauerstoff beziehen, und zwar auf $O_2 = 32,000$, da wir ja für das Sauerstoffatom $O = 16,000$ zugrunde gelegt haben. Da das Volumen, welches 32 g Sauerstoff unter Normalbedingungen einnehmen, 22,4 Liter ausmacht (was experimentell leicht zu ermitteln ist), hat man zur Bestimmung des relativen Molekulargewichtes eines Stoffes nur nötig, zu ermitteln, wieviel Gramm 22,4 Liter dieses Stoffes im Gaszustand von Normalbedingungen wiegen. Diese Zahl gibt dann sofort das relative Molekulargewicht an. Sie drückt also nur das Verhältnis aus, in dem das Gewicht eines Moleküls des betreffenden Stoffes zu dem Gewicht eines Sauerstoffmoleküls steht, ohne über das wahre Gewicht etwas auszusagen. Praktisch bestimmt man zur Ermittlung der Molekulargewichte natürlich nicht direkt das Gewicht von 22,4 Litern unter Normalbedingungen, sondern kleinere Volumina, meist auch unter anderen als normalen Bedingungen, da viele Stoffe nur bei höheren Temperaturen als Gase vorliegen. Dann reduziert man das tatsächlich abgemessene Gasvolumen auf 0° und 760 mm Druck und errechnet dann das Gewicht von 22,4 Litern. Umgekehrt kann man mit Hilfe dieser Beziehung von allen bekannten Gasen sehr leicht das Litergewicht errechnen, indem man das Molekulargewicht durch 22,4 dividiert. 1 l Wasserstoff wiegt z. B. 2,016 : 22,4 g, 1 l Sauerstoff 32 : 22,4 g.

Auf diesem Wege lassen sich die Molekulargewichte aller gasförmigen oder bequem vergasbaren Substanzen leicht bestimmen. Andere Methoden zur Bestimmung der Molekulargewichte werden wir später kennenlernen.

5. Wasser.

Die wichtigste Verbindung der Elemente Wasserstoff und Sauerstoff ist das Wasser. Ohne Wasser wäre kein Leben möglich. Wasser transportiert die Nährstoffe von Zelle zu Zelle, Wasser stützt das Gefüge der Zellen, und Wasser ist das Milieu, in dem all die zahllosen Vorgänge sich abspielen, deren Summe wir als Leben bezeichnen. Auch viele chemische Umsetzungen nehmen wir in der Weise vor, daß wir die Stoffe nicht unmittelbar, sondern in Wasser gelöst aufeinander einwirken lassen. Es ist daher nötig, mit den Eigenschaften des Wassers und mit dem Zustand vertraut zu sein, in dem in Wasser gelöste Stoffe sich befinden. Das Wasser ist so, wie es uns die Natur bietet, in chemischem Sinne nicht rein. Es enthält neben Gasen Salze gelöst, deren Menge je nach Herkunft in beträchtlichen Grenzen schwankt. Regenwasser enthält nur Spuren von Salzen. Quellwasser enthält im Liter etwa 1 g Salze, Wasser der nördlichen Meere 20 bis 30 g, das der südlichen Meere 40—50 g und das des Toten Meeres sogar etwa 220 g.

Reines Wasser erhält man durch Destillation. Nimmt man die Destillation in gewöhnlichen Glasgeräten vor, so ist der Reinheitsgrad nicht sehr groß, da Glas lösliche Bestandteile an Wasser abgibt. Zur Herstellung sehr reinen Wassers benutzt man Quarz-, Platin- oder Silbergeräte. Wendet man bei der Aufbewahrung nicht ganz besondere Vorsichtsmaßregeln an, so nimmt das Wasser nach der Destillation sehr rasch Luft und Kohlensäure auf. Besonders sorgfältig gereinigtes Wasser, wie es etwa zur Herstellung von Injektionslösungen verwendet werden soll, stellt man zweckmäßig durch nochmalige Destillation von destilliertem Wasser in Quarz- oder Silbergeräten dar und hebt es unter Luftabschluß auf. Die Anforderungen, die an *Trinkwasser* zu stellen sind, sind natürlich ganz anderer Art. Reines, destilliertes Wasser wäre als Trinkwasser ungeeignet. Trinkwasser soll wohlschmeckend und frei von Krankheitserregern sein. Seine Beschaffenheit läßt sich oft auf Grund einer chemischen Untersuchung beurteilen. Im Zweifelsfalle ist eine bakteriologische Kontrolle notwendig. Wasser zweifelhafter Herkunft soll nur in abgekochtem Zustand genossen werden. Da es dabei aber an Wohlgeschmack verliert, zieht man eine Filtration durch ein Entkeimungsfilter vor, nur ist dabei darauf zu achten, daß das Filter regelmäßig gereinigt wird, da es sonst durch Anreicherung von Bakterien mehr Schaden als Nutzen stiften kann.

Wasser für technische Zwecke verlangt eine Beurteilung von Fall zu Fall. Für Dampfkesselspeisung und für Wäschereien ist Wasser, welches Calcium- und Magnesiumsalze enthält (sog. hartes Wasser), ungeeignet. Zum Enthärten von Wasser benutzt man *Permutitfilter*. Wenn für technische Verfahren salzarmes, aber nicht gerade destilliertes Wasser erforderlich ist, erweist sich das sog. elektro-osmotische Reinigungsverfahren rationeller als die Destillation, besonders dann, wenn billiger elektrischer Strom zur Verfügung steht.

Reines Wasser ist eine farblose, durchsichtige Flüssigkeit, die in dicker Schicht blau erscheint. Die elektrische Leitfähigkeit des Wassers ist außerordentlich gering. Die Temperatur, bei der Wasser und Eis nebeneinander bestehen können, nennen wir 0°. Diejenige Temperatur, bei welcher der Dampfdruck des Wassers 760 mm beträgt (also den Siedepunkt des Wassers bei normalem Luftdruck), nennen wir 100° C. Wasser besitzt seine größte Dichte bei 4° C; Eis ist um rund 10 % leichter als Wasser. 1 ccm Wasser von 4° ist 1 g. *Spezifisches Gewicht* ist eine unbenannte Verhältniszahl, die angibt, wievielmal schwerer ein Stoff ist als das gleiche Volumen Wasser (wobei man beide Volumina bei Zimmertemperatur bestimmt). *Dichte* ist eine entsprechende Verhältniszahl, bei der man sich jedoch auf Wasser von 4° bezieht und die Wägung auf den luftleeren Raum reduziert, um den Auftrieb der Luft, der vom Luftdruck abhängig ist, zu eliminieren.

Um 1 kg Eis von 0° in Wasser von 0° umzuwandeln, ist eine Wärmemenge von rund 80 Calorien erforderlich. Die gleiche Wärmemenge wird bei der Umwandlung von Wasser in Eis frei. Um 1 kg Wasser von 100° in Dampf von 100° umzuwandeln, bedarf es einer Wärmezufuhr von rund 540 Calorien. Die gleiche Wärmemenge wird frei, wenn Wasserdampf von 100° sich zu Wasser von 100° kondensiert. Man kann demnach mit 1 kg Wasserdampf von 100° rund 5,4 kg Wasser von 0° auf 100° bringen. Man benutzt daher vielfach Wasserdampf zur direkten und indirekten Heizung in der chemischen und pharmazeutischen Technik.

6. Der Lösungszustand.

Es erscheint zweckmäßig, neben den Aggregatzuständen fest, flüssig, gasförmig auch den Lösungszustand als eine weitere mögliche Zustandsform zu betrachten. Wir werden sehen, daß der Lösungszustand nicht, wie man zunächst meinen möchte, mit dem flüssigen Aggregatzustand Ähnlichkeit besitzt, sondern daß er weit mehr Übereinstimmungen mit dem Gaszustand aufweist. Unter Lösungszustand versteht man eine äußerst feine und vollkommen gleichmäßige Verteilung des gelösten Stoffes in dem Lösungsmittel. Ist die Verteilung des gelösten Stoffes so grob, daß die einzelnen Partikelchen direkt oder auch nur bei Vergrößerung sichtbar werden, oder daß sie sich in der Ruhe absetzen, so ist der Verteilungszustand keine Lösung, sondern eine Suspension. Eine Suspension erkennt man am sichersten daran, daß man den Gang eines Lichtstrahles in dem Medium beobachten kann (TYNDALL-Phänomen). In echten Lösungen tritt die Erscheinung nicht ein. Der Unterschied zwischen Lösung und Suspension ist rein graduell und durch die Teilchengröße gegeben. Während es sich in Lösungen meist um eine Aufteilung in Moleküle handelt, liegen in Suspensionen so grobe Partikel vor, daß sie direkt erkennbar sein können oder daß sie in sichtbarem Maße Licht abbeugen. Unter geeigneten Versuchsbedingungen zeigen auch echte Lösungen einen ähnlichen Effekt; wenn man ultraviolettes Licht eine Lösung passieren läßt, so kann man mit Hilfe der photographischen Platte nachweisen, daß dabei gleichfalls eine Abbeugung stattfindet, die allerdings sehr schwach ist (RAMAN-Effekt). Wesentlich für den Zustand der Lösung ist also, daß eine äußerst feine, meist molekulare Verteilung des gelösten Stoffes in dem Lösungsmittel vorliegt und daß das Produkt völlig einheitlich (homogen) ist. Lösungen im engeren Sinne entstehen aus flüssigen und festen Komponenten. Ebensogut kann der gelöste Stoff aber auch ein Gas oder eine andere Flüssigkeit sein. Und schließlich sind auch feste Lösungen bekannt. Eines der am meisten verwendeten Lösungsmittel ist Wasser. Man führt ja chemische Umsetzungen nur in seltenen Fällen so aus, daß man die umzusetzenden Stoffe direkt aufeinander einwirken läßt; im allgemeinen verfährt man vielmehr so, daß man die Stoffe in einem geeigneten Lösungsmittel miteinander reagieren läßt. Für anorganische Reaktionen benutzt man als Lösungsmittel fast ausschließlich Wasser. Es ist daher nötig, die Rolle des Wassers als Lösungsmittel kennenzulernen und auch ganz allgemein eine Vorstellung davon zu haben, wie der Lösungszustand beschaffen ist und wodurch er sich auszeichnet.

Es ist vorher gesagt worden, daß der Lösungszustand gewisse Übereinstimmungen mit dem Gaszustand aufweist. Der gasförmige Zustand unterscheidet sich vom festen und flüssigen vor allem dadurch, daß der Abstand zwischen den Teilchen (Molekülen, Atomen oder Ionen) enorm vergrößert ist. Im festen und flüssigen Aggregatzustand stehen diese Teilchen untereinander in engem Kontakt. Die dadurch bedingte Wechselwirkung ist im festen Zustand besonders stark und unterliegt ganz strengen Gesetzen, die im Krystallbau ihren sichtbaren Ausdruck finden. Demgegenüber ist im flüssigen Zustand die Ordnung weitgehend gelockert, so daß die Teilchen frei beweglich sind. Eine völlige Unordnung dürfte aber auch im flüssigen Zustand nicht herrschen. Im flüssigen Zustand ist der Verband der Moleküle noch so fest, daß die völlige Loslösung der einzelnen Moleküle voneinander die Aufwendung beträchtlicher Energiemengen verlangt (Verdampfungswärme). Im Gaszustand dagegen ist der Abstand der Moleküle so groß, daß sie sich gegenseitig kaum mehr beeinflussen. Während eine Flüssigkeitsmenge durch ein ganz bestimmtes Volumen begrenzt ist, füllt ein Gas jedes beliebig ihm zur Verfügung gestellte Volumen aus. Das gleiche gilt für einen gelösten Stoff. In einer Lösung, sofern sie nur ausreichend verdünnt ist, haben die gelösten Moleküle die Verbindung untereinander verloren. Sie sind frei und unabhängig voneinander beweglich, und sie können sich in jeder beliebigen Menge Lösungsmittel verteilen. Ein Unterschied zwischen Gas- und Lösungszustand liegt darin, daß im Lösungszustand die gelösten Moleküle zwar unter sich keine Verbindung haben, daß sie aber einer Wechselwirkung mit dem Lösungsmittel unterliegen, während die Gasteilchen völlig frei sind. Die Gasteilchen befinden sich in ständiger Bewegung, die mit steigender Temperatur zunimmt. Die Bewegung der Teilchen, die, wie früher ausgeführt wurde, an der Diffussion von Gasen am deutlichsten zu beobachten ist, bedingt den Gasdruck. Aus ganz ähnlichen Gründen muß geschlossen werden, daß auch gelöste Moleküle sich in ständiger Bewegung befinden. Überschichtet man nämlich die Lösung irgendeines Stoffes mit dem reinen Lösungsmittel, so daß die beiden Flüssigkeiten sich nicht mischen, so beobachtet man nach einiger Zeit, daß die Grenzfläche sich verwischt und daß gelöste Teilchen in das Lösungsmittel hineindiffundieren. Setzt man die Beobachtung über eine genügend lange Zeit fort, so findet man, daß das Ganze schließlich völlig homogen geworden ist. Die Bewegungsgeschwindigkeit der gelösten Moleküle nimmt gleichfalls mit der Temperatur zu, wie man aus der erhöhten Diffusionsgeschwindigkeit bei erhöhter Temperatur ohne weiteres schließen kann. Wir werden nachher sehen, daß die Übereinstimmung hinsichtlich der Molekülbewegung bei gelösten und bei gasförmigen Stoffen viel größer ist, als man erwartet; beide besitzen nämlich den gleichen Temperaturkoeffizienten.

Dem bei den Gasen durch die Bewegung der Gasmoleküle hervorgerufenen *Gasdruck* steht bei Lösungen der durch die Bewegung der gelösten Moleküle hervorgerufene *osmotische Druck* gegenüber. Um den osmotischen Druck einer Lösung nachzuweisen und zu messen, ist es nötig, den durch die Bewegung der Lösungsmittelmoleküle hervorgerufenen Druck zu eliminieren. Das geschieht in der Weise, daß man die zu untersuchende Lösung mit dem reinen Lösungsmittel so in Kontakt bringt, daß zwar die Moleküle des Lösungsmittels von der Lösung zum Lösungsmittel und umgekehrt Zutritt haben, daß aber nicht die gelösten Moleküle aus der Lösung in das reine Lösungsmittel gelangen können. Man muß also zwischen Lösung und Lösungsmittel eine Schranke anbringen, die so beschaffen ist, daß sie wohl Lösungsmittel, nicht aber gelösten Stoff passieren läßt. Eine solche Schranke ist eine halbdurchlässige (semipermeable) Membran. Man kann den osmotischen Druck an folgender Versuchsanordnung gut beobachten: Man bringt eine verdünnte, etwa 1%ige Zuckerlösung in eine Schweinsblase und bindet diese wasserdicht an ein langes Glasrohr. Dann füllt man durch das Glasrohr so lange von der Zuckerlösung nach, bis das Niveau gerade im Rohr sichtbar wird. Wenn man nun die Blase in reines Wasser einhängt, dann beobachtet man ein allmähliches Ansteigen des Niveaus in dem Glasrohr, bis schließlich ein Maximum erreicht wird. Die Niveaudifferenz zwischen Lösung und Lösungsmittel, umgerechnet auf Millimeter Quecksilber, gibt die Größe des osmotischen Druckes an. Sorgfältige Messungen, bei denen man meist künstlich hergestellte Membranen verwendet, haben ergeben, daß die Stärke des osmotischen Druckes der Konzentration direkt proportional ist, wenn man Lösungen des gleichen Stoffes vergleicht. Vergleicht man Lösungen verschiedener Stoffe miteinander, so zeigt sich, daß der osmotische Druck der *Anzahl* der gelösten Teilchen proportional ist, ganz *unabhängig* von der *Größe* der Teilchen. Lösungen verschiedener Stoffe haben den gleichen osmotischen Druck, wenn die Zahl der gelösten Teilchen in der Volumeneinheit die gleiche ist. Es ist ohne weiteres ersichtlich, daß die Bestimmung des osmotischen Druckes dazu geeignet wäre, das Gewichtsverhältnis verschiedener Moleküle zu bestimmen. Wenn nämlich eine 1%ige Lösung eines Stoffes A den gleichen osmotischen Druck ausübt wie eine 5%ige Lösung einer Substanz B, dann muß ein Molekül B 5mal schwerer sein als ein Molekül A, da beide Lösungen ja die gleiche Anzahl von gelösten Molekülen in der Volumeneinheit enthalten. Leider ist aber die genaue Bestimmung des osmotischen Druckes so umständlich, daß die Methode zur Bestimmung relativer Molekulargewichte praktisch nicht zu verwenden ist. Wir werden aber sehen, daß andere Größen, die dem osmotischen Druck proportional sind, leicht zu bestimmen sind und daher zur Bestimmung der relativen Molekulargewichte herangezogen werden.

Die Bestimmung der Temperaturabhängigkeit des osmotischen Druckes hat ergeben, daß für je 1° Temperaturänderung der osmotische Druck sich um $1/_{273}$ seines Wertes bei 0° ändert, und zwar in dem Sinne, daß Temperaturerhöhung eine Erhöhung des Druckes bewirkt. Der osmotische Druck weist also die gleiche Temperaturabhängigkeit auf wie der Druck eines abgeschlossenen Gasvolumens.

Wir hatten bei den Gasen gesehen, daß die durch die relativen Molekulargewichte ausgedrückten Gewichtsmengen aller Gase bei 0° den normalen Druck von 1 Atmosphäre dann ausüben, wenn sie ein Volumen von 22,4 Liter erfüllen. Die Übereinstimmung zwischen Gas- und Lösungszustand geht so weit, daß Lösungen bei 0° gerade dann einen osmotischen Druck von 1 Atmosphäre ausüben, wenn die durch die Molekulargewichte der gelösten Stoffe ausgedrückten Gewichtsmengen in einem Volumen von 22,4 Liter Lösung enthalten sind. Die meisten anorganischen und auch manche organischen Stoffe weichen von dieser Gesetzmäßigkeit ab, nämlich dann, wenn sie Ionen bilden und daher in der Lösung nicht Moleküle, sondern kleinere und infolgedessen *mehr* Teilchen bilden. Wenn diese Komplikation nicht eintritt, dann ist der osmotische Druck bei der angegebenen Konzentration gleich dem Gasdruck bei Normalbedingungen. Es ist zuerst von VAN'T HOFF (1887) die klare Beziehung erkannt worden, daß der von einem gelösten Stoff ausgeübte osmotische Druck den gleichen Wert besitzt wie der Gasdruck, welcher herrschen würde, wenn die gleiche Stoffmenge als Gas den gleichen Raum wie die Lösung bei gleicher Temperatur ausfüllen würde.

Die durch den osmotischen Druck ausgelösten Erscheinungen sind biologisch von größter Bedeutung. Sind zwei Lösungen verschiedener Konzentration durch eine semipermeable Membran gegeneinander abgegrenzt, so diffundiert Lösungsmittel aus der verdünnteren in die konzentriertere Lösung. Das Steigen des Saftstromes in der Pflanze ist wenigstens zum Teil auf Osmose zurückzuführen. Ist eine Zelle von einer Lösung umgeben, die einen höheren osmotischen Druck besitzt als der Zellinhalt, so schrumpft die Zelle, und es tritt Plasmolyse ein. Im umgekehrten Falle kann die Zelle platzen. Es ist daher besonders bei Injektionslösungen von größter Wichtigkeit, ihre Konzentration so zu bemessen, daß sie den gleichen osmotischen Druck besitzt wie das Blut. Lösungen, die gleichen osmotischen Druck besitzen, nennt man *isotonisch*. Selbst Schleimhäute können durch Lösungen, die mit den Geweben nicht isotonisch sind, geschädigt werden. So wird z. B. das Auge durch Behandlung mit destilliertem Wasser, also durch eine hypotonische Lösung, entzündet. Ebenso nachteilig können hypertonische Lösungen wirken.

Wir haben vorher gesehen, daß aus der Größe des osmotischen Druckes die relative Größe der gelösten Teilchen ermittelt werden kann. Es ist dabei aber erwähnt worden, daß die exakte Bestimmung des osmotischen Druckes mit gewissen experimentellen Schwierigkeiten verbunden ist. Es gibt aber andere, praktisch leicht bestimmbare Größen, die dem osmotischen Druck proportional

sind. Vergleicht man den Siedepunkt einer Lösung mit dem Siedepunkt des
Lösungsmittels, so findet man, daß der Siedepunkt der Lösung gegenüber dem
des reinen Lösungsmittels erhöht ist und daß die Siedepunktserhöhung proportional der Konzentration der gelösten Teilchen steigt (die Gesetzmäßigkeit gilt
streng nur für verdünnte Lösungen). Ähnliches gilt für den Gefrierpunkt, nur in
umgekehrtem Sinne (wiederum streng nur für verdünnte Lösungen). Der Gefrierpunkt einer Lösung liegt tiefer als der des reinen Lösungsmittels, und die Gefrierpunktserniedrigung ist wieder proportional der Konzentration der gelösten Teilchen. Die *Größe* der Siedepunktserhöhung und Gefrierpunktserniedrigung ist bei
gleicher Konzentration der gelösten Teilchen bei den einzelnen Lösungsmitteln
verschieden. Auch hat bei dem gleichen Lösungsmittel die Siedepunktserhöhung
einen anderen Zahlenwert als die Gefrierpunktserniedrigung. Jedes Lösungsmittel besitzt aber einen konstanten Zahlenwert für die Siedepunktserhöhung
und einen anderen, gleichfalls konstanten Zahlenwert für die Gefrierpunktserniedrigung, die durch eine bestimmte Konzentration an gelösten Teilchen,
unabhängig von der *Natur* der gelösten Teilchen, verursacht werden. Man hat
mit Hilfe von Stoffen, deren relative Molekulargewichte auf andere Weise
bestimmt worden sind, ermittelt, wie groß die Siedepunktserhöhung und die Gefrierpunktserniedrigung bei den einzelnen Lösungsmitteln sind, wenn die Konzentrationen so gewählt werden, daß gerade 1 Mol (das ist die durch das Formelgewicht ausgedrückte Anzahl Gramm, also so viel, wie das relative Molekulargewicht angibt) in einer bestimmten Menge des Lösungsmittels, sagen wir in
1 Liter, gelöst ist. Man kann nun für jeden beliebigen Stoff die Größe der Siedepunktserhöhung oder Gefrierpunktserniedrigung bei irgendeiner beliebigen aber
bekannten Konzentration experimentell leicht ermitteln und dann ausrechnen,
wieviel Gramm der betreffenden Substanz nötig wären, um in 1 Liter des
angewendeten Lösungsmittels die gleiche Siedepunktserhöhung oder Gefrierpunktserniedrigung hervorzurufen, die vorher mit Substanzen von bekanntem
Molekulargewicht für diese Konzentration bei dem betreffenden Lösungsmittel
ermittelt worden ist. Die Bestimmung der Siedepunktserhöhung oder Gefrierpunktserniedrigung gehört zu den am häufigsten angewendeten Methoden der
Molekulargewichtsbestimmung. Es sei daran erinnert, daß die Molekulargewichte keine wahren Gewichte, sondern Verhältniszahlen ausdrücken.

7. Die elektrolytische Dissoziation.

Es gibt eine große Zahl von Fällen, in denen die aus der Siedepunktserhöhung
oder aus der Gefrierpunktserhöhung ermittelten Molekulargewichte nicht mit
den auf andere Weise bestimmten Molekulargewichten übereinstimmen. Nehmen
wir als Beispiel die Salzsäure, ein Gas, das üblicherweise in wäßriger Lösung
gehandhabt wird. Wenn man das Molekulargewicht dieses Stoffes auf die Weise
feststellt, daß man bestimmt, wieviel Gramm 22,4 Liter wiegen, so findet man
rund 36. Nach der Methode der Siedepunktserhöhung oder Gefrierpunktserniedrigung wäßriger Lösungen findet man jedoch Werte von etwa 20, also etwa rund
die Hälfte des anderen Wertes. Da der Wert 36 aus zahlreichen anderen Gründen
als der richtige angesehen werden muß, müssen die niedrigeren und offenbar
unrichtigen Werte auf besondere Eigenschaften der wäßrigen Lösungen zurückgeführt werden. Die Größe der Siedepunktserhöhung und der Gefrierpunktserniedrigung sind ebenso wie der osmotische Druck nur abhängig von der *Anzahl*
der gelösten Teilchen. Die wäßrige Lösung der Salzsäure verhält sich also so, als
ob sie *mehr* als die normale Anzahl von gelösten Teilchen, und zwar etwa das

Doppelte davon, enthielte. Diese Verdoppelung der Teilchenzahl läßt sich auf einfache Art erklären, wenn man annimmt, daß die wäßrige Lösung nicht Moleküle HCl, sondern Wasserstoff- und Chlorionen enthält. Wir haben also bei der Salzsäure zwei verschiedene Zustände zu unterscheiden: den Zustand des HCl-Moleküls in der gasförmigen Substanz und den Zustand als (H+ + Cl') in wäßrigen Lösungen. Nach den Ausführungen der Einleitung entstehen Ionen dann, wenn ein Reaktionspartner Elektronen auf einen anderen Reaktionspartner überträgt. Für die Entstehung von Salzsäure nach der Reaktionsgleichung $H_2 + Cl_2$ → 2 HCl können wir zunächst keine Voraussage machen, ob in dem Molekül HCl eine durch ein gemeinsames Elektronenpaar vermittelte chemische Bindung vorliegt oder ob das Wasserstoffatom sein Valenzelektron dem Chloratom abgetreten hat, wobei ein positiv geladenes Wasserstoffion und ein negativ geladenes Chlorion resultieren müßten. Der Unterschied kommt in der Schreibweise der Elektronenformeln gut zum Ausdruck:

$$ H : \overset{..}{\underset{..}{Cl}} : \qquad\qquad H^+ + : \overset{..}{\underset{..}{Cl}} :' . $$

Molekül   Ionen

Im Gaszustand scheinen Moleküle vorzuliegen. In wäßrigen Lösungen liegen mit Sicherheit Ionen vor. Es müssen also in der wäßrigen Lösung die Moleküle in Ionen zerfallen. Im allgemeinen betrachtet man die beiden Zustände auch von diesem Standpunkt und spricht von einer Dissoziation der Moleküle in Ionen. Wegen der freien elektrischen Ladungen der Ionen und der durch sie bewirkten elektrischen Leitfähigkeit nennt man den Vorgang auch elektrolytische Dissoziation. Es ist nun aber nicht etwa so, daß jede Bindung zwischen 2 Atomen in wäßriger Lösung dissoziiert und Ionen liefert, sondern diese Erscheinung ist auf wenige Körperklassen beschränkt. Wir finden sie nur bei Säuren, Basen und Salzen. Säuren sind, wie wir sahen, Verbindungen, die in wäßriger Lösung Wasserstoffionen liefern. Die entsprechenden Anionen nennt man den Säurerest. Basen sind Verbindungen, die in wäßriger Lösung OH'-Ionen (Hydroxylionen) liefern. Die dazugehörigen Kationen sind die verschiedenen Metalle. Salze sind Verbindungen, deren Kation ein Metall ist (genau so wie bei den Basen) und deren Anion ein Säurerest ist. Nun scheint es so, daß ähnlich wie bei der Salzsäure der Ionenzustand nur in Lösungen, und besonders gut in wäßrigen Lösungen, herausgebildet wird. Demnach müßte es das Lösungsmittel sein, welches diesen Zustand begünstigt, und zwar je nach seinen besonderen Eigenschaften mehr oder weniger stark.

Das Auftreten von Ionen in Lösungen kann man noch an anderen Eigenschaften solcher Lösungen erkennen. Die Fähigkeit, den elektrischen Strom zu leiten, steigt nämlich bei Lösungen proportional der Konzentration der vorhandenen Ionen an. Reines Wasser leitet den elektrischen Strom praktisch überhaupt nicht. Ein Zusatz von solchen Stoffen, die in der Lösung keine Ionen liefern, ändert daran praktisch nichts. Sobald man aber eine dissoziierende Substanz hinzufügt, tritt eine beträchtliche Leitfähigkeit auf, die der Konzentration der gelösten Ionen proportional ist. In Lösungen besorgen die Ionen die Leitung des elektrischen Stromes. Es ist jedoch bemerkenswert, daß manche dissoziierbaren Stoffe in reiner Form, d. h. also bei Abwesenheit von Wasser, den elektrischen Strom selbst nicht leiten. Ein Beispiel dafür ist reine konzentrierte Schwefelsäure. Es ist eine zunächst überraschende Erscheinung, daß reine Schwefelsäure und reines Wasser den elektrischen Strom nicht leiten, daß aber eine Mischung aus beiden sehr gut leitet. Zwischen reiner konzentrierter Schwefelsäure und ihren wäßrigen Lösungen besteht der gleiche Unterschied wie zwischen reiner gasförmiger Salzsäure und deren Lösungen.

Um die Erscheinung der elektrolytischen Dissoziation, die für viele chemische

Vorgänge von größter Wichtigkeit ist, gut zu verstehen, wollen wir der Einfach-
heit halber annehmen, daß dissoziierbare Verbindungen normalerweise auch tatsächlich aus Ionen bestehen. Es ist aber zu beachten, daß zwischen diesen Teilchen
von entgegengesetzter elektrischer Ladung Anziehungskräfte wirksam werden,
wenn solche Teilchen in den Bereich dieser gegenseitigen Wirkung gelangen. Die
Entfernung, über welche die Anziehungskräfte wirksam sind, hängt natürlich ab
von dem Medium, in dem die Teilchen sich bewegen. Wenn das Medium ein gutes
Isoliermittel ist, werden die Kräfte auf geringere Entfernung wirken, als wenn
das Medium ein schlechter Isolator ist. Am weitesten und am stärksten werden
die Anziehungskräfte dann wirken, wenn jedes Medium fehlt. Geraten Anion und
Kation in den Bereich ihrer Anziehung, dann werden sie sich gegenseitig festhalten, und es entsteht die undissoziierte Form, die sich aber unter günstigeren
Bedingungen, also in einem isolierenden Medium, wieder in die normale Form
der Ionen zurückverwandeln kann. Es ist einleuchtend, daß im Gaszustand oder
auch in wasserfreier flüssiger Form die Bedingungen für das Auftreten von Ionen
so ungünstig sind, daß tatsächlich nur die undissoziierte Form beobachtet wird.
Die Ansicht, daß die undissoziierte Form dissoziierbarer Verbindungen nicht den
normalen Zustand darstellt, ist mit der Tatsache zu begründen, daß es auch
dissoziierbare Substanzen gibt, die in *reiner fester* Form aus Ionen aufgebaut sind.
An Krystallen von Salzen hat man nämlich mit Hilfe der Röntgenspektrographie
feststellen können, daß diese sich aus Ionen und nicht aus undissoziierten Molekülen aufbauen. Wir wollen also dissoziierbare Verbindungen als normalerweise
aus Ionen bestehend betrachten, die jedoch, wenn sie gegeneinander nicht genügend
isoliert sind, reversibel zu einer undissoziierten Form zusammentreten können.
Dieser Zustand der undissoziierten Form ist seinem Wesen nach jedoch nicht
identisch mit dem Zustand normaler Moleküle. Eine normale, durch ein gemeinsames Elektronenpaar vermittelte chemische Bindung bleibt auch in wäßriger
Lösung unverändert und dissoziiert nicht. Unsere übliche chemische Schreibweise
hat kein Mittel, diesen Unterschied auszudrücken. Wir können es also einer üblichen chemischen Formel nicht ansehen, ob eine wahre chemische Bindung oder
die undissoziierte Form einer dissoziierbaren Verbindung vorliegt. Die Formel
H_2SO_4 gestattet es z. B. nicht, zu erkennen, ob die Substanz dissoziiert oder
nicht. Noch weniger vermag sie anzugeben, in welchem Sinne die Dissoziation
gegebenenfalls eintritt. Versuche, diesem Umstand in der Schreibweise Rechnung
zu tragen, haben zu keinem befriedigenden Ergebnis geführt. Selbst wenn man
durch Hinzufügen von Plus- und Minuszeichen die Polarität in dissoziierbaren
Substanzen andeutet, sind damit die Schwierigkeiten noch nicht behoben, da,
wie eingangs ausgeführt worden ist, alle Arten von Übergängen bestehen, die
gleichfalls eine Polarität, wenn auch nicht Dissoziation bedingen können. Die
durch mangelnde Ausdrucksfähigkeit der chemischen Schreibweise bedingten
Schwierigkeiten sind aber nicht so groß, wie es zuerst scheinen mag. Die drei
Gruppen der dissoziierenden Verbindungen sind so leicht charakterisiert, daß
man sie auch ohne besonderen Ausdruck in der Formel sehr leicht erkennt.

    Bei der elektrolytischen Dissoziation besteht die Rolle des Lösungsmittels also
darin, die freien Ionen gegeneinander zu isolieren und die anziehenden Kräfte abzu-
schirmen. Diese Fähigkeit, die ihren zahlenmäßigen Ausdruck in der *Dielektrizitätskonstante* findet, ist bei allen Lösungsmitteln verschieden. Sie ist bei Wasser höher
als bei allen übrigen gebräuchlichen Lösungsmitteln. Es ist leicht einzusehen, daß
dissoziierbare Verbindungen in Lösungsmitteln mit niedriger Dielektrizitätskonstante zu einem mehr oder weniger großen Anteil in undissoziierter Form vorliegen,
und zwar wird der nichtdissoziierte Anteil um so größer sein, je geringer das Iso-
lierungsvermögen, je niedriger also die Dielektrizitätskonstante ist. Es ist auch

klar, daß die Wahrscheinlichkeit für die Wiedervereinigung der Ionen mit ansteigender Konzentration größer wird, so daß mit zunehmender Konzentration das Verhältnis dissoziierte Form : undissoziierter Form sich zugunsten der undissoziierten Form verschiebt. Wir haben in jedem Falle zu beachten, daß in Lösungen dissoziierender Stoffe stets ein Gleichgewicht vorliegt:

$$\text{Anion} + \text{Kation} \rightleftharpoons \text{undissoziierte Form.}$$

Als ein chemisches Gleichgewicht bezeichnen wir einen Zustand, bei welchem in einer Zeiteinheit der Betrag der Reaktion in der einen Richtung genau so groß ist wie der Betrag der gegenläufigen Reaktion. Bei allen chemischen Reaktionen, an denen Ionen teilnehmen, stellt sich das Reaktionsgleichgewicht mit unmeßbarer Geschwindigkeit ein. Ionenreaktionen laufen daher stets *momentan* ab. Die meisten anorganischen Reaktionen sind Ionenreaktionen und verlaufen äußerst rasch; die meisten organischen Reaktionen sind keine Ionenreaktionen und verlaufen mehr oder weniger langsam. Stoffe, die in Lösungen dissoziieren, nennt man Elektrolyte (wegen der durch sie hervorgerufenen elektrischen Leitfähigkeit), die anderen Nichtelektrolyte.

Das Gleichgewicht der elektrolytischen Dissoziation liegt um so weiter zugunsten der dissoziierten Form, je höher die Dielektrizitätskonstante des Lösungsmittels und je größer die Verdünnung ist. Die Lage des Gleichgewichtes, d. h. das Verhältnis von dissoziiertem zu nichtdissoziiertem Anteil ist, bei gleichem Lösungsmittel und bei gleicher molekularer Konzentration bei den einzelnen Stoffen verschieden. Salze verhalten sich untereinander annähernd gleich; sie sind immer sehr weitgehend dissoziiert. Anders verhalten sich Säuren und Basen. Vergleicht man bei gleicher molekularer Konzentration einerseits die Säuren und andererseits die Basen untereinander, indem man etwa die Leitfähigkeit der Lösungen bestimmt, so findet man alle Abstufungen. Je nach dem Dissoziationsgrad unterscheidet man starke, mittelstarke und schwache Säuren, ebenso starke, mittelstarke und schwache Basen. Neben der Bestimmung der elektrischen Leitfähigkeit gibt es noch einige andere Methoden zur Bestimmung der Stärke von Säuren und Basen. Die Resultate der verschiedenen Bestimmungsmethoden stimmen völlig überein.

8. Ionenreaktionen.

Wir haben zwei Gruppen von Verbindungen kennengelernt, die in Lösungen gleiche, für die Gruppe charakteristische Ionen liefern. Das eine sind die Säuren, die in Lösungen Wasserstoffionen H^+ liefern, das andere sind die Basen, die in Lösungen Hydroxylionen OH' liefern. Die Bindungspartner sind dabei von untergeordneter Bedeutung, da sie nur die physikalischen Eigenschaften bedingen. Wenn wir nun die Lösung einer Säure zu der Lösung einer Base hinzufügen, haben wir zunächst Wasserstoff- und Hydroxylionen nebeneinander. Bei der Rekombination der beiden entsteht Wasser, und wir wissen, daß Wasser praktisch nicht wieder dissoziiert, da reinstes Wasser den elektrischen Strom fast gar nicht leitet. Wir können den Vorgang also so formulieren:

$$H^+ + OH' \rightarrow H_2O\,.$$

Wir nennen diesen Vorgang *Neutralisation*. Auf das Säure*anion* und das Basen*kation* kommt es dabei nicht an, da beide vor wie nach unverändert bleiben. Wir sahen ja bereits, daß Verbindungen, die aus Säureanion und Basenkation zusammengesetzt sind (wir nennen diese Verbindungsgruppe *Salze*) stark dissoziiert sind. Die Neutralisation ist ein einfaches Beispiel für eine Ionenreaktion. Der Vorgang läuft wie alle Ionenreaktionen mit großer Geschwindigkeit ab, selbst dann, wenn Säure und Base in den benutzten Lösungen nicht vollkommen dissoziiert vorliegen. Wir wollen die Neutralisation einer nicht vollständig dissoziierten Säure HA mit einer nicht vollständig dissoziierten Base BOH näher betrachten. Wir haben dabei zwei getrennte Vorgänge zu unterscheiden: 1. die Einstellung des Gleichgewichtes zwischen dissoziierter und undissoziierter Form bei den beiden Substanzen und 2. den Neutralisationsvorgang, der in der Vereinigung von Wasserstoff- mit Hydroxylionen zu Wasser besteht. Den Gesamtvorgang können wir folgendermaßen ausdrücken:

$$HA \rightleftharpoons H^+ + A' \atop BOH \rightleftharpoons B^+ + OH' \Big\rangle \rightarrow H_2O + A' + B^+.$$

Beide Teilvorgänge verlaufen mit großer Geschwindigkeit. In dem Maße, wie Wasserstoff- und Hydroxylionen durch den Neutralisationsvorgang verbraucht werden, werden sie aus den undissoziierten Verbindungen wieder nachgeliefert. Durch den Verbrauch der einen Ionenart wird jedes der beiden Gleichgewichte gestört und durch Nachlieferung wiederhergestellt. Da jeder der beiden Teilvorgänge, Einstellung der Gleichgewichte und Neutralisation, mit sehr großer Geschwindigkeit ablaufen, ist auch die Geschwindigkeit des Gesamtvorganges sehr groß. Es ist aber zu beachten, daß bei zusammengesetzten Reaktionen sehr oft die Geschwindigkeit der einzelnen Teilvorgänge sehr verschieden ist. In solchen Fällen bestimmt natürlich der langsamste Teilvorgang die Geschwindigkeit der Gesamtreaktion. Die Gesamtreaktion kann nie schneller ablaufen als der langsamste Teilvorgang. Diese Überlegung spielt aber für Ionenreaktionen keine Rolle, da diese in allen ihren Teilen immer sehr schnell verlaufen.

Bei der Neutralisation benutzt man die Fähigkeit zweier Ionenarten, sich zu undissoziierten Molekülen zu vereinigen. Man kann überhaupt allgemein sagen, daß dieses Prinzip wenigstens in der anorganischen Chemie von besonderer Wichtigkeit ist. Reaktionen zum Nachweis irgendwelcher Ionen wählt man mit Vorliebe so aus, daß das betreffende Ion durch das Reagens abgefangen wird und die neue Verbindung sich durch besondere Eigenschaften zu erkennen gibt, am besten durch Abscheidung als fester Niederschlag, da dadurch eine ähnliche Störung des Gleichgewichtes bewirkt wird wie bei der Neutralisation. Auch für die präparative Gewinnung einer Verbindung wählt man die Reaktionsbedingungen und die Reaktionskomponenten zweckmäßig so aus, daß eines der Reaktionsprodukte sich unlöslich abscheidet.

Chemische Umsetzungen werden fast ausschließlich in Lösungen vorgenommen. Für anorganische Stoffe ist Wasser das bevorzugte Lösungsmittel. Die anorganischen Reaktionen verlaufen über die Ionen, wobei diese im Verhältnis ihrer elektrischen Ladungen miteinander reagieren. Ein einwertiges Ion reagiert mit einem anderen einwertigen Ion, ein zweiwertiges mit einem zweiwertigen oder mit zwei einwertigen usw. Es hat sich nun für viele Zwecke, besonders für die analytische Chemie, als sehr vorteilhaft erwiesen, die Konzentration der anzuwendenden Reaktionslösungen so zu wählen, daß gleiche Volumina gleichwertige (äquivalente) Mengen gelöster Substanzen enthalten. Man nennt solche Lösungen *Normallösungen*. Die Konzentration wird dabei so bemessen, daß in einem Liter der Lösungen sich genau diejenige Menge der betreffenden Substanz gelöst befindet, die nötig ist, um so viel Gramm Ionen zu liefern, wie das Äquivalentgewicht angibt. Das Äquivalentgewicht ist die Menge, welche einer positiven oder negativen Ladungseinheit entspricht, das ist der auf eine Ladungseinheit entfallende

Bruchteil des relativen Atomgewichtes, ausgedrückt in Gramm. Einige Beispiele mögen das erläutern. Ein Molekül Salzsäure kann in Lösung ein Wasserstoffion liefern. Die Atomgewichtszahl für Wasserstoff ist 1,0081. Wir müssen also die Konzentration einer normalen Salzsäurelösung so wählen, daß ein Liter davon genau 1,0081 g dissoziierbaren Wasserstoff enthält. Da jedes Molekül Salzsäure ein Wasserstoffion liefern kann, muß ein Liter so viel Gramm Salzsäure enthalten, wie das Molekulargewicht angibt, das ist (1,0081 + 35,457). Bei Schwefelsäure liegen die Verhältnisse anders. Jedes Molekül Schwefelsäure kann zwei Wasserstoffionen liefern: $H_2SO_4 \rightleftharpoons 2H^+ SO_4''$. Das Äquivalentgewicht ist hier also gleich dem halben Molekulargewicht. Bei einer dreibasischen Säure ist das Äquivalentgewicht $1/_3$ des Molekulargewichtes. Auf diese Weise wird erreicht, daß in der Volumeneinheit einer jeden Säure die gleiche Anzahl Wasserstoffionen zwar nicht vorhanden ist (die verschiedenen Säuren sind ja nicht gleich stark dissoziiert), aber doch verfügbar wird, indem sie nämlich aus der undissoziierten Form gegebenenfalls nachgeliefert werden können. Ein Liter normaler Säure enthält demnach so viel Gramm Wasserstoff in dissoziierbarer Form, wie einer Ladungseinheit entspricht, das ist 1,0081, und zwar ganz unabhängig von der Art der Säure.

Ganz analog ist es bei den Basen. Ein Liter einer normalen Base muß so viel Hydroxyl in dissoziierbarer Form enthalten, wie einer Ladungseinheit entspricht, das ist (1,0081 + 16,000). Man hat also von einer einsäurigen Base pro Liter Lösung so viel Gramm anzuwenden, wie das Molekulargewicht angibt, von einer zweisäurigen Base die Hälfte usw. Bei anderen Substanzen ist die gleiche Überlegung anzustellen, nur ist natürlich immer darauf zu achten, daß man sich auf dasjenige Ion bezieht, auf das es bei der gewünschten Reaktion ankommt, und daß man dem Reaktionsverlauf bei den anzuwendenden Bedingungen Rechnung trägt.

Der Vorteil, der in der Benutzung von Normallösungen liegt, ist offensichtlich. Wenn man irgendein Volumen irgendeiner Normalsäure mit genau dem gleichen Volumen irgendeiner Normalbase versetzt, dann ist die Mischung genau neutral. Wenn man eine unbekannte Menge einer Säure mit einer Normalbase so lange versetzt, bis die Mischung genau neutral ist (diesen Punkt kann man mit Hilfe sogenannter Indikatoren, wie Phenolphthalein, Methylrot, Methylorange usw., genau erkennen) und dabei das verbrauchte Volumen der Normalbase mißt, kann man leicht berechnen, welche Menge Säure diesem Volumen Normalbase äquivalent ist, und hat damit die vorher unbekannte Menge der Säure ermittelt. Da man bei dieser Art von analytischen Bestimmungen Volumina messen muß, nennt man diese Methode *Maßanalyse*. Die Maßanalyse ist die schnellste und darum beliebteste Methode der quantitativen Analyse. Für manche Zwecke sind Normallösungen zu konzentriert und ergeben daher zu große Ungenauigkeiten bei der Abmessung. In solchen Fällen benutzt man Lösungen, die nur $1/_2$, $1/_5$ oder $1/_{10}$ so stark sind und nennt sie halbnormal (n/2), einfünftelnormal (n/5) oder zehntelnormal (n/10). In der qualitativen Analyse wählt man die Konzentration der Reagenzien meistens doppelt normal (2 n). Das hat den Vorteil, jederzeit zu wissen, welche Menge einer Reagenzlösung angewendet werden muß, wenn man neutralisieren oder ausfällen will, ohne einen Überschuß der Reagenzlösung anzuwenden.

9. Wasserstoffperoxyd, Hydrogenium peroxydatum: H₂O₂.

Die Elemente Wasserstoff und Sauerstoff vereinigen sich bei hoher Temperatur, wie wir früher gesehen haben, zu Wasser. Unter geeigneten Bedingungen läßt sich dabei aber etwas Wasserstoffperoxyd isolieren. Wenn man die Verbrennungsprodukte der Knallgasflamme untersucht, findet man als Reaktionsprodukt nur

Wasser. Kühlt man die Knallgasflamme jedoch plötzlich stark ab, indem man sie etwa auf Eis richtet, so findet man neben Wasser auch kleine Mengen von Wasserstoffperoxyd. Es ist anzunehmen, daß Wasserstoffperoxyd ein Zwischenprodukt der Wasserstoffverbrennung darstellt. Seine Bildung kann so vor sich gehen, daß bei der hohen Temperatur der Verbrennung Wasserstoffmoleküle in Atome zerfallen und daß je zwei Wasserstoffatome sich an ein Sauerstoffmolekül addieren: $H + O = O + H \rightarrow H—O—O—H$.

Bei der Verbrennungstemperatur ist das Wasserstoffperoxyd jedoch nicht beständig und zerfällt in Wasser und Sauerstoff. Nur beim Abschrecken kann man es gerade noch in nachweisbaren Mengen abfassen. Wasserstoffperoxyd bildet sich auch bei vielen langsamen Verbrennungen, besonders dann, wenn aus einer Verbindung Wasserstoffatome durch Luftsauerstoff fortoxydiert werden. In Spuren findet sich Wasserstoffperoxyd auch im Regen und im Schnee.

Darstellung. Die Gewinnung von Wasserstoffperoxyd kann sehr einfach aus Peroxyden mit Hilfe einer Säure geschehen. Man wählt die Ausgangsstoffe zweckmäßig so, daß das zweite Produkt der doppelten Umsetzung wasserunlöslich ist. Das ist z. B. der Fall, wenn man Schwefelsäure auf Bariumperoxyd, das bereits bei der Darstellung von Sauerstoff erwähnt worden ist, einwirken läßt: $BaO_2 + H_2SO_4 \rightarrow BaSO_4 + H_2O_2$. Man muß die Umsetzung mit verdünnter Schwefelsäure unter Kühlung vornehmen, um eine Zersetzung des gebildeten Wasserstoffperoxydes durch die Reaktionswärme zu vermeiden. Man hat dann nur vom ausgefällten Bariumsulfat abzufiltrieren und kann dann die Lösung durch Destillation konzentrieren. Ein anderes Darstellungsverfahren, das jetzt in der Technik bevorzugt wird, besteht darin, daß man etwa 50%ige Schwefelsäure unter geeigneten Bedingungen der Elektrolyse unterwirft. Man kann dann aus dem Reaktionsgemisch das gebildete Wasserstoffperoxyd kontinuierlich herausdestillieren.

Eigenschaften. Reines Wasserstoffperoxyd ist eine farblose, etwas dickliche Flüssigkeit vom spez. Gew. 1,46, die man durch Destillation der wäßrigen Lösungen gewinnen kann. Es geht dabei zuerst Wasser, dann Wasser mit etwas Wasserstoffperoxyd und zum Schluß reines Wasserstoffperoxyd über. Die Destillation muß im Vakuum unter besonderen Schutzmaßnahmen erfolgen, da sonst das konzentrierte Wasserstoffperoxyd sich mit explosionsartiger Heftigkeit zersetzen kann. Solche Zersetzung kann auch beim Aufbewahren der reinen Substanz erfolgen. Aus diesem Grunde vermeidet man meist die Benutzung der wasserfreien Substanz und bevorzugt wäßrige Lösungen.

Reines Wasserstoffperoxyd zeigt schwachsaure Reaktion. Es hat die Eigenschaften einer schwachen zweibasischen Säure. Mit Wasser, Alkohol und Äther ist es in allen Verhältnissen mischbar. Beim Aufbewahren zersetzt sich Wasserstoffperoxyd je nach der Konzentration mehr oder minder schnell in Wasser und Sauerstoff: $2H_2O_2 \rightarrow 2H_2O + O_2$. Dieser Vorgang wird durch gewisse Fremdstoffe stark katalysiert. Eine rauhe Oberfläche der Gefäße oder Staubteilchen können starke Zersetzung hervorrufen. Sehr energisch wirkt fein verteiltes Platin. Auch gewisse organische Stoffe, die sich in tierischen und pflanzlichen Zellen, besonders reichlich im Blut, finden, bewirken sehr lebhafte Zersetzung. Bringt man Wasserstoffperoxyd auf eine Wunde, so findet die Zersetzung unter lebhaftem Aufschäumen statt. Man bezeichnet diese die Zersetzung von Wasserstoffperoxyd katalysierenden organischen Zellbestandteile mit dem Sammelnamen *Katalasen*.

Da die Zersetzung von Wasserstoffperoxyd durch alkalische Reaktion und durch Licht begünstigt wird, setzt man den Lösungen zur Neutralisation des Glasalkalis meist kleine Mengen freier Mineralsäuren zu und verwendet Gefäße aus dunklem Glas. Harnstoff, Phenacetin, Acetanilid und einige andere Stoffe setzen die Zersetzung stark herab, so daß man sie vielfach zum Stabilisieren der Lösungen verwendet.

Die Neigung, Sauerstoff abzugeben, macht Wasserstoffperoxyd zu einem starken Oxydationsmittel. Seine Oxydationswirkung ist aber stärker als die von Sauerstoff. Die Oxydationswirkung beruht also sicherlich nicht etwa darauf, daß zuerst eine Zersetzung in Wasser und Sauerstoff und dann Oxydation durch diesen eintritt, sondern die Wirkung kommt dem ganzen Molekül zu. Wasserstoffperoxyd ist ein viel gebrauchtes Oxydationsmittel; es hat vor anderen den Vorzug, daß ein Überschuß durch Erhitzen leicht zerstört werden kann; außerdem hinterläßt es nach der Oxydation keine anderen Fremdstoffe als Wasser. Als Beispiel einer Oxydation sei die von Jodwasserstoff erwähnt:

$$HJ \rightleftharpoons H^+ + J',$$
$$2\,H^+ + 2\,J' + H_2O_2 \rightarrow 2\,H_2O + J_2\,.$$

Jedes Molekül Wasserstoffperoxyd macht ein Sauerstoffatom verfügbar, das 2 Jodionen je 1 Elektron entzieht und damit die Jodionen zu freiem Jod oxydiert. Der Sauerstoff vereinigt sich mittels der beiden aufgenommenen Elektronen mit 2 Wasserstoffionen zu Wasser. (Das zweite Molekül Wasser ist das reduzierte Molekül Wasserstoffperoxyd.) 1 Molekül H_2O_2 oxydiert also 2 Moleküle HJ zu 2 Atomen Jod. Ganz analog verhält sich das Wasserstoffperoxyd auch gegenüber anderen oxydierbaren Stoffen. Gegenüber stärkeren Oxydationsmitteln kann das Wasserstoffperoxyd aber auch reduzierend wirken. Dies ist z. B. bei Permanganat der Fall. Dabei werden durch das stärkere Oxydationsmittel, hier also durch das Permanganat, die beiden Wasserstoffatome des Wasserstoffperoxyds zu Wasser oxydiert, und der gesamte Sauerstoff des Wasserstoffperoxyds entweicht als Gas:

$$\begin{array}{l} O\text{---}H \\ \;\big|\; + O \rightarrow O_2 + H_2O \\ O\text{---}H \end{array}$$

(aus dem Permanganat)

oder genau formuliert:

$$2\,KMnO_4 + 3\,H_2SO_4 + 5\,H_2O_2 \rightarrow 5\,O_2 + K_2SO_4 + 2\,MnSO_4 + 8\,H_2O\,.$$

Verwendung. Außer der bereits genannten Verwendung als Oxydationsmittel findet Wasserstoffperoxyd als Desinfektionsmittel besonders für Mund und Wunden (auch zum Ablösen festgeklebter Verbände) Verwendung. Neben der eigentlichen Desinfektionswirkung spielt die Schaumentwicklung als mechanischer Reinigungsfaktor eine Rolle. Wasserstoffperoxyd kommt in zwei Stärken in den Handel: als 30%ige Lösung (Perhydrol ist 30%iges Wasserstoffperoxyd) und als 3%ige Lösung. Die medizinisch verwendete Ware soll 3%ig sein. Man stellt sie zweckmäßig durch Verdünnen der konzentrierten Lösung her. Neben diesen Bezeichnungen sind leider noch andere, weniger eindeutige gelegentlich gebräuchlich. So nennt man die konzentrierte 30%ige Lösung auch 100 vol.-%ig, die verdünnte Lösung 10 vol.-%ig. Diese Bezeichnung bezieht sich auf das Volumen Sauerstoff, das bei freiwilliger Zersetzung aus den Lösungen entbunden werden kann. Der Rechnung wird die Reaktion $2\,H_2O_2 \rightarrow 2\,H_2O + O_2$ zugrunde gelegt. Danach geben 2 Moleküle Wasserstoffperoxyd 1 Molekül Sauerstoff oder 2 Mol Wasserstoffperoxyd 1 Mol Sauerstoff. Die Bezeichnung *Mol* bedeutet Formelgewicht, es ist also die durch das betreffende relative Molekulargewicht ausgedrückte Anzahl Gramm. 1 Mol Sauerstoff sind 32 g oder als Volumen von Normalbedingungen ausgedrückt 22400 cm³. 2 Mol Wasserstoffperoxyd sind $2 \times 34 = 68$ g (abgerundet). 68 g H_2O_2 sind aber in 226 g der 30%igen Lösung enthalten. Da wir bei der Überschlagsrechnung das spezifische Gewicht der Lösung vernachlässigen können.

können wir die 226 g Lösung gleich 226 cm³ setzen. Es ergibt sich dann angenähert, daß 226 cm³ der 30%igen Wasserstoffperoxydlösung 22400 cm³ Sauerstoff entbinden können, das ist etwa das Hundertfache des eigenen Volumens. Daher rührt die etwas absonderlich anmutende Bezeichnung 100 vol.-%ig. Wasserstoffperoxyd wird auch als kosmetisches und technisches Bleichmittel, z. B. für Haare, Knochen, Elfenbein, verwendet.

Derivate. Da Wasserstoffperoxyd saure Eigenschaften hat, leiten sich von ihm Salze ab. Man nennt diese Salze Peroxyde. In ihnen ist die im Wasserstoffperoxyd zwischen den beiden Sauerstoffatomen vorhandene Bindung gleichfalls vorhanden. Peroxyde sind z. B. Na_2O_2, BaO_2. Beim Ansäuern geben sie wieder Wasserstoffperoxyd. Andere Verbindungen ähnlicher Formeln, z. B. PbO_2, MnO_2, sind keine Peroxyde, da die Sauerstoffatome unter sich nicht verknüpft sind, was man daran erkennt, daß sie beim Ansäuern kein Wasserstoffperoxyd liefern. Diese Verbindungen nennt man Dioxyde. Dieser Unterschied läßt sich durch die folgenden Strukturformeln zum Ausdruck bringen:

$$\text{Na} \cdot \text{O}\text{---}\text{O} \cdot \text{Na}\,, \quad \text{Ba}\mathord{<}^{\text{O}}_{\text{O}} \; \text{und} \;\; \text{Pb}\mathord{<}^{\text{O}}_{\text{O}}\,, \quad \text{Mn}\mathord{<}^{\text{O}}_{\text{O}}\,.$$

Andere Derivate leiten sich vom Wasserstoffperoxyd dadurch ab, daß ein oder beide Wasserstoffatome durch Säureradikale ersetzt sind. Verbindungen der ersten Art nennt man *Persäuren* $\left(\text{z. B. Peressigsäure CH}_3 \cdot \text{C}\mathord{<}^{\text{O}}_{\text{OOH}} \right)$, die der zweiten

Säureperoxyde $\left(\text{z. B. Diacetylperoxyd CH}_3 \cdot \text{C}\mathord{<}^{\text{O}}_{\text{O} \cdot \text{O} \cdot \overset{\text{O}}{\overset{\|}{\text{C}}} \cdot \text{CH}_3} \right).$

Schließlich können manche Salze in ihren Krystallbau Wasserstoffperoxyd ähnlich wie Krystallwasser einfügen. Es handelt sich dabei nicht um einen mechanischen Einschluß, sondern um eine Beteiligung am Krystallaufbau, da die aufgenommene Substanz immer in einem ganz bestimmten, meist sehr einfachen molekularen Verhältnis zu der krystallisierenden Grundsubstanz steht. Solche Salze sind Soda, Ammoniumsulfat, Natriummetaborat und manche andere. Einige dieser Stoffe finden in der Waschmittelindustrie als Bleichzusatz Anwendung. Medizinisch findet eine Verbindung von Harnstoff mit Wasserstoffperoxyd zur Mundpflege Verwendung, die auch als „Wasserstoffperoxyd in fester Form" bezeichnet wird und die Zusammensetzung $CO(NH_2)_2 \cdot H_2O_2$ besitzt.

Nachweis. Wasserstoffperoxyd läßt sich durch seine oxydierende Wirkung gegen Jodwasserstoff erkennen, da man das dabei auftretende freie Jod sehr leicht nachweisen kann. Diese Reaktion ist auch die Grundlage der quantitativen Bestimmung. Man kann die Menge des in Freiheit gesetzten Jodes mit Natriumthiosulfat leicht maßanalytisch bestimmen und daraus die Menge Wasserstoffperoxyd errechnen:

$$H_2O_2 + 2\,HJ \rightarrow 2\,H_2O + J_2$$
$$J_2 + 2\,Na_2S_2O_3 \rightarrow 2\,NaJ + Na_2S_4O_6\,.$$

Für den qualitativen Nachweis ist diese Reaktion jedoch nicht eindeutig, da sie auch mit anderen Oxydationsmitteln eintritt. Ein eindeutiger Nachweis ist die Oxydation von Chromsäure zu Perchromsäure, die an ihrer intensiven mit Äther auszuschüttelnden Blaufärbung sicher zu erkennen ist. Auch die Rotfärbung mit Vanadin-Schwefelsäure ist zur Identifizierung geeignet. Zur quantitativen Bestimmung kann auch die vorher beschriebene Umsetzung mit Kaliumpermanganat dienen, wobei man entweder das verbrauchte Permanganat maßanalytisch oder den entstehenden Sauerstoff volumetrisch mißt.

10. Ozon: O_3.

Ozon ist eine lediglich aus Sauerstoff aufgebaute Verbindung, die im Molekül 3 Sauerstoffatome enthält. Der wesentliche Unterschied gegenüber dem gewöhnlichen molekularen Sauerstoff O_2 liegt in dem beträchtlich höheren Energiegehalt. Ozon ist daher nicht nur ein viel stärkeres Oxydationsmittel als Sauerstoff, sondern es ist als die energiereichere auch die instabile Form, die dazu neigt, sich unter Energieabgabe in die stabile Form, also in O_2, umzuwandeln: $2O_3 \rightarrow 3O_2$ + freie Energie. Umgekehrt kann man aber auch aus molekularem Sauerstoff durch Energiezufuhr Ozon erhalten. Wir können uns vorstellen, daß die zugeführte Energie dazu verbraucht wird, Sauerstoffmoleküle in Sauerstoffatome zu zerlegen, die sich dann mit weiteren Sauerstoffmolekülen oder unter sich zu Ozonmolekülen vereinigen. Die Bildung von Ozon wird also überall da möglich sein, wo freier Sauerstoff der Einwirkung von freier Energie, sei es in Form von Wärme, Elektrizität oder Licht, ausgesetzt ist. Tatsächlich ist auch in all diesen Fällen die Entstehung von Ozon zu beobachten. Bei der Einwirkung von hohen Wärmekonzentrationen auf Sauerstoff entsteht zwar Ozon, doch ist es dabei gewöhnlich nicht zu beobachten, da es bei der Abkühlung wieder zerfällt. Nur bei sehr schneller Abkühlung kann man es nachweisen, z. B. in einer abgeschreckten Knallgasflamme. Die Einwirkung von Licht auf Sauerstoff führt nicht stets zu nachweisbaren Mengen von Ozon; nur kurzwelliges Licht ist wirksam, am besten ultraviolettes, das ganz allgemein auf chemische Vorgänge größeren Einfluß hat als langwelliges. In der Nähe einer Quecksilberlampe erkennt man schon am Geruch, daß beträchtliche Mengen von Ozon entstehen. Auch elektrische Entladungen liefern stets nachweisbare Ozonmengen. Ozon findet sich daher stets in der Luft, allerdings nur in minimalen Mengen. Seine Entstehung ist auf elektrische Entladung der Atmosphäre und besonders auf die Einwirkung des Sonnenlichtes zurückzuführen. Der Ozongehalt ist in höheren Luftschichten größer als an der Erdoberfläche, da die Atmosphäre das ultraviolette Licht herausfiltriert. Spuren von Ozon entstehen auch bei Autoxydationen (das sind freiwillig verlaufende, durch Luftsauerstoff bewirkte Oxydationen) und bei der Zersetzung sauerstoffreicher Verbindungen.

Darstellung. Es ist nicht möglich, reines Ozon darzustellen, da alle Darstellungsmethoden zu einem Gleichgewicht zwischen Sauerstoff und Ozon führen. Das ausgiebigste Verfahren der Ozongewinnung besteht darin, daß man langsam strömenden Sauerstoff der Einwirkung stiller elektrischer Entladungen unterwirft. Man kann dabei Sauerstoff mit etwa 10–15% Ozongehalt erhalten, wenn die Bedingungen günstig sind. Die stille elektrische Entladung hat vor der Funkenentladung den Vorzug der niedrigen Temperatur. Die Stabilisierung von Ozon zu Sauerstoff geht bei niedriger Temperatur langsamer vor sich als bei hoher.

Verwendung. Ozon wird als Oxydations- und Desinfektionsmittel benutzt. In der organischen Chemie ist es ein beliebtes Mittel zur Aufklärung der Konstitution ungesättigter Verbindungen. Ozon vermag sich nämlich an Doppelbindungen unter Bildung sog. *Ozonide* anzulagern, die dann mit Wasser gespalten werden. Durch Identifizierung der Bruchstücke kann man schließlich die Lage der Doppelbindung in dem ursprünglichen Molekül rekonstruieren. Als Desinfektionsmittel spielt Ozon bei der Trinkwasserreinigung eine gewisse Rolle. Seine Wirkung ist sehr stark, und eine besondere Annehmlichkeit besteht darin, daß es ohne Hinterlassung irgendwelcher nachteiligen Stoffe nach gewisser Zeit in Sauerstoff zerfällt. Wegen der relativ hohen Kosten der Darstellung benutzt man jedoch Ozon nur in seltenen Fällen. Das übliche Mittel der Trinkwasserdesinfektion ist Chlor.

Nachweis. Ozon kann man schon in recht geringen Konzentrationen an seinem intensiven Geruch erkennen. In höherer Konzentration wirkt es reizend auf die Schleimhäute und verursacht Kopfschmerz. Zum chemischen Nachweis dient die Oxydationswirkung gegenüber Jodwasserstoff oder Jodiden, aus denen Jod freigemacht wird.

11. Schwefel, Selen, Tellur.

Die VI. Gruppe des periodischen Systems der Elemente enthält außer Sauerstoff noch die nahe verwandten Elemente Schwefel, Selen, Tellur und Polonium. Diese Elemente sind in der Tabelle 3 durch gewöhnliche Schrift zusammengefaßt. Während das Polonium sich durch ganz besondere Eigenschaften heraushebt (es ist ein radioaktives Element und wird bei diesen besprochen), zeigen die übrigen untereinander die erwarteten, durch den ähnlichen Atombau bedingten Übereinstimmungen. Alle Elemente bilden Wasserstoffverbindungen, in denen sie zweiwertig sind; ihre Wasserstoffatome sind durch Metalle vertretbar. Diese Verbindungen kommen dadurch zustande, daß die Elemente in das Gefüge ihrer Valenzelektronen zwei fremde Elektronen aufnehmen; sie sind mehr oder weniger stark dissoziiert. In jedem Falle sind diese Verbindungen stark polar. Die Elemente Schwefel, Selen und Tellur gehen außerdem durch Betätigung von 4 oder allen 6 Valenzelektronen Verbindungen ein, in denen sie demnach vier- oder sechswertig sind. Besonders wichtig sind die Sauerstoffverbindungen vom Typus XO_2 und XO_3. Mit zunehmendem Atomgewicht nähern sich die Elemente metallischem Charakter. Der metallische Charakter wird jedoch bei keinem der Elemente vollkommen erreicht.

12. Schwefel, Sulfur: S = 32,06.

Freier Schwefel findet sich meist in der Nähe von Vulkanen. Wichtige Fundorte sind Sizilien, Spanien, Nordamerika, Sibirien, Japan. An einigen Lagerstätten verdankt er seine Entstehung der Tätigkeit von Schwefelbakterien, deren Stoffwechselprodukt er darstellt. Wichtige natürlich vorkommende Schwefelverbindungen sind Sulfide wie Pyrit (FeS_2), Kupferkies ($CuFeS_2$), Zinkblende (ZnS) oder Sulfate wie Gips ($CaSO_4 \cdot 2H_2O$), Baryt ($BaSO_4$) und andere. Schwefel ist ferner in den Eiweißbausteinen Cystin und Cystein enthalten.

Gewinnung. Der Schwefel wird durch Abbau der natürlichen Lagerstätten gewonnen. Der Abbau geschieht meist in sehr primitiver bergmännischer Form, an manchen Orten, besonders in Amerika, aber auch auf sehr vollkommene Art. Man verfährt dort so, daß man die Lagerstätte zuerst anbohrt und dann ein doppeltes Röhrensystem einführt. Durch das äußere Rohr (Mantelrohr) preßt man überhitzten Wasserdampf ein, der den Schwefel zum Schmelzen bringt und unter Druck setzt. Der Druck fördert dann den flüssigen Schwefel durch das innere Rohr zutage, wobei die Heizung durch den Dampfmantel ein Erstarren verhindert. Bei der hüttenmännischen Förderung wird der Schwefel durch Ausschmelzen von den begleitenden Mineralien (der Gangart) befreit. Man läßt den geschmolzenen Schwefel in hölzernen Formen zu Stangen oder Blöcken erstarren und bringt ihn als Stangen- oder Blockschwefel in den Handel. Für pharmazeutische Zwecke ist er in dieser Form jedoch nicht genügend rein. Je nach dem Reinheits- und Verteilungsgrad unterscheidet man sublimierten, gereinigten und gefällten Schwefel.

Der sublimierte Schwefel *(Sulfur sublimatum)* wird in der Weise gewonnen, daß man rohen Schwefel unter Luftabschluß über den Schmelzpunkt erhitzt und die entweichenden Dämpfe kondensiert. In den Kondensationskammern scheidet sich der Schwefel aus dem Schwefeldampf in locker zusammenhängenden Gebilden ab, die man auch Schwefelblumen nennt. Sublimierter Schwefel enthält Spuren von Schwefelsäure und Arsenverbindungen.

Gereinigter Schwefel *(Sulfur depuratum)* wird aus sublimiertem Schwefel durch Waschen mit sehr verdünnter Ammoniaklösung hergestellt. Dadurch werden Schwefelsäure und Arsenverbindungen entfernt.

Gefällter Schwefel *(Sulfur praecipitatum)*, auch Schwefelmilch genannt, wird durch Ansäuern von Polysulfidlösungen hergestellt. Er unterscheidet sich von gereinigtem Schwefel durch seinen sehr viel feineren Verteilungsgrad, der auch eine hellere Farbe bedingt. Infolge der feineren Verteilung erweist er sich wirksamer als die anderen Arten. Zur Darstellung von gefälltem Schwefel löst man sublimierten Schwefel in siedender Kalkmilch auf, filtriert und fällt mit Salzsäure. Der Schwefel löst sich dabei in Kalkmilch unter Bildung von Calciumpentasulfid auf, wobei auch Calciumthiosulfat entsteht. Zum Ausfällen wird nur so viel Säure verwendet, wie zur Zerlegung des Calciumpentasulfids erforderlich ist; ein Überschuß würde aus Calciumthiosulfat SO_2 ergeben, das mit dem Schwefelwasserstoff zwar weiteren Schwefel, aber in einer unbrauchbaren, schmierigen Form liefern würde:

$$3\,Ca(OH)_2 + 12\,S \rightarrow 2\,CaS_5 + CaS_2O_3 + 3\,H_2O$$
$$CaS_5 + 2\,HCl \rightarrow CaCl_2 + H_2S + 4\,S.$$

Es werden also nur $^2/_3$ des eingesetzten Schwefels als Sulfur praecipitatum gewonnen.

Eigenschaften. Die eben beschriebenen Schwefelsorten unterscheiden sich durch ihren Reinheitsgrad und durch die Feinheit des Pulvers. Daneben finden wir bei diesem Element zum erstenmal die Fähigkeit, auch in ganz reiner Form in physikalisch verschiedenen festen Zuständen auftreten zu können. Von dem Element Schwefel sind mindestens drei verschiedene feste Formen bekannt, die sich durch ihre physikalischen Eigenschaften unterscheiden. Es hängt von den äußeren Bedingungen, vor allen Dingen von der Temperatur, ab, welche Form des Elementes begünstigt ist. Die Fähigkeit, verschiedene Modifikationen zu besitzen, nennt man allgemein *Allotropie*. Lassen sich die Formen durch Temperaturänderung ineinander umwandeln, so spricht man von *Enantiotropie*. Dieser Fall liegt beim Schwefel vor. Die Erscheinung der Allotropie tritt bei denjenigen Elementen hervor, die sich aus Molekülen von größerer Atomzahl aufbauen. Beim Schwefel kann man sehr deutlich zwei krystalline und eine amorphe Modifikation unterscheiden. Beide krystalline Formen sind aus Molekülen aufgebaut, die sich aus je 8 Atomen zusammensetzen. Das Molekulargewicht ergibt sich ganz eindeutig aus Bestimmungen von Siedepunktserhöhung und Gefrierpunktserniedrigung der Lösungen. Die Entstehung verschiedener Modifikationen kann man sich durch eine Verschiebung der Atome im Molekülverband, bedingt durch den Temperatureinfluß, erklären. Der gewöhnliche Schwefel, also etwa Stangenschwefel, und die gut ausgebildeten Krystalle, die man beim Eindunsten einer Lösung von Schwefel in Schwefelkohlenstoff erhält, gehören der Krystallform nach dem rhombischen System an. Man nennt ihn daher auch *rhombischen Schwefel*. Er besitzt intensiv citronengelbe Farbe, sein spezifisches Gewicht ist 2,06. Erhitzt man den rhombischen Schwefel etwas über die Temperatur von 95,5°, so beobachtet man zunächst eine Trübung des krystallinen Gefüges, dann ein Aufhellen der Farbe. Der Bau der Kristalle hat sich geändert, und die neuen Krystalle gehören einem anderen System, dem monoklinen, an. Man nennt diese Modifikation des Schwefels daher auch *monoklinen Schwefel*. Diese Form bildet sich auch dann, wenn man geschmolzenen Schwefel langsam krystallisieren läßt.

Sobald jedoch der monokline Schwefel einer Temperatur unterhalb von 95,5°
ausgesetzt wird, wandelt er sich in rhombischen Schwefel um. Die Temperatur
von 95,5° nennt man daher auch den Umwandlungspunkt des Schwefels. Es ist
nur eine Frage der Temperatur, welche der beiden Modifikationen erhalten wird.
Im übrigen unterscheiden sich die beiden Formen nicht nur durch ihre Farbe und
Krystallform, sondern auch durch Schmelzpunkt und spezifisches Gewicht. Das
spezifische Gewicht des monoklinen Schwefels ist 1,96, er ist also weniger dicht
als der rhombische Schwefel. Der Schmelzpunkt des monoklinen Schwefels ist
119°, der des rhombischen (den man allerdings nur unter Vorsichtsmaßregeln, die
eine Umwandlung in monoklinen verhindern, bestimmen kann) ist 113°. Die dritte
Form des Schwefels ist im Gegensatz zu den beiden ersteren amorph. Der Unterschied liegt neben der fehlenden krystallinen Struktur vor allem auch in der
Unlöslichkeit in Schwefelkohlenstoff. Man kann den amorphen Schwefel dadurch
erhalten, daß man krystallinen Schwefel stark über den Schmelzpunkt (auf etwa
160°) erhitzt und die Schmelze schnell abkühlt. Man erhält dabei zunächst eine
plastische Masse, die nach einigen Tagen erhärtet. Die erhärtete Masse enthält
etwa $^2/_3$ rhombischen Schwefel, den man mit Schwefelkohlenstoff herauslösen
kann. Der in Schwefelkohlenstoff unlösliche Rest ist amorpher Schwefel. Dieser
wandelt sich bei gewöhnlicher Temperatur sehr langsam wieder in rhombischen
Schwefel um, aber nicht vollständig. Umgekehrt gibt auch der krystalline Schwefel
bei gewöhnlicher Temperatur sehr langsam eine kleine Menge amorphen Schwefel.
Zwischen den beiden Formen besteht also ein Gleichgewicht, das sich allerdings
nur langsam einstellt und bei gewöhnlicher Temperatur nur kleine Mengen der
amorphen Form enthält. Bei höherer Temperatur erfolgt die Gleichgewichtseinstellung schneller, und die Menge des amorphen Schwefels nimmt etwas zu.
Im amorphen Schwefel scheint die Molekülgröße S_5 oder S_6 zu sein. Schwefel
löst sich sehr leicht in Schwefelkohlenstoff und Schwefelmonochlorid, aber auch
merklich in heißem Alkohol, in Äther und in anderen organischen Lösungsmitteln.

Schwefel vermag sich mit zahlreichen Metallen direkt zu vereinigen, wenn
man durch Wärmezufuhr die Reaktion einleitet. Auch mit Chlor vereinigt er sich
direkt. Mit Sauerstoff vereinigt er sich, besonders lebhaft bei der Verbrennung, zu
Schwefeldioxyd SO_2, in dem der Schwefel vierwertig ist. Bei Verwendung geeigneter Katalysatoren, wie fein verteiltes Platin, kann die Verbrennung bis zu
Schwefeltrioxyd, SO_3, gehen, in dem der Schwefel sechswertig ist. Starke Oxydationsmittel führen gleichfalls zu SO_3. Zahlreiche organische Verbindungen geben
beim Erhitzen mit Schwefel an diesen Wasserstoff ab; sie werden unter Entwicklung von Schwefelwasserstoff dehydriert.

Verwendung. Schwefel wird in beträchtlicher Menge zum Vulkanisieren des
Kautschuks verwendet. Je nach der Schwefelmenge wird der Kautschuk dabei
elastisch oder hart (Hartgummi verlangt etwa 30 % Schwefel, Weichgummi etwa
10 %). Weitere Mengen werden zur Herstellung von Schwefeldioxyd benötigt,
wenn man dieses vielfach auch durch Rösten von Schwefelerzen gewinnt. Zur
Fabrikation von Schwefelkohlenstoff wird gleichfalls Schwefel benötigt. Häufig
wird Schwefel auch zur Bekämpfung von Pflanzenparasiten benutzt. Hierin wird
er allerdings langsam durch modernere Pflanzenschutzmittel verdrängt. Pharmazeutisch wird Schwefel in Form von Salben oder Suspensionen und Pudern gegen
parasitäre Hautleiden verwendet; bei innerlicher Verabreichung besitzt er
schwach abführende Wirkung.

Verbindungen. *Schwefelwasserstoff* H_2S findet sich in manchen Quellen (Aachen,
Aix les Bains) und bildet sich überall da, wo eiweißhaltige Stoffe der natürlichen
Zersetzung unterliegen; er verdankt dabei seine Entstehung dem Gehalt der
Eiweißstoffe an Cystin und Cystein. Am bekanntesten ist das Auftreten von

Schwefelwasserstoff in faulenden Eiern. Schwefelwasserstoff bildet sich auch direkt aus den Elementen bei hoher Temperatur. Für die praktische Darstellung geht man von seinen Salzen, den *Sulfiden*, aus, indem man sie mit Säuren umsetzt. Als billigstes Ausgangsmaterial benutzt man Schwefeleisen, das man aus äquivalenten Mengen Schwefel und Eisen bequem darstellen kann. Schwefeleisen setzt sich mit Salzsäure nach der Gleichung:

$$FeS + 2\,HCl \rightarrow FeCl_2 + H_2S$$

um. Ebenso kann man Schwefelwasserstoff auch aus Natriumsulfid mit Säuren in Freiheit setzen. Schwefelwasserstoff ist ein farbloses Gas von intensivem und unangenehmem Geruch, das beim Anzünden mit schwach bläulicher Flamme zu Wasser und Schwefeldioxyd verbrennt:

$$2\,H_2S + 3\,O_2 \rightarrow 2\,H_2O + 2\,SO_2\,.$$

Nimmt man die Verbrennung bei ungenügendem Luftzutritt vor, so scheidet sich elementarer Schwefel ab. Man benutzt diese unvollkommene Verbrennung in der Technik gelegentlich dazu, um die Ableitung größerer Mengen von Schwefelwasserstoff in die Atmosphäre zu vermeiden. Bei gewöhnlicher Temperatur löst Wasser etwa das Dreifache seines eigenen Volumens. Schwefelwasserstoff ist beträchtlich giftig. Es ist daher beim Arbeiten mit Schwefelwasserstoff stets für gute Ventilation zu sorgen. Die Giftwirkung ist aber nicht sehr nachhaltig, da das Gift beim Atmen an frischer Luft sehr schnell aus dem Körper entfernt wird. Bei lange anhaltendem Einatmen kann die Vergiftung tödlich verlaufen. Die Giftwirkung beruht ebenso wie bei einer Vergiftung mit Kohlenoxyd oder Blausäure auf einer Blockierung des Hämoglobins. Dieses verliert dadurch seine Fähigkeit, Sauerstoff zu transportieren, und die Gewebe ersticken. Die Vergiftungen mit Kohlenoxyd und Blausäure sind jedoch viel schwerer, da diese aus dem Körper nur sehr langsam wieder abgegeben werden.

Schwefelwasserstoff ist eine schwache zweibasische Säure, die in wäßriger Lösung stufenweise dissoziiert:

$$H_2S \rightleftharpoons H^+ + HS' \rightleftharpoons 2\,H^+ + S''\,.$$

Da die Sulfidionen (S'') mit vielen Metallionen unlösliche Sulfide ergeben, ist Schwefelwasserstoff ein viel benutztes Fällungsmittel, das besonders in der anorganischen qualitativen Analyse Verwendung findet. Die Fällbarkeit der verschiedenen Metallionen hängt in hohem Grade von der Konzentration der Sulfidionen ab. Da Schwefelwasserstoff in Wasser nur beschränkt löslich ist, kann man die Konzentration an Sulfidionen nicht einfach durch eine Erhöhung der Schwefelwasserstoffkonzentration beliebig erhöhen. Wir haben aber bereits gesehen, daß Salze allgemein stark dissoziiert sind. Man benutzt daher in allen Fällen, in denen eine hohe Sulfidionenkonzentration erforderlich ist, nicht Schwefelwasserstoff, sondern ein wasserlösliches Sulfid, im allgemeinen Ammoniumsulfid. Andererseits kann man die Konzentration an Sulfidionen unter die normale Konzentration von Schwefelwasserstofflösungen senken, wenn man einen Kunstgriff anwendet. Man könnte meinen, daß man die Konzentration an Sulfidionen einfach dadurch herabsetzen kann, daß man die Konzentration des Schwefelwasserstoffes erniedrigt. Man darf aber nicht vergessen, daß für eine Fällung immerhin eine ausreichende Menge an Sulfidionen verfügbar sein muß, wenn man die Fällung quantitativ gestalten will. Es muß daher bei Fällungen, die bei besonders schwacher Sulfidionenkonzentration vorgenommen werden sollen, zwar die Konzentration an Sulfidionen in jedem Augenblick sehr gering sein, es muß aber ständig eine ausreichende Reserve an undissoziiertem Schwefelwasserstoff vorhanden sein, damit die verbrauchten Sulfidionen ständig neu nachgeschoben werden können.

Durch die getrennte Fällung bei verschiedenen Sulfidionenkonzentrationen bewirkt man eine Zerlegung der fällbaren Metallionen in verschiedene Gruppen, was die Identifizierung der einzelnen Metallionen wesentlich erleichtert. Wir werden im folgenden Kapitel sehen, wie die Abhängigkeit der Fällbarkeit von der Sulfidionenkonzentration zu erklären ist und welchen Kunstgriff man anwendet, um die Konzentration von Schwefelwasserstofflösungen an Sulfidionen, also den Dissoziationsgrad des Schwefelwasserstoffes, zu verringern. Schwefelwasserstoff läßt sich mit Alkalien neutralisieren; die Salze heißen Sulfide. Gebräuchlich sind Natrium- und Ammoniumsulfid [Na_2S, $(NH_4)_2S$]. Beim Kochen von Sulfidlösungen mit Schwefel entstehen Polysulfide (z. B. $Na_2S + 4S \rightarrow Na_2S_5$). Polysulfide des Calciums und des Kaliums werden zu medizinischen Bädern gegen Hautkrankheiten verwendet.

13. Das Massenwirkungsgesetz.

Wir haben bisher bereits an verschiedenen Beispielen gesehen, daß chemische Reaktionen durchaus nicht immer vollständig in einer Richtung verlaufen, sondern daß es sich oft um sog. Gleichgewichte handelt, also um Zustände, bei denen neben der hinläufigen eine rückläufige Reaktion sich abspielt, wobei die in der Zeiteinheit umgesetzten Mengen gleich sind. Im Gleichgewichtszustand herrscht also nicht etwa Ruhe, sondern die beiden gegenläufigen Reaktionen laufen unentwegt weiter, nur kommt das an den Mengen der Reaktionsprodukte nicht zum Ausdruck, da beide Reaktionen sich gerade die Waage halten. Der stationäre Zustand eines chemischen Gleichgewichtes ist also nicht ein Ruhezustand, sondern ein Zustand innerer Unruhe und Bewegung, der aber im statistischen Durchschnitt ein konstantes Verhältnis der Reaktionspartner aufweist und daher als Ruhezustand *erscheint*. Die Fälle von Gleichgewichtsreaktionen sind viel häufiger, als es scheint, da man im allgemeinen solche Reaktionen, bei welchen die Gegenreaktion im Gleichgewicht eine ganz untergeordnete Rolle spielt, als praktisch nur in einem Sinne verlaufend ansieht. Einer exakten Betrachtung hält diese Unterstellung aber nicht stand, und man ist sogar der Ansicht, daß es wirklich quantitativ verlaufende Reaktionen überhaupt nicht gibt und daß *alle* Reaktionen Gleichgewichtsreaktionen sind. Es ist allerdings in zahlreichen Fällen erlaubt, den Ablauf einer Gegenreaktion praktisch zu vernachlässigen. In besonderen Fällen kann aber eine noch so minimale Gegenreaktion von großer praktischer Bedeutung sein. Das gilt dann, wenn man Gleichgewichte durch Abfangen eines Reaktionspartners stört. In solchen Fällen können Gleichgewichtsstörungen untergeordnete Gegenreaktionen zu Hauptreaktionen machen.

Wir haben vorher den Neutralisationsvorgang als eine nur in einer Richtung verlaufende Reaktion bezeichnet, die in der Vereinigung von Wasserstoff- und Hydroxylionen zu Wasser besteht. Diese Erklärung ist tatsächlich für die meisten praktischen Zwecke ausreichend, wenn sie auch den wirklichen Verhältnissen nicht völlig gerecht wird. In Wahrheit handelt es sich nämlich auch hier um eine Gleichgewichtsreaktion, da gezeigt werden kann, daß Wasser seinerseits in Wasserstoff- und Hydroxylionen dissoziiert. Allerdings ist diese gegenläufige Reaktion im Neutralisationsgleichgewicht von so untergeordneter Bedeutung, daß sie vernachlässigt werden kann. In anderen Fällen kann jedoch die Dissoziation des Wassers von Bedeutung sein, nämlich dann, wenn man das Dissoziationsgleichgewicht durch Abfangen von Wasserstoff- oder Hydroxylionen stört. Der Betrag der Dissoziation des reinen Wassers ist äußerst gering. Daß eine Dissoziation aber doch wirklich vorliegt, kann man durch Leitfähigkeitsmessungen nachweisen.

Man kann auf diese Art auch den Grad der Dissoziation ermitteln. Für solche Messungen ist es notwendig, Wasser unter ganz besonderen Vorsichtsmaßregeln zu reinigen. Es muß völlig frei von Verunreinigungen sein, da sonst leicht eine erhöhte Leitfähigkeit vorgetäuscht werden kann. Auch nach sorgfältigster Reinigung zeigt Wasser immer noch deutlich eine geringe Leitfähigkeit, aus deren Betrag der Dissoziationsgrad errechnet werden kann. Dabei ergibt sich, daß in einer Menge von 10^7 Litern 1 Mol Wasser (das sind rund 18 g) als Wasserstoff- und Hydroxylionen vorliegt. Wir haben also in 10^7 Litern Wasser rund 1 g Wasserstoffionen und rund 17 g Hydroxylionen. Der dissoziierte Anteil ist also im Verhältnis zum undissoziierten äußerst minimal. Strenggenommen müssen wir den Vorgang aber doch zum Ausdruck bringen:

$$H_2O \rightleftharpoons H^+ + OH'.$$

In der Gleichgewichtslage ist das Verhältnis von dissoziiertem Anteil zu undissoziiertem Anteil unter gleichen äußeren Bedingungen stets gleich, es ist konstant. Da eine Mengenangabe in Gewichtsmengen in chemischer Hinsicht nichts bedeutet, weil sie über die Reaktionsbeziehungen nichts aussagt, ist es zweckmäßig, statt Gewichtsmengen chemische Größen einzusetzen; das ist die Anzahl der Ionen und Moleküle. Wir sagen also, daß in der Gleichgewichtslage das Verhältnis von Anzahl der dissoziierten Moleküle zu Anzahl der undissoziierten Moleküle konstant ist. Statt der Anzahl der dissoziierten Moleküle können wir auch das Produkt aus der Anzahl der betreffenden Ionen setzen, und statt Anzahl können wir molare Konzentration pro Liter Reaktionsraum setzen. Wir können dann ganz allgemein sagen: In jedem chemischen Gleichgewicht steht das Produkt aus den molaren Konzentrationen der einen Gleichgewichtsseite zu dem Produkt aus den molaren Konzentrationen der anderen Gleichgewichtsseite in einem *konstanten* Verhältnis. Die in dieser Form zuerst von GULDBERG und WAAGE ausgedrückte Beziehung wird als das *Gesetz der chemischen Massenwirkung* bezeichnet.

Das Gesetz soll mit seinen Folgerungen an einem besonders einfachen Beispiel näher erläutert werden. Phosphortrichlorid vereinigt sich mit Chlor zu Phosphorpentachlorid: $PCl_3 + Cl_2 \rightarrow PCl_5$. Andererseits zerfällt Phosphorpenta-chlorid in Phosphortrichlorid und Chlor, und zwar um so stärker, je höher die Temperatur ist:

$$PCl_5 \rightarrow PCl_3 + Cl_2.$$

Unter Berücksichtigung der beiden gegenläufigen Reaktionen hat man also den Gesamtvorgang als Gleichgewichtsreaktion zu schreiben:

$$PCl_3 + Cl_2 \rightleftharpoons PCl_5.$$

Für die Lage des Gleichgewichtes ist es dabei gleichgültig, ob man von Phosphor-trichlorid und Chlor oder von Phosphorpentachlorid ausgeht. In beiden Fällen ist das Verhältnis der drei Komponenten in der Mischung gleich, vorausgesetzt allerdings, daß die äußeren Bedingungen, d. h. Druck und Temperatur, die gleichen sind. Mit der Temperatur ändert sich die Gleichgewichtslage in dem Sinne, daß mit *abnehmender* Temperatur die *Bildung*, mit *zunehmender* Temperatur der *Zerfall* von PCl_5 begünstigt wird. Erhöhung des Druckes begünstigt die Bildung von PCl_5, Druckverminderung begünstigt den Zerfall. Man hat also ganz allgemein in der Änderung von Temperatur oder Druck ein Mittel in der Hand, die Lage von Reaktionsgleichgewichten zu verschieben. Die Gleichgewichts-verschiebung vollzieht sich nach einer Gesetzmäßigkeit, die zuerst von LE CHATELIER ausgesprochen worden ist. Die Gesetzmäßigkeit, die man auch als

das *Prinzip des kleinsten Zwanges* bezeichnet, besagt in seiner allgemeinen Form
folgendes: Wird auf ein im Gleichgewicht befindliches chemisches System ein
äußerer Zwang (Druck- oder Temperaturänderung) ausgeübt, so verschiebt sich
das Gleichgewicht in der Richtung, die den Zwang verringert. Für unser Beispiel
bedeutet dies, daß eine Temperaturerhöhung die Reaktionsrichtung begünstigt,
welche unter Wärme*verbrauch* abläuft, das ist der Zerfall. Eine Druckerhöhung
begünstigt die Reaktionsrichtung, die eine Volumenverringerung bedingt. Das ist
die Bildung von Phosphorpentachlorid.

Nach dem Massenwirkungsgesetz besteht für das Gleichgewicht

$$PCl_3 + Cl_2 \rightleftharpoons PCl_5$$

die Beziehung, daß für bestimmten Druck und bestimmte Temperatur das Verhältnis von Produkt der molaren Konzentration der einen Reaktionsseite zu Produkt der molaren Konzentration der anderen Reaktionsseite konstant ist. Wenn
wir die molare Konzentration eines Stoffes ausdrücken wollen (also die Anzahl
Mol in Liter), so schreiben wir das betreffende chemische Zeichen in eckigen
Klammern, also z. B. $[PCl_5]$ für die molare Konzentration von Phosphorpentachlorid. Wir können dann die Gleichgewichtslage durch die mathematische
Beziehung

$$\frac{[PCl_2] \cdot [Cl_2]}{[PCl_5]} = K$$

wiedergeben. K ist ein Proportionalitätsfaktor, den man als die Gleichgewichts-
konstante bezeichnet. K ist unabhängig von der Konzentration der einzelnen
Reaktionspartner, aber abhängig von der Temperatur.

Aus der Beziehung ergeben sich sehr wichtige praktische Schlußfolgerungen.
Wenn man in einem Gleichgewicht PCl_3—Cl_2—PCl_5 die Konzentration von
Chlor (oder Phosphortrichlorid) dadurch erhöht, daß man den betreffenden Stoff
hinzufügt, ohne dabei aber Druck oder Temperatur zu ändern, so würde K einen
höheren Wert annehmen. Da aber K konstant bleiben muß, muß sich nun entweder die Konzentration von Phosphortrichlorid (bzw. im anderen Falle die von
Chlor) verringern, oder es muß sich die Konzentration von PCl_5 erhöhen, und zwar
so weit, daß K seinen ursprünglichen Wert unverändert beibehält. Nun kann sich
aber bei Zusatz von Chlor die PCl_3-Konzentration nur dadurch verringern, daß
PCl_3 sich in PCl_5 umwandelt. Unter gegebenen äußeren Bedingungen kann man
also durch einen Überschuß an Chlor einen relativ größeren Betrag an PCl_3 in
PCl_5 umwandeln, als wenn man äquimolekulare Mengen anwendet. Umgekehrt
könnte man durch Abfangen von Chlor mit einem geeigneten Mittel PCl_5 vollständig zerlegen. Einer der gebräuchlichsten Kunstgriffe in der analytischen und
präparativen Chemie besteht darin, daß man durch· Störung der chemischen
Gleichgewichte die eine oder die andere Reaktionsrichtung zur Hauptreaktion
macht. Wenn die Hauptreaktion so stark überwiegt, daß die Gegenreaktion praktisch vernachlässigt werden kann, spricht man von quantitativer Reaktion. Man
darf dabei aber nicht vergessen, daß man unter anderen Bedingungen auch die
unbedeutende Gegenreaktion hervorheben kann.

Ein anderes Beispiel für die chemische Massenwirkung ist die Fällung von
Metallionen mit Sulfidionen. Wir sahen vorher, daß Schwefelwasserstoff die Eigenschaften einer schwachen Säure hat, da er in Wasserstoff- und Sulfidionen dissoziiert (daß die Dissoziation stufenweise erfolgt, kann in diesem Zusammenhang
außer Betracht bleiben):

$$H_2S \rightleftharpoons H^+ + H^+ : S''.$$

Für das Dissoziationsgleichgewicht gilt nach dem Massenwirkungsgesetz die Beziehung:

$$\frac{[H^+] \cdot [H^+] \cdot [S'']}{[H_2S]} = K .$$

Es ist ohne weiteres einzusehen, daß man die Konzentration an Sulfidionen dadurch verringern kann, daß man Wasserstoffionen hinzufügt, etwa in Form einer beliebigen Säure. Es wurde bereits erwähnt, daß für die Zerlegung der durch S''-Ionen fällbaren Metallionen in verschiedene Gruppen die Konzentration der Sulfidionen eine Rolle spielt. Man verfährt dabei praktisch so, daß man einmal mit Schwefelwasserstoff in *saurer* Lösung (geringe Konzentration an Sulfidionen), das andere Mal mit Schwefelwasserstoff in *alkalischer* Lösung (hohe Konzentration an Sulfidionen, da als Salz stark dissoziiert) arbeitet.

Auch der Einfluß der Sulfidionenkonzentration auf die Fällbarkeit der Metall-ionen läßt sich aus dem Massenwirkungsgesetz ableiten. Die Fällung eines beliebigen zweiwertigen Metallions M^{++} durch Sulfidionen führt zu dem Gleichgewicht:

$$M^{++} + S'' \rightleftharpoons MS \text{ (gelöst)} \rightleftharpoons MS \text{ (fest)}.$$

Man sieht, daß eine Erhöhung der Sulfidionenkonzentration das Gleichgewicht nach rechts verschieben muß. Je löslicher ein Sulfid MS ist, um so höher muß die Konzentration an Sulfidionen gehalten werden, wenn man eine praktisch vollständige Fällung erzielen will. Das Produkt der Ionenkonzentrationen kann nämlich bei jedem Stoff eine bestimmte kritische Größe nicht überschreiten. Ist diese Größe, die man das *Löslichkeitsprodukt* nennt, erreicht, so tritt Fällung ein. Es ist demnach klar, daß man die Löslichkeit aller dissoziierenden Stoffe dadurch verringern kann, daß man der Lösung eine der Ionenarten zusetzt, die der betreffende Stoff bei der Dissoziation selbst bildet. Setzt man z. B. einer nahezu gesättigten Kochsalzlösung Chlorionen (etwa in Form von Salzsäure) zu, so tritt Ausfällung von Kochsalz ein: damit das Löslichkeitsprodukt $[Na^+] \cdot [Cl']$ nicht überschritten wird, muß die Konzentration an Na-Ionen sich in dem Maße verringern, wie die Konzentration an Cl-Ionen sich erhöht. Na-Ionen können aber nur dadurch verschwinden, daß sie undissoziiertes NaCl bilden. Sowie die Lösung an NaCl-*Molekülen* gesättigt ist, tritt Fällung ein. Man kann sich den ganzen Vorgang auch reaktionskinetisch klarmachen, indem man sich vorstellt, daß bei einer Erhöhung der Chlorionenkonzentration die Natriumionen viel häufiger die Möglichkeit haben, in den Anziehungsbereich der Chlorionen zu gelangen und dabei NaCl-Moleküle zu bilden. Daraus ergibt sich auch, daß die Löslichkeit eines Stoffes durch einen anderen Stoff, der nicht ein gleiches Ion enthält, nicht beeinflußt wird. Das gilt jedenfalls für nicht zu konzentrierte Lösungen. Von der Herabsetzung der Löslichkeit durch Zusatz gleichnamiger Ionen macht man in der präparativen Chemie und besonders in der quantitativen Analyse viel Gebrauch.

In diesem Zusammenhang müssen noch einige Erscheinungen besprochen werden, die mit der Dissoziation des Wassers in Beziehung stehen. Wir sahen, daß in 10^7 Liter Wasser gerade ein Mol in Wasserstoff- und Hydroxylionen dissoziiert ist. In reinem Wasser ist also die Konzentration an Wasserstoffionen 10^{-7} (wie üblich bezogen auf Äquivalent pro Liter). Die Konzentration an Hydroxylionen ist ebenfalls 10^{-7}, da auf jedes Wasserstoffion ja notwendig ein Hydroxylion entfallen muß. Die Dissoziationskonstante des Wassers ist also

$$\frac{[H^+] \cdot [OH']}{[H_2O]} = K .$$

Die Konzentration an undissoziierten Wassermolekülen ist gegenüber dem dis-

soziierten Anteil unendlich groß und kann daher als praktisch unveränderliche
Größe in die Konstante eingehen:

$$[\text{H}^+] \cdot [\text{OH}'] = K \cdot [\text{H}_2\text{O}] \,.$$

Der Wert $K \cdot [\text{H}_2\text{O}]$ wird als Ionenprodukt des Wassers bezeichnet und hat die
Größe 10^{-14} bei 22°.

Es besteht nun zunächst die widerspruchsvolle Tatsache, daß Wasser sowohl
eine Säure als auch eine Base ist, da definitionsgemäß Säuren Stoffe sind, die in
wäßriger Lösung Wasserstoffionen bilden, und Basen Stoffe, die in wäßriger Lösung
Hydroxylionen bilden. Beides trifft für Wasser zu. Wir müssen unsere Definition
daher korrigieren und sagen: Wir bezeichnen als saure Reaktion eine Wasserstoffionenkonzentration, die größer ist als 10^{-7}, und als basische Reaktion eine
Hydroxylionenkonzentration, die größer ist als 10^{-7}. Nun besteht aber zwischen
Wasserstoffionen- und Hydroxylionenkonzentration die Beziehung $[\text{H}^+] \cdot [\text{OH}']$
$= 10^{-14}$. Eine Erhöhung der Konzentration an Wasserstoffionen hat notwendig
eine entsprechende Verringerung der Konzentration an Hydroxylionen zur Folge,
und umgekehrt (da nämlich 10^{-14} eine unveränderliche Konstante ist). Wenn also
die Konzentration an Wasserstoffionen beispielsweise den Wert 10^{-5} erreicht, muß
sich die Konzentration an Hydroxylionen auf 19^{-9} verringern. Wenn die Konzentration an Hydroxylionen sich beispielsweise auf 10^{-3} erhöht, muß die Konzentration an Wasserstoffionen sich notwendig auf 10^{-11} erniedrigen. Man kann
daher sowohl den Grad der sauren, als auch den Grad der basischen Reaktion
einheitlich durch die Konzentration der Wasserstoffionen ausdrücken. Eine
Wasserstoffionenkonzentration von 10^{-9} würde dann einfach alkalische Reaktion
bedeuten, und zwar eine Konzentration an Hydroxylionen von 10^{-5}. Man kann
die Ausdrucksweise noch weiter vereinfachen und statt der Wasserstoffionenkonzentration deren negativen dekadischen Logarithmus angeben; die so erhaltene
Zahl wird als p_H bezeichnet. Es ist also $-\log [\text{H}^+] = p_\text{H}$. So ist bei einer Wasserstoffionenkonzentration von 10^{-7} das $p_\text{H} = -\log 10^{-7} = 7$; bei einer Wasserstoffionenkonzentration von $6{,}2 \cdot 10^{-6}$ das $p_\text{H} = -(\log 6{,}2 - 6) = -(0{,}79 - 6)$
$= 5{,}21$ usw. Umgekehrt läßt sich aus dem p_H die Wasserstoffionenkonzentration
leicht errechnen; z. B. entspricht $p_\text{H}\ 8{,}7 = -0{,}3 + 9 = -(\log 2{,}0 - 9)$ der Wasserstoffionenkonzentration $2 \cdot 10^{-9}$. Es ist zweckmäßig, sich einzuprägen, daß $p_\text{H}\ 7$
neutrale Reaktion bedeutet; kleiner werdende Zahlenwerte für das p_H geben
zunehmende saure, größer werdende Werte zunehmende alkalische Reaktion an.
Die p_H-Werte spielen bei chemischen Reaktionen oft eine große Rolle; im biologischen Geschehen sind sie oft von ausschlaggebender Bedeutung, da die meisten
physiologischen Reaktionen an ganz bestimmte p_H-Werte gebunden sind.

Die p_H-Werte von Säurelösungen bei gleicher Konzentration in bezug auf
Säureäquivalent geben direkt ein Maß für die Stärke einer Säure. Wir bezeichnen
ja als starke Säuren solche, die weitgehend dissoziiert sind, und als schwache
Säuren solche, die nur in geringem Maße dissoziiert sind. Je höher der Dissoziationsgrad, um so stärker die Säure. Wenn man z. B. die p_H-Werte von $^1/_{10}$-nor-
malen Säuren miteinander vergleicht, so hat man direkt ein Maß für die Stärke
der Säuren; die mit der kleinsten p_H-Zahl ist die stärkste. Es ergibt sich dabei
für folgende Säuren die Reihenfolge: Salzsäure, Schwefelsäure, Essigsäure,
Schwefelwasserstoff. Wie man p_H-Werte, besonders auch in Gegenwart von Salzen, ermittelt, soll hier nicht ausgeführt werden.

Der Dissoziationsgrad von Säuren und Basen kann durch Salze beeinflußt
werden, wenn das Salz ein gleichnamiges Ion mitbringt oder wenn durch Austauschreaktion eine Säure bzw. Base von schwächerem Dissoziationsgrad entstehen kann. Durch gleichnamige Ionen findet eine Beeinflussung nur bei mittel-

stark oder schwach dissoziierten Säuren und Basen statt. Die Dissoziation *starker* Säuren und *starker* Basen wird durch gleichnamige Ionen nicht wesentlich geschwächt. Das p_H einer Salzsäurelösung wird z. B. durch Kochsalzzusatz nicht wesentlich erniedrigt, da der Anteil an undissoziiertem HCl so gering ist, daß eine Gleichgewichtsverschiebung ihn zwar etwas erhöht, aber doch nur so, daß er dabei „etwas größer als sehr gering", also immer noch gering bleibt. Anders ist es bei mittelstarken und schwachen Säuren oder Basen, die ja einen beträchtlichen undissoziierten Anteil aufweisen und deren Zahlenwerte für K wegen des höheren Nenners auch stets kleiner sind als bei starken Säuren und Basen. Nehmen wir als Beispiel Essigsäure. Ihr Dissoziationsgrad ergibt sich aus

$$\frac{[H^+] \cdot [CH_3COO']}{[CH_3COOH]} = K \, .$$

Es ist ohne weiteres klar, daß ein Zusatz von Acetationen, etwa in Form von Natriumacetat, das Dissoziationsgleichgewicht zugunsten der undissoziierten Form verschieben muß, und das bedeutet eine Erhöhung der p_H-Zahl. Ganz analog liegen die Verhältnisse bei schwachen Basen, z. B. bei Ammoniak, dessen Basizität durch Zusatz von Ammoniumionen in Form von Ammonsalzen geschwächt wird.

Der andere Fall war die Herabsetzung des Dissoziationsgrades durch Salze, die durch Austauschreaktion ein Produkt von geringerer Dissoziation ergeben. Nehmen wir als Beispiel eine Salzsäurelösung, der wir Natriumacetat zusetzen. Wir haben dann in der Lösung die Ionen:

$$H^+ + Cl' + Na^+ + CH_3COO' \, .$$

Von den Rekombinationsmöglichkeiten führt die Vereinigung von Wasserstoff- mit Acetationen zu der am schwächsten dissoziierten Verbindung, zu Essigsäure. Es wird also ein Teil der Wasserstoffionen durch Acetationen abgefangen werden. Dieser Anteil ist um so größer, je höher die Konzentration an Acetationen ist. Ganz entsprechend liegen die Verhältnisse, wenn man zu der Lösung einer starken Base ein Ammoniumsalz hinzufügt. In jedem Falle hat man die Möglichkeit, durch geeignete Auswahl der Salzkonzentration ein beliebiges p_H einzustellen, das sich auf Zusatz von Säuren bzw. Alkalien nur sehr wenig ändert. Man nennt das Verfahren *Puffern*. Gepufferte Lösungen wendet man besonders dann an, wenn man in einer Lösung ein ganz bestimmtes p_H einstellen will, wie das besonders bei physiologischen Arbeiten erforderlich ist. Als Säurepuffer sind allgemein die Salze schwacher Säuren, z. B. Natriumacetat, als Puffer für Basen die Salze schwacher Basen, z. B. NH$_4$Cl, geeignet.

14. Schwefelchloride.

Leitet man Chlorgas über Schwefel, so findet zwischen den beiden Elementen Reaktion statt, die zuerst zu *Schwefelmonochlorid* S_2Cl_2 führt. Diese Verbindung ist eine rötlichgelbe Flüssigkeit, die bei 138° unzersetzt siedet. Da sie ein ausgezeichnetes Lösungsmittel für Schwefel ist (die Löslichkeit beträgt etwa 60%), zieht man sie meist dem leichtentzündlichen Schwefelkohlenstoff vor. Mit Wasser findet sofort Zersetzung statt:

$$2\,S_2Cl_2 + 2\,H_2O \rightarrow SO_2 + 4\,HCl + 3\,S \, .$$

Schwefelmonochlorid kann mit Chlor unter Bildung von *Schwefeldichlorid* SCl$_2$ und schließlich von *Schwefeltetrachlorid* SCl$_4$ weiterreagieren. Beide zerfallen jedoch leicht, besonders bei höherer Temperatur, in Schwefelmonochlorid und Chlor.

15. Sauerstoffverbindungen des Schwefels.

Schwefeldioxyd SO_2 bildet sich, wenn Schwefel an der Luft verbrennt. Auch Schwefelwasserstoff und zahlreiche Schwefelerze lassen sich zu SO_2 verbrennen. Im Laboratorium stellt man SO_2 aus Salzen der schwefligen Säure mit Hilfe einer starken Säure (Salzsäure oder Schwefelsäure) dar. Technisch gewinnt man es durch Rösten oder Abbrennen von Schwefelerzen wie Pyrit:

$$4\,FeS_2 + 11\,O_2 \rightarrow 2\,Fe_2O_3 + 8\,SO_2\,.$$

Neuerdings gewinnt man beträchtliche Mengen Schwefeldioxyd auch durch Reduktion natürlich vorkommender Sulfate wie Gips, obwohl diese Methode allerdings gewissen technischen Schwierigkeiten begegnet.

Schwefeldioxyd ist ein farbloses Gas von stechendem Geruch. Bei $-10°$ kondensiert es sich zu einer durchsichtigen Flüssigkeit. Unter entsprechendem Druck läßt es sich auch bei höheren Temperaturen verflüssigen. Oberhalb von $157°$ gelingt die Verflüssigung auch bei noch so hohem Druck nicht. Die Temperatur der Gase, bei der selbst bei höchstem Druck eine Verflüssigung nicht mehr möglich ist, nennt man die *kritische* Temperatur des Gases. In Wasser ist Schwefeldioxyd sehr leicht löslich: 1 Volumen Wasser kann 50 Volumen SO_2 lösen. Durch Erhitzen der Lösungen läßt sich das SO_2 wieder vollständig austreiben.

Schwefeldioxyd kommt in Stahlbomben in flüssiger Form in den Handel. Es wird zum Bleichen von Wolle, Seide und Stroh und zum Betrieb von Kühlanlagen verwendet. Wegen seiner bactericiden Wirkung wird es gelegentlich auch als Desinfektionsmittel, besonders zum „Ausschwefeln" von Fässern und Flaschen verwendet. Pflanzen werden schon durch Spuren von SO_2 geschädigt.

Die Auflösung von SO_2 in Wasser ist kein rein physikalischer Vorgang. Es findet daneben auch chemische Reaktion statt, die in einer Vereinigung mit den Ionen des Wassers besteht:

$$H_2O + SO_2 \rightleftharpoons H^+ + OH' + SO_2 \rightleftharpoons H^+ + SO_3H' \rightleftharpoons 2\,H^+ + SO_3''\,.$$

Es bildet sich also in wäßriger Lösung eine Säure, die *schweflige Säure* H_2SO_3, die allerdings nur schwach dissoziiert ist, besonders in der zweiten Stufe. Da in der Wärme die Löslichkeit von SO_2 abnimmt, entweicht dieses als Gas, und die ganze Reaktion verläuft von rechts nach links zurück. Oxyde, die sich mit Wasser zu Säuren umsetzen, nennt man *Säureanhydride*. Diejenigen Elemente, deren Oxyde diese Eigenschaft besitzen, gehören zu den Nichtmetallen. Das Schwefeldioxyd ist das Anhydrid der schwefligen Säure; man nennt es oft fälschlich auch selbst schweflige Säure.

Wenn man im Gleichgewicht der wäßrigen schwefligen Säure die sauren Wasserstoffionen neutralisiert, so wird das Gleichgewicht nach rechts verschoben. Die Salze sind daher im Gegensatz zur freien Säure beständig. Da die Säure zwei saure Wasserstoffatome hat, kann sie zwei Reihen von Salzen bilden:

$$H_2SO_3 + NaOH \rightarrow H_2O + NaHSO_3,$$
$$H_2SO_3 + 2\,NaOH \rightarrow 2\,H_2O + Na_2SO_3 \quad \text{oder}$$
$$NaHSO_3 + NaOH \rightarrow H_2O + Na_2SO_3\,.$$

Diejenigen Salze, in denen nur ein Wasserstoffatom durch Metall ersetzt ist, nennt man primär, die mit zwei ersetzten Wasserstoffatomen sekundär (dreibasische Säuren können auch noch tertiäre Salze bilden). Vielfach nennt man die primären Salze auch *saure* Salze, selbst dann, wenn ihre wäßrige Lösung keine saure Reaktion besitzt. Man will nur ausdrücken, daß ein weiteres Wasserstoffatom zur Salzbildung befähigt ist. Die Salze der schwefligen Säure nennt man *Sulfite*, die sauren Sulfite werden auch *Bisulfite* genannt. Beim Ansäuern tritt der der Neutralisation entgegengerichtete Vorgang ein, und man kann durch Erwärmen Schwefeldioxyd wieder vollständig austreiben.

Im Schwefeldioxyd und in der schwefligen Säure ist der Schwefel vierwertig, er hat also seine höchste Oxydationsstufe noch nicht erreicht. Diese Verbindungen werden daher von vielen Oxydationsmitteln angegriffen, wobei der Schwefel in die Wertigkeitsstufe 6 übergeht. Auch beim Erhitzen von Sulfitlösungen für sich findet zum Teil Oxydation zu Sulfat statt, wobei ein anderer Teil reduziert wird (zu Sulfid):

$$4\,Na_2SO_3 \rightarrow Na_2S + 3\,Na_2SO_4\,.$$

Es wird also ein Teil auf Kosten eines anderen Teiles oxydiert; ein Molekül Sulfit oxydiert drei andere Moleküle zu Sulfat und reduziert sich dabei selbst zu Sulfid.

Primäres Natriumsulfit wird in der organischen Chemie zur Isolierung von Carbonylverbindungen (Aldehyden und Ketonen) als sog. Bisulfitverbindungen verwendet. Primäres Calciumsulfit $Ca(HSO_3)_2$ findet in der Zellstoffabrikation Verwendung, um Holz von Lignin zu befreien.

Schwefeltrioxyd SO_3. Die Oxydation von Schwefeldioxyd zu Schwefeltrioxyd durch Luftsauerstoff verläuft auch bei höherer Temperatur sehr langsam. Durch fein verteiltes Platin und andere katalytisch wirkende Substanzen läßt sich die Geschwindigkeit der Reaktion aber so steigern, daß der Prozeß auch technisch lohnend wird. Dabei sind jedoch gewisse Schwierigkeiten zu überwinden. Einerseits muß die Temperatur ziemlich genau reguliert werden. Unterhalb von etwa 400° verläuft die Reaktion zu langsam, steigt die Temperatur beträchtlich über 400°, so verläuft die Reaktion zwar sehr schnell, sie bleibt aber unvollständig, da es sich um ein Gleichgewicht $2\,SO_2 + O_2 \rightleftharpoons 2\,SO_3$ handelt, bei dem mit steigender Temperatur der Zerfall begünstigt wird. Dieses Verhalten ist nach dem Gesetz von LE CHATELIER vorauszusehen, da die Bildung von SO_3 Wärme liefert, der Zerfall demnach Wärme verbraucht. Eine Schwierigkeit beim technischen Verfahren besteht nun darin, die Reaktionswärme stets abzuführen, um ein Ansteigen der Temperatur in den Zerfallsbereich zu verhindern, und dabei doch ein Unterschreiten der optimalen Temperatur von etwa 400° zu vermeiden, da sonst die Reaktion zu langsam gehen würde. Andererseits muß die Mischung von SO_2 und Luft vor dem Eintritt in den Kontaktraum von jeder Spur von Arsenverbindungen befreit werden. Schwefelerze werden immer von Arsenverbindungen begleitet, die zum Teil in die Röstgase übergehen. Diese Arsenverbindungen werden an der Kontaktoberfläche festgehalten und machen den Kontakt mit der Zeit unwirksam. Man spricht auch von einer Vergiftung des Katalysators. Katalysatorgifte wirken schon in geringsten Spuren schädlich, da sie sich am Katalysator anreichern. Die völlige Befreiung der Röstgase von Katalysatorgiften bildet die größere Schwierigkeit des Verfahrens. Diese Fragen sind jetzt jedoch so weit gelöst, daß man das SO_3 in zahlreichen technischen Betrieben ausschließlich nach diesem „Kontaktverfahren" gewinnt.

Schwefeltrioxyd kommt als eine weiße, krystalline, asbestähnliche Substanz in den Handel, die bei etwa 50° in Dampf übergeht, ohne vorher zu schmelzen. Daneben existiert noch eine andere, wenig beständige und daher nicht handelsübliche Form, die bei gewöhnlicher Temperatur flüssig ist. Gebräuchlicher als reines SO_3 sind Lösung in konzentrierter Schwefelsäure mit einem Gehalt von 10, 20 und mehr Prozent SO_3, die man als *rauchende Schwefelsäure* oder auch als *Oleum* bezeichnet. Die Bezeichnung rührt daher, daß sowohl reines SO_3 als auch die Lösung in konzentrierter Schwefelsäure an der Luft raucht. Oleum ist eine alte Bezeichnung, die sich auf die dickflüssige, ölige Konsistenz bezieht. Rauchende Schwefelsäure mit hohem SO_3-Gehalt ist bei gewöhnlicher Temperatur fest.

Schwefeltrioxyd reagiert mit Wasser unter Bildung von *Schwefelsäure* H_2SO_4.
SO_3 ist also das Anhydrid der Schwefelsäure. Diese Reaktion ist mit so großer
Wärmeentwicklung verbunden, daß bei Eintragen von SO_3 in Wasser die Mischung
sehr bald ins Sieden gerät und heftig spritzt. Man kann daher auf diese Weise
nicht ohne weiteres Schwefelsäure gewinnen. Um die Reaktion zu mildern,
leitet man das SO_3 in etwa 70%ige Schwefelsäure ein, die man aus dem *Bleikammerprozeß erhält*. Das Bleikammerverfahren gehört zu den ältesten chemisch-
technischen Verfahren. Es vermag sich auch heute gegenüber dem modernen
Kontaktverfahren noch völlig zu behaupten. Zur Gewinnung von hochkonzen-
trierter Säure erweist sich eine Kombination der beiden Verfahren als besonders
rationell; man stellt nach dem Kammerverfahren etwa 70%ige Säure her und
führt diese nach dem Kontaktverfahren in konzentrierte oder in rauchende Säure
über.

Das Prinzip des Bleikammerverfahrens ist schon vor etwa 200 Jahren auf-
gefunden worden. Man gewann damals Schwefelsäure durch Verbrennen eines
Gemisches von Schwefel und Salpeter unter Glasglocken, die Wasser enthielten.
Die Methode war kostspielig und zeitraubend. Man vergrößerte dann die Reaktionsräume und verwendete als Werkstoff nicht mehr Glas, sondern Blei. Daher
der Name Bleikammerprozeß. Die Chemie des Kammerprozesses ist in allen ihren
Einzelphasen noch nicht völlig aufgeklärt; das Prinzip ist das folgende: In die
Reaktionsräume bringt man eine Mischung von Schwefeldioxyd, Stickoxyden,
Luft und Wasserdampf. Es findet nun zunächst eine Oxydation von SO_2 zu SO_3
durch die Stickoxyde statt, die sich dabei selbst reduzieren, aber durch den Luftsauerstoff sofort wieder oxydiert werden. Die Stickoxyde übertragen also eigentlich nur den Luftsauerstoff auf das Schwefeldioxyd, das sich direkt durch Luftsauerstoff nur sehr langsam oxydiert. Das Schwefeltrioxyd setzt sich mit Wasser
zu Schwefelsäure um, die sich auf dem Boden der Reaktionskammern absetzt.
Wir können den ganzen Vorgang durch die Formeln wiedergeben:

$$SO_2 + N_2O_3 + H_2O \rightarrow H_2SO_4 + 2\,NO,$$
$$4\,NO + O_2 \rightarrow 2\,N_2O_3.$$

Ist die vorhandene Wassermenge nicht ausreichend, so scheidet sich eine feste
Verbindung ab (Bleikammerkrystalle), die ein gemischtes Anhydrid zwischen
Schwefelsäure und salpetriger Säure darstellt und *Nitrosylschwefelsäure* genannt
wird. Diese Verbindung zerfällt mit Wasser jedoch wieder:

$$2\,HSO_4 \cdot NO + H_2O \rightarrow 2\,H_2SO_4 + N_2O_3.$$

Es ist möglich, daß die Nitrosylschwefelsäure ein normales Zwischenprodukt des
Kammerprozesses ist. Sicher ist jedenfalls, daß der eigentliche Reaktionsverlauf
viel komplizierter ist als die oben angegebenen Reaktionsgleichungen ausdrücken.
Man erkennt aber so viel, daß die Rolle der Stickoxyde in der Übertragung von
Luftsauerstoff besteht. Da das N_2O_3 ständig zurückgebildet wird, müßte man mit
einer einmaligen Menge Stickoxyd den Prozeß beliebig fortsetzen können. Das
ist aber tatsächlich nicht der Fall, da in Nebenreaktionen ein kleiner Teil bis zu
Stickoxydul (N_2O) reduziert wird, das sich durch Luftsauerstoff nicht wieder auf-
oxydiert.

Das Bleikammerverfahren ist ein kontinuierlicher Prozeß, der eine ständige
Nachlieferung von SO_2, Luft, Wasser und so viel Stickoxyd verlangt, als durch
die Stickoxydulbildung verlorengeht. Der unbeteiligte Luftstickstoff muß ständig
abgeführt werden. Es ist dabei eine Vorrichtung nötig, die aus den Abgasen die
gleichfalls flüchtigen Stickoxyde in den Prozeß zurückführt. Man macht das so,
daß man aus den Abgasen mit kalter Schwefelsäure die Stickoxyde herauswäscht
und aus dieser Lösung die Stickoxyde durch Erwärmen wieder austreibt. Das

Austreiben der Stickoxyde geschieht durch die heißen Röstgase vor dem Eintritt in den Reaktionsraum. Die Stickoxyde durchlaufen also einen ständigen Kreislauf von den Abgasen über die Röstgase durch die Bleikammern zu den Abgasen usf. Auf dem Wege von den Abgasen zu den Röstgasen wird der durch Stickoxydulbildung eingetretene Verlust immer wieder ergänzt.

Die Fabrikation beginnt mit dem Rösten der Schwefelerze. Schwefelreiche Erze, wie Pyrit, brennen von selbst ab, wenn die Verbrennung einmal eingeleitet ist; bei schwefelarmen Erzen ist ständige Heizung erforderlich. Die Röstgase passieren zunächst Flugstaubkammern, in denen sich mechanisch mitgerissene Verunreinigungen absetzen. Dann treten sie von unten her in einen Rieselturm ein, in welchem von oben her die Lösung der Stickoxyde in Schwefelsäure herabfließt. Dieser Rieselturm heißt auch *Gloverturm*. An dieser Stelle beladen sich die heißen Röstgase, die aus einer Mischung von SO_2 mit Sauerstoff und viel Stickstoff bestehen, mit den nitrosen Gasen (Stickoxyden). Die Mischung von Röstgasen und Stickoxyden tritt nun in die eigentlichen Reaktionsräume, die Bleikammern, ein. Dieses sind gemauerte Kammern von 4000—5000 m³ Inhalt, die innen vollständig mit Bleiplatten ausgekleidet sind. Im allgemeinen befinden sich 3—4 solcher Kammern hintereinander, die die Gase nacheinander passieren. In die Kammern wird an mehreren Stellen Wasser in Form von Dampf oder in fein zerstäubtem Zustand eingeblasen. Die Reaktionstemperatur fällt von der ersten zur letzten Kammer ab. In der letzten liegt sie nur wenig über der Außentemperatur. Die gebildete Schwefelsäure sammelt sich am Boden an und fließt von hier in Sammelbehälter ab. Die aus der letzten Kammer austretenden Abgase passieren zur Rückgewinnung der nitrosen Gase einen neuen Waschturm. Dieser Turm wird GAY-LUSSAC-*Turm* genannt. Er ist etwa 15 m hoch und mit säurefesten Steinen locker gefüllt. Über diese Füllung rieselt aus einem darüberliegenden Reservoir ständig konzentrierte Schwefelsäure herab, während die Abgase von unten her eintreten. Die unten ablaufende Lösung der nitrosen Gase wird mit zusätzlichen Mengen von Stickoxyden versetzt und dann in den ersten Rieselturm (Gloverturm) zurückgepumpt. Die dort ablaufende, von Stickoxyden befreite Schwefelsäure wird wieder in das über dem GAY-LUSSAC-Turm befindliche Reservoir zurückgepumpt.

Die in den Bleikammern gewonnene Schwefelsäure ist nur etwa 60%ig. Um sie weiter zu konzentrieren, bringt man sie in Bleipfannen, die über den Röstöfen stehen und durch die Verbrennungswärme geheizt werden. Hier wird die Säure bis zu etwa 75% konzentriert. Darüber hinaus kann man nicht gehen, weil eine höhere konzentrierte Säure das Blei angreifen würde. Das Blei überzieht sich nämlich unter der Einwirkung der Schwefelsäure mit einer Schicht von Bleisulfat, das in verdünnter Schwefelsäure unlöslich ist. Steigt aber die Konzentration über etwa 75%, so löst sich das Bleisulfat auf. Die 75%ige rohe Schwefelsäure ist für viele technische Prozesse direkt brauchbar. Wird eine höhere Konzentration verlangt, so muß man zum Eindampfen entweder Gefäße aus widerstandsfähigem Material, wie Quarz, Porzellan oder Platin, benutzen, oder man leitet in diese Säure SO_3 ein, das man nach dem Kontaktverfahren hergestellt hat, und setzt so das vorhandene Wasser zu Schwefelsäure um. Die rohe konzentrierte Schwefelsäure ist noch durch Arsenverbindungen, Eisen, Stickoxyde usw. verunreinigt. Für besondere Zwecke wird sie durch Destillation gereinigt. Für analytische und für pharmazeutische Zwecke findet ausschließlich die reine Schwefelsäure (Acidum sulfuricum purum) Verwendung, während für die meisten technischen Zwecke die sehr viel billigere rohe Schwefelsäure (Acidum sulfuricum crudum) ausreicht. Rohe Schwefelsäure enthält oft Bleisulfat, das beim Verdünnen mit Wasser als Trübung erscheint und sich mit H_2S schwärzt. Auf einen Gehalt an Arsen- und

Selenverbindungen prüft man mit Hypophosphit oder mit BETTENDORFs Reagens in salzsaurer Lösung.

Konzentrierte Schwefelsäure ist eine Flüssigkeit von der Konsistenz eines dünnen Öles. Die Handelsware enthält 94—98 % und hat das spezifische Gewicht 1,836—1,841; die pharmazeutisch verwendete *verdünnte* Schwefelsäure ist 16%ig, also rund 3 n. Beim Verdünnen mit Wasser oder Alkohol tritt starke Wärmeentwicklung auf, die zu lebhaftem Aufsieden und Verspritzen führen kann. Zur Herstellung von Verdünnungen gieße man daher stets die Säure in dünnem Strahl unter lebhaftem Rühren in das Verdünnungsmittel ein, niemals umgekehrt. Schwefelsäure vereinigt sich so begierig mit Wasser, daß sie ein ausgezeichnetes Trockenmittel besonders für Gase darstellt. Selbstverständlich kann man sie nur für solche Stoffe benutzen, die nicht mit ihr reagieren. Aus vielen organischen Stoffen spaltet sie Wasser ab; Kohlenhydrate liefern dabei Kohle. Konzentrierte Schwefelsäure begünstigt auch solche Vorgänge, die unter Wasserbildung verlaufen (z. B. Veresterungen, Nitrierungen). Darauf beruht zum Teil ihre vielfache Verwendung in der organischen Chemie. Die anorganische chemische Industrie benötigt Schwefelsäure in riesigen Mengen zur Fabrikation von Soda, Salzsäure, Natriumsulfat, Ammonsulfat, Superphosphat, Alaun usw. und ist daher in weitestem Maße von der Schwefelsäurefabrikation abhängig.

Gelegentlich kann Schwefelsäure auch oxydierend wirken; sie ist aber nicht als ein ausgesprochenes Oxydationsmittel zu betrachten. Sie kann Kohle, Kupfer, Bromwasserstoff und besonders Jodwasserstoff oxydieren, wobei sie sich selbst zu schwefliger Säure reduziert. Diese Fähigkeit besitzt jedoch nur die konzentrierte Säure, nicht die verdünnte.

Schwefelsäure ist in wäßriger Lösung sehr weitgehend dissoziiert. $H_2SO_4 \rightleftharpoons H^+ + HSO_4' \rightleftharpoons 2H^+ + SO_4''$, sie ist also eine starke Säure. Da sie zwei saure Wasserstoffatome besitzt, kann sie wie die schweflige Säure zwei Reihen von Salzen bilden. Blei-, Barium- und Strontiumsulfat zeichnen sich durch ihre Unlöslichkeit aus, auch Calciumsulfat ist sehr wenig löslich.

Zum Nachweis und zur quantitativen Bestimmung von Sulfationen dient das Bariumsalz, das in Wasser und Mineralsäuren unlöslich ist. Erhitzt man Sulfate mit Kohle, so tritt Reduktion zu Sulfid ein, das beim Ansäuern Schwefelwasserstoff liefert. Auch diese Reaktion kann zum Nachweis von Sulfaten dienen.

Andere Säuren des Schwefels. Wenn man sich in der Schwefelsäure ein Sauerstoffatom durch Schwefel ersetzt denkt, kommt man zur *Thioschwefelsäure* $H_2S_2O_3$. In dieser Verbindung ist ein Schwefelatom sechswertig, das andere zweiwertig. Die Thioschwefelsäure ist nur in ihren Salzen beständig, wenn man sie daraus in Freiheit setzt, zerfällt sie:

$$H_2S_2O_3 \rightarrow S + H_2SO_3.$$

Der Schwefel tritt dabei zuerst in atomarer Form auf und kann in diesem Zustand leicht längere Zeit in Lösung gehalten werden. Wenn dann der Zusammentritt zu größeren Aggregaten und schließlich Ausfällung eintritt, beobachtet man ein interessantes Farbenspiel von blau über rot nach gelb. Die Thioschwefelsäure wird hauptsächlich als Natriumsalz angewendet. Man stellt das Natriumthiosulfat (das im Handel fälschlich auch als unterschwefligsaures Natron bezeichnet wird) durch Erhitzen einer Lösung von Natriumsulfit mit Schwefel dar: $Na_2SO_3 + S \rightarrow Na_2S_2O_3$. Diese Reaktion ist die Umkehrung des Zerfalles der Thioschwefelsäure. Das Salz krystallisiert mit 5 Molekülen Wasser. Das Natriumthiosulfat findet in der Photographie als Fixiersalz Verwendung. In der Chlorbleicherei benutzt man es unter der Bezeichnung *Antichlor*, um die letzten Reste von Chlor

und unterchloriger Säure aus den Geweben zu entfernen. Auch mit Jod reagiert
Thiosulfat:

$$2\,S_2O_3'' + J_2 \rightarrow S_4O_6'' + 2\,J'.$$

Aus Natriumthiosulfat und Jod erhält man dabei Natriumtetrathionat und
Natriumjodid. Bei diesem Vorgang wird das Jod „entfärbt", da es in Jodionen
übergeht. Richtiger gesagt handelt es sich um eine Oxydation von Thiosulfat- zu
Tetrathionationen, wobei Jod zu Jodionen reduziert wird. Man wertet diese Reaktion zur maßanalytischen Bestimmung von freiem Jod aus; das Verfahren bildet
einen Teil der Jodometrie.

Den Tetrathionaten liegt die *Tetrathionsäure* zugrunde. Sie gehört zur Gruppe
der sog. Polythionsäuren, aus der man weiterhin noch die *Dithionsäure* ($H_2S_2O_6$),
die *Trithionsäure* ($H_2S_3O_6$) und andere kennt, die aber ohne besonderes Interesse sind.

Ebenfalls nur in ihren Salzen bekannt ist die *unterschweflige Säure* $H_2S_2O_4$.
Man erhält das Natriumsalz durch Einwirkung von Zink auf eine Lösung von
saurem Natriumsulfit und Schwefeldioxyd:

$$2\,NaHSO_3 + SO_2 + Zn \rightarrow Na_2S_2O_4 + ZnSO_3 + H_2O.$$

Lösungen von Natriumhyposulfit (man sagt fälschlich auch Natriumhydrosulfit)
werden äußerst leicht oxydiert und wirken daher als starke Reduktionsmittel.
Da die Lösungen aber bereits durch Luftsauerstoff angegriffen werden, bevorzugt
man in der Praxis eine Verbindung, die aus Natriumhyposulfit und Formaldehyd
entsteht und die luftbeständig ist. Es ist das *Formaldehydsulfoxylat* $NaSO_2 \cdot CH_2OH$,
das unter dem Namen *Rongalit* als Reduktionsmittel in der Küpenfärberei Verwendung findet.

Wenn man saure Sulfate erhitzt, gehen sie unter Wasserverlust in *Pyrosulfate*
über $2\,NaHSO_4 \rightarrow H_2O + Na_2S_2O_7$. Diesen Salzen liegt die *Pyroschwefelsäure*
$H_2S_2O_7$ zugrunde. In wäßrigen Lösungen ist die freie Säure nicht beständig, da
sie unter Wasseraufnahme in Schwefelsäure übergeht. Sie ist aber in der rau-
chenden Schwefelsäure enthalten: $H_2SO_4 + SO_3 \rightleftharpoons H_2S_2O_7$. Wir können uns ihre
Entstehung auch so vorstellen, daß ein Molekül Wasser mit *zwei* Molekülen
Schwefeltrioxyd reagiert:

$$SO_3 + HOH + SO_3 \rightarrow HSO_3 \cdot O \cdot SO_3H.$$

Schwefeltrioxyd läßt sich ganz analog wie mit Wasser auch mit Wasserstoffperoxyd umsetzen. Je nachdem wir auf ein Molekül Hydroperoxyd *ein* oder *zwei*
Moleküle Schwefeltrioxyd anwenden, erhalten wir H_2SO_5 (*Sulfomonopersäure,*
auch CAROsche *Säure* genannt) oder $H_2S_2O_8$ (*Über*schwefelsäure). Sulfomonopersäure bildet sich in umkehrbarer Reaktion aus konzentrierter Schwefelsäure und
Wasserstoffperoxyd:

$$H_2SO_4 + H_2O_2 \rightleftharpoons H_2SO_5 + H_2O,$$

oder bei der Einwirkung von SO_3 auf H_2O_2. Praktisch wird sie jedoch durch
Zerlegung der Überschwefelsäure mit Wasser dargestellt:

$$H_2S_2O_8 + H_2O \rightarrow H_2SO_5 + H_2SO_4.$$

Überschwefelsäure stellt man technisch durch Elektrolyse von etwa 50%iger
Schwefelsäure dar. Bei dieser Konzentration enthält die Lösung reichlich HSO_4-
Ionen, die unter Bildung von Überschwefelsäure ihre negativen Ladungen an der
Anode abgeben:

$$2\,HSO_4' \rightarrow H_2S_2O_8 + 2'.$$

Sulfomonopersäure ist eine *einbasische* (von den beiden Wasserstoffatomen ist nur *eines* durch Metalle ersetzbar), Überschwefelsäure eine zweibasische Säure. Beides sind gut krystallisierende Verbindungen, die sich aber unter Abgabe von (ozonhaltigem) Sauerstoff langsam zersetzen. Gut beständig sind dagegen die Salze. Säuren und Salze werden als stark wirkende Oxydations- und Bleichmittel verwendet. Überschwefelsäure ist ein Zwischenprodukt bei der elektrolytischen Wasserstoffperoxyddarstellung.

16. Schwefligsäure- und Schwefelsäurechlorid.

Unter Säurechloriden versteht man ganz allgemein Derivate von sauerstofftragenden Säuren, die beim Ersatz von Hydroxylgruppen durch Chlor entstehen. Diese Hydroxylgruppen sind nicht zu verwechseln mit dissoziierbaren basischen Hydroxylgruppen, sondern es sind die Stellen, an welchen man sich im undissoziierten Molekül die Vereinigung der sauren Wasserstoffionen mit dem sauerstofftragenden Anion vorstellt. Säurechloride stimmen in der Eigenschaft überein, sich mit Wasser in Salzsäure und die ihnen zugrunde liegende Säure zu zersetzen.

Schwefligsäurechlorid $SOCl_2$, im allgemeinen *Thionylchlorid* genannt, wird durch Umsetzung von Schwefeldioxyd mit Phosphorpentachlorid dargestellt:

$$SO_2 + PCl_5 \rightarrow SOCl_2 + POCl_3$$

und kann technisch aus SO_3 und Schwefelchloriden gewonnen werden. Es ist eine farblose, bei 79° siedende Flüssigkeit, die sich mit Wasser sehr lebhaft zersetzt:

$$SOCl_2 + 2\,H_2O \rightarrow SO(OH)_2 + 2\,HCl\,.$$
$$\downarrow$$
$$SO_2 + H_2O$$

Man benutzt es in der organischen Chemie zum Ersatz von Hydroxylgruppen durch Chlor. Die Reaktion ist ganz analog der Zersetzung durch Wasser, nur daß man statt HOH andere Hydroxylverbindungen (ROH) anwendet.

Von der Schwefelsäure sind zwei Säurechloride bekannt; in dem einen ist nur eine Hydroxylgruppe der Schwefelsäure durch Chlor ersetzt, das ist die *Chlorsulfonsäure* HSO_3Cl. In dem anderen sind beide Hydroxylgruppen der Schwefelsäure durch Chlor ersetzt, das ist das *Sulfurylchlorid* SO_2Cl_2. *Chlorsulfonsäure*, eine farblose mit Wasser zersetzliche Flüssigkeit, gewinnt man durch Umsetzung von Schwefeltrioxyd auf Chlorwasserstoff: $SO_3 + HCl \rightarrow HSO_3Cl$ oder durch Einleiten von Chlorwasserstoff in rauchende Schwefelsäure und nachfolgende Destillation. Chlorsulfonsäure wird als Nebelsäure verwendet und dient zur Einführung der $-SO_2Cl$-Gruppe in organische Verbindungen, die dabei Sulfonsäurechloride (Sulfochloride) geben. *Sulfurylchlorid* wird aus Schwefeldioxyd und Chlor dargestellt:

$$SO_2 + Cl_2 \rightarrow SO_2Cl_2\,.$$

Die Reaktion wird durch Sonnenlicht beschleunigt. Es ist auch zweckmäßig, Aktivkohle oder als Lösungsmittel wirkende Stoffe (z. B. Campher) hinzuzusetzen. Sulfurylchlorid ist eine bei 69° siedende Flüssigkeit, die sich mit Wasser zersetzt:

$$SO_2Cl_2 + 2\,H_2O \rightarrow SO_4H_2 + 2\,HCl\,.$$

17. Selen: Se = 78,96.

Selen findet sich als freies Element gelegentlich im rohen Schwefel. Auch Schwefelverbindungen werden zuweilen von Selenverbindungen begleitet. Man gewinnt Selen aus den Ablagerungen der Flugstaubkammern beim Rösten von Pyrit und aus dem Schlamm der Bleikammern bei der Schwefelsäurefabrikation.

Selen existiert in zwei Modifikationen: rotes, in Schwefelkohlenstoff lösliches Selen, das den elektrischen Strom nicht leitet, und graues, in Schwefelkohlenstoff unlösliches Selen, das den elektrischen Strom leitet. Diese zweite Form wird auch metallisches Selen genannt. Die elektrische Leitfähigkeit nimmt mit der Belichtung stark zu. Es kann daher zur elektrischen Übermittlung von Lichteindrücken verwendet werden, z. B. zur Bildübermittlung usw., ferner für Alarmeinrichtungen, die auf Belichtung ansprechen.

Verbindungen. Selenverbindungen zeigen größte Übereinstimmung mit den entsprechenden Schwefelverbindungen. *Selenwasserstoff* H_2Se ist ein übelriechendes giftiges Gas, das mit den meisten Metallionen unlösliche Selenide bildet. Man kann es aus Seleneisen (FeSe) und Salzsäure darstellen. Seleneisen erhält man durch Erhitzen von Selen und Eisen.

Mit Chlor vereinigt sich Selen direkt zu Selenmonochlorid Se_2Cl_2. Auch ein Tetrachlorid $SeCl_4$, ein gelber krystalliner Stoff, ist bekannt. Die Selenchloride werden genau wie die Schwefelchloride mit Wasser zersetzt.

Selendioxyd SeO_2 entsteht bei der Verbrennung von Selen. Es ist das Anhydrid der selenigen Säure H_2SeO_3. Diese Säure ist ein Oxydationsmittel und wird leicht zu Selen reduziert, schweflige Säure wird z. B. glatt zu Schwefelsäure oxydiert:

$$H_2SeO_3 + 2\,H_2SO_3 \rightarrow 2\,H_2SO_4 + H_2O + Se\,.$$

Daraus erklärt sich das Vorkommen von Selen im Bleikammerschlamm.

Selentrioxyd ist nicht bekannt, wohl aber *Selensäure* H_2SeO_4, die man aus seleniger Säure bei der Oxydation mit starken Oxydationsmitteln erhält.

Selenverbindungen haben bisher keine besondere praktische Bedeutung erlangt.

18. Tellur: Te = 127,61.

Tellur findet sich vergesellschaftet mit Gold, Silber, Wismut und anderen Metallen. Es ist eine metallähnliche Substanz, die den elektrischen Strom leitet. Aus Salzlösungen kann man es als ein braunes amorphes Pulver reduzieren, das den elektrischen Strom nicht leitet.

Tellurwasserstoff H_2Te ist ein Gas, das mit Schwefelwasserstoff und Selenwasserstoff große Ähnlichkeit besitzt. *Tellurige Säure* H_2TeO_3 erhält man bei der Oxydation von Tellur mit Salpetersäure. Es ist eine feste krystalline Verbindung, die schwachsauer ist und sich gegen starke Säuren auch als Base verhalten kann. Bei der Oxydation von Tellur mit Chromsäure entsteht Tellursäure (H_6TeO_6), die beim Erhitzen unter Wasserverlust in Tellurtrioxyd TeO_3 übergeht. Tellursäure ist außerordentlich schwachsauer, schwächer noch als Schwefelwasserstoff.

Tellur bildet zwei Chloride, $TeCl_2$ und $TeCl_4$. Beide werden von Wasser zersetzt, jedoch weniger lebhaft als die Chloride des Schwefels und des Selens. Tellurtetrachlorid ist in Lösungen, die freie Salzsäure enthalten, beständig. Damit nähert sich das Tellurtetrachlorid bereits den Salzen. Man kann daher auch das Tellur als ein Übergangsglied von den Nichtmetallen zu den Metallen betrachten.

Tellur und seine Verbindungen haben bisher keine besondere Bedeutung erlangen können, obwohl sie in mancher Hinsicht wertvolle therapeutische Eigenschaften zu besitzen scheinen. Der medizinischen Verwendung steht nachteilig entgegen, daß Tellur und seine Verbindungen im Organismus zu flüchtigen, sehr übelriechenden Substanzen umgeformt werden, die nur sehr langsam, oft erst nach Wochen, durch die Atemluft und den Schweiß ausgeschieden werden.

19. Die Halogene.

Die Halogene bilden eine Untergruppe der VII. Gruppe des periodischen Systems; es sind die gewöhnlich gesetzten Elemente in Gruppe VII der Tabelle 3: Fluor, Chlor, Brom, Jod und das Element der Ordnungszahl 85, das aber noch nicht bekannt ist. Diese Elemente zeichnen sich durch hohe Reaktionsfähigkeit aus; sie geben mit Metallen direkt Salze. Dieser Eigenschaft verdanken sie ihren Namen Halogene (Salzbildner). Die Übereinstimmung unter den einzelnen Gliedern der Reihe geht aber viel weiter. Wir dürfen zwar nicht erwarten, daß sie untereinander völlig gleichartig sind. Sie stimmen in den Grundeigenschaften überein, doch zeigen sie graduelle Unterschiede, die innerhalb der Reihe stetig fortschreiten. Nur das erste Glied, das Fluor, nimmt in mancher Hinsicht eine gewisse Ausnahmestellung ein, eine Erscheinung, die man an den Anfangsgliedern homologer Reihen sehr oft beobachtet.

Von den physikalischen Eigenschaften ändern sich Farbe, Dichte und Flüchtigkeit kontinuierlich. Fluor ist gelb, Chlor gelbgrün, Brom braun und Jod schwarzbraun, als Dampf violett. Fluor ist ein Gas, das sich unter normalem Druck bei $-187°$ verflüssigt, Chlor ist gleichfalls ein Gas, das aber bereits bei $-35°$ flüssig ist, Brom ist eine bei $59°$ siedende Flüssigkeit, und Jod ist fest und siedet bei $185°$. Vergleicht man die spezifischen Gewichte der flüssigen Elemente bezogen auf ihre Siedetemperatur, so ergibt sich eine ansteigende Reihe: Fluor 1,11, Chlor 1,57, Brom 2,95 und Jod 3,71. Die Flüchtigkeit nimmt in der gleichen Reihenfolge ab: Fluor ist am leichtesten flüchtig (also am schwierigsten zu verflüssigen), Jod ist am schwersten flüchtig (es ist bei gewöhnlicher Temperatur fest).

Die chemischen Eigenschaften sind durch ihre 7 Valenzelektronen gekennzeichnet. Alle Elemente können unter Aufnahme eines fremden Elektrons einfach negative Ionen bilden. Diese Elektronen können von Wasserstoff oder von Metallen geliefert werden; die entstehenden Verbindungen sind die Halogenwasserstoffsäuren und deren Salze. In all diesen Verbindungen sind die Halogene stets einwertig. Andererseits können sie selbst bis zu 7 eigene Valenzelektronen betätigen; sie können also maximal siebenwertig sein. Das ist in ihren Sauerstoffverbindungen der Fall.

Die Verbindungen zeigen untereinander wieder große Ähnlichkeit; nur die Fluorverbindungen nehmen in mancher Hinsicht eine Ausnahmestellung ein. Die Wasserstoffverbindungen sind in wäßriger Lösung starke Säuren. Chlorsilber, Bromsilber und Jodsilber sind in Wasser sehr schwer löslich, und zwar nimmt die Löslichkeit in dieser Reihenfolge ab. Silberfluorid sollte etwas leichter löslich sein als Chlorsilber, aber immer noch schwer löslich; tatsächlich ist es aber leicht löslich. Calciumchlorid, Calciumbromid und Calciumjodid sind in Wasser sehr leicht löslich, und zwar steigt die Löslichkeit in dieser Reihenfolge an. Calciumfluorid sollte nun eigentlich auch noch leicht löslich sein, wenn auch etwas weniger als Calciumchlorid. Tatsächlich ist es aber schwer löslich. Genau so verhalten sich die Halogenide der dem Calcium verwandten Elemente Strontium und Barium.

Die Gesetzmäßigkeit, mit der die Grundeigenschaften sich mit dem Atomgewicht stufenweise etwas ändern, ist im allgemeinen sehr deutlich. Ganz stark ausgeprägt ist sie bei den Elementen Chlor, Brom und Jod. Es ist zweckmäßig, diese Gruppe enger zusammenzufassen.

a) Fluor: F = 19,00.

Fluor kommt in freier Form in der Natur nicht vor. Von den Verbindungen sind *Calciumfluorid* CaF_2, auch *Flußspat* genannt, und *Kryolith* $AlF_3 \cdot 3NaF$, ein Doppelfluorid des Aluminiums und Natriums, wichtig. Fluorverbindungen finden sich in kleinen Mengen in vielen Pflanzen und in den Knochen.

Darstellung. Die übliche Darstellung der freien Halogene durch Oxydation der Halogenwasserstoffsäuren ist für Fluor nicht anwendbar, da es unter den Reaktionsbedingungen nicht beständig ist. Man stellt das Element durch Elektrolyse von wasserfreier, kaliumfluoridhaltiger Fluorwasserstoffsäure in Kupfergefäßen dar. Der Kaliumfluoridzusatz ist notwendig, da reine wasserfreie Säure den Strom nicht leitet.

Eigenschaften. Fluor ist ein gelbes Gas, das aus Molekülen F_2 besteht. In chemischer Hinsicht zeichnet es sich durch besonders hohe Reaktionsfähigkeit aus; es übertrifft darin alle anderen Elemente. Es vereinigt sich mit fast allen anderen Elementen mit großer Heftigkeit, meist sogar schon in der Kälte. Aus allen Halogeniden setzt es die anderen Halogene in Freiheit. Mit Wasserstoff vereinigt es sich selbst im Dunkeln mit explosionsartiger Heftigkeit. Mit Wasser reagiert es unter Bildung von Fluorwasserstoff und freiem ozonhaltigem Sauerstoff, ohne daß man eine intermediäre Bildung von Sauerstoffverbindungen nachweisen könnte.

Fluorwasserstoff, Acidum hydrofluoricum, H_2F_2, gewinnt man durch Destillation eines Gemisches von fein gepulvertem Calciumfluorid und konzentrierter Schwefelsäure aus einer Platinretorte. Die reine wasserfreie Fluorwasserstoffsäure (auch Flußsäure genannt) ist im Gegensatz zu den anderen Halogenwasserstoffsäuren *flüssig.* Sie siedet bei 19°; ihre Dämpfe rauchen an der Luft, da sie begierig Wasser anzieht. Aus der Dampfdichte kurz oberhalb des Siedepunktes errechnet sich das Molekulargewicht 40; es liegen also die Moleküle H_2F_2 vor. Bei höherer Temperatur zerfallen diese in einfache Moleküle HF. Alle anderen Halogenwasserstoffsäuren sind aus einfachen Molekülen zusammengesetzt. Aus der Assoziation der Fluorwasserstoffsäure zu Doppelmolekülen erklärt sich ihr flüssiger Aggregatzustand.

Flußsäure kommt normalerweise in wäßriger Lösung (etwa 65%ig) in den Handel. Wenn man eine solche Lösung destilliert, entweicht zuerst Fluorwasserstoff; dieser läßt sich aber durch Erhitzen aus der Lösung nicht vollständig austreiben, sondern es destilliert schließlich eine 43%ige Lösung konstant über (Siedepunkt 111°). Unterwirft man eine verdünntere Lösung der Destillation, so geht zuerst Wasser über, dann das konstant siedende Gemisch von 43%. Auch die anderen Halogenwasserstoffsäuren geben solche konstant siedende Gemische, natürlich von anderer Zusammensetzung.

Flußsäure muß in Gefäßen aus Kautschuk, Blei oder Paraffin aufbewahrt werden, da sie mit Glas reagiert.

Flußsäure ist eine zweibasische Säure, die aber etwas schwächer ist als die übrigen Halogenwasserstoffsäuren. Von den Salzen ist das Kaliumbifluorid KHF_2 am gebräuchlichsten. Natrium- und Ammoniumfluorid finden gelegentlich als Konservierungsmittel für Fruchtsäfte und Nahrungsmittel Verwendung; in vielen Ländern ist das jedoch als gesundheitsschädlich verboten. Flußsäure wird hauptsächlich zum Glasätzen verwendet. Der Vorgang beruht darauf, daß die Silicate des Glases von Flußsäure unter Bildung von leichtflüchtigem *Siliciumtetrafluorid* SiF_4 zerlegt werden. Dadurch wird die glatte Oberfläche des Glases angerauht. Man verfährt praktisch so, daß man entweder die wäßrige Säure auf die zu ätzenden Stellen aufträgt, oder zweckmäßiger so, daß man das Glas mit einer

Wachs- oder Paraffinschicht überzieht, in die man die gewünschten Zeichnungen einritzt. Setzt man dann das Ganze den aus Calciumfluorid und Schwefelsäure entwickelten Dämpfen der Säure aus, so werden die geritzten Stellen geätzt. Siliciumtetrafluorid wird von Wasser unter Abscheidung freier Kieselsäure zersetzt; darauf beruht der analytische Nachweis von Fluoriden.

Siliciumtetrafluorid vereinigt sich mit Flußsäure zu Kieselfluorwasserstoffsäure (Silicofluorwasserstoffsäure):

$$SiF_4 + H_2F_2 \rightarrow H_2SiF_6 .$$

Sie ist eine starke Säure, die jedoch nur in wäßriger Lösung beständig ist. Kalium- und Bariumsalz sind in Wasser sehr schwer löslich. Das Natriumsalz wird unter den verschiedenartigsten Phantasienamen oft als Mittel zum Vertilgen von Küchenschwaben, Mäusen und Ratten angewendet. Trotz der meist angepriesenen Unschädlichkeit für Menschen und Haustiere ist es jedoch nur mit größter Vorsicht anzuwenden, da es stark giftig ist.

Von **Sauerstoffverbindungen** des Fluors kennt man bisher zwei Oxyde: F_2O und FO; auch *Fluorsäure* HFO_3 scheint zu existieren. Diese Verbindungen sind erst seit kurzem bekannt. Irgendwelche Verwendung haben sie bisher nicht gefunden.

b) Chlor: Cl = 35,457.

Chlor kommt als freies Element in der Natur nicht vor; seine Verbindungen, besonders die Chloride, sind jedoch sehr weit verbreitet. Die Salze des Meerwassers bestehen hauptsächlich aus Chloriden, vorwiegend aus Natriumchlorid. Durch Verdunstung von Meerwasser sind in früheren geologischen Epochen mächtige Lager entstanden, deren stärkste Schichten aus Kochsalz bestehen. Sie werden meist überdeckt durch schwächere Schichten anderer Chloride.

Darstellung. Man gewinnt Chlor entweder durch Elektrolyse von Chloriden oder durch Oxydation von Chlorwasserstoff. Die technische Gewinnung erfolgt jetzt hauptsächlich nach dem ersten Verfahren. Bei der Fabrikation von Natrium- und Kaliumhydroxyd durch Elektrolyse von Natrium- bzw. Kaliumchloridlösung fällt Chlor in so großen Mengen an, daß damit fast der gesamte Bedarf gedeckt wird.

Die Oxydation von Chlorwasserstoff zu Chlor läßt sich durch die verschiedensten Oxydationsmittel bewirken; bei Temperaturen von 350—400° gelingt sie bereits mit Luftsauerstoff, wenn man Kupferchlorid als Katalysator anwendet. Man leitet dazu eine Mischung von Chlorwasserstoff und Luft bei der angegebenen Temperatur über Ziegelsteine, die mit einer Lösung von Kupferchlorid imprägniert worden sind:

$$4\,HCl + O_2 \rightleftharpoons 2\,H_2O + 2\,Cl_2 .$$

Das Verfahren ist unter dem Namen DEACON-*Prozeß* bekannt. Noch einfacher gestaltet sich die Reaktion mit stärkeren Oxydationsmitteln. Als technisches Verfahren kam früher die Oxydation mit Braunstein MnO_2 in Betracht. Auf diesem Wege ist Chlor im Jahre 1774 von SCHEELE erstmalig dargestellt worden. Mangandioxyd setzt sich mit Chlorwasserstoff in der Kälte zu Mangan (4)-chlorid um:

$$MnO_2 + 4\,HCl \rightarrow MnCl_4 + 2\,H_2O ,$$

das in der Wärme in Mangan (2)-chlorid und Chlor zerfällt: $MnCl_4 \rightarrow MnCl_2 + Cl_2$. Man arbeitete natürlich von vornherein in der Wärme, so daß das $MnCl_4$ nicht erst faßbar wurde. Das Verfahren war recht teuer, da nur die Hälfte des Chlorwasserstoffes zu freiem Chlor oxydiert wird; außerdem fielen große Mengen an nicht weiter verwertbarem Mangan (2)-chlorid an. Das Verfahren wurde dann durch WELDON dadurch verbessert, daß er das Mangan (2)-chlorid bei Gegenwart von Kalk durch Luftsauerstoff wieder aufoxydierte:

$$MnCl_2 + Ca(OH)_2 \rightleftharpoons CaCl_2 + Mn(OH)_2 ,$$
$$2 Mn(OH)_2 + O_2 \rightarrow 2 (MnO_2 \cdot H_2O) .$$

Die Oxydationsprodukte, die tatsächlich nicht aus Braunstein, sondern aus Calciummanganit ($CaMnO_3$) bestehen, können dem Prozeß wieder zugeführt werden, da sie sich dabei wie Braunstein verhalten. Man kann die Chlordarstellung aus Salzsäure und Braunstein gut als Laboratoriumsmethode benutzen. Einen gut regulierbaren Chlorstrom erhält man, wenn man starke Salzsäure auf festes Kaliumpermanganat auftropft:

$$2 KMnO_4 + 16 HCl \rightarrow 5 Cl_2 + 2 KCl + 2 MnCl_2 + 8 H_2O .$$

Man reinigt das Gas, indem man es erst mit Wasser, dann mit Schwefelsäure wäscht. Statt Braunstein oder Permanganat kann man ebensogut andere Oxydationsmittel, z. B. Chlorkalk, anwenden.

Chlor ist ein gelbgrünes Gas von erstickendem Geruch, das die Schleimhäute stark reizt. Es ist schon in sehr geringer Konzentration äußerst gesundheitsschädlich. Durch Druck läßt es sich verflüssigen, seine kritische Temperatur liegt bei 144°. Es kommt in flüssiger Form in Stahlflaschen in den Handel.

Chlor steht in seiner Reaktionsfähigkeit dem Fluor nur wenig nach. Mit einer großen Zahl von Elementen vermag es sich direkt zu vereinigen. Aus Bromiden und Jodiden setzt es Brom bzw. Jod in Freiheit:

$$2 Br' + Cl_2 \rightarrow 2 Cl' + Br_2 .$$

Diese Reaktion kann auch zum Nachweis des freien Elementes und zu seiner quantitativen Bestimmung dienen. Zum Nachweis wird KJ-Lösung verwendet, aus der Chlor Jod frei macht, das bei weiterer Chlorzugabe zu Jodsäure oxydiert wird, wobei Entfärbung eintritt. Zur quantitativen Bestimmung muß KJ daher in ausreichendem Überschuß vorhanden sein; das ausgeschiedene Jod wird dann mit Thiosulfat titriert. Mit Wasser bildet Chlor bei 0° ein festes Hydrat $Cl_2 \cdot 8 H_2O$. Bei Zimmertemperatur löst sich Chlor in Wasser reichlich auf; in der Lösung liegt jedoch nicht nur freies Chlor vor, sondern es findet gleichzeitig Reaktion mit dem Wasser statt, die zu dem Gleichgewicht: $Cl_2 + H_2O \rightleftharpoons HCl + HOCl$ führt. Es entsteht also Chlorwasserstoff und unterchlorige Säure. Unter dem Einfluß von Licht oder Wärme wird die unterchlorige Säure zerlegt: $2 HOCl \rightarrow 2 HCl + O_2$, so daß die Lösung dann nur noch Chlorwasserstoff enthält. Analog verhalten sich auch die anderen Halogene gegen Wasser; bei Fluor verläuft die Reaktion allerdings so schnell, daß eine Sauerstoffverbindung nicht gefaßt werden kann. Eine Lösung von Chlor in Wasser mit einem Gehalt von 0,5% findet zuweilen unter dem Namen *Chlorwasser (Aqua chlorata)* zur Wundbehandlung Verwendung. Die Wirkung beruht auf der Bildung von unterchloriger Säure, die als starkes Oxydationsmittel antiseptisch wirkt. Auch die starke Bleichwirkung ist darauf zurückzuführen. Daß nicht etwa das freie Chlor selbst diese Wirkung ausübt, läßt sich leicht daran erkennen, daß trockenes Chlor nicht bleicht. Chlorwasser muß wegen der Zersetzlichkeit der unterchlorigen Säure kühl und vor Licht geschützt aufbewahrt werden.

Mit Wasserstoff vereinigt sich Chlor im Dunkeln und bei gewöhnlicher Temperatur nur äußerst langsam. Sobald man aber eine Mischung der beiden Gase dem Sonnenlicht aussetzt oder durch Wärmezufuhr die Reaktion einleitet, erfolgt die Vereinigung mit explosionsartiger Heftigkeit: $H_2 + Cl_2 \rightarrow 2 HCl$. Die Mischung wird auch als *Chlorknallgas* bezeichnet.

Schließlich muß noch erwähnt werden, daß Chlor sich ebenso wie mit vielen Elementen auch mit zahlreichen ungesättigten organischen Verbindungen direkt zu vereinigen vermag. Die gleiche Eigenschaft besitzt auch Brom, Jod verhält sich in dieser Hinsicht jedoch sehr träge. Die Addition von Halogenen an ungesättigte Verbindungen spielt in der organischen Chemie eine gewisse Rolle. Daneben kann Chlor (und auch Brom) mit organischen Verbindungen auch in der Art reagieren, daß Wasserstoffatome ersetzt werden, wobei diese als Halogenwasserstoff austreten. Diese Reaktionsweise nennt man *Substitution*.

Verwendung. Chlor wird in beträchtlicher Menge zur Desinfektion (z. B. von Trinkwasser) und als Bleichmittel verwendet. Im allgemeinen benutzt man dabei jedoch nicht das freie Element, sondern Chlorkalk, in welchem das Calciumsalz der unterchlorigen Säure wirksam ist. Pharmazcutisch wird im gleichen Sinne neuerdings vielfach p-Toluolsulfonchloramidnatrium („Chloramin") verwendet, welches mit verdünnten Säuren gleichfalls unterchlorige Säure liefert. Große Mengen Chlor werden zur Herstellung organischer Chlorverbindungen (Chloroform, Tetrachlorkohlenstoff, Trichloräthylen, Chloral usw.) benötigt.

α) Chlorwasserstoff: HCl.

Wir sahen bereits, daß die Elemente Chlor und Wasserstoff sich zu Chlorwasserstoff vereinigen können. Bequemer kann man die Verbindung aus ihren Salzen darstellen, am einfachsten und billigsten aus Kochsalz. Da Chlorwasserstoff ein Gas ist, kann man es aus jedem Reaktionsgleichgewicht durch Erhitzen leicht entfernen, so daß die Zerlegung der Salze auch mit solchen Säuren leicht gelingt, die selbst schwächer sind als Chlorwasserstoff, wenn sie nur weniger flüchtig sind als dieser. Die gebräuchlichste Darstellungsmethode ist die aus Kochsalz mit Schwefelsäure; die Chlorwasserstoffentwicklung erfolgt bereits in der Kälte, da Chlorwasserstoff in konzentrierter Schwefelsäure sehr wenig löslich ist:

$$NaCl + H_2SO_4 \rightarrow HCl + NaHSO_4.$$

In der Wärme kann das saure Natriumsulfat (Natriumbisulfat) mit einem weiteren Molekül Kochsalz reagieren:

$$NaHSO_4 + NaCl \rightarrow HCl + Na_2SO_4.$$

Auf diesem Wege werden technisch große Mengen Chlorwasserstoff bei der Sodafabrikation nach dem Verfahren nach LEBLANC als Nebenprodukt gewonnen.

Gelegentlich wird Chlorwasserstoff durch Umsetzung des in den Staßfurter Abraumsalzen vorkommenden Magnesiumchlorids, für das man kaum ausreichende Verwendungsmöglichkeiten besitzt, mit überhitztem Wasserdampf gewonnen:

$$MgCl_2 + H_2O \rightarrow 2 HCl + MgO.$$

Chlorwasserstoff entsteht ferner bei organischen Substitutionsreaktionen und bei Zersetzung von Chloriden nichtmetallischer Elemente mit Wasser.

Im Laboratorium stellt man sich einen kontinuierlichen Chlorwasserstoffstrom am bequemsten durch Eintropfen von konzentrierter Schwefelsäure in eine konzentrierte wäßrige Lösung von Chlorwasserstoff her. Chlorwasserstoff ist in Schwefelsäure viel weniger löslich als in Wasser. Zum Trocknen leitet man den Chlorwasserstoff durch eine Waschfläche mit konzentrierter Schwefelsäure oder besser durch einen Trockenturm, der mit Schwefelsäure getränkte Bimssteinstückchen enthält.

Eigenschaften. Chlorwasserstoff ist ein farbloses, stark hygroskopisches Gas, das an der Luft raucht. Die kritische Temperatur liegt bei etwa 50°; das Gas läßt sich also bei gewöhnlicher Temperatur durch Druck verflüssigen. Chlorwasserstoff ist in Wasser sehr leicht löslich, bei 0° löst 1 Liter Wasser rund 500 Liter

Chlorwasserstoff; mit steigender Temperatur nimmt die Löslichkeit ab. Das Gas läßt sich durch Erhitzen jedoch nicht vollständig aus den Lösungen austreiben. Geht man von einer gesättigten Salzsäure aus, so entweicht beim Erhitzen zunächst Chlorwasserstoff; schließlich erhält man eine 20%ige Lösung, die bei 110° konstant siedet und destilliert. Geht man von einer verdünnteren Lösung aus, so entweicht beim Erhitzen zunächst so lange Wasser, bis die Lösung sich auf einen Gehalt von 20% angereichert hat, dann geht wiederum das konstant siedende Gemisch über.

Chlorwasserstoff kommt in wäßrigen Lösungen unter der Bezeichnung *Salzsäure* in den Handel. Die konzentrierte (rauchende) Säure enthält 43 %. Technische (rohe) Salzsäure, Acidum hydrochloricum crudum, ist meist durch Eisenchlorid, oft auch durch Arsen und Schwefelsäure verunreinigt; sie ist meist gelb gefärbt. Pharmazeutisch wird nur reine Salzsäure (Acidum hydrochloricum purum) mit einem Gehalt von 25 % verwendet. Verdünnte Salzsäure, Acidum hydrochloricum dilutum, enthält 12,5 % HCl; man stellt sie durch Mischen gleicher Teile Wasser und reiner Salzsäure dar. Der Gehalt wird durch Titration kontrolliert. Man kann den Gehalt reiner Salzsäurelösungen aus dem spezifischen Gewicht annähernd ablesen; die beiden ersten Stellen nach dem Komma mit 2 multipliziert ergeben den ungefähren Prozentgehalt: eine Säure vom spezifischen Gewicht 1,127 enthält demnach $12,7 \times 2 = 25,4\,\%$ (richtig 25,2).

Medizinisch wird sehr verdünnte Salzsäure bei Hypoacidität des Magensaftes verabreicht. Normaler Magensaft enthält etwa 0,3 % Chlorwasserstoff, ist also annähernd $^1/_{10}$ normal.

Salzsäure ist im Gegensatz zu trockenem Chlorwasserstoff eine starke einbasische Säure, die viele Metalle und die meisten Metalloxyde und Metallhydroxyde unter Bildung von Chloriden löst. Die meisten Metallchloride sind in Wasser löslich; Silberchlorid (AgCl), Quecksilber (1)-chlorid (HgCl), Kupfer (1)-chlorid (CuCl) und Gold (1)-chlorid (AuCl) sind in Wasser unlöslich, Bleichlorid $(PbCl_2)$ ist in kaltem Wasser schwer, in heißem Wasser leichter löslich.

Zum Nachweis von Chloriden ist besonders Chlorsilber geeignet, das in verdünnter Salpetersäure unlöslich, in Ammoniak, Kaliumcyanid und Natriumthiosulfat löslich ist.

β) Sauerstoffverbindungen des Chlors.

Vom Chlor leiten sich einige Oxyde ab, die aber von untergeordneter Bedeutung sind. Wichtig sind dagegen die sauerstoffhaltigen Säuren: Unterchlorige Säure HOCl, Chlorsäure $HClO_3$ und Perchlorsäure $HClO_4$.

Unterchlorige Säure. Wir sahen bereits, daß Chlor sich mit Wasser in umkehrbarer Reaktion zu Chlorwasserstoff und unterchloriger Säure umsetzt:

$$Cl_2 + H_2O \rightleftharpoons HCl + HOCl.$$

Im Reaktionsgleichgewicht findet sich jedoch die unterchlorige Säure nicht in nennenswerter Menge vor. Wird das Gleichgewicht durch Abfangen der sauren Reaktionsprodukte gestört, so verläuft die Reaktion quantitativ von links nach rechts. Eine solche Störung kann durch ausreichenden Zusatz von Alkali erreicht werden. Leitet man z. B. Chlor in eine wäßrige Lösung von Kalilauge ein, so bilden sich die Kaliumsalze der Chlorwasserstoffsäure und der unterchlorigen Säure:

$$Cl_2 + 2\,KOH \rightarrow KCl + KOCl + H_2O.$$

Auf diese Weise kann man Chlorid und Hypochlorit nebeneinander erhalten. Benutzt man an Stelle von Kalilauge Calciumhydroxyd $[Ca(OH)_2]$, so erhält man ein gemischtes Calciumsalz der Chlorwasserstoffsäure und der unterchlorigen Säure

CaCl(OCl). Diese Verbindung findet unter der Bezeichnung *Chlorkalk* ausgedehnte
Verwendung. Unterchlorige Säure ist viel schwächer sauer als Salzsäure, sogar
schwächer als Kohlensäure. Kohlensäure setzt daher aus Hypochloriten unterchlorige Säure in Freiheit, nicht aber umgekehrt. Man kann daher in dem oben
angegebenen Reaktionsgleichgewicht durch Zusatz von Carbonaten die Salzsäure
abfangen und so das Gleichgewicht nach rechts verschieben, ohne die unterchlorige Säure zu binden. Darauf beruht die einfachste Methode der Darstellung
freier unterchloriger Säure. Man leitet Chlor in eine wäßrige Suspension von
Calciumcarbonat ein und erhält dabei neben Calciumchlorid und Kohlendioxyd
frei unterchlorige Säure:

$$2\,Cl_2 + H_2O + CaCO_3 \rightarrow CaCl_2 + CO_2 + 2\,HOCl\,.$$

Aus dem Reaktionsprodukt läßt sich durch vorsichtige Destillation eine wäßrige
Lösung von reiner unterchloriger Säure erhalten.

Eigenschaften. Unterchlorige Säure ist nur in verdünnten wäßrigen Lösungen
beständig. In konzentrierteren Lösungen erleidet sie eine Disproportionierung, die
darin besteht, daß zwei Moleküle ein drittes zu Chlorsäure $HClO_3$ oxidieren und
dabei selbst zu Chlorwasserstoff reduziert werden:

$$2\,HOCl + HOCl \rightarrow 2\,HCl + HClO_3\,.$$

Ebenso verhalten sich auch die Salze der unterchlorigen Säure, besonders in der
Wärme. Unterchlorige Säure kann noch in anderer Weise einer Veränderung
unterliegen; sie zerfällt, besonders schnell unter der Einwirkung des Lichtes, in
Chlorwasserstoff und Sauerstoff:

$$2\,HOCl \rightarrow 2\,HCl + O_2\,.$$

Unterchlorige, Säure ist daher ein starkes Oxydationsmittel. Die desinfizierende
und bleichende Wirkung des Chlors kommt nicht dem freien Element zu, sondern
ist stets auf die Bildung von unterchloriger Säure zurückzuführen. In der Bleicherei verwendet man im allgemeinen Chlorkalk oder Alkalihypochloritlaugen
und setzt durch Zusatz von Essigsäure oder Salzsäure unterchlorige Säure in
Freiheit.

Chormonoxyd Cl_2O ist das Anhydrid der unterchlorigen Säure. Es ist ein gelbrotes Gas, das beim Erwärmen unter Explosion in seine Bestandteile zerfällt.
Zur Darstellung leitet man Chlor in eine wäßrige Suspension von Quecksilberoxyd ein.

Chlorsäure $HClO_3$ bildet sich durch Disproportionierung aus unterchloriger
Säure. Die Methode ist aber zur Darstellung der Säure nicht geeignet. Man geht
besser von einem Salz der Chlorsäure aus, indem man es mit einer anderen Säure
zerlegt. Besonders geeignet ist die Zerlegung von Bariumchlorat mit verdünnter
Schwefelsäure, da man dann nur von dem unlöslichen Bariumsulfat abzufiltrieren
braucht:

$$Ba(ClO_3)_2 + H_2SO_4 \rightarrow 2\,HClO_3 + BaSO_4\,.$$

Die wäßrige Lösung wird bei niedriger Temperatur (etwa 40°) auf einen Gehalt
von etwa 40% konzentriert. Bei höherer Temperatur zersetzt sich die Säure in
Perchlorsäure und Chlordioxyd:

$$3\,HClO_3 \rightarrow HClO_4 + 2\,ClO_2 + H_2O\,.$$

Chlorsäure ist ein starkes Oxydationsmittel. Wegen ihrer Unbeständigkeit findet
sie jedoch praktisch keine besondere Verwendung. Von einer gewissen Bedeutung
sind jedoch ihre Salze, besonders das Kaliumchlorat, das als Oxydations- und
Desinfektionsmittel Anwendung findet.

Chlordioxyd ClO_2 ist ein gelbes Gas, das bei 10° flüssig wird. Die Verbindung zerfällt äußerst leicht unter heftiger Explosion in ihre Elemente. Chlordioxyd bildet sich immer dann, wenn in der Wärme freie Chlorsäure auftritt. Die Zerstörung organischer Substanz mit Kaliumchlorat und Salzsäure, wie sie in der toxikologischen Chemie üblich ist, kann infolge der Bildung von Chlordioxyd leicht zu heftigen Explosionen führen; daher ist dabei stets mit Vorsicht zu verfahren.

Perchlorsäure, Überchlorsäure $HClO_4$ bildet sich beim Zerfall von Chlorsäure. Praktisch gewinnt man sie jedoch, indem man sie aus einem Perchlorat mit einer anderen Säure in Freiheit setzt. Perchlorate sind durch Erhitzen von Choraten leicht zugänglich:

$$4\,KClO_3 \rightarrow 3\,KClO_4 + KCl\,.$$

Die Reaktion erinnert an die Disproportionierung von unterchloriger Säure. Perchlorsäure läßt sich unter vermindertem Druck unzersetzt destillieren; man kann sie daher gewinnen, indem man Kaliumperchlorat mit Schwefelsäure umsetzt und die freie Perchlorsäure aus dem Reaktionsgemisch abdestilliert. Reine Perchlorsäure ist eine farblose Flüssigkeit, die leicht zersetzlich ist und bisweilen schon beim Aufbewahren explodiert. Man wendet sie daher nicht in reiner Form, sondern in Lösungen an, die noch bei einem Gehalt von 70 % unzersetzt haltbar und nicht explosiv sind.

Perchlorsäure dient als Reagens auf Kaliumverbindungen und als Fällungsmittel für Alkaloide.

Chlorheptoxyd, Perchlorsäureanhydrid Cl_2O_7 kann aus Perchlorsäure durch Entzug von Wasser mittels Phosphorpentoxyd dargestellt werden. Es ist eine farblose Flüssigkeit, die bei 82° siedet. Beim Erhitzen oder auch durch Stoß explodiert es.

c) Brom, Bromum: Br = 79,916.

Vorkommen. Brom kommt als freies Element in der Natur nicht vor. Die wichtigsten natürlichen Bromverbindungen sind die Bromide (Salze des Bromwasserstoffes), die fast ständige Begleiter der Chloride sind. Bei der Aufarbeitung der Staßfurter Abraumsalze auf Kaliumsalze fallen unreine Bromide ab, die das Ausgangsmaterial für die technische Bromgewinnung darstellen.

Darstellung. Man kann Brom analog wie Chlor durch Oxydation von Bromwasserstoff gewinnen. Da Bromwasserstoff jedoch kein technisches Produkt ist, wird in einem Arbeitsgang zunächst Bromwasserstoff aus Bromiden in Freiheit gesetzt und dann sofort oxydiert. Man verfährt dabei so, daß man auf ein Gemisch von Braunstein und rohen Bromiden Schwefelsäure einwirken läßt:

$$2\,KBr + MnO_2 + 3\,H_2SO_4 \rightarrow Br_2 + MnSO_4 + 2\,KHSO_4 + 2\,H_2O\,.$$

Aus dem Reaktionsgemisch läßt sich das freie Brom abdestillieren.

Eine andere Darstellungsmethode besteht darin, daß man auf eine Lösung der Bromide freies Chlor einwirken läßt, wobei unter Bildung von Chloriden Brom in Freiheit gesetzt wird; das freie Brom wird dann wieder abdestilliert. Brom wird neuerdings in beträchtlichen Mengen bei der Aufarbeitung der Salze des Toten Meeres gewonnen.

Eigenschaften. Brom ist eine dunkelrotbraune Flüssigkeit vom spezifischen Gewicht 3,14 und dem Siedepunkt 59°; bei —7° erstarrt es zu einer jodähnlichen Krystallmasse. Schon bei gewöhnlicher Temperatur gibt es reichlich rotbraune, erstickend riechende Dämpfe ab, die die Schleimhäute stark reizen. Man arbeite daher mit Brom stets nur in gut ziehenden Abzügen. Brom ist mit organischen

Lösungsmitteln mischbar; in Wasser löst es sich etwa 1 : 30. Bromwasser ist ein starkes Oxydationsmittel.

Brom vereinigt sich mit den meisten Metallen und mit vielen Nichtmetallen direkt, jedoch weniger energisch als Chlor. Von ungesättigten organischen Verbindungen wird es addiert. Da man freies Brom leicht jodometrisch titrieren kann, benutzt man die Bromaddition zur quantitativen Bestimmung ungesättigter organischer Verbindungen (z. B. in der Fettanalyse). Mit Wasserstoff vereinigt sich Brom ebenfalls, jedoch viel weniger heftig als Chlor. Mischungen von Brom mit Wasserstoff sind auch im Licht nicht explosiv. Fein verteiltes Platin katalysiert die Reaktion.

Anwendung. Brom findet Anwendung zur Darstellung organischer und anorganischer Bromverbindungen. Anorganische Bromverbindungen finden in der Photographie und medizinisch als Beruhigungsmittel (Sedativa) Verwendung. Organische Bromverbindungen spielen in der Farbenindustrie eine Rolle, andere sind wertvolle Nervenberuhigungs- und Schlafmittel.

α) Bromwasserstoff HBr.

Die Verbindung läßt sich nicht wie Chlorwasserstoff aus Bromiden mit Schwefelsäure darstellen, da Bromwasserstoff durch starke Schwefelsäure oxydiert wird, und zwar um so stärker, je konzentrierter die Schwefelsäure ist; mit 50%iger Schwefelsäure tritt jedoch keine Oxydation mehr ein. Man kann auch Bromide in der Wärme mit Phosphorsäure zerlegen, ohne daß eine Nebenreaktion eintritt:

$$KBr + H_3PO_4 \rightarrow KH_2PO_4 + HBr .$$

Die eleganteste Methode der Bromwasserstoffdarstellung ist die Umsetzung von Brom und Wasserstoff an einem schwach erhitzten Platinkontakt. Man leitet dazu zweckmäßig einen Wasserstoffstrom durch schwach erwärmtes Brom und dann weiter durch ein mit Platinasbest beschicktes Rohr aus Kaliglas, das mit einer Flamme schwach geheizt wird. Die Geschwindigkeit des Wasserstoffstromes und die Temperatur des Broms müssen so gewählt werden, daß Wasserstoff im Überschuß vorhanden ist.

Eine andere Methode, die auch in jedem Laboratorium gut ausführbar ist, besteht darin, daß man Brom zu rotem Phosphor tropft, der mit Wasser benetzt ist. Dabei bildet sich zunächst Phosphortribromid, das mit Wasser in Bromwasserstoff und phosphorige Säure zerfällt:

$$2\,P + 3\,Br_2 \rightarrow 2\,PBr_3 ,$$
$$PBr_3 + 3\,H_2O \rightarrow 3\,HBr + H_3PO_3 .$$

Schließlich läßt sich Bromwasserstoff auch noch durch Reduktion von Brom mit Schwefelwasserstoff bei Gegenwart von Wasser gewinnen:

$$Br_2 + H_2S \rightarrow 2\,HBr + S .$$

Wenn man dabei einen Überschuß an Schwefelwasserstoff vermeidet, braucht man nur vom Schwefel abzufiltrieren und hat dann eine reine Lösung von Bromwasserstoff. Der Oxydation des Schwefelwasserstoffes durch Brom geht die Bildung von unterbromiger Säure voraus, die das eigentliche Oxydationsmittel darstellt:

$$Br_2 + H_2O \rightleftharpoons HBr + HOBr ,$$
$$HOBr + H_2S \rightarrow HBr + H_2O + S .$$

Eigenschaften. Bromwasserstoff ist ein Gas von ähnlichen Eigenschaften wie Chlorwasserstoff. Er ist jedoch leichter oxydierbar und zerfällt auch in der Hitze leichter in die Elemente. In Wasser ist Bromwasserstoff sehr leicht löslich; bei der Destillation der Lösungen geht je nach der Konzentration zuerst Wasser oder Bromwasserstoff über, dann destilliert eine 48%ige Lösung bei 126° unverändert über. Bromwasserstoff ist in wäßriger Lösung eine starke Säure.

β) Sauerstoffverbindungen des Broms.

Unterbromige Säure HBrO und Bromsäure HBrO$_3$ sind in ähnlicher Weise zugänglich wie die entsprechenden Säuren des Chlors; sie haben jedoch keine besondere praktische Bedeutung.

d) Jod, Jodum: J = 126,92.

Vorkommen. Jod kommt in freier Form in der Natur nicht vor. Jodide finden sich in geringer Konzentration im Meerwasser und in einigen Quellen. Der Gehalt des Meerwassers an Jodiden ist beträchtlich geringer als der Gehalt an Bromiden; in manchen Tangarten, besonders Fucus und Laminaria, und in manchen Seetieren wie Schwämmen, Seesternen und in vielen Fischarten findet sich Jod in Form von organischen Verbindungen so stark angereichert, daß man sie zur Jodgewinnung heranzieht oder wohl auch direkt zu Arzneimitteln verarbeitet. Für die Jodgewinnung besonders wichtig ist das Vorkommen von Natriumjodid und Natriumjodat im Chilesalpeter. Die Mengen sind relativ klein (etwa 0,1%); die Jodverbindungen reichern sich jedoch in den bei der Aufbereitung des Chilesalpeters in großen Mengen anfallenden Mutterlaugen stark an, so daß jetzt die Hauptmenge des Gesamtbedarfes aus dieser Quelle gedeckt wird. Jod findet sich ferner zu etwa 0,3 % in Form einer organischen Verbindung (Thyroxin) in der Schilddrüse. Bei Jodmangel tritt eine Wucherung der Schilddrüse (Kropf) auf; möglicherweise sind dabei jedoch auch noch andere Faktoren beteiligt.

Darstellung. Die bei der Reinigung des Chilesalpeters abfallenden jodid- und jodathaltigen Mutterlaugen werden mit Schwefeldioxyd behandelt; dabei wird zunächst Jodat zu Jodid reduziert, und aus diesem wird durch die entstandene Schwefelsäure Jodwasserstoff in Freiheit gesetzt:

$$NaJO_3 + 3\,SO_2 + 3\,H_2O \rightarrow HJ + NaHSO_4 + 2\,H_2SO_4.$$

Die Schwefelsäure macht weiterhin Jodsäure frei, die den bereits gebildeten Jodwasserstoff oxydiert:

$$HJO_3 + 5\,HJ \rightarrow 3\,J_2 + 3\,H_2O.$$

Dabei muß ein Überschuß an Schwefeldioxyd vermieden werden, da sonst Jod zu Jodwasserstoff reduziert werden würde:

$$J_2 + SO_2 + 2\,H_2O \rightarrow 2\,HJ + H_2SO_4.$$

Zur Gewinnung von Jod aus Meertang wird dieser zunächst verascht, wobei ein beträchtlicher Verlust eintritt. Die Asche, die in Schottland *Kelp*, in der Normandie *Varek* genannt wird, wird mit Wasser ausgezogen. Aus der Lösung setzt man das Jod mit Braunstein und Schwefelsäure oder mit Chlor in Freiheit und destilliert es mit Wasserdampf ab. Das Rohjod wird in jedem Falle zuerst für sich, dann mit einem Zusatz von Kaliumjodid (um Chlor und Brom umzusetzen) sublimiert.

Eigenschaften. Jod bildet blauschwarze, metallisch glänzende Schuppen oder Blättchen vom spezifischen Gewicht 4,9. Es schmilzt bei 114° und siedet bei 184°. Jod verdampft bereits bei gewöhnlicher Temperatur; der Dampf besitzt violette Farbe, bei starkem Erhitzen wird er tiefblau. Jod ist in den meisten organischen Lösungsmitteln löslich. In Chloroform und in Schwefelkohlenstoff löst es sich mit violetter Farbe, die Lösungen in Alkohol und Äther sind braun gefärbt. In Wasser ist Jod nur sehr wenig löslich (etwa 1 : 3000); in Lösungen von Jodwasserstoff oder von Jodiden ist Jod jedoch sehr reichlich löslich, wobei Verbindungen vom Typus KJ$_3$ entstehen, die aber nicht sehr stabil sind und unter Abgabe von Jod leicht wieder zerfallen. Stärke wird von Jod tiefblau gefärbt; die Reaktion dient sowohl zum Nachweis von Stärke als auch von Jod. Die Blaufärbung, die in der

Hitze verschwindet und beim Erkalten wiederkehrt, ist nicht durch eine chemische Verbindung bedingt, sondern es ist die Farbe der Lösung von Jod in Stärke.

Die Dampfdichte spricht dafür, daß Jod bis zu einer Temperatur von etwa 700° aus Molekülen J_2 besteht; oberhalb dieser Temperatur beginnt der Zerfall in Atome. Jod vereinigt sich unmittelbar mit zahlreichen Metallen und mit vielen Nichtmetallen. Chlor und Brom machen aus Jodiden Jod frei. In Gegenwart von Wasser wirkt Jod wie Chlor und Brom oxydierend, jedoch schwächer als diese; da Jod sich mit Thiosulfat sehr gut titrieren läßt, macht man von der Oxydationswirkung zur Bestimmung leicht oxydierbarer Stoffe (z. B. von Arsen (3)- und Antiomon (3)-verbindungen) Gebrauch. Man verfährt dabei so, daß man zu der zu bestimmenden Substanz einen Überschuß von eingestellter Jodlösung und NaHCO$_3$ hinzufügt und den unverbrauchten Jodüberschuß nach einer gewissen Einwirkungsdauer mit eingestellter Natriumthiosulfatlösung zurücktitriert. Dieses Verfahren bildet einen Teil der Jodometrie. Mit organischen ungesättigten Verbindungen reagiert Jod nicht oder nur sehr träge.

Anwendung. Jod findet medizinisch Verwendung zur Bereitung von Jodtinktur. Dies ist eine alkoholische Jodlösung, die zur besseren Haltbarkeit einen Zusatz von Kaliumjodid enthält (7% Jod und 3% KJ). Man verwendet Jod und Jodverbindungen auch in Form von Salben und öligen Zubereitungen gegen Rheumatismus und Schwellungen. Jod dient ferner zur Herstellung von Jodiden und zahlreichen Jodverbindungen, von denen besonders das Kaliumjodid Anwendung in der Medizin findet (besonders gegen Arteriosklerose und Syphilis); bei empfindlichen Personen kann der Gebrauch Hauterscheinungen und Jodschnupfen hervorrufen. Organische Jodverbindungen werden als Röntgen-Kontrastmittel der Harn- und Gallenwege verwendet, z. B. Uroselectan (Jodpyridonessigsaures Natrium), Jodtetragnost (Tetrajodphenolphthalein-Natrium) u. a. Auch in der organischen chemischen Industrie, besonders in der Farbenindustrie, findet Jod Verwendung.

In größerer Menge innerlich genommen, ist Jod wegen der Ätzwirkung giftig; als Gegenmittel verwendet man Stärkekleister.

Jodwasserstoff. Man kann Jodwasserstoff ebensowenig wie Bromwasserstoff aus den Salzen mit Schwefelsäure darstellen. Auch die direkte Vereinigung der Elemente ist zur Darstellung nicht geeignet, da die Reaktion auch bei Gegenwart von Platin als Katalysator nicht vollständig verläuft. Man kann Jodwasserstoff analog Bromwasserstoff aus Jodiden mit Phosphorsäure oder durch Einwirkung von Jod auf angefeuchteten roten Phosphor oder durch Einleiten von Schwefelwasserstoff in eine wäßrige Suspension von Jod darstellen.

Jodwasserstoff ist ein stechend riechendes Gas, das in Wasser sehr leicht löslich ist. Eine 57%ige Lösung siedet bei 127° konstant. Jodwasserstoff ist unbeständiger als Bromwasserstoff. Beim Erhitzen zerfällt er leicht in die Elemente. Die wäßrigen Lösungen werden bereits durch Luftsauerstoff (besonders im Licht) oxydiert, sie sind daher meist gelb bis braun gefärbt. In wäßriger Lösung ist er eine starke Säure.

Sauerstoffverbindungen des Jods. *Unterjodige Säure* HOJ bildet sich bei der Einwirkung von Jod auf Wasser; ihre wäßrige Lösung ist wie die der unterchlorigen und unterbromigen Säure sehr schwach sauer und noch unbeständiger als diese.

Jodsäure HJO$_3$ läßt sich durch Oxydation von Jod mit Chlor oder besser mit Salpetersäure darstellen. Beim Eindunsten der Lösungen erhält man sie als einen festen weißen Körper, der bei gewöhnlicher Temperatur vollkommen beständig ist. Beim Erhitzen auf etwa 170° geht Jodsäure unter Wasserverlust in das Anhydrid, *Jodpentoxyd*, J_2O_5 über. Dieses ist gleichfalls ein fester weißer Körper, der bei stärkerem Erhitzen in Jod und Sauerstoff zerfällt. Jodsäure ist ein Oxydationsmittel, das jedoch weniger energisch als Chlorsäure und Bromsäure wirkt.

Perjodsäure H_5JO_6 läßt sich aus Perjodaten durch Umsetzung mit Säuren gewinnen. Perjodate sind durch Oxydation von Jodaten zugänglich. Sie stellt einen festen weißen Körper dar, der beim Erhitzen unter Verlust von Wasser und Sauerstoff in Jodpentoxyd übergeht.

e) Verbindungen der Halogene untereinander.

Die Halogene bilden untereinander eine Reihe von Verbindungen, die aber alle nur wenig beständig sind. *Chlorjod* JCl bildet sich beim Überleiten von Chlor über trockenes Jod; es bildet rote Krystalle, die sich mit Wasser zersetzen. Mit überschüssigem Chlor bildet Jod *Jodtrichlorid* JCl_3, das gleichfalls eine rote, krystalline, mit Wasser zersetzliche Substanz darstellt. Jodtrichlorid ist ein wirksamer Chlorüberträger bei der Chlorierung organischer Substanzen. Mit Brom gibt Jod *Bromjod* JBr. Auch vom Fluor sind mehrere Halogenverbindungen bekannt: *Chlorfluorid* ClF, *Chlortrifluorid* ClF_3, *Bromtrifluorid* BrF_3, *Jodpentafluorid* JF_5 und *Jodheptafluorid* JF_7.

20. Die Elemente der V. Gruppe des periodischen Systems: Stickstoff, Phosphor, Arsen, Antimon, Wismut.

Die Elemente bilden die in der Tabelle 3 gewöhnlich gesetzte Untergruppe der V. Gruppe. Die Ähnlichkeit unter diesen Elementen tritt zunächst nicht sehr deutlich hervor, da die Änderung der Eigenschaften von einem Glied zum nächsten stärker ist als etwa in der Reihe der Halogene. Die Änderung der Eigenschaften erfolgt jedoch stets so eindeutig in dem gleichen Sinne, daß die Gesetzmäßigkeit unverkennbar ist. Alle Elemente stimmen darin überein, daß ihre wichtigsten Wertigkeitsstufen drei und fünf sind. Die Änderung ihrer chemischen Eigenschaften lassen sich allgemein darauf zurückführen, daß in der Reihe ein Übergang von nichtmetallischem zu metallischem Charakter stattfindet. Dieser Übergang vollzieht sich nicht sprunghaft von einem Element zum andern, sondern er verläuft kontinuierlich, so, daß manche metallischen Eigenschaften sich beim Arsen angedeutet finden, beim Antimon sind sie verstärkt, und das Wismut besitzt fast ausschließlich metallischen Charakter, wenn auch manche nichtmetallische Eigenschaften sich noch angedeutet finden. Der Übergang ist an den Wasserstoffverbindungen, den Halogenverbindungen und den Sauerstoffverbindungen sehr deutlich zu verfolgen. Die Stabilität der Wasserstoffverbindungen nimmt vom Stickstoff zum Wismut ganz kontinuierlich ab. Ebenso verhalten sich die Halogenverbindungen; die Halogenverbindungen des Phosphors werden durch Wasser quantitativ zerlegt; die des Arsens werden zwar auch zerlegt, jedoch ist die Reaktion reversibel. Vom Antimon sind bereits einige basische Salze bekannt, und vom Wismut sind basische gegen Wasser beständige Salze allgemein zugänglich. Bei den Sauerstoffverbindungen nimmt der basische Charakter innerhalb der Reihe zu. Die Sauerstoffverbindungen des Stickstoffes und des Phosphors sind nur sauer. Die des Arsens sind vorwiegend sauer, jedoch ist auch basische Natur bereits angedeutet. Die Sauerstoffverbindungen des Antimons sind sauer und basisch und die des Wismuts vorwiegend basisch. Der basische Charakter der Sauerstoffverbindungen geht natürlich der Stabilität der Halogenverbindungen parallel.

Die Ähnlichkeit der Elemente tritt deutlich hervor, wenn man zwei benachbarte Glieder der Reihe vergleicht; bei entfernt stehenden Gliedern kann jede

Ähnlichkeit verwischt sein, wenn man sie ohne Zusammenhang mit der kontinuierlichen gesetzmäßigen Änderung innerhalb der Reihe betrachtet. Man tut daher gut, am Schluß des Abschnittes die einzelnen Verbindungstypen dieser Reihe noch einmal zu überblicken.

a) Stickstoff, Nitrogenium: N = 14,008.

Vorkommen. Stickstoff kommt als freies Element in der Luft vor, die davon etwa 80 Vol.-% enthält. Stickstoffverbindungen sind in der Natur außerordentlich weit verbreitet; alle Eiweißarten enthalten Stickstoff, ihr Gehalt daran schwankt trotz der ungeheuren Mannigfaltigkeit der Eiweißsubstanzen nur in ganz engen Grenzen, er liegt stets zwischen 15 und 17 %. Man kann also durch Bestimmung des Stickstoffgehaltes eiweißhaltiger Substanzen den Eiweißgehalt bestimmen, indem man unter Zugrundelegung eines mittleren Stickstoffgehaltes von 16 % die gefundene Stickstoffmenge mit 6,25 multipliziert. Auf diese Weise ermittelt man den Eiweißgehalt in Nahrungs- und Futtermitteln. Stickstoff ist ferner in allen Alkaloiden und in zahlreichen organischen Arzneimitteln und Farbstoffen enthalten. Bei der Fäulnis organischer Stoffe werden die Stickstoffverbindungen zu Ammoniak abgebaut, das weiterhin unter der Einwirkung von Mikroorganismen zu Nitrit und schließlich zu Nitrat oxydiert wird. Bei der Verdauung unterliegen die Eiweißverbindungen einem Abbau, der vorwiegend zu Harnstoff, daneben auch zu Harnsäure, Skatol und anderen Verbindungen führt. Stickstoffverbindungen finden sich auch in kleinen Mengen in Steinkohlen, offenbar von dem Pflanzeneiweiß herrührend. Unter den anorganischen Stickstoffverbindungen sind besonders Nitrate wichtig, von denen sich in Chile, Peru und in Indien mächtige Lager vorfinden.

Darstellung. Man gewinnt Stickstoff am bequemsten aus Luft. Man kann dazu so verfahren, daß man ihr den Sauerstoff auf chemischem Wege entzieht oder daß man auf physikalischem Wege die Elemente trennt. Auf chemischem Wege kann man den Sauerstoff auf verschiedene Art binden; am vollkommensten geschieht es durch Schütteln mit alkalischer Pyrogallollösung. Man kann aber auch Luft über erhitztes Kupfer leiten oder in einem über Wasser befindlichen abgeschlossenen Luftvolumen Phosphor verbrennen. Die Trennung auf physikalischem Wege geschieht durch fraktionierte Destillation von flüssiger Luft, wobei der Stickstoff zuerst entweicht. Der aus Luft gewonnene Stickstoff ist stets durch Edelgase, besonders *Argon*, verunreinigt, das sich in der Luft zu etwa 1% vorfindet. Völlig reinen Stickstoff stellt man durch Zersetzung von Stickstoffverbindungen her; m einfachsten durch Erhitzen von Ammoniumnitrit:

$$NH_4NO_2 \rightarrow N_2 + 2 H_2O .$$

Für großtechnische Zwecke, wie die Fabrikation von Ammoniak, gewinnt man Stickstoff aus Verbrennungsabgasen.

Eigenschaften. Stickstoff ist ein farb- und geruchloses Gas, das sich zu einer bei −195,7° siedenden Flüssigkeit verdichten läßt. Er vermag weder die Atmung noch die Verbrennung zu unterhalten; in chemischer Hinsicht verhält er sich überhaupt ganz allgemein sehr träge. Nur mit wenigen Elementen vermag er sich direkt und auch nur bei höherer Temperatur zu vereinigen, so z. B. mit Lithium, Calcium, Magnesium und Bor zu *Nitriden*, mit Wasserstoff zu Ammoniak und mit Sauerstoff zu Stickoxyd. Die Reaktionsträgheit des Elementes rührt daher, daß in dem Stickstoffmolekül die beiden Atome sehr fest aneinandergebunden sind und daß daher zur Sprengung beträchtliche Energiemengen aufgewendet werden müssen. Merkwürdigerweise vermögen gewisse Bodenbakterien

den Luftstickstoff direkt zu verarbeiten und damit Eiweißverbindungen aufzubauen, während sonst die Pflanzen ihren Bedarf an Stickstoff für die Eiweiß-
bildung aus Stickstoffverbindungen decken müssen. Diese Bodenbakterien, die
meist mit den Wurzeln von Leguminosen (Erbsen, Lupinen usw.) in Symbiose
leben, sind für die Landwirtschaft von Bedeutung, da sie den Boden mit Stickstoffverbindungen anreichern.

Wasserstoffverbindungen des Stickstoffes.

Ammoniak bildet sich bei der Verwesung stickstoffhaltiger organischer Substanzen. In nennenswerten Mengen findet es sich in der Natur aber nicht, da es
durch andere Bakterien schnell zu Nitrit und weiterhin zu Nitrat oxydiert wird.
Findet sich Ammoniak im Wasser, und sei es in noch so geringen Spuren, so ist
das ein Indiz dafür, daß das Wasser Verwesungsstoffe enthält. Solches Wasser
darf natürlich nicht als Trinkwasser verwendet werden. Bei der trockenen Destillation stickstoffhaltiger Stoffe bildet sich gleichfalls Ammoniak neben einer großen
Zahl von organischen Ammoniakderivaten. Der Kokereiprozeß (trockene Destillation von Steinkohle) liefert in einem Nebenprodukt, dem sog. Gaswasser,
beträchtliche Mengen von Ammoniak. Dies war früher die wichtigste Quelle für
die Ammoniakgewinnung. Jetzt werden weitaus größere Mengen auf synthetischem Wege (HABER-BOSCH) gewonnen.

Darstellung. Im Kokereiprozeß fällt ein wäßriges Destillat ab, das neben
Teerprodukten Ammoniak enthält. Durch Erhitzen dieses „Gaswassers" unter
Zusatz von etwas Kalk läßt sich das Ammoniak aus der Lösung austreiben. Steinkohle enthält bis zu 2 % Stickstoff in Form von organischen Verbindungen, die
aus Eiweißverbindungen herrühren. Etwa $^1/_4$ der Stickstoffsubstanzen wird bei
der Verkokung zu Ammoniak abgebaut.

Bei höherer Temperatur vereinigen sich die Elemente Stickstoff und Wasserstoff zu Ammoniak in umkehrbarer Reaktion:

$$N_2 + 3 H_2 \rightleftharpoons 2 NH_3 .$$

Die Vereinigung gelingt bereits, wenn man eine Mischung der beiden Gase von
einem elektrischen Funken durchschlagen läßt. Da aber unter den gleichen
Bedingungen Ammoniak auch in die Elemente zerlegt wird, ist die Ausbeute
nicht hoch. HABER hat die Reaktionsverhältnisse unter den verschiedenartigsten
Bedingungen eingehend studiert und damit die Grundlage für das Verfahren
geschaffen, das von BOSCH zu einer Technik größten Stiles ausgebaut wurde
(Werke von Leuna und Oppau). Die Reaktionsgleichung lehrt, daß die Vereinigung von Stickstoff und Wasserstoff zu Ammoniak unter Volumverminderung
verläuft: 1 Volumen Stickstoff und 3 Volumen Wasserstoff geben 2 Volumen
Ammoniak. Nach dem Prinzip von LE CHATELLIER muß Anwendung von Druck
die Ammoniakbildung begünstigen, da sie unter Volumverminderung verläuft
und somit den Druck vermindert. Temperaturerhöhung beschleunigt zwar die
Reaktion, sie begünstigt jedoch die Zerfallsreak-
tion, da sie diejenige Reaktion begünstigt, die
Wärme verbraucht; das ist in diesem Falle der
Zerfall. Es ist lehrreich, an diesem Beispiel zu
zeigen, wie stark der Einfluß einer Druck- oder
Temperaturänderung ist. Die nebenstehende Tabelle zeigt die Ausbeute an Ammoniak bei verschiedenen Drucken und Temperaturen.

Man sieht daraus, daß hoher Druck und nied-
rige Temperatur die günstigsten Bedingungen

Druck in Atm.	Temperatur Grad	Ammoniak in Prozent
1	400	0,4
30	400	10,5
200	400	28
200	536	13
1000	536	41
1000	607	29
1000	672	20
1000	740	14

darstellen. Praktisch läßt sich die Temperatur jedoch nicht so niedrig halten, wie es für die Ausbeute wünschenswert wäre, da die Reaktion dann zu langsam verläuft. Die Reaktionsgeschwindigkeit kann zwar durch Katalysatoren gesteigert werden (technisch verwendet man hierbei Uran- und Eisencarbid), es ist aber trotzdem eine Temperatur von etwa 500° notwendig, um eine ausreichende Umsetzungsgeschwindigkeit zu erzielen. Die Anwendung von hohen Drucken findet ihre Grenzen in der Widerstandsfähigkeit des Materials. Man wendet technisch etwa 200 Atmosphären an, und es ist erstaunlich, daß technische Reaktionsräume dieser Ausmaße konstruiert werden konnten, welche einem solchen Druck standhalten. Die Ammoniakdarstellung vollzieht sich technisch so, daß man eine Mischung von Stickstoff und Wasserstoff bei Temperaturen von etwa 500° unter einem Druck von etwa 200 Atmosphären über Katalysatormassen aus Uran- und Eisencarbid leitet; man erhält dabei eine Ammoniakausbeute von etwa 10%. Man entzieht dem Reaktionsprodukt das Ammoniak durch Auswaschen mit Wasser und leitet den nicht umgesetzten Gasrest, der noch etwa 90% ausmacht, wieder in den Prozeß zurück.

Die erforderlichen Mengen an Wasserstoff und Stickstoff gewinnt man aus Generatorgas und Wassergas. *Generatorgas*, das man durch Einblasen von Luft in glühenden Koks erhält, stellt im wesentlichen eine Mischung von Kohlenoxyd und Stickstoff dar. *Wassergas* stellt man dar, indem man Wasserdampf über glühenden Koks bläst; es besteht im wesentlichen aus einer Mischung von Wasserstoff und Kohlenoxyd. Die Mischung von Wassergas und Generatorgas, die man durch abwechselndes Anblasen von Koks mit Luft und Wasserdampf erhält, leitet man zusammen mit Wasserdampf über Oxydationskatalysatoren, wobei das Kohlenoxyd zu Kohlendioxyd verbrannt wird:

$$CO + H_2O \rightarrow CO_2 + H_2.$$

Das Kohlendioxyd wird unter Anwendung von hohem Druck in Wasser gelöst, und es hinterbleibt eine Mischung von Wasserstoff und Stickstoff, die allerdings noch durch Spuren von Kohlenoxyd und anderen Stoffen verunreinigt ist. Nach einem weiteren Reinigungsprozeß wird die Gasmischung den Kontaktöfen zugeführt.

Ammoniak läßt sich ferner noch durch Zersetzung von Nitriden, z. B. von *Calciumnitrid*, mit Wasser darstellen:

$$Ca_3N_2 + 6 H_2O \rightarrow 2 NH_3 + 3 Ca(OH)_2.$$

Diese Methode ist aber für die Ammoniakgewinnung nicht von praktischer Bedeutung. Ein gewisses Interesse hat eine analoge Bildung aus *Calciumcyanamid* $CaCN_2$, das sich beim Erhitzen von Calciumcarbid im Stickstoffstrom leicht bildet:

$$CaC_2 + N_2 \rightarrow CaCN_2 + C.$$

Calciumcyanamid findet als Stickstoffdünger (Kalkstickstoff) in der Landwirtschaft Verwendung, da es mit Wasser Ammoniak liefert:

$$CaCN_2 + 3 H_2O \rightarrow 2 NH_3 + CaCO_3.$$

Im Laboratorium stellt man sich reines Ammoniak durch Erhitzen der wäßrigen Lösung her oder durch Auftropfen einer konzentrierten Lauge auf ein Ammonsalz:

$$NH_4Cl + KOH \rightarrow HN_3 + KCl + H_2O.$$

Eigenschaften. Ammoniak ist ein farbloses Gas von stechendem Geruch. Seine kritische Temperatur liegt bei 130°; es läßt sich also bei gewöhnlicher Temperatur durch Druck verflüssigen. In diesem Zustand kommt es auch in Stahlflaschen in den Handel; man verwendet es zum Betrieb von Kühlanlagen. Ammoniak ist in Wasser und auch in Alkohol sehr leicht löslich; bei 0° löst 1 Volumen Wasser

1148 Volumina Ammoniak, mit steigender Temperatur nimmt die Löslichkeit ab. Die wäßrigen Lösungen kommen unter der Bezeichnung Salmiakgeist, Liquor ammonii caustici in den Handel; die gesättigte Handelslösung enthält etwa 25 % NH_3. Für pharmazeutische Zwecke wird eine 10%ige Lösung verwendet. Gelegentlich finden auch alkoholische Ammoniaklösungen unter der Bezeichnung Spiritus *Dzondii* Verwendung.

Wäßrige Ammoniaklösungen enthalten die Hauptmenge des Ammoniaks physikalisch gelöst; ein kleiner Teil geht jedoch eine Reaktion mit dem Wasser ein. Bei dieser Reaktion spielt die Dissoziation des Wassers in Wasserstoff- und Hydroxylionen eine Rolle; ein Teil der Ammoniakmoleküle vereinigt sich mit den aus dem Wasser herrührenden Wasserstoffionen zu *Ammoniumionen* NH_4^+ und stört so das Dissoziationsgleichgewicht des Wassers; es dissoziieren infolgedessen immer weitere Wassermoleküle, bis ein Gleichgewicht zwischen physikalisch gelöstem Ammoniak und dem Umsetzungsprodukt mit Wasser erreicht ist. Da bei diesem Vorgang freie Hydroxylionen auftreten, zeigen die Lösungen von Ammoniak in Wasser alkalische Reaktion. Die Auflösung von Ammoniak in Wasser wird durch das folgende Gleichgewicht ausgedrückt:

$$NH_3 \text{ (Gas)} \rightleftharpoons NH_3 \text{ (gelöst)} + H^+ + OH' \rightleftharpoons NH_4^+ + OH'.$$
$$\Updownarrow$$
$$H_2O$$

Durch Zusatz von starken Basen wird das Gleichgewicht nach links verschoben, d. h. es entweicht Ammoniak; durch Erhitzen läßt sich das Ammoniak aus der Lösung vollständig austreiben.

Ammoniaklösungen haben die Eigenschaften einer schwachen Base; die Neutralisation vollzieht sich wegen der außerordentlich raschen Einstellung des Gleichgewichtes unmeßbar schnell. Die Ammoniumsalze werden im Zusammenhang mit den Alkalimetallen besprochen, da das Kation Ammonium NH_4^+ mit den Alkalimetallionen größte Ähnlichkeit aufweist. Obwohl die Bildung der Ammoniumsalze auf eine Neutralisation von Ammoniumhydroxyd zurückgeht:

$$NH_3 + H_2O \rightleftharpoons NH_4^+ + OH' + (H^+ + Cl') \rightarrow H_2O + NH_4^+ + Cl',$$

schreibt man den Vorgang oft auch in abgekürzter Form:

$$NH_3 + HCl \rightarrow NH_4Cl.$$

Es ist aber gut, sich stets daran zu erinnern, daß die basische Natur in Wahrheit auf das Ammoniumhydroxyd zurückzuführen ist. Das gleiche gilt auch für alle Ammoniakderivate wie Hydrazin und Hydroxylamin und ebenso für die organischen Derivate, die Amine und die pharmazeutisch so besonders wichtigen Alkaloide.

Einige Metalle haben die Fähigkeit, Wasserstoffatome des Ammoniaks zu ersetzen; leitet man z. B. über erhitztes Kalium oder Natrium einen Strom von trockenem Ammoniak, so bildet sich *Kalium-* oder *Natriumamid* als ein fester weißer, mit Wasser zersetzlicher Körper:

$$2K + 2NH_3 \rightarrow 2KNH_2 + H_2.$$

Kalium- und Natriumamid werden in der organischen Chemie als sehr wirksame basische Kondensationsmittel verwendet.

Ammoniak wird von Oxydationsmitteln leicht zu Stickstoff oxydiert. Bei ständiger Zuführung von Wärme kann die Oxydation bereits durch Luftsauerstoff bewirkt werden. Leitet man Ammoniak zusammen mit Luft über einen erhitzten Platinkontakt, so geht die Oxydation bis zu Stickoxyden, die sich leicht weiter zu Salpetersäure verarbeiten lassen. Auf diesem Wege werden jetzt technisch Salpetersäure und Nitrate in größtem Umfange hergestellt.

Bei der Einwirkung von überschüssigem Chlor auf eine Ammoniaklösung oder beim Einleiten von Chlor in eine Ammonchloridlösung bildet sich *Chlorstickstoff* :

$$NH_4Cl + 3\,Cl_2 \rightarrow NCl_3 + 4\,HCl\,.$$

Chlorstickstoff ist eine ölige Flüssigkeit, die äußerst explosiv ist. Aus Jod und Ammoniak entsteht *Jodstickstoff* NJ_3 als braunschwarzer voluminöser Niederschlag. In feuchtem Zustand kann man ihn ungefährdet handhaben. In trockenem Zustand explodiert er jedoch bei der geringsten Berührung oder Erschütterung mit größter Heftigkeit, wobei er in seine Bestandteile zerfällt.

Zum Nachweis von Ammoniak oder Ammoniumverbindungen erwärmt man die zu prüfende Substanz mit Kalilauge und prüft die Dämpfe durch den Geruch und mit rotem Lackmuspapier. Für die Erkennung kleiner Mengen, z. B. in der Trinkwasseranalyse, benutzt man NESSLERS *Reagens* (eine alkalische Lösung von Kalium-Quecksilberjodid), das noch mit Spuren von Ammoniak eine gelbbraune Färbung oder einen braunen Niederschlag liefert.

Für die quantitative Bestimmung destilliert man aus einer bestimmten Menge Untersuchungsmaterial bei alkalischer Reaktion eine reichliche Menge in ein bekanntes Volumen eingestellter Salzsäure und titriert dann die unverbrauchte Salzsäuremenge mit Lauge gegen Methylorange zurück. Wenn man sicher ist, daß keine andere Base zugegen ist, kann man freies Ammoniak auch ohne Destillation direkt mit Säure titrieren.

Hydrazin $NH_2 - NH_2$. Man kann die Verbindung als ein Ammoniakderivat betrachten, das durch Zusammentritt von zwei um ein Wasserstoff verminderten Ammoniakresten entstanden ist. Hydrazin bildet sich bei der Einwirkung von Hypochlorit auf Ammoniak; dabei entsteht zuerst *Chloramin* NH_2Cl, das sich mit einem weiteren Ammoniakmolekül umsetzt:

$$NaOCl + NH_3 \rightarrow NH_2Cl + NaOH,$$
$$NH_2Cl + NH_3 \rightarrow NH_2 - NH_2 \cdot HCl\,.$$

Aus dem salzsauren Salz, das übrigens dem Ammoniumchlorid entspricht, läßt sich mit Kali- oder Natronlauge Hydrazinhydrat $NH_2 - NH_2 \cdot H_2O$ gewinnen; durch Einwirkung basischer wasserentziehender Mittel wie Bariumoxyd kann man daraus wasserfreies Hydrazin darstellen. Hydrazin ist in wäßriger Lösung eine starke Base. Da es leicht weiter oxydiert wird, findet es vielfach als Reduktionsmittel Verwendung.

Hydrazin findet in der organischen Chemie für zahlreiche Synthesen Verwendung. Mit organischen Carbonylverbindungen reagiert es leicht unter Bildung von *Hydrazonen*:

$$>\!C = O + H_2N - NH_2 \rightarrow \; >\!C = N - NH_2 + H_2O\,.$$

Ein aromatisches Hydrazinderivat, das *Phenylhydrazin* $C_6H_5 \cdot NH - NH_2$, gibt mit Carbonylverbindungen *Phenylhydrazone*, die wegen ihres guten Krystallisationsvermögens vielfach zur Identifizierung von Carbonylverbindungen herangezogen werden.

Stickstoffwasserstoffsäure N_3H bildet sich als Natriumsalz bei der Einwirkung von Natriumamid auf Stickoxydul:

$$NH_2Na + N_2O \rightarrow NaN_3 + H_2O\,.$$

Aus dem Natriumazid kann man durch Schwefelsäure die Stickstoffwasserstoffsäure in Freiheit setzen. Man wendet die Säure nur in Lösungen an, da sie in wasserfreier Form sehr explosiv ist. Die gleiche Eigenschaft haben auch einige Salze, besonders das Silber- und Bleiazid, die als Initialzündung zur Einleitung von Explosionen benutzt werden.

Hydroxylamin NH$_2$OH bildet sich bei der Reduktion von Salpetersäure durch nascierenden Wasserstoff. Technisch wird die Reduktion auf elektrolytischem Wege an Bleikathoden durchgeführt, wobei man als Elektrolyt 50%ige Schwefelsäure verwendet. Hydroxylamin bildet mit Wasser wie Ammoniak eine starke Base; im allgemeinen wendet man es als salzsaures Salz NH$_2$OH · HCl an. Es ist ein starkes Reduktionsmittel. In der organischen Chemie dient es zur Fixierung von Carbonylgruppen:

$$>\!C = O + H_2NOH \rightarrow \; >\!C = NOH + H_2O\,.$$

Die entstehenden Verbindungen heißen *Oxime*.

Sauerstoffverbindungen des Stickstoffes. Im Gegensatz zu den Wasserstoffverbindungen des Stickstoffes, die mit Ausnahme der Stickstoffwasserstoffsäure mit Wasser Basen bilden, geben die Sauerstoffverbindungen mit Wasser Säuren (mit Ausnahme von N$_2$O).

Stickoxydul N$_2$O entsteht beim Erhitzen von Ammoniumnitrat:

$$NH_4NO_3 \rightarrow N_2O + 2\,H_2O\,.$$

Es ist ein farbloses Gas von süßlichem Geschmack, das beim Einatmen zunächst einen rauschartigen Zustand, dann Gefühllosigkeit hervorruft. Wegen seiner Rauschwirkung führt es auch den Namen *Lachgas*. Die Verbindung fand früher als Anaestheticum medizinische Verwendung; später wurde es verlassen, und neuerdings findet es gelegentlich wieder Verwendung, allerdings nur zur Zusatznarkose. Man verfährt dabei so, daß man mit anderen, stärker wirkenden Mitteln eine schwache Narkose erzeugt und dann mit Stickoxydul die tiefe Narkose erzeugt und weiterhin steuert. Für diesen Zweck ist das Lachgas wegen seiner milden Wirkung besonders geeignet.

In chemischer Hinsicht ist Stickoxydul recht träge. Bei höherer Temperatur vermag es als Oxydationsmittel zu wirken, so daß brennendes Holz, brennender Phosphor und brennender Schwefel darin weiterbrennen. In der Kälte setzt es sich mit anderen Stoffen nicht um. In Wasser ist es recht gut löslich, ohne jedoch damit zu reagieren. Dies ist merkwürdig, da die Verbindung wenigstens formal als das Anhydrid einer Säure zu betrachten ist. *Untersalpetrige Säure* H$_2$N$_2$O$_2$, die man durch Einwirkung von salpetriger Säure auf Hydroxylamin erhalten kann:

$$HNO_2 + H_2NOH \rightarrow HON = NOH + H_2O\,,$$

geht unter Wasserabspaltung leicht in Stickoxydul über. Der Vorgang ist aber nicht umkehrbar.

Stickoxyd NO, *Stickstoffsesquioxyd, Salpetrigsäureanhydrid* N$_2$O$_3$, *Stickstoffdioxyd* NO$_2$. Die drei Oxyde sind chemisch miteinander sehr eng verknüpft; sie sind wichtig wegen ihre Beziehung zur salpetrigen Säure und zur Salpetersäure. Stickoxyd ist in technischem Verfahren durch Luftverbrennung zugänglich:

$$N_2 + O_2 \rightleftharpoons 2\,NO\,.$$

Man verfährt dabei so, daß man einen Luftstrom an einem elektrischen Flammenbogen vorbeiführt. Die Schwierigkeit des Verfahrens besteht darin, die Reaktionsprodukte sehr rasch abzukühlen, um die rückläufige Reaktion einzuschränken. Außerdem erfordern die Lichtbögen von großen Dimensionen gewaltige Elektrizitätsmengen, so daß das Verfahren nur dort rationell ist, wo Elektrizität sehr billig durch Wasserkräfte erzeugt werden kann. In Norwegen wird die Luftverbrennung nach dem Verfahren von BIRKELAND und EYDE technisch durchgeführt; man erzielt eine Ausbeute von etwa 2% Stickoxyd. In Deutschland gewinnt man Stickoxyde jetzt vorwiegend durch Verbrennung von Ammoniak

durch Luft an Platinkontakten. Die technische Gewinnung von Stickoxyd ist
von großer wirtschaftlicher Bedeutung, da man es direkt auf salpetrige Säure und
auf Salpetersäure verarbeiten kann. Reines Stickoxyd stellt man in kleinen
Mengen am besten durch milde Reduktion von Salpetersäure, am besten mit
Eisen (2)-salzen, her. Läßt man auf Eisen (2)-sulfat bei Gegenwart von Schwefelsäure Salpetersäure einwirken, so erhält man Eisen (3)-sulfat neben Stickoxyd:

$$6\,FeSO_4 + 3\,H_2SO_4 + 2\,HNO_3 \rightarrow 3\,Fe_2(SO_4)_3 + 2\,NO + 4\,H_2O\,.$$

Ist bei der Reaktion Eisen (2)-sulfat im Überschuß vorhanden, so bildet es mit
Stickoxyd eine braune Molekülverbindung ($FeSO_4 \cdot NO$), die zum Nachweis von
Stickoxyd und indirekt auch zum Nachweis von Salpetersäure geeignet ist. Man
versetzt die zu prüfende Lösung mit etwas Ferrosulfat und unterschichtet mit
konzentrierter Schwefelsäure; tritt an der Grenzfläche beider Schichten eine braune
Zone auf, so ist Salpetersäure oder salpetrige Säure vorhanden (Bromide und
Jodide müssen vorher entfernt werden). Bei Verwendung von Essigsäure statt
Schwefelsäure gibt nur salpetrige Säure einen braunen Ring.

Stickoxyd ist ein farbloses Gas; seine wichtigste Eigenschaft ist die Fähigkeit, sich außerordentlich leicht zu oxydieren. Mit Luftsauerstoff vereinigt es sich
bei gewöhnlicher Temperatur sofort zu Stickstoffdioxyd: $2\,NO + O_2 \rightarrow 2\,NO_2$.
Bei hoher Temperatur ist die Reaktion umkehrbar. Stickstoffdioxyd ist in der
Wärme ein braunes, bei gewöhnlicher Temperatur ein gelbes Gas, das sich zu
einer hellgelben, bei 21° siedenden Flüssigkeit kondensieren läßt. Stickstoffdioxyd ist ein starkes Oxydationsmittel; leicht entzündliche Stoffe brennen in
dem Gas weiter. Eine Lösung von Stickstoffdioxyd in Salpetersäure wird unter
der Bezeichnung *rauchende Salpetersäure* als starkes Oxydationsmittel verwendet.
Reines Stickstoffdioxyd erhält man durch Erhitzen von Nitraten, mit Ausnahme
von Ammoniumnitrat und Alkalinitraten:

$$2\,Cu(NO_3)_2 \rightarrow 4\,NO_2 + 2\,CuO + O_2\,.$$

Mit Wasser setzt sich Stickstoffdioxyd zu einer Mischung von Salpetersäure und
salpetriger Säure um.

Setzt man Stickoxyd mit einer unzureichenden Luftmenge um, so erhält man
Stickstoffsesquioxyd, Salpetrigsäureanhydrid N_2O_3. Die Verbindung ist auch
durch Umsetzung von Salpetersäure mit Arsentrioxyd zugänglich:

$$As_2O_3 + 2\,HNO_3 + 2\,H_2O \rightarrow N_2O_3 + 2\,H_3AsO_4\,.$$

Die Verbindung ist ein braunes Gas, das sich wie eine Mischung von Stickoxyd
und Stickstoffdioxyd verhält. Beim Abkühlen auf $-20°$ läßt es sich zu einer tief-
blauen Flüssigkeit kondensieren, die aus Salpetrigsäureanhydrid besteht; jedoch
schon bei $-10°$ beginnt bereits wieder der Zerfall:

$$N_2O_3 \rightarrow NO + NO_2\,.$$

Mit kaltem Wasser setzt sich Salpetrigsäureanhydrid zu salpetriger Säure um.

Salpetrige Säure HNO_2. Die Säure ist auch in Lösungen nur wenig beständig;
selbst in der Kälte zerfällt sie leicht in das Anhydrid und Wasser:

$$2\,HNO_2 \rightarrow N_2O_3 + H_2O\,,$$

und in der Hitze oxydieren zwei Moleküle ein drittes zu Salpetersäure und werden
selbst zu Stickoxyd reduziert:

$$2\,HNO_2 + HNO_2 \rightarrow 2\,NO + HNO_3 + H_2O\,.$$

Dieser Vorgang erinnert an die Zersetzung von Hypochloriten. Man kann salpetrige Säure in Lösung darstellen, indem man eine eiskalte Lösung von Natrium-
oder Kaliumnitrit mit Schwefelsäure zersetzt. Die Lösung besitzt eine schwach-

blaue Farbe, die freie Säure ist aber auch in der Kälte nicht lange beständig. Durch Oxydationsmittel wird salpetrige Säure zu Salpetersäure oxydiert; von Reduktionsmitteln wird sie zu Stickoxyd reduziert:

$$2\,HJ + 2\,HNO_2 \rightarrow 2\,NO + J_2 + 2\,H_2O\,.$$

Salpetrige Säure findet in der Farbstoffindustrie zur Herstellung von Azofarben in ganz großem Maße Verwendung. Man stellt sie dabei in der Reaktionslösung aus Natriumnitrit und Salzsäure oder Schwefelsäure frisch her. Die Bildung von Azofarbstoffen ist auch der sicherste und empfindlichste Nachweis für salpetrige Säure; man verwendet m-Phenylendiamin, das dabei *Bismarckbraun* liefert. Der Nachweis ist für die Untersuchung von Trinkwasser wichtig, da die Anwesenheit von salpetriger Säure auf Fäulnisprodukte schließen läßt.

Die Salze sind im Gegensatz zur freien Säure gut haltbar. Früher wurden Nitrite durch Reduktion von Nitraten mit Blei gewonnen; neuerdings stellt man sie durch Einleiten von N_2O_3, das über das durch Ammoniak- oder Luftverbrennung leicht zugängliche Stickoxyd erhalten wird, in kalte Alkalilauge her.

Salpetersäure HNO_3. Bis vor kurzem waren die natürlich vorkommenden Nitrate die ausschließliche Quelle für die Gewinnung von Salpetersäure. Man verfährt dabei so, daß man die Nitrate in gußeisernen Retorten mit konzentrierter Schwefelsäure destilliert, eventuell unter vermindertem Druck, und die Salpetersäure in gekühlten Vorlagen auffängt:

$$NaNO_3 + H_2SO_4 \rightarrow HNO_3 + NaHSO_4\,.$$

Wendet man ein Mol Schwefelsäure auf zwei Mol Nitrat an, so setzt sich das zuerst entstehende Bisulfat mit einem weiteren Mol Nitrat um; die dabei erforderliche Temperatur ist aber so hoch, daß ein Teil der Salpetersäure zerfällt:

$$4\,HNO_3 \rightarrow 4\,NO_2 + O_2 + 2\,H_2O\,.$$

so daß man als Destillat eine Lösung von Stickstoffdioxyd in Salpetersäure, also *rauchende Salpetersäure*, erhält.

Seitdem Stickoxyd durch Verbrennung von Ammoniak oder durch Luftverbrennung leicht zugänglich ist, ist dies zu einer wichtigen Quelle für die Salpetersäurefabrikation geworden. Man leitet Stickstoffdioxyd in heißes Wasser ein und erhält dabei zunächst Salpetersäure und salpetrige Säure:

$$2\,NO_2 + H_2O \rightarrow HNO_3 + HNO_2\,.$$

Die salpetrige Säure zerfällt in der Wärme jedoch sofort in Salpetersäure und Stickoxyd:

$$3\,HNO_2 \rightarrow HNO_3 + 2\,NO + H_2O\,;$$

das Stickoxyd kann man wieder mit Luft zu Stickstoffdioxyd oxydieren und erneut auf Salpetersäure oder direkt auf Nitrit verarbeiten.

Reine Salpetersäure ist eine bei 86° siedende farblose Flüssigkeit, die an der Luft stark raucht. Man kann sie aus verdünnten Lösungen durch Destillation bei Gegenwart von konzentrierter Schwefelsäure unter vermindertem Druck darstellen. Wird eine wäßrige Lösung für sich destilliert, so erhält man schließlich eine bei 120° konstant siedende Lösung von 68%. Diese Lösung bildet die konzentrierte Salpetersäure des Handels. Pharmazeutisch wird eine 25%ige Lösung *(Acidum nitricum)* verwendet. In der pharmazeutischen Praxis ist daher unter Salpetersäure 25%ige Säure (spez. Gew. 1,15) zu verstehen, während technische und chemische Angaben sich meist auf die 68%ige Säure (spez. Gew. 1,41) beziehen. Die *rohe* Salpetersäure des Arzneibuches ist allerdings auch etwa 60%ig. Rauchende Salpetersäure, *Acidum nitricum fumans*, ist eine Lösung von Stickstoffdioxyd in konzentrierter Salpetersäure.

Trägt man in wasserfreie Salpetersäure Phosphorpentoxyd ein, so geht die Säure unter Verlust von Wasser in das Anhydrid, *Stickstoffpentoxyd* N_2O_5, über. Das Anhydrid ist ein weißer, bei 30° schmelzender und bei 45° siedender Körper, der sich leicht in Stickstoffdioxyd und Sauerstoff zersetzt.

Salpetersäure gehört zu den stärksten Oxydationsmitteln; in wäßriger Lösung ist sie eine starke Säure. Leicht oxydierbare organische Verbindungen werden verbrannt oder wenigstens weitgehend oxydiert. Mit aromatischen Verbindungen führt die Reaktion mehr oder weniger leicht zu Nitroverbindungen; Hydroxylverbindungen bilden leicht Ester der Salpetersäure, die fälschlich oft auch als Nitroverbindungen bezeichnet werden. Zu dieser Gruppe gehören Nitroglycerin und Nitrocellulose, die in der Schieß- und Sprengtechnik ausgedehnte Verwendung finden.

Salpetersäure löst Silber, aber nicht Gold; sie findet unter der Bezeichnung *Scheidewasser* zur Trennung der beiden Metalle Verwendung. Zum Auflösen von Gold benutzt man eine Mischung von 1 Teil Salpetersäure und 3 Teilen Salzsäure unter dem Namen *Königswasser*. Die Mischung ist nur in der Wärme wirksam, Kochen muß jedoch vermieden werden. Königswasser enthält als wirksame, stark oxydierende Bestandteile Stickoxyd, Stickstoffdioxyd, freies Chlor und Nitrosylchlorid NOCl.

Salpetersäure gehört zu den wichtigsten technischen Produkten, für die Kriegstechnik ist sie unentbehrlich. In der organischen Industrie wird sie zur Herstellung von Nitroverbindungen benutzt, die als Ausgangsmaterial für die in der Farbenindustrie benötigten Amine dienen; man benutzt dabei eine Mischung von Salpetersäure und Schwefelsäure unter der Bezeichnung *Nitriersäure*. In der anorganischen Industrie ist Salpetersäure ein viel benutztes Oxydationsmittel. Schließlich kann Salpetersäure auch als Ausgangsmaterial für die Herstellung von Stickstoffdüngemitteln dienen.

b) Phosphor, Phosphorus: P = 31,02.

Vorkommen. Freier Phosphor kommt in der Natur nicht vor; dagegen sind Salze der Phosphorsäure ziemlich weit verbreitet. Besonders wichtig ist das tertiäre Calciumphosphat $Ca_3(PO_4)_2$, das als Mineral den Namen *Phosphorit* führt und das einen wesentlichen Bestandteil der Knochen und Zähne bildet. Ein anderes Mineral ist der *Apatit* $Ca_5F(PO_4)_3$ (zuweilen enthält es auch statt Fluor Chlor). Calciumphosphat bildet ferner einen wesentlichen Bestandteil des *Guano*, eine Ansammlung von Vogelexkrementen auf einsamen, regenarmen Inseln Südamerikas und Afrikas, der wegen seines Reichtums an Phosphor- und Stickstoffverbindungen ein geschätztes Düngemittel ist. Biologisch wichtig ist das Vorkommen von Phosphorverbindungen in Form von Phosphorsäureestern in der Nerven- und Gehirnsubstanz und in den Zellkernen. Auch bei vielen biologischen Umsetzungen, z. B. bei der alkoholischen Gärung, spielen Phosphorsäureester eine Rolle.

Calciumphosphat erhält man auch als Nebenprodukt bei der Aufarbeitung phosphorhaltiger Erze (Thomasschlacke).

Darstellung. Phosphor wurde erstmalig im Jahre 1669 von dem Hamburger Alchimisten BRAND durch trockene Destillation von eingedicktem Harn erhalten. Die Entstehung von freiem Phosphor ist dabei auf die Reduktion der im Harn regelmäßig vorhandenen Phosphate durch die bei der Veraschung gebildete Kohle zurückzuführen. Der Phosphor bildete zu jener Zeit wegen seiner Eigenschaft, im Dunkeln zu leuchten, eine geschätzte Kuriosität, die mit Gold aufgewogen wurde.

Später wurde Phosphor aus Knochenasche gewonnen, die fast reines Calcium-

phosphat darstellt. Die Asche wurde zuerst mit Schwefelsäure umgesetzt, wobei
man Calciumsulfat und Phosphorsäure erhält:

$$Ca_3(PO_4)_2 + 3 H_2SO_4 \rightarrow 3 CaSO_4 + 2 H_3PO_4 .$$

Man filtrierte die Phosphorsäure vom unlöslichen Calciumsulfat ab, mischte sie
mit Holzmehl und destillierte das Ganze bei steigender Temperatur aus irdenen
Retorten. Dabei entweicht zunächst Wasser, dann tritt Verkohlung des Holzes
ein und schließlich wird die entstandene Metaphosphorsäure durch die Kohle zu
Phosphor reduziert:

$$H_3PO_4 \rightarrow HPO_3 + H_2O ,$$
$$2 HPO_3 + 6 C \rightarrow 2 P + H_2 + 6 CO .$$

Der entweichende Phosphor wird unter Wasser kondensiert. Neuerdings wird das
Verfahren dadurch vereinfacht und wirtschaftlicher gestaltet, daß man an Stelle
von Schwefelsäure Kieselsäure (Sand), statt Holzmehl Koks und statt Knochenasche das Mineral Phosphorit verwendet und die ganze Operation in einem Zuge
durchführt. Die Stoffe werden in geeignetem Verhältnis gemischt und bei hoher
Temperatur, meist im elektrischen Flammenbogen, umgesetzt.

$$Ca_3(PO_4)_2 + 3 SiO_2 + 5 C \rightarrow 2 P + 3 CaSiO_3 + 5 CO .$$

Der Phosphordàmpf wird unter Wasser kondensiert und der rohe Phosphor zur
Reinigung aus eisernen Retorten unter Luftabschluß erneut destilliert. Man läßt
ihn dann sogleich unter Wasser in Stangenformen erstarren und bringt die Stangen
in mit Wasser gefüllten Gefäßen in den Handel.

Eigenschaften. Der Phosphor existiert in zwei verschiedenen Modifikationen:
als weißer und als roter Phosphor. Der weiße Phosphor ist die Form, die man
bei der Fabrikation erhält. Unter der Einwirkung des Lichtes wandelt er sich
unter Energieabgabe langsam in die rote Modifikation um. Im Dunkeln vollzieht
sich diese Umwandlung bei gewöhnlicher Temperatur so langsam, daß man sie
praktisch nicht beobachtet. Bei höherer Temperatur vollzieht sie sich rasch,
besonders wenn eine Spur Jod zugegen ist. Auch unter diesen Bedingungen wird
bei der Umwandlung Energie frei, so daß also der rote Phosphor die energie-
ärmere und damit die stabilere Modifikation darstellt. Roter Phosphor läßt sich
nicht direkt wieder in weißen zurückverwandeln; diese Umwandlung gelingt nur
über die Dampfform, die bei beiden Modifikationen die gleiche ist. Die beiden
allotropen Modifikationen des Phosphors unterscheiden sich also hinsichtlich der
Umwandelbarkeit von den allotropen Modifikationen des Schwefels.

Da der rote und der weiße Phosphor verschiedenen Energiegehalt besitzen,
unterscheiden sie sich stark in ihren physikalischen und chemischen Eigenschaften. Weißer Phosphor schmilzt bei 44° und siedet bei 280°; sein spezifisches
Gewicht ist 1,83; er ist in Schwefelkohlenstoff leicht löslich, auch löslich in Äther
und in fetten Ölen; er entzündet sich von selbst an der Luft und wirkt innerlich
genommen stark giftig. Roter Phosphor verdampft ohne zu schmelzen; sein
spezifisches Gewicht ist 2,2; in organischen Lösungsmitteln ist er unlöslich, er
ist ungiftig, entzündet sich nicht von selbst an der Luft und wirkt ganz allgemein
bei Umsetzungen weniger heftig als weißer Phosphor.

Weißer Phosphor vereinigt sich mit vielen Metallen beim Erhitzen zu Phosphiden, Verbindungen, die den Nitriden entsprechen. An der Luft leuchtet der
Phosphor; Dämpfe von ätherischen Ölen, z. B. von Terpentinöl und einige andere
Stoffe heben die Phosphorescenz auf. Das Leuchten bleibt merkwürdigerweise
bei gewöhnlicher Temperatur in reinem Sauerstoff aus. Das Leuchten ist darauf
zurückzuführen, daß die Oxydationsenergie zum Teil als Licht auftritt. Ein
anderer Teil wird in Form von Wärme frei, so daß die Temperatur sich sehr bald

auf die Entzündungstemperatur (40°) steigert. Der Phosphor verbrennt dann mit grellweißem Licht zu Phosphorpentoxyd P_2O_5, das sich mit Feuchtigkeit zu Phosphorsäure H_3PO_4 umsetzt. Beim Verbrennen spritzt der Phosphor flüssig umher; die brennenden flüssigen Tröpfchen verursachen auf der Haut gefährliche Verbrennungen. Beim Umgehen mit weißem Phosphor ist daher größte Vorsicht geboten; man schneide und wiege ihn nur unter Wasser.

Roten Phosphor stellt man durch Erhitzen von weißem Phosphor in geschlossenen Gefäßen auf 250° dar; Jod beschleunigt die Reaktion. Er leuchtet an der Luft nicht und entzündet sich nicht von selbst; seine Entzündungstemperatur liegt bei 240°. Mit Halogenen reagiert er sehr stürmisch, jedoch weniger heftig als weißer Phosphor, der unter Feuererscheinung reagiert. Beide Formen werden durch Salpetersäure zu Phosphorsäure oxydiert.

Anwendung. Weißer Phosphor wurde früher wegen seiner leichten Entflammbarkeit in der Zündholzfabrikation verwendet. Da seine starke Giftigkeit jedoch zu vielfacher mißbräuchlicher Verwendung dieser Zündhölzer geradezu anreizte und da sie auch wegen ihrer leichten Entzündlichkeit recht gefährlich waren, haben jetzt wohl alle Länder solche Zündhölzer verboten. Die Köpfe der Sicherheitszündhölzer bestehen meist aus einer Mischung von Schwefel oder Antimonsulfid mit einem Oxydationsmittel, wie Kaliumchlorat, etwas Glaspulver und Leim. Die Zündflächen bestehen aus einer Mischung von rotem Phosphor, Antimonsulfid und Leim. Beim Anreiben wird der Phosphor auf die Entzündungstemperatur gebracht und entflammt dabei das Zündholzköpfchen. Um das Nachglimmen zu verhindern, sind die Hölzchen meist noch mit Alaun imprägniert.

Weißer Phosphor wird in Öllösung zusammen mit Lebertran in minimalen Dosen gegen Rachitis verwendet; eine therapeutische Wirkung dürfte ihm dabei jedoch nicht zukommen. Man benutzt ihn auch in Zuckersirup suspendiert oder in Öl gelöst zur Bekämpfung von Ratten.

Zum toxikologischen Nachweis von weißem Phosphor benutzt man seine Fähigkeit, im Dunkeln zu leuchten. Man destilliert das Untersuchungsmaterial in einem verdunkelten Raum mit Wasserdampf und kann noch bei sehr kleinen Mengen im Kühler ein anhaltendes Leuchten beobachten. Es ist jedoch zu beachten, daß bei Gegenwart von ätherischen Ölen und von manchen organischen Lösungsmitteln das Leuchten ausbleiben kann. Man wird daher in jedem Falle das Destillat mit Salpetersäure oxydieren und dann Phosphorsäure nachzuweisen versuchen. Ein anderer Nachweis beruht auf der Überführung in Silberphosphid Ag_3P. Man läßt dazu auf das Untersuchungsmaterial Zink und verdünnte Schwefelsäure einwirken und leitet das entwickelte Gasgemisch, das man zur Entfernung etwa entstandenen Schwefelwasserstoffs eine mit Bleiacetat imprägnierte Watteschicht passieren läßt, in Silbernitratlösung ein.

Wasserstoffverbindungen des Phosphors. Kocht man weißen Phosphor mit starker Kalilauge, so entweicht ein Gas, das sich an der Luft von selbst entzündet. Dieses Gas läßt sich durch Abkühlen in zwei Bestandteile zerlegen, einen flüssigen, der an der Luft sofort entflammt, und einen gasförmigen, der den Hauptbestandteil darstellt und sich an der Luft nicht von selbst entzündet. Das reine Gas ist *Phosphin* PH_3, das bei der genannten Darstellung neben Hypophosphit entsteht:

$$4\,P + 3\,KOH + 3\,H_2O \rightarrow 3\,KH_2PO_2 + PH_3;$$

die Entzündlichkeit wird durch den als Verunreinigung gleichzeitig entstehenden *flüssigen Phosphorwasserstoff* P_2H_4 hervorgerufen. Phosphin kann man auch durch Zerlegen von Phosphiden mit Wasser darstellen:

$$Ca_3P_2 + 6\,H_2O \rightarrow 2\,PH_3 + 3\,Ca(OH)_2;$$

diese Reaktion entspricht der Darstellung von Ammoniak aus Nitriden. Phosphin entspricht nach seiner Zusammensetzung dem Ammoniak; zum Unterschied von diesem bildet es jedoch mit Wasser keine Base. Immerhin besitzt die Verbindung schwachbasische Eigenschaften, da sie sich mit Säuren zu Salzen vereinigt: $PH_3 + HJ \rightarrow PH_4J$. Diese Salze nennt man in Analogie zu den Ammoniumsalzen *Phosphoniumsalze*. Die Salze sind jedoch gegen Wasser unbeständig und zerfallen in Phosphin und freie Säure. Phosphin zerfällt in der Hitze in seine Bestandteile, und zwar leichter als Ammoniak; beim Einatmen wirkt es sehr giftig.

Der flüssige Phosphorwasserstoff entspricht in seiner Zusammensetzung dem Hydrazin; er hat jedoch keine basischen Eigenschaften und bildet daher keine Salze. Unter der Einwirkung des Lichtes geht er in festen Phosphorwasserstoff $P_{12}H_6$ über, der schwachsaure Eigenschaften hat. Er besitzt gewisse Übereinstimmung mit der Stickstoffwasserstoffsäure.

Verbindungen des Phosphors mit den Halogenen. Während die Halogenverbindungen des Stickstoffes äußerst unbeständig sind, lassen sich die Halogenverbindungen des Phosphors gut darstellen und bequem handhaben. Durch Wasser werden sie allerdings alle zersetzt, wobei Halogenwasserstoff und phosphorige Säure (aus den dreiwertigen Verbindungen) oder Phosphorsäure (aus den fünfwertigen Verbindungen) entsteht. Alle Verbindungen lassen sich durch direkte Vereinigung der Elemente darstellen.

Phosphortrichlorid PCl_3 stellt man dar, indem man Chlor über roten Phosphor leitet. Die Reaktion verläuft unter so heftiger Wärmeentwicklung, daß Phosphortrichlorid sofort abdestilliert. Es ist eine bei 77° siedende Flüssigkeit, die an der Luft stark raucht und sich mit Wasser zersetzt:

$$PCl_3 + 3 H_2O \rightarrow H_3PO_3 + 3 HCl.$$

Leitet man in Phosphortrichlorid weiterhin Chlor ein, so entsteht *Phosphorpentachlorid* PCl_5, ein fester gelber Körper, der sich mit Wasser zu Salzsäure und Phosphorsäure umsetzt. Wird die Umsetzung mit nur einem Mol Wasser vorgenommen, so entsteht *Phosphoroxychlorid* $POCl_3$, eine farblose, an der Luft rauchende Flüssigkeit vom Siedepunkt 107°. Mit Wasser setzt es sich weiter zu Phosphorsäure und Chlorwasserstoff um. Eine analoge Reaktion wie mit Wasser findet mit organischen Hydroxylverbindungen statt, wobei die Hydroxylgruppen durch Chlor ausgetauscht werden. Phosphorbromide (PBr_3 und PBr_5) und Phosphorjodide (P_2J_4 und PJ_3) lassen sich ebenso wie die Chloride herstellen. Mit Wasser und organischen Hydroxylverbindungen reagieren sie wie die Chloride. Man benutzt sie zur Darstellung von Brom- und Jodwasserstoff und zum Austausch von Hydroxylgruppen gegen Brom oder Jod. Im allgemeinen wendet man bei diesen Reaktionen jedoch nicht die fertigen Verbindungen an, sondern man läßt sie bei Gegenwart der umzusetzenden Substanz aus rotem Phosphor und dem Halogen frisch entstehen.

Sauerstoffverbindungen des Phosphors. Phosphor verbrennt an der Luft zu *Phosphorpentoxyd* P_2O_5; er geht also sofort in seine höchste Oxydationsstufe über. Nimmt man die Oxydation bei beschränktem Luftzutritt vor, so kann man *Phosphortrioxyd* P_2O_3 erhalten, das sich an der Luft sofort zu Phosphorpentoxyd weiteroxydiert. Beide Oxyde sind die Anhydride von Säuren; Phosphorpentoxyd setzt sich mit Wasser zu Phosphorsäure um:

$$P_2O_5 + 3 H_2O \rightarrow 2 H_3PO_4,$$

das Trioxyd liefert phosphorige Säure:

$$P_2O_3 + 3 H_2O \rightarrow 2 H_3PO_3.$$

Phosphortrioxyd spielt praktisch keine Rolle; Phosphorpentoxyd, ein weißes, sehr hygroskopisches Pulver, wird als sehr wirksames Trockenmittel und als wasserentziehendes Mittel vielfach verwendet.

Säuren des Phosphors. Die phosphorige Säure (H_3PO_3) und die Phosphorsäure (H_3PO_4) entsprechen nach ihren Wertigkeitsstufen der salpetrigen Säure und der Salpetersäure. Formal kommt diese Beziehung nicht ohne weiteres zum Ausdruck. Entzieht man der Phosphorsäure aber ein Molekül Wasser, was sich praktisch durch einfaches Erhitzen bewerkstelligen läßt, so erhält man Metaphosphorsäure (HPO_3), die auch formal mit der Salpetersäure übereinstimmt. In ihren Eigenschaften weisen beide jedoch beträchtliche Unterschiede auf.

Unterphosphorige Säure H_3PO_2 erhält man in Form ihrer Salze, wenn man weißen Phosphor auf starke Alkalien einwirken läßt; nebenher entsteht Phosphin. Die Säure ist eine weiße krystalline Substanz, die als starkes Reduktionsmittel wirkt; aus Arsenverbindungen scheidet sie elementares Arsen ab und wird daher zum Nachweis von Arsenverbindungen benutzt. Von den drei vorhandenen Wasserstoffatomen ist nur eines sauer; mit einwertigen Metallen bildet sie daher nur Salze vom Typus $Me^IH_2PO_2$ (Me^I bedeutet ein einwertiges Metall); die Salze heißen *Hypophosphite*.

Phosphorige Säure H_3PO_3 stellt man am bequemsten durch Zersetzung von Phosphortrihalogeniden dar. Auch diese Säure ist ein starkes Reduktionsmittel. Von den drei vorhandenen Wasserstoffatomen sind nur zwei sauer, sie bildet daher Salze vom Typus $Me^IH_2PO_3$ und $Me^I_2HPO_3$; die Salze heißen *Phosphite*. Den Bau der Säuren stellt man sich so vor, daß die nichtsauren Wasserstoffatome direkt an Phosphor gebunden sind.

Phosphorsäure H_3PO_4 ist die Säure mit der höchsten Oxydationsstufe; phosphorige Säure und unterphosphorige Säure gehen bei der Oxydation in diese über. Selbstverständlich hat die Säure auch keine reduzierenden Eigenschaften. Zur Darstellung der Säure zerlegt man Phosphorit mit Schwefelsäure, filtriert vom abgeschiedenen Calciumsulfat ab und konzentriert das Filtrat in Bleigefäßen. Nach erneuter Filtration und weiterem Eindampfen erhält man schließlich die rohe konzentrierte Phosphorsäure des Handels. Reine Phosphorsäure, wie sie auch für pharmazeutische Zwecke Verwendung findet, wird durch Oxydation von rotem Phosphor mit Salpetersäure dargestellt. Nach dem Verdampfen des Salpetersäureüberschusses erhält man beim Einengen die reine Säure in Form von hygroskopischen durchsichtigen Krystallen, die bei 38° schmelzen. Pharmazeutisch wird eine 25%ige Lösung benutzt. Phosphorsäure ist in wäßriger Lösung eine mittelstarke Säure, die drei Reihen von Salzen bildet; alle drei Wasserstoffatome sind durch Metalle vertretbar. Die Salze, in denen nur ein Wasserstoffatom durch ein Metall ersetzt ist, nennt man *primär*, die mit zwei ersetzten Wasserstoffatomen *sekundär* und diejenigen, in welchen alle drei Wasserstoffatome durch Metalle vertreten sind, *tertiär*. Phosphorsäure verliert beim Erhitzen Wasser; bei einer Temperatur von 255° tritt aus zwei Molekülen Phosphorsäure ein Molekül Wasser aus, und man erhält *Pyrophosphorsäure:*

$$2\,H_3PO_4 \rightarrow H_4P_2O_7 + H_2O\,.$$

Bei stärkerem Erhitzen tritt weiterer Wasserverlust ein, und man erhält *Metallphosphorsäure:*

$$H_4P_2O_7 \rightarrow 2\,HPO_3 + H_2O\,,$$
$$\text{oder}\quad H_3PO_4 \rightarrow HPO_3 + H_2O\,.$$

Eine weitere Entwässerung (zu P_2O_5) ist auch bei stärkstem Erhitzen nicht möglich. Zur Unterscheidung von diesen beiden Säuren nennt man die gewöhnliche Phosphorsäure auch Orthophosphorsäure. Phosphorpentoxyd ist das Anhydrid aller drei Säuren; eine Beziehung läßt sich dadurch herstellen, daß man die drei Säuren als die Reaktionsprodukte von Phosphorpentoxyd mit einem, mit zwei und mit drei Mol Wasser betrachtet:

$$P_2O_5 + H_2O \;\rightarrow 2\,HPO_3\,,$$
$$P_2O_5 + 2\,H_2O \rightarrow H_4P_2O_7\,,$$
$$P_2O_5 + 3\,H_2O \rightarrow 2\,H_3PO_4\,.$$

Pyro- und Metaphosphorsäure sind in wäßriger Lösung nicht lange beständig, da sie unter Wasseraufnahme in Orthophosphorsäure übergehen. Die Reaktion wird durch Wärme und durch Wasserstoffionen beschleunigt. Von allen drei Säuren leiten sich beständige Salze ab; die Pyrophosphorsäure bildet trotz der vier sauren Wasserstoffatome nur zwei Reihen von Salzen, solche, in denen zwei, und solche, in denen alle vier Wasserstoffatome ersetzt sind.

Alle drei Phosphate geben mit Silbernitrat unlösliche Silbersalze, in denen alle Wasserstoffatome durch Silber ersetzt sind; sie sind in Salpetersäure löslich. Silberorthophosphat ist gelb, die beiden anderen Silbersalze sind weiß gefärbt. Orthophosphate geben mit einer ammoniakalischen Lösung von Magnesium-salzen einen schwerlöslichen krystallinen Niederschlag von Magnesium-ammo-nium-phosphat: $MgNH_4PO_4$. Diese Reaktion kann zum Nachweis von Phosphaten und auch zur quantitativen Bestimmung dienen, da die Verbindung beim Erhitzen unter Verlust von Wasser und Ammoniak in glühbeständiges Magnesiumpyro-phosphat übergeht:

$$2\,MgNH_4PO_4 \rightarrow Mg_2P_2O_7 + H_2O + NH_3\,.$$

Eine andere Methode, die zum Nachweis und zur quantitativen Bestimmung von Phosphaten dienen kann, besteht darin, daß man das Untersuchungsmaterial mit einer Lösung von Ammoniummolybdat in verdünnter Salpetersäure erwärmt (nicht kocht!), wobei ein gelber Niederschlag von Ammoniumphosphormolybdat $(NH_4)_3PO_4 \cdot 12MoO_3 \cdot 6H_2O$ entsteht, der in Ammoniak löslich ist. Bei beiden Nachweisreaktionen ist zu beachten, daß Arsensäure ähnliche Reaktionen liefert.

Schwefelverbindungen des Phosphors. Phosphor vereinigt sich mit Schwefel zu den Verbindungen: P_2S_3 (Phosphortrisulfid), P_4S_3 (Phosphorsesquisulfid) und P_2S_5 (Phosphorpentasulfid). Man erhält sie durch Zusammenschmelzen der Elemente im berechneten Verhältnis als gelbe krystalline Substanzen, die man zum Ersatz von Sauerstoff durch Schwefel in organischen Verbindungen ver-wendet.

c) Arsen, Arsenium: As = 74,91.

Vorkommen. Arsen findet sich als freies Element in der Natur, als Mineral führt es die Bezeichnung *Fliegenstein* oder *Scherbenkobalt*. In Verbindungen mit Schwefel findet es sich als *Auripigment* As_2S_3 (gelb) und *Realgar* As_2S_2 (rot). Arsen kommt häufig auch in Verbindungen mit Metallen vor, z. B. *Arsenkies* FeAsS, *Kobaltglanz* CoAsS und *Weißnickelerz* $NiAs_2$. Das Oxyd As_2O_3 findet sich in der Natur selten, einige Heilquellen enthalten kleine Mengen davon gelöst *(Levico, Roncegno, Dürkheimer Maxquelle)*.

Darstellung. Man erhitzt Arsenkies unter Zuschlag von etwas Eisen unter Luftabschluß und kondensiert den Arsendampf:

$$FeAsS \rightarrow FeS + As\,.$$

Man kann auch das beim Rösten von arsenhaltigen Erzen in den Flugstaub-kammern anfallende Arsenoxyd mit Kohle reduzieren:

$$As_2O_3 + 3\,C \rightarrow 2\,As + 3\,CO\,.$$

Eigenschaften. Arsen ist eine krystalline grauschwarze Substanz von metallischem Glanz, die sich leicht pulvern läßt. Neben dieser stabilen Modifikation ist noch eine instabile, gelbe Form bekannt, die man erhält, wenn Arsendampf plötzlich mit flüssiger Luft abgekühlt wird. Diese Form ist in Schwefelkohlenstoff löslich; sie entspricht der weißen Modifikation des Phosphors. Arsen ist leicht flüchtig; sein Dampf besitzt gelbe Farbe und riecht widerlich nach Knoblauch.

Arsen verbrennt an der Luft zu Arsentrioxyd As_2O_3; die gleiche Oxydation findet langsam an feuchter Luft und unter Wasser statt. Starke Oxydationsmittel, wie Salpetersäure, oxydieren Arsen zu Arsensäure H_3AsO_4, ganz entsprechend der Oxydation von Phosphor zu Phosphorsäure. Halogene, Schwefel und viele Metalle vereinigen sich mit Arsen direkt.

Anwendung. Das freie Element findet als Zusatz zu Blei (etwa 0,5%) für die Herstellung von Schrotkörnern Verwendung. Arsenverbindungen sind wertvolle Heilmittel; andere spielen eine Rolle als Schädlingsbekämpfungsmittel.

Arsenwasserstoff AsH_3 entsteht bei der Einwirkung von nascierendem Wasserstoff auf Arsenverbindungen; der dabei entstehende Arsenwasserstoff ist natürlich mit Wasserstoff gemischt. Rein erhält man ihn durch Zersetzung von Arseniden, die durch Zusammenschmelzen von Arsen mit Metallen zugänglich sind. Calciumarsenid zersetzt sich schon mit Wasser:

$$Ca_3As_2 + 6 H_2O \rightarrow 2 AsH_3 + 3 Ca(OH)_2;$$

die Reaktion entspricht der Darstellung von Ammoniak und von Phosphin aus Calciumnitrid bzw. Calciumphosphid. Zinkarsenid läßt sich erst mit verdünnten Säuren zersetzen:

$$Zn_3As_2 + 6 HCl \rightarrow 2 AsH_3 + 3 ZnCl_2.$$

Arsenwasserstoff ist ein farbloses, stark giftiges Gas, das in ganz reiner Form geruchlos ist; infolge beigemengter Verunreinigungen riecht er meist stark nach Knoblauch. In der Hitze zerfällt Arsenwasserstoff in die Elemente, beim Anzünden verbrennt er mit bläulicher Flamme zu Wasser und Arsentrioxyd; schreckt man die Flamme ab, indem man eine Porzellanschale hineinhält, so scheidet sich elementares Arsen als brauner Fleck ab, da im Inneren der Flamme die Spaltung in die Elemente bereits eingetreten, das Arsen aber noch nicht verbrannt ist.

Halogenverbindungen des Arsens. Die Halogenverbindungen des Arsens erhält man ebenso wie die Halogenverbindungen des Phosphors durch direkte Vereinigung der Elemente. Sie werden durch Wasser zersetzt, die Reaktion ist jedoch umkehrbar. *Arsentrichlorid* $AsCl_3$ entsteht in heftiger Reaktion beim Überleiten von Chlorgas über Arsen als eine schwere farblose Flüssigkeit vom Siedepunkt 130°, die an der Luft stark raucht; mit Wasser findet Zersetzung statt:

$$AsCl_3 + 3 H_2O \rightleftharpoons As(OH)_3 + 3 HCl.$$

Umgekehrt entsteht aber Arsentrichlorid auch aus arseniger Säure und Salzsäure; mit konzentrierter Salzsäure läßt sich Arsentrichlorid aus dem Reaktionsgemisch herausdestillieren. Darauf beruht die analytische Abtrennung von Arsen aus Gemischen mit anderen Stoffen. Arsentrichlorid findet zur Darstellung organischer Arsenverbindungen Verwendung. Die übrigen Halogenverbindungen des Arsens sind von untergeordneter Bedeutung.

Sauerstoffverbindungen des Arsens. Bei der Verbrennung von Arsen an der Luft entsteht *Arsentrioxyd* AsO_3; *Arsenpentoxyd* As_2O_5 kann durch Entwässern von Arsensäure H_3AsO_4 dargestellt werden.

Arsentrioxyd, auch *Arsenik* genannt, entsteht als Nebenprodukt beim Rösten arsenhaltiger Erze und setzt sich in den Flugstaubkammern ab. Zur Reinigung wird es sublimiert. Arsenik bildet eine derbe weiße, porzellanähnliche Masse oder ein weißes krystallines Pulver. Die Dampfdichte entspricht der Formel As_4O_6, doch lassen sich alle chemischen Umsetzungen durch die einfache Formel ebensogut und übersichtlicher darstellen.

Arsentrioxyd ist in kaltem Wasser wenig, in heißem Wasser reichlich löslich. Die wäßrigen Lösungen haben saure Eigenschaften, da Arsentrioxyd das Anhydrid einer Säure ist:

$$As_2O_3 + 3 H_2O \rightleftharpoons 2 H_3AsO_3;$$

die *arsenige Säure* ist jedoch in freier Form nicht beständig. Mit Alkalien bildet sie beständige Salze, wobei alle drei Wasserstoffatome ersetzt werden können. Andererseits entsteht aus dem Oxyd mit Salzsäure Arsentrichlorid, mit Schwefelsäure ein Sulfat und mit Schwefelwasserstoff Arsensulfid. Arsen ist also in dem einen Falle Bestandteil des Anions, in dem anderen Falle ist es Kation; arsenige Säure hat also zugleich saure und basische Eigenschaften, wenn auch die sauren Eigenschaften überwiegen. Man kann diese Beziehungen durch das folgende Schema veranschaulichen:

$$3 H^+ + AsO_3''' \rightleftharpoons H_3AsO_3 \rightleftharpoons As^{+++} + 3 OH'.$$

Verbindungen, die zugleich saure und basische Eigenschaften besitzen, die also sowohl mit Säuren als auch mit Basen Salze bilden können, nennt man *amphoter*.

Bei Versuchen, primäre Salze der arsenigen Säure darzustellen, entstehen die Salze einer wasserärmeren Säure, der *metarsenigen Säure* $HAsO_2$. Das Kaliumsalz dieser Säure ist der wirksame Bestandteil des medizinisch verwendeten Liquor kalii arsenicosi, der auch unter dem Namen FOWLERsche Lösung bekannt ist und 1% As_2O_3 enthält.

Oxydationsmittel führen arsenige Säure und ihre Salze in Arsensäure bzw. Arsenate über. Die Oxydation gelingt bereits mit freiem Jod, jedoch nur teilweise, da die Reaktion umkehrbar ist und daher zu einem Gleichgewicht führt:

$$H_3AsO_3 + H_2O + J_2 \rightleftharpoons H_3AsO_4 + 2 HJ.$$

Wird der gebildete Jodwasserstoff abgefangen, was man in einfacher Weise durch Zusatz von Natriumbicarbonat bewirken kann, so verläuft die Oxydation quantitativ. Da man einen Jodüberschuß mit Thiosulfat leicht zurücktitrieren kann, wird das Verfahren zur quantitativen Bestimmung dreiwertiger Arsenverbindungen angewendet.

Arsentrioxyd, das als Anhydrid der arsenigen Säure vielfach auch selbst arsenige Säure genannt wird, findet unter der Bezeichnung *Acidum arsenicosum* in kleinen Dosen medizinische Verwendung (z. B. bei Anämien). In größeren Dosen ist die Substanz sehr giftig; als letale Dosis kann etwa 0,1 g angesehen werden; bei ständigem Gebrauch tritt jedoch so starke Gewöhnung des Körpers an das Gift ein, daß auch relativ große Dosen vertragen werden.

Arsenpentoxyd; eine weiße, krystalline Substanz, die beim Erhitzen in Arsentrioxyd und Sauerstoff zerfällt, ist das Anhydrid der *Arsensäure* H_3AsO_4. Man stellt die Säure meist durch Erhitzen von Arsentrioxyd (oder auch von Arsen) mit Salpetersäure her. Arsensäure ist eine feste, hygroskopische Substanz, die beim Erhitzen stufenweise Wasser verliert und nacheinander in Pyroarsensäure, Metarsensäure und Arsenpentoxyd übergeht:

$$2 H_3AsO_4 \rightarrow H_2O + H_4As_2O_7 \rightarrow H_2O + 2 HAsO_3 \rightarrow H_2O + As_2O_5.$$

Pyro- und Metarsensäure gehen in wäßriger Lösung sofort in Orthoarsensäure über. Arsenate geben mit Silbernitrat rotbraunes Silberarsenat Ag_3AsO_4, das in Salpetersäure und in Ammoniak löslich ist. Mit Magnesiumsalzen geben sie in ammoniakalischer Lösung weißes krystallinisches Magnesium-ammonium-arsenat NH_4MgAsO_4, das beim Glühen in Magnesiumpyroarsenat übergeht. Ammoniummolybdat gibt mit Arsenaten eine ähnliche Fällung wie mit Phosphaten.

Schwefelverbindungen des Arsens. Man kennt drei Sulfide des Arsens: As_2S_2, As_2S_3 und As_2S_5. Die beiden ersteren finden sich in der Natur; *Arsentrisulfid* fällt beim Einleiten von Schwefelwasserstoff in eine Lösung von Arsentrioxyd als schwefelgelber Niederschlag aus, *Arsenpentasulfid* fällt mit Schwefelwasserstoff aus einer Lösung von Arsensäure in Salzsäure. Alle drei Verbindungen sind in Wasser unlöslich, beim Erwärmen mit Salzsäure gehen sie allmählich als Chlorid in Lösung. In einer Lösung von Alkalisulfiden sind sie gleichfalls löslich; man macht davon in der analytischen Chemie zur Abtrennung des Arsensulfids Gebrauch, indem man den Schwefelwasserstoffniederschlag mit Schwefelammonium behandelt (dabei gehen Antimon- und Zinnsulfid gleichfalls in Lösung). Dabei entsteht das Ammoniumsalz der sulfarsenigen Säure, die sich von der arsenigen Säure dadurch ableitet, daß der Sauerstoff durch Schwefel ersetzt ist:

$$3\,(NH_4)_2S + As_2S_3 \rightarrow 2\,(NH_4)_3AsS_3\,.$$

Bei Anwendung von Ammoniumpolysulfid entsteht unter Aufnahme von Schwefel das Ammoniumsalz der Sulfarsensäure $(NH_4)_3AsS_4$. Die freien Sulfosäuren sind unbeständig und zerfallen, wenn man sie aus den Salzen mit Säuren frei macht, in Schwefelwasserstoff und·Arsentri- bzw. Arsenpentasulfid.

Nachweis von Arsenverbindungen. Die Nachweismethoden beruhen darauf, daß man die Arsenverbindungen entweder zu elementarem Arsen reduziert, das an seiner Farbe leicht zu erkennen ist, oder daß man die Reduktion bis zu Arsenwasserstoff führt, der durch Abscheidung von Arsen bei der thermischen Zersetzung oder auf andere Weise zu identifizieren ist. Die Reduktion von Arsenverbindungen zu elementarem Arsen kann durch die verschiedensten Reduktionsmittel bewirkt werden. Am gebräuchlichsten sind Zinn (2)-chlorid in salzsaurer Lösung (die Lösung ist unter dem Namen BETTENDORFS *Reagens* bekannt), oder eine Lösung von unterphosphoriger Säure in Salzsäure; dieses letztere Reagens wird pharmazeutisch zur Prüfung von Arzneimitteln auf Verunreinigungen durch Arsenverbindungen benutzt. Man verfährt bei der Prüfung so, daß man das Untersuchungsmaterial mit der Reagenslösung versetzt und die Mischung 15 Minuten im Wasserbade erhitzt. Arsenverbindungen geben dabei je nach der Menge eine braune Trübung oder einen braunschwarzen Niederschlag.

Die Reduktion von Arsenverbindungen zu Arsenwasserstoff wird durch nascierenden Wasserstoff bewirkt. Das sicherste Verfahren, das insbesondere auch für forensische Zwecke anzuwenden ist, ist das Verfahren nach MARSH. Dieses Verfahren beruht darauf, daß man das Untersuchungsmaterial der Einwirkung von nascierendem Wasserstoff (aus Zink und Schwefelsäure herzustellen) unterwirft; das entweichende Gasgemisch wird durch ein Rohr aus schwer schmelzbarem Glas abgeführt, das an einer etwas verjüngten Stelle mit einer Bunsenflamme erhitzt wird. An dieser Stelle wird etwa vorhandener Arsenwasserstoff in Arsen und·Wasserstoff gespalten, und das Arsen setzt sich als ein schwarzer Beschlag, der sog. *Arsenspiegel*, an dem Glase ab. Selbstverständlich müssen sowohl alle Reagenzien als auch die verwendeten Geräte völlig arsenfrei sein. Praktisch verfährt man so, daß man in einem Kolben aus Jenaer Glas zunächst aus reinem Zink und reiner Schwefelsäure Wasserstoff entwickelt; man läßt die Reaktion so lange laufen, bis man sich davon überzeugt hat, daß die Luft durch den Wasserstoff völlig verdrängt ist. Dann erhitzt man das Ableitungsrohr aus schwer schmelzbarem Glas an einer verengten Stelle mit einer Bunsenflamme und läßt die Reaktion so lange gehen, bis man sicher ist, daß Reagenzien und

Glasmaterial völlig arsenfrei sind; es darf also in diesem Blindversuch auch nicht die Andeutung eines Arsenspiegels entstehen. Dann erst gibt man das Untersuchungsmaterial in den Kolben und führt die Reaktion in der gleichen Weise weiter. Aus der Stärke des entstehenden Arsenspiegels läßt sich sogar die Arsenmenge durch Vergleich mit Spiegeln, die man in gleicher Weise mit bekannten Arsenmengen hergestellt hat, ziemlich genau abschätzen. Bei der Ausführung dieser Reaktion ist jedoch zu berücksichtigen, daß Antimonverbindungen einen ganz ähnlichen Antimonspiegel geben. Der Arsenspiegel ist jedoch bräunlich und in der Flamme leicht flüchtig, während der Antimonspiegel schwarz und schwer flüchtig ist. Der Antimonspiegel scheidet sich auch wegen der leichteren Zersetzlichkeit des Antimonwasserstoffes meist schon vor der erhitzten Stelle ab, während der Arsenspiegel immer erst dahinter entsteht. Und schließlich ist der Arsenspiegel in Salpetersäure, in Hypochloritlösungen und in einer Mischung von Wasserstoffperoxyd und Ammonial köslich, während der Antimonspiegel darin unlöslich ist. Man kann auch Arsen von Antimon durch Destillation mit Salzsäure trennen, ehe man die Reaktion ausführt.

Arsenwasserstoff läßt sich auch nach der Methode von GUTZEIT nachweisen. Die Methode beruht darauf, daß Arsenwasserstoff mit einer sehr konzentrierten Silbernitratlösung eine Doppelverbindung von $Ag_3As \cdot 3 AgNO_3$ liefert, die gelb gefärbt ist und mit Wasser unter Abscheidung von metallischem Silber zerfällt:

$$Ag_3As \cdot 3 AgNO_3 + 3 H_2O \rightarrow 6 Ag + H_3AsO_3 + 3 HNO_3.$$

Man verfährt so, daß man das Untersuchungsmaterial in einem Reagensglas mit verdünnter Schwefelsäure und Zink behandelt; über die Öffnung des Reagensglases deckt man ein Filtrierpapier, das mit einem Tropfen 50⁰/₀iger Silbernitratlösung angefeuchtet ist. Bei Gegenwart von Arsenwasserstoff färbt sich die Silbernitratlösung zunächst citronengelb und wird auf Zusatz von Wasser schwarz. Schwefelwasserstoff, der durch Bildung von Ag_2S stört, muß durch einen mit Bleiacetatlösung imprägnierten Wattebausch entfernt werden. Selbstverständlich müssen auch hier Reagenzien und Glas auf Arsenfreiheit kontrolliert werden.

Arsenige Säure läßt sich auch dadurch nachweisen, daß man sie durch Schmelzen mit wasserfreiem Natriumacetat in Kakodyloxyd überführt, das an seinem widerlichen Geruch zu erkennen ist:

Kakodyloxyd

Kleinste Arsenmengen, die sich durch chemische Reaktionen nur schwer erfassen lassen, können auf biologischem Wege erkannt werden. Schimmelpilze, wie Penicillium brevicaule, können Arsenverbindungen in stark riechende organische Verbindungen überführen; versetzt man in einer Petrischale eine solche Pilzkultur mit einer Spur einer Arsenverbindung, so tritt bereits nach einigen Stunden ein intensiver, knoblauchähnlicher Geruch auf. Diese Verbindungen, die sehr giftig sind, bilden sich zuweilen auch aus arsenhaltigen Tapeten, da Schimmelpilze in dem Tapetenkleister einen sehr günstigen Nährboden vorfinden.

Als Gegenmittel bei *Arsenvergiftungen* wird Eisen (3)-hydroxyd verabreicht, das aus Eisen (3)-sulfat und Magnesiumoxyd frisch herzustellen ist *(Antidotum arsenici)*:

$$Fe_2(SO_4)_3 + 3 MgO + 3 H_2O \rightarrow 2 Fe(OH)_3 + 3 MgSO_4.$$

Das Gift wird durch das frisch gefällte Eisenhydroxyd adsorbiert und durch die abführende Wirkung des Magnesiumsulfates rasch aus dem Körper entfernt. Die Wirkung des Gegengiftes ist jedoch nicht zuverlässig.

Als geeigneteres Adsorptionsmittel ist Carbo medicinalis zu empfehlen. Vor der Anwendung von Gegenmitteln ist durch Herbeiführung von Erbrechen und mehrfache Magenspülungen eine möglichst weitgehende ·Reinigung des Magens zu bewirken.

d) Antimon, Stibium: Sb = 121,76.

Vorkommen. Antimon kommt als freies Element in der Natur nur in unbedeutender Menge vor; das wichtigste Mineral ist der *Antimonglanz* oder *Grauspießglanz* Sb_2S_3. Das Mineral bildet glänzende, grauschwarze, spießige Krystalle. Die Verbindung war schon im Altertum in Ägypten und in Griechenland bekannt und wurde für kosmetische und medizinische Zwecke verwendet.

Darstellung. Grauspießglanz wird mit Eisen verschmolzen, wobei freies Antimon und Schwefeleisen entstehen:

$$Sb_2S_3 + 3\,Fe \rightarrow 2\,Sb + 3\,FeS,$$

oder das Erz wird zunächst an der Luft geröstet, und das dabei entstehende Oxyd wird dann mit Kohle reduziert:

$$Sb_2S_3 + 5\,O_2 \rightarrow Sb_2O_4 + 3\,SO_2\,.$$
$$Sb_2O_4 + 4\,C \rightarrow 2\,Sb + 4\,CO\,.$$

Eigenschaften. Antimon ist ein, silberglänzendes Element; es ist spröde und läßt sich daher leicht pulvern. Es schmilzt bei 630° und siedet bei 1440°. Antimon verbrennt beim Erhitzen mit bläulicher Flamme zu Sb_2O_4, bei gewöhnlicher Temperatur wird es jedoch von der Luft nicht angegriffen. Salzsäure und Schwefelsäure greifen das Element nicht an, Salpetersäure oxydiert es zu Antimonoxyd und Antimonsäure; mit den Halogenen vereinigt es sich direkt.

Verwendung. Antimon findet zur Herstellung von Legierungen, wie Hartblei und Letternmetall, Verwendung. Einige Verbindungen werden in der Färberei als Beizen benutzt; früher waren Antimonverbindungen sehr geschätzte Heilmittel, besonders bekannt ist die Verwendung des freien Elementes in Pillenform als Brechmittel (ewige Pille). Für den gleichen Zweck wurden auch Becher aus antimonhaltigen Legierungen benutzt, in denen man Wein einige Zeit aufbewahrte. Dieser Wein wurde dann als Brechmittel getrunken. In späterer Zeit sind Antimonverbindungen aus dem Arzneischatz fast ganz verschwunden, nur Brechweinstein und Schwefelantimon wurden noch gelegentlich verwendet. Erst in neuester Zeit ist man wieder auf Antimonverbindungen zurückgekommen und hat in ihnen in Form organischer Verbindungen (Antimosan, Neoantimosan, Fuadin usw.) sehr wirksame Heilmittel gegen gewisse Tropenkrankheiten gefunden.

Antimonwasserstoff SbH_3 entsteht bei der Einwirkung von nascierendem Wasserstoff auf lösliche Antimonverbindungen als ein farbloses Gas von eigentümlichem Geruch. In der Hitze zerfällt er in die Elemente, und zwar leichter als Arsenwasserstoff. Beim Einleiten in Silbernitratlösung fällt Silberantimonid $SbAg_3$ aus, das im Gegensatz zu Silberarsenid gegen Wasser beständig ist.

Halogenverbindungen des Antimons. Antimon vereinigt sich mit den Halogenen direkt zu Antimontri- oder Antimonpentahalogeniden. Mit Chlor verläuft die Reaktion unter Feuererscheinung sehr heftig, wobei zunächst *Antimontrichlorid* $SbCl_3$ entsteht. Die Verbindung stellt in reinem Zustand große, weiche, farblose Krystalle dar; sie schmilzt bei 73° und siedet bei 219°, also beträchtlich höher als Arsentrichlorid. Wegen der weichen Beschaffenheit führt die Substanz auch den Namen *Antimonbutter* (Butyrium antimonii). Antimontrichlorid kann auch durch

Erhitzen von Antimontrisulfid mit Salzsäure und nachfolgender Destillation dargestellt werden:

$$Sb_2S_3 + 6\,HCl \rightarrow 2\,SbCl_3 + 3\,H_2S.$$

Antimontrichlorid zersetzt sich mit wenig Wasser unter Bildung von *Antimonoxychlorid*:

$$SbCl_3 + H_2O \rightleftharpoons SbOCl + HCl.$$

Die Reaktion ist jedoch umkehrbar und verläuft daher nicht vollständig; mit größeren Wassermengen entsteht eine Mischung von Antimonoxychlorid und Antimonoxyd, die auch den Namen *Algarott*pulver führt. Beim Kochen mit viel Wasser oder mit verdünnter Sodalösung entsteht daraus Antimonoxyd Sb_2O_3. Antimontrichlorid findet als Rostschutzmittel Verwendung; bestreicht man damit Eisen, so wird freies Antimon abgeschieden, welches infolge seiner Luftbeständigkeit das Eisen schützt. Leitet man über Antimontrichlorid weiterhin Chlor, so bildet sich *Antimonpentachlorid* $SbCl_5$, das eine bei 140° siedende, an der Luft stark rauchende Flüssigkeit darstellt. Die Verbindung zerfällt leicht, besonders in der Hitze, in Antimontrichlorid und Chlor und kann daher auf andere Verbindungen chlorierend wirken; in der organischen Chemie wird Antimonpentachlorid als wirksamer Chlorüberträger benutzt. Mit Wasser zersetzt es sich zu Pyroantimonsäure.

Sauerstoffverbindungen des Antimons. Antimon verbrennt beim Erhitzen zu *Antimontetroxyd* Sb_2O_4; bei nicht ausreichender Sauerstoffmenge bildet sich dabei *Antimontrioxyd* Sb_2O_3. *Antimonpentoxyd* ist durch Entwässern von Antimonsäure darstellbar.

Antimontrioxyd ist ein weißes, in Wasser unlösliches Pulver; in Alkalien löst es sich unter Bildung von Antimoniten. Antimontrioxyd ist daher als das Anhydrid einer antimonigen Säure aufzufassen, die aber weder selbst noch in Form von Salzen zu isolieren ist. Das Trioxyd hat auch basische Eigenschaften, da es mit Säuren Salze gibt, die allerdings durch Wasser zerlegt werden.

Antimontetroxyd entsteht beim Verbrennen von Antimon an der Luft, es ist ein weißes, in Wasser unlösliches Pulver und hat weder saure noch basische Eigenschaften.

Antimonpentoxyd, ein gelbes, wasserunlösliches Pulver, ist das Anhydrid der *Antimonsäure* H_3SbO_4. Man kann die Antimonsäure durch Oxydation von Antimon mit Salpetersäure darstellen; sie stellt ein weißes, in Wasser unlösliches Pulver dar. Die Salze leiten sich jedoch nicht von der eben erwähnten Orthosäure, sondern von der Pyro- oder Metaantimonsäure ($H_4Sb_2O_7$ und $HSbO_3$) ab. Die Beziehungen unter den drei Säuren sind die gleichen wie bei den Phosphorsäuren. *Kaliumpyroantimoniat* $K_2H_2Sb_2O_7$ ist als Reagens auf Natriumsalze bekannt.

Schwefelverbindungen des Antimons. *Antimontrisulfid* Sb_2S_3 ist in zwei Modifikationen bekannt, einer krystallinen grauschwarzen und einer amorphen orangeroten. Die krystalline Form findet sich als Mineral, die amorphe bildet sich beim Fällen von dreiwertigen Antimonverbindungen mit Schwefelwasserstoff. Die amorphe Form kann durch Erhitzen in die krystalline übergeführt werden.

Das rohe Antimonsulfid (Stibium sulfuratum nigrum) wird durch Ausschmelzen aus dem Mineral gewonnen; es kommt als graue strahlig-krystalline Masse oder als Pulver in den Handel und ist stets durch mehr oder weniger große Mengen von Arsen verunreinigt. Um es davon zu reinigen, wird das Pulver mehrere Tage mit verdünnter Ammoniaklösung geschlämmt, in der Arsen und Arsensulfid löslich sind. Das graue Antimonsulfid findet in der Tierheilkunde Verwendung.

Die rote Form wird durch Fällen einer Antimontrichloridlösung in verdünnter

Salzsäure mit Schwefelwasserstoff gewonnen: Es findet zum Färben von Kautschuk Verwendung.

Antimontrisulfid ist ebenso wie Arsentrisulfid in einer Lösung von Alkalioder Ammoniumsulfid löslich, wobei *Sulfantimonite* entstehen:

$$Sb_2S_3 + 3(NH_4)_2S \rightarrow 2(NH_4)_3SbS_3;$$

diese werden durch Säuren unter Abscheidung von Antimontrisulfid wieder zersetzt. Mit einem Überschuß an Schwefel, also bei der Verwendung von Polysulfiden, entstehen *Sulfantimoniate*, die bei der Zerlegung durch Säuren *Antimonpentasulfid* Sb_2S_5 geben. Antimonpentasulfid, Goldschwefel, Stibium sulfuratum aurantiacum, das gelegentlich medizinische Verwendung findet, ist ein orangerotes Pulver, das durch Zersetzung von Natriumsulfantimoniat mit Salzsäure dargestellt wird:

$$2Na_3SbS_4 + 6HCl \rightarrow Sb_2S_5 + 6NaCl + 3H_2S.$$

Natriumsulfantimoniat (SCHLIPPEsches Salz) wird durch Kochen von Antimontrisulfid und Schwefel in verdünnter Natronlauge dargestellt. Beim Erhitzen zerfällt Antimonpentasulfid in Antimontrisulfid und Schwefel.

e) Wismut, Bismutum: Bi = 209,00.

Vorkommen. Wismut findet sich in der Natur als freies Element, ferner als Oxyd Bi_2O_3 und als Sulfid Bi_2S_3. Kupfer, Silber und Bleierze werden oft von kleinen Mengen Wismutverbindungen begleitet.

Darstellung. Wismut wird aus den Erzen durch Ausschmelzen gewonnen, wenn es als freies Element vorkommt. Die Verbindungen werden im allgemeinen erst in das Oxyd übergeführt, das durch Erhitzen mit Kohle reduziert wird.

Eigenschaften. Wismut ist ein glänzendes, weißes, sprödes Element, das bei 271° schmilzt und bei 1500° siedet. Bei gewöhnlicher Temperatur verändert es sich an der Luft nicht, beim Erhitzen verbrennt es jedoch mit bläulicher Flamme zu Bi_2O_3. Salzsäure und Schwefelsäure greifen es nicht an, Salpetersäure löst es zu Wismutnitrat $Bi(NO_3)_3$.

Verwendung. Legierungen von Wismut mit anderen Metallen, besonders mit Blei und Zinn, zeichnen sich durch einen sehr niedrigen Schmelzpunkt aus. Eine Legierung aus 4 Teilen Wismut, 2 Teilen Blei, 1 Teil Zinn und 1 Teil Cadmium ist unter dem Namen WOODsches Metall bekannt; sie schmilzt bei 60°. ROSEsches Metall schmilzt bei 94° und besteht aus 2 Teilen Wismut und je 1 Teil Zinn und Blei. Solche Legierungen dienen zur Sicherung von Dampfkesseln, da sie bei Übertemperatur durchschmelzen; sie werden auch für automatische Feuerlöscheinrichtungen und für ähnliche Zwecke verwendet. Wismutsalze finden medizinische Verwendung (Bismutum subnitricum, Bi. subsalicylicum, Bi. subgallicum, Bi. oxyjodogallicum usw.).

Wismutwasserstoff BiH_3 bildet sich in kleiner Menge bei der Einwirkung von Säuren auf eine Legierung von Wismut mit Magnesium, er ist sehr zersetzlich. Eine praktische Bedeutung kommt ihm nicht zu.

Wismutoxyd Bi_2O_3 entsteht beim Verbrennen von Wismut an der Luft und beim Erhitzen von Wismutnitrat, Wismutcarbonat, Wismutsalicylat usw. Es ist eine gelbe Substanz, die basische, aber keine sauren Eigenschaften besitzt. Daneben ist noch ein unbeständiges *Wismutpentoxyd* Bi_2O_5 bekannt, von dem sich die gleichfalls unbeständige *Wismutsäure* $HBiO_3$ ableitet.

Wismutsalze. Der metallische Charakter des Wismuts kommt darin zum Ausdruck, daß es mit Säuren Salze bildet. Das Element ist jedoch kein ausgesprochenes Metall, da die Salze durch Wasser weitgehend zerlegt werden. Nur basische Salze sind beständig. Mit Chlor vereinigt sich Wismut direkt zu $BiCl_3$; das Salz wird durch Wasser zu Wismutoxychlorid zersetzt:

$$BiCl_3 + H_2O \rightleftharpoons BiOCl + 2\,HCl.$$

In entsprechender Weise wird auch Wismutnitrat, das aus Wismut und Salpetersäure darzustellen ist, zu *Wismutsubnitrat* zersetzt:

$$Bi(NO_3)_3 + H_2O \rightleftharpoons BiO(NO_3) + 2\,HNO_3.$$

Basisches Wismutnitrat, Bismutum subnitricum, ist ein weißes, in Wasser unlösliches Pulver, das medizinisch als adstringierendes und schwach desinfizierendes Mittel bei Durchfällen, Magengeschwüren usw. verwendet wird. *Basisches Wismutcarbonat, Bismutum carbonicum* $(BiO)_2CO_3$, erhält man durch Eintragen einer Lösung von Wismutnitrat in verdünnter Salpetersäure in eine Ammoniumcarbonatlösung. Es ist gleichfalls ein weißes, in Wasser unlösliches Pulver, das in der Medizin Anwendung findet. *Wismutjodid,* BiJ_3, das in Kaliumjodidlösung zu $K(BiJ_4)$ löslich ist, wird in dieser Form als Alkaloidreagens verwendet. Die organischen Wismutverbindungen werden im organischen Teil besprochen. Intravenös sind Wismutverbindungen sehr giftig; auch durch Resorption von Wundflächen können Vergiftungen auftreten. Intramuskulär ist Wismut in Ferm unlöslicher Verbindungen ein wirksames Antilueticum.

Wismutsulfid Bi_2S_3 erhält man beim Einleiten von Schwefelwasserstoff in eine Wismutsalzlösung oder durch Zusammenschmelzen der Elemente. Es ist eine schwarze, in Wasser unlösliche, in konzentrierter Salzsäure lösliche Substanz, die im Gegensatz zu Arsen- und Antimonsulfid in Alkalisulfidlösungen unlöslich ist.

21. Die Elemente der IV. Gruppe des periodischen Systems: Kohlenstoff, Silicium, Germanium, Zinn, Blei.

Die Gruppe faßt die in der Tabelle 3 gewöhnlich geschriebenen Elemente der IV. Gruppe zusammen. Die Reihe zeigt insofern gewisse Ähnlichkeit mit der Stickstoffgruppe, als auch hier ein allmählicher Übergang von Nichtmetallen zu Metallen zu beobachten ist, der in dieser Gruppe sogar noch deutlicher hervortritt. Die ersten Glieder sind reine Nichtmetalle, die letzten sind reine Metalle, deren Hydroxyde allerdings auch sauer sein können und damit eine gewisse verwandtschaftliche Bezie ung zu den nichtmetallischen Mitgliedern der Familie herstellen. Übergänge vonnichtmetallischem zu metallischem Charakter findet man besonders in den mittelständigen Gruppen des periodischen Systems. Man kann sagen, daß eine Diagonale von links oben nach rechts unten durch das periodische System ungefähr die Grenzlinie zwischen Metallen und Nichtmetallen darstellt, so daß links die Metalle und rechts die Nichtmetalle stehen; das gilt natürlich nur ganz grob. So kommt es, daß die endständigen Gruppen des Systems einheitlich sind und nur Metalle oder nur Nichtmetalle umfassen, während die mittelständigen Gruppen zerrissen werden. Daß der Übergang innerhalb der einzelnen Gruppen aber nicht sprunghaft erfolgt, sondern mehr fließend ist, haben wir bereits an den Elementen der V. Gruppe gesehen.

Die Elemente der IV. Gruppe sind vierwertig; Kohlenstoff kann in wenigen Ausnahmefällen auch zweiwertig sein. Bei den metallischen Elementen tritt die Wertigkeitsstufe zwei mehr hervor, und Blei ist sogar vorwiegend zweiwertig. Alle Elemente bilden flüchtige Chloride, von denen das des Bleies $(PbCl_4)$ am wenigsten beständig ist. Von Sauerstoffverbindungen der Elemente leiten sich

Orthosäuren der allgemeinen Formel H_4XO_4 oder Metasäuren der allgemeinen
Formel H_2XO_3 ab. Diese Verbindungen sind bei den metallischen Elementen
zugleich auch basisch. Von allen Elementen existieren Wasserstoffverbindungen
der Formel HX_4, deren Stabilität innerhalb der Gruppe mit steigendem Atomgewicht abnimmt.

Das erste Glied der Gruppe, der Kohlenstoff, beansprucht eine gewisse Sonderstellung. Wie kein anderes Element ist er befähigt, seine Atome zu Ketten von
nahezu unbegrenzter Länge zu verknüpfen; da er sich fernerhin sowohl mit
positiven als auch mit negativen Elementen vereinigt, ohne daß die Ausbildung
des einen oder des anderen Verbindungstypus bevorzugt wird, ist zu erwarten,
daß die Zahl seiner Verbindungen ungeheuer groß ist. Das ist tatsächlich auch
der Fall; die Zahl der bisher bekannten Kohlenstoffverbindungen beträgt etwa
300000 und übertrifft damit bei weitem die Zahl der Verbindungen von allen
anderen Elementen zusammen. Es ist daher zweckmäßig, im Rahmen der Besprechung der Elemente nur eine ganz kleine Zahl seiner Verbindungen zu erwähnen und die Mehrzahl in einem besonderen Abschnitt zusammenzufassen. So
zu verfahren ist auch historisch begründet, da man die Kohlenstoffverbindungen,
von denen viele im Ablauf der Lebensvorgänge eine Rolle spielen, mit einer
gewissen Scheu betrachtete und daher auch von Anfang an gesondert behandelte.
Man glaubte früher, daß diese Verbindungen nur in lebenden Organismen entstehen könnten und nannte diese Stoffe *organische* Verbindungen. Diese Bezeichnung der Kohlenstoffverbindungen ist geblieben, obwohl man seit langem weiß,
daß sie den allgemeinen chemischen Gesetzen gehorchen und künstlich hergestellt
werden können. Die *organische* Chemie, also die Chemie der Kohlenstoffverbindungen, soll sich der Chemie der Elemente, der sog. *anorganischen* Chemie,
anschließen.

a) Kohlenstoff, Carboneum: C = 12,01.

Vorkommen. Freier Kohlenstoff kommt in der Natur krystallisiert als *Diamant*
und *Graphit* vor, und amorph in mehr oder weniger reiner Form als *Kohle*. Kohlenstoffverbindungen sind außerordentlich verbreitet, besonders wichtig ist das
Kohlendioxyd CO_2, das mit 0,03 % einen normalen Bestandteil der Luft bildet.
Die grünen Pflanzen bauen daraus Kohlenstoffverbindungen auf, die bei langsamer Oxydation (z. B. im Organismus), bei der Fäulnis, und durch Verbrennung
wieder zu CO_2 abgebaut werden. Kohlendioxyd ist daher im Kreislauf des Kohlenstoffes als das unentbehrliche Bindeglied zu betrachten; von allen in der Natur
vorkommenden Kohlenstoffverbindungen kann man sagen: Aus Kohlendioxyd
sind sie entstanden und zu Kohlendioxyd müssen sie einmal wieder werden.

In der unbelebten Natur bilden Carbonate des Calciums und des Magnesiums
ganze geologische Formationen. Trotz der ungeheuren Verbreitung der Kohlenstoffverbindungen ist das Element am Aufbau der uns zugänglichen Erdrinde nur
mit etwa 0,1 % beteiligt.

Diamanten wurden früher nur in Indien, später auch in Brasilien, im Ural
und in Australien gefunden. Erst in neuerer Zeit sind die relativ reichen Fundstätten Südafrikas entdeckt worden. Diamanten finden sich eingelagert in den
sog. blauen Grund (Kimberley) oder verstreut im Gesteinschutt. Man trennt sie
von dem Begleitgestein nach einem Waschverfahren ab, das darauf beruht, daß
Diamant sich mit Wasser nicht benetzt. Man wäscht das zerkleinerte Gestein in
fließendem Wasser über einer mit Teer bestrichenen Unterlage, auf welcher die
Diamanten haften bleiben. Die Ausbeute ist normalerweise sehr gering; in reichen
Lagerstellen findet man in 1000 kg Gestein im Durchschnitt 0,1 g Diamanten.
Jährlich werden etwa 1400 kg Diamanten gefördert; im allgemeinen sind es kleine

Splitter, nur sehr selten werden große Stücke gefunden. Der größte Diamant, der bisher gefunden wurde, ist der *Cullinan*, der in ungeschliffenem Zustand 3024 Karat wog (1 Karat ist $^1/_5$ g). Rohe Diamanten sind oberflächlich mit einer Schicht überzogen, die sie unansehnlich macht. Erst durch den Schliff wird der Diamant zu dem geschätzten Schmuckstück. Der geschliffene Stein, *Brillant*, hat mit der natürlichen Krystallform nichts gemein. Der Schliff wird so angelegt, daß durch eine große Grundfläche und zahlreiche Facetten an den Seiten die Lichtbrechung und Reflektion hervorgehoben wird. Diamanten sind entweder wasserklar oder schwach gelblich gefärbt; es gibt aber auch schwarze Diamanten (Carbonado). Diamant ist das härteste Mineral; er findet daher auch vielfache technische Verwendung, z. B. als Schleifmittel, zum Belegen von Bohrkronen, zum Glasschneiden, für Düsen zum Ausziehen von Metallfäden usw. Diamant ist spröde und läßt sich pulvern. Künstliche Herstellung von Diamanten ist dadurch gelungen, daß man geschmolzenes Eisen mit Kohlenstoff sättigt und dann rasch abkühlt. Die erstarrte Außenschicht setzt den flüssigen Kern unter sehr starken Druck, und unter diesen Bedingungen krystallisiert beim Erkalten der Kohlenstoff zu einem kleinen Teil in Diamantkrystallen. Die Methode kommt wegen der hohen Kosten zur künstlichen Herstellung von Diamanten nicht in Frage, sie läßt aber einen Schluß auf die natürliche Entstehung der Diamanten zu. Man nimmt an, daß sie im Erdinneren unter hohem Druck krystallisiert sind und durch vulkanische Eruption an die Erdoberfläche gelangten.

Diamant wird von Säuren und Basen nicht angegriffen; an der Luft und besonders in reinem Sauerstoff verbrennt er bei etwa 800° zu Kohlendioxyd. Seine Verbrennungswärme beträgt für 1 g 7869 cal.

Graphit ist gleichfalls eine krystalline Form des Kohlenstoffes; er ist undurchsichtig schwarz, leitet im Gegensatz zu Diamant die Elektrizität, hat ein niedrigeres spezifisches Gewicht als dieser und ist sehr weich. Größere Gegensätze zwischen zwei Formen eines Elementes sind kaum denkbar. An der Luft verbrennt er bei etwa 700° zu Kohlendioxyd; seine Verbrennungswärme beträgt 7855 cal für 1 g, ist also niedriger als die des Diamanten. Graphit ist daher die stabilere der beiden Formen. Wird Diamant unter Luftabschluß erhitzt, so wandelt er sich in Graphit um. Aus einer Lösung in geschmolzenem Eisen krystallisiert Kohlenstoff bei langsamem Abkühlen in der stabilen Form, also als Graphit aus. Durch starke Oxydationsmittel wird Graphit zu Mellithsäure $C_6(COOH)_6$ oxidiert, die auch in der Natur als Aluminiumsalz unter der Bezeichnung Honigstein vorkommt.

Graphit wird zur Herstellung von Bleistiften, von chemischen Geräten und als Gleitmittel benutzt.

Graphit wird in einer besonders dichten Form auch künstlich aus einem Gemisch von Koks und Sand im elektrischen Lichtbogen dargestellt. Dieses Material (Acheson-Graphit) wird wegen seiner hohen Widerstandsfähigkeit als Elektrodenmaterial bei der elektrolytischen Chlordarstellung verwendet.

Kohle. Unter dieser Bezeichnung faßt man verschiedene amorphe Formen des Kohlenstoffes zusammen, die aber hinsichtlich der Reinheit und des physikalischen Aufbaues große Unterschiede aufweisen. *Steinkohle* ist das Produkt einer unter Luftabschluß abgelaufenen Zersetzung von Pflanzen; es sind vorwiegend Baumfarne daran beteiligt, deren Struktur noch vielfach deutlich erhalten ist. Über die chemische Struktur der Steinkohle ist man noch wenig unterrichtet; nur so viel scheint sicher, daß es sich um hochkondensierte Verbindungen des Kohlenstoffes mit Wasserstoff, Sauerstoff und Stickstoff handelt. Der Kohlenstoff herrscht der Menge nach bei weitem vor, und nach seinem Gehalt unterscheidet man die verschiedenen Kohlearten: Braunkohle, Steinkohle, Anthrazit usw. Diese einzelnen

Arten gehören zweifellos verschiedenen Epochen an, und es ist anzunehmen, daß die Zersetzungsvorgänge auch jetzt noch nicht beendet sind. Der Beginn solcher Zersetzungsprozesse läßt sich auch heute noch in den Torfmooren beobachten. Torf enthält bereits 60 % Kohlenstoff, Braunkohle 70 %, Steinkohle 80—85 % und Anthrazit etwa 95 %. Der Heizwert, der natürlich von dem Kohlenstoffgehalt abhängt, beträgt für gute Steinkohle 6000—7000, für Anthrazit 8000 cal für 1 g. Bei der trockenen Destillation von Steinkohle findet ein Zersetzungsprozeß statt, der gasförmige Kohlenstoffverbindungen (Leuchtgas), Teer, Ammoniak und als Rückstand *Koks* liefert. Koks enthält 95 % Kohlenstoff; er wird für Heizzwecke und besonders in der Metallurgie (Hochofenprozeß) in großen Mengen verwendet.

Braunkohle entstammt einer jüngeren Epoche als Steinkohle; sie liefert ziemlich viel Asche und ist daher von geringerem Heizwert. Man preßt sie unter Zusatz von Teer zu Briketts und benutzt sie in gepulverter Form wohl auch für Staubkohlefeuerungen. In neuester Zeit bildet sie ein Ausgangsmaterial für die Herstellung künstlichen Benzins.

Holzkohle wird durch Ausglühen von Holz in Meilern oder wirtschaftlicher durch trockene Destillation von Holz in eisernen Retorten gewonnen. Die dabei entstehenden gasförmigen Produkte werden zum Heizen der Retorten verwendet. Neben der Holzkohle erhält man als wertvolles Produkt Holzteer und Holzessig, der auf Essigsäure, Methylalkohol und Aceton weiterverarbeitet werden kann.

Holzkohle dient in geringem Maße als Heizmittel, zur Reduktion von Metalloxyden und als Adsorptionsmittel. Früher war sie für die Herstellung von Schießpulver wichtig (Schwarzpulver).

Tierkohle, *Carbo animalis*, wird durch Verkohlen von Knochen, Blut, Fleisch oder anderen tierischen Produkten gewonnen. Sie ist sehr porös und zeichnet sich dadurch aus, daß sie an ihrer großen Oberfläche andere Stoffe fixieren kann. Sie wird daher technisch und medizinisch als Adsorptionsmittel benutzt. Die Adsorption läßt sich gut mit Hilfe von Gasen oder Farbstoffen erkennen. Schüttelt man eine Lösung von Methylenblau oder eines anderen Farbstoffes mit einer ausreichenden Menge von Kohle, so wird die Lösung völlig farblos. Auf diese Weise kann man das Adsorptionsvermögen verschiedener Kohlesorten vergleichen; an Kohle, die medizinisch verwendet werden soll, werden in dieser Hinsicht bestimmte Mindestanforderungen gestellt; sie soll z. B. etwa 50 % ihres eigenen Gewichts Methylenblau adsorbieren. Man verwendet sie daher bei Magen- und Darmerkrankungen und bei Vergiftungen, zweckmäßig zusammen mit einem Abführmittel.

Das Adsorptionsvermögen hängt von der Natur der Kohle und der des zu adsorbierenden Stoffes ab. Stoffe mit großem Molekulargewicht werden im allgemeinen leichter adsorbiert als solche mit kleinem Molekulargewicht. Gase können in beträchtlicher Menge adsorbiert werden; so vermag gute Holzkohle bei Zimmertemperatur etwa das 100fache ihres eigenen Volumens an Kohlendioxyd und etwa das 200fache an Ammoniak zu adsorbieren. Bei tiefer Temperatur nimmt das Adsorptionsvermögen der Kohle zu; in der Kälte adsorbierte Gase können durch Erwärmen wenigstens teilweise wieder ausgetrieben werden.

Man benutzt Adsorptionskohle zum Klären von Lösungen (z. B. beim Umkrystallisieren) und technisch vielfach auch zur Wiedergewinnung von organischen Lösungsmitteln aus Abdämpfen.

Die Fähigkeit, andere Stoffe zu adsorbieren, findet man allgemein bei allen Stoffen mit großer Oberfläche. Es ist bekannt, daß Niederschläge oft andere Stoffe aus der Lösung mitnehmen und hartnäckig festhalten. Nur durch lang anhaltendes Waschen lassen sie sich davon befreien. Außer Kohle werden besonders Kieselsäure und Kaolin vielfach als Adsorptionsmittel benutzt. Neuerdings hat sich die Methode der Adsorption zur Trennung von Naturstoffen in solchen Fällen bewährt, wo eine Trennung durch Destillation oder Krystallisation nicht erreicht werden kann. Da man die Methode anfangs besonders auf Farbstoffe angewendet hat, ist sie unter dem Namen chromatographische Adsorptionsanalyse bekannt. Außer den genannten Stoffen verwendet man dabei vielfach auch andere Substanzen als Adsorptionsmittel, wie Aluminiumoxyd, Calciumcarbonat, Staubzucker usw.

Durch unvollständige Verbrennung von Terpentinöl, Naphthalin, fetten Ölen usw. wird Kohlenstoff in sehr feiner Verteilung als *Ruß* abgeschieden. Er ist ein ausgezeichnetes Färbemittel und wird zur Herstellung von Tusche, Druckerschwärze, Schuhkreme usw. verwendet.

Carbide. Bei hoher Temperatur vereinigt sich Kohlenstoff mit vielen Metallen und manchen Nichtmetallen zu Carbiden. *Aluminiumcarbid* Al_4C_3 und *Calciumcarbid* CaC_2 werden durch Wasser unter Bildung von Methan bzw. Acetylen zersetzt. *Siliciumcarbid*, auch *Carborundum* genannt, SiC und *Borcarbid* B_6C zeichnen sich durch große Härte aus und finden technische Verwendung; von Wasser werden sie nicht angegriffen.

Kohlenmonoxyd, *Kohlenoxyd* CO, entsteht bei der Verbrennung von Kohle unter nicht zureichendem Luftzutritt. Der Vorgang läuft so ab, daß zuerst in normaler Reaktion Kohlendioxyd entsteht, das dann in der Hitze durch Kohle reduziert wird:

$$CO_2 + C \rightleftharpoons 2\,CO.$$

In gleicher Weise läßt Kohlendioxyd sich auch durch andere Stoffe, wie Zink und andere Metalle, reduzieren. Zur Laboratoriumsdarstellung von reinem Kohlenoxyd eignet sich die Zersetzung von wasserfreier Ameisensäure durch konzentrierte Schwefelsäure, die dabei als wasserentziehendes Mittel wirkt:

$$HCOOH \rightarrow CO + H_2O.$$

Kohlenoxyd ist ein farb- und geruchloses Gas, das beim Anzünden an der Luft mit bläulicher Flamme zu Kohlendioxyd verbrennt. Infolge seiner ungesättigten Natur (der Kohlenstoff ist darin zweiwertig) zeigt es auch sonst hohe Reaktionsfähigkeit. Bei höherer Temperatur wirkt es gegenüber den meisten Metalloxyden reduzierend; so stellt es auch bei der Gewinnung von Eisen im Hochofenprozeß das eigentliche Reduktionsmittel dar. Mit Chlor vereinigt es sich im Sonnenlicht oder bei Gegenwart von Kohle direkt zu Phosgen $COCl_2$; mit einigen Metallen bildet es leicht flüchtige Metallcarbonyle, so mit Nickel, das bei 40° siedende $Ni(CO)_4$ und mit Eisen Eisenpentacarbonyl $Fe(CO)_5$, das bei 105° siedet. Kohlenoxyd kommt im Generatorgas zu etwa 30 % und im Wassergas zu etwa 45 % vor und bedingt zum Teil deren Heizwert. Kohlenoxyd läßt sich zu Methylalkohol, Benzin und höheren, paraffinähnlichen Kohlenwasserstoffen hydrieren und spielt daher in der modernen Technik eine bedeutende Rolle.

Kohlenoxyd ist in Wasser nur wenig löslich und reagiert damit nicht; in einer Lösung von Kupferchlorür in Salzsäure löst es sich zu einer Molekülverbindung $Cu_2Cl_2 \cdot CO$. Darauf beruht eine Methode zur quantitativen Bestimmung von Kohlenoxyd in Gasgemischen. Zum Nachweis kann auch die Reduktion von Palladiumchlorür zu Palladiummetall dienen:

$$CO + H_2O + PdCl_2 \rightarrow Pd + 2\,HCl + CO_2.$$

Kohlenoxyd ist ein starkes Gift, da es das Hämoglobin in Kohlenoxydhämoglobin verwandelt; das so blockierte Hämoglobin ist nicht mehr in der Lage, den Sauerstofftransport zu vermitteln, und die Gewebe ersticken. Schon bei sehr kleinen Mengen von Kohlenoxyd in der Luft können schwere Vergiftungen ein-

treten, da das Kohlenoxyd sich allmählich im Blut anreichert. Bereits 0,05 %
Kohlenoxyd in der Luft wirken sehr schädlich, 0,3 % sind innerhalb von 15 Minuten tödlich. Der Tod tritt ein, wenn das Hämoglobin zu mehr als $1/_3$ blockiert
ist. Bei rechtzeitiger Zufuhr von frischer Luft wird das Kohlenoxyd wieder allmählich aus dem Körper herausgewaschen, da das Kohlenoxydhämoglobin eine
ziemlich lockere Verbindung ist. Der Mechanismus der Schwefelwasserstoff-
vergiftung und der Blausäurevergiftung ist ganz ähnlich, nur daß graduelle
Unterschiede bestehen.

Kohlenoxydvergiftungen sind verhältnismäßig häufig, da Leuchtgas etwa 5 %
Kohlenoxyd enthält; alle Leuchtgasvergiftungen sind Kohlenoxydvergiftungen.
Es ist bisher noch nicht gelungen, das Leuchtgas in wirtschaftlicher Weise von
Kohlenoxyd zu befreien. Kohlenoxydvergiftungen werden oft auch durch schlecht
ziehende Öfen und in schlecht ventilierten Räumen durch Explosionsmotoren
verursacht (in Garagen bei laufendem Motor).

Kohlenoxydblut besitzt kirschrote Farbe und läßt sich auf spektroskopischem
Wege nachweisen.

Kohlendioxyd CO_2, als Anhydrid der Kohlensäure vielfach auch selbst unrichtig als Kohlensäure bezeichnet, findet sich in kleinen Mengen in der Luft, in
manchen Mineralquellen und in vulkanischen Gasen. In die Luft gelangt es durch
Verbrennungs- und Fäulnisvorgänge und durch die ausgeatmete Luft, die etwa
4—5 % davon enthält. Große Mengen finden sich als Salze der Kohlensäure
(Kalkstein, Marmor, Magnesit, Dolomit).

Kohlendioxyd ist ein farb- und geruchloses Gas, das sich bei gewöhnlicher
Temperatur durch Druck verflüssigen läßt; in diesem Zustande kommt es in
Stahlflaschen in den Handel. Bei schneller Verdunstung tritt so starke Abkühlung
ein, daß das Kohlendioxyd fest wird. Dieser „Kohlensäureschnee" besitzt eine
Temperatur von etwa —50° und wird daher für Kältemischungen verwendet (mit
Äther oder Aceton etwa —70°); vielfach wird er auch zu Blöcken gepreßt und
als Ersatz für Eis verwendet (sog. Trockeneis).

Kohlendioxyd wird in der Hitze durch Kalium, Natrium, Magnesium zu
Kohlenstoff, durch Zink zu Kohlenoxyd reduziert; mit Metalloxyden vereinigt
es sich zu Carbonaten. In Wasser ist Kohlendioxyd reichlich löslich; die Löslichkeit nimmt proportional dem Druck zu. Wegen des erfrischenden, prickelnden
Geschmackes der Lösungen wird Kohlendioxyd zur Herstellung von künstlichen
Mineralwässern (Sodawasser) verwendet, indem man es unter einem Druck von
2—3 Atmosphären in Wasser oder in sehr schwache Lösungen von Salzen
einpreßt. Sekt enthält freies Kohlendioxyd, das durch eine Nachgärung entstanden ist.

Die Lösungen von Kohlendioxyd in Wasser enthalten neben dem rein physikalisch gelösten Gas auch freie *Kohlensäure*, die durch Umsetzung des Anhydrides
mit Wasser entsteht:

$$CO_2 + H_2O \rightleftharpoons H_2CO_3.$$

Der Vorgang erinnert an die Bildung von Ammoniumhydroxyd aus Ammoniak
und Wasser. Freie Kohlensäure ist nur im Gleichgewicht mit Kohlendioxyd
beständig; treibt man das Kohlendioxyd durch Erwärmen aus, so verläuft die
Reaktion quantitativ von rechts nach links. Kohlensäure ist eine schwache Säure,
die Lackmuspapier schwach rötet; beide Wasserstoffatome sind durch Metalle
vertretbar, sie bildet daher zwei Reihen von Salzen, primäre und sekundäre. Die
primären Salze gehen beim Erhitzen unter Verlust von Kohlendioxyd und Wasser
in sekundäre Salze über:

$$2\,NaHCO_3 \rightarrow Na_2CO_3 + CO_2 + H_2O.$$

Auf diesem Wege kann man Kohlendioxyd im Laboratorium darstellen. Viele sekundäre Salze gehen beim Erhitzen in Metalloxyde und Kohlendioxyd über:

$$CaCO_3 \rightleftharpoons CaO + CO_2 \, .$$

Die an sich umkehrbare Reaktion wird dadurch quantitativ gestaltet, daß man das flüchtige Kohlendioxyd aus dem Gleichgewicht ableitet. Bei der Gewinnung von Calciumoxyd durch Erhitzen von Kalkstein wird Kohlendioxyd in großer Menge als Nebenprodukt erhalten.

Mineralsäuren und auch Essigsäure setzen aus Carbonaten Kohlensäure in Freiheit, die dann sofort in Kohlendioxyd und Wasser zerfällt; dies ist die übliche Methode der Laboratoriumsdarstellung von Kohlendioxyd. Man setzt zweckmäßig in einem KIPPschen Apparat Marmor mit Salzsäure um und trocknet das Gas mit konzentrierter Schwefelsäure.

Zum Nachweis von Carbonaten setzt man das Untersuchungsmaterial mit verdünnter Essigsäure um und leitet das entweichende Gas eventuell unter Erwärmen in eine frisch filtrierte, klare Lösung von Bariumhydroxyd ein, wobei Kohlensäure einen weißen, in verdünnter Essigsäure löslichen Niederschlag von Bariumcarbonat $BaCO_3$ hervorruft. Die quantitative Bestimmung geschieht in der Weise, daß man das CO_2 in einer gewogenen Menge konzentrierter Kalilauge auffängt und die Gewichtszunahme feststellt.

Assimilation und Atmung. Die Bedeutung des Kohlendioxydes im Kreislauf des Kohlenstoffes ist bereits erwähnt worden. Die grünen Pflanzen besitzen die Fähigkeit, mit Hilfe des Chlorophylls unter dem Einfluß des Sonnenlichtes aus Kohlendioxyd und Wasser Kohlehydrate aufzubauen:

$$6\,CO_2 + 6\,H_2O \rightarrow C_6H_{12}O_6 + 6\,O_2 \, .$$

Dieser Vorgang verläuft natürlich über komplizierte Zwischenstufen, die im einzelnen noch unbekannt sind. Es wird vielfach angenommen, daß unter den ersten Assimilationsprodukten auch Formaldehyd auftritt, doch ist diese Frage noch strittig. Monosaccharide sind die Wanderungsform, Polysaccharide die Reserveform der Kohlehydrate in den Pflanzen.

Atmung ist chemisch die Umkehrung der Assimilation; es ist der Vorgang, aus dem die Organismen ihren Energiebedarf decken. Dieser Vorgang spielt sich innerhalb der Zellen ab, und das, was wir gewöhnlich als Atmung bezeichnen, ist nur die Vorbereitung dazu, nämlich der Transport des Sauerstoffes an die Stellen des Bedarfes. Dieser Transport wird durch das Blut mit Hilfe des Hämoglobins bewirkt, die Übertragung des Sauerstoffes vom Oxyhämoglobin auf die zu oxydierende Substanz an den Stellen des Bedarfes besorgt das *Atmungsferment*. Das entstandene Kohlendioxyd wird durch das Blut wieder abtransportiert und in der Lunge durch Sauerstoff ersetzt. Ist der Gehalt der Luft an Kohlendioxyd ebenso hoch, wie der Gehalt der ausgeatmeten Luft (etwa 5 %), so kann das Kohlendioxyd in der Lunge nicht mehr in normaler Weise ausgewaschen werden, und die Gewebe leiden an Sauerstoffmangel. Daher wirkt verbrauchte Luft ermüdend und kann zu Schwindel und Ohnmacht führen, Erscheinungen, die bei großen Menschenansammlungen in geschlossenen, schlecht ventilierten Räumen oft zu beobachten sind.

Phosgen $COCl_2$ ist das Dichlorid der Kohlensäure; wie alle Säurechloride wird es durch Wasser in die freie Säure und Chlorwasserstoff zersetzt:

$$COCl_2 + 2\,H_2O \rightarrow 2\,HCl + H_2CO_3 \rightleftharpoons CO_2 + H_2O \, .$$

Phosgen erhält man aus Kohlenoxyd und Chlor im Sonnenlicht oder bei Gegenwart von aktiver Kohle. Es ist ein farbloses Gas von eigenartigem, erstickendem Geruch und hoher Giftigkeit. Im 1. Weltkriege fand es als Kampfgas Verwendung.

Phosgen bildet sich auch aus Chloroform unter der Einwirkung von Licht und Luft.

Kohlenstofftetrachlorid CCl_4 (vgl. auch S. 214) kann als das Tetrachlorid der Orthokohlensäure H_4CO_4 betrachtet werden, die aber nur in Form von Estern bekannt ist. Gegen Wasser ist Tetrachlorkohlenstoff beständig; in der Hitze wird er an der Luft zu Phosgen oxydiert.

Carbaminsäure NH_2CO_2H entsteht aus Ammoniak und Kohlendioxyd in ähnlicher Weise wie Kohlensäure aus Kohlendioxyd und Wasser. Die freie Säure ist wie Kohlensäure nicht beständig; als Ammoniumsalz (Ammoniumcarbamat) ist sie ein Bestandteil des käuflichen Ammoniumcarbonates (Hirschhornsalz). Beim Erhitzen geht das Salz unter Verlust von Wasser in Harnstoff über:

$$NH_2CO_2NH_4 \rightarrow NH_2CONH_2 + H_2O.$$

Ester der Carbaminsäure sind die als Schlafmittel wirksamen *Urethane*.

Schwefelkohlenstoff CS_2 entsteht wie Kohlendioxyd durch Vereinigung der Elemente. Zu seiner Darstellung werden Schwefeldämpfe unter Luftabschluß über glühende Kohlen geleitet. Schwefelkohlenstoff ist eine farblose oder schwach gelblich gefärbte, stark lichtbrechende Flüssigkeit, die bei 46° siedet. Sie ist leicht entzündlich und verbrennt an der Luft zu Kohlendioxyd und Schwefeldioxyd. Die Dämpfe können bereits durch einen heißen Glasstab entzündet werden. Mischungen von Schwefelkohlenstoffdampf und Luft sind sehr explosiv; beim Arbeiten mit Schwefelkohlenstoff ist daher größte Vorsicht geboten. Die Substanz wird als Lösungsmittel für Fette, Schwefel usw. und in der Kunstseidenindustrie verwendet; die Dämpfe sind giftig. Mit Wasser reagiert Schwefelkohlenstoff nicht, mit Alkalien gibt er aber salzartige Verbindungen (Thiocarbonate)

$$CS_2 + 2\,NaOH \rightarrow Na_2COS_2 + H_2O\,,$$

von denen sich auch Ester ableiten (Xanthogenate); man erhält diese am bequemsten durch Umsetzung von Schwefelkohlenstoff mit Alkohol und Alkali:

$$CS_2 + NaOH + C_2H_5OH \rightarrow C \underset{\diagdown OC_2H_5}{\overset{\diagup SNa}{=\!=\!=}} S \quad + H_2O.$$

Viscose ist ein Celluloseexanthogenat, das als Zwischenprodukt in der Kunstseidenindustrie wichtig ist.

Dicyan C_2N_2 entsteht durch direkte Vereinigung der Elemente bei sehr hoher Temperatur. Zur Darstellung setzt man Kaliumcyanid mit Kupfersulfat um; das zuerst entstehende Kupfer (2)-cyanid zerfällt in Cyan und Kupfer (1)-cyanid:

$$CuSO_4 + 2\,KCN \rightarrow Cu(CN)_2 + K_2SO_4,$$
$$2\,Cu(CN)_2 \rightarrow 2\,CuCN + (CN)_2.$$

Dicyan ist ein farbloses, sehr giftiges Gas von eigenartigem Geruch. In seinen chemischen Eigenschaften ähnelt es sehr den Halogenen und wird daher auch als ein *Pseudohalogen* bezeichnet. Wie die Halogene setzt es sich mit Alkalien zu Cyanid und Cyanat um:

$$(CN)_2 + 2\,KOH \rightarrow KCN + KCNO + H_2O.$$

Cyanwasserstoff *(Blausäure)* HCN ist eine farblose, bei 27° siedende Flüssigkeit, die durch Einwirkung von Säuren auf Cyanide und nachfolgende Destillation zugänglich ist. Sie besitzt einen schwachen Bittermandelgeruch und ist außerordentlich stark giftig. Cyanwasserstoff ist eine sehr schwache Säure und wird schon durch Kohlensäure aus ihren Salzen in Freiheit gesetzt. Blausäure ist ein Spaltprodukt des Glykosides *Amygdalin; Bittermandelwasser,* Aqua amygdalarum amararum, Aqua laurocerasi, das medizinisch verwendet wird, enthält 0,1 % Blausäure als Benzaldehydcyanhydrin. Cyanide geben mit löslichen Silbersalzen unlösliches Silbercyanid, das dem Chlorsilber sehr ähnelt.

Blausäure findet neuerdings als Mittel zur Bekämpfung von Wanzen, Läusen und Pflanzenschädlingen Verwendung; wegen der starken Giftigkeit ist dabei mit äußerster Vorsicht zu verfahren. Meist setzt man dabei der Blausäure starke Reizstoffe zu, die vor dem Einatmen warnen. Die tödliche Dosis beträgt etwa 0,1 g, die Wirkung tritt dann innerhalb kürzester Zeit ein; Vergiftungen mit nichttödlichen Mengen besitzen keine nachhaltig schädlichen Wirkungen. Als Gegenmittel bei Blausäurevergiftungen wird subcutane Injektion von 5%iger Natriumthiosulfatlösung empfohlen.

Cyanide gehen bei milder Oxydation in *Cyanate* über; praktisch wird als Oxydationsmittel Bleioxyd verwendet. Die freie *Cyansäure* HCNO ist nicht beständig. Beim Erhitzen mit Schwefel oder mit Polysulfiden gehen Cyanide unter Aufnahme von Schwefel in *Sulfocyanide (Rhodanide)* über: $KCN + S \rightarrow KSCN$. Die freie Rhodanwasserstoffsäure ist sehr unbeständig. Rhodanide geben mit löslichen Silbersalzen rotbraunes Silberrhodanid. Läßt man auf Rhodanide freie Halogene einwirken, so entsteht freies *Rhodan* $(SCN)_2$, das wie das Cyan als Pseudohalogen bezeichnet wird. Rhodan ist in Lösungen einige Zeit beständig und wird zur Rhodanierung organischer Verbindungen verwendet.

b) Silicium: Si = 28,06.

Vorkommen. Silicium kommt in freier Form in der Natur nicht vor; seine Verbindungen sind jedoch sehr weit verbreitet. Am Aufbau der uns bekannten Erdkruste ist das Element mit mehr als 25 % beteiligt. Silicium findet sich an Sauerstoff gebunden als *Siliciumdioxyd* SiO_2 als Sand oder in reiner krystallisierter Form als *Quarz*. Salze der Kieselsäuren mit Kalium, Natrium und besonders mit Magnesium, Aluminium und Calcium sind sehr verbreitet (Feldspat, Glimmer, Kaolin usw.).

Darstellung. Man reduziert Siliciumdioxyd mit Aluminium oder Magnesium: $SiO_2 + 2Mg \rightarrow Si + 2MgO$ und behandelt das Reaktionsprodukt mit verdünnter Salzsäure. Kohle ist als Reduktionsmittel nicht zu verwenden, da Silicium sich bei der Reduktionstemperatur mit Kohlenstoff zu Siliciumcarbid vereinigt.

Eigenschaften. Silicium ist ein amorphes braunes Pulver, das aus einer Lösung in geschmolzenem Aluminium als eine andere Modifikation in schwarzen Krystallen erhalten werden kann. Bei höherer Temperatur vereinigt es sich mit Fluor und Chlor; an der Luft verbrennt es beim Erhitzen zu SiO_2. Eine praktische Bedeutung kommt dem freien Element nicht zu.

Wasserstoffverbindungen des Siliciums. Vom Silicium leitet sich eine Reihe von Wasserstoffverbindungen ab *(Silane)*, die den Wasserstoffverbindungen des Kohlenstoffes entsprechen. Man kann sie durch Umsetzung von Siliciden, z. B. von Magnesiumsilicid Mg_2Si mit Säuren erhalten. Diese Verbindungen haben keine praktische Bedeutung, sie zeigen aber, daß das Silicium in ähnlicher Weise Ketten bilden kann wie der Kohlenstoff. Auch manche andere Verbindungen erinnern sehr an Kohlenstoffverbindungen, wie Silicochloroform $SiHCl_3$ usw.

Siliciumcarbid, Carborundum SiC entsteht beim Erhitzen von Sand mit Koks auf hohe Temperatur. Es bildet eine der wenigen Ausnahmen von der Regel, daß Elemente der gleichen·Gruppe nicht Verbindungen miteinander eingehen. Die Verbindung wird wegen ihrer großen Härte technisch als Schleifmittel verwendet. Da sie von chemischen Mitteln nicht angegriffen wird, kann sie auch zur Herstellung von Laboratoriumsgeräten dienen.

Verbindungen des Siliciums mit Halogenen. Silicium vereinigt sich bei höherer Temperatur mit Fluor zu *Siliciumtetrafluorid* SiF$_4$. Die gleiche Verbindung entsteht auch aus Siliciumdioxyd und Fluorwasserstoff. Siliciumtetrafluorid zersetzt sich heftig mit Wasser:

$$SiF_4 + 4\,H_2O \rightarrow 2\,H_2F_2 + Si(OH)_4\,.$$

Mit überschüssigem Fluorwasserstoff entsteht wasserbeständige *Kieselfluorwasserstoffsäure* H$_2$SiF$_6$; diese Säure entsteht auch bei der Zersetzung von Siliciumtetrafluorid mit Wasser, indem sich der gebildete Fluorwasserstoff mit noch unzersetztem Siliciumtetrafluorid vereinigt. Kieselfluorwasserstoffsäure ist nur in wäßriger Lösung beständig, beim Erhitzen zerfällt sie in Siliciumtetrafluorid und Fluorwasserstoff. Die Säure bildet ein schwerlösliches Natrium-, Kalium- und Bariumsalz. Die Salze werden als Konservierungsmittel und zur Bekämpfung von Schwaben usw. verwendet. Sie sind giftig.

Siliciumtetrachlorid SiCl$_4$ kann durch Vereinigung von Silicium mit Chlor bei etwa 500° erhalten werden. Praktisch wird es jedoch so dargestellt, daß man auf eine Mischung von Sand und Koks bei höherer Temperatur Chlor einwirken läßt; dabei tritt zunächst Reduktion von Siliciumdioxyd zu Silicium ein, das sich dann mit Chlor vereinigt:

$$SiO_2 + 2\,C + 2\,Cl_2 \rightarrow SiCl_4 + 2\,CO\,.$$

Siliciumtetrachlorid ist eine farblose, an der Luft stark rauchende Flüssigkeit vom Siedepunkt 57°. Mit Wasser zersetzt es sich unter Abscheidung von Kieselsäure:

$$SiCl_4 + 4\,H_2O \rightarrow Si(OH)_4 + 4\,HCl\,.$$

Mit wasserfreien Alkoholen tritt eine ähnliche Umsetzung ein, die aber zu Kieselsäureestern Si(OR)$_4$ führt; die Ester zerfallen mit Wasser in Kieselsäure und Alkohol und werden in der Zahnmedizin oft als Bindemittel für Füllungen verwendet.

Siliciumdioxyd SiO$_2$ findet sich in der Natur als Sand oder in reinem krystallisiertem Zustand als Quarz (Bergkrystall); durch organische Beimengungen dunkel gefärbter Quarz heißt *Rauchquarz*; *Amethyst* ist durch Mangan oder Eisen violett gefärbter Quarz, *Chrysopras* ist ein durch Nickel grün gefärbter Quarz. *Achat, Onyx, Feuerstein* bestehen gleichfalls aus nahezu reinem SiO$_2$. *Opal* in allen seinen Abarten besteht aus Quarz und Kieselsäure. *Kieselgur, Infusorienerde,* besteht aus fast reinem SiO$_2$ und ist durch Ablagerung von Diatomeenpanzern entstanden. Das Material ist außerordentlich porös und wird daher als Isoliermaterial verwendet; mit Nitroglycerin getränkte Infusorienerde ist *Dynamit*. SiO$_2$ ist ein Bestandteil vieler Gräser und findet sich besonders reichlich in Schachtelhalmen.

Siliciumdioxyd und Kohlendioxyd verhalten sich physikalisch völlig verschieden; Kohlendioxyd ist ein Gas, das sich in Wasser löst und damit unter Bildung von Kohlensäure reagiert. Siliciumdioxyd ist eine feste Substanz, die erst oberhalb von 1600° schmilzt, in Wasser unlöslich ist und daher damit auch nicht reagiert. Dieses unterschiedliche Verhalten ist damit zu erklären, daß Siliciumdioxyd nicht aus einfachen Molekülen SiO$_2$ aufgebaut ist, sondern daß die einfachen Grundmoleküle zu sehr viel größeren Einheiten zusammengetreten sind. Der Zusammentritt einfacher Grundmoleküle zu komplizierten höheren Gebilden gleicher Zusammensetzung wird als *Polymerisation* bezeichnet:

$$n\,SiO_2 \rightarrow (SiO_2)n\,.$$

Siliciumdioxyd ist ein hochpolymeres Gebilde von SiO$_2$ und verhält sich in physikalischer Hinsicht daher grundsätzlich anders als das monomere CO$_2$. Die gleichen Unterschiede bestehen zwischen Kohlensäure und den Kieselsäuren. Siliciumdioxyd ist das Anhydrid der Kieselsäure; mit Wasser setzt es sich zwar nicht um, mit Alkali bildet sich jedoch bei längerer Einwirkung lösliches Alkalisilicat:

$$SiO_2 + 4\,KOH \rightarrow K_4SiO_4 + 2\,H_2O.$$

Verwendung. Siliciumdioxyd findet Verwendung zur Herstellung von Glas, als saurer Zuschlag bei metallurgischen Prozessen, zur Herstellung von chemischen Geräten und optischen Instrumenten. Quarz ist für ultraviolettes Licht viel durchlässiger als Glas; es wird daher zur Herstellung von Linsen verwendet, die für ultraviolettes Licht durchlässig sein müssen. Aus dem gleichen Grunde werden auch die Brenner der Quecksilberlampen (künstliche Höhensonne) aus Quarz hergestellt. Quarz zeichnet sich ferner durch einen sehr geringen Ausdehnungskoeffizienten aus. Man kann daher hoch erhitzte Quarzgeräte sofort mit kaltem Wasser abkühlen, ohne daß sie springen. Da sie zugleich auf sehr viel höhere Temperatur erhitzt werden können als Glas, bildet Quarz ein ideales Material für viele physikalische und chemische Geräte. Nur ist die Herstellung wegen der erforderlichen hohen Temperatur etwas schwierig.

Kieselsäure. Alkalisalze der Kieselsäure leiten sich entweder von der *Orthokieselsäure* H_4SiO_4 oder von der *Metakieselsäure* H_2SiO_3 ab. Alkalisilicate, die auch den Namen *Wasserglas* führen, sind durch Erhitzen von Silicium oder Siliciumdioxyd mit Alkalilaugen oder durch Schmelzen von Siliciumdioxyd mit Alkalicarbonaten zugänglich. In Wasser sind sie leicht löslich. Säuert man eine solche Lösung an, so bleibt sie zunächst klar, und nach einiger Zeit scheidet sich ein gelatinöser Niederschlag von freier Kieselsäure ab. Diese Erscheinung ist so zu erklären, daß die ursprünglich monomeren Kieselsäuremoleküle nach und nach zu immer größeren Einheiten zusammentreten, die schließlich so groß werden, daß sie nicht mehr suspendiert bleiben und zu Boden sinken. Bei Gegenwart von viel Salzsäure kann die Entstehung eines sichtbaren Niederschlages vollständig ausbleiben. Es läßt sich jedoch zeigen, daß auch in diesem Falle eine normale Lösung nicht vorliegt. Schließt man nämlich eine solche Suspension in eine tierische Membran ein und hängt diese dann in Wasser, so beobachtet man, daß wohl gelöste Salze aus der Lösung in das Wasser durch die Membran hindurchdiffundieren, nicht aber die Kieselsäure. Die Kieselsäureteilchen sind so groß, daß sie durch die Poren der Membran nicht hindurchkönnen. Den gleichen Effekt kann man mit besonders präparierten Filtern (Ultrafilter) erreichen. Läßt man fernerhin in einem verdunkelten Raum einen Lichtstrahl durch eine wahre Lösung hindurchgehen, so kann man seine Bahn in der Lösung nicht verfolgen, während er sich in einer Suspension von Kieselsäure deutlich abzeichnet, da die bedeutend größeren Kieselsäureteilchen das Licht sichtbar abbeugen. Im dunklen Felde des *Ultramikroskopes* sind die gröberen Teilchen als Lichtpünktchen sichtbar, die sich in lebhafter Bewegung befinden (BROWNsche Bewegung). Lösungen dieser Art der gröberen Dispersität nennt man *kolloidal*, und den verteilten Stoff *Kolloid*, während im Gegensatz dazu die normal löslichen Stoffe allgemein *Krystalloide* genannt werden, da sie in festem Zustande meist Krystallstruktur besitzen. Die beiden Arten der Lösung unterscheiden sich im wesentlichen durch die verschiedene Größe der Teilchen; dabei sind jedoch keine scharfen Grenzen zu ziehen, da alle Arten von Übergängen möglich sind. Man kann von Metallen, Metallhydroxyden, Metallsulfiden und zahlreichen anderen Stoffen kolloidale Lösungen herstellen. Eiweißverbindungen lösen sich in Wasser gleichfalls kolloidal.

Kolloidteilchen tragen in Lösung schwache elektrische Ladungen. Werden die Ladungen durch irgendwelche Vorgänge erhöht, so werden die Lösungen stabiler; werden die Ladungen verringert, so nimmt die Stabilität der Lösungen ab, und

bei völliger Neutralisation fallen die gelösten Teilchen aus: das Kolloid wird ausgeflockt. Das ausgefällte Kolloid wird auch *Gel* genannt, während der gelöste
Zustand zum Unterschied von einer wahren Lösung auch *Sol* genannt wird. Je
nach dem Dispersionsmittel unterscheidet man auch noch Hydrosol, Alko-
holsol usw. Geht das Gel mit Wasser wieder in ein Sol über, nennt man den Vorgang der Ausfällung *reversibel*, im anderen Falle *irreversibel*.

Kolloide Teilchen können ihre Ladung durch Adsorption von Ionen ändern;
je nach der Natur des Kolloides werden Kationen oder Anionen bevorzugt adsorbiert. In einigen Fällen kann dabei die Ladung erhöht werden, sie kann aber
auch erniedrigt werden. Im allgemeinen werden Dispersionskolloide durch Elektrolyte ausgeflockt; besonders wirksam sind dabei die dreiwertigen Metallionen
(Aluminium- und Eisen (3)-salze wirken daher besonders gut blutstillend). Entgegengesetzt geladene Kolloide können sich gegenseitig ausflocken. Andererseits
können kolloidale Lösungen durch Zusatz von fremden Kolloiden mit gleichem
Ladungssinn stabilisiert werden; in diesem Sinne sind besondere Eiweißverbindungen gegenüber Metallkolloiden gut wirksam. Bekannt ist die Verwendung von
Eiweißverbindungen als Schutzkolloid bei der Herstellung von kolloidalen Silber-
lösungen (Protargol, Albargin usw.). Diese Kolloide haben zugleich den Vorzug,
reversibel zu sein.

Das hohe Adsorptionsvermögen der Kolloide ist durch ihre große Oberfläche
bedingt. Es ist zweckmäßig, sich einmal klarzumachen, wie stark die Oberfläche mit dem Verteilungsgrad wächst. Ein Würfel mit einer Kantenlänge von
1 cm hat eine Oberfläche von 6 cm²; teilt man ihn in Würfel von 1 mm Kantenlänge auf, so beträgt die Gesamtoberfläche 60 cm². Setzt man die Teilung fort bis
zu Würfeln von einem millionstel Millimeter Kantenlänge (10^{-6} mm), so beträgt
die Gesamtoberfläche 6000 m². Damit wird auch das starke Adsorptionsvermögen
fein verteilter Niederschläge verständlich. Es ist ohne weiteres verständlich,
daß die Eigenschaften (auch die therapeutische Wirkung) der Kolloide von ihrem
Dispersionsgrad abhängen; wird er durch irgendwelche Einflüsse verringert, so
nehmen in gleichem Maße auch die spezifischen Effekte ab. Arzneimittel in
kolloidaler Form verlieren an Wirkung, wenn durch Zusatz von Salzen, durch Alte-
rung oder andere Einflüsse der Dispersionsgrad verringert wird. Solchen Arzneimitteln und Arzneizubereitungen ist daher stets ganz besondere Sorgfalt zu widmen.

Um Krystalloide von Kolloiden zu trennen, benutzt man entweder die Ultra-
filtration oder die *Dialyse*. Für die Behandlung größerer Mengen kommt allein
die Dialyse in Betracht. Das Verfahren ist bereits vorher angedeutet worden und
beruht darauf, daß Krystalloide durch tierische Haut hindurchdiffundieren
können, nicht aber Kolloide. Als Membran benutzt man entweder Pergament
oder neuerdings auch Cellophan. Im einfachsten Falle verfährt man so, daß man
die zu dialysierende Substanz in einen Glaszylinder bringt, der unten mit einer
Membran abgeschlossen ist. Diese Vorrichtung hängt man dann in ein Gefäß mit
reinem Wasser, das man zweckmäßig gelegentlich erneuert. Für schwer dialysierbare Substanzen und zur Verarbeitung größerer Mengen gibt es besonders kon-
struierte Einrichtungen, wie Schütteldialysatoren usw., die schneller arbeiten. Die
Dialyse hat in der Technik eine gewisse Bedeutung; sie findet z. B. bei der Herstellung vieler Organpräparate Anwendung.

Reine, fein verteilte Kieselsäure ist ein ausgezeichnetes Adsorptionsmittel, das
unter der Bezeichnung *Silicagel* bekannt ist. Beim Erhitzen geht sie unter langsamem Verlust von Wasser in Siliciumdioxyd über; als Zwischenstufen treten
die verschiedenartigsten Polykieselsäuren auf: $(H_4SiO_4)_m - n\,H_2O$, von denen
sich auch viele in der Natur vorkommende Silicate ableiten, wie die Feldspate
$NaAlSi_3O_8$, $KAlSi_3O_8$, die Glimmer $KAl_3H_2Si_3O_{12}$ usw.

c) Germanium: Ge = 72,60.

Das Element wurde im Jahre 1886 in einem Silbererz entdeckt, nachdem seine Existenz und seine wichtigsten Eigenschaften bereits von MENDELEJEFF auf Grund der Beziehungen des periodischen Systems vorausgesagt worden waren. Das Element bildet das Übergangsglied von den nichtmetallischen Elementen Kohlenstoff und Silicium zu den metallischen Elementen Zinn und Blei. Es bildet ein Oxyd GeO und ein Dioxyd GeO_2. Das Oxyd ist wie das Kohlenoxyd weder sauer noch basisch; das Dioxyd ist wie das Kohlendioxyd das Anhydrid einer Säure. Das freie Element hat den Charakter eines Metalles, ohne daß es sich jedoch in Säuren löst; Salpetersäure oxydiert es zu Germaniumdioxyd. Von freiem Chlor wird es zu *Germaniumtetrachlorid* $GeCl_4$ umgesetzt, einer leicht flüchtigen Verbindung, die sich mit Wasser langsam zersetzt. Auch *Germaniumchloroform* $GeHCl_3$ ist bekannt; es ist eine farblose, flüchtige Flüssigkeit, die sich mit Wasser zersetzt. Auch eine Wasserstoffverbindung des Germaniums GeH_4 ist bekannt, die dem Methan CH_4 und Silicomethan SiH_4 entspricht.

Germanium und seine Verbindungen haben bisher keine Bedeutung erlangt.

d) Metalle.

Metalle sind Elemente, die mit Säuren wasserbeständige Salze bilden; als charakteristisch gilt dabei das Verhalten der Halogenide, besonders der Chloride. In chemischer Hinsicht bedeutet das Salzbildungsvermögen lediglich die Eigenschaft, daß die Atome des Elementes Elektronen abzugeben vermögen, wobei sie in den Zustand positiver Ionen übergehen. Viele Metallatome können ihre Valenzelektronen stufenweise abgeben; sie bilden dann mehrere Reihen von Salzen mit mehreren Wertigkeitsstufen. In einigen Fällen können Metalle aber auch Bestandteile von Anionen sein; das ist dann der Fall, wenn Sauerstoffverbindungen neben ihrer für die Metalle charakteristischen basischen Eigenschaft zugleich auch sauren Charakter besitzen, oder wenn Metallverbindungen durch andere Kräfte als normale chemische Bindungen (sog. Nebenvalenzbindungen) mit Anionengruppen zu zusammengesetzten (sog. komplexen) Anionen zusammentreten.

Metallchloride enthalten das Metall als Kation; gegen Wasser sind sie vollkommen beständig. Die Chloride der Übergangselemente werden durch Wasser unvollständig und meist in umkehrbarer Reaktion zersetzt. Die Chloride der typischen Nichtmetalle sind nicht ionogen gebunden; die meisten (nicht alle) werden durch Wasser in nicht umkehrbarer Reaktion zersetzt.

In physikalischer Hinsicht sind die Metalle durch ihre Lichtundurchlässigkeit, den metallischen Glanz und durch ein hohes Leitvermögen für Wärme und Elektrizität ausgezeichnet. Lichtundurchlässigkeit und Leitvermögen gehen parallel und sind durch die Elektronenanordnung begründet. Metalle sind im allgemeinen dehnbar und hämmerbar. Das Produkt aus spezifischer Wärme und Atomgewicht ist bei allen Metallen nahezu konstant 6,4 (DULONG und PETIT).

Metalle haben die Fähigkeit, mit den *Ionen* gewisser anderer Metalle eine Reaktion einzugehen, die in einem einfachen Austausch der Ladungen besteht. Dabei geht das Metall in den Ionenzustand über, während aus dem Ion des anderen Metalles das Metall selbst entsteht. Hängt man z. B. ein Stück Zink in eine Lösung von Kupfersulfat ein, so geht Zink als Zinkion Zn^{++} in Lösung, und die äquivalente Menge Kupferionen Cu^{++} wird als metallisches Kupfer abgeschieden. Bei diesem Vorgang hinterläßt jedes in ein Zinkion übergehende Zinkatom 2 Elektronen auf dem Zinkstück, das dadurch vorübergehend elektrisch negativ aufgeladen wird; diese freien Ladungen werden an Kupferionen weitergegeben, die dadurch zu Kupferatomen neutralisiert werden. Man sagt auch: Zink verdrängt Kupfer aus seinen Salzen. Der umgekehrte Vorgang findet nicht statt. In ähnlicher Weise verdrängt Zink auch Quecksilber, Silber und Gold aus ihren Salzen, Eisen verdrängt Antimon usw. Das sind jedoch nur einige Beispiele; man kann die Metalle ganz systematisch in eine *Verdrängungsreihe* anordnen, so, daß jedes Element alle folgenden aus ihren Salzen verdrängt. In dieser Reihe findet sich auch Wasserstoff, da er in den Säuren die gleiche Rolle spielt wie die Metalle in den Salzen.

Verdrängungsreihe der gebräuchlichsten Elemente:

Mg — Al — Zn — Fe — Cd — Co — Ni — Pb — Sn — H — Sb — Cu — Hg — Ag — Pt — Au.

Magnesium verdrängt alle anderen Metalle; Gold verdrängt kein anderes Metall, es wird selbst aber von allen anderen verdrängt. Die Elemente, die vor Wasserstoff stehen, verdrängen diesen aus den Säuren, sie sind also direkt in Säuren löslich, während bei den höheren Oxydationsmittel zugesetzt werden müssen. Von der Abscheidung des Antimons durch Eisen oder Zink macht man in der Analyse Gebrauch. Dieses Verhalten der Metalle kann man mit einer mehr oder weniger lockeren Bindung der Valenzelektronen erklären. Je lockerer die Valenzelektronen gebunden sind, um so leichter geht das Element in den Ionenzustand über; je fester sie haften, um so leichter wird das Element aus seinen Salzen verdrängt. Man sagt auch, daß mit zunehmender Festigkeit des Elektronengefüges der *edle* Charakter zunimmt, und nennt die letzten Glieder der Reihe auch *Edelmetalle*. Da bei den Verdrängungsvorgängen freie elektrische Ladungen auftreten, kann bei geeigneter Anordnung ein Stromkreis geschlossen werden, dessen elektrische Spannung gemessen werden kann. Diese Spannung ist natürlich um so größer, je entfernter die Elemente in der Verdrängungsreihe stehen; mit Hilfe der auftretenden Spannungen kann man in der Reihe auch quantitative Beziehungen herstellen. Man nennt daher die Verdrängungsreihe meist *Spannungsreihe*. Die elektrische Spannung innerhalb der Reihe kann als Ausdruck der zunehmenden Festigkeit der Valenzelektronen im Atomverband angesehen werden.

e) Zinn, Stannum: Sn = 118,70.

Das wichtigste Zinnerz ist *Zinnstein* SnO_2, dessen Hauptfundstellen sich in Bolivien und in Ostindien befinden. Das Erz wird durch einen Wasch- und Röstprozeß gereinigt und schließlich mit Kohle reduziert.

Eigenschaften. Zinn ist ein silberglänzendes, krystallines Metall vom Schmelzpunkt 232°. Es ist weich und läßt sich daher gut hämmern und walzen. Bei Temperaturen unterhalb von 13° wandelt sich die gewöhnliche krystalline Form in eine graue, pulverige Form um. Dieser Vorgang wird durch Impfen mit dem Pulver beschleunigt; Zinngeräte können dadurch völlig zerstört werden. Diese Erscheinung ist unter dem Namen *Zinnpest* (auch Museumskrankheit) bekannt. Beim Biegen von Zinnstangen tritt ein knirschendes Geräusch auf (Zinngeschrei), das durch Störung des Krystallgefüges hervorgerufen wird. Zinn wird von Salzsäure zu Zinn (2)-chlorid gelöst; Salpetersäure verwandelt es in Metazinnsäure.

Verwendung. Zinn wird zur Herstellung dünner Folien (Stanniol) verwendet, die als Verpackungsmaterial benutzt werden. Für kosmetische Präparate verwendet man vielfach Zinntuben. Verzinntes Eisenblech (Weißblech) wird zur Herstellung von Konservendosen benutzt. Zinn findet ferner Verwendung zum Löten und zur Herstellung von Legierungen.

Verbindungen. Zinn bildet zwei Reihen von Verbindungen; in der einen ist es zweiwertig (Stanno-), in der anderen vierwertig (Stanniverbindungen). Nascierender Wasserstoff reduziert Zinnverbindungen zu *Zinnwasserstoff* SnH_4, eine wenig beständige Verbindung, die mit kornblumenblauer Flamme verbrennt. Darauf gründet sich ein Nachweis für Zinnverbindungen: man bringt die zu prüfende Substanz mit Salzsäure und etwas Zink auf ein Uhrglas, läßt kurze Zeit reagieren und befeuchtet mit der Lösung ein mit Wasser gefülltes Reagensglas äußerlich; hält man das Reagensglas dann in die nichtleuchtende Flamme, so wird es bei Gegenwart von Zinnverbindungen nach einigen Augenblicken von einer leuchtend blauen Flamme umspielt.

Zinn (2)-chlorid, Zinnchlorür $SnCl_2$ entsteht beim Auflösen von Zinn in Salzsäure; es ist eine farblose, krystalline Substanz, die 2 Moleküle Krystallwasser enthält. Durch Wasser wird das Salz teilweise zersetzt:

$$SnCl_2 + H_2O \rightleftharpoons Sn(OH)Cl + HCl.$$

Da die Reaktion umkehrbar ist, wird die Zersetzung durch freie Salzsäure zurückgedrängt. Eine Lösung von Zinn (2)-chlorid in rauchender Salzsäure wird unter dem Namen BETTENDORFS *Reagens* zum Nachweis von Arsen- und- Quecksilberverbindungen benutzt. Zinn (2)-verbindungen haben nämlich die Fähigkeit, leicht in Zinn (4)-verbindungen überzugehen und wirken daher stark reduzierend. Ebenso wie Arsen- und Quecksilberverbindungen werden auch andere Salze reduziert, z. B. Eisen (3)- zu Eisen (2)-verbindungen, Kupfer (2)- zu Kupfer (1)-verbindungen usw.:

$$2\,As^{+++} + 3\,Sn^{++} \rightarrow 2\,As + 3\,Sn^{++++},$$
$$Hg^{++} + Sn^{++} \rightarrow Hg + Sn^{++++},$$
$$2\,Fe^{+++} + Sn^{++} \rightarrow 2\,Fe^{++} + Sn^{++++},$$
$$2\,Cu^{++} + Sn^{++} \rightarrow 2\,Cu^{+} + Sn^{++++}.$$

Zinn (4)-chlorid, Zinntetrachlorid $SnCl_4$ entsteht aus Zinn oder Zinnchlorür und Chlor; es ist eine farblose, an der Luft rauchende Flüssigkeit, die bei 114° siedet. Durch Wasser wird Zinntetrachlorid langsam unter Bildung von Zinnsäure zersetzt:

$$SnCl_4 + 4\,H_2O \rightleftharpoons Sn(OH)_4 + 4\,HCl.$$

Zinntetrachlorid vermag durch Nebenvalenzkräfte 2 Moleküle Salzsäure zu binden, wobei eine Säure der Zusammensetzung H_2SnCl_6 entsteht; diese Säure ist teilweise dissoziiert, wobei sie das Anion $SnCl_6''$ liefert. Diese *Zinnchloridchlorwasserstoffsäure* ist eine komplexe Säure; Komplexverbindungen unterscheiden sich von Doppelverbindungen dadurch, daß sie *zusammengesetzte* Ionen liefern, welche aus Bestandteilen bestehen, die auch für sich als Ionen auftreten können. Um die Art der Dissoziation kenntlich zu machen, setzt man in Komplexverbindungen das Anion in eckige Klammern und schreibt die Formel $H_2[SnCl_6]$. Die freie Säure ist nicht sehr beständig; ihr Ammoniumsalz $(NH_4)_2[SnCl_6]$ ist recht stabil und zersetzt sich mit Wasser nicht. Es wird unter dem Namen *Pinksalz* als Beize in der Färberei verwendet.

Zinnhydroxyd $Sn(OH)_2$ fällt als weißer Niederschlag aus, wenn man Zinn (2)-chloridlösung vorsichtig mit Natronlauge neutralisiert. Die Substanz verliert leicht Wasser und geht dabei in schwarzes *Zinnoxydul* SnO über. Zinnhydroxyd ist amphoter; es bildet mit Säuren Zinn (2)-salze und mit Alkalien Salze vom Typus K_2SnO_2 *(Stannite).* Zinnhydroxyd ist daher in Alkalilaugen löslich. Alkalistannite werden leicht zu Stannaten oxydiert; man benutzt sie daher als Reduktionsmittel (z. B. beim Nachweis von Wismutsalzen). Werden Alkalistannitlösungen erhitzt, so tritt Disproportionierung zu Zinn und Stannat ein:

$$2\,K_2SnO_2 + H_2O \rightarrow K_2SnO_3 + Sn + 2\,KOH.$$

α-*Zinnsäure* H_2SnO_3 entsteht als weißer gallertiger Niederschlag, wenn man Zinntetrachloridlösungen mit Ammoniak versetzt. Der Niederschlag besteht jedoch nicht aus den einfachen Molekülen, sondern stellt eine relativ niedere Polymerisationsstufe dar. Er verliert leicht Wasser und geht schließlich in Zinndioxyd über. α-Zinnsäure ist in Salzsäure zu Zinntetrachlorid löslich; mit Alkalien bildet sie wasserlösliche *Stannate* der Formel Na_2SnO_3. Neben der α-Zinnsäure ist eine β-*Zinnsäure* bekannt, die einen gröberen Verteilungszustand darstellt. Man erhält sie durch Erhitzen von Zinn mit Salpetersäure; sie wird in der Analyse zur Adsorption von Phosphorsäure benutzt. β-Zinnsäure ist in Säuren und Alkalien unlöslich. Beim Schmelzen mit Alkalien gibt sie ebenso wie Zinndioxyd α-Stannat.

Zinnsulfid SnS erhält man durch Fällen von Zinn (2)-chloridlösungen mit Schwefelwasserstoff als schokoladenbraunen Niederschlag. Zinn (4)-salzlösungen geben dabei *Zinndisulfid* SnS_2 als gelben Niederschlag. Man kann diese Verbindung auch aus den Elementen darstellen; sie wird als „Bronzepulver" (Mussivgold) verwendet. Zinndisulfid ist in Schwefelammonium zu *Ammoniumsulfostannat* $(NH_4)_2SnS_3$ löslich; Zinnmonosulfid löst sich in Schwefelammonium nicht, wohl aber in Ammoniumpolysulfid, wobei es unter Aufnahme von Schwefel gleichfalls in Sulfostannat übergeht. Aus dieser Lösung wird durch Säuren die Sulfozinnsäure H_2SnS_3 in Freiheit gesetzt, die aber nicht beständig ist und unter Abspaltung von Schwefelwasserstoff in Zinndisulfid übergeht.

f) Blei, Plumbum: Pb = 207,21.

Die wichtigsten Bleierze sind *Bleiglanz* PbS und *Weißbleierz* $PbCO_3$; Bleierze sind oft von Silbererzen begleitet, das rohe Blei (Werkblei) wird daher meist noch auf Silber verarbeitet. Man gewinnt das Metall entweder durch Erhitzen von Bleiglanz mit Eisen, wobei sich Schwefeleisen bildet, das als Schlacke auf dem geschmolzenen Blei schwimmt; das Verfahren heißt Niederschlagsarbeit. Oder man röstet das Erz, wobei es teilweise in Bleioxyd und Bleisulfat übergeht, und erhitzt dann unter Absperrung der Luftzufuhr weiter; dabei wirkt das oxydierte Erz auf das unveränderte Sulfid in folgender Weise ein:

$$2\,PbO + PbS \rightarrow 3\,Pb + SO_2,$$
$$PbSO_4 + PbS \rightarrow 2\,Pb + 2\,SO_2.$$

Das Werkblei ist meist noch durch andere Elemente verunreinigt, von denen es durch Elektrolyse befreit werden kann. Reines Blei erhält man auch durch Reduktion von reinem Bleioxyd oder Bleicarbonat mit Kohle.

Eigenschaften. Blei ist ein graues, an frischen Schnittflächen glänzendes, weiches Metall vom spezifischen Gewicht 11,4 und dem Schmelzpunkt 327°. An der Luft überzieht es sich mit einer grauweißen Schicht von basischem Carbonat, die das Metall vor der weiteren Einwirkung schützt. Man benutzt Blei daher zum Bekleiden von Dächern und als luftbeständigen Überzug für andere Metalle. Auch gegen chemische Agenzien ist Blei recht widerstandsfähig und dient daher vielfach als Werkstoff in der chemischen Industrie (Bleikammern). Lufthaltiges Wasser greift Blei an, wobei es als Hydroxyd $Pb(OH)_2$ spurenweise in Lösung geht. Bei Gegenwart von Kohlensäure bildet sich aber wiederum ein Überzug von basischem Carbonat, der das Metall vor weiterem Angriff schützt. Daher können Bleirohre trotz der starken Giftigkeit des Elementes für Wasserleitungen verwendet werden. Der Vorteil liegt besonders darin, daß die weichen Bleirohre bequem zu verlegen sind. Ist das Wasser völlig carbonatfrei oder enthält es viel freie (aggressive) Kohlensäure, so kann Blei in Lösung gehen und die Ursache zu Massenvergiftungen werden; Wasser mit mehr als 1 mg Blei im Liter darf nicht als Trinkwasser verwendet werden.

Blei wird von Salzsäure und Schwefelsäure nur wenig angegriffen; Salpetersäure löst es zu Bleinitrat.

Verwendung. Neben den bereits genannten Zwecken dient Blei noch als
Schutzverkleidung für Überseekabel, zur Herstellung von Legierungen (Schrot-
blei, Letternmetall usw.) und zur Herstellung von Bleiplatten für Akkumulatoren.
Der *Akkumulator* ist eine Vorrichtung, die durch chemische Umsetzungen elektrischen Strom liefert; nach beendeter Umsetzung ist der Akkumulator „entladen" und kann durch einen hindurchgeschickten elektrischen Strom wieder
„aufgeladen" werden. Dieser Vorgang ist eine einfache Umkehrung der strom-
liefernden Reaktionen.

Der Akkumulator besteht aus einer Platte aus porösem Blei und einer anderen
aus Bleidioxyd, die beide in verdünnte Schwefelsäure eingehängt sind. An der Blei-
platte entladen sich Sulfationen und geben unter Bildung von Bleisulfat je zwei
Elektronen ab, wodurch die Platte negativ geladen wird:

$$SO_4^{--} + Pb \rightarrow PbSO_4 + 2^-.$$

Die Wasserstoffionen wandern an die Bleidioxydplatte, nehmen dort je ein
Elektron auf, wodurch auf der Platte freie positive Ladungen hinterbleiben und
reduzieren das Bleidioxyd zu Bleioxyd:

$$2\,H^+ + PbO_2 \rightarrow H_2O + PbO + 2^+.$$

Das Bleioxyd wird durch die Schwefelsäure in sekundärer Reaktion, die für die
Stromerzeugung ohne Bedeutung ist, in Bleisulfat umgewandelt. Verbindet man
die beiden Platten durch einen Draht, so läuft die Reaktion weiter, und es fließt
ein Strom (2 Volt pro Zelle). Beide Platten werden durch die Reaktion nach und
nach in Bleisulfat umgewandelt, die Umsetzung ist beendet und der Akkumulator
entladen. Schickt man nun einen elektrischen Strom in entgegengesetzter Richtung hindurch, so verlaufen die umgekehrten Vorgänge, und der Akkumulator
wird wieder aufgeladen. An der mit dem negativen Pol der Stromquelle verbundenen Platte werden durch die zugeführten Elektronen Bleiionen des Bleisulfates
zu Blei neutralisiert, und Sulfationen gehen in Lösung:

$$(Pb^{++}SO_4^{--}) + 2^- \rightarrow Pb + SO_4^{--}.$$

An der mit dem positiven Pol der Stromquelle verbundenen Platte findet unter
dem Einfluß freier positiver Ladungen anodische Oxydation statt, wodurch das
Bleisulfat in Bleidioxyd übergeführt wird:

$$(Pb^{++}SO_4^{--}) + 2\,H_2O + 2^+ \rightarrow PbO_2 + SO_4^{--} + 4\,H^+.$$

Für jedes an der Kathode gebildete Sulfation treten an der Anode zwei über-
zählige Wasserstoffionen auf (zwei weitere entfallen auf das an der Anode gebildete
Sulfation). Damit ist der Akkumulator in seinen ursprünglichen Zustand übergeführt und kann nun von neuem Strom liefern.

Verbindungen. Blei ist in seinen Verbindungen zweiwertig (Plumbover-
dungen) oder vierwertig (Plumbiverbindungen); die Salze des vierwertigen Bleies
werden von Wasser vollständig zersetzt (hydrolysiert), die des zweiwertigen Bleies
nur schwach.

Bleichlorid $PbCl_2$ wird aus Bleisalzlösungen durch Chloride als weißer krystalliner Niederschlag gefällt; es ist in kaltem Wasser schwer, in heißem Wasser
leichter löslich. *Bleibromid* $PbBr_2$ und *Bleijodid* PbJ_2 entstehen analog aus Bleisalzlösungen durch Fällen mit Bromiden bzw. mit Jodiden. Sie sind gelb gefärbt
und in Wasser schwerlöslich.

Beim Einleiten von Chlor in eine wäßrige Suspension von Bleichlorid bildet
sich *Bleitetrachlorid* $PbCl_4$, eine unbeständige Verbindung, die schon bei gewöhn-

licher Temperatur in Chlor und Bleichlorid zerfällt. Mit Salzsäure bildet es eine gleichfalls unbeständige komplexe Säure $H_2[PbCl_6]$, von der sich ein beständiges Ammoniumsalz $(NH_4)_2[PbCl_6]$ ableitet.

Bleisulfat $PbSO_4$ erhält man durch Fällen von Bleisalzlösungen mit Sulfaten als schweren, weißen, in Wasser unlöslichen Niederschlag. In konzentrierter Schwefelsäure, konzentrierten Alkalilaugen, Ammoniumtartrat und Ammoniumacetat ist es löslich. Dadurch kann man es leicht von dem ähnlich aussehenden Bariumsulfat unterscheiden.

Bleichromat $PbCrO_4$ entsteht beim Versetzen von Bleisalzlösungen mit Chromaten (oder Dichromaten) als gelber unlöslicher Niederschlag. Es findet als gelbe Malerfarbe (Chromgelb) Verwendung. Beim Erwärmen mit verdünnten Alkalien geht es in *basisches Bleichromat* Pb_2OCrO_4 über, das als rote Malerfarbe verwendet wird (Chromrot).

Bleinitrat $Pb(NO_3)_2$ wird durch Auflösen von Blei, Bleioxyd oder Bleicarbonat in Salpetersäure dargestellt; beim Eindunsten der Lösung erhält man es in weißen Krystallen, die in Wasser sehr leicht löslich sind.

Bleiacetat, Plumbum aceticum $(CH_3COO)_2Pb$, $3 H_2O$ gewinnt man durch Auflösen von Bleioxyd in Essigsäure und nachfolgende Krystallisation als weißes, in Wasser leicht lösliches Krystallmehl. Es besitzt schwachsüßen Geschmack und führt daher auch den Namen *Bleizucker*, unter dem es auch in der Medizin verwendet wird. Erhitzt man Bleiacetatlösung mit Bleioxyd, so bildet sich *basisches Bleiacetat* $(CH_3COO)Pb(OH)$, dessen wäßrige Lösung medizinisch unter der Bezeichnung *Liquor Plumbi subacetici* gelegentlich zu kühlenden und adstringierenden Umschlägen angewendet wird.

Bleicarbonat $PbCO_3$ wird aus Bleisalzlösungen durch Bicarbonat als weißes unlösliches Pulver gefällt. Alkalicarbonate fällen *basische Carbonate*, die etwa der Zusammensetzung $2 PbCO_3 \cdot Pb(OH)_2$ entsprechen. Die Verbindung ist ein weißes, wasserunlösliches Pulver, das unter der Bezeichnung *Bleiweiß* oder *Cerussa* wegen seiner ausgezeichneten Deckkraft als Anstrichfarbe verwendet wird. Der Nachteil gegenüber anderen weißen Anstrichfarben ist allerdings der, daß es unter der Einwirkung von Schwefelwasserstoff, der sich meist spurenweise in der Luft vorfindet, mit der Zeit grau und später schwarz wird. Das beste Bleiweiß wird nach dem alten holländischen Verfahren gewonnen. Man hängt Bleiplatten in Tontöpfe, auf deren Boden sich Essig befindet, verschließt die Töpfe mit Bleiplatten und gräbt sie in frischen Pferdemist ein. Es bildet sich zuerst basisches Bleiacetat, das durch die bei der Fäulnis entstehende Kohlensäure in basisches Bleicarbonat umgesetzt wird. Nach einiger Zeit sind die Bleiplatten mit einer dicken Schicht von Bleiweiß überzogen, das dann abgeklopft wird. Dieses Bleiweiß zeichnet sich vor allen anderen Sorten durch besondere Feinheit aus und besitzt daher eine besonders hohe Deckkraft. Diese primitive Darstellungsweise wird jetzt technisch nachgeahmt; man hängt Bleiplatten in Kammern auf, durch die man ein Gemisch von Luft, Essigsäuredampf und Kohlendioxyd hindurchstreichen läßt; das so gewonnene Bleiweiß soll jedoch in seiner Deckkraft dem holländischen unterlegen sein.

Bleioxyd, Bleiglätte, Lithargyrum, Plumbum oxydatum PbO erhält man durch Oxydation von Blei an der Luft; es wird bei der Silbergewinnung aus silberhaltigem Werkblei gewonnen. Es ist ein schweres, gelbes bis gelbrotes Pulver; die helle Form wird auch Silberglätte, die dunkle Goldglätte genannt. Bleioxyd wird zur Herstellung von Bleisalzen, Bleiglas, Firnis und Pflastern verwendet. In warmen Alkalilaugen löst sich Bleioxyd zu *Alkaliplumbit* (Na_2PbO_2) auf. *Bleihydroxyd* $Pb(OH)_2$ wird durch Fällen von Bleisalzlösungen mit Alkalien gewonnen; in Säuren löst es sich zu den entsprechenden Salzen, mit Alkalien gibt es Plumbite, es ist also amphoter. In Wasser ist Bleihydroxyd merklich löslich.

Bleidioxyd PbO_2 wird durch Oxydation von Natriumplumbitlösung mit Chlor gewonnen. Es ist ein dunkelbraunes, in Wasser unlösliches Pulver, das den elektrischen Strom leitet. Bei der Elektrolyse von Bleinitrat in Salpetersäure wird Bleidioxvd an der Anode abgeschieden, da das Blei in dieser Lösung als *Bleisäure* H_4PbO_4 vorliegt; das Anion PbO_4'''' wird an der Anode entladen. Die freie Säure ist unbeständig; Bleidioxyd ist jedoch in Alkalien zu Salzen löslich, die sich aber nicht von der eben genannten Bleisäure (Orthobleisäure), sondern von der wasserärmeren Metableisäure H_2PbO_3 ableiten; diese Salze nennt man *Plumbate*. Eine Mischung von Bleioxyd und Calciumcarbonat oxydiert sich beim Erhitzen an der Luft zu Calciumorthoplumbat Ca_2PbO_4, das bei stärkerem Erhitzen wieder Sauerstoff abgibt und sich dann wieder neu aufoxydieren läßt. Diese umkehrbare Reaktion gestattet die Gewinnung von Sauerstoff aus der Luft (Plumboxanverfahren).

Bleidioxyd ist ein starkes Oxydationsmittel; mit Salzsäure gibt es Chlor und Bleichlorid, mit Schwefelsäure Bleisulfat und Sauerstoff. Wasserstoffperoxyd entsteht bei der Umsetzung mit Säuren nicht, Bleidioxyd ist daher kein Peroxyd, und die gelegentlich angewendete Bezeichnung Bleisuperoxyd ist unrichtig.

Mennige, Minium Pb_3O_4 ist das Blei (2)-salz der Orthobleisäure $Pb_2^{II}(Pb^{IV}O_4)$ und daher chemisch als Plumboorthoplumbat zu bezeichnen. Beim Behandeln mit Salpetersäure bildet sich Bleinitrat und Orthobleisäure, die aber unter Verlust von Wasser sofort in Bleidioxyd übergeht. Man stellt es durch vorsichtiges Erhitzen von Bleioxyd an der Luft dar:

$$6\,PbO + O_2 \xrightarrow{\;300-400°\;} 2\,Pb_3O_4;$$

bei starkem Erhitzen geht es unter Verlust von Sauerstoff wieder in Bleioxyd über. Es ist ein rotes, in Wasser unlösliches Pulver, das als Anstrichfarbe, besonders für Eisen, Verwendung findet.

Bleisulfid PbS wird durch Fällen von Bleisalzlösungen mit Schwefelwasserstoff als schwarzer, in Wasser und verdünnter Salzsäure unlöslicher, in Salpetersäure löslicher Niederschlag erhalten. Da es bereits in Spuren an seiner dunklen Färbung zu erkennen ist, ist die Reaktion zum Nachweis von Bleiverbindungen und von Schwefelwasserstoff geeignet.

Alle Bleiverbindungen sind sehr stark giftig. Besonders schädlich ist die regelmäßige Aufnahme selbst kleinster Mengen, wie sie bei Handwerkern, besonders Malern und Bleiarbeitern, fast unvermeidlich ist. Blei wird im Organismus gespeichert, und da das Depot nur sehr langsam wieder abgebaut wird, sind chronische Bleivergiftungen sehr gefürchtet. Akute Bleivergiftungen äußern sich in Schwindel, Erbrechen und Kolik. Zur Bekämpfung werden Brechmittel und Magenspülungen angewendet, anschließend verabreicht man Natrium- oder Magnesiumsulfat, um das Blei in unlösliches Bleisulfat überzuführen.

Zur Erkennung chronischer Bleivergiftungen sind häufige Bleibestimmungen im Harn erforderlich. Dazu wird der Harn eingeengt, die organische Substanz wird durch Oxydationsmittel (Chlor, Salpetersäure) zerstört, und das Blei wird mit Schwefelwasserstoff gefällt; da es sich aber stets um sehr geringe Bleimengen handelt, ist es zweckmäßig, vor der Fällung eine Spur Kupfersalz hinzuzugeben, damit das Blei mit dem Kupfersulfid völlig niedergeschlagen wird. Der Niederschlag wird dann in Salpetersäure gelöst und die Lösung elektrolysiert, wobei man als Anode eine Platinspitze benutzt. An dieser Spitze scheidet sich das Blei als Bleidioxyd ab, das unter der Lupe gut zu erkennen ist und auch jodometrisch quantitativ bestimmt werden kann.

Zur Erkennung von Blei in Trinkwasser genügt meist Prüfung mit Schwefelwasserstoff. Die Bleimenge kann dabei auf colorimetrischem Wege durch Vergleich der Trübung mit Lösungen von bekanntem Bleigehalt, die in gleicher Weise gefällt werden, ermittelt werden.

Zur einfachen Identifizierung von Bleiverbindungen dienen die schwerlöslichen Salze (Sunat, Chromat, Jodid); zur quantitativen Bestimmung ist besonders das Sulfat geeignet.

22. Die Elemente der III. Gruppe des periodischen Systems: Bor, Aluminium, Gallium, Indium, Thallium.

Die Gruppe umfaßt die gewöhnlich gesetzten Elemente der III. Gruppe in Tabelle 3. Bor und Aluminium treten nur dreiwertig auf, während die folgenden Elemente daneben auch niedrigere Wertigkeitsstufen aufweisen. Bor ist ein ausgesprochenes Nichtmetall, dessen Verbindungen, abgesehen von der Wertigkeit mit denen des Kohlenstoffes und Siliciums, große Ähnlichkeit besitzen. Alle übrigen Elemente sind Metalle, deren Hydroxyde allerdings auch schwach sauer sind. Gallium, Indium und Thallium sind recht seltene Elemente und spielen keine besondere Rolle.

a) Bor: B = 10,82.

Vorkommen. Bor kommt als freies Element in der Natur nicht vor; recht selten findet es sich in Form von Borsäure H_3BO_3, häufiger als deren Salze, z. B. *Borax* oder *Tinkel* $Na_2B_4O_7$, *Natroborocalcit* $Na_2B_4O_7 \cdot 2CaB_4O_7$ und *Boracit* $2Mg_3B_8O_{15} \cdot MgCl_2$, dieser in den Staßfurter Salzlagern.

Darstellung und Eigenschaften des Elementes. Man kann freies Bor durch Reduktion von Boroxyd mit Aluminium darstellen:

$$B_2O_3 + 2Al \rightarrow 2B + Al_2O_3.$$

Bor ist ein amorphes braunes Pulver, das auch krystallin erhalten werden kann. An der Luft verbrennt es beim Erhitzen zu Boroxyd; mit Kohlenstoff vereinigt es sich zu Borcarbid B_6C. Mit Chlor reagiert es sehr heftig unter Bildung von Bortrichlorid. Beim Verschmelzen mit Kaliumhydroxyd geht es in Kaliumborat über:

$$2B + 6KOH \rightarrow 2K_3BO_3 + 3H_2.$$

In seinem chemischen Verhalten entspricht es also vollständig dem Silicium; eine praktische Bedeutung besitzt das freie Element nicht.

Verbindungen. Bei der Einwirkung von Säuren auf Magnesiumborid Mg_3B_2 entsteht ein Gemisch von Wasserstoffverbindungen des Bors, *Borane*, die den Wasserstoffverbindungen des Siliciums entsprechen und wie diese nur theoretisches Interesse haben.

Aus Bor und Chlor oder durch Einwirkung von Chlor auf ein Gemisch von Boroxyd und Kohle bei hoher Temperatur erhält man *Bortrichlorid* BCl_3 als farblose, bei 12° siedende Flüssigkeit, die durch Wasser unter Bildung von Borsäure vollständig zersetzt wird. *Borfluorid* BF_3 erhält man bei der Einwirkung von Schwefelsäure auf ein Gemisch von Boroxyd und Calciumfluorid als farbloses Gas, das durch Wasser vollständig hydrolisiert wird. Mit Fluorwasserstoff vereinigt es sich zu *Borfluorwasserstoffsäure* HBF_4, die in wäßriger Lösung beständig ist und in ihrer Zusammensetzung und ihren Eigenschaften an die Kieselfluorwasserstoffsäure erinnert. Borfluorid wird gelegentlich in der organischen Chemie als Kondensationsmittel verwendet.

Borcarbid B_6C wird durch Zusammenschmelzen von Boroxyd und Kohle erhalten; es zeichnet sich durch hohe Härte aus, die größer ist als die des Diamanten und Carborundums.

Borsäure, Acidum boricum H_3BO_3 findet sich zuweilen in vulkanischen Gegenden, wo sie mit heißen Wasserdämpfen aus der Erde austritt (z. B. in den Fumarolen oder Soffionis Toskanas). Man kondensiert den Dampf und dampft die Lösung zur Krystallisation ein. Meist stellt man sie aber aus den natürlich vorkommenden Salzen durch Umsetzung mit Salzsäure oder Schwefelsäure dar. Durch Krystallisation erhält man sie je nach den Bedingungen als Krystallmehl oder in Form von Schuppen, die sich glatt und etwas fettig anfühlen. Borsäure ist in etwa 25 Teilen kaltem und in 3 Teilen siedendem Wasser löslich; sie löst sich ferner in Alkohol und in Glycerin. Bei schwachem Erhitzen geht sie unter Wasserverlust in *Metaborsäure* HBO_2, und bei stärkerem Erhitzen in *Boroxyd*, *Borsäureanhydrid* B_2O_3 über. In wäßriger Lösung ist Borsäure eine schwache Säure, die sich gegen Phenolphthalein nicht titrieren läßt. Auf Zusatz von Glycerin wird die Lösung infolge Bildung einer komplexen Säure so stark sauer, daß sie gegen Phenolphthalein scharf titriert werden kann (einbasisch). Beim Erhitzen mit Alkohol (noch besser Methylalkohol) und Schwefelsäure geht sie in einen leicht flüchtigen Ester über, der beim Anzünden mit grüngesäumter Flamme verbrennt. Diese Reaktion dient zum Nachweis der Borsäure.

Borsäure dient als Konservierungsmittel (besonders für Fischkonserven) und in Lösung oder in Pulverform als Desinfektionsmittel. Die Wirkung ist jedoch gering, da Bakterien nicht getötet, sondern nur in ihrem Wachstum gehemmt werden. Borsäure ist verhältnismäßig giftig; schon durch Resorption von größeren Wundflächen und Körperhöhlen aus können ernste Schädigungen auftreten, die jedoch nur selten bedrohliche Formen annehmen. Salze der Orthoborsäure sind kaum bekannt; die meisten leiten sich von der Tetraborsäure ab, die aus der Metaborsäure durch Verlust von Wasser entsteht:

$$4 \, HBO_2 \rightarrow H_2B_4O_7 + H_2O \,.$$

Auch Salze der Metaborsäure sind bekannt, von denen das sog. Natriumperborat, einer aus Natriummetaborat und Wasserstoffperoxyd entstehenden Verbindung, wegen seiner bleichenden Wirkung in der Wäscherei Verwendung findet.

Boroxyd, Borsäureanhydrid B_2O_3 erhält man beim Erhitzen von Borsäure als durchsichtige, glasige Masse, die sich mit Wasser langsam wieder zu Borsäure umsetzt. Boroxyd findet als Zusatz für die Herstellung von Glasuren, Emaille und Spezialgläsern Verwendung (Schott und Gen., Jena).

b) Aluminium: Al = 26,97.

Vorkommen. Aluminiumverbindungen sind in der Natur außerordentlich weit verbreitet. *Korund* ist reines, krystallisiertes Aluminiumoxyd Al_2O_3; er wird wegen seiner hohen Härte als Schleifmaterial verwendet. Für die Gewinnung von Aluminium ist ein wasserhaltiges Oxyd wichtig, das als Mineral die Bezeichnung *Bauxit* führt. *Kryolith* $AlF_3 \cdot 3\,NaF$, ein Doppelfluorid, ist für die Aluminiumgewinnung gleichfalls wichtig. *Kaolin, Bolus, Ton* sind saure Aluminiumsilicate, die durch Verwitterung von Doppelsilicaten wie *Feldspat, Glimmer* usw. entstanden sind. *Türkis* ist ein basisches Aluminiumphosphat, das durch Spuren von Kupfer- und Eisensalzen blau oder blaugrün gefärbt ist. Krystallisierte Metaaluminate führen die Bezeichnung *Spinelle*; der gewöhnliche Spinell ist $Mg(AlO_2)_2$. Es gibt noch die analog zusammengesetzten Spinelle des Zinks, Berylliums usw.

Darstellung. Das Aluminium ist erst mit der Entwicklung der großtechnischen Elektrolyse als Werkstoff in großem Maße zugänglich geworden. Die Darstellung erfolgte früher durch Umsetzung von wasserfreiem Aluminiumchlorid mit metallischem Natrium, das Verfahren war aber so kostspielig, daß eine rationelle Dar-

stellung in größerem Maßstabe nicht möglich war. Man gewinnt das Metall jetzt
durch Elektrolyse von geschmolzenem Oxyd, dem man als Flußmittel Kryolith
zusetzt. Das Prinzip jeder Elektrolyse ist die Neutralisation elektrischer Ladungen;
zur Neutralisation eines einwertigen Kations ist ein Elektron erforderlich, unabhängig von der *Masse* des Kations. Mit jedem einwertigen Kation ist also die
gleiche Menge freier Elektrizität verbunden, nämlich eine freie positive Ladung;
mehrwertige Kationen tragen das Vielfache davon, nämlich zwei, drei oder mehr
freie positive Ladungen. Setzen wir an Stelle der einzelnen Kationen eine beliebige,
aber in allen Vergleichsfällen die *gleiche Summe* von Kationen, so bleibt das Verhältnis der damit verbundenen Mengen freier Elektrizität ganz unverändert gleich
dem Verhältnis der Wertigkeiten. Die gleichen Summen von Kationen oder
Atomen sind aber auch in der Gewichtsmenge enthalten, die die Atomgewichte
angeben. Die Elektrizitätsmengen, die mit den durch die Atomgewichte ausgedrückten Gewichtsmengen der verschiedenen Kationen verbunden sind, stehen
daher gleichfalls im Verhältnis der Wertigkeiten. Die mit der durch das Atomgewicht ausgedrückten Gewichtsmenge eines einwertigen Kations verbundene
Menge freier Elektrizität beträgt, in Zahlen ausgedrückt, 96500 Coulomb; die
entsprechende Menge eines zweiwertigen Kations trägt das Doppelte usw. Bei
der Elektrolyse muß natürlich die entsprechende Elektrizitätsmenge wieder
hineingesteckt werden; jedem einzelnen einwertigen Kation muß ein Elektron
zugeführt werden; der durch das Atomgewicht ausgedrückten Gewichtsmenge
eines einwertigen Kations müssen 96500 Coulomb zugeführt werden, der entsprechenden Menge eines zweiwertigen Kations das Doppelte usw. Bei jeder
Elektrolyse scheidet die Elektrizitätsmenge von 96500 Coulomb so viel Gramm
ab, wie das Äquivalentgewicht angibt. Da das Äquivalentgewicht des Aluminiums
relativ klein ist (rund 9), sind für die elektrolytische Darstellung des Metalls auch
relativ große Elektrizitätsmengen erforderlich. Die Fabrikation ist daher besonders
dort lohnend, wo elektrischer Strom billig erzeugt werden kann.

Eigenschaften. Aluminium ist ein silberglänzendes Metall vom Schmelzpunkt
658°, das sich durch ein besonders niedriges spezifisches Gewicht (2,7) auszeichnet.
Seine Leitfähigkeit für Elektrizität ist geringer als die des Kupfers, wenn man
die Metalle bei gleichem Querschnitt vergleicht; auf gleiche *Gewichtsmengen*
bezogen, ist das Aluminium überlegen. Aluminium läßt sich zu sehr feinen Drähten
ausziehen und zu dünnen Folien auswalzen, die als Verpackungsmaterial vielfache Verwendung finden. Es läßt sich aber schlecht drehen und feilen, da es an
den Werkzeugen haftet. Es wird daher meist nicht in reiner Form, sondern in
Legierungen verarbeitet, die sich nicht nur gut bearbeiten lassen, sondern auch
in bezug auf mechanische Eigenschaften das reine Metall noch übertreffen. Bekannte Legierungen sind *Magnalium, Duraluminium, Elektron,* die Magnesium
und andere Zusätze enthalten. Eine Legierung mit 5—12% Kupfer *(Aluminiumbronze)* besitzt schönen Goldglanz und zeichnet sich durch besondere Widerstandsfähigkeit aus.

Aluminium wird von Säuren angegriffen; gegen Wasser ist es beständig, da
es sich mit einer Schicht von Oxyd überzieht, die es vor dem weiteren Angriff
schützt. Salzwasser greift es stark an, es kann daher für Konstruktionen, die mit
Meerwasser in Berührung kommen, nicht verwendet werden. Wird Aluminium
mit Quecksilber oder dessen Salzen betupft, so wird es hinterher von Wasser
sehr lebhaft angegriffen. So aktiviertes Aluminium kann bei Gegenwart von
Wasser als Reduktionsmittel dienen. Starke Alkalien lösen Aluminium unter Bildung von Aluminat:

$$2\,Al + 6\,NaOH \rightarrow 2\,Na_3AlO_3 + 3\,H_2 .$$

Verwendung. Aluminium wird wegen seines niedrigen spezifischen Gewichtes für die verschiedenartigsten Gebrauchsgegenstände verwendet. Die Legierungen sind für den Flugzeug- und Luftschiffbau besonders wichtig. Man verwendet sie auch für Autokarosserien, Waagebalken, Photoapparate, Ferngläser und ähnliche Instrumente. In der chemischen Technik findet Aluminium Verwendung zur Reduktion solcher Oxyde, die sich durch Kohle nicht reduzieren lassen oder die sich dabei zu Carbiden umsetzen. Alle Metalloxyde, mit Ausnahme von Magnesiumoxyd, lassen sich durch Aluminium reduzieren. Das Verfahren, das unter dem Namen *Thermitverfahren* bekannt ist, dient zur Gewinnung reiner Metalle und zum Schweißen von Eisenteilen. Für diesen Zweck benutzt man Mischungen von Eisenoxyd mit Aluminium, die beim Abbrennen eine ausreichend hohe Temperatur entwickeln, um Eisen zu schmelzen.

Verbindungen. *Aluminiumchlorid* $AlCl_3$ erhält man als wasserfreie Verbindung beim Überleiten von trockenem Chlor oder Chlorwasserstoff über Aluminiummetall. Die Substanz bildet eine durchscheinende, bernsteingelbe Masse, die leicht sublimierbar ist. Technisch stellt man die Verbindung, die in der organischen Chemie vielfach Verwendung findet, dar, indem man einen Chlorstrom über eine erhitzte Mischung von Aluminiumoxyd und Kohle leitet und das entstandene Aluminiumchlorid ständig heraussublimiert. Löst man Aluminium in Salzsäure auf, so erhält man beim Eindunsten der Lösung krystallwasserhaltiges Aluminiumchlorid $AlCl_3 \cdot 6 H_2O$, das sich durch Erhitzen nicht entwässern läßt, sondern dabei unter Abgabe von Salzsäure Aluminiumoxyd liefert.

Aluminiumsulfat $Al_2(SO_4)_3$ wird aus Bauxit oder Ton mit Schwefelsäure dargestellt. Das Salz krystallisiert aus Wasser mit 18 Molekülen Krystallwasser. Die wäßrige Lösung reagiert ebenso wie die des Chlorids infolge von *Hydrolyse* sauer. Die Erscheinung beruht auf einer Störung des Dissoziationsgleichgewichtes des Wassers:

$$2\,Al^{+++} + 3\,SO_4'' + 6\,H^+ + 6\,OH' \rightleftharpoons 2\,Al(OH)_3 + 6\,H^+ + 3\,SO_4'',$$

da Hydroxylionen abgefangen werden und somit weitere Wassermoleküle neue freie Wasserstoffionen liefern. Ganz entsprechend kann die Hydrolyse bei anderen Salzen auch zu alkalischer Reaktion führen. Hydrolyse tritt auf bei Salzen schwacher Basen mit starken Säuren (saure Reaktion) und bei Salzen starker Basen mit schwachen Säuren (alkalische Reaktion). Aluminiumsulfat wird zum Imprägnieren von Papier und als Beize in der Färberei verwendet; als Beizen eignen sich alle Substanzen, die sich leicht hydrolysieren lassen und dabei auf der zu färbenden Faser ein in Wasser unlösliches saures oder basisches (am besten amphoteres) Hydroxyd hinterlassen, an das sich dann der Farbstoff fixieren kann. Mit Kaliumsulfat gibt Aluminiumsulfat ein Doppelsalz $KAl(SO_4)_2 \cdot 12 H_2O$, das als *Alaun* bezeichnet wird. Von dem Kalium-Aluminiumalaun, der schon seit alter Zeit bekannt ist, hat man dann die Bezeichnung Alaun auf eine ganze Körperklasse übertragen, die Doppelsulfate eines einwertigen und eines dreiwertigen Metalles darstellen. Sie krystallisieren alle mit 12 Molekülen Wasser; ihre allgemeine Formel ist:

$$Me^I Me^{III}(SO_4)_2 \cdot 12 H_2O\,.$$

Der gewöhnliche Alaun ist ein weißes Salz, das besonders in heißem Wasser sehr gut löslich ist. Alaun wird in der Weißgerberei, als Beize in der Färberei und zum Imprägnieren von Holz und Geweben verwendet, die dadurch schwer verbrennlich werden. Medizinisch findet er als blutstillendes und adstringierendes Mittel Verwendung. Beim Erhitzen verliert er sein Krystallwasser und geht dabei in eine voluminöse, poröse Masse über (gebrannter Alaun, Alumen ustum).

Aluminiumacetat $(CH_3COO)_3Al$ wird durch Umsetzung von Barium- oder Bleiacetat mit Aluminiumsulfat dargestellt. Man braucht nur vom abgeschiedenen Barium- oder Bleisulfat abzufiltrieren und hat das Aluminiumacetat in der Lösung. Die Verbindung ist nur in wäßriger Lösung beständig und ist darin stark hydrolysiert. *Basisches Aluminiumacetat* $(CH_3COO)_2Al(OH)$, auch Aluminium-2/3-acetat genannt, ist der wirksame Bestandteil der *essigsauren Tonerde (Liquor Aluminii acetici)*, die medizinisch als adstringierendes und leicht antiseptisches Mittel und technisch als Beize in der Färberei und zur Herstellung wasserdichter Gewebe benutzt wird. Zur Herstellung von essigsaurer Tonerde wird Aluminiumsulfat mit Calciumcarbonat umgesetzt, wobei Aluminiumhydroxyd entsteht, und dieses mit Essigsäure in basisches Aluminiumacetat übergeführt:

$$Al_2(SO_4)_3 + 3\,CaCO_3 \rightarrow 2\,Al(OH)_3 + 3\,CaSO_4 + 3\,CO_2$$
$$Al(OH)_3 + 2\,CH_3COOH \rightarrow (CH_3COO)_2Al(OH) + 2\,H_2O\,.$$

Man trennt vom abgeschiedenen Calciumsulfat, filtriert und stellt auf einen Gehalt von 8 % ein.

Aluminiumhydroxyd, Tonerdehydrat, $Al(OH)_3$ erhält man durch Fällen von Aluminiumsalzlösungen mit Alkalien, die jedoch nicht im Überschuß angewendet werden dürfen, da das Hydroxyd sich darin wieder löst. Aluminiumhydroxyd ist eine weiße, gallertartige Substanz, die stark adsorbierend wirkt. Beim Erhitzen verliert es Wasser und geht in Aluminiumoxyd über. Die Verbindung ist amphoter und ähnelt darin etwas der arsenigen Säure, mit dem Unterschied, daß sie vorwiegend basisch ist, während die arsenige Säure vorwiegend sauer ist:

$$Al^{+++} + 3\,OH \rightleftharpoons Al(OH)_3 \rightleftharpoons 3\,H^+ + AlO_3'''\,.$$

Die Verbindungen, in denen das Aluminiumhydroxyd als Säure fungiert, heißen *Aluminate*; sie sind in Lösung stark hydrolysiert. Die meisten Aluminate leiten sich von der wasserärmeren Form $AlO(OH)$ ab. Mit Ammoniak entsteht kein Aluminat, daher ist Aluminiumhydroxyd in Ammoniak nicht löslich.

Aluminiumoxyd, Tonerde Al_2O_3 kommt in der Natur als Korund und Schmirgel vor. *Rubin* ist durch Chromoxyd rot gefärbtes Aluminiumoxyd, *Saphir* ist Aluminiumoxyd, dessen Farbe von beigemengtem Titan-, Kobalt- oder Eisenoxyd herrührt. Beide werden neuerdings durch Schmelzen von Aluminiumoxyd mit den färbenden Zusätzen in so vollkommener Reinheit künstlich hergestellt, daß man die natürlichen Steine mit Sicherheit nur an ihren Fehlern erkennen kann. Durch Erhitzen von Aluminiumhydroxyd erhält man Aluminiumoxyd als weißes, in Wasser unlösliches Pulver, das nach starkem Glühen von Säuren nicht mehr gelöst wird; durch Schmelzen mit Kaliumbisulfat wird es in Aluminiumsulfat und Alaun umgewandelt. Durch mäßiges Erhitzen von Aluminiumhydroxyd hergestelltes Aluminiumoxyd ist ein wirksames Adsorptionsmittel, das häufig in der Chromatographie verwendet wird.

Aluminiumnitrid AlN erhält man durch Erhitzen von Aluminium im Stickstoffstrom oder zweckmäßiger durch Erhitzen einer Mischung von Aluminiumoxyd und Kohle in einer Stickstoffatmosphäre. Aluminiumnitrid zersetzt sich mit Wasser zu Aluminiumhydroxyd und Ammoniak.

Aluminiumcarbid Al_4C_3 entsteht bei hoher Temperatur aus Aluminiumoxyd und Kohle. Mit Wasser liefert es Methan:

$$Al_4C_3 + 12\,H_2O \rightarrow 3\,CH_4 + 4\,Al(OH)_3\,.$$

Aluminiumsilicate sind in der Natur sehr verbreitet; *Kaolin* ist ein saures Silicat, die Feldspate und Glimmer sind Doppelsilicate des Aluminiums, Kaliums und Natriums. Kaolin wird unter dem Namen *Bolus alba* äußerlich gegen nässende Flechten als trocknender Puder, innerlich in großen Dosen bei Darmkrankheiten, besonders bei Durchfällen verwendet; Bolus alba enthält zuweilen Starrkrampferreger und muß daher sorgfältig sterilisiert werden. Kaolin wird wegen seines guten Adsorptionsvermögens auch zum Klären und Entfärben von Fetten und Ölen verwendet. Natrium-Aluminiumsilicate stellt man durch Schmelzen von Kaolin mit Soda auch künstlich her; da sich das Natrium gegen Calcium, Magnesium, Eisen usw. austauschen läßt, benutzt man sie zum Enthärten von Wasser (Permutitfilter). Man braucht dazu das Wasser nur durch Filter zu leiten, die mit Permutiten beschickt sind; ist das Filter erschöpft, so kann man es durch Kochsalzlösung regenerieren. Künstlich hergestelltes neutrales Aluminiumsilicat wird unter der Bezeichnung *Neutralon* gegen Hyperacidität verwendet.

Porzellan, Steinzeug, Steingut. Kaolin und Ton lassen sich mit Wasser zu plastischen Massen anrühren, die bei starkem Erhitzen unter Erhaltung der äußeren Form steinhart werden. Kaolin entspricht etwa der Formel $H_2Al_2(SiO_4)_2 \cdot 2H_2O$; Ton ist durch Calcium- und Magnesiumcarbonat verunreinigt und durch Eisenoxyd mehr oder weniger gefärbt. Für bestes Porzellan verwendet man reinstes Kaolin, das oft noch unter Zusatz von organischen Stoffen einem Fäulnisprozeß unterworfen wird. Je nach der Brenntemperatur erhält man poröse oder glasige Produkte. Porzellan ist in China seit alter Zeit bekannt, in Deutschland ist die Fabrikation seit Anfang des 18. Jahrhunderts bekannt. Die geformten Geräte werden bei einer Temperatur von etwa 900° roh gebrannt, dann werden sie gemalt (man verwendet Chromoxyd für grün, Kupferoxyd für rot, Manganoxyd für braun, Titanoxyd für gelb usw.) und mit einer Glasurmasse von Magnesiumcarbonat oder Gips versehen und schließlich bei etwa 1450—1500° gar gebrannt. In ähnlicher Weise wird Steinzeug hergestellt, das gleichfalls durch und durch glasig ist, aber infolge von Verwendung minderwertigen Materials (Ton) braun bis braunrot gefärbt ist. Steinzeug, die gewöhnliche Töpferware, unterscheidet sich von Steingut durch den porösen Scherben. Der Brand erfolgt bei niedrigerer Temperatur (1150—1300°), wobei die Masse noch nicht sintert. Dann wird die Bemalung aufgebracht und schließlich bei etwa 900° unter Zusatz von Kochsalz gar gebrannt. Beim Garbrand macht das saure Silicat aus dem Kochsalz Chlorwasserstoff frei, wobei sich gleichzeitig Natrium-Aluminiumsilicat bildet, das leicht schmilzt und dabei die Oberfläche mit einer glänzenden, glasigen Schicht (Glasur) überzieht. Das ganze Verfahren ist in der Praxis wesentlich schwieriger, da beim Brennen eine Volumverminderung, der sog. „Schwund", eintritt, der durch geeignete Zusätze ausgeglichen werden muß.

Lapis lazuli, Lasurstein, ist ein natürlich vorkommendes schwefelhaltiges Natrium-Aluminiumsilicat von tiefblauer Farbe, das oft eingesprengte Flitter von Platin und Iridium enthält und als Schmuckstein sehr geschätzt ist. Früher wurde es gepulvert auch als Malerfarbe verwendet. Man stellt die Verbindung jetzt künstlich durch Zusammenschmelzen von Kaolin, Natriumsulfat, Kohle und Schwefel her und verwendet sie unter der Bezeichnung *Ultramarin* als Malerfarbe, Waschblau und zum Bläuen von Zucker.

c) Gallium: Ga = 69,72, Indium: In = 114,76, Thallium: Tl = 204,39.

Die Elemente bilden dreiwertige Hydroxyde, die basisch sind, sich gegenüber starken Basen aber auch als schwache Säuren verhalten. Gallium und Indium können daneben auch zweiwertig sein, Thallium bildet drei- und einwertige Verbindungen; die dreiwertigen Thalliumverbindungen heißen Thall*i*-, die einwertigen Thall*o*verbindungen. Das Thallohydroxyd ist eine starke Base; als Merkwürdigkeit sei der Thallium-Thalliumalaun erwähnt, das Thallo-Thallisulfat.

Die Verbindungen der drei Elemente sind selten und haben bisher kaum praktische Bedeutung erlangt. Thalliumsulfat wird als Ratten- und Mäusegift ver-

wendet (Celiopräparate); es ist aber keineswegs ungefährlich und hat schon mehrfach zu sehr schweren Vergiftungen geführt, die radikalen Verlust der gesamten
Körperbehaarung bewirken können.

23. Die Elemente der II. Gruppe des periodischen Systems: Beryllium, Magnesium, Calcium, Strontium, Barium, Radium.

Die Gruppe umfaßt die in Tabelle 3 gewöhnlich gesetzten Elemente der
II. Gruppe; alle Elemente sind Metalle. Nach ihren chemischen Eigenschaften
gehören die beiden ersten und die vier letzten Elemente zusammen; diese werden
oft auch als Elemente der alkalischen Erden zusammengefaßt. Da aber grundsätzliche Unterschiede nicht bestehen, ist diese Unterteilung nicht notwendig.
Alle Elemente treten stets nur zweiwertig auf; ihre Hydroxyde sind stark basisch,
nur Berylliumhydroxyd kann daneben auch sauer sein. Die Hydroxyde sind in
Wasser nur wenig löslich, die Löslichkeit steigt mit dem Atomgewicht an; beim
Erhitzen verlieren sie leicht Wasser und gehen in die Oxyde über. Keines der
Oxyde läßt sich durch Kohle zum Metall reduzieren. Die Carbonate sind in Wasser
unlöslich und zerfallen beim Erhitzen in Metalloxyd und Kohlendioxyd. Die
Sulfate der beiden ersten Metalle sind in Wasser löslich, die der vier letzten
unlöslich. Die Halogenide sind durchweg in Wasser löslich und in der Hitze flüchtig,
die Salze der Erdalkalimetalle erteilen der Flamme charakteristische Färbungen.

a) Beryllium: Be = 9,02.

Beryllium findet sich als Beryllium-Aluminiumsilicat, das als glasklare, krystallisierte Substanz unter dem Namen *Beryll* als Schmuckstein benutzt wird.
Durch Spuren von Chromoxyd grün gefärbter Beryll ist *Smaragd*, bläulich gefärbter Beryll ist *Aquamarin*. Das freie Metall wird neuerdings durch Elektrolyse
von Berylliumfluorid unter Zusatz von Kalium- oder Bariumfluorid dargestellt.
Das Metall wird in kleinen Mengen Legierungen von Kupfer und Nickel zugesetzt
und erhöht außerordentlich deren Festigkeit, Härte und Leitfähigkeit für Wärme
und Elektrizität.

Berylliumhydroxyd $Be(OH)_2$ ist amphoter und bildet sowohl mit Säuren als
auch mit Alkalien Salze.

b) Magnesium: Mg = 24,32.

Vorkommen. Magnesium findet sich als *Magnesit* $MgCO_3$ und *Dolomit*
$MgCO_3 \cdot CaCO_3$ in einigen Gebirgsformationen; als Chlorid und Sulfat kommt es
im Meerwasser und in den Staßfurter Abraumsalzen vor. *Asbest, Meerschaum,
Talk* sind Magnesiumsilicate. Magnesium ist ein Bestandteil des Chlorophylls und
ist auch für Menschen und Tiere ein lebenswichtiges Element, da es die phosphory-
lierenden Fermente (Phosphatasen) aktiviert.

Gewinnung. Das Metall wird durch Elektrolyse von geschmolzenem Magnesiumchlorid oder *Karnallit* $KCl \cdot MgCl_2$, einem Bestandteil der Staßfurter
Abraumsalze, gewonnen.

Eigenschaften. Magnesium ist ein silberweißes, glänzendes Metall vom spez.
Gew. 1,74, das sich an der Luft allmählich mit einer grauen Oxydschicht überzieht. Mit siedendem Wasser reagiert es unter Entwicklung von Wasserstoff:

$$Mg + 2 H_2O \rightarrow Mg(OH)_2 + H_2.$$

Von Säuren wird es natürlich leicht angegriffen. Beim Anzünden verbrennt es mit grell weißem Licht, das reich an kurzwelligen Strahlen ist; Magnesiumlicht wirkt daher auf die photographische Platte stark ein und aktiviert auch sonst vielfach chemische Vorgänge.

Verwendung. Das Metall findet Verwendung zur Herstellung von Leichtmetall-legierungen (z. B. Magnalium), zur Herstellung von Fackeln und Blitzlicht. Bei der Verbrennung an der Luft setzt sich Magnesium zu Magnesiumoxyd MgO und Magnesiumnitrid Mg_3N_2 um. Da das Magnesiumoxyd als feines voluminöses Pulver staubförmig in der Luft suspendiert bleibt, wirkt es besonders in geschlossenen Räumen sehr störend. Man setzt dem Blitzlichtpulver daher meist Siliciumdioxyd (in Form von Kieselgur) zu, welches das Magnesiumoxyd zu Silicat bindet. Blitz-lichtpulver enthält ferner Kaliumchlorat, welches als sauerstofflieferndes Mittel die Verbrennung spontan gestaltet; dadurch wird für kurze Zeit hohe Licht-intensität geliefert. In der organischen Chemie wird Magnesium bei der GRIGNARD-Reaktion verwendet.

Verbindungen. *Magnesiumchlorid* $MgCl_2$ findet sich rein oder in Form von Doppelsalzen in den Staßfurter Salzlagern; es ist ein wichtiges Ausgangsmaterial für die Darstellung anderer Magnesiumverbindungen. Aus Wasser krystallisiert das Salz mit 6 Molekülen Krystallwasser, die beim Erhitzen nicht vollständig abgegeben werden, sondern das Magnesiumchlorid schließlich unter Abspaltung von Chlorwasserstoff zersetzen. Aus diesem Grunde kann Wasser, das Magnesium-chlorid enthält, nicht zum Betrieb von Dampfkesseln verwendet werden. Magne-siumchlorid ist ein ziemlich wertloses Nebenprodukt bei der Gewinnung von Kaliumsalzen aus den Abraumsalzen; man verwendet es zum Feuchthalten von Baumwollfasern bei der Spinnerei, man hat auch versucht, es durch Zersetzung mit überhitztem Wasserdampf auf Salzsäure und Magnesiumoxyd zu verarbeiten. Mit Magnesiumoxyd bindet das Chlorid zu einer festen Masse ab, die unter der Bezeichnung *Magnesiazement* oft noch unter Zusatz von Holz- oder Korkmehl zu Kunststeinplatten verarbeitet wird.

Magnesiumsulfat $MgSO_4$ findet sich als Mineral in der Natur oder wird aus dem Chlorid durch Umsetzen mit Schwefelsäure dargestellt; es findet sich auch im Meerwasser und in manchen Mineralquellen. Das Salz krystallisiert je nach den Bedingungen mit verschiedenem Krystallwassergehalt. Mit 7 Molekülen Wasser ist es unter der Bezeichnung *Bittersalz*, *Magnesium sulfuricum* offizinell und wird als Abführmittel benutzt. Beim Erhitzen auf 100° verliert es 5 Moleküle seines Krystallwassers; die Verbindung mit 2 Molekülen Wasser ist unter der Bezeichnung *Magnesium sulfuricum siccatum* gebräuchlich. Magnesiumsulfat ist in Wasser leicht löslich und neigt zur Bildung übersättigter Lösungen.

Magnesiumcarbonat $MgCO_3$ findet sich in der Natur als Magnesit und kann durch Fällen von Magnesiumsalzlösungen mit Alkalibicarbonaten dargestellt werden. Beim Fällen mit Alkalicarbonaten wird *basisches* Magnesiumcarbonat wechselnder Zusammensetzung erhalten; das Magnesiumcarbonat des Handels, *Magnesium carbonicum*, *Magnesia alba* entspricht etwa der Zusammensetzung $3 MgCO_3$ $Mg(OH)_2 \cdot 3 H_2O$. Es ist ein voluminöses, weißes Pulver, das beim Erhitzen unter Abgabe von Kohlendioxyd und Wasser in Magnesiumoxyd übergeht. In Lösungen von Ammonsalzen ist es, wie das Magnesiumhydroxyd, löslich; daher werden Magnesiumsalze bei Gegenwart von Ammonsalzen durch Alkalicarbonate nicht gefällt.

Magnesiumhydroxyd $Mg(OH)_2$ wird aus Magnesiumsalzlösungen durch Alkalien als weißer, flockiger Niederschlag gefällt. Mit Ammoniak tritt die gleiche Fällung ein, sie ist jedoch nicht vollständig. Sind Ammonsalze zugegen, so bleibt die Fällung ganz aus, und umgekehrt ist Magnesiumhydroxyd in Ammonsalzlösungen löslich. Die Erklärung für dieses Verhalten liegt darin, daß das an sich schon schwach basische Ammoniumhydroxyd durch Ammonsalze in seiner Basizität so geschwächt wird, daß die geringe Hydroxylionenkonzentration zur Ausfällung von Magnesiumhydroxyd nicht mehr ausreicht, da das Löslichkeitsprodukt nicht erreicht wird. Magnesiumhydroxyd ist in Wasser nur wenig löslich, die Lösung besitzt schwach alkalische Reaktion. Durch Erhitzen wird es unter Verlust von Wasser in Magnesiumoxyd übergeführt.

Magnesiumoxyd MgO wird durch Erhitzen von Magnesiumcarbonat oder -hydroxyd dargestellt. Es bildet ein voluminöses, weißes, schwer schmelzbares Pulver, das auch unter dem Namen *Magnesia usta* bekannt ist. Mit Wasser setzt es sich zu Magnesiumhydroxyd um; an der Luft nimmt es begierig Kohlendioxyd auf und geht dabei in Magnesiumcarbonat über. Die Substanz findet medizinisch gegen Hyperacidität Verwendung und dient in der Technik als feuerfestes Material zur Herstellung von Schmelztiegeln und zum Auskleiden von elektrischen Schmelz- öfen.

Magnesiumperoxyd MgO_2 erhält man als Hydrat aus Magnesiumhydroxyd und Wasserstoffperoxyd; die Verbindung ist nicht in reiner Form zugänglich. Die Handelspräparate enthalten im allgemeinen 25 % Magnesiumperoxyd. Die Ver- bindung findet unter dem Namen *Magnesium peroxydatum* als säurebindendes, schwach antiseptisches Mittel medizinische Verwendung; es ist ein weißes, in Wasser unlösliches Pulver, das in verdünnten Säuren unter Bildung von Wasser- stoffperoxyd löslich ist. Der Gehalt an Peroxyd läßt sich wie bei Wasserstoff- peroxyd in saurer Lösung bestimmen.

Magnesiumnitrid Mg_3N_2 entsteht beim Erhitzen von Magnesium in einer Stick- stoffatmosphäre und bildet sich neben Magnesiumoxyd auch beim Verbrennen von Magnesium an der Luft. Mit Wasser setzt es sich zu Magnesiumhydroxyd und Ammoniak um.

Magnesiumsulfid MgS kann durch Vereinigung der Elemente dargestellt werden; es ist in Wasser unlöslich, setzt sich damit aber langsam zu Magnesium- hydroxyd und Schwefelwasserstoff um.

Magnesium-ammonium-phosphat $Mg(NH_4)PO_4$ wird als feinkristalliner, in Wasser sehr schwer löslicher Niederschlag erhalten, wenn man Magnesiumsalz- lösungen bei Gegenwart von Ammoniak und Ammonsalzen mit Lösungen von Phosphaten versetzt. Die Reaktion dient zum Nachweis von Magnesiumsalzen. Beim Erhitzen zerfällt die Verbindung in Magnesiumpyrophosphat, Wasser und Ammoniak:

$$2\,MgNH_4PO_4 \rightarrow Mg_2P_2O_7 + H_2O + 2\,NH_3.$$

Magnesiumpyrophosphat ist die Wägungsform bei der quantitativen Bestimmung von Mg^{++} und PO_4'''.

c) Calcium: Ca = 40,08.

Vorkommen. Die wichtigsten in der Natur vorkommenden Calciumverbin- dungen sind Carbonat, Sulfat, Phosphat, Fluorid und Chlorid. Calciumcarbonat bildet als *Kalkstein* ganze Gebirgszüge; weniger häufig findet es sich in krystalliner Form als *Marmor*. *Kreide* ist gleichfalls Calciumcarbonat; sie stellt Ablagerungen der Panzerschalen von Mikroorganismen dar. Als Tafelkreide wird meist nicht Naturkreide, sondern gefälltes Calciumcarbonat oder Gips verwendet. Muschel- schalen und Schneckengehäuse enthalten ebenfalls Calciumcarbonat. Calcium- sulfat kommt als *Gips* oder in körniger krystalliner Form als *Alabaster* vor. Calciumphosphat führt als Mineral die Bezeichnung *Phosphorit*; es ist auch ein Bestandteil der Knochen und Zähne. Calciumfluorid wird als Mineral *Fluorit* oder

Flußspat genannt; Calciumchlorid findet sich gelöst im Meerwasser und in manchen Quellen. Auch Calciumsilicate, besonders Doppelsilicate, sind weit verbreitet. Das menschliche Blut enthält normalerweise etwa 10 mg Calcium in 100 cm³; der Gehalt wird durch die Nebenschilddrüse reguliert.

Darstellung. Das Metall wird durch Elektrolyse von geschmolzenem Calciumchlorid, dem man zur Herabsetzung des Schmelzpunktes Flußspat zusetzt, dargestellt. Das geschmolzene Metall sammelt sich an der Oberfläche der Schmelze an und kann abgeschöpft werden.

Eigenschaften. Calcium ist ein silberglänzendes krystallines Metall vom spez. Gew. 1,55. Mit Wasser setzt es sich in heftiger Reaktion unter Entwicklung von Wasserstoff zu Calciumhydroxyd um. An der Luft oxydiert es sich rasch und verbrennt beim Anzünden zu Calciumoxyd, wobei nebenher auch Calciumnitrid entsteht. Eine besonders praktische Bedeutung kommt dem Metall nicht zu; im Laboratorium verwendet man es häufig zur Darstellung von wasserfreiem Alkohol; man kocht dazu hochprozentigen Alkohol mit Calciumspänen, die sich dabei mit dem Wasser in der angegebenen Weise umsetzen, und destilliert schließlich den wasserfreien Alkohol ab.

Verbindungen. *Calciumhydrid* CaH_2 erhält man durch Erhitzen von Calcium im Wasserstoffstrom; es bildet eine krystalline Substanz, die durch Wasser lebhaft zersetzt wird:

$$CaH_2 + 2\,H_2O \rightarrow Ca(OH)_2 + 2\,H_2.$$

42 g Calciumhydrid geben dabei $2 \cdot 22{,}4 = 44{,}8$ Liter Wasserstoff. Da die Reaktion bequem durchführbar und die Ausbeute an Wasserstoff sehr ergiebig ist, findet das Verfahren bei der Luftschiffahrt zur Erzeugung von Wasserstoff Anwendung.

Calciumchlorid, Calcium chloratum $CaCl_2$ kann durch Umsetzung von Calciumcarbonat mit Salzsäure dargestellt werden. Technisch wird es jedoch in ausreichenden Mengen als Nebenprodukt bei zahlreichen Prozessen gewonnen, so z. B. bei der Sodafabrikation. Die Verbindung krystallisiert aus Wasser mit 6 Molekülen Krystallwasser in durchscheinenden Prismen, die an feuchter Luft zerfließen. Beim Auflösen in Wasser tritt starke Abkühlung ein; man verwendet die krystallwasserhaltige Substanz daher auch zur Herstellung von Kältemischungen.. Durch Erhitzen kann das gesamte Krystallwasser ausgetrieben werden. Das wasserfreie Calciumchlorid stellt eine weiße, poröse Masse dar, die begierig Feuchtigkeit aufnimmt und daher als vorzügliches Trockenmittel Verwendung findet. Zum Trocknen von Alkohol und Ammoniak ist es unbrauchbar, da es damit Verbindungen eingeht. Wird das wasserfreie Salz in Wasser gelöst, so tritt — im Gegensatz zur krystallwasserhaltigen Form — starke Erwärmung ein, die auf Hydratation zurückzuführen ist (Hydratationswärme). Calciumchlorid und Calciumsalze organischer Säuren werden therapeutisch gegen allergische Krankheiten, wie Heuschnupfen, Serumkrankheit, Urticaria usw. verwendet.

Calciumfluorid CaF_2 kommt in der Natur als Mineral *Fluorit, Flußspat* vor. Es ist in Wasser unlöslich und fällt als weißer Niederschlag aus Calciumsalzlösungen auf Zusatz von löslichen Fluoriden aus. Es findet zur Herstellung von Fluorwasserstoff und als Flußmittel bei metallurgischen Prozessen Verwendung.

Calciumnitrat $Ca(NO_3)_2$ ist ein in Wasser leicht lösliches Salz, das aus Calciumcarbonat und Salpetersäure darzustellen ist. Das wasserfreie Salz ist auch in Alkohol leicht löslich.

Calciumphosphate. Primäres Calciumphosphat $Ca(H_2PO_4)_2$ ist eine krystalline Substanz, die sich in Wasser löst, wobei ein Teil jedoch als unlösliches sekundäres Salz abgeschieden wird:

$$Ca(H_2PO_4)_2 \rightleftharpoons CaHPO_4 + H_3PO_4.$$

Durch Zusatz freier Phosphorsäure kann das Gleichgewicht vollständig nach der linken Seite verschoben werden. Das primäre Salz ist ein Bestandteil des *Superphosphates*, das man als künstliches Düngemittel verwendet; es wird durch Umsetzung von Phosphorit mit Schwefelsäure dargestellt:

$$Ca_3(PO_4)_2 + 2\,H_2SO_4 \rightarrow \underbrace{Ca(H_2PO_4)_2 + 2\,CaSO_4}_{\text{Superphosphat}}.$$

Das Salz findet auch zur Herstellung von Backpulver als saure Komponente Verwendung. *Sekundäres Calciumsphosphat* $CaHPO_4 \cdot 2\,H_2O$ wird durch Umsetzung von Calciumchloridlösung mit sekundärem Natriumphosphat dargestellt. Es bildet ein voluminöses, weißes Pulver, das in Wasser fast unlöslich ist. Man verwendet es medizinisch als stärkendes und knochenbildendes Mittel. Beim Erhitzen geht das sekundäre Salz unter Wasserverlust in Calciumpyrophosphat über. *Tertiäres Calciumphosphat* $Ca_3(PO_4)_2$ ist ein weißes in Wasser unlösliches Pulver, das aus Calciumsalzlösungen durch Natriumphosphat in ammoniakalischer Lösung ausgefällt wird. Ein *basisches* Calciumphosphat wird als Nebenprodukt bei der Eisen- und Stahlgewinnung aus dem Auskleidungsmaterial der Bessemer Birnen erhalten und unter dem Namen *Thomasschlacke* als Düngemittel verwendet.

    Calciumsulfat $CaSO_4$ findet sich in der Natur als *Gips* und *Alabaster*. Gips enthält 2 Moleküle Krystallwasser; dieses *Dihydrat* entsteht auch bei der Fällung von Calciumsalzlösungen mit Sulfaten. Beim Erhitzen verliert das Dihydrat zunächst $1^1/_2$ Moleküle Wasser und geht in ein sog. *Halbhydrat* über (gebrannter Gips, Stuckgips, Calcium sulfuricum ustum), das in Berührung mit Wasser schnell wieder in das Dihydrat übergeht und dabei fest wird, vorausgesetzt, daß die Wassermenge nicht zu groß ist. Das Halbhydrat wird daher zur Herstellung von Abgüssen, Verbänden, Figuren usw. verwendet. Bei zu starkem Erhitzen kann das gesamte Krystallwasser ausgetrieben werden, wobei der Gips seine Fähigkeit, mit Wasser wieder abzubinden, verliert. Man nennt ihn dann *totgebrannt*. Gips ist in Wasser etwas löslich; die gesättigte Lösung, die im Liter etwa 2,5 g enthält, wird als Reagens verwendet *(Gipswasser)*. Calciumsulfat wird durch Kohle in der Hitze zu *Calciumsulfid* CaS reduziert, das auch als Nebenprodukt bei der Sodafabrikation nach LE BLANC erhalten wird. Calciumsulfide leuchten nach dem Belichten im Dunkeln nach; die Erscheinung tritt jedoch nur bei Gegenwart gewisser Verunreinigungen (Spuren von Kupfer-, Wismut-, Mangan- und anderen Sulfiden) ein. Barium- und Strontiumsulfid besitzen die gleiche Eigenschaft; alle drei werden als Grundlage für *Leuchtfarben* verwendet. Beim Kochen von Calciumhydroxyd mit Schwefel entstehen *Calciumpolysulfide*, die in wäßriger Lösung gegen Hautkrankheiten und in der Kosmetik als Enthaarungsmittel benutzt werden.

    Calciumcarbonat, Calcium carbonicum $CaCO_3$ kommt in der Natur als Kalkstein, Marmor und Kreide vor. *Gefälltes* Calciumcarbonat, *Calcium carbonicum praecipitatum*, das durch Fällen von Calciumsalzlösungen mit Carbonaten, zweckmäßig mit Soda, dargestellt wird, findet medizinische Verwendung und dient auch zur Herstellung von Zahnpulvern und Zahnpasten. Eine gröbere, rohe Form (Kreide) wird als billiges Anstrichmittel benutzt (Schlämmkreide). Beim Erhitzen spaltet Calciumcarbonat Kohlendioxyd ab und geht in Calciumoxyd über, das sich aber andererseits mit Kohlendioxyd zu Calciumcarbonat vereinigt. Es handelt sich also um ein Gleichgewicht:

$$CaCO_3 \rightleftharpoons CaO + CO_2;$$

läßt man Kohlendioxyd entweichen, so verläuft die Reaktion bei höherer Temperatur rasch quantitativ von links nach rechts. Calciumcarbonat ist in Wasser unlöslich; bei Anwesenheit von freier Kohlensäure wird es zu Calciumbicarbonat umgesetzt, das in Wasser merklich löslich ist:

$$CaCO_3 + H_2CO_3 \rightleftharpoons Ca(HCO_3)_2 \,.$$

Beim Erhitzen wird das Bicarbonat wieder zersetzt, wobei Kohlendioxyd entsteht und Calciumcarbonat ausfällt. Quellwasser enthält meist etwas Calciumbicarbonat gelöst, besonders reich daran sind saure Mineralquellen. Da die gelösten Calciumsalze zusammen mit den Magnesiumsalzen die *Härte* des Wassers bedingen, zeichnen sich die sauren Wässer oft durch eine besonders hohe Härte aus; in solchen Fällen kann durch bloßes Aufkochen die Härte verringert werden, da das gelöste Bicarbonat als unlösliches Carbonat abgeschieden wird. Diesen Anteil der Härte bezeichnet man als vorübergehende oder *temporäre* Härte; der restliche Anteil, der auf andere Calcium- und Magnesiumsalze zurückzuführen ist und beim Kochen nicht verändert wird, heißt bleibende oder *permanente* Härte. Der Grad der Härte wird ausgedrückt in Milligramm Calciumoxyd pro 100 g Wasser *(deutsche Härtegrade)* oder in Milligramm Calciumcarbonat in 100 g Wasser *(französische Härtegrade)*. Hartes Wasser ist zum Speisen von Dampfkesseln wegen der Abscheidung von Kesselstein ungeeignet; in der Wäscherei bedingt es einen Verlust an Seife, da Calcium- und Magnesiumsalze sich zu unlöslichen Calcium- und Magnesiumseifen umsetzen. Zur Beseitigung der temporären Härte fügt man gelöschten Kalk hinzu, der das gelöste Calciumbicarbonat zu unlöslichem Carbonat umsetzt; die permanente Härte kann durch Sodazusatz beseitigt werden, wodurch Calcium- und Magnesiumsalze gleichfalls als unlösliche Carbonate gefällt werden. Besonders zweckmäßig ist die Verwendung von Permutfiltern (s. Seite 117).

Calciumoxyd CaO wird in reiner Form durch Glühen von Marmor erhalten. Für technische Zwecke wird Kalkstein in besonderen Öfen gebrannt; als Nebenprodukt erhält man dabei Kohlendioxyd. Calciumoxyd ist eine poröse, weiße Substanz, die erst oberhalb von 2500° schmilzt. Mit Wasser setzt sich der gebrannte Kalk unter starker Wärmeentwicklung zu Calciumhydroxyd um:

$$CaO + H_2O \rightarrow Ca(OH)_2 \,.$$

Calciumoxyd ist daher auch als Trockenmittel geeignet.

Calciumhydroxyd Ca(OH)$_2$ wird durch Umsetzung von Calciumoxyd mit Wasser dargestellt; man bezeichnet diesen Vorgang als *Löschen*. Calciumhydroxyd ist ein lockeres, weißes Pulver, das beim Erhitzen unter Wasserverlust wieder in Oxyd übergeht; es ist in etwa 750 Teilen Wasser löslich. Die gesättigte Lösung *(Kalkwasser, Aqua calcariae)* wird medizinisch äußerlich als schwach adstringierendes Mittel, mit der gleichen Menge Leinöl gemischt als sog. Kalkliniment gegen Verbrennungen, und innerlich gegen Durchfälle verwendet. Calciumhydroxyd wird als billige Base in Form von Aufschlämmungen (Kalkmilch) vielfach in der chemischen Industrie verwendet. In Form einer Paste dient es, mit Sand gemischt, als *Mörtel*. Man bevorzugt dabei sog. *fetten* Kalk, der mit Wasser leicht löscht und an der Luft besser erhärtet als *magerer* Kalk, der aus minderwertigem Kalkstein hergestellt und mit Sand, Ton, Magnesiumcarbonat usw. stark verunreinigt ist. Das Erhärten des Mörtels beruht auf der Umsetzung des Calciumhydroxydes mit dem Kohlendioxyd der Luft, wobei die langsam entstehenden Calciumcarbonatkryställchen mit den Sandkörnern ein festes Gefüge bilden, das auch porös genug ist, um weiteren Luftzutritt zu gestatten. Bei dickem Mauerwerk ist der Enthärtungsprozeß im Inneren meist erst nach Jahrzehnten beendet.

Chlorkulk, Calcaria chlorata CaCl(OCl) ist das gemischte Calciumsalz der Chlorwasserstoffsäure und der unterchlorigen Säure. Man gewinnt die Verbindung, indem man das bei der Alkalichloridelektrolyse in großen Mengen anfallende Chlor über gelöschten Kalk leitet, der in gemauerten Räumen in dünner Schicht ausgebreitet ist:

$$Ca(OH)_2 + Cl_2 \rightarrow CaCl(OCl) + H_2O .$$

Chlorkalk ist ein weißes oder schwach grau gefärbtes Pulver, das nach Chlor und unterchloriger Säure riecht und stets durch Calciumhydroxyd verunreinigt ist; in Wasser ist es nur teilweise löslich. Chlorkalk ist ein starkes Oxydationsmittel, es ist daher ein sehr wirksames Bleich- und Desinfektionsmittel; besonders wirksam ist es in saurer Lösung infolge der Bildung von freier unterchloriger Säure, die bereits durch die Kohlensäure der Luft in Freiheit gesetzt wird. Das wirksame Prinzip im Chlorkalk ist also der Sauerstoff, und man sollte den wirksamen Gehalt daher auch auf Sauerstoff, und nicht, wie es meist geschieht, auf sog. wirksames Chlor beziehen. Mit ausreichenden Mengen von starken Säuren entsteht durch Umsetzung der freigemachten Chlorwasserstoffsäure und unterchlorigen Säure allerdings freies Chlor:

$$HCl + HOCl \rightleftharpoons Cl_2 + H_2O .$$

Unter diesen Bedingungen soll guter Chlorkalk etwa 35 % Chlor liefern. Nahezu reines Calciumhypochlorit stellt das Handelspräparat Caporit dar. Für medizinische Zwecke wird Chlorkalk jetzt oft durch *Chloramin* (p-Toluolsulfonchloramidnatrium) ersetzt.

Calciumnitrid C_3N_2 entspricht hinsichtlich Darstellung und Eigenschaften dem Magnesiumnitrid.

Calciumcarbid CaC_2 wird durch Erhitzen von Calciumoxyd und Kohle auf Temperaturen von etwa 2000° dargestellt. Mit Wasser zersetzt es sich unter Bildung von Acetylen, das ein wichtiges Ausgangsmaterial für die chemische Technik darstellt. Die Fabrikation von Calciumcarbid wird daher in allergrößtem Maßstabe betrieben. Leitet man bei etwa 800° über Calciumcarbid Stickstoff, so entsteht *Kalkstickstoff, Calciumcyanamid* $CaCN_2$, das infolge beigemengter Kohle grau gefärbt ist:

$$CaC_2 + N_2 \rightarrow CaCN_2 + C .$$

Kalkstickstoff setzt sich mit Wasser zu Calciumcarbonat und Ammoniak um; er wird daher zur Gewinnung von Ammoniak und als künstliches Düngemittel in der Landwirtschaft verwendet.

Zement besteht im wesentlichen aus künstlich hergestelltem Calcium-Aluminiumsilicat; zur Herstellung wird magerer Kalkstein oder eine Mischung von Kalkstein und Ton bis zum Sintern erhitzt; die erhaltenen Klinker werden dann gemahlen. Zement hat die Fähigkeit, in Berührung mit Wasser zu erhärten; im Gegensatz zu Mörtel erhärtet Zement selbst unter Wasser. Das Abbinden ist auf die Bildung wasserhaltiger Formen der Calcium-Aluminiumsilicate zurückzuführen.

Glas besteht in der Hauptsache aus Alkali-Calciumsilicaten. Gewöhnliches Glas wird durch Zusammenschmelzen von Kalkstein, Soda und Sand gewonnen. Man steigert dabei die Temperatur im Anfang nur sehr langsam, um das Kohlendioxyd bereits vor Bildung der Schmelze entweichen zu lassen. Flaschenglas ist durch Eisensalze grün gefärbt. Das gewöhnliche Glas (Natronglas) erweicht bei relativ niedriger Temperatur, man nennt es daher auch *weiches* Glas; gegen chemische Agenzien ist es wenig widerstandsfähig. Schon Wasser löst es in merklichen Mengen auf, wobei die Lösung alkalische Reaktion annimmt. Solches Glas soll als Arznei- und besonders Ampullenglas nicht verwendet werden, da Arzneistoffe dadurch unvorhergesehene Umsetzungen erleiden können (Abscheidung freier Alkaloidbasen aus Alkaloidsalzlösungen usw.). Auch für chemische Apparate ist dieses Glas ungeeignet, da der „Glasfehler" bei Titrationen ganz beträchtliche Werte erreichen kann. Verwendet man bei der Glasfabrikation an Stelle von Soda *Kalium*carbonat, so erhält man schwer schmelzbares, sog. *hartes* Glas, das auch gegen chemische Agenzien viel widerstandsfähiger ist; für den Gebrauch in chemischen Laboratorien empfehlen sich besondere Spezialgläser, wie sie etwa von der Firma *Schott und Genossen* in Jena hergestellt werden. Für die Widerstandsfähigkeit von Glasgeräten ist neben der chemischen Zusammensetzung auch die Art der Herstellung von Bedeutung. Gläser, die nach der Formung rasch abgekühlt werden, besitzen so starke innere Spannungen, daß sie bei mechanischer Beanspruchung leicht springen; je langsamer die Abkühlung erfolgt, um so größer ist die Widerstandsfähigkeit. Hochresistente Gläser werden in besonderen Öfen innerhalb von einigen Tagen langsam auf Zimmertemperatur abgekühlt. Bei sehr altem Glas beobachtet man oft Zersetzungserscheinungen, die ohne äußeren Anlaß auftreten und zu Rissen und Sprüngen führen. Diese Erscheinung, die man als *Entglasen* bezeichnet, beruht auf einem Übergang der amorphen Silicate in krystallinen Zustand.

Optische Spezialgläser werden aus besonders reinen Ausgangsmaterialien hergestellt, oft noch unter Verwendung verschiedenartiger Zusätze. Ein Glas, das sich durch besonders hohe Lichtbrechung auszeichnet, ist das *Flintglas*, für dessen Herstellung man statt Kalk Bleioxyd verwendet. Dieses Bleiglas wird auch für wertvolle Glasgeräte (Krystallglas) verwendet.

Zum Färben von Glas benutzt man Metalle oder Metalloxyde; Kobaltoxyd gibt blaue, Kupfer- und Chromoxyd grüne Färbung. Rubinglas enthält kolloidal verteiltes Gold; Milchglas enthält als Trübungsmittel Zinnoxyd, Antimonoxyd oder Zirkonoxyd.

Nachweis. Calciumsalze erteilen der Flamme eine gelbrote Färbung; im Spektrum zeigt sich eine starke rote und eine grüne Bande. Das Calciumion ist farblos; es wird durch Carbonat-, Phosphat- und Oxalationen quantitativ gefällt; Sulfationen geben nur in konzentrierten Lösungen eine Fällung, die auch nicht vollständig ist. Zur quantitativen Bestimmung fällt man in neutraler oder schwach essigsaurer Lösung als Oxalat und verglüht dieses zum Oxyd, das man zweckmäßig durch Abrauchen mit Schwefelsäure in das Sulfat überführt.

d) Strontium: Sr = 87,63.

Das Element ähnelt in seinen Eigenschaften und seinen Verbindungen sehr weitgehend dem Calcium; Strontiumsulfat ist schwerer löslich als Calciumsulfat, Hydroxyd und Oxalat sind leichter löslich als die betreffenden Calciumverbindungen.

Strontium findet sich in der Natur als Carbonat *(Strontianit)* und als Sulfat *(Coelestin)*; das freie Element, das durch Elektrolyse des Chlorides gewonnen werden kann, ist ein silberglänzendes, dehnbares, weiches Metall vom spezifischen Gewicht 2,6. Es oxydiert sich an der Luft und setzt sich mit Wasser um; eine praktische Bedeutung besitzt es nicht.

Verbindungen. *Strontiumbromid, Strontium bromatum* $SrBr_2$ wird aus Strontiumcarbonat mit Bromwasserstoff dargestellt; es ist in Wasser sehr leicht löslich und krystallisiert daraus beim Einengen mit 6 Molekülen Krystallwasser, das sich durch Erhitzen leicht vollständig austreiben läßt. Das Salz findet zuweilen medizinische Verwendung.

Strontiumnitrat $Sr(NO_3)_2$ wird aus Strontiumcarbonat mit Salpetersäure dargestellt. Beim Eindunsten krystallisiert es aus heißer Lösung wasserfrei, während man es beim freiwilligen Verdunsten der kalten Lösung als Hydrat mit 4 Molekülen Wasser erhält. Das wasserfreie Salz wird in der Feuerwerkerei für Rotfeuer verwendet; man zieht das Nitrat anderen Salzen vor, da es zugleich als Oxydationsmittel wirkt.

Strontiumsulfat $SrSO_4$ wird durch Fällen von Strontiumsalzlösungen mit Sulfaten als weißer, in Wasser wenig löslicher Niederschlag erhalten. Durch Reduktion mit Kohle geht es in das Sulfid SrS über, das zuweilen als Enthaarungsmittel benutzt wird.

Strontiumcarbonat $SrCO_3$ erhält man durch Fällen von Strontiumsalzlösungen mit Carbonaten als weißen, in Wasser unlöslichen Niederschlag. Als Ausgangsmaterial für die Herstellung anderer Strontiumsalze verwendet man das natürliche Carbonat (Strontianit). Strontiumcarbonat geht beim Erhitzen unter Abspaltung von Kohlendioxyd in das Oxyd über, die Reaktion verläuft aber weniger leicht als bei Calciumcarbonat. Mit überhitztem Wasserdampf setzt es sich dagegen leicht zu Strontiumhydroxyd um.

Strontiumoxyd SrO wird durch Glühen von Strontiumnitrat oder Strontiumhydroxyd erhalten; es bildet ein weißes Pulver, das sich mit Wasser unter starker Erwärmung zu *Strontiumhydroxyd* $Sr(OH)_2$ umsetzt; dieses ist in Wasser leichter löslich als Calciumhydroxyd und krystallisiert beim Eindampfen der Lösung mit 8 Molekülen Wasser. Strontiumhydroxyd wird zur Abscheidung des Zuckers aus der Rübenmelasse benutzt; der Zucker wird dabei als Strontiumsaccharat gefällt, das abfiltriert, mit Wasser gewaschen und in wäßriger Suspension durch Kohlendioxyd in Zucker und Strontiumcarbonat zerlegt wird, so daß nach der Filtration der Zucker aus der reinen wäßrigen Lösung gut zur Krystallisation gebracht werden kann.

Nachweis. Strontiumverbindungen erteilen der Flamme eine intensive, leuchtendrote Färbung; das Spektrum besitzt charakteristische rote Linien. Das Strontiumion ist farblos; es wird durch Carbonate und Sulfate gefällt; Oxalat fällt in essigsaurer Lösung nicht.

e) Barium: Ba = 137,36.

Barium kommt in der Natur als Carbonat und als Sulfat (Schwerspat) vor. Das freie Element wird, wie Calcium und Strontium, durch Elektrolyse des geschmolzenen Chlorides dargestellt; es ist ein glänzendes Metall vom spez. Gew. 3,6, das sehr weitgehend dem Strontium ähnelt.

Verbindungen. *Bariumchlorid, Barium chloratum* $BaCl_2$ wird durch Umsetzung von Bariumcarbonat mit Salzsäure dargestellt; es krystallisiert mit 2 Molekülen Wasser in durchsichtigen Tafeln, die in Wasser leicht löslich sind. Das Salz findet in der Tiermedizin Verwendung und dient auch als Reagens auf Sulfationen.

Bariumnitrat $Ba(NO_3)_2$ wird aus dem Carbonat mit Salpetersäure dargestellt. Es findet in der Feuerwerkerei für Grünfeuer Verwendung; für den gleichen Zweck benutzt man an seiner Stelle oft auch das Chlorat $Ba(ClO_3)_2$.

Bariumsulfat, Barium sulfuricum $BaSO_4$ kann durch Fällen von Bariumsalzlösungen mit Sulfaten dargestellt werden. Es ist ein schweres, weißes, in Wasser unlösliches Pulver. Die Verbindung dient als weiße Anstrichfarbe (Permanentweiß, Blanc fixe) und hat vor Bleiweiß den Vorzug, sich unter der Einwirkung von Schwefelwasserstoff nicht zu schwärzen. In der Medizin wird Bariumsulfat als Röntgenkontrastmittel benutzt; für diesen Zweck muß es völlig frei von wasser- und säurelöslichen Bariumverbindungen sein, da diese sehr stark giftig sind. Bariumsulfat läßt sich durch Erhitzen mit Kohle zu *Bariumsulfid* BaS reduzieren; setzt man dieses mit Zinksulfat um, so entsteht eine Mischung von Bariumsulfat und Zinksulfid, die unter dem Namen *Lithopone* als weiße Anstrichfarbe benutzt wird.

Bariumcarbonat $BaCO_3$ wird beim Fällen von Bariumsalzlösungen mit Carbonaten als weißer, in Wasser unlöslicher Niederschlag erhalten. Für die Herstellung anderer Bariumverbindungen wird das natürliche Bariumcarbonat verwendet. Bariumcarbonat läßt sich durch bloßes Erhitzen nur schwierig und unvollständig in das Oxyd überführen.

Bariumoxyd BaO stellt man durch Reduktion von Bariumcarbonat mit Kohle dar:

$$BaCO_3 + C \rightarrow BaO + 2CO;$$

in reiner Form erhält man es durch Erhitzen von Bariumnitrat. Bariumoxyd ist ein weißes Pulver, das sich mit Wasser lebhaft zu Bariumhydroxyd umsetzt. Beim Erhitzen an der Luft geht das Oxyd unter Sauerstoffaufnahme leicht in Bariumperoxyd über, das für die Gewinnung von Sauerstoff aus der Luft und für die Herstellung von Wasserstoffperoxyd von Bedeutung ist. Bariumperoxydhydrat $BaO_2 \cdot 8H_2O$ krystallisiert aus Bariumhydroxydlösungen auf Zusatz von Wasserstoffperoxyd aus.

Bariumhydroxyd $Ba(OH)_2$ wird durch Umsetzung von Bariumoxyd mit Wasser gewonnen; es ist in Wasser leichter löslich als Calcium- und Strontiumhydroxyd und krystallisiert aus der Lösung beim Eindampfen mit 8 Molekülen Wasser. Die wäßrige Lösung (Barytwasser), die stark alkalisch reagiert, dient als Reagens auf Kohlendioxyd. In der quantitativen Analyse und in der präparativen Chemie bevorzugt man in vielen Fällen Bariumhydroxyd vor anderen Alkalien, da ein Überschuß durch Kohlendioxyd oder Sulfationen leicht unlöslich abgeschieden werden kann.

Nachweis. Bariumverbindungen erteilen der Flamme eine grüne Färbung; das Spektrum zeigt mehrere Linien in grün und orange. Das Bariumion ist farblos, es wird durch Carbonate und Sulfate quantitativ gefällt; Chromate und Dichromate fällen bei Gegenwart von Natriumacetat quantitativ gelbes Bariumchromat $BaCrO_4$. Bariumsulfat ist in heißer konzentrierter Schwefelsäure zu $Ba(HSO_4)_2$ löslich.

Die in Wasser oder Säuren löslichen Bariumverbindungen sind stark giftig; als erstes Gegenmittel kann Natriumsulfat gegeben werden.

f) Radium: Ra = 226,05.

Radium wurde im Jahre 1898 von Frau M. CURIE entdeckt; es ist ein Begleitelement der Uranerze und entsteht durch freiwilligen Atomzerfall des Urans. Chemisch ähnelt das Element stark dem Barium. Das freie Metall kann durch Elektrolyse von Radiumchlorid dargestellt werden; es ist silberglänzend, oxydiert sich an der Luft und setzt sich mit Wasser um. Das Hydroxyd ist stark basisch und in Wasser leichter löslich als Bariumhydroxyd; Chlorid und Sulfat sind in Wasser schwerer löslich als die entsprechenden Bariumverbindungen. Radium kommt hauptsächlich als Bromid $RaBr_2 \cdot 2H_2O$ und als Sulfat $RaSO_4$ in den Handel. Die verfügbaren Mengen sind sehr gering, da 1000 kg der reichsten Uranerze nur etwa 0,2 g Radium liefern; die Weltproduktion beträgt jetzt etwa 30—40 g pro Jahr.

Radium gehört zu einer Gruppe von Elementen, deren Atome einem freiwillig ablaufenden Zerfall unterliegen; die Natur und die Geschwindigkeit dieses Zerfalles lassen sich künstlich nicht beeinflussen. Der langsame Atomzerfall ist von Strahlungen begleitet, denen man eine günstige Wirkung auf den Organismus, ganz besonders eine günstige Beeinflussung der Krebskrankheiten zuschreibt. Daher finden Radiumverbindungen und andere radioaktive Stoffe vielfach Verwendung in der Medizin. Die Bestrahlung mit stark wirksamen Radiumpräparaten muß sorgfältig dosiert werden, da sonst schwere Verbrennungsschäden auftreten.

Radiumpräparate leuchten im Dunkeln; die Strahlen bringen phosphorescierende Stoffe zum Aufleuchten, ionisieren Luft, schwärzen die photographische Platte und zersetzen zahlreiche andere Stoffe; Kleinlebewesen werden in kurzer Zeit getötet. Die Strahlung vermag andere Stoffe in gewisser Schicht, deren Stärke von der Natur des Stoffes abhängt, zu durchdringen; darauf beruht die Tiefenwirkung in der Therapie. Eine Bleischicht von einigen Millimetern Stärke hält die Strahlung zurück, man hebt ·die Radiumpräparate daher in Bleikapseln auf.

Die von radioaktiven Stoffen ausgesendete Strahlung läßt sich wegen ihrer ionisierenden Wirkung mit Hilfe eines aufgeladenen Elektroskopes nachweisen; aus der Geschwindigkeit, mit der das Elektroskop entladen wird, kann man die Intensität der Strahlung bestimmen und damit auf die Menge der radioaktiven Substanz schließen.

g) Radioaktivität.

Im Jahre 1896 wurde erstmalig von BECQUEREL beobachtet, daß Uranerze unsichtbare Strahlungen aussenden, die die photographische Platte schwärzen und die Fähigkeit haben, andere Stoffe zu durchdringen. Bei näherer Untersuchung dieser Erscheinung fand das Ehepaar CURIE, daß diese Eigenschaft in hervorragendem Maße gewissen ständigen Begleitstoffen der Uranerze zukommt; es gelang ihnen, die hochwirksamen Stoffe anzureichern und schließlich daraus ein neues, bis dahin unbekanntes Element zu isolieren, das sie *Radium* nannten. Dabei ·zeigte sich auch, daß Uran die gleiche Eigenschaft besitzt, aber in sehr viel geringerem Maße. Heute kennen wir noch eine beträchtliche Zahl anderer radioaktiver Elemente. Die Strahlung läßt sich nicht nur durch die Schwärzung der photographischen Platte, sondern auch auf mancherlei andere Art nachweisen. Es ist bereits gesagt worden, daß ein aufgeladenes Elektroskop rasch entladen wird, daß lebende Zellen geschädigt werden und daß durch sie zahlreiche chemische Reaktionen ausgelöst werden. Man kann die Strahlung auch direkt sichtbar machen; läßt man sie auf einen phosphorescierenden Stoff, wie Zinksulfid (SIDOTsche Blende) oder Bariumplatincyanür, auftreffen, so leuchten die von der Strahlung getroffenen Stellen auf. Es ist sogar gelungen, den *Gang* der Strahlung sichtbar zu machen, indem man sie eine mit Wasserdampf übersättigte Kammer passieren läßt (WILSONsche Nebelkammer); dabei wird der Gang der Strahlung durch Nebelstreifen gekennzeichnet, die sich bei geeigneter Beleuchtung sogar photographieren lassen. In mancher Hinsicht zeigt die radioaktive Strahlung gewisse Ähnlichkeit mit kurzwelligem Licht; sie ist jedoch viel härter als Lichtstrahlung und vermag Materie zu durchdringen; das Durchdringungsvermögen ist jedoch nicht unbegrenzt und ist abhängig von der Natur der Materie.

Die radioaktive Strahlung ist nicht einheitlich; läßt man sie ein Magnetfeld passieren, so wird ein Teil zum positiven, ein anderer Teil zum negativen Pol hin abgelenkt, während ein weiterer Teil unabgelenkt hindurchgeht. Den nach dem negativen Pol hin ablenkbaren Anteil nennt man α-Strahlen, den nach dem positiven Pol ablenkbaren Anteil β-Strahlen, den nicht beeinflußbaren Rest γ-Strahlen. Die α- und β-Strahlen müssen materieller Natur sein, verursacht durch Stoffteilchen, die aus der radioaktiven Substanz herausgeschleudert werden, während die γ-Strahlen Schwingungen sind, die durch die α- und β-Strahlung sekundär verursacht werden. Man kennt jetzt noch andere Arten sekundärer Strahlung, die mit der γ-Strahlung nicht identisch sind und gleichfalls durch die α- und β-Strahlung verursacht werden. Über die Natur der verschiedenen

Strahlungsarten geben ihre Eigenschaften Aufschluß. α-Strahlen werden viel leichter absorbiert und besitzen ein etwa 100fach stärkeres Ionisierungsvermögen als β-Strahlen. γ-Strahlen besitzen ein viel höheres Durchdringungsvermögen als α- und β-Strahlen; sie verhalten sich wie sehr harte Röntgenstrahlen. Die Teilchen der α-Strahlen sind doppelt positiv geladene Heliumatome (also Heliumkerne), die aus der strahlenden Substanz herausgeschleudert werden; β-Teilchen besitzen eine negative Ladung und die scheinbare Masse von $^1/_{1840}$ eines Wasserstoffatoms, sie sind Elektronen. Die Geschwindigkeit, mit der α- und β-Teilchen ausgestoßen werden, ist bei den einzelnen radioaktiven Elementen verschieden; die Anfangsgeschwindigkeit der α-Strahlen schwankt zwischen $^1/_{15}$ und $^1/_{20}$ der Lichtgeschwindigkeit, die der β-Strahlen zwischen $^1/_5$ und $^1/_3$ der Lichtgeschwindigkeit.

Radioaktive Elemente stoßen also fortwährend Bestandteile ihrer eigenen Materie aus, und zwar in Form von Heliumkernen oder von Elektronen. Dieser Vorgang muß natürlich mit einer tiefgreifenden Änderung des eigenen Baues verbunden sein. Die ausgestrahlten α-Teilchen können nur dem Atom*kern* entstammen; wir wissen jetzt, daß auch die β-Teilchen aus Atom*kernen* und nicht aus Elektronenschalen herrühren. Wir müssen annehmen, daß in den Atomkernen der radioaktiven Elemente Explosionen stattfinden, bei welchen Teile des Kernes herausgeschleudert werden. Die dabei freiwerdende Energie ist ungeheuer viel größer als die bei gewöhnlichen chemischen Reaktionen auftretende Energie. Der radioaktive Zerfall läßt sich daher auch künstlich (etwa durch Energiezufuhr) nicht beeinflussen. Die freiwillig ablaufenden Veränderungen radioaktiver Atome stehen daher auch mit unserer Vorstellung von der Unteilbarkeit der Atome nicht im Widerspruch, da es sich hier um Vorgänge besonderer Art handelt, die wir mit gewöhnlichen chemischen Mitteln nicht beeinflussen oder künstlich hervorrufen können (vgl. auch die Einführung).

Betrachten wir nun, wie die Strahlung sich für das strahlende Atom auswirkt. Nehmen wir ein beliebiges radioaktives Element A von der Ordnungszahl a. Die Atome dieses Elementes besitzen a freie positive Ladungen im Kern und a-Elektronen in der Hülle, die sich auf die verschiedenen Bahnen verteilen. Der Kern besitzt außer den freien positiven Ladungen, die den Protonen angehören, noch eine gewisse Zahl von Neutronen, wobei je 2 Protonen und Neutronen zu einem α-Teilchen zusammentreten können. Wenn dieses Atom A nun ein α-Teilchen, also ein doppelt positiv geladenes Teilchen vom Atomgewicht 4, ausstößt, so hinterbleiben im Kern $a-2$ freie positive Ladungen, die Schale hat aber zunächst noch a-Elektronen, also 2 mehr, als den freien Kernladungen entspricht; es ist also ein doppelt negativ geladenes Ion. Dieses Ion verliert bald 2 Elektronen aus der Schale und stabilisiert sich so zu einem elektrisch neutralen Gebilde. Die nachträgliche Stabilisierung ist jedoch nicht mit β-Strahlung zu verwechseln; diese ist ja durch ausgestoßene *Kern*elektronen bedingt. Als Folge der Aussendung eines α-Teilchens ist also aus dem Atom A ein neues Atom entstanden, dessen Masse um 4 geringer ist als die von A. Das neue Atom hat die Kernladungszahl $a-2$, also auch die Ordnungszahl $a-2$. Dies bedeutet, daß das Atom des Elementes A in ein Atom eines *anderen* Elementes (nämlich von der Ordnungszahl $a-2$) übergegangen ist, welches im periodischen System zwei Stellen vor dem Element A steht. Das ausgestoßene α-Teilchen nimmt aus seiner Umgebung 2 Elektronen auf und geht dabei in ein Helium*atom* über.

Bei Aussendung eines β-Teilchens aus einem Atom B von der Ordnungszahl b, die durch Umwandlung eines Neutrons in ein Proton veranlaßt sein kann, wird eine neue positive Kernladung frei, so daß insgesamt $b+1$ freie positive Kernladungen vorhanden sind, auf die zunächst aber nur b-Elektronen in der Schale kommen; es handelt sich also um ein positives Ion, das aber sekundär aus seiner

Umgebung ein Elektron aufnimmt und sich so elektrisch stabilisiert. Damit ist das Atom B in ein Atom eines *anderen* Elementes von der Ordnungszahl $b + 1$ übergegangen, das im periodischen System eine Stelle hinter dem Element B steht.

Die Verhältnisse werden nun meist dadurch kompliziert, daß die beim radioaktiven Zerfall entstehenden Elemente wieder radioaktiv sind und weiter zerfallen, so daß man ganze Reihen radioaktiver Stoffe aufstellen kann.

Strahlt ein Atom ein α-Teilchen und die beiden folgenden Zerfallsprodukte strahlen je ein β-Teilchen aus, so ist das erste Tochterelement um zwei Stellen nach links gerückt, die beiden folgenden Tochterelemente rücken aber wieder um je eine Stelle nach rechts, so daß schließlich das dritte Tochterelement sich an der gleichen Stelle des periodischen Systems befindet wie das Mutterelement, mit dem Unterschied, daß es inzwischen um 4 Einheiten leichter geworden ist. Das ursprüngliche und das neue Atom haben gleiche positive Kernladung (also gleiche Ordnungszahl) und gleiche Anzahl von Elektronen in der Hülle; beide müssen sich also chemisch vollständig gleich verhalten. Man nennt solche Atome *isotop*. Die meisten Elemente stellen Mischungen von Isotopen dar, die aber immer in konstantem Verhältnis vorhanden sind; daher kommt es auch, daß die Atomgewichte nicht ganzzahlig sind, sondern das Mittel aus den Isotopen darstellen. Die Trennung von Isotopen ist zuweilen nach physikalischen Methoden gelungen, wobei gerade die Unterschiede in den Dichten eine Rolle spielen. In Isotopengemischen, wie sie die Elemente gewöhnlich darstellen, kann man die verschiedenen Isotopen mit Hilfe der Massenspektroskopie nachweisen. Es setzt sich z. B. das Element Kalium aus Isotopen von den Atomgewichten 39 und 41 zusammen, Schwefel aus den Isotopen 32, 33, 34 usw. Am Aufbau des sog. schweren Wassers ist das Wasserstoffisotop vom Atomgewicht 2 beteiligt. Dieser Wasserstoff hat die gleichen chemischen Eigenschaften wie der Wasserstoff 1; seine Atomkerne besitzen jedoch außer dem Proton noch ein Neutron.

Ganz reines Radium sendet nur α-Strahlen aus; von den 88 freien positiven Kernladungen eines strahlenden Radiumatoms werden 2 ausgestoßen, und es entsteht ein Atom des Elementes von der Ordnungszahl 86 Radon. *Radon*, auch *Radiumemanation* genannt, ist ein Gas, das man vom Radium abtrennen kann; es ist selbst auch radioaktiv. Radon sendet wieder α-Strahlen aus und geht dabei in ein Isotop des Elementes von der Ordnungszahl 84, das wiederum radioaktiv ist und über eine Reihe von weiteren radioaktiven Zwischengliedern schließlich in ein Bleiisotop vom Atomgewicht 206 übergeht. Auf diesem angedeuteten Wege geht also Radium schließlich in Blei über. Das Radium ist aber noch nicht das Anfangsglied der Reihe, sondern es entsteht selbst in einer ähnlichen Zerfallsreihe aus Uran; wir nennen die ganze Reihe daher *Uranreihe*, Radium stellt ein Zwischenglied dieser Reihe dar. Die Geschwindigkeit, mit der die einzelnen Glieder zerfallen, ist nicht gleich. Ein Maß für die Zerfallsgeschwindigkeit ist die sog. *Halbwertszeit*, das ist die Zeit, in der von einer radioaktiven Substanz gerade die Hälfte umgewandelt wird. Die Halbwertszeit des Radiums beträgt 1733 Jahre; in dieser Zeit wandelt sich also das Radium zur Hälfte in Radon um. Von dem Rest wird in weiteren 1733 Jahren wiederum die Hälfte umgewandelt usf. Radon hat eine Halbwertszeit von 3,85 Tagen, ist also sehr kurzlebig. Es ist klar, daß bei ungestörtem Verlauf sich ein konstantes Verhältnis zwischen Radium und Radon einstellen muß. Die folgende Übersicht zeigt die Umwandlung in der Uranreihe. Die Zahlen geben die Elementnummer, dahinter das Atomgewicht in Klammern und darunter die Halbwertszeit an. Die Elemente 83, 84, 90 und 92 kommen zweimal vor, das Element 82 sogar dreimal; es handelt sich dabei um Isotope mit gleichen chemischen, aber verschiedenen radioaktiven Eigenschaften.

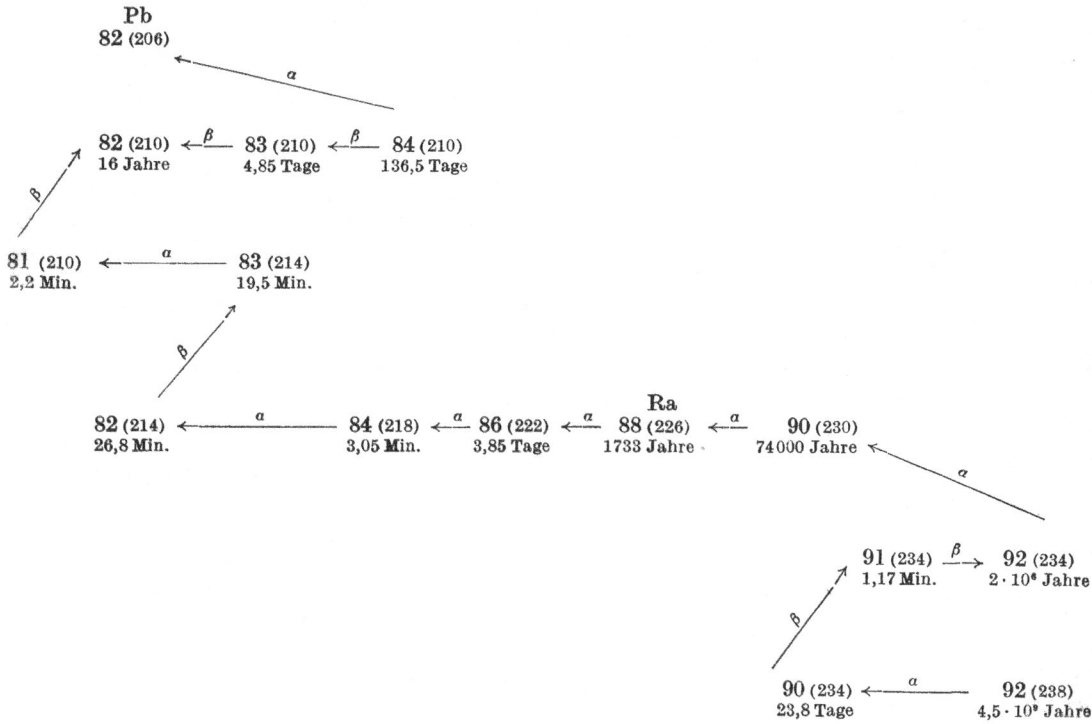

Man kann diese Zwischenglieder nach den für das betreffende Element üblichen Methoden isolieren und dann ihre Eigenschaften untersuchen. Alle Zwischenglieder kommen stets zusammen mit ihren Muttersubstanzen vor, vorausgesetzt, daß man sie nicht gerade eben auf chemischem Wege getrennt und rein dargestellt hat. Zwischen allen Gliedern, mit Ausnahme des Anfangs- und des Endgliedes der ganzen Reihe, stellt sich im Laufe der Zeit ein bestimmtes, konstantes Mengenverhältnis ein, das für Uran und Radium $1 : 3,3 \cdot 10^{-7}$ beträgt.

Neben der Uranreihe gibt es noch zwei andere radioaktive Reihen: die *Thorium*- und die *Aktinium*reihe; beide geben als Endprodukte der Umwandlung wieder Blei, und zwar ist das Blei aus Thorium das Isotop 208, das aus Aktinium das Isotop 206. In neuerer Zeit verwendet man medizinisch statt Radium oft auch Thoriumpräparate.

In neuerer Zeit ist es auch gelungen, Umwandlungen von Atomkernen künstlich herbeizuführen, wobei selbstverständlich nicht chemische, sondern physikalische Methoden, und zwar solche von ganz besonderer Art, zur Anwendung kommen. Dieses Verfahren laufen im Prinzip darauf hinaus, in Atomkerne andere Elementarteilchen hineinzubringen. Als Elementarteilchen verwendet man dazu Protonen, Neutronen, Elektronen, α-Teilchen und Deuteronen. Die Natur dieser Elementarteilchen soll noch einmal kurz erläutert werden.

Protonen (chem. Symbol p) sind Wasserstoffkerne; sie tragen also eine positive Ladung und haben annähernd die gleiche Masse wie ein Wasserstoffatom, jedoch nicht dessen räumliche Ausdehnung. Neutronen (n) sind durch ein Elektron neutralisierte Wasserstoffkerne; man kann sie aus Wasserstoffatomen entstanden denken, wenn das Elektron aus seiner Bahn in den Kern stürzen würde. Sie sind also ohne elektrische Ladung und haben die gleiche Masse wie ein Wasserstoffatom. α-Teilchen (Heliumkerne) sind Gebilde aus 2 Protonen und 2 Neutronen;

sie tragen 2 positive Ladungen und haben etwa die 4fache Masse eines Wasser-
stoffatoms. Deuteronen (d) sind die Atomkerne des schweren Wasserstoffs
(Deuterium D) und bestehen aus einem Proton und einem Neutron; sie tragen
eine positive Ladung und haben etwa die doppelte Masse eines Wasserstoffatoms.
Von den genannten Elementarteilchen sind nur die Neutronen ohne elektrische
Ladung und erscheinen daher für Kernreaktionen besonders geeignet. Positiv
geladene Teilchen, wie Protonen und α-Teilchen, werden die Elektronenhülle eines
Atoms nur schwer durchdringen können, da sie leicht Elektronen aufnehmen und
in Atome (Wasserstoff oder Helium) übergehen; wenn das aber nicht geschieht,
werden sie in Kernnähe durch dessen eigene positive Ladung abgestoßen. Elektronen werden wegen der Abstoßung schon die Elektronenhülle eines Atoms nur
schwer durchdringen können. Neutronen dagegen unterliegen diesen Kräften
nicht. In jedem Falle wird man aber mit solchen Kerngeschossen den Kern nur
dann erreichen können, wenn die Kerngeschosse mit ausreichender Energie aus-
gestattet werden können. Über die Erzeugung von Kerngeschossen mögen folgende Angaben genügen:
Protonen entstehen durch Ionisation von Wasserstoffatomen in elektrischen
Entladungen. In analoger Weise entstehen Deuteronen durch Ionisation von
Atomen des schweren Wasserstoffs in Gasentladungen. Neutronen entstehen bei
Kernreaktionen, z. B. beim Beschuß von Deuterium mit stark beschleunigten
Deuteronen, wobei neben Neutronen ein Heliumisotop der Masse 3 entsteht:

$$D + d \rightarrow n + 3\,He^+$$

α-Teilchen entstehen bei natürlichen radioaktiven Prozessen und durch Ionisation
von Heliumatomen in Gasentladungen. Elektronen schließlich sind die β-Teilchen
radioaktiver Stoffe und entstehen sonst bei der Ionisation von Gasmolekülen in
elektrischen Entladungen und an Glühkathoden. Die experimentelle Erzeugung
der genannten Teilchen für Kernreaktionen bereitet keine Schwierigkeiten mehr.
Um diese Elementarteilchen nun in Atomkerne hineintragen zu können,
müssen sie aus den vorher erörterten Gründen mit ausreichender Energie versehen werden, d. h. man muß ihnen eine solche Beschleunigung erteilen, daß sie
wie Geschosse durch die Elektronenhülle hindurch in den Kern eindringen
können. Man erreicht das dadurch, daß man die elektrisch geladenen Teilchen
durch elektrische Felder auf die erforderliche Geschwindigkeit bringt. Unter den
dafür geeigneten Einrichtungen wird besonders das Cyclotron viel genannt, das
durch sinnreiche Kombination elektrischer Hochfrequenzfelder mit einem Magnetfeld den Teilchen eine zunehmende Beschleunigung erteilt. Auf Einzelheiten der
technischen Anordnung braucht hier nicht eingegangen zu werden.
Wenn nun solche Teilchen kraft ihrer hohen Beschleunigung in Atomkerne
eindringen, so sind dabei mehrfache Wirkungen zu erwarten, die von der Natur
des Kerngeschosses weitgehend abhängen. Der einfachste Fall ist das Eindringen
eines *Neutrons* in einen Atomkern. Dieser Vorgang ist auf die Kernladungszahl
ohne Einfluß, er erhöht aber die Masse um eine Einheit, so daß demnach ein
schwereres Atom des ursprünglichen Elements hervorgeht, ein Isotop. Beim Eindringen eines *Protons* in einen Atomkern wird sowohl dessen Kernladungszahl
wie dessen Masse um je eine Einheit erhöht: es resultiert ein Atom eines anderen
Elements, das im periodischen System eine Stelle hinter dem Ausgangselement
steht. Beim Eindringen eines α-*Teilchens* in einen Atomkern resultiert entsprechend ein Atom eines Elements, das 2 Stellen hinter dem Ausgangselement steht.
Dringt schließlich ein *Elektron* in einen Atomkern ein, so wird dadurch eine
positive Kernladung neutralisiert, indem ein Proton in ein Neutron umgewandelt
wird, und es resultiert ein Atom eines Elements, das eine Stelle vor dem Aus-

gangselement steht, jedoch das gleiche Atomgewicht wie dieses hat, mit ihm also *isobar* ist.

Es ist nun aber einleuchtend, daß solche erzwungene Kernreaktionen die innere Stabilität der betreffenden Kerne stark beeinflussen, so daß häufig Folgereaktionen eintreten, die durch Stabilisierung des künstlich veränderten Kerns verursacht werden. Diese Stabilisierung äußert sich oft in einer sekundären Aussendung von β-Strahlen (also von Kernelektronen), was nichts anderes bedeutet, als daß das betreffende künstlich erzeugte Element *radioaktiv* ist. Die β-Strahlung bedingt nun ihrerseits eine weitere Elementumwandlung, denn jedes emittierte Kernelektron erhöht die positive Ladung des hinterbleibenden Kernes um eine Einheit, es entsteht also durch eine solche Folgereaktion ein Atom eines Elements, das um 1 Stelle hinter dem neuen, strahlenden Element steht.

Die Ergebnisse der künstlichen Atomumwandlung durch Kernbeschuß sind also neue Isotope, von denen manche radioaktiv sind. So sind bisher schon einige hundert von neuen radioaktiven Atomarten bekannt geworden, von denen allerdings nur wenige in so ausreichender Menge hergestellt werden können, daß sie für präparative Zwecke zur Verfügung stehen. Solche radioaktiven Isotope der Elemente, die als natürliche Atomarten nicht radioaktiv sind, sind für die Bearbeitung zahlreicher wissenschaftlicher Fragen von noch nicht abzuschätzender Bedeutung, da sie gewissermaßen „markiert" und im Verlauf von Umsetzungen immer leicht wiederzuerkennen sind. Man darf von solchen Untersuchungen auch sehr wertvolle Aufschlüsse über Stoffwechselvorgänge und über Wirkung und Angriffspunkt von Arzneimitteln erwarten.

Eine weitere interessante Auswirkung hat die künstliche Elementumwandlung durch Kernbeschuß auch noch in anderer Hinsicht gehabt. Beim Beschuß von Uran mit Neutronen hat man ein Uran-Isotop erhalten, das bei sekundärer Kernstabilisierung β-Strahlen, also Kernelektronen aussendet und dabei seine Kernladungszahl von 92 auf 93 erhöht. So entsteht dabei ein neues Element, das hinter Uran steht und daher als ein *Transuran* bezeichnet wird. Das neue künstlich gewonnene Element hat die Bezeichnung Neptunium (Np) erhalten. Es ist selbst auch radioaktiv und sendet wieder β-Strahlen aus, wobei es sich in das Element der Ordnungszahl 94 umwandelt, das die Bezeichnung Plutonium (Pu) erhalten hat. Beim Beschuß von Uran mit α-Teilchen hat man ein Transuran der Ordnungszahl 95 (Americum, Am) und beim Beschuß von Plutonium mit α-Teilchen das Element Curium (Cm) der Ordnungszahl 96 erhalten. Es sind also bisher 4 neue Elemente (Transurane) durch künstliche Atomwandlung hergestellt worden, von denen das Plutonium im Zusammenhang mit der Atombombe besonders hervorgehoben werden soll.

24. Die Elemente der I. Gruppe des periodischen Systems: Lithium, Natrium, Kalium, Rubidium, Caesium.

Die Gruppe umfaßt die in der Tabelle 3 gewöhnlich gesetzten Elemente der I. Gruppe des periodischen Systems; das Element 87, das zur gleichen Gruppe gehört, ist noch nicht bekannt. Man faßt die Elemente auch unter dem Namen *Alkalimetalle* zusammen. Alle Elemente stellen einwertige Metalle dar; ihre spezifischen Gewichte nehmen mit dem Atomgewicht zu, die Schmelz- und Siedepunkte fallen in der gleichen Reihenfolge. Die Elemente sind außerordentlich reaktionsfähig, oxydieren sich an der Luft sehr schnell und zersetzen Wasser stürmisch. Die Reaktionsfähigkeit nimmt in der Reihe mit steigendem Atomgewicht zu. Die Hydroxyde sind sehr starke Basen, die sich durch Erhitzen nicht in Oxyde überführen lassen. Die Salze der Alkalimetalle sind fast durchweg in Wasser leicht löslich; eine gewisse Ausnahme machen die Lithiumsalze, von denen Phosphat und Carbonat schwerlöslich sind; auch das Lithiumhydroxyd ist viel weniger löslich als die Hydroxyde der anderen Alkalimetalle.

a) Lithium: Li = 6,940.

Lithium ist in kleinen Mengen in der Natur weit verbreitet; reiche Vorkommen, die zur Gewinnung ausreichen, sind dagegen selten. Zuweilen findet es sich als *Lithiumglimmer*; zur Darstellung des Elementes und seiner Verbindungen dient hauptsächlich ein Mineral (Amblygonit), das aus gemischtem Lithium-Aluminium-Phosphat und -Fluorid besteht. Das freie Element wird durch Elektrolyse des geschmolzenen Chlorides dargestellt; es ist ein silberglänzendes Metall, das sich an der Luft rasch mit einer Oxydschicht überzieht; es zersetzt lebhaft Wasser und vereinigt sich in der Hitze direkt mit Wasserstoff zu Lithiumhydrid LiH und mit Stickstoff zu Lithiumnitrid Li_3N. Mit dem spez. Gew. 0,53 ist Lithium das leichteste Metall; es schmilzt bei 180° und siedet bei etwa 1600°.

Verbindungen. *Lithiumchlorid* LiCl wird aus Lithiumcarbonat mit Salzsäure dargestellt; es ist ein weißes, krystallines, hygroskopisches Pulver, das sich sehr leicht in Wasser löst und auch in Alkohol gut löslich ist. Lithiumchlorid ist im Gegensatz zu den anderen Alkalichloriden auch in einer Mischung von Alkohol und Äther löslich und kann damit von den anderen Alkalichloriden getrennt werden.

Lithiumcarbonat, Lithium carbonicum Li_2CO_3 wird durch Fällen einer starken Lithiumchloridlösung mit Natriumcarbonat bei Siedehitze dargestellt. Es ist ein weißes Pulver, das in 80 Teilen kaltem und in 140 Teilen siedendem Wasser löslich ist; eine kaltgesättigte Lithiumcarbonatlösung trübt sich daher beim Erhitzen. Die Verbindung wird medizinisch gegen Gicht verwendet, da das Lithiumsalz der Harnsäure eine gewisse Wasserlöslichkeit besitzt.

Lithiumphosphat Li_3PO_4 wird aus Lithiumsalzlösungen durch Phosphate als weißer, in Wasser sehr schwer löslicher Niederschlag gefällt. Alle übrigen Alkaliphosphate sind in Wasser leicht löslich.

Nachweis. Lithiumverbindungen färben die Flamme rot; das Spektrum zeigt eine Linie im Hellrot und eine weniger starke Linie im Orange. Zur Trennung von anderen Alkaliverbindungen kann die Fällung als Carbonat und besonders als Phosphat und die Löslichkeit des Chlorides in Ätheralkohol dienen.

b) Natrium: Na = 22,997.

Vorkommen. Natriumverbindungen sind in der Natur außerordentlich weit verbreitet; besonders häufig ist das Chlorid. Meerwasser enthält im Durchschnitt etwa 2,5 % Kochsalz, daneben noch etwa 1 % andere Salze. Reines krystallisiertes Kochsalz findet sich in vielen Lagerstätten, so z. B. in Staßfurt. In Chile kommen große Lager von Natriumnitrat (Chilesalpeter) vor; Natrium ist ferner ein Bestandteil vieler natürlicher Silicate, aus denen durch Verwitterung lösliche Natriumverbindungen entstehen.

Darstellung. Das freie Metall wurde früher durch Reduktion des Carbonates mit Kohle dargestellt. Jetzt gewinnt man es durch Elektrolyse von geschmolzenem Natriumchlorid oder besser von geschmolzenem Natriumhydroxyd, dessen Schmelzpunkt bedeutend tiefer liegt.

Eigenschaften. Natrium ist ein weiches, an frischen Schnittflächen silberglänzendes Metall, das sich an der Luft schnell mit einer Oxydschicht überzieht;

es schmilzt bei 97,5° und siedet bei 880°. Natrium zersetzt Wasser mit großer Heftigkeit; auch mit Alkohol setzt es sich um. Beide Reaktionen können zur Erzeugung von nascierendem Wasserstoff für Reduktionen dienen. Zur Umsetzung mit Wasser bevorzugt man für diesen Zweck jedoch eine Natrium-Quecksilberlegierung (Natriumamalgam), die sich langsamer und weniger stürmisch umsetzt. Natrium muß unter Petroleum oder Benzol aufgehoben werden.

Verbindungen. *Natriumchlorid, Kochsalz, Steinsalz, Natrium chloratum* NaCl wird durch Abbau von Salzlagern oder durch Eindunsten von Salzsolen und Meerwasser bis zur Krystallisation gewonnen. Durch einen langsamen, freiwilligen Verdunstungsprozeß sind die Salzlager aus Meerwasser entstanden. Dabei hat sich zuerst das Kochsalz in reiner, krystallisierter Form (Würfel) abgeschieden, und zum Schluß sind dann aus den konzentrierten Mutterlaugen auch die übrigen Salze ausgefallen, die jetzt über dem Kochsalz lagern. Zum Abbau der Kochsalzlager muß die obere Schicht der aus den Mutterlaugen entstandenen Salze abgeräumt werden; diese Salze führen daher auch den Namen *Abraumsalze.* Diese galten früher als wertlos, haben aber dann als Quelle für die Gewinnung von Kaliumsalzen und anderen Verbindungen eine beträchtliche Bedeutung gewonnen.

Ist Kochsalz durch Magnesiumsalze verunreinigt, so wird es an der Luft feucht und schmeckt bitter; durch Umkrystallisieren kann es nicht gereinigt werden, da es in heißem und kaltem Wasser nahezu gleich löslich ist (100 Teile Wasser lösen rund 35 Teile Kochsalz). Zur Reinigung fällt man gesättigte Kochsalzlösung mit starker Salzsäure oder gasförmigem Chlorwasserstoff.

Kochsalz bildet das Ausgangsmaterial für die Herstellung anderer Natriumverbindungen und zur Gewinnung von Chlor und Chlorwasserstoff; mit Eis oder Schnee gibt es eine Kältemischung, die etwa −20° erreicht. Medizinisch dient das reine Salz zur Herstellung der *physiologischen Kochsalzlösung* (9 g Kochsalz in 1 Liter Wasser) und der RINGERschen Lösung (8 g NaCl, 0,1 g CaCl$_2$, 0,1 g NaHCO$_3$, 0,075 g KCl in 1 Liter Wasser), die beide mit Blut isotonisch sind. Reines Natriumchlorid wird auch als Urtitersubstanz in der Argentometrie benutzt.

Natriumbromid, Natrium bromatum NaBr kann durch Umsetzen von Brom mit heißer Natronlauge oder aus Eisenbromürbromid mit Natriumcarbonat dargestellt werden. Bei dem ersten Verfahren tropft man Brom in eine heiße Lösung von Natriumhydroxyd ein; man erhält dabei neben Natriumbromid auch Natriumbromat:

$$6\,NaOH + 3\,Br_2 \rightarrow 5\,NaBr + NaBrO_3 + 3\,H_2O.$$

Die Lösung wird zur Trockne eingedampft und der Rückstand zur Reduktion des Bromates mit Kohle gemischt und schwach geglüht; danach zieht man das Reaktionsprodukt mit Wasser aus, filtriert und dampft zur Krystallisation ein. Nichtreduziertes Bromat würde sich beim Ansäuern der Lösung durch Ausscheidung von freiem Brom zu erkennen geben.

Nach dem zweiten Verfahren setzt man Brom bei Gegenwart von etwas Wasser mit einem kleinen Überschuß von Eisen zu Eisen (2)-bromid um:

$$Fe + Br_2 \rightarrow FeBr_2;$$

man filtriert vom überschüssigen Eisen ab, fügt der Lösung so viel Brom hinzu, daß Fe$_3$Br$_8$ (FeBr$_2 \cdot$ 2FeBr$_3$) entsteht:

$$3\,FeBr_2 + Br_2 \rightarrow Fe_3Br_8$$

und setzt dieses dann mit der genau berechneten Menge Natriumcarbonat um:

$$Fe_3Br_8 + 4\,Na_2CO_3 + 4\,H_2O \rightarrow 8\,NaBr + Fe_3(OH)_8 + 4\,CO_2.$$

Die Lösung wird erhitzt, um das voluminöse $Fe_3(OH)_8$ in derbes, gut absetzendes Fe_3O_4 zu verwandeln, filtriert und zur Krystallisation eingedampft; sollte Natriumcarbonat im Überschuß angewendet worden sein, so neutralisiert man mit Bromwasserstoff.

Natriumbromid ist eine weiße, krystalline, hygroskopische Substanz, die in Wasser sehr leicht löslich ist und sich auch gut in Äthyl- und Methylalkohol löst. Das Salz findet als Beruhigungsmittel medizinische Verwendung.

Natriumjodid, Natrium jodatum NaJ wird analog dem Bromid dargestellt; technisch wird das Verfahren über Eisenjodür bevorzugt. Natriumjodid ist ein weißes, krystallines, hygroskopisches Pulver, das sich in Wasser und Alkohol leicht löst; es wird medizinisch verwendet.

Natriumhydroxyd, Ätznatron, Natrium causticum, Natrium hydricum NaOH wurde früher aus Natriumcarbonat und gelöschtem Kalk dargestellt:

$$Na_2CO_3 + Ca(OH)_2 \rightleftharpoons CaCO_3 + 2\,NaOH.$$

Jetzt gewinnt man es ausschließlich durch Elektrolyse von Natriumchloridlösung. Aus dem Gleichgewicht:

$$Na^+ + Cl' + H^+ + OH$$
$$\updownarrow$$
$$H_2O$$

werden an der Kathode Wasserstoff., an der Anode Chlorionen entladen, so daß Wasserstoff- und Chlorgas entweichen und in der Lösung Natriumhydroxyd zurückbleibt. Die Schwierigkeit bei der technischen Ausführung liegt darin, zu verhindern, daß Chlorgas sich sekundär mit Natronlauge umsetzt. Dafür kommen hauptsächlich zwei Verfahren in Betracht. Bei dem einen wird die Anode, die aus Graphit besteht, von dem Kathodenraum durch ein Diaphragma getrennt; dieses besteht aus Asbest oder porösem Zement und läßt zwar die Chlorionen passieren, verhindert aber den Zutritt des freien Chlors zu dem Natriumhydroxyd im Kathodenraum. Bei dem anderen Verfahren bildet eine Quecksilberschicht am Boden der Zelle die Kathode, als Anode dienen auch hier wieder Graphitstäbe. Die Natriumionen werden an der Quecksilberkathode entladen, und das metallische Natrium löst sich im Quecksilber auf. Das Natriumamalgam wird in einem anderen Raum mit Wasser zersetzt, und das Quecksilber fließt wieder in die Zelle zurück.

Natriumhydroxyd ist eine weiße, an feuchter Luft zerfließliche Masse, die in Stücken oder in Stangen in den Handel kommt; an der Luft nimmt es begierig Kohlendioxyd auf und enthält daher stets etwas Carbonat. Natriumhydroxyd wird für zahlreiche technische Prozesse, besonders auch zur Seifenfabrikation, gebraucht. Durch Erhitzen läßt es sich nicht in das Oxyd überführen; dieses ist durch Erhitzen von Natriumnitrat mit Natriummetall unter Luftabschluß zugänglich:

$$2\,NaNO_3 + 10\,Na \rightarrow 6\,Na_2O + N_2,$$

es besitzt aber keine praktische Bedeutung.

Natriumperoxyd Na_2O_2 wird durch Erhitzen von Natriummetall in einem Strom kohlendioxydfreier Luft dargestellt. Es stellt ein körniges, gelbliches Pulver dar, das sich mit Wasser unter starker Wärmeentwicklung zu Natriumhydroxyd und Wasserstoffperoxyd umsetzt, das sich aber infolge der starken Erwärmung und der alkalischen Reaktion teilweise unter Sauerstoffentwicklung zersetzt; bei langsamer Umsetzung und ausreichender Kühlung ist die Zersetzung jedoch unbedeutend. Natriumperoxyd findet als starkes Oxydations- und wirksames Bleichmittel Verwendung.

Natriumhypochlorit NaOCl wird vielfach gleichfalls als Oxydations- und Bleichmittel verwendet; es ist nur in Lösung beständig. Man stellt die Bleichlauge durch Einleiten von Chlor in kalte Natronlauge her; technisch verfährt man jedoch meist so, daß man Kochsalzlösung ohne Diaphragma elektrolysiert und für gute Durchmischung sorgt, so daß Chlor und Natronlauge sofort miteinander weiterreagieren können.

Natriumsulfat, Glaubersalz, Natrium sulfuricum Na_2SO_4 findet sich in manchen Mineralquellen (Karlsbad, Friedrichshall); es wird als Nebenprodukt der Salzsäurefabrikation aus Kochsalz mit Schwefelsäure gewonnen. Das Salz krystallisiert mit 10 Molekülen Wasser in großen, durchsichtigen Prismen, die an der Luft einen Teil ihres Krystallwassers verlieren und sich dabei trüben. Glaubersalz wird hauptsächlich in der Tiermedizin als Abführmittel verwendet. Das Salz schmilzt bei 32° in seinem Krystallwasser und verliert bereits bei 40—50° 9 Moleküle Wasser. Die Verbindung mit 1 Molekül Wasser wird unter der Bezeichnung *Natrium sulfuricum siccatum* in der Humanmedizin benutzt; sie wird oft auch als indifferentes Trockenmittel verwendet.

Natriumsulfat wird in großen Mengen für die Sodafabrikation nach dem Verfahren von LEBLANC hergestellt.

Saures Natriumsulfat, Natriumbisulfat $NaHSO_4$ wird bei der Gewinnung von Salpetersäure aus Chilesalpeter als Nebenprodukt gewonnen; es entsteht auch, wenn man Natriumchlorid mit Schwefelsäure in der Kälte umsetzt. Es löst sich in Wasser mit stark saurer Reaktion.

Saures Natriumsulfit, Natriumbisulfit $NaHSO_3$ erhält man durch Einleiten von Schwefeldioxyd in Sodalösung:

$$Na_2CO_3 + 2\,SO_2 + H_2O \rightarrow 2\,NaHSO_3 + CO_2\,.$$

Das Salz stellt farblose, in Wasser leicht lösliche Krystalle dar; es wird in der organischen Chemie zur Abscheidung von Aldehyden und Ketonen als Bisulfitverbindungen verwendet. Es ist zu beachten, daß das Salz und seine Lösungen sich an der Luft leicht zu Sulfat oxydieren.

Natriumsulfit Na_2SO_3 wird durch Umsetzung von Natriumbisulfit mit Natriumhydroxyd oder Soda hergestellt. Es krystallisiert mit 7 Molekülen Wasser in farblosen Prismen, die sich in Wasser leicht lösen. Man benutzt das Salz im Laboratorium zur Herstellung von Schwefeldioxyd.

Natriumthiosulfat $Na_2S_2O_3$ gewinnt man durch Kochen von Natriumsulfitlösung mit Schwefel; es krystallisiert in großen, durchsichtigen Krystallen mit 5 Molekülen Wasser. Das Salz dient zum Fixieren photographischer Negative; dabei wird das beim Entwickeln des Bildes nichtreduzierte Bromsilber zu Natriumsilberthiosulfat gelöst:

$$AgBr + Na_2S_2O_3 \rightarrow NaAgS_2O_3 + NaBr\,;$$

dieses bildet mit überschüssigem Thiosulfat eine leichtlösliche Doppelverbindung, die keine Silberionen liefert, so daß es nicht zu einer rückläufigen Reaktion kommt. Natriumthiosulfat wird ferner in der Jodometrie und als *Antichlor* in der Bleicherei benutzt.

Natriumsulfid Na_2S erhält man durch Reduktion von Natriumsulfat mit Kohle oder durch Einleiten von Schwefelwasserstoff in Natronlauge; es bildet farblose, durchsichtige Krystalle, die 9 Moleküle Krystallwasser enthalten. Es wird pharmazeutisch an Stelle von Schwefelwasserstoff als Reagens zur Prüfung auf Schwermetalle verwendet.

Natriumnitrat, Natrium nitricum $NaNO_3$ wird durch Abbau der Salpeterlager in Chile gewonnen und durch Krystallisation gereinigt; die Mutterlaugen werden auf Jod verarbeitet. Das Salz bildet farblose, durchsichtige Krystalle; es wird hauptsächlich als Düngemittel in der Landwirtschaft und zur Herstellung von

Salpetersäure und von Kaliumnitrat verwendet. Gelegentlich wird es auch in der Medizin benutzt.'

Natriumnitrit, Natrium nitrosum $NaNO_2$ wird durch Erhitzen von Natriumnitrat mit Blei:

$$NaNO_3 + Pb \rightarrow NaNO_2 + PbO,$$

oder durch Einleiten der durch Ammoniak- oder Luftverbrennung gewonnenen Stickoxyde in kalte Natronlauge oder Sodalösung hergestellt. Es ist eine weiße oder schwach gelblich gefärbte Substanz, die meist in Stangenform in den Handel gebracht wird. Natriumnitrit ist in Wasser sehr leicht löslich und zerfließt an feuchter Luft. Es wird technisch zur Fabrikation der Azofarbstoffe in großen Mengen benutzt und findet gelegentlich auch medizinische Verwendung.

Natriumcarbonat, Soda, Natrium carbonicum Na_2CO_3 gehört zu den wichtigsten Produkten der chemischen Technik. Das Salz findet sich in kleinen Mengen in der Natur (Ungarn, Ägypten, Kalifornien) und kommt auch in der Pflanzenasche vor. Soda wurde früher nur durch Auslaugen von Tangasche gewonnen; auf ein Preisausschreiben der französischen Akademie hin arbeitete LEBLANC im Jahre 1791 ein technisches Verfahren aus, das von Kochsalz ausgeht und in seinen Grundzügen auch heute noch angewendet wird. Das Verfahren zerfällt in drei Zwischenstufen: Darstellung von Natriumsulfat aus Kochsalz mit Schwefelsäure, Reduktion des Natriumsulfates mit Kohle zu Natriumsulfid und Umsetzung des Natriumsulfides mit Kalkstein:

$$2\,NaCl + H_2SO_4 \rightarrow Na_2SO_4 + 2\,HCl,$$
$$Na_2SO_4 + 4\,C \rightarrow Na_2S + 4\,CO,$$
$$Na_2S + CaCO_3 \rightarrow Na_2CO_3 + CaS.$$

Die 2. und 3. Phase des Prozesses werden in einem Arbeitsgang durchgeführt; man erhitzt dazu die Mischung von Natriumsulfat, Kohle und Kalk in Drehöfen, zieht aus dem Reaktionsprodukt das Natriumcarbonat mit möglichst wenig Wasser aus und reinigt es schließlich durch Krystallisation. Als Nebenprodukt fallen große Mengen von Calciumsulfid an, das man mit Kohlendioxyd zu Calciumcarbonat oder mit Salzsäure zu Calciumchlorid umsetzt, während der dabei entwickelte Schwefelwasserstoff bei beschränktem Luftzutritt zu Schwefel verbrannt wird:

$$2\,H_2S + O_2 \rightarrow 2\,S + 2\,H_2O.$$

Neben dem LEBLANC-Verfahren hat später auch das SOLVAY-Verfahren Bedeutung erlangt; dieses beruht darauf, daß aus einer Lösung von Ammoniumbicarbonat und Kochsalz Natriumbicarbonat als die am schwersten lösliche Komponente ausfällt. Man verfährt dabei so, daß in einer Kochsalzlösung Ammoniumbicarbonat aus Ammoniak und Kohlensäure frisch erzeugt wird. Zu diesem Zweck leitet man in eine gesättigte ammoniakalische Kochsalzlösung Kohlendioxyd ein; sobald die Reaktion genügend weit fortgeschritten ist, beginnt Natriumbicarbonat auszufallen:

$$NH_3 + H_2O + CO_2 \rightarrow NH_4HCO_3,$$
$$Na^+ + Cl' + NH_4^+ + HCO_3' \rightarrow NaHCO_3 + NH_4^+ + Cl'.$$

Das Natriumbicarbonat wird abfiltriert und durch Erhitzen in Soda übergeführt:

$$2\,NaHCO_3 \rightarrow Na_2CO_3 + H_2O + CO_2,$$

wobei das Kohlendioxyd dem Prozeß wieder zugeführt wird. Aus dem Ammoniumchlorid wird durch Kalkmilch das Ammoniak zurückgewonnen, wobei Calciumchlorid als Nebenprodukt erhalten wird. Das Verfahren benötigt also neben einer bestimmten Menge Ammoniak, das aber nicht verlorengeht und dem Prozeß immer wieder zugeführt wird, Kochsalz und Kalkstein; dieser liefert das erforderliche Kohlendioxyd und den für die Wiedergewinnung des Ammoniaks notwendigen Kalk. Der Prozeß ist also sehr wirtschaftlich und liefert sehr reine Soda.

Man kann Soda auch durch Umsetzung der bei der Elektrolyse von Kochsalzlösung entstehenden Natronlauge mit Kohlendioxyd gewinnen.

Soda ist in Wasser leicht löslich und krystallisiert daraus mit 10 Molekülen Wasser; das Produkt heißt *Krystallsoda*. Durch Erhitzen kann das gesamte Wasser ausgetrieben werden; dieses Produkt kommt als *calcinierte* Soda in den Handel. Pharmazeutisch wird daneben noch ein teilweise entwässertes Natriumcarbonat (Natrium carbonicum siccatum) verwendet, welches etwa 2 Moleküle Krystallwasser enthält.

Sodalösung reagiert infolge von Hydrolyse alkalisch:

$$2\,Na^+ + CO_3'' + H^+ + OH' \rightarrow 2\,Na^+ + HCO_3' + OH'.$$

Natriumcarbonat wird in großen Mengen für die Glas- und Seifenfabrikation benötigt; es ist auch als Ausgangsmaterial für die Darstellung anderer Natriumsalze wichtig.

Natriumbicarbonat, doppeltkohlensaures Natron, Natrium bicarbonicum $NaHCO_3$ wird bei dem SOLVAY-Verfahren direkt erhalten; es kann auch aus Natriumcarbonat und Kohlensäure dargestellt werden. Natriumbicarbonat ist ein feines, weißes Pulver, das in etwa 12 Teilen Wasser ohne merkliche Hydrolyse löslich ist. Beim Erhitzen verliert das Salz leicht Kohlendioxyd und Wasser und geht in Natriumcarbonat über; da diese Reaktion bereits in heißer Lösung eintritt, dürfen Natriumbicarbonatlösungen nur kalt hergestellt werden. Das Salz findet in der Medizin Verwendung gegen Hyperacidität und dient auch zur Herstellung von Backpulvern. Diese bestehen aus Natriumbicarbonat und einer sauren Komponente, wie Weinsäure, Weinstein, Calciumphosphat, Ammoniumchlorid usw. und enthalten zum Schutz gegen vorzeitige Reaktion Mehl oder Stärke. Für 1 kg Mehl soll so viel Backpulver verwendet werden, daß etwa 5 g CO_2 entbunden werden.

Natriumphosphate. Alle drei Natriumphosphate können aus Phosphorsäure und der berechneten Menge Soda dargestellt werden; es sind weiße, krystallwasserhaltige Substanzen, die in Wasser leicht löslich sind. Primäres Natriumphosphat NaH_2PO_4 krystallisiert mit 1 Molekül Wasser; seine Lösung reagiert sauer. Sekundäres Natriumphosphat Na_2HPO_4 krystallisiert mit 12 Molekülen Wasser; seine Lösung besitzt trotz des sauren Wasserstoffatoms infolge Hydrolyse schwach alkalische Reaktion; es ist das gebräuchlichste der drei Phosphate und findet als Natrium phosphoricum medizinische Verwendung. Tertiäres Natriumphosphat Na_3PO_4 krystallisiert gleichfalls mit 12 Molekülen Wasser; seine Lösung reagiert stark alkalisch. Mit Hilfe der drei Phosphate kann man innerhalb eines gewissen Intervalles ganz bestimmte p_H-Werte einstellen (Phosphatpuffer).

Natriumpyrophosphat $Na_4P_2O_7$ erhält man durch Erhitzen von sekundärem Natriumphosphat:

$$2\,Na_2HPO_4 \rightarrow Na_4P_2O_7 + H_2O;$$

das Salz krystallisiert mit 10 Molekülen Wasser. Es wird zuweilen medizinisch verwendet und kann auch zum Entfernen von Eisen- und Tintenflecken dienen, da es mit Eisen (3)-phosphat eine lösliche Doppelverbindung bildet.

Natriumtetraborat, Borax, Natrium biboracicum $Na_2B_4O_7$ ist das Salz der Pyroborsäure; es findet sich in der Natur als *Tinkal* und wird auch aus dem *Pandermit*, einem in Kleinasien vorkommenden Mineral, das hauptsächlich aus Calciumborat besteht, durch Umsetzung mit Natriumcarbonat gewonnen. Borax ist in heißem Wasser leicht löslich und krystallisiert daraus mit 10 Molekülen Krystallwasser. Durch Erhitzen wird das Krystallwasser ausgetrieben, und man erhält das wasserfreie Salz als glasige Masse. Boraxlösung reagiert infolge Hydrolyse des Salzes stark alkalisch. Borax findet in der Medizin als schwach antiseptisches Mittel besonders gegen Mundkrankheiten Verwendung und wird auch zum Löten benutzt, da es Metalloxyde zu gemischten Boraten löst.

Natriumperborat $NaBO_2 \cdot H_2O_2$ erhält man aus Natriummetaboratlösung mit Wasserstoffperoxyd; man verfährt praktisch so, daß man Boraxlösung mit so viel Natronlauge versetzt, wie zur Bildung von Metaborat erforderlich ist:

$$Na_2B_4O_7 + 2\,NaOH \rightarrow 4\,NaBO_2 + H_2O$$

und dann die berechnete Menge Wasserstoffperoxyd hinzufügt. Das Perborat krystallisiert mit 2 Molekülen Wasser aus; beim Erhitzen im Vakuum gibt die Verbindung Wasser ab, und es hinterbleibt $NaBO_3$. Beim Auflösen in Wasser gibt das Salz (auch das wasserfreie) wieder Wasserstoffperoxyd; man setzt es daher oft Waschmitteln als Bleichfaktor zu.

Natriumsilicat, Wasserglas wird durch Zusammenschmelzen von Sand mit Soda gewonnen; die Schmelze wird in Wasser gelöst. Wasserglaslösung wird zum Imprägnieren von Holz und Geweben benutzt, um sie unverbrennlich zu machen; sie dient ferner zur Herstellung von Kunststeinmassen. Die Lösung reagiert infolge von Hydrolyse stark alkalisch. Wasserglas wird zuweilen auch als Waschmittel und zum Verfälschen von Seife benutzt.

Nachweis. Natriumverbindungen färben die Flamme intensiv gelb; das Spektrum zeigt zwei charakteristische gelbe Linien. Fast alle Natriumverbindungen sind wasserlöslich; unter den wenigen schwerlöslichen ist das Natriumpyroantimoniat $Na_2H_2Sb_2O_7$ zum Nachweis geeignet.

c) Kalium: $K = 39{,}096$.

Vorkommen. Kaliumverbindungen finden sich besonders reichlich in den Abraumsalzen der Kochsalzlager; in Staßfurt kommt besonders Kaliumchlorid *(Sylvin)* vor, daneben auch Doppelverbindungen des Kaliums mit anderen Salzen, wie *Carnallit* $KCl \cdot MgCl_2$, *Kainit* $KCl \cdot MgSO_4$ usw. In Indien finden sich Lager von Kalisalpeter, die allerdings nicht sehr bedeutend sind. Weit verbreitet sind Doppelsilicate des Kaliums und Aluminiums (Granit, Feldspat, Glimmer), aus denen durch Verwitterung lösliche Kaliumverbindungen entstehen, die von den Pflanzen aufgenommen werden können. Pflanzenasche enthält immer Kaliumverbindungen. Der Bedarf an Kaliumsalzen ist besonders hoch bei Zuckerrüben, Tabak und noch einigen anderen Pflanzen, die bei der Kultur daher meist einer künstlichen Kaliumdüngung bedürfen. Früher war die Pflanzenasche die wichtigste Quelle für die Gewinnung von Kaliumverbindungen, jetzt gewinnt man sie hauptsächlich aus den Abraumsalzen. In der Technik werden jetzt den Kaliumverbindungen meist die billigeren Natriumsalze vorgezogen. Medizinisch werden auch jetzt noch die Kaliumverbindungen häufiger benutzt, weil sie seit alter Zeit gebräuchlich sind und weil sie wegen ihrer etwas geringeren Wasserlöslichkeit durch Krystallisation besser zu reinigen sind. Es spricht dabei wohl auch noch die Tatsache mit, daß dem Kaliumion selbst eine gewisse Wirkung zukommt, so ist z. B. Kaliumchlorid viel giftiger als Kochsalz.

Darstellung. Kalium wurde früher durch Reduktion von Kaliumcarbonat mit Kohle dargestellt; jetzt gewinnt man es wie Natrium durch Elektrolyse von geschmolzenem Chlorid oder besser Hydroxyd.

Eigenschaften. Kalium ist ein weiches, an frischen Schnittflächen silberglänzendes Metall, das sich an der Luft rasch oxydiert und Wasser noch heftiger zersetzt als Natrium; es schmilzt bei 63° und siedet bei 762°. Das Metall kommt

in nußgroßen Stücken in den Handel, die unter Petroleum oder Benzol aufbewahrt werden; es wird nur für wissenschaftliche Zwecke benutzt. Kalium
besteht aus den Isotopen 39 und 41, von denen das letztere schwach radioaktiv
ist und β-Strahlen aussendet.

Verbindungen. *Kaliumchlorid, Kalium chloratum* KCl wird aus Abraumsalzen
durch Krystallisation gewonnen; es krystallisiert in farblosen Würfeln. Das Salz
ist besonders als Ausgangsmaterial für die Gewinnung anderer Kaliumverbindungen von Bedeutung.

Kaliumbromid, Kalium bromatum KBr wird wie Natriumbromid dargestellt;
in Wasser ist es sehr leicht löslich und krystallisiert daraus in großen farblosen
Würfeln; es wird als Sedativum verwendet und dient auch zur Herstellung von
Bromsilber für photographische Emulsionen.

Kaliumjodid, Kalium jodatum KJ wird wie Natriumjodid hergestellt; es bildet
weiße, in Wasser sehr leicht lösliche Würfel, die auch in Alkohol löslich sind. Das
Salz findet hauptsächlich in der Medizin Verwendung, und zwar bei Syphilis,
Arteriosklerose, Angina pectoris, Bronchitis und Kropf.

Kaliumhydroxyd, Ätzkali, Kali causticum, Kalium hydricum KOH wurde
früher durch Umsetzen von Kaliumcarbonat, das durch Auslaugen von Pflanzenasche gewonnen wurde, mit Kalkmilch dargestellt. Jetzt gewinnt man es durch
Elektrolyse von Kaliumchloridlösung nach den bei Natriumhydroxyd angegebenen
Verfahren. Kaliumhydroxyd ist eine in Wasser sehr leicht lösliche Substanz, die
an der Luft begierig Wasser und Kohlendioxyd aufnimmt und dabei zerfließt.
Die Substanz kommt in Stücken oder Stangen, zuweilen auch in Plätzchen, in
den Handel und enthält immer etwas Carbonat, besonders an der Oberfläche.
Um das Kaliumhydroxyd von Carbonat zu befreien, löst man es in Alkohol,
filtriert vom Carbonat ab und dunstet die Lösung in kohlendioxydfreier Atmo-
sphäre ein. Zur Bestimmung des Carbonatgehaltes titriert man zuerst gegen
Phenolphthalein (a cm³), setzt Methylorange hinzu und titriert weiter (b cm³).
In der ersten Stufe titriert man Kaliumhydroxyd und die Hälfte des Carbonates:

$$K_2CO_3 + HCl \rightarrow KHCO_3 + KCl,$$

in der zweiten Stufe die zweite Hälfte des Carbonates; der Carbonatgehalt entspricht also $2\,b$ cm³ Säure, der Alkaligehalt $a - b$ cm³ Säure. Sollen bestimmte
Mengen Kaliumhydroxyd angewendet werden, so ist stets zu berücksichtigen, daß
die Handelsware normalerweise etwa 15% Wasser enthält.

Kaliumchlorat, Kalium chloricum KClO₃ entsteht aus Chlor und heißer Kalilauge neben viel Kaliumchlorid. Wegen der unbefriedigenden Ausbeute an Chlorat
wählt man praktisch meist den Umweg über Calciumchlorat und verfährt so, daß
man Chlor in heiße Kalkmilch einleitet:

$$6\,Ca(OH)_2 + 6\,Cl_2 \rightarrow Ca(ClO_3)_2 + 5\,CaCl_2 + 6\,H_2O\,.$$

Zu dem Reaktionsprodukt gibt man die dem Calciumchlorat entsprechende Menge
Kaliumchlorid (2 Mol) und bringt die Lösung zur Krystallisation; dabei krystallisiert Kaliumchlorat als die am schwersten lösliche Komponente zuerst aus. Jetzt
stellt man Kaliumchlorat meist aber durch Elektrolyse von heißer Kaliumchloridlösung dar; man arbeitet dabei natürlich ohne Diaphragma und sorgt für gute
Durchmischung, so daß Chlor und Kalilauge sogleich miteinander weiterreagieren
können; das Kaliumchlorid läßt sich dabei restlos in Chlorat überführen. Kaliumchlorat bildet durchsichtige, tafelförmige Krystalle, die sich in etwa 16 Teilen
Wasser lösen. Es wird für die verschiedenartigsten Zwecke als wirksames Oxydationsmittel benutzt. In Berührung mit oxydierbaren Stoffen kann es durch Schlag
oder Stoß zur Explosion gebracht werden, es ist daher mit Vorsicht zu handhaben.
Medizinisch wird es als mildes Desinfektionsmittel verwendet; zu diesem Zweck

wird es oft auch Zahnpasten zugesetzt. Diese Verwendung ist jedoch nicht ganz unbedenklich, da Kaliumchlorat ziemlich stark giftig ist; stark kaliumchlorat-haltige Zahnpasten haben durch Mißbrauch oder Versehen schon tödliche Vergiftungen hervorgerufen.

Kaliumperchlorat $KClO_4$ wird durch vorsichtiges Erhitzen von Kaliumchlorat dargestellt:

$$4\,KClO_3 \rightarrow 3\,KClO_4 + KCl;$$

bei zu starkem Erhitzen erhält man nur Kaliumchlorid neben freiem Sauerstoff. Kaliumperchlorat zeichnet sich durch Schwerlöslichkeit aus; es dient zur Gewinnung von Perchlorsäure.

Kaliumbromat $KBrO_3$ und *Kaliumjodat* KJO_3 werden wie Kaliumchlorat dargestellt; beide Salze haben keine besondere praktische Bedeutung. Man benutzt sie zur Darstellung von Brom- oder Jodlösungen bestimmten Gehaltes:

$$KBrO_3 + 5\,KBr + 3\,H_2SO_4 \rightarrow 3\,Br_2 + 3\,K_2SO_4 + 3\,H_2O$$

(z. B. zur Bestimmung der Brom- oder Jodzahlen ungesättigter organischer Verbindungen). Man benötigt dazu nur eine eingestellte Bromatlösung, während Bromid und Säure in ausreichendem Überschuß angewendet werden.

Kaliumnitrat, Kalisalpeter, Kalium nitricum KNO_3 stellt man entweder durch Umsetzen von Chilesalpeter mit Kaliumchlorid oder durch Einleiten von Stickoxyden (aus Ammoniak- oder Luftverbrennung) in heiße Kalilauge dar. Bei dem zuerst genannten Verfahren scheidet sich beim Eindunsten der Lösung zunächst Kochsalz als die am schwersten lösliche Verbindung aus; zum Schluß krystallisiert Kaliumnitrat, das allerdings mit etwas Kochsalz verunreinigt ist. Kaliumnitrat krystallisiert in großen Prismen, die sich an der Luft nicht verändern. Das Salz wurde früher zur Herstellung von Schießpulver verwendet, das aus einer Mischung von etwa 75 Teilen Kalisalpeter, 15 Teilen Holzkohle und 10 Teilen Schwefel bestand; in neuerer Zeit ist es fast vollständig durch rauchloses Pulver verdrängt worden, das aus Salpetersäureestern der Cellulose und verwandten Verbindungen besteht. Kaliumnitrat wird zuweilen in der Medizin benutzt und dient auch beim Pökeln von Fleisch zur Erhaltung der roten Farbe.

Kaliumsulfat, Kalium sulfuricum K_2SO_4 findet sich in Form von Doppelverbindungen in den Staßfurter Abraumsalzen, aus denen es durch Krystallisation erhalten werden kann. Es dient zur Herstellung von Alaun und von Kaliumcarbonat nach dem LEBLANC-Verfahren.

Saures Kaliumsulfat, Kaliumbisulfat $KHSO_4$ erhält man durch Umsetzen von Kaliumchlorid mit Schwefelsäure in der Kälte oder aus Kaliumsulfat mit Schwefelsäure. Das Salz ist in Wasser leicht löslich, die Lösung besitzt saure Reaktion. Beim Erhitzen geht Kaliumbisulfat unter Wasserverlust in Kaliumpyrosulfat über:

$$2\,KHSO_4 \rightarrow K_2S_2O_7 + H_2O.$$

Es wird in der Analyse zum Aufschluß von Mineralien benutzt.

Kaliumpersulfat $K_2S_2O_8$ wird durch Elektrolyse von Kaliumsulfat- oder Kaliumbisulfatlösung bei niedriger Temperatur und hoher Stromdichte dargestellt. Durch wäßrige Schwefelsäure wird das Salz in der Wärme hydrolysiert, wobei Wasserstoffperoxyd entsteht:

$$H_2S_2O_8 + 2\,H_2O \rightarrow 2\,H_2SO_4 + H_2O_2;$$

beim Erhitzen geht es unter Abgabe von Sauerstoff in Kaliumpyrosulfat über:

$$2\,K_2S_2O_8 \rightarrow 2\,K_2S_2O_7 + O.$$

Es wird daher als starkes Oxydationsmittel verwendet.

Kaliumpyrosulfit, Kaliummetabisulfit $K_2S_2O_5$ ist das Kaliumsalz der pyro-schwefligen Säure und entsteht durch Wasserverlust aus Kaliumbisulfit:

$$2\,KHSO_3 \rightarrow K_2S_2O_5 + H_2O\,.$$

Technisch wird es durch Einleiten von Schwefeldioxyd in wäßrige Kaliumbisulfit-lösung bei 80° hergestellt. Es wird in der Photographie und besonders zur Wein-konservierung statt des Schwefelns benutzt, da es genau dosierbar ist und eine einfache Einstellung des gesetzlich zulässigen SO_2-Gehaltes ermöglicht.

Kaliumsulfide. Kaliummonosulfid K_2S kann aus Kalilauge mit Schwefel-wasserstoff oder durch Reduktion von Kaliumsulfat mit Kohle erhalten werden. Es vermag sich mit Schwefel zu einer Reihe von Polysulfiden zu vereinigen (vgl. auch Calciumsulfide). Medizinisch wird unter dem Namen *Schwefelleber, Hepar sulfuris* ein Präparat verwendet, das im wesentlichen aus dem Trisulfid und Kaliumthiosulfat besteht; man stellt es durch Verschmelzen von Kaliumcarbonat mit Schwefel dar:

$$3\,K_2CO_3 + 8\,S \rightarrow 2\,K_2S_3 + K_2S_2O_3 + 3\,CO_2\,.$$

Das Präparat ist in Wasser löslich; mit Säuren zersetzt es sich unter Abscheidung von freiem Schwefel und Entwicklung von Schwefelwasserstoff und Schwefel-dioxyd. Die wäßrige Lösung wird medizinisch zu Bädern gegen Hautkrankheiten benutzt.

Kaliumcarbonat, Pottasche, Kalium carbonicum K_2CO_3 wurde früher durch Auslaugen von Holzasche gewonnen. In ähnlicher Weise wird es auch jetzt noch durch Auslaugen der Glührückstände kaliumreicher Abfallprodukte, wie Schlempe der Rübenmelasse und Waschwasser der Schafwolle, gewonnen. Technisch ist es nach dem Verfahren von LEBLANC zugänglich; nach dem Verfahren von SOLVAY läßt es sich nicht darstellen, da Kaliumbicarbonat zu leicht löslich ist. Man gewinnt es auch durch Einleiten von Kohlendioxyd in die rohe Kalilauge, wie sie bei der Elektrolyse von Kaliumchloridlösung erhalten wird. Nach einem anderen Verfahren kann man Kaliumchlorid unter Kohlendioxyddruck mit Magnesium-carbonat umsetzen, wobei neben Magnesiumchlorid ein schwerlösliches Kalium-Magnesiumdoppelcarbonat entsteht, das mit heißem Wasser in Kaliumcarbonat und Magnesiumcarbonat zerlegt werden kann, so daß man schließlich nur zu filtrieren und einzudampfen braucht.

Kaliumcarbonat kommt als wasserfreies weißes, körniges Produkt in den Handel; es ist in Wasser sehr leicht löslich und zerfließt bereits an feuchter Luft; man benutzt es vielfach als Trockenmittel für basische Stoffe. Die wäßrige Lösung reagiert wie die von Soda infolge von Hydrolyse stark alkalisch. Kaliumcarbonat wird gelegentlich medizinisch verwendet; es dient sonst zur Herstellung von Kaliumsalzen und von schwer schmelzbarem Glas (Kaliglas).

Kaliumbicarbonat, Kalium bicarbonicum $KHCO_3$ wird durch Überleiten von Kohlendioxyd über feuchtes Kaliumcarbonat erhalten; es bildet große durch-sichtige Krystalle, die in Wasser leicht löslich sind, die Lösung reagiert nur schwach alkalisch. Beim Erhitzen geht es ebenso wie Natriumbicarbonat, jedoch erst bei höherer Temperatur, in sekundäres Carbonat über. Kaliumbicarbonat wird als Urtitersubstanz in der Acidimetrie verwendet.

Kaliumcyanid KCN wurde früher durch Erhitzen von Kaliumcarbonat mit Schlachthausabfällen gewonnen; das Produkt war jedoch nicht sehr rein. Man stellt es jetzt durch Erhitzen von Kaliumferrocyanid mit Kaliumcarbonat dar:

$$K_4[Fe(CN)_6] + K_2CO_3 \rightarrow 6\,KCN + FeO + CO_2\,.$$

Das Salz ist in Wasser sehr leicht löslich; es riecht stets etwas nach Blausäure, da es bereits durch die Kohlensäure der Luft zersetzt wird; bei Luftzutritt wird

es allmählich vollständig in Carbonat umgewandelt. Kaliumcyanid ist wie Blausäure ein starkes Gift. Man verwendet es in der Galvanoplastik zur Herstellung
löslicher Gold- und Silberdoppelcyanide und zum Auslaugen von Gold und Silber
aus Erzen. Vielfach benutzt man jetzt an Stelle von Kaliumcyanid das billigere
Natriumcyanid, das analog herzustellen ist und gleiche Eigenschaften besitzt.

Kaliumcyanat KOCN wird durch Erhitzen von Kaliumcyanid an der Luft,
besser noch unter Zusatz von Bleioxyd als Oxydationsmittel, dargestellt. Es ist
ein weißes, in Wasser leicht lösliches krystallines Pulver.

Kaliumrhodanid KSCN wird durch Erhitzen von Kaliumcyanid mit Schwefel
gewonnen; es bildet weiße, in Wasser sehr leicht lösliche Krystalle.

Kaliummetarsenit $KAsO_2$ ist der wirksame Bestandteil der medizinisch verwendeten FOWLERschen Lösung *(Liquor Kalii arsenicosi)*. Man stellt die Lösung
durch Erhitzen von Arsentrioxyd mit Kaliumbicarbonatlösung her.

Nachweis. Kaliumverbindungen färben die Flamme violettrot; das Spektrum
zeigt eine rote und eine blaue Linie. Das Kaliumion ist farblos; Weinsäure oder
besser Natriumbitartrat gibt eine weiße, krystalline Fällung von Kaliumbitartrat.
Perchlorsäure und Platinchloridchlorwasserstoffsäure (H_2PtCl_6) geben gleichfalls
schwerlösliche Kaliumsalze. Natriumkobaltinitrit gibt gelbes, krystallines Kalium-
kobaltinitrit $K_3[Co(NO_2)_6]$, das in Wasser sehr schwer löslich ist.

d) Rubidium: Rb = 85,48 und Caesium: Cs = 132,91.

Kleine Mengen von Verbindungen beider Elemente finden sich oft als Begleit-
substanzen natürlich vorkommender Kaliumverbindungen; sie sind auch normale
Bestandteile einiger seltener Mineralien. Zur Abscheidung und Anreicherung
sind die Chlorplatinate und die Alaune geeignet, die eine geringere Löslichkeit als
die entsprechenden Kaliumverbindungen besitzen. Die Verbindungen der beiden
Elemente sind den Kaliumverbindungen sehr ähnlich und lassen sich auch wie
diese darstellen; sie haben aber bisher keine besondere praktische Bedeutung
erlangt.

Rubidiummetall besitzt das spez. Gew. 1,52; es schmilzt bei 38,5° und siedet
bei 696°; Caesiummetall besitzt das spez. Gew. 1,87, es schmilzt bei 28° und
siedet bei 670°. Beide Elemente setzen sich mit Wasser sehr heftig um. Rubidium-
verbindungen färben die Flamme rot, Caesiumverbindungen bläulich.

e) Ammoniumverbindungen.

Die Ammoniumverbindungen haben in mancher Hinsicht sehr große Ähnlichkeit mit den Verbindungen der Alkalimetalle; es ist daher zweckmäßig, sie an
dieser Stelle zu besprechen. Die Ammoniumgruppe ist ein Ion, das durch Vereinigung von Ammoniak mit einem Wasserstoffion in der Weise entsteht, daß die
beiden freien Valenzelektronen des Ammoniakmoleküls die Bindung herstellen:

$$
\begin{array}{c} H \\ \cdot\cdot \\ H:N: \\ \cdot\cdot \\ H \end{array} + H^+ \rightarrow \left[\begin{array}{c} H \\ \cdot\cdot \\ H:N:H \\ \cdot\cdot \\ H \end{array} \right]^+ ;
$$

in dem Ammoniumion sind die 4 Wasserstoffatome gleichartig gebunden, daher
kommt auch die positive Ladung nicht mehr dem Wasserstoffatom zu, das sie
sozusagen in die Ehe eingebracht hat, sondern dem ganzen Verband. Das Ammoniumion ist, wie die Alkaliionen, farblos und einwertig; Ammoniumsalze sind in
Wasser leicht löslich, mit Ausnahme derjenigen Verbindungen, die den wenigen
schwerlöslichen Kaliumsalzen entsprechen. Auch in anderer Hinsicht ist noch eine

gewisse Übereinstimmung vorhanden. Wie man nämlich bei der Elektrolyse von Alkalisalzlösungen das Alkaliion an einer Quecksilberkathode entladen kann, wobei das freie Metall sich sogleich im Quecksilber zu Amalgam löst, so kann man auch Ammoniumionen an einer Quecksilberelektrode entladen, wobei das freie Ammonium sich zu einem Amalgam löst. Diese Reaktion ist allerdings nur in der Kälte durchführbar, und das gebildete Ammoniumamalgam zerfällt sehr bald unter Entwicklung von Ammoniak und Wasserstoff.

Ammoniumhydroxyd NH_4OH entspricht den Alkalihydroxyden; seine Eigenschaften sind bereits bei Ammoniak besprochen worden.

Ammoniumchlorid, Salmiak, Ammonium chloratum NH_4Cl findet sich in der Natur in kleinen Mengen in der Nähe von Vulkanen. Technisch wird das Salz durch Einleiten von Ammoniak in Salzsäure oder durch Sublimation eines Gemisches von Ammoniumsulfat und Kochsalz dargestellt. Das Salz wird durch Sublimation gereinigt und bildet dann einen weißen, faserig krystallinen Kuchen. Bei etwa 400° zerfällt die Verbindung in Ammoniak und .Chlorwasserstoff, die sich beim Abkühlen wieder vereinigen. Ammoniumchlorid ist in Wasser leicht löslich; es krystallisiert daraus in federförmig angeordneten Krystallen. Salmiak wird in der Medizin in kleinen Dosen als schleimlösendes Mittel bei Bronchitis, in großen Dosen als Diureticum verwendet; dabei tritt im Harn saure Reaktion auf. Salmiak dient auch zum Löten, da die bei der Löttemperatur entstehende freie Salzsäure Metalle von ihrer Oxydschicht befreit.

Ammoniumbromid, Ammonium bromatum NH_4Br wird durch Neutralisation von Ammoniak mit Bromwasserstoff oder durch vorsichtiges Eintragen von Brom in Ammoniaklösung dargestellt:

$$8\,NH_3 + 3\,Br_2 \rightarrow 6\,NH_4Br + N_2.$$

Es ist ein feines, weißes, in Wasser sehr leicht lösliches Krystallpulver, das in seinen Eigenschaften dem Ammoniumchlorid gleicht. Ammoniumbromid findet wie Kalium- und Natriumbromid Verwendung in der Medizin.

Ammoniumjodid, Ammonium jodatum NH_4J wird durch Neutralisation von Ammoniak mit Jodwasserstoff dargestellt; es ist ein feines, weißes, krystallines Pulver, das in Wasser und in Alkohol sehr leicht löslich ist. Es wird gleichfalls in der Medizin verwendet.

Ammoniumsulfat $(NH_4)_2SO_4$ wird als Nebenprodukt der Leuchtgasfabrikation erhalten; technisch gewinnt man es aus Ammoniak und Schwefelsäure; man kann es auch durch Umsetzen von Ammoniumcarbonat mit Gips darstellen:

$$(NH_4)_2CO_3 + CaSO_4 \rightarrow (NH_4)_2SO_4 + CaCO_3.$$

Dieses Verfahren, das auch technisch angewendet wird, benötigt keine Schwefelsäure und ist daher besonders wirtschaftlich. Ammoniumsulfat ist ein weißes, in Wasser leicht lösliches Krystallmehl, das beim Erhitzen zuerst Ammoniak abgibt und in saures Ammoniumsulfat übergeht; bei höherer Temperatur sublimiert dieses dann vollständig. Ammoniumsulfat findet in großen Mengen als Düngemittel in der Landwirtschaft Verwendung.

Ammoniumsulfid $(NH_4)_2S$ stellt man aus dem sauren Sulfid NH_4HS, das durch Sättigen von Ammoniaklösung mit Schwefelwasserstoff erhalten wird, mit Ammoniak dar. Die Verbindung ist nur in Lösung beständig und reagiert infolge von Hydrolyse stark alkalisch:

$$2\,NH_4^+ + S'' + H^+ + OH' \rightleftharpoons 2\,NH_4^+ + HS' + OH'.$$
$$\Updownarrow$$
$$H_2O$$

Mit freiem Schwefel vereinigt Ammoniumsulfid sich zu Polysulfiden. Ammoniumsulfid und Ammoniumpolysulfid (sog. gelbes Schwefelammonium) werden in der Analyse als Gruppenreagens und zum Auflösen von Arsen-, Antimon- und Zinnsulfid gebraucht.

Ammoniumnitrat NH_4NO_3 wird durch Neutralisation von Ammoniak mit Salpetersäure dargestellt; es ist ein in Wasser leicht lösliches krystallines Salz, das beim Erhitzen in Wasser und Stickoxydul zerfällt. Ammoniumnitrat dient zur Erzeugung von Lachgas (Stickoxydul), als Oxydationsmittel in der Feuerwerkerei, zum Imprägnieren von Tabak und Zigarettenpapier (dadurch wird infolge der Oxydationswirkung eine bessere Verbrennung und rein weiße Asche erzielt) und als Düngemittel in der Landwirtschaft.

Ammoniumcarbonat, Ammonium carbonicum $(NH_4)_2CO_3$ kann aus Ammoniak und Ammoniumbicarbonat, das man durch Sättigen von Ammoniaklösung mit Kohlendioxyd erhält, dargestellt werden. Das Salz zerfällt beim Erwärmen sehr leicht und geht bereits bei gewöhnlicher Temperatur unter Abgabe von Ammoniak in Ammoniumbicarbonat über. Das käufliche Ammoniumcarbonat, das auch unter dem Namen *Hirschhornsalz* bekannt ist, stellt eine Mischung von Ammoniumbicarbonat NH_4HCO_3 und Ammoniumcarbonat $NH_2CO_2NH_4$ dar; es wird technisch aus einem Gemisch von Ammoniumchlorid und Calciumcarbamat heraussublimiert:

$$4\,NH_4Cl + 2\,CaCO_3 \rightarrow NH_4HCO_3 + NH_2CO_2NH_4 + NH_3 + H_2O + 2\,CaCl_2.$$

Es stellt eine weiße, in Wasser leicht lösliche Krystallmasse dar, die stark nach Ammoniak riecht; mit Wasser setzt es sich, besonders schnell beim Kochen, zu einer Mischung von Ammoniumcarbonat und Ammoniumbicarbonat um. Diese Mischung entsteht auch bei der Umsetzung von Kohlendioxyd und Ammoniak bei Gegenwart von Wasser. Ammoniumcarbonat wird gelegentlich in der Medizin verwendet und dient auch als Backpulver.

Ammoniumrhodanid NH_4SCN wird durch Umsetzen von Ammoniak mit Schwefelkohlenstoff dargestellt:

$$4\,NH_3 + CS_2 \rightarrow NH_4SCN + (NH_4)_2S.$$

Das Salz bildet durchsichtige, in Wasser leicht lösliche Krystalle.

Natrium-ammonium-phosphat, Phosphorsalz $NaNH_4HPO_4$ wird durch Umsetzen von sekundärem Natriumphosphat mit Ammoniumchlorid oder aus primärem Natriumphosphat und Ammoniak dargestellt. Es krystallisiert mit 4 Molekülen Wasser in durchsichtigen, leicht wasserlöslichen Krystallen. Das geschmolzene Salz löst Metalloxyde, oft mit charakteristischer Farbe, auf; man benutzt es in der Analyse.

Nachweis. Ammoniumsalze lassen sich als Chlorplatinat $(NH_4)_2PtCl_6$ und als saures Tartrat nachweisen, die beide in Wasser schwer löslich sind. Beim Erwärmen mit Alkalilaugen entweicht Ammoniak. NESSLERS Reagens (eine alkalische Lösung von Kalium-Quecksilberjodid) gibt schon mit kleinsten Mengen eine gelbe bis braune Trübung oder Fällung. Diese Reaktion wird besonders zum Nachweis von Ammonsalzen im Trinkwasser angewendet. Für die quantitative Bestimmung destilliert man aus stark alkalischer Lösung in eine bekannte Menge eingestellter Säure und titriert den unverbrauchten Säureüberschuß gegen Methylorange zurück. Die Differenz entspricht der überdestillierten Ammoniakmenge.

Die bisher besprochenen Elemente gehören durchweg den in Tabelle 3 mit gewöhnlicher Schrift gesetzten Untergruppen an; nur die Edelgase sind noch nicht besprochen worden. Diese sollen wegen ihrer besonderen chemischen Eigenschaften erst am Schluß ihren Platz finden.

Die in der Tabelle 3 kursiv gesetzten Elemente bilden unter sich verwandte Untergruppen, die in manchen Eigenschaften mit den Elementen der anderen (gewöhnlich gesetzten) Untergruppen übereinstimmen; die Übereinstimmungen sind aber nicht so groß, daß die kursiv gesetzten Elemente sich den gewöhnlich gesetzten Elementen ohne weiteres einfügen lassen. In den *waagerechten* Reihen beginnen die kursiv gesetzten Elemente stets dort, wo die nachträgliche Auffüllung unvollständiger innerer Elektronenschalen einsetzt (vgl. die Elektronenanordnung in Tabelle 3). Alle Elemente dieser Untergruppen sind Metalle; ihre Besprechung erfolgt in der Reihenfolge der Gruppennummern des periodischen Systems.

25. Die Elemente der I. Untergruppe des periodischen Systems: Kupfer, Silber, Gold.

Die Elemente dieser Gruppe können, wie die Alkalimetalle, einwertig sein; Kupfer ist jedoch meist zweiwertig, Gold meist dreiwertig. Im Gegensatz zu den Alkalimetallen sind die genannten Elemente sehr wenig reaktionsfähig; die Chloride, die sich von den einwertigen Elementen ableiten, und die Hydroxyde sind im Gegensatz zu den Alkalichloriden und Hydroxyden in Wasser unlöslich; die Hydroxyde sind viel schwächer basisch als die Alkalihydroxyde und spalten beim Erhitzen Wasser ab. Silber- und Goldoxyd spalten in der Hitze Sauerstoff ab und gehen in die freien Metalle über; beide Elemente lassen sich durch Luftsauerstoff nicht oxydieren. Kupfer, Silber und Gold können als Bestandteile komplexer Anionen fungieren.

a) Kupfer, Cuprum: Cu = 63,57.

Vorkommen. Kupfer findet sich zuweilen als freies Metall; unter den Erzen, die für die Gewinnung hauptsächlich in Betracht kommen, stehen Schwefelverbindungen wie *Kupferglanz* Cu_2S und *Kupferkies* $CuFeS_2$ an erster Stelle. Daneben sind auch *Rotkupfererz* Cu_2O und eine Reihe basischer Carbonate verschiedener Zusammensetzung von Bedeutung.

Kupferverbindungen finden sich auch in den Schwungfedern mancher Vogelarten; gewisse Meerestiere und Meeresalgen enthalten kupferhaltige Farbstoffe, deren Funktion dem Hämochromogen bei den Tieren und dem Chlorophyll bei den Pflanzen entspricht. Kupfer ist ein lebenswichtiges Element, da es neben Mangan für Oxydationen in der Zelle und für die Hämoglobinbildung notwendig ist.

Darstellung. Die Gewinnung von Kupfer aus den Sauerstofferzen geschieht durch Reduktion mit Kohle. Die sulfidischen Erze lassen sich nur auf Umwegen aufbereiten, da sie meist von Eisenerzen begleitet sind, von denen sie nicht leicht zu trennen sind. Man verfährt im Prinzip so, daß man die Erze unter Zusatz von Sand röstet, wobei man einen starken Luftstrom durch die Masse hindurchbläst. Dabei werden die Eisenverbindungen zunächst oxydiert und dann zu Silicat verschlackt, das auf der Schmelze schwimmt und abgezogen werden kann. Kupfersulfid wird dabei gleichfalls zum Teil in Oxyd übergeführt, diese Umwandlung vollzieht sich jedoch sehr langsam; das Kupferoxyd oxydiert dann das unveränderte Sulfid:

$$CuS + 2\,CuO \rightarrow 3\,Cu + SO_2\,.$$

Nach einem anderen Verfahren, das besonders bei mageren Erzen angewendet wird, erhitzt man diese mit verdünnter Schwefelsäure oder Kochsalz und laugt danach das entstandene Kupfersulfat oder Kupferchlorid mit Wasser aus; aus der Lösung wird dann das Kupfer mit Eisen ausgefällt:

$$Cu^{++} + Fe \rightarrow Fe^{++} + Cu.$$

Das rohe Kupfer ist wegen seines geringen Reinheitsgrades noch nicht verwendungsfähig; bereits kleinste Mengen von Verunreinigungen setzen seine mechanischen Eigenschaften und sein Leitvermögen für Wärme und Elektrizität stark herab. Man reinigt es daher durch Elektrolyse, wobei Rohkupferblöcke die Anode, ein Blech aus reinem Kupfer die Kathode und Kupfersulfatlösung die verbindende Leitflüssigkeit bildet. Das Elektrolytkupfer wird umgeschmolzen und kommt in Blöcken oder Barren in den Handel.

Eigenschaften. Kupfer ist ein rotgelbes, blankes Metall, das sehr zäh und widerstandsfähig ist; es schmilzt bei 1083°. Mit Hilfe von Diamantdüsen läßt es sich zu sehr feinen Drähten ausziehen, von denen 1 km nur etwa 7 g wiegt. Kupfer ist ein guter Leiter für Wärme und Elektrizität; es wird daher für elektrische Leitungen benutzt; vielfach stellt man auch Kupfergeräte daraus her, da diese einen besonders guten Wärmeaustausch vermitteln. Kupfer ist schon seit alten Zeiten als Werkstoff bekannt; die Römer holten es von Cypern und gaben ihm davon seinen Namen. Kupferverbindungen wirken gegenüber vielen Mikroorganismen giftig; die Wirkung ist vielfach so stark, daß schon die minimalen Mengen, die von metallischem Kupfer in Lösung gesendet werden, wirksam sind. Auch für den Menschen sind Kupferverbindungen schädlich, in größeren Mengen giftig; doch ist die übertriebene Furcht unbegründet.

Kupfer wird von Sauerstoff bei gewöhnlicher Temperatur nicht angegriffen; in der Hitze wird es in Oxyd übergeführt. An der Luft überzieht Kupfer sich allmählich mit einer Schicht von basischem Carbonat (Patina). Kupfer bildet zwei Reihen von Verbindungen: Kupfer (1)- (Cupro-) und Kupfer (2)-verbindungen (Cupriverbindungen), von denen die letzteren die wichtigeren sind.

Verwendung. Kupfer ist ein wichtiger Werkstoff für die Elektrotechnik und die chemische Industrie. Zur Herstellung der verschiedenartigsten Gebrauchsgegenstände legiert man es auch mit anderen Metallen. Solche Legierungen schmelzen niedriger als Kupfer und sind daher für den Guß besser geeignet. *Messing* ist eine Legierung von Kupfer mit 20—40 % Zink; es ist ein glänzendes, gelbes Metall, das um so heller ist, je höher der Zinkgehalt ist. *Bronze* ist eine Legierung von Kupfer mit Zinn, der man oft auch noch Zink und Blei zusetzt; die Zusammensetzung wechselt ja nach dem Verwendungszweck ziemlich stark. Durch Zusatz von 0,5—1 % Phosphor erhält man die sehr harte *Phosphorbronze*. *Neusilber* besteht aus Kupfer, Zink und Nickel; es besitzt rein weißen Silberglanz. Auch die Nickelmünzen bestehen meist in der Hauptsache aus Kupfer. *Blattgold* ist eine Legierung von Kupfer mit wenig Zink, *Aluminiumbronze* besteht aus Kupfer mit 5—10 % Aluminium. Daneben sind für die verschiedenartigsten Spezialzwecke noch andere Legierungen, z. B. mit Mangan, Silicium usw., gebräuchlich.

Kupfer (2)-verbindungen. *Kupfer (2)-chlorid, Cuprichlorid, Kupferchlorid* $CuCl_2$ wird aus Kupferoxyd oder Kupfercarbonat mit Salzsäure dargestellt; es krystallisiert mit 2 Molekülen Wasser in grünen, hygroskopischen Krystallen, die sich auch in Alkohol lösen. Beim Erhitzen geht das Hydrat in das wasserfreie Salz über, das gelb gefärbt ist. In der Glühhitze tritt Spaltung in Kupfer (1)-chlorid und Chlor ein. Verdünnte Kupferchloridlösung besitzt blaue Farbe, konzentrierte oder stark salzsaure Lösungen sind grün bis gelb gefärbt. Ammoniak fällt aus Kupferchloridlösungen zunächst basisches Chlorid $CuCl_2 \cdot 3 Cu(OH)_2$, das sich in einem Ammoniaküberschuß mit tiefblauer Farbe zu Kupferammoniakchlorid

[Cu(NH$_3$)$_4$]Cl$_2$ löst. Die blaue Farbe, die auch andere Kupfersalze mit Ammoniak geben, ist durch das komplexe Kation [Cu(NH$_3$)$_4$]$^{++}$ bedingt.

Kupfer (2)-bromid, Cupribromid CuBr$_2$ läßt sich aus Kupferoxyd oder Kupfercarbonat mit Bromwasserstoff darstellen; es krystallisiert ohne Wasser in schwarzen Krystallen, die beim Erhitzen leicht in Kupfer (1)-bromid und Brom zerfallen.

Kupfer (2)-jodid, Cuprijodid CuJ$_2$ ist schon bei gewöhnlicher Temperatur nicht mehr beständig und zerfällt bei der Entstehung sogleich in Kupfer (1)-jodid und Jod. Versetzt man Kupfer (2)-salzlösungen mit Jodiden, so erhält man sogleich Kupfer (1)-jodid neben freiem Jod:

$$2\,Cu^{++} + 4\,J' \rightarrow 2\,CuJ + J_2;$$

darauf beruht die jodometrische Bestimmung zweiwertiger Kupferverbindungen.

Kupfer (2)-cyanid, Cupricyanid Cu(CN)$_2$ ist ebenso unbeständig wie Kupferjodid; versetzt man Kupfer (2)-salzlösungen mit Cyaniden, so fällt zwar zunächst Kupfer (2)-cyanid aus, es zerfällt jedoch bereits bei gewöhnlicher Temperatur sehr schnell in Cyan und Kupfer (1)-cyanid:

$$2\,Cu(CN)_2 \rightarrow 2\,CuCN + (CN)_2;$$

auf diese Weise stellt man auch am bequemsten Cyan dar.

Kupfer (2)-sulfat, Cuprisulfat, Kupfersulfat, Kupfervitriol, Cuprum sulfuricum CuSO$_4$ wird aus Kupferoxyd oder Kupfercarbonat mit Schwefelsäure dargestellt; technisch verfährt man auch so, daß man sulfidische Erze unter Zusatz von Schwefel im Luftstrom vorsichtig erhitzt, wobei sie sich zu Sulfat oxydieren. Das Röstprodukt wird noch mit verdünnter Schwefelsäure behandelt, um unverändertes Kupfersulfid und nebenher entstandenes Kupferoxyd umzusetzen. Das rohe Kupfersulfat wird durch Krystallisation gereinigt. Kupfersulfat krystallisiert mit 5 Molekülen Wasser in klaren, blauen Krystallen; beim Erhitzen werden leicht 4 Moleküle Wasser abgegeben, das letzte läßt sich erst bei höherer Temperatur austreiben. Das wasserfreie Salz ist weiß gefärbt; da es schon mit wenig Wasser wieder in das blaue Hydrat übergeht, kann es zum Nachweis von Wasser in anderen Flüssigkeiten verwendet werden; man benutzt es auch als wasserentziehendes und wasserbindendes Mittel bei chemischen Reaktionen.

Ammoniak fällt aus Kupfersulfatlösungen zunächst grünes, basisches Salz CuSO$_4$ · 3 Cu(OH)$_2$, das in einem Überschuß von Ammoniak mit tiefblauer Farbe löslich ist; die Farbe ist durch das bereits vorher erwähnte komplexe Kation [Cu(NH$_3$)$_4$]$^{++}$ bedingt. Durch vorsichtiges Eindunsten der Lösung erhält man tiefblaue Krystalle von Kupferammoniaksulfat [Cu(NH$_3$)$_4$]SO$_4$ · 2 H$_2$O, das aber nicht sehr beständig ist und leicht Ammoniak und Wasser abgibt.

Kupfersulfat wird in sehr verdünnten Lösungen medizinisch als mildes Ätzmittel und als Brechmittel (alle 10 Minuten einen Eßlöffel einer 1%igen Lösung bis zur Wirkung) verwendet; man benutzt es auch zur Bekämpfung von Pflanzenschädlingen. Für diesen Zweck ist eine Mischung von Kupfersulfatlösung mit Kalkmilch unter der Bezeichnung *Bordelaiser Brühe* seit langem gebräuchlich.

Kupfer (2)-nitrat, Cuprinitrat, Kupfernitrat Cu(NO$_3$)$_2$ erhält man durch Auflösen von Kupferoxyd, Kupfercarbonat oder metallischem Kupfer in Salpetersäure. Das Salz krystallisiert mit 6 Molekülen Wasser in blauen, an feuchter Luft zerfließlichen Krystallen. Durch Erhitzen wird es in Kupferoxyd übergeführt.

Kupfer (2)-hydroxyd, Kupferhydroxyd Cu(OH)$_2$ wird aus Kupfer (2)-salzlösungen durch Alkalien als blaugrüner, gallertiger Niederschlag gefällt; es ist in Ammoniak mit tiefblauer Farbe zu [Cu(NH$_3$)$_4$](OH)$_2$ löslich. Diese Lösung, die unter dem Namen SCHWEIZERS *Reagens* bekannt ist, löst Cellulose auf; Säuren fällen die Cellulose wieder aus. Darauf beruht ein Verfahren zur Herstellung von

Kunstseide (Kupferseide). Das Hydroxyd ist auch in Lösungen von *Seignettesalz*
(Kalium-natriumtartrat) mit tiefblauer Farbe löslich; bei Gegenwart von Tar-
traten wird daher aus Kupfer (2)-salzlösungen durch Alkali kein Kupferhydroxyd
gefällt. In dieser Lösung ist das Kupfer Bestandteil eines komplexen Anions. Eine
alkalische, seignettesalzhaltige Kupfersalzlösung ist FEHLINGsche *Lösung*, die als
Reagens auf Reduktionsmittel verwendet wird. Findet eine Reduktion von
Kupfer (2)- zu Kupfer (1)-salz statt, so kann dieses nicht mehr als Komplex in
Lösung gehalten werden, und es findet daher Abscheidung von rotem Kupfer (1)-
oxyd statt.

Kupferhydroxyd geht in der Wärme sehr leicht in Kupferoxyd über; diese
Umwandlung findet bereits in heißem Wasser statt.

Kupfer (2)-oxyd, Cuprioxyd, Kupferoxyd CuO erhält man als schwarzen,
schweren Niederschlag beim Fällen von Kupfer (2)-salzlösungen mit Alkalien in
der Siedehitze. Man stellt es sonst durch Glühen von Kupfernitrat oder Kupfercarbonat oder durch Erhitzen von Kupfer an der Luft dar. Es ist ein braunschwarzes Pulver oder eine schwarze, körnige Masse, die sich in Wasser nicht
löst, jedoch in Ammoniak wie Kupferhydroxyd löslich ist. Kupferoxyd wird als
Oxydationsmittel bei der Elementaranalyse organischer Stoffe verwendet.

Basische Kupfercarbonate kommen in der Natur in Mineralien vor. Aus Kupfersalzlösungen fällt auf Zusatz von Soda ein grünes basisches Carbonat der Zusammensetzung $CuCO_3 \cdot Cu(OH)_2$ aus; die gleiche Zusammensetzung besitzt auch
das grüne Mineral *Malachit*. Wird Kupfermetall lange der Luft ausgesetzt, so
überzieht es sich mit einer grünen Schicht von basischem Carbonat *(Patina)*;
man schätzt diesen Überzug an alten Figuren, Kupferdächern usw.

Kupfer (2)-acetat, Cupriacetat, Kupferacetat, Cuprum aceticum $(CH_3COO)_2Cu$
erhält man durch Auflösen von Kupferoxyd oder Kupfercarbonat in Essigsäure;
es krystallisiert mit einem Molekül Krystallwasser in grünen, leicht wasserlöslichen
Krystallen. Wirkt Essigsäure bei Luftzutritt auf metallisches Kupfer oder seine
Legierungen ein, so bildet sich grünes, wasserunlösliches *basisches* Acetat:

$$6\,Cu + 8\,CH_3COOH + 3\,O_2 \rightarrow 2\,[2(CH_3COO)_2Cu \cdot Cu(OH)_2] + 2\,H_2O\,,$$

das unter dem Namen *Grünspan* bekannt ist. Die Verbindung bildet sich auch
bei längerem Aufbewahren von Speisen in Kupfer- oder Messinggefäßen infolge
der eintretenden Säuerung.

Kupferarsenit erhält man als nicht einheitlichen grünen Niederschlag beim
Versetzen einer Kupfersulfatlösung mit Alkaliarsenitlösungen; es enthält unter
anderem auch Kupfermetarsenit $Cu(AsO_2)_2$. Die Verbindung ist als *Scheeles Grün*
oder *Schwedisches Grün* bekannt.

Schweinfurter Grün ist eine Doppelverbindung von Kupferacetat mit Kupferarsenit, die als hellgrüner Niederschlag ausfällt, wenn man eine heiße Lösung
von arseniger Säure mit Kupferacetatlösung versetzt. Die Verbindung entspricht
etwa der Zusammensetzung $(CH_3COO)_2Cu \cdot 3\,Cu(AsO_2)_2$. Scheeles Grün und
Schweinfurter Grün wurden früher als grüne Farbstoffe verwendet, sie sind jedoch
wegen ihrer Giftigkeit außer Gebrauch gekommen und in den meisten Ländern
auch verboten. Schweinfurter Grün verwendet man zuweilen noch zum Vertilgen
von Ungeziefer.

Kupfer (2)-sulfid, Cuprisulfid CuS erhält man durch Fällen von Kupfer (2)-
salzlösungen mit Schwefelwasserstoff als schwarzen Niederschlag; beim Erhitzen
zerfällt es in Kupfer (1)-sulfid und Schwefel.

Kupfer (1)-verbindungen. *Kupfer (1)-chlorid, Cuprochlorid, Kupferchlorür* CuCl
bildet sich beim Erhitzen von Kupfer (2)-chlorid; man stellt es durch Reduktion von Kupfer (2)-chloridlösung mit Schwefeldioxyd oder mit Kupferspänen

dar. Es bildet ein weißes, in Wasser unlösliches Pulver, das durch Wasser langsam hydrolysiert wird. In Salzsäure ist es zu farblosen komplexen Säuren $H[CuCl_2]$ und $H_2[CuCl_3]$ löslich, die Lösung wird zur Absorption von Kohlenoxyd benutzt. Ammoniak löst Kupferchlorür zu *farblosem* $[Cu(NH_3)_2]Cl$.

Kupfer(1)-jodid, Cuprojodid, Kupferjodür CuJ entsteht durch Zerfall von Kupfer(2)-jodid als weißes, in Wasser unlösliches Pulver.

Kupfer(1)-cyanid, Cuprocyanid, Kupfercyanür CuCN entsteht durch Zerfall von Kupfer(2)-cyanid; es ist eine gelbe, in Wasser unlösliche Substanz. Mit überschüssigem Alkalicyanid vereinigt es sich zu löslichem Alkali-Kupfercyanür:

$$CuCN + 3\,KCN \rightarrow K_3[Cu(CN)_4],$$

in welchem Kupfer Bestandteil des Anions ist. Die Lösung enthält keine Kupferionen und wird daher auch durch Schwefelwasserstoff nicht gefällt.

Kupfer(1)-oxyd, Cuprooxyd, Kupferoxydul Cu_2O ist eine ziegelrote, in Wasser unlösliche Substanz, die beim Fällen von Kupfer(1)-salzlösungen mit Alkalien entsteht; man erhält es auch bei der Reduktion von FEHLINGscher Lösung. Die Verbindung ist in Salzsäure und auch in Ammoniak löslich.

Nachweis. Das zweiwertige Kupferion ist blau, das einwertige farblos. Beide geben mit Ammoniak komplexe Kationen, von denen das des zweiwertigen Kupfers tiefblau, das des einwertigen farblos ist. Kupfer(1)-verbindungen werden leicht zu Kupfer(2)-verbindungen oxydiert, der Vorgang vollzieht sich bereits mit Luftsauerstoff. Schwefelwasserstoff fällt auch in saurer Lösung Kupfersulfid, das sich in feuchtem Zustand an der Luft langsam zu Sulfat oxydiert; bei analytischem Arbeiten ist daher darauf zu achten, daß der Niederschlag nur mit Schwefelwasserstoffwasser zu waschen und damit möglichst bedeckt zu halten ist.

Kaliumferrocyanid gibt selbst mit sehr verdünnten Kupfersalzlösungen einen Niederschlag von rotbraunem Kupferferrocyanid $Cu_2[Fe(CN)_6]$.

b) Silber, Argentum: Ag = 107,88.

Vorkommen. Silber findet sich zuweilen als reines Metall; von den Erzen sind für die Silbergewinnung wichtig: *Silberglanz* Ag_2S, Silber-Arsen- und Silber-Antimonsulfide, und *Hornsilber* AgCl. Silber findet sich fast stets als Begleiter der Bleierze, es wird daher in beträchtlichen Mengen aus dem Rohblei gewonnen. Meerwasser enthält in 100 Litern etwa 1 mg Silber.

Gewinnung. Die Silbergewinnung aus reichen Erzen, die allerdings selten sind, geschieht in der Weise, daß man das Silbersulfid durch Rösten in Sulfat überführt, dieses mit Wasser auszieht und aus der Lösung das Silber durch Kupfer niederschlägt:

$$2\,Ag^+ + Cu \rightarrow 2\,Ag + Cu^{++}.$$

Weniger reiche Erze werden zusammen mit Bleierzen aufgearbeitet, wobei das Silber sich im Rohblei vorfindet. Zur Gewinnung des Silbers aus dem rohen Blei gibt es mehrere Verfahren, unter denen man je nach dem Silbergehalt das geeignete auswählt.

Silberreiches Rohblei wird nach dem sog. Treibverfahren aufgearbeitet. Man schmilzt das Blei in offenen Herden im Gebläse nieder und setzt die Schmelze so lange der Einwirkung des heißen Gebläsewindes aus, bis das Blei nahezu vollständig oxydiert ist; das entstehende Bleioxyd schwimmt als Schlacke auf der Schmelze und wird ständig abgezogen. Schließlich hinterbleibt geschmolzenes Silber in nahezu reiner Form. Das Verfahren ist nur dann lohnend, wenn das rohe Blei mindestens 0,03% Silber enthält.

Bei silberarmem Rohblei reichert man das Silber zunächst an, oder **man** extrahiert es mit Zink. Zur Anreicherung läßt man das geschmolzene Rohblei langsam erstarren, wobei anfangs reines Blei auskrystallisiert; man schöpft die Krystalle von der Schmelze ab und behandelt den Rückstand schließlich nach dem vorher beschriebenen Treibverfahren. Im allgemeinen zieht man jetzt aber bei silberarmen Erzen das Extraktionsverfahren nach PARKES vor. Dieses Verfahren beruht darauf, daß einerseits Silber in flüssigem Zink besser löslich ist als in flüssigem Blei und daß andererseits flüssiges Zink sich mit flüssigem· Blei nicht mischt. Man kann daher Silber aus dem Rohblei mit Zink extrahieren, in ähnlicher Weise, wie man etwa eine organische Substanz aus wäßriger Lösung mit Äther extrahiert. Man verfährt so, daß das Rohblei mit wenig Zink geschmolzen wird, wobei man für gute Durchmischung sorgt. Das mit dem Silber beladene Zink sammelt sich schließlich an der Oberfläche an und erstarrt beim Abkühlen vor dem Blei, so daß man die feste Schicht nur abzuheben braucht. Aus der Zink-Silberlegierung wird das Zink abdestilliert und so für eine neue Extraktion zurückgewonnen, während das Silber zusammen mit etwas Blei zurückbleibt. Dieser Rückstand wird dann wieder nach dem Treibverfahren aufgearbeitet.

Aus sehr silberarmen Erzen läßt sich Silber vorteilhaft mit sehr verdünnter Natriumcyanidlösung auslaugen; dabei gehen die Silberverbindungen in komplexes Natrium-Silbercyanid über:

$$Ag_2S + 4\,NaCN \rightarrow 2\,Na[Ag(CN)_2] + Na_2S\,.$$

Aus dieser Lösung läßt sich das Silber durch Zink ausfällen.

Eigenschaften. Silber ist ein glänzendes, weißes Metall, das sich sehr gut polieren und zu sehr feinen Blättchen und Drähten verarbeiten läßt. Silberfolien von 0,003 mm Dicke lassen Licht mit blaugrüner Farbe hindurch; von feinstem Silberdraht wiegen 2 km nur etwa 1 g. Silber schmilzt bei 960°; die Schmelze löst reichlich Sauerstoff auf (etwa 20 Volumen), der beim Erkalten wieder entweicht; aus diesem Grunde ist Silber für den Guß nicht geeignet. Silber ist sehr weich und daher für Gebrauchsgegenstände wenig geeignet; bedeutend härter sind Legierungen mit Kupfer. Man setzt im allgemeinen 20% Kupfer hinzu; die Angabe des Feinsilbergehaltes auf Gebrauchsgegenstände gibt die Silbermenge pro Tausend an (900 bedeutet also $^{900}/_{1000}$ Silber). Die Schwärzung von Silbergeräten ist nicht auf Oxydation, sondern auf Bildung von Sulfid zurückzuführen; die Reinigung geschieht am bequemsten mit verdünnter Kaliumcyanidlösung.

Silber wird von Sauerstoff nicht angegriffen; Salpetersäure löst es bereits in der Kälte, konzentrierte Schwefelsäure in der Hitze; Schwefelwasserstoff führt Silber in Sulfid über. Das Hydroxyd ist ziemlich stark basisch, es geht unter Wasserabspaltung leicht in Oxyd über, welches beim Erhitzen in die Elemente zerfällt.

Verwendung. Silber wird seit alten Zeiten zur Herstellung von Schmuckstücken und Münzen verwendet. Vielfach werden Gegenstände aus anderem Metall auch nur mit einem Silberüberzug versehen, um ihnen die Eigenschaften und das Aussehen von Silber zu verleihen. Man kann auf verschiedene Art versilbern; am einfachsten ist das galvanische Verfahren, bei dem der Gegenstand als Kathode in einer Lösung von Kalium-Silbercyanid der Elektrolyse ausgesetzt wird. Ein Bad aus Kalium-Silbercyanid ist dabei einer gewöhnlichen Silbersalzlösung vorzuziehen, weil es infolge der äußerst geringen, aber ständig konstanten Konzentration an Silberionen eine langsame und gleichmäßig dichte Silberabscheidung bewirkt. Ein anderes Verfahren ist die Feuerversilberung; man bringt dazu auf den Gegenstand eine Silber-Quecksilberlegierung (Silberamalgam) und vertreibt das Quecksilber durch Erhitzen, so daß das Silber als gleichmäßiger Überzug zurückbleibt. Spiegel sind versilbertes Glas; man stellte sie früher nicht mit Silber, sondern mit Zinnamalgam her. Diese Spiegel sind aber weniger glänzend als Silberspiegel und haben zudem auch noch den Nachteil, daß die spiegelnde Fläche sich im Laufe der Zeit durch die allmähliche Verdunstung des Quecksilbers trübt. Zur Herstellung von Silberspiegeln bringt man auf die sorgfältig gereinigte Glasfläche eine ammoniakalische Silberoxydlösung und scheidet durch ein Reduktionsmittel (Traubenzucker, Formaldehyd, Hydrazin usw.) metallisches Silber ab.

Metallisches Silber wird in kolloidaler Verteilung auch medizinisch verwendet. Bereits die minimalen Silbermengen, die das Metall in Lösung sendet, wirken bactericid. Je größer die Oberfläche, um so mehr Silber geht in Lösung und um so stärker ist daher auch die bactericide Wirkung; es ist daher von Wichtigkeit, Präparate von möglichst hohem Dispersitätsgrad zu verwenden (vgl. S. 104). Zur Stabilisierung des Silberkolloides werden organische Schutzkolloide (meist Eiweißstoffe) zugesetzt. Präparate der genannten Art sind Albargin mit 15, Protargol mit 8, Kollargol mit 70% Silber usw. Neuerdings verwendet man zur Entkeimung des Trinkwassers Filter, die mit metallischem Silber beschickt sind; auch hier beruht die Wirkung auf den winzigen Silbermengen, die in Lösung gehen.

Verbindungen. *Silberchlorid* AgCl entsteht beim Versetzen von Silbersalzlösungen mit Chloriden als käsigweißer, in Wasser und verdünnter Salpetersäure unlöslicher Niederschlag, der im Licht langsam in Silber und Chlor zerfällt und daher schwarz wird. Chlorsilber gibt mit Ammoniak, Ammoniumcarbonat und Alkalicyaniden lösliche Komplexverbindungen:

$$AgCl + 2 NH_3 \rightarrow [Ag(NH_3)_2]Cl,$$
$$AgCl + 2 KCN \rightarrow K[Ag(CN)_2] + KCl,$$

mit Natriumthiosulfat ein lösliches Doppelsalz.

Bromsilber AgBr entsteht durch Vereinigung von Silber- mit Bromionen; es hat ähnliche Eigenschaften wie Chlorsilber, nur ist die Farbe gelblich und die Löslichkeit in Wasser noch geringer; aus diesem Grunde wird es auch von Ammoniumcarbonat nicht gelöst. Bromsilber wird zur Herstellung photographischer Emulsionen verwendet. Der Niederschlag wird dazu meist in der Emulsion selbst erzeugt und durch einen langsamen Reifungsprozeß bei niedriger Temperatur auf die gewünschte Korngröße gebracht. Bei der Belichtung findet eine Spaltung in Brom und Silber statt, jedoch ist die Silbermenge so gering, daß man keinerlei Veränderung beobachten kann; das Bild muß erst entwickelt werden. Das geschieht durch Reduktionsmittel, die Bromsilber zu metallischem Silber reduzieren; der Vorgang setzt besonders an den Stellen ein, an welchen sich bei der Belichtung bereits Silberkeime gebildet haben. Daher kommt es, daß Helligkeiten des Gegenstandes im Bilde dunkel erscheinen und umgekehrt. Ist durch die Reduktion das negative Bild genügend stark herausgetreten, so wird das Entwickeln unterbrochen, und das unveränderte Bromsilber wird mit Natriumthiosulfat herausgelöst: das Bild wird fixiert. Schließlich wird das negative Bild kopiert und dabei in ein positives Bild umgekehrt.

Silberjodid AgJ entsteht durch Vereinigung von Silber- mit Jodionen; es ist etwas dunkler gefärbt als Bromsilber und in Wasser noch weniger löslich; in Ammoniak ist es nicht löslich, wohl aber in Kaliumcyanid. Jodsilber entsteht auch bei der Einwirkung von Jodiden auf Chlor- oder Bromsilber.

Silberfluorid Ag$_2$F$_2$ ist im Gegensatz zu den anderen Silberhalogeniden in Wasser leicht löslich und an feuchter Luft sogar zerfließlich.

Silbercyanid AgCN fällt aus Silbersalzlösungen auf Zusatz von Cyaniden als weißer, unlöslicher Niederschlag aus, der dem Chlorsilber sehr ähnelt. Mit überschüssigem Cyanid vereinigt es sich zu löslichen Alkali-Silbercyaniden, in denen das Silber Bestandteil des komplexen Anions $[Ag(CN)_2]'$ ist; der Komplex ist recht stabil und gibt nur Spuren von Silberionen, die aber doch ausreichend sind, um bei der Elektrolyse Silber an der Kathode auszuscheiden (s. galvanische Versilberung):

$$[Ag(CN)_2]' \rightleftharpoons Ag^+ + 2\,CN'.$$

Silbernitrat, Höllenstein, Argentum nitricum $AgNO_3$ wird durch Auflösen von Silber in Salpetersäure dargestellt:

$$3\,Ag + 4\,HNO_3 \rightarrow 3\,AgNO_3 + NO + 2\,H_2O.$$

Es bildet farblose, in Wasser leichtlösliche Krystalle, die beim Erhitzen in metallisches Silber, Stickoxyd und Sauerstoff zerfallen. Das Salz kommt zuweilen auch in Stangenform in den Handel; es findet medizinisch als Ätzmittel Verwendung.

Silbersulfat Ag_2SO_4 wird durch Auflösen von Silber in konzentrierter Schwefelsäure dargestellt:

$$2\,Ag + 2\,H_2SO_4 \rightarrow Ag_2SO_4 + SO_2 + 2\,H_2O,$$

bei diesem Vorgang wirkt die Schwefelsäure zugleich als Oxydationsmittel. Das Salz bildet kleine Krystalle, die in Wasser schwer löslich sind (1 : 90); mit Aluminiumsulfat bildet es einen gutkrystallisierenden Alaun.

Silberoxyd Ag_2O wird durch Fällen von Silbersalzlösungen mit Alkalien als schwarzbrauner, in Wasser unlöslicher Niederschlag erhalten. Obwohl der Verbindung die Formel Ag_2O zukommt, verhält sie sich bei Gegenwart von Wasser wie Silberhydroxyd und ist basisch; offenbar besteht ein Gleichgewicht:

$$Ag_2O + H_2O \rightleftharpoons 2\,AgOH.$$

Silberoxyd ist in Ammoniak zu Silberhydroxydammoniak $[Ag(NH_3)_2]OH$ löslich; es erinnert darin an Kupferoxyd. Die Lösung wird als Reagens auf Reduktionsmittel verwendet und dient auch zur Herstellung von Spiegeln. Silberoxyd wird in der organischen Chemie oft zum Austausch von Halogen gegen Hydroxyl verwendet.

Durch Einwirkung von Ozon auf Silber entsteht schwarzes *Silberperoxyd* Ag_2O_2, das beim Erhitzen in Silber und Sauerstoff zerfällt.

Silbercarbonat Ag_2CO_3 wird aus Silbersalzlösungen durch Carbonate als hellgelber Niederschlag gefällt; die Verbindung ist in Wasser nur spurenweise löslich, doch ist die Löslichkeit groß genug, um der Lösung deutlich alkalische Reaktion zu erteilen. Bei Gegenwart von Kohlendioxyd geht Silbercarbonat in lösliches Bicarbonat über. Silbercarbonat zerfällt beim Erhitzen leicht in Silber, Kohlendioxyd und Sauerstoff.

Silbersulfid Ag_2S wird aus Silbersalzlösungen durch Schwefelwasserstoff auch bei saurer Reaktion als schwarzer Niederschlag ausgefällt; es bildet sich auch aus Silbermetall und Schwefelwasserstoff.

Nachweis. Das Silberion ist farblos; es vereinigt sich mit Chlor-, Brom- und Jodionen zu Verbindungen, die auch in Salpetersäure unlöslich sind; mit Chromat entsteht rotes Silberchromat Ag_2CrO_4, mit Arsenat braunes Silberarsenat Ag_3AsO_4, mit Phosphat gelbes Silberphosphat Ag_3PO_4, diese drei Verbindungen sind in Salpetersäure löslich.

c) Gold, Aurum: Au = 197,2.

Vorkommen. Gold kommt hauptsächlich als freies Metall vor; oft findet es sich als Begleiter sulfidischer Eisen-, Kupfer- und Silbererze; ein seltenes Mineral ist Gold-Silbertellurid. Meerwasser enthält etwa 0,02 mg Gold im Kubikmeter; sehr viel goldreicher ist der Meeresschlamm. Das Metall findet sich in Quarzgängen eingesprengt, vielfach auch im Sande von Flüssen, wohin es durch den natürlichen Waschprozeß aus dem verwitternden Gestein gelangt. Meist kommt es als Flitter oder Körnchen, zuweilen aber auch in Stücken von beträchtlicher Größe vor.

Gewinnung. Das älteste und primitivste Verfahren besteht in einer Wäsche des zerkleinerten Gesteins in strömendem Wasser, wobei die spezifisch leichteren Bestandteile fortgeschwemmt werden und die schweren Goldteilchen zurückbleiben. Bei moderner industrieller Ausbeutung von Goldminen (gute Minen liefern 20 bis zu 100 g Gold aus 1000 kg Gestein) wird zuerst nach dem gleichen Prinzip gearbeitet, nur daß man das Gold auf amalgamiertem Kupfer zurückhält. Aus dem Amalgam gewinnt man das Gold durch Abdestillieren des Quecksilbers. Da die feineren Goldteilchen aber bei der Wäsche mit fortgeschwemmt werden, wird das gewaschene Gestein noch mit Natriumcyanid ausgelaugt; unter dem oxydierenden Einfluß der Luft geht dabei das Gold als Natrium-Goldcyanid in Lösung:

$$4\,Au + 8\,NaCN + 2\,H_2O + O_2 \rightarrow 4\,Na[Au(CN)_2] + 4\,NaOH$$

und kann daraus mit Zink ausgefällt werden. Arme Erze werden zuweilen auch im schwachen Chlorstrom geröstet, wobei Goldchlorid entsteht, das mit Wasser ausgezogen werden kann; aus der Lösung wird das Gold durch Reduktionsmittel gefällt.

Eigenschaften. Gold ist ein gelbes, glänzendes, weiches Metall, das sehr dehnbar und gut hämmerbar ist; es läßt sich zu Folien von 0,0001 mm Dicke ausschlagen, die Licht mit grüner Farbe durchlassen. Gold hat das spez. Gew. 19,3 und gehört damit zu den schwersten Metallen; es schmilzt bei 1063°.

Gold wird von Sauerstoff nicht angegriffen. Es bildet zwei Reihen von Verbindungen, in der einen ist es einwertig (Auro-), in der anderen dreiwertig (Auriverbindungen); es kann auch als Bestandteil komplexer Anionen fungieren. Von Salpetersäure wird es nicht gelöst, wohl aber von Königswasser.

Verwendung. Gold wird für Münzen und Schmuckstücke verwendet; da es sehr weich ist, legiert man es mit Kupfer oder Silber. Der Feingehalt wird jetzt meist pro Tausend angegeben (585 bedeutet $^{585}/_{1000}$ Gold); früher drückte man ihn in *Karat* aus, wobei man Feingold als 24karätig bezeichnete. Gebräuchliche Legierungen sind 8karätig (333), 14karätig (585); 18-, 20- und 22karätige Legierungen sind sehr weich. Vielfach werden Gegenstände aus Silber oder anderem Metall auch nur mit einem Goldüberzug versehen; das Vergolden geschieht nach den gleichen Methoden wie das Versilbern.

Durch vorsichtige Reduktion von Goldsalzlösungen erhält man kolloidale Goldlösungen von schön blauer bis roter Farbe; kolloidal verteiltes Gold färbt Glas purpurrot (Rubinglas), eine ähnliche Farbe besitzt auch Goldemail.

Goldverbindungen werden neuerdings auch medizinisch gegen Tuberkulose und Lepra verwendet.

Gold (1)-verbindungen. *Gold (1)-chlorid, Aurochlorid, Goldchlorür* AuCl erhält man durch schwaches Erhitzen von Gold (3)-chlorid als weißes, in Wasser unlösliches Pulver.

Gold (1)-oxyd, Aurooxyd, Goldoxydul Au_2O entsteht bei der Einwirkung von Alkalien auf Gold (1)-verbindungen als violettes, in Wasser unlösliches Pulver, das beim Erhitzen in die Elemente zerfällt.

Gold (3)-verbindungen. *Gold (3)-chlorid, Aurichlorid, Goldchlorid* $AuCl_3$ erhält man durch schwaches Erhitzen von Goldchloridchlorwasserstoffsäure $H[AuCl_4]$, die beim Auflösen von Gold in Königswasser entsteht; es ist ein rotes, krystallines Salz, das in Wasser zu der komplexen Säure $H[AuCl_3(OH)]$ löslich ist. Mit Chlorwasserstoff vereinigt sich Goldchlorid zu Goldchloridchlorwasserstoffsäure, die oft zur Darstellung schwerlöslicher charakteristischer Alkaloidsalze benutzt wird.

Gold (3)-hydroxyd, Aurihydroxyd, Goldhydroxyd $Au(OH)_3$ wird aus Lösungen der Goldchloridchlorwasserstoffsäure durch Alkalien als brauner Niederschlag gefällt. Es ist amphoter und löst sich daher in Alkalien zu *Auraten* auf, die sich von der *Metagoldsäure* $HAuO_2$ ableiten.

Komplexe Goldcyanide. Gold (1)-verbindungen lösen sich in Alkalicyaniden zu Alkali-Gold (1)-cyaniden $[Au(CN)_2]'$; Gold (3)-verbindungen geben analog lösliche Alkali-Gold (3)-cyanide $[Au(CN)_4]'$. Man benutzt diese Lösungen als Bäder beim galvanischen Vergolden.

Ermittlung des Goldgehaltes in Legierungen. Goldarbeiter schätzen den Gehalt von Goldlegierungen in der Weise ab, daß sie mit dem Gegenstand auf einem sog. *Probierstein* (Schiefer oder schwarzer Basalt) einen Strich ziehen, den sie mit gleichen Strichen von Legierungen bekannten Gehaltes vor und nach der Behandlung mit Salpetersäure vergleichen. Zur genaueren Bestimmung wird eine Probe in einem porösen Tiegel geschmolzen, wobei unedle Metalle in die Oxyde umgewandelt werden, die an dem Tiegel haften bleiben. Das Metallkorn wird dann mit Salpetersäure behandelt und das zurückbleibende Gold gewogen. Bei einem Goldgehalt von mehr als 25% wird Silber nur langsam herausgelöst, man verschmilzt daher in solchen Fällen die Probe mit reinem Silber:

26. Die Elemente der II. Untergruppe des periodischen Systems: Zink, Cadmium, Quecksilber.

Die Elemente dieser Gruppe haben eine gewisse Ähnlichkeit mit Magnesium; sie sind in ihren Verbindungen zweiwertig, Quecksilber kann daneben auch einwertig sein. Die Hydroxyde sind in Wasser unlöslich und gehen unter Abspaltung von Wasser leicht in Oxyde über. Die Sulfate sind im Gegensatz zu den Erdalkalisulfaten in Wasser löslich.

a) Zink, Zincum: Zn = 65,38.

Vorkommen. Die wichtigsten Erze sind *Zinkspat* $ZnCO_3$ und *Zinkblende* ZnS; daneben sind auch noch einige andere Erze bekannt, die aber von untergeordneter Bedeutung sind.

Gewinnung. Die Erze werden durch Rösten in Zinkoxyd übergeführt, welches mit Kohle reduziert wird; das rohe Metall wird dann durch Destillation aus Tonretorten gereinigt. Dabei geht zuerst *Zinkstaub* über, der aus einer Mischung von Zink mit Zinkoxyd besteht, danach Zinkmetall. Das rohe Zink wird zur Reinigung noch mehrfach destilliert, wobei man die ersten Anteile zur Gewinnung von Cadmium gesondert auffängt. Sehr reines Zink wird durch elektrolytische Raffinierung des rohen Metalles gewonnen.

Eigenschaften. Zink ist ein grauweißes, sprödes Metall, das bei 420° schmilzt und bei 907° siedet. Beim Erhitzen verbrennt es mit grellem Licht zu Zinkoxyd; in der Kälte wird es von trockenem Sauerstoff nicht angegriffen, an feuchter Luft überzieht es sich allmählich mit einer Schicht von basischem Carbonat, die fest haftet und das Metall vor weiterer Oxydation schützt. Das reine Metall wird von Säuren nur langsam angegriffen, bei Gegenwart anderer Metalle, wie Kupfer oder Eisen, reagiert es lebhaft. Zink löst sich auch in Alkalien auf, wobei *Zinkate* entstehen:

$$Zn + 2 KOH \rightarrow Zn(OK)_2 + H_2;$$

man benutzt diese Reaktion zu Reduktionen in alkalischer Lösung.

Verwendung. Zink wird zum Bekleiden von Dächern, zum Verzinken von Eisen, zur Herstellung elektrischer Batterien und für Legierungen verwendet. Zink wird im Laboratorium zum Entwickeln von Wasserstoff aus Säuren benutzt; man verwendet es dabei in Form von Stangen, als Granulat oder als Pulver. Granuliertes Zink stellt man durch Eintropfen des geschmolzenen Metalls in Wasser her; Zinkpulver ist nicht zu verwechseln mit Zinkstaub.

Verbindungen. *Zinkchlorid, Zincum chloratum* $ZnCl_2$ stellt man durch Auflösen von Zink in Salzsäure dar; die Lösung wird zur Trockne eingedampft, wobei stets etwas freie Salzsäure zugegen sein muß, um die Bildung von basischem Chlorid zu vermeiden. Der Rückstand wird geschmolzen und in Formen gegossen. Zinkchlorid ist eine weiße, hygroskopische Masse, die sich in Wasser teilweise hydrolysiert, so daß die Lösung sauer reagiert und durch flockige Ausscheidung von basischem Chlorid getrübt ist; durch Zusatz von wenig Salzsäure wird die Hydrolyse zurückgedrängt. Chlorzink ist auch in Alkohol leicht löslich. Das Salz wird als Ätzmittel medizinisch verwendet; man benutzt es auch zum Imprägnieren von Holz, um es vor Fäulnis zu schützen. Die Wirkung beruht darauf, daß Zinksalze Eiweiß denaturieren und daher lebende Zellen rasch abtöten. Mit Zinkoxyd setzt sich Zinkchlorid zu basischem Chlorid um, das langsam erhärtet und in der Zahnmedizin zum Füllen von Zähnen verwendet wird.

Zinkjodid ZnJ_2 wird durch Umsetzen von Zink mit Jod bei Gegenwart von Wasser erhalten; das Salz krystallisiert beim Eindampfen der Lösung aus. Man benutzt es zur Herstellung von Jodzinkstärkelösung, die als Reagens auf Oxydationsmittel verwendet wird.

Zinksulfat, Zinkvitriol, Zincum sulfuricum $ZnSO_4$ kann durch vorsichtiges Rösten von Zinkblende oder durch Auflösen von Zink in Schwefelsäure gewonnen werden. Das Salz krystallisiert mit 7 Molekülen Wasser in derben farblosen Nadeln, die sich in Wasser leicht lösen; die Lösung reagiert infolge Hydrolyse sauer. An trockener Luft verwittert es, da es einen Teil seines Krystallwassers abgibt. Es wird medizinisch als mildes Ätzmittel verwendet.

Zinkcarbonat $ZnCO_3$ wird aus Zinksalzlösungen durch Bicarbonate als weißer Niederschlag ausgefällt. Mit Alkalicarbonaten erhält man jedoch nicht das neutrale, sondern *basisches* Carbonat, dessen Zusammensetzung je nach den F llungsbedingungen schwankt; durch Alkalien wird es in Hydroxyd umgewandelt, das mit Alkaliüberschuß lösliches Zinkat gibt.

Zinkhydroxyd $Zn(OH)_2$ wird aus Zinksalzlösungen durch Alkalien als weißer, flockiger Niederschlag gefällt. Zinkhydroxyd wird von Ammoniak zu einer Komplexverbindung $[Zn(NH_3)_4](OH)_2$, in der das Zink Bestandteil des Kations ist, von Alkalien zu *Zinkat* gelöst:

$$Zn(OH)_2 + 2\,KOH \rightarrow K_2[ZnO_2] + 2\,H_2O,$$

in denen das Zink Bestandteil des Anions ist. Beide Komplexe sind locker und befinden sich mit einfachen Zinkionen im Gleichgewicht, so daß beide durch Schwefelwasserstoff vollständig in Zinksulfid übergeführt werden. Zinkhydroxyd wird auch von Säuren leicht gelöst; es ist also amphoter und ähnelt darin dem Alumiumhydroxyd. Dieses wird allerdings von Ammoniak nicht gelöst; in dieser Hinsicht ähnelt das Zink dem Kupfer. Beim Erhitzen geht Zinkhydroxyd in Zinkoxyd über.

Zinkoxyd, Zincum oxydatum ZnO wird gewöhnlich durch Erhitzen von basischem Carbonat dargestellt; es entsteht auch beim Erhitzen von Zink oder Zinksulfid an der Luft. Das Oxyd ist ein lockeres weißes Pulver, das in der Hitze eine gelbe, beim Erkalten wieder vergehende Farbe annimmt. Die Substanz ist in Wasser nicht löslich, sie verhält sich bei Anwesenheit von Wasser jedoch wie

Zinkhydroxyd und ist wie dieses in Alkalien löslich. Zinkoxyd wird unter der Bezeichnung *Zinkweiß* als Anstrichfarbe verwendet. Medizinisch dient es zur Herstellung von Salben, Pasten und Streupulvern, früher auch gelegentlich zu innerlichem Gebrauch.

Zinkacetat, Zincum aceticum $(CH_3COO)_2Zn$, das gelegentlich medizinisch verwendet wird, stellt man durch Auflösen von Zinkoxyd oder Zinkcarbonat in Essigsäure her. Es ist in Wasser leicht löslich und krystallisiert daraus beim Eindunsten mit 2 Molekülen Wasser.

Zinksulfid ZnS wird aus Zinkat- und Zinkammoniaklösungen durch Schwefelwasserstoff vollständig gefällt; aus Zinksalzlösungen ist die Fällung nur dann vollständig, wenn keine freien Mineralsäuren entstehen. Starke Säuren verringern die Dissoziation des Schwefelwasserstoffes so stark, daß die Sulfidionenkonzentration zur Fällung nicht mehr ausreicht. Essigsäure läßt die Fällung gerade noch zu; man kann daher Zinkacetatlösung mit Schwefelwasserstoff vollständig fällen, während die Salze der Mineralsäuren nur bei Gegenwart ausreichender Mengen von Natriumacetat vollständig gefällt werden.

Zinksulfid ist eine weiße Substanz, die als SIDOTsche *Blende* für Leuchtfarben verwendet wird. Die als Anstrichfarbe unter dem Namen *Lithopone* benutzte Mischung von Zinksulfid mit Bariumsulfat ist bereits erwähnt worden.

Nachweis. Das Zinkion ist farblos; zum Nachweis sind Carbonat, Hydroxyd und besonders Sulfid geeignet. Ferrocyanide fällen weißes Zinkferrocyanid $Zn_2[Fe(CN)_6]$. Zinkverbindungen geben beim Glühen auf Kohle mit wenig Kobaltnitrat RINMANNS *Grün*.

Zinkverbindungen sind stark giftig; als erstes Gegenmittel kann Eiweiß oder Milch gegeben werden.

b) Cadmium: Cd = 112,41.

Cadmiumverbindungen finden sich als Begleiter der Zinkerze; das Metall wird bei der Reinigung des Rohzinks aus den ersten Anteilen der Destillation gewonnen. Das Metall ähnelt dem Zink; es schmilzt bei 321° und siedet bei 770°; man verwendet es für Legierungen. In der Zahnmedizin wird Cadmiumamalgam für Zahnfüllungen benutzt.

Die **Eigenschaften der Cadmiumverbindungen** entsprechen weitgehend denen der Zinkverbindungen; das Hydroxyd hat jedoch keine sauren Eigenschaften, und die Salze werden nicht oder nur in sehr geringem Maße hydrolysiert.

Cadmiumchlorid $CdCl_2$ kann durch Auflösen von Cadmiumcarbonat oder -oxyd in Salzsäure dargestellt werden; es ist in Wasser sehr leicht löslich.

Cadmiumsulfat $CdSO_4$ wird analog dem Chlorid dargestellt und hat ähnliche Eigenschaften.

Cadmiumcarbonat $CdCO_3$ wird durch Fällen von Cadmiumsalzen mit Alkalicarbonaten als weißes, in Wasser unlösliches Pulver erhalten; beim Erhitzen geht es leicht in das Oxyd über.

Cadmiumhydroxyd $Cd(OH)_2$ wird aus Cadmiumsalzlösungen durch Alkalien gefällt; im Gegensatz zu Zinkhydroxyd besitzt es keine sauren Eigenschaften und wird daher von Alkalien auch nicht gelöst. Säuren lösen es leicht, ebenso Ammoniak, wobei ein dem Zinkhydroxydammoniak entsprechender Komplex $[Cd(NH_3)_4](OH)_2$ entsteht.

Beim Erhitzen geht das Hydroxyd leicht in braunes *Cadmiumoxyd* CdO über, das auch beim Verbrennen von Cadmium entsteht.

Cadmiumsulfid CdS wird aus Cadmiumsalzlösungen durch Schwefelwasserstoff auch bei saurer Reaktion gefällt; es ist eine kanariengelbe Substanz, die unter der Bezeichnung *Cadmiumgelb, Postgelb* als Anstrichfarbe benutzt wird.

Nachweis. Das Cadmiumion ist farblos; zum Nachweis eignet sich besonders das Sulfid. Zur Trennung von Kupfer führt man beide in komplexe Cyanide über ($K_3[Cu(CN)_4]$ und $K_2[Cd(CN)_4]$) und fällt mit Schwefelwasserstoff; dabei fällt nur Cadmium als Sulfid, da dessen Komplex weniger stabil ist als der Kupferkomplex.

Es ist wenig bekannt, daß Cadmiumverbindungen stark giftig sind; eine Ausnahme macht das Sulfid, das in Wasser und in verdünnter Salzsäure unlöslich ist.

c) Quecksilber, Hydrargyrum: Hg = 200,61.

Vorkommen. Quecksilber wird nur selten und in unbedeutenden Mengen als freies Metall gefunden; das wichtigste Erz ist *Zinnober* HgS, dessen hauptsächlichste Fundstellen in Spanien, Rußland, Kalifornien, Mexiko und China liegen.

Darstellung. Man röstet Zinnober, wobei er in Schwefeldioxyd und freies Quecksilber übergeht, und leitet die Gase durch Kühlschlangen, in denen sich der Quecksilberdampf kondensiert. Oft wird das Erz auch unter Zusatz von Eisen der Destillation unterworfen; dabei entsteht Schwefeleisen und das Quecksilber destilliert ab. Das rohe Quecksilber ist mit anderen Metallen stark verunreinigt. Zur Reinigung filtriert man es durch Leder und destilliert es erneut. Um es von anderen Metallen vollständig zu befreien, läßt man es in dünnem Strahl durch eine hohe Schicht verdünnter Salpetersäure rieseln und destilliert es im Vakuum. Im Laboratorium reinigt man Quecksilber, das durch häufigen Gebrauch verunreinigt ist, indem man es mit verdünnter Salpetersäure schüttelt und dann durch ein Filter laufen läßt, in dessen Spitze sich ein feines Loch befindet.

Eigenschaften. Quecksilber ist ein silberglänzendes, flüssiges Metall vom spez. Gew. 13,6, das bei —39° erstarrt und bei 357° siedet. Bei gewöhnlicher Temperatur vereinigt es sich mit Sauerstoff nicht, in der Nähe des Siedepunktes wird es langsam in das Oxyd übergeführt; das Oxyd zerfällt aber bei höherer Temperatur wieder in die Elemente. Das Metall wird von Schwefelwasserstoff angegriffen, von verdünnter Salpetersäure und von konzentrierter Schwefelsäure wird es gelöst. Das Element bildet 2 Reihen von Verbindungen: Quecksilber (1)-(Mercuro-) und Quecksilber (2)-verbindungen (Mercuriverbindungen). Die einwertigen Verbindungen sind die weniger stabilen, sie neigen dazu, sich in Quecksilber (2)-verbindungen und freies Quecksilber zu disproportionieren:

$$2\,Hg^IX \rightarrow Hg^{II}X_2 + Hg\,.$$

Verwendung. Quecksilber wird wegen seines hohen spezifischen Gewichts und seines niedrigen Dampfdruckes als Barometerflüssigkeit verwendet; man benutzt es auch zum Füllen von Thermometern, da es zwischen 0 und 100° einen gleichmäßigen Ausdehnungskoeffizienten besitzt. Quecksilberthermometer können natürlich nur für den Temperaturbereich zwischen —39 und 357° verwendet werden. Man benutzt Quecksilber ferner als Sperrflüssigkeit für Gase und zum Erzeugen von Quecksilberlicht, das sehr reich an ultravioletten Strahlen ist; man erzeugt dazu in einem evakuierten U-förmigen Quarzgefäß (dem sog. Quarzbrenner) zwischen zwei Quecksilberelektroden einen elektrischen Lichtbogen, in welchem das Quecksilber verdampft und fahles, bläuliches Licht aussendet. Das Quecksilberlicht wird in der Therapie als künstliche Höhensonne angewendet; man benutzt es auch für mancherlei chemische Umsetzungen (z. B. zur künstlichen Herstellung von Vitamin D) und zur Erregung von Fluorescenzen; für diesen Zweck wird das Licht durch besondere Filter von den letzten Anteilen sichtbaren Lichtes befreit. Im reinen ultravioletten Licht leuchten viele Stoffe mit charakteristischen Fluorescenzfarben auf, die zuweilen zur Charakterisierung von Stoffen geeignet sind. Die sog. *Fluorescenzanalyse* kann in manchen Fällen zur Beurteilung von Arzneistoffen und zur Materialprüfung herangezogen werden; zuweilen leistet sie auch wertvolle Dienste bei der Aufdeckung von Schrift-, Bild- und Banknotenfälschungen.

Quecksilber legiert sich mit allen anderen Metallen, mit Ausnahme von Eisen und Platin; die Quecksilberlegierungen nennt man *Amalgame*. Natriumamalgam wird oft als Reduktionsmittel im Laboratorium verwendet; man stellt es durch Eintragen von Natrium in Quecksilber her, wobei unter heftiger Reaktion Queck- silberdämpfe ausgestoßen werden, die sehr giftig sind. Silber- und Goldamalgam werden zum Versilbern bzw. zum Vergolden verwendet; Cadmiumamalgam, oft mit Zusatz von etwas Kupfer, wird zum Füllen von Zähnen benutzt; Zinnamalgam diente früher als Belag für Spiegel.

Quecksilbermetall wird in fein verteiltem Zustand in Form von Salben (zu Schmierkuren gegen Syphilis) und Pflastern auch medizinisch verwendet; bei diesen Präparaten kommt es darauf an, das Quecksilber in möglichst feine Ver- teilung zu bringen. Quecksilberverbindungen werden schon seit alten Zeiten in der Medizin benutzt.

Quecksilber (2)-verbindungen. *Quecksilber (2)-chlorid, Mercurichlorid, Queck- silberchlorid, Sublimat, Hydrargyrum bichloratum* $HgCl_2$ kann durch Einwirkung von Chlor auf Quecksilber dargestellt werden; praktisch wird es jedoch durch Sublimation eines Gemisches von Quecksilber (2)-sulfat mit Natriumchlorid gewonnen:

$$HgSO_4 + 2\,NaCl \rightarrow HgCl_2 + Na_2SO_4\,.$$

Es bildet weiße, prismatische Krystalle, die bei 265° schmelzen und danach leicht sublimieren. Das Salz ist in 14 Teilen Wasser von gewöhnlicher Temperatur löslich, in Alkohol und in Äther löst es sich leichter. Die Löslichkeit in Wasser nimmt auf Zusatz von Natriumchlorid zu, verhält sich also gerade umgekehrt, als nach dem Massenwirkungsgesetz zu erwarten wäre. Die Erscheinung beruht auf der Bildung eines komplexen Anions:

$$HgCl_2 + 2\,Cl' \rightleftharpoons [HgCl_4]''\,,$$

das aber nicht sehr stabil ist und Quecksilberionen abgibt. Die für Desinfektions- zwecke verwendeten Sublimatpastillen enthalten 50% Kochsalz und einen roten Farbstoff, der irrtümliche Verwendung verhindern soll. Die Pastillen lösen sich wegen der geringen Quecksilberionenkonzentration auch in gewöhnlichem Wasser klar auf, während reines Sublimat damit leicht durch basische Salze getrübte Lösungen gibt. Die Desinfektionswirkung des Sublimates ist noch in einer Lösung 1 : 20000 sehr stark.

Reduktionsmittel, wie Zinn (2)-chlorid, führen Quecksilber (2)-chlorid leicht in Quecksilber (1)-chlorid oder metallisches Quecksilber über.

Quecksilber (2)-jodid, Mercurijodid, Quecksilberjodid, Hydrargyrum bijodatum HgJ_2 stellt man durch Eintragen von Jodkalilösung in Sublimatlösung her; es fällt dabei als scharlachroter Niederschlag aus, der sich mit überschüssigem Kaliumjodid zu einer farblosen wasserlöslichen Komplexverbindung $K_2[HgJ_4]$ vereinigt. Man kann Quecksilberjodid auch durch Vereinigung der Elemente gewinnen. Quecksilberjodid ist in Alkohol und in Äther löslich; beim Erhitzen schmilzt es bei 253° und sublimiert zu gelben Krystallen, die bei der Berührung in die rote Form übergehen.

Das Salz wird in kleinen Dosen in der Medizin verwendet.

Quecksilber (2)-cyanid, Mercuricyanid, Hydrargyrum cyanatum Hg(CN)$_2$ wird durch Auflösen von gefälltem Quecksilberoxyd in Cyanwasserstoffsäure dargestellt; man erhält es auch beim Digerieren von gefälltem Quecksilberoxyd mit Alkalicyanidlösungen:

$$HgO + 2\,KCN + H_2O \rightarrow Hg(CN)_2 + 2\,KOH.$$

Es bildet farblose, in Wasser, Alkohol und Äther lösliche Krystalle, die beim Erhitzen in Quecksilber und Cyan zerfallen. Die Verbindung gibt in Lösung nur minimale Mengen von Quecksilberionen; mit Cyanionen vereinigt sie sich zu dem Komplex [Hg(CN)$_4$]''. Die Verbindung gehört zu den stärksten anorganischen Giften.

Quecksilberoxycyanid, Hydrargyrum oxycyanatum Hg(CN)$_2$ · HgO erhält man beim Kochen von Quecksilbercyanidlösung mit Quecksilberoxyd als weiße, in Wasser schwerlösliche Substanz, die in der Augenheilkunde Verwendung findet.

Quecksilber (2)-sulfat, Mercurisulfat HgSO$_4$ wird durch Auflösen von Quecksilber in heißer konzentrierter Schwefelsäure dargestellt; es bildet weiße, in Wasser lösliche Krystalle. In verdünnten wäßrigen Lösungen wird es zu unlöslichen basischen Salzen hydrolysiert.

Quecksilber (2)-nitrat, Mercurinitrat Hg(NO$_3$)$_2$ wird durch Auflösen von Quecksilber in einem Überschuß von heißer, konzentrierter Salpetersäure dargestellt; es krystallisiert mit 8 Molekülen Wasser in farblosen Tafeln. In Wasser ist das Salz leicht löslich, doch wird es dabei zu unlöslichen basischen Salzen hydrolysiert, die sich auf Zusatz von Salpetersäure wieder zu dem normalen Salz lösen. Beim Erhitzen geht Mercurinitrat zuerst in Quecksilberoxyd über, das bei starkem Erhitzen in die Elemente zerfällt.

Quecksilber (2)-oxyd, Mercurioxyd, Quecksilberoxyd, Hydrargyrum oxydatum HgO kann durch Erhitzen von Mercurinitrat oder durch Fällen von Quecksilber (2)-salzlösungen mit Alkalien erhalten werden. Pharmazeutisch sind die beiden Präparate streng zu unterscheiden, da sie sich in der Korngröße stark unterscheiden und somit auch ganz verschiedene Wirksamkeit besitzen. Das durch Erhitzen von Mercurinitrat gewonnene Präparat wird als *rotes* Quecksilberoxyd bezeichnet; es besitzt feinkrystalline Struktur und stellt die gröbere Form dar. Das durch Fällen erhaltene Präparat wird als *gelbes* Quecksilberoxyd, *Hydrargyrum oxydatum via humida paratum* bezeichnet; es stellt ein sehr feines, amorphes Pulver dar, das im Gegensatz zu dem anderen Präparat von Oxalsäurelösung langsam in weißes Oxalat umgewandelt wird. Beide Präparate werden in Form von Salben und Streupulver medizinisch verwendet; für Augensalben wird nur das gelbe Quecksilberoxyd benutzt.

Quecksilber (2)-sulfid, Mercurisulfid, Quecksilbersulfid, Zinnober HgS kann durch Erhitzen einer Verreibung von Quecksilber mit Schwefel oder durch Fällen von Quecksilbersalzlösungen mit Schwefelwasserstoff erhalten werden. In beiden Fällen entsteht zuerst eine schwarze Form, die durch Erhitzen oder durch Behandeln mit Alkalisulfidlösungen in die stabilere rote Form umgewandelt wird. Bei der Schwefelwasserstoffällung entstehen zuerst weiße und graue Zwischenprodukte, die dann weiter zu dem Sulfid umgesetzt werden. Quecksilbersulfid wird unter der Bezeichnung Zinnober als Anstrichfarbe benutzt, jedoch nicht für Metalle, da diese sich allmählich unter Abscheidung von Quecksilber zu Sulfiden umsetzen würden. Zinnober darf nicht zum Färben von Kerzen benutzt werden, weil es bei der Verbrennung giftige Quecksilberdämpfe liefert. Zinnober ist die einzige ungiftige Quecksilberverbindung, da er sich in Wasser und in verdünnter Salzsäure nicht löst.

Quecksilberpräcipitat, Hydrargyrum praecipitatum album NH$_2$HgCl wird durch

Fällen von Sublimatlösung mit Ammoniak als weißer amorpher Niederschlag gewonnen; die Verbindung wird in Form von Salben und Streupulvern in der Medizin verwendet. Neben dem genannten Präparat, das man auch als *unschmelzbares* Präcipitat bezeichnet, gibt es noch ein sog. *schmelzbares* Präcipitat, das man durch Eintragen von Sublimatlösung in eine siedende ammoniakalische Ammoniumchloridlösung gewinnt; es ist als Quecksilberammoniumchlorid zu bezeichnen und stellt eine Komplexverbindung dar: $[Hg(NH_3)_2]Cl_2$.

Quecksilber (1)-verbindungen. *Quecksilber (1)-chlorid, Mercurochlorid, Quecksilberchlorür, Calomel, Hydrargyrum chloratum* HgCl wird durch Erhitzen eines Gemisches von Quecksilber (2)-chlorid mit Quecksilbermetall oder durch Fällen von Quecksilber (1)-salzlösungen mit Chloriden dargestellt. Das nach dem ersten Verfahren gewonnene Präparat stellt ein gelbliches, feinkrystallines Pulver dar; die Reaktion verläuft nach der Gleichung:

$$HgCl_2 + Hg \rightarrow 2\,HgCl\,.$$

Das durch Fällung erhaltene Präparat stellt ein feineres weißes Pulver dar, das bei starkem Reiben im Mörser eine gelbe Farbe annimmt.

Calomel sublimiert ohne zu schmelzen; in Wasser ist es unlöslich. Am Licht zersetzt es sich in Quecksilber und Chlor, das mit einem weiteren Molekül Quecksilberchlorür unter Bildung von Quecksilberchlorid reagiert:

$$HgCl \rightarrow Hg + Cl\,,$$
$$HgCl + Cl \rightarrow HgCl_2\,.$$

Daher färbt sich Calomel am Licht schwarz; da Sublimat sehr viel giftiger ist als Calomel, muß das Präparat im Dunkeln aufbewahrt werden; ein zersetztes Präparat darf keinesfalls verwendet werden.

Calomel setzt sich beim Übergießen mit Ammoniak in Quecksilberpräcipitat und Quecksilber um und färbt sich daher tief schwarz. Die Reaktion kann zur Identifizierung von Calomel dienen.

Calomel wird medizinisch innerlich als starkes Abführmittel und äußerlich als mildes Ätz- und Desinfektionsmittel verwendet.

Quecksilber (1)-jodid, Mercurojodid, Quecksilberjodür, Hydrargyrum jodatum flavum HgJ wird durch Zusammenreiben von Quecksilber mit der berechneten Menge Jod oder von Quecksilberjodid mit Quecksilber dargestellt; man kann es auch durch Fällen von Quecksilber (1)-salzlösungen mit Jodiden gewinnen. Die Verbindung stellt ein gelbgrünes, in Wasser und Alkohol unlösliches Pulver dar. Sie zerfällt noch leichter als Quecksilberchlorür in Quecksilber und Quecksilberjodid. Quecksilberjodür wird zuweilen medizinisch verwendet.

Quecksilber (1)-sulfat, Mercurosulfat Hg_2SO_4 kann durch Schütteln von Quecksilber mit einer zur Lösung nicht ausreichenden Menge konzentrierter Schwefelsäure dargestellt werden. Es ist ein weißes, krystallines Salz, das sich gleichfalls leicht in Quecksilber und Quecksilber (2)-sulfat zersetzt.

Quecksilber (1)-nitrat, Mercuronitrat $HgNO_3$ wird durch Behandeln von Quecksilber mit einer zur Lösung nicht ausreichenden Menge kalter Salpetersäure dargestellt; beim Erhitzen und bei Anwendung von überschüssiger Salpetersäure würde Quecksilber (2)-nitrat entstehen. Das Salz krystallisiert in farblosen Tafeln, die sich in Wasser sehr leicht lösen; in verdünnten Lösungen scheiden sich basische Salze ab, die durch freie Salpetersäure zu dem normalen Salz gelöst werden. Quecksilber (1)-nitrat wird zur Darstellung anderer Quecksilber (1)-verbindungen benutzt.

Quecksilber (1)-oxyd, Mercurooxyd, Quecksilberoxydul, Hydrargyrum oxydulatum Hg_2O wird durch Fällen von Quecksilber (1)-salzlösungen mit Alkalien als braunschwarzer Niederschlag erhalten; auch hier entsteht, wie bei den Queck-

silber (2)-salzen, nicht das Hydroxyd, sondern das Oxyd. Die Verbindung zerfällt
sehr leicht in Quecksilber und Quecksilberoxyd.

Quecksilber (1)-sulfid, Mercurosulfid Hg_2S ist wohl die unbeständigste der
Quecksilber (1)-verbindungen; man kann es aus Quecksilber (1)-salzlösungen mit
Schwefelwasserstoff fällen, oberhalb von $-10°$ zerfällt es jedoch sofort in Queck-
silber (2)-sulfid und Quecksilber.

Nachweis. Beide Ionenarten sind farblos; zur Unterscheidung können die
Eigenschaften von Mercurichlorid, -jodid und -oxyd gegenüber den entsprechenden
Mercuroverbindungen herangezogen werden. Beide Reihen von Quecksilberverbindungen werden durch Schwefelwasserstoff auch in saurer Lösung gefällt;
beim Glühen mit Soda geben sie ein Sublimat von metallischem Quecksilber.

Mit Ausnahme von Zinnober sind alle Quecksilberverbindungen stark giftig;
am stärksten wirkt Quecksilbercyanid, am schwächsten Calomel. Als erstes
Gegenmittel kann Eiweiß oder Milch gegeben werden.

27. Die Elemente der III. Untergruppe des periodischen Systems: Die Seltenen Erden.

Die Gruppe umfaßt die Elemente Scandium, Yttrium, die Elemente der Ordnungszahl 57—71, die man auch als *Lanthangruppe* zusammenfaßt, und das
Actinium, das als radioaktives Element wichtig ist. Die Elemente finden sich
in der folgenden Gruppe zusammengestellt:

Die Elemente 57—71 können trotz fortlaufender Ordnungszahl wegen ihrer übereinstimmenden chemischen Eigenschaften nur in der III. Gruppe untergebracht werden. Alle Elemente treten dreiwertig auf, nur bei einigen ist daneben noch die Wertig-
keitsstufe zwei oder vier möglich. Die Hydroxyde der Elemente sind basisch und in Wasser schwerlös-
lich; die Phosphate und Fluoride sind in Wasser gleichfalls schwerlöslich, die Oxalate werden sogar von Mineralsäuren nur schwer gelöst.

Ordnungs-zahl	Element	Chemisches Zeichen	Atom-gewicht	Wertigkeit
21	Scandium . .	Sc	45,10	III
39	Yttrium. . .	Y	88,92	III
57	Lanthan . .	La	138,92	III
58	Cer	Ce	140,13	III, IV
59	Praseodym .	Pr	140,92	III, IV
60	Neodym . .	Nd	144,27	III
61				
62	Samarium. .	Sm	150,43	III, II
63	Europium. .	Eu	152,0	III, II
64	Gadolinium .	Gd	156,9	III
65	Terbium . .	Tb	159,2	III, IV
66	Dysprosium .	Dy	162,46	III
67	Holmium . .	Ho	163,5	III
68	Erbium. . .	Er	167,2	III
69	Thulium . .	Tm	169,4	III
70	Ytterbium .	Yb	173,04	III, II
71	Cassiopeium.	Cp	175,0	III
89	Actinium . .	Ac	?	III

Die Seltenen Erden werden hauptsächlich aus dem *Monazitsand* gewonnen,
der in Australien und Brasilien in großen Mengen vorkommt. Von den Elementen
haben nur Actinium und Cer Bedeutung, das erstere als radioaktives Element,
das andere zur Herstellung von Cereisen, einer Legierung, die zur Herstellung
von Zündsteinen für Feuerzeuge verwendet wird. Ceroxyd wird auch als Zusatz
zu Thoroxyd zu Glühkörpern für Gasglühlicht benutzt.

Cerverbindungen sind physiologisch wirksam; man benutzt sie unter anderem
gegen Erbrechen und daher als Vorbeugungsmittel gegen See und Luftkrankheit
(*Peremesin* enthält Ceroxalat).

28. Die Elemente der IV. Untergruppe des periodischen Systems: Titan, Zirkonium, Hafnium, Thorium.

Die Elemente sind in ihren Verbindungen vierwertig, nur Titan kann daneben auch zwei- und dreiwertig sein; sie zeigen mit den Elementen der Hauptgruppe insofern eine deutliche Übereinstimmung, als ihre vierwertigen Hydroxyde amphoter sind; mit steigendem Atomgewicht nimmt der basische Charakter zu.

a) Titan: Ti = 47,90.

Titanverbindungen finden sich im Monazitsand und kommen in kleinen Mengen als Begleiter zahlreicher Mineralien, besonders von Bleierzen, vor. Titanmetall wird für bestimmte Stahlsorten verwendet, die gegen Stoß und Schlag besonders widerstandsfähig sein sollen. Die praktisch wichtigste Titanverbindung ist das *Titandioxyd* TiO_2, eine weiße, in Wasser unlösliche Substanz, die sich mit Spuren von Eisen gelb bis braun färbt. Man verwendet es zum Färben von Porzellan, Zahnmassen und Email. Titandioxyd gibt mit Säuren und mit Alkalien Salze; die Verbindungen der beiden Reihen sind in Wasser stark hydrolysiert.

Titantetrachlorid $TiCl_4$ hat große Ähnlichkeit mit Siliciumtetrachlorid; es bildet eine farblose, an feuchter Luft rauchende Flüssigkeit, die bei 136° siedet; man stellt es durch Erhitzen einer Mischung von Titandioxyd und Kohle im Chlorstrom dar. Durch Reduktion geht es in Titantrichlorid über, das als Reduktionsmittel verwendet wird.

Wasserstoffperoxyd-Schwefelsäure gibt mit Titansalzen eine intensive Gelbfärbung, die zur Erkennung von Titanverbindungen dienen kann; umgekehrt kann Titan-Schwefelsäure auch zum Nachweis von Wasserstoffperoxyd dienen.

b) Zirkonium: Zr = 91,22.

Zirkonium findet sich als Silicat $ZrSiO_4$, das als rohes Mineral *Zirkon*, als reine, krystallisierte Substanz *Hyazinth* genannt wird. Durch Verwitterung entsteht aus Zirkon *Zirkonerde* ZrO_2, die in unreiner Form in Brasilien gefunden wird. Reines Zirkondioxyd wird wegen seines hohen Schmelzpunktes (2675°) für hochfeuerfeste chemische Geräte verwendet. Beim Erhitzen auf hohe Temperaturen strahlt es grellweißes Licht aus, es wird daher auch für Glühkörper verwendet (Zirkonlicht). Medizinisch wird es als Röntgenkontrastmittel benutzt.

c) Hafnium: Hf = 178,6.

Hafniumverbindungen kommen oft als Begleiter von Zirkonerzen vor; die Verbindungen der beiden Elemente sind einander so ähnlich, daß ihre Trennung nur mit Schwierigkeiten gelingt. Hafnium ist erst im Jahre 1922 entdeckt worden, eine praktische Bedeutung hat es bisher nicht erlangt.

d) Thorium: Th = 232,12.

Thorium gehört zu den radioaktiven Elementen und bildet die Muttersubstanz der nach ihm benannten Reihe; man gewinnt es aus dem Monazitsand. Thoriumoxyd mit einer Beimischung von etwa 1% Ceroxyd bildet das Gerüst der Glühkörper für Gasglühlicht. Man stellt diese so her, daß man Baumwollgewebe mit einer Lösung von Thor- und Cernitrat imprägniert; das getrocknete Gewebe wird

geglüht, wobei die Nitrate in die Oxyde übergehen. Das nicht sehr widerstands-
fähige Gerüst aus der Oxydmischung wird für den Transport mit Kollodium
überzogen und braucht danach vor dem Gebrauch nur abgebrannt zu werden.
Der Zusatz von Ceroxyd erhöht die Lichtausbeute sehr stark.
Thoriumoxyd wird auch als Röntgenkontrastmittel benutzt.

29. Die Elemente der V. Untergruppe des periodischen Systems: Vanadin: V = 50,95, Niob: Nb = 92,91, Tantal: Ta = 180,88, Protaktinium: Pa = 231.

Die Elemente sind in ihren Verbindungen fünfwertig. Vanadin kann daneben
auch zwei-, drei- und vierwertig, Niob drei- und vierwertig sein; die Hydroxyde
sind amphoter.

Vanadin wird durch Reduktion von Vanadinoxyd mit Aluminium gewonnen;
es ist ein sehr hartes Metall, das man als Zusatz für Eisen-, Stahl- und wohl
auch Kupferlegierungen verwendet; schon Zusätze von 0,1—0,2% verleihen den
Legierungen sehr hohe Festigkeit. Von den Oxyden ist das Pentoxyd V_2O_5 das
beständigste; es ist das Anhydrid von Säuren, die nach ihrer Zusammensetzung
den Phosphorsäuren entsprechen. Vanadinpentoxyd wird in der Technik als Katalysator für Oxydationsprozesse verwendet. Eine Lösung in Schwefelsäure
(Vanadin-Schwefelsäure) wird als Reagens auf Peroxyde benutzt, die damit Rotfärbung geben. Man versucht neuerdings auch, Vanadinpentoxyd und Vanadate
in die Therapie einzuführen.

Niob hat bisher keine praktische Verwendung gefunden.

Tantal zeichnet sich durch einen sehr hohen Schmelzpunkt aus (über 3000°);
man benutzte es früher zur Herstellung von Glühfäden für elektrische Glühbirnen,
es ist jetzt aber durch Wolfram vollständig verdrängt worden. Man verwendete
es jetzt wegen seiner Härte und Widerstandsfähigkeit für chirurgische Instrumente.

Protaktinium ist als radioaktives Element wichtig; es findet sich als Begleiter
von Uranerzen, allerdings nur in noch geringeren Mengen als Radium. Man kann
es daraus als Pentoxyd Pa_2O_5 gewinnen.

30. Die Elemente der VI. Untergruppe des periodischen Systems: Chrom, Molybdän, Wolfram, Uran.

Die Elemente sind maximal sechswertig, sie treten daneben aber auch in verschiedenen anderen Wertigkeitsstufen auf. Die Oxyde und Hydroxyde der niedrigeren Wertigkeitsstufen sind vorwiegend basisch, unterscheiden sich darin also
grundsätzlich von den Elementen der Hauptgruppe. Die Oxyde der höchsten
Wertigkeitsstufe XO_3 entsprechen dagegen vollständig den sechswertigen Sauerstoffverbindungen der Elemente aus der Schwefelgruppe; sie sind, wie diese,
Anhydride von Säuren vom Typus H_2XO_4

a) Chrom, Chromium: Cr = 52,01.

Vorkommen. Das wichtigste Chromerz ist *Chromeisenstein* $Fe(CrO_2)_2$; *Rot-
bleierz* $PbCrO_4$ und *Chromoxyd* Cr_2O_3 sind seltener. Chromeisenstein findet sich
besonders in Norwegen, Amerika, Südafrika und in der Türkei.

Gewinnung. Reines Chrom wird durch Reduktion von Chromoxyd mit Aluminium dargestellt. Für die Stahlindustrie, die große Mengen an Chrom benötigt,

wird Chromeisenstein mit Kohle im elektrischen Ofen reduziert, wobei man eine Chromeisenlegierung mit etwa 60% Chrom erhält (Ferrochrom), die direkt weiterverarbeitet werden kann.

Eigenschaften. Chrom ist ein hartes, stahlgraues Metall vom Schmelzpunkt 1520°, das sich an der Luft nicht verändert; man benutzt es daher zum Verchromen von Eisen und anderen Metallen, die dadurch einen beständigen Überzug von bläulichweißem Glanz erhalten. Chrom löst sich in kalter Salzsäure und in heißer verdünnter Schwefelsäure; Salpetersäure löst es nicht und führt es in einen reaktionsträgen (passiven) Zustand über, in dem es sich auch in Salzsäure nicht mehr löst. Chrom bildet zwei- und dreiwertige Kationen Cr^{++} (Chromo-) und Cr^{+++} (Chromiverbindungen), von denen die dreiwertigen die beständigeren sind; es kann ferner als drei- und sechswertiges Element Bestandteil von Anionen CrO_2' (Chromit), CrO_4'' (Chromat) und Cr_2O_7'' (Dichromat) sein.

Verwendung. Chrom dient in erster Linie zur Herstellung von Stahllegierungen, die sich durch hohe Härte auszeichnen; Chromverbindungen werden als Anstrichfarben und als Beizen in der Färberei verwendet.

Chrom (2)-verbindungen. *Chrom (2)-chlorid, Chromochlorid, Chromchlorür* $CrCl_2$ wird durch Auflösen von Chrom in Salzsäure oder durch Reduktion von Chrom (3)-chlorid mit Zink und Salzsäure gewonnen; es wird bereits durch Luftsauerstoff zu Chrom (3)-salz oxydiert.

Chrom (2)-sulfat, Chromosulfat $CrSO_4$ wird durch Auflösen von Chrom (2)-hydroxyd in Schwefelsäure dargestellt; es krystallisiert mit 7 Molekülen Wasser.

Chrom (2)-hydroxyd, Chromohydroxyd $Cr(OH)_2$ wird aus Chrom (2)-salzlösungen durch Alkalien als gelber Niederschlag gefällt, der durch Luftsauerstoff leicht zu graublauem Chrom (3)-hydroxyd oxydiert wird.

Das Chrom (2)-ion ist blau gefärbt.

Chrom (3)-verbindungen. Die Chrom (3)-verbindungen ähneln sehr stark den Aluminiumverbindungen.

Chrom (3)-chlorid, Chromichlorid $CrCl_3$ wird aus Chrom (3)-hydroxyd und Salzsäure als Hydrat mit 6 Molekülen Wasser erhalten; das Krystallwasser läßt sich durch Erhitzen nicht austreiben, da das Hydrat dabei vollständig zu Chromoxyd hydrolysiert wird. Das wasserfreie Salz wird durch Erhitzen einer Mischung von Chromoxyd und Kohle im Chlorstrom dargestellt; es sublimiert ebenso leicht wie Aluminiumchlorid und bildet dabei rotviolette Krystalle.

Chrom (3)-chloridlösung ist in der Kälte blau, in der Hitze grün gefärbt.

Chrom (3)-sulfat, Chromisulfat $Cr_2(SO_4)_3$ wird durch Auflösen von Chrom (3)-hydroxyd in Schwefelsäure dargestellt; es krystallisiert mit 15 Molekülen Wasser in violettroten, in Wasser leicht löslichen Krystallen. Das Salz gibt mit Sulfaten einwertiger Metalle Alaune; am bekanntesten ist der *Kalium-Chromalaun* $KCr(SO_4)_2 \cdot 12 H_2O$, den man auch durch Reduktion von Kaliumdichromat in schwefelsaurer Lösung erhält. Technisch gewinnt man ihn als Nebenprodukt bei Oxydationen mit Kaliumdichromat in schwefelsaurer Lösung. Die wäßrige Lösung des Salzes ist in der Kälte violett, in der Hitze grün gefärbt.

Man benutzt Chromalaun zum Gerben von Leder und als Beize in der Färberei.

Chrom (3)-hydroxyd, Chromihydroxyd $Cr(OH)_3$ wird aus Chrom (3)-salzlösungen durch Alkalien als graublauer Niederschlag gefällt, der unter Wasserverlust allmählich in Chromoxyd übergeht. Chrom (3)-hydroxyd löst sich in Alkalien zu *Chromiten* auf, in denen das Chrom Bestandteil des Anions CrO_2' ist. Chromite werden durch Oxydationsmittel wie Wasserstoffperoxyd oder Halogene in Chromate übergeführt. Chromeisenstein ist das Chromit des zweiwertigen Eisens $Fe(CrO_2)_2$.

Chrom (3)-oxyd,Chromoxyd Cr_2O_3 wird durch Erhitzen von Chrom(3)-hydroxyd als grünes, in Wasser und Säuren unlösliches Pulver erhalten; es entsteht auch beim trocknen Erhitzen von Ammoniumdichromat. Chromoxyd geht beim Verschmelzen mit Kaliumbisulfat in Chrom (3)-sulfat über; beim Schmelzen mit Alkalicarbonat und einem Oxydationsmittel (Salpeter, Chlorat) wird es in Chromat übergeführt.

Chromoxyd wird als Anstrichfarbe und zum Grünfärben von Glas, Porzellan, Email usw. verwendet.

Verbindungen des sechswertigen Chroms. *Chromtrioxyd, Chromsäureanhydrid, Acidum chromicum* CrO_3 wird durch Umsetzen von Chromaten oder Dichromaten mit Schwefelsäure gewonnen:

$$K_2Cr_2O_7 + H_2SO_4 \rightarrow K_2SO_4 + 2\,CrO_3 + H_2O.$$

Es bildet rotbraune, metallisch glänzende Krystalle, die sich in Wasser sehr leicht lösen; beim Erhitzen zerfällt es oberhalb von 300° in Chromoxyd und Sauerstoff:

$$4\,CrO_3 \rightarrow 2\,Cr_2O_3 + 3\,O_2.$$

Chromtrioxyd ist ein starkes Oxydationsmittel; die oxydierende Wirkung von Chromat und Dichromat in saurer Lösung beruht auf der intermediären Bildung von Chromtrioxyd. Chromtrioxyd ist das Anhydrid der Chromsäure H_2CrO_4, die aber nur in Salzen beständig ist; beim Ansäuern entsteht daraus das Anhydrid. Man nennt dieses vielfach auch selbst Chromsäure, diese Bezeichnung ist jedoch nicht korrekt.

Chromtrioxyd gibt mit Wasserstoffperoxyd intensiv blau gefärbtes *Chromperoxyd*, auch *Perchromsäure* genannt, der Formel

$$O=Cr{\large\langle}\begin{smallmatrix}O\\\diagup|\\O\\\diagdown\\O-O\end{smallmatrix}$$

die sich mit Äther ausschütteln läßt. Die gleiche Reaktion bekommt man natürlich auch mit Chromaten und Dichromaten, wenn man die Lösung ansäuert.

Chromtrioxyd wird als starkes Oxydationsmittel verwendet; medizinisch benutzt man es als Ätzmittel.

Chromylchlorid CrO_2Cl_2 ist das Dichlorid der Chromsäure; es stellt eine rote Flüssigkeit dar, die bei 117° siedet und an feuchter Luft raucht. Man gewinnt es, indem man Kaliumdichromat mit einem Chlorid und konzentrierter Schwefelsäure der Destillation unterwirft:

$$K_2Cr_2O_7 + 4\,NaCl + 3\,H_2SO_4 \rightarrow K_2SO_4 + 2\,Na_2SO_4 + 2\,CrO_2Cl_2 + 3\,H_2O.$$

Die Verbindung wird, wie alle Säurechloride, leicht hydrolysiert. Da die entsprechende Brom- und Jodverbindung nicht beständig ist, kann man Chloride über das Chromylchlorid neben Bromiden und Jodiden nachweisen. Man braucht dazu das Untersuchungsmaterial nur mit Kaliumdichromat und Schwefelsäure zu destillieren und das Destillat in Ammoniak abzufangen:

$$CrO_2Cl_2 + 4\,NH_4OH \rightarrow (NH_4)_2CrO_4 + 2\,NH_4Cl + 2\,H_2O.$$

Enthält das Destillat Chromat, so ist in der untersuchten Substanz Chlorid vorhanden gewesen.

Chromate sind die Salze der Chromsäure; besonders gebräuchlich ist das *Kaliumchromat* K_2CrO_4, das für technische Zwecke meist durch das billigere Natriumsalz ersetzt wird. Man gewinnt sie aus Chromeisenstein oder allgemein aus Chromiten, indem man sie mit Alkalicarbonat unter Luftzutritt hoch erhitzt;

das dabei zuerst entstehende Alkalichromit wird durch Luftsauerstoff zu Chromat oxydiert:

$$4\,NaCrO_2 + 2\,Na_2CO_3 + 3\,O_2 \to 4\,Na_2CrO_4 + 2\,CO_2$$

Kaliumchromat ist nach dem gleichen Verfahren unter Verwendung von Kaliumcarbonat darstellbar, man kann es aber auch durch Umsetzen von Natriumchromat mit Kaliumchlorid in konzentrierter Lösung erhalten, wobei Natriumchlorid zuerst auskrystallisiert. Im Laboratorium führt man die Chromatschmelze mit Zusatz von Salpeter als Oxydationsmittel aus. Kaliumchromat bildet hellgelbe Krystalle, die in Wasser leicht löslich sind. Beim Ansäuern nimmt die Lösung aller Chromate eine rote Färbung an, die auf dem Übergang des gelben Chromations CrO_4'' in das rote Dichromation Cr_2O_7'' beruht.

Chromatlösungen geben mit Bariumsalzlösungen gelbes, in Wasser unlösliches *Bariumchromat* $BaCrO_4$, mit Bleisalzlösungen gelbes unlösliches *Bleichromat* $PbCrO_4$; auch hierin liegt eine Übereinstimmung mit der Schwefelsäure, deren Blei- und Bariumsalz ja gleichfalls unlöslich sind. Blei- und Bariumchromat (nicht Dichromat) werden übrigens auch aus Dichromatlösungen durch Blei- bzw. Bariumionen gefällt. Bleichromat wird unter der Bezeichnung *Chromgelb* als Anstrichfarbe verwendet.

Chromate geben mit Silberionen schwerlösliches, rotes Silberchromat, dessen Entstehung in der Maßanalyse einen Überschuß an Silberionen anzeigt.

Dichromate. Unter dieser Bezeichnung sollte man eigentlich Verbindungen verstehen, die den Bisulfaten entsprechen, also saure Chromate vom Typus $KHCrO_4$; diese Salze sind aber nicht beständig. Wenn man sie aus Chromaten mit einem Äquivalent Säure darzustellen versucht, verlieren sie sofort Wasser, und man erhält Salze, die den Pyrosulfaten entsprechen:

$$2\,K_2CrO_4 + H_2SO_4 \to K_2Cr_2O_7 + K_2SO_4 + H_2O.$$

Es wäre daher wohl die Bezeichnung Pyrochromate vorzuziehen; da sie aber unter den Bedingungen entstehen, unter welchen sich sonst saure Salze bilden, und da die sauren Salze selbst nicht bekannt sind, ist die Bezeichnung Dichromate (oder auch Bichromate) gebräuchlich geworden. Die Pyro*sulfate* entstehen bekanntlich gleichfalls durch Verlust von Wasser aus den sauren Sulfaten, allerdings tritt die Wasserabspaltung erst in der Hitze ein.

Kaliumdichromat $K_2Cr_2O_7$ wird aus Kaliumchromat und Schwefelsäure dargestellt; es bildet orangerote, in Wasser lösliche Krystalle. In der Technik wird das billigere Natriumdichromat bevorzugt, das die gleichen Eigenschaften hat und in Wasser leichter löslich ist. Beide Salze werden als starke Oxydationsmittel verwendet; ihre Oxydationswirkung in saurer Lösung kann auf die Bildung von Chromtrioxyd zurückgeführt werden:

$$K_2Cr_2O_7 + H_2SO_4 \to K_2SO_4 + 2\,CrO_3 + H_2O\,,$$

das bei Gegenwart oxydierbarer Stoffe zu Chrom (3)-salz reduziert wird:

$$2\,CrO_3 + 6\,H^+ \to 2\,Cr^{+++} + 3\,H_2O + (3\,O);$$

1 Molekül Dichromat macht also 3 Sauerstoffatome verfügbar. Durch starke Reduktionsmittel werden Dichromate (und auch Chromate) auch in neutraler Lösung zu Chrom (3)-verbindungen reduziert. Dichromate werden durch Alkalien in Chromate zurückverwandelt, sie verhalten sich also auch hierin wie saure Salze:

$$Cr_2O_7'' + 2\,OH' \to 2\,CrO_4'' + H_2O;$$

dabei geht die Farbe des roten Dichromations in die gelbe des Chromations über. Der Vorgang ist die Umkehrung der Bildung von Dichromat aus Chromat in *saurer* Lösung.

Blei- und Bariumionen fällen aus Dichromatlösungen ebenso wie aus Chromatlösungen Blei- bzw. Bariumchromat:

$$Cr_2O_7'' + 2\,Ba^{++} + H_2O \rightarrow 2\,BaCrO_4 + 2\,H^+;$$

wegen der dabei auftretenden stark sauren Reaktion muß die Lösung mit Natriumacetat abgestumpft werden.

Nachweis. Das Chrom (2)-ion Cr^{++} ist blau, das Chrom (3)-ion Cr^{+++} violett oder grün, das Chromation CrO_4'' gelb und das Dichromation Cr_2O_7'' rot gefärbt. Chrom (2)-verbindungen werden bereits durch den Luftsauerstoff in Chrom (3)-verbindungen übergeführt; diese geben mit Alkalien ein graublaues unlösliches Hydroxyd; beim Schmelzen mit Alkali und einem Oxydationsmittel werden sie in Chromate übergeführt. Chromate und Dichromate sind an der starken Oxydationswirkung und an der Bildung von Perchromsäure, die in schwefelsaurer Lösung mit Wasserstoffperoxyd entsteht, zu erkennen; außerdem sind sie als Blei- und Bariumchromat nachzuweisen. Bleichromat geht beim Kochen mit Kalkwasser in *rotes*, basisches Bleichromat über.

b) Molybdän: Mo = 95,95.

Molybdän findet sich als *Molybdänglanz* MoS_2 und *Bleimolybdat* $PbMoO_4$ Das freie Metall wird hauptsächlich aus dem Molybdänglanz gewonnen; das Mineral wird dazu durch Rösten in Molybdäntrioxyd MoO_3 übergeführt, das durch Erhitzen mit Kohle oder durch Glühen im Wasserstoffstrom reduziert wird. Man erhält das Metall dabei als graues Pulver, das bei etwa 2600° zu kompaktem, silberglänzendem Metall zusammengeschmolzen werden kann. Molybdän wird von Sauerstoff bei gewöhnlicher Temperatur nicht angegriffen; bei hoher Temperatur verbrennt es zu Molybdäntrioxyd. Molybdän wird als Zusatz zu Stahllegierungen für Geschützrohre und Panzerplatten verwendet; Molybdänstahl zeichnet sich durch hohe Festigkeit und Zähigkeit aus.

Von den Molybdänverbindungen sind die Molybdate erwähnenswert; es sind die Salze der Molybdänsäuren, die sich von dem Anhydrid MoO_3 ableiten. Molybdäntrioxyd gibt beim Verschmelzen mit Alkalien Molybdate der Zusammensetzung Na_2MoO_4; daneben sind aber auch Salze der Säure $H_2Mo_2O_7$, die den Pyrosulfaten und Dichromaten entsprechen, bekannt; außerdem ist aber noch eine ganze Reihe sog. *Polysäuren* bekannt, die der allgemeinen Zusammensetzung $H_2MoO_4 \cdot (MoO_3)_n$ entsprechen, in denen n mindestens die Größe 10 erreichen kann. Durch Auflösen von Molybdäntrioxyd in warmem Ammoniak erhält man normales Ammoniummolybdat $(NH_4)_2MoO_4$; das Salz des Handels, das zur Herstellung von Ammoniummolybdatlösung als Reagens auf Phosphate verwendet wird, ist das Ammoniumsalz einer Polysäure; es entspricht etwa der Formel $5\,(NH_4)_2MO_4 \cdot 7\,MoO_3$. Das Ammoniumphosphormolybdat, das als gelber Niederschlag aus Ammoniummolybdat mit Phosphaten entsteht, entspricht der analytischen Zusammensetzung $(NH_4)_3PO_4 \cdot 12\,MoO_3 \cdot 6\,H_2O$; es ist in Alkalien leicht löslich.

c) Wolfram: W = 183,92.

Wolfram findet sich hauptsächlich als Eisen (2)-, Mangan (2)- und Calciumwolframat $FeWO_4$, $MnWO_4$, $CaWO_4$. Durch Schmelzen mit Soda führt man sie in wasserlösliches Natriumwolframat Na_2WO_4 über, fällt daraus mit Säuren die freie Wolframsäure H_2WO_4 und führt diese durch Erhitzen in Wolframtrioxyd WO_3 über. Dieses kann durch Erhitzen mit Kohle oder durch Glühen im Wasserstoffstrom zum freien Metall reduziert werden. Wolfram schmilzt bei etwa 3400°;

bei gewöhnlicher Temperatur wird es von Sauerstoff nicht angegriffen, in der Glühhitze wird es jedoch zu Wolframtrioxyd oxydiert.

Wolfram wird für Stahllegierungen verwendet, die besonders für Werkzeugstahl geeignet sind; Wolframstahl ist nicht nur besonders hart, sondern er hat auch die Eigenschaft, seine Härte und Schärfe selbst dann nicht zu verlieren, wenn er sich beim Bohren, Sägen usw. bis zum Glühen erhitzt. Wegen seiner enorm hohen Schmelzpunktes ist Wolfram auch zur Herstellung von Metallfäden für elektrische Glühbirnen hervorragend geeignet; allerdings ist deren Herstellung ziemlich schwierig. Es gelingt wohl, mit Hilfe von Diamantdüsen elastische Fäden bis zu 0,01 mm Dicke auszuziehen, doch nehmen diese in der Glühhitze allmählich krystalline Struktur an und werden dabei brüchig. Sehr viel günstiger ist ein anderes Verfahren, bei dem man sehr lange, fadenförmige Krystalle herstellt (sog. *Einkrystallfäden*); zu diesem Zweck wird Wolframpulver, das man durch Reduktion des Trioxydes im Wasserstoffstrom gewinnt, zu dünnen Fäden gepreßt, die man langsam eine Heizzone von etwa 2500° passieren läßt; dabei beginnt das kompakte Pulver, ohne vorher zu schmelzen, durchzukrystallisieren, und zwar zu einem einzigen langen Krystallfaden, der in dem Maße wächst, wie der Preßfaden durch die Heizzone hindurchgeführt wird. Diese Fäden sind elastisch und sehr haltbar.

Vom Wolframtrioxyd leitet sich die Wolframsäure H_2WO_4 ab, die man durch Umsetzen von Wolframaten mit Säuren als gelbe, in Wasser unlösliche Substanz erhält. Daneben ist aber, wie beim Molybdän, eine ganze Reihe von Polysäuren bekannt. Saure Alkaliwolframate vereinigen sich mit Kieselsäure, Phosphorsäure und noch einigen anderen Säuren zu sog. Silicowolframaten, Phosphorwolframaten usw., aus denen man durch Mineralsäuren freie Silicowolframsäure, Phosphorwolframsäure usw. gewinnen kann; diese sind als Alkaloidfällungsmittel sehr geeignet.

d) Uran: U = 238,07.

Das wichtigste Uranerz ist die *Pechblende (Uranpecherz)*, welches Uran als Oxyd U_3O_8 enthält; die wichtigsten Fundstätten liegen in Böhmen, Norwegen und Nordamerika. Das Erz wird mit Salpetersäure zu Uranylnitrat $UO_2(NO_3)_2$ umgesetzt, welches beim Erhitzen in Urantrioxyd UO_3 übergeht. Daraus kann durch Reduktion mit Kohle das Metall dargestellt werden. Uran ist ein hartes, glänzendes Metall, das aber keine praktische Verwendung findet. Uranerze werden hauptsächlich auf Radium verarbeitet.

Urantrioxyd UO_3 ist das Anhydrid der Uransäure H_2UO_4, die gegenüber starken Säuren auch basisch ist und mit ihnen basische Salze gibt.

Uranylnitrat $UO_2(NO_3)_2$ bildet gelbe, fluorescierende Krystalle, die in Wasser und Alkohol leicht löslich sind. *Uranylacetat* $(CH_3COO)_2UO_2$ wird durch Auflösen von Uransäure in Essigsäure erhalten; es krystallisiert mit 2 Molekülen Wasser in stark fluoreszierenden Prismen. Uranylacetat neigt zur Bildung von Doppelsalzen, von denen das *Natriumuranylacetat* $(CH_3COO)_3UO_2 \cdot Na$ wegen seiner Schwerlöslichkeit zur Erkennung von Natriumverbindungen dienen kann.

31. Die Elemente der VII. Untergruppe des periodischen Systems: Mangan, Rhenium.

Das Element 43 ist bisher nur durch künstliche Elementumwandlung erhalten worden, Rhenium ist erst im Jahre 1925 entdeckt worden; beide sind so außerordentlich selten und ihre Verbindungen noch so unzureichend bekannt, daß auf ihre Beschreibung verzichtet werden kann.

Mangan: Mn = 54,93.

Vorkommen. Das wichtigste Manganerz ist der *Braunstein* MnO_2; daneben kommen auch noch andere Oxyde, wie Mn_2O_3, $MnO(OH)$ und Mn_3O_4, ferner Carbonat $MnCO_3$ und Sulfid MnS vor. Manganverbindungen finden sich oft als Begleiter der Eisenerze.

Gewinnung. Das Metall wird meist durch Reduktion der Oxyde mit Aluminium gewonnen; die Reduktion gelingt auch mit Kohle, doch ist das Metall dann sehr stark kohlenstoffhaltig.

Eigenschaften. Mangan ist ein grauweißes, sprödes und hartes Metall, das bei 1250° schmilzt; es oxydiert sich an der Luft und wird von Säuren zu Mangan (2)-salzen gelöst.

Mangan kann zwei-, drei-, vier-, sechs- und siebenwertig auftreten; in den Wertigkeitsstufen II und III bildet es die Kationen Mn^{++} (Mangano) und Mn^{+++} (Mangani); als vierwertiges Element bildet es gleichfalls Kationen, die aber unbeständig sind; daneben etwas beständigere Anionen MnO_3'' (Manganit). Als sechs- und siebenwertiges Element bildet es die Anionen MnO_4'' (Manganat) und MnO_4' (Permanganat). Die Verbindungen der höchsten Wertigkeitsstufe haben große Ähnlichkeit mit den Perchloraten.

Verwendung. Mangan wird für Eisen- und Stahllegierungen verwendet. Zu diesem Zweck geht man im allgemeinen jedoch nicht von dem reinen Metall, sondern von Eisen-Manganlegierungen (Ferromangan) aus, die bei der Verhüttung manganreicher Eisenerze erhalten werden.

Mangan (2)-verbindungen. *Mangan (2)-chlorid, Manganochlorid, Manganchlorür* $MnCl_2$ kann durch Auflösen von Mangancarbonat oder eines Oxydes in Salzsäure erhalten werden; es entsteht als Nebenprodukt bei der Chlorgewinnung aus Braunstein und Salzsäure. Es krystallisiert mit 4 Molekülen Wasser in hellrosa, in Wasser leicht löslichen Krystallen.

Mangan (2)-sulfat, Manganosulfat $MnSO_4$ entsteht aus fast allen Manganverbindungen beim Abrauchen mit Schwefelsäure; man stellt es meist aus Mangancarbonat oder Braunstein und Schwefelsäure dar. Das Salz ist in Wasser leicht löslich und krystallisiert daraus als Hydrat, dessen Krystallwassergehalt von den Bedingungen abhängt. Das gebräuchliche Salz bildet rosa Krystalle mit 4 Molekülen Krystallwasser.

Mangan (2)-nitrat, Manganonitrat $Mn(NO_3)_2$ und *Manganacetat* $(CH_3COO)_2Mn$ sind gleichfalls in Wasser leicht lösliche, rosarote krystalline Substanzen; man erhält sie aus Mangancarbonat mit Salpetersäure bzw. Essigsäure als Hydrate.

Mangan (2)-oxalat $(COO)_2Mn$ und *Mangan (2)-phosphat* $Mn_3(PO_4)_2$ werden aus Mangan (2)-salzlösungen durch Oxalate bzw. Phosphate als schwerlösliche Niederschläge gefällt. In ammoniumchloridhaltiger ammoniakalischer Lösung fällt sekundäres Phosphat quantitativ Mangan-Ammoniumphosphat $MnNH_4PO_4$ aus, das, wie das entsprechende Magnesiumsalz, durch Glühen in das Pyrosulfat $Mn_2P_2O_7$ übergeführt wird.

Mangan (2)-carbonat, Mangancarbonat $MnCO_3$ wird aus Mangan (2)-salzlösungen durch Alkalicarbonate als weißer Niederschlag gefällt, der in der Wärme leicht Kohlendioxyd abspaltet und dabei in Manganohydroxyd übergeht, welches sich an der Luft schnell bis zu Mangandioxydhydrat oxydiert. Alkalicarbonate fällen *basisches* Carbonat, welches noch leichter der gleichen Umwandlung unterliegt.

Mangan (2)-hydroxyd, Manganohydroxyd $Mn(OH)_2$ wird aus Mangan (2)-salzlösungen durch Alkalien als weißer Niederschlag gefällt, der sich an der Luft schnell oxydiert und dabei schließlich in braunes Mangandioxydhydrat $MnO(OH)_2$

übergeht. Mit Ammoniak ist die Fällung unvollständig und kann bei Anwesenheit größerer Mengen von Ammonsalzen ganz ausbleiben.

Mangan (2)-oxyd, Manganooxyd, Manganoxydul MnO wird durch Reduktion
höherer Manganoxyde im Wasserstoffstrom erhalten; es stellt ein graugrünes, in
Wasser unlösliches Pulver dar.

Mangan (2)-salze organischer Säuren (besonders der Harzsäuren) werden als
Sikkative benutzt; sie haben die Eigenschaft, die Geschwindigkeit der Autoxydation von Leinöl und Firnis stark zu erhöhen und damit den Trockenvorgang
erheblich zu beschleunigen.

Mangan (3)-verbindungen. *Mangan (3)-oxyd* Mn_2O_3 wird beim Glühen von
Braunstein oder von Mangan (2)-salzen bei Luftzutritt als schwarzes, in Wasser
unlösliches Pulver erhalten. Durch Auflösen dieses Oxydes in Säuren sind Mangan (3)-salze zugänglich, die aber wenig beständig sind; in saurer Lösung werden
sie sehr leicht zu Mangan (2)-salzen reduziert, in neutraler Lösung werden sie
zu Mangan (3)-hydroxyd hydrolysiert, das sich an der Luft schnell zu Mangandioxydhydrat oxydiert.

Mangan (4)-verbindungen. Die Verbindungen des vierwertigen Mangans sind
mit Ausnahme von Mangandioxyd MnO_2 und Mangandioxydhydrat $MnO(OH)_2$
sehr unbeständig. Mangan (4)-chlorid entsteht bei der Einwirkung von Salzsäure
auf Mangandioxyd, es zerfällt jedoch so schnell in Mangan (2)-chlorid und Chlor,
daß es nicht isoliert werden kann.

Mangandioxyd MnO_2 ist ein braunschwarzes, in Wasser unlösliches Pulver,
es ist ein starkes Oxydationsmittel.

Mangandioxydhydrat $MnO(OH)_2$ entsteht als braunschwarze, in Wasser unlösliche Substanz bei der Oxydation von Mangan (2)-hydroxyd an der Luft und
bei Reduktion von Manganaten oder Permanganaten in alkalischer Lösung.
Mangandioxydhydrat hat schwachsaure Eigenschaften; seine Salze mit Alkalien,
die *Manganite*, werden jedoch vollständig hydrolysiert. Bei der Oxydation von
Mangan (2)-hydroxyd bei Gegenwart von Calciumhydroxyd an der Luft entsteht
schwarzes Calciummanganit $CaMnO_3$. Man benutzt dieses Verfahren zur Rückgewinnung von Mangandioxydhydrat aus Mangan (2)-chlorid bei der Chlorfabri-
kation aus Braunstein und Salzsäure.

Manganate MnO_4''. Schmilzt man Braunstein mit Alkali und einem Oxydationsmittel (Salpeter, Chlorat) zusammen, so bildet sich eine grüne Schmelze
von Alkalimanganat, das in Wasser mit grüner Farbe löslich ist. Bei der technischen Darstellung benutzt man als Oxydationsmittel Luftsauerstoff:

$$2\,MnO_2 + 4\,KOH + O_2 \rightarrow 2\,K_2MnO_4 + 2\,H_2O\,.$$

Manganate werden in wäßriger Lösung stark hydrolysiert; die dabei entstehende
freie Mangansäure ist nicht beständig und zerfällt sogleich in Mangandioxyd und
Permanganat:

$$3\,MnO_4'' + 2\,H_2O \rightarrow MnO_2 + 2\,MnO_4 + 4\,OH'\,.$$

Der Vorgang ist so zu verstehen, daß ein Manganation zwei andere zu Permanganat
oxydiert und sich dabei selbst zu Mangandioxyd reduziert. Wird aus Manganaten
Mangansäure durch Ansäuern in Freiheit gesetzt, so tritt natürlich die gleiche
Umsetzung ein.

Permanganate MnO_4'. Die Bezeichnung Permanganat ist nicht zutreffend, da
es sich nicht um Hydroperoxydderivate handelt; das Anhydrid der Permangansäure Mn_2O_7 ist kein Peroxyd, sondern das Oxyd des siebenwertigen Mangans,
Manganheptoxyd.

Permanganate entstehen durch Zersetzung von Manganaten; praktisch verfährt man so, daß man durch Einleiten von Kohlendioxyd in eine Manganatlösung die auftretende alkalische Reaktion abstumpft, wobei die Reaktion quantitativ verläuft:

$$3\,MnO_4'' + 2\,CO_2 \rightarrow MnO_2 + 2\,MnO_4' + 2C\,O_3''.$$

Man braucht dann nur vom Braunstein abzufiltrieren und zur Krystallisation einzudämpfen. Technisch wird Permanganat jedoch meist durch Oxydation von Manganat mittels Chlor, Ozon oder auf elektrolytischem Wege gewonnen, wobei kein Verlust durch Bildung von Braunstein eintritt:

$$2\,MnO_4'' + O + H_2O \rightarrow 2\,MnO_4' + 2\,OH'.$$

Das Permanganation ist intensiv violettrot gefärbt.

Die freie Permangansäure ist nicht beständig; ihr gebräuchlichstes Salz ist das *Kaliumpermanganat* $KMnO_4$, das nach einem der angegebenen Verfahren dargestellt wird. Es stellt dunkle, violettrote Krystalle von metallischem Glanz dar, die sich in Wasser mit intensiv violettroter Farbe lösen. Es wird im Laboratorium und in der Technik als starkes Oxydationsmittel verwendet; seine Wirkung ist in saurer Lösung stärker als in alkalischer. In saurer Lösung wird Permanganat bei Gegenwart oxydierbarer Stoffe bis zu Mangan (2)-salz reduziert, so daß pro Molekül Permanganat $2^1/_2$ Sauerstoffatome verfügbar werden:

$$2\,KMnO_4 + 3\,H_2SO_4 \rightarrow K_2SO_4 + 2\,MnSO_4 + 3\,H_2O + (5\,O),$$

oder als Ionenreaktion geschrieben:

$$2\,MnO_4' + 6\,H^+ \rightarrow 2\,Mn^{++} + 3\,H_2O + (5\,O).$$

In neutraler oder alkalischer Lösung geht die Reduktion nur bis zu Mangandioxyd, so daß jedes Molekül Permanganat $1^1/_2$ Sauerstoffatome verfügbar macht:

$$2\,KMnO_4 + H_2O \rightarrow 2\,MnO_2 + 2\,KOH + (3\,O),$$

oder als Ionenreaktion geschrieben:

$$2\,MnO_4' + H_2O \rightarrow 2\,MnO_2 + 2\,OH' + (3\,O).$$

Kaliumpermanganatlösung wird zur maßanalytischen Bestimmung oxydierbarer Substanzen verwendet; ihr Wirkungswert, der häufig kontrolliert werden muß, wird jodometrisch oder gegen Oxalsäure ermittelt. Wegen seiner stark oxydierenden Eigenschaft wird Kaliumpermanganat auch als wirksames Desinfektionsmittel verwendet

Wird trockenes Kaliumpermanganat mit konzentrierter Schwefelsäure behandelt, so entsteht *Manganheptoxyd* Mn_2O_7 in Form von bräunlichen Tröpfchen, die beim Erwärmen flüchtig sind. Die Verbindung ist jedoch sehr unbeständig und zerfällt leicht, meist mit explosionsartiger Heftigkeit, in Mangandioxyd und Sauerstoff; die Oxydationswirkung ist so stark, daß brennbare Stoffe in Berührung mit Manganheptoxyd entflammen.

Nachweis. Das Mangan (2)-ion ist rosarot, das Mangan (3)-ion rot gefärbt, Mangan (3)-verbindungen sind jedoch sehr unbeständig. Das Manganation besitzt grüne, das Permanganation rotviolette Farbe. Schwefelammon und Schwefelwasserstoff reduzieren alle höheren Manganverbindungen zu Mangan (2)-salzen, die durch Schwefelammon als fleischfarbenes Mangan (2)-sulfid gefällt werden. Zum Nachweis von Manganverbindungen kann man sie durch Oxydation mit Bleidioxyd in salpetersaurer Lösung in Permanganat überführen, das an seiner charakteristischen Farbe zu erkennen ist.

32. Die Elemente der VIII. Untergruppe des periodischen Systems: Eisen, Kobalt, Nickel; Ruthenium, Rhodium Palladium; Osmium, Iridium, Platin.

Man faßt die 3 ersten Elemente als *Eisengruppe*, die folgenden 6 als *Platingruppe* zusammen; die ersten 3 Elemente der Platingruppe nennt man auch *leichte*, die anderen *schwere* Platinmetalle. Die Ähnlichkeit der 3 jeweils *nebeneinander* stehenden Elemente ist sehr groß, aber auch die 3 jeweils *untereinander* stehenden Elemente besitzen starke Übereinstimmungen. Alle Elemente treten in verschiedenen Wertigkeitsstufen auf; die höchste Wertigkeitsstufe dieser Gruppe ist VIII, sie wird aber nur von Ruthenium und Osmium erreicht. Die Fähigkeit, in höheren Wertigkeitsstufen aufzutreten, nimmt in den waagerechten Reihen von links nach rechts *ab*, in den senkrechten Reihen von oben nach unten *zu*. Alle Elemente können Bestandteile komplexer Anionen sein, und alle zeichnen sich durch gewisse katalytische Fähigkeiten aus.

Die Elemente der Eisengruppe.

Alle 3 Elemente bilden zweiwertige Salze, Eisen und Kobalt auch dreiwertige; Eisen kann außerdem in gewissen Verbindungen auch sechswertig sein (Ferrate); Kobalt und Nickel geben neben zweiwertigen auch unbeständige vierwertige Oxyde.

a) Eisen, Ferrum: Fe = 55,84.

Vorkommen. Eisen findet sich als freies Metall außerordentlich selten; manche Meteorite bestehen aus Eisenmetall neben 5—8% Nickel. Unter den Erzen sind die Sauerstoffverbindungen für die Eisengewinnung besonders wichtig; dazu gehören *Hämatit* Fe_2O_3, *Magneteisenstein* Fe_3O_4 und eine Reihe von basischen Oxyden und Carbonaten. Von den Schwefelverbindungen ist *Pyrit* FeS_2 wichtig, der beim Rösten Schwefeldioxyd und Eisenoxyd gibt.

Eisen ist biologisch als Bestandteil des Hämoglobins wichtig, das den Sauerstofftransport in der Blutbahn vermittelt; der menschliche Körper enthält etwa 3 g Eisen, davon 80% im Hämoglobin.

Gewinnung. Die Eisengewinnung beruht im Prinzip auf der Reduktion von Eisenoxyden durch Kohle; das wirksame Reduktionsmittel ist jedoch nicht die Kohle selbst, sondern das daraus durch unvollständige Verbrennung entstehende Kohlenoxyd:

$$Fe_2O_3 + 3\,CO \rightarrow 2\,Fe + 3\,CO_2.$$

Da die Reaktion umkehrbar ist, ist ein beträchtlicher Überschuß an Kohlenoxyd erforderlich.

Die Reduktion wird in kontinuierlichem Verfahren in *Hochöfen* ausgeführt; diese stellen bis zu 25 m hohe Reaktionstürme aus feuerfestem Material dar, deren Durchmesser unten bis zu 8 m beträgt und sich nach oben hin etwas verringert. Der untere Abschluß wird durch einen Rost gebildet, unter welchem sich ein Sammelbecken für das geschmolzene Eisen und die Schlacken befindet. Der Hochofen wird schichtweise mit dem vorher gerösteten *Eisenerz, Koks* und einem *Zuschlag* beschickt, welcher die Verunreinigungen der Erze *(Gangart)* zu

Silicat verschlackt und dessen Natur sich nach der Art der Gangart richtet. Saure Gangart (Sand und saure Silicate) verlangt basischen Zuschlag; man wendet in diesem Falle Kalk an. Basische Gangart (Kalkstein, Magnesit, Dolomit) verlangt sauren Zuschlag; in diesem Falle verwendet man Sand. Ist der Hochofen in Betrieb, so wird die Verbrennung durch einen Strom vorgewärmter Gebläseluft so reguliert, daß die Verbrennung der Kohle unvollständig bleibt und hauptsächlich Kohlenoxyd liefert. Im unteren Gebiet herrscht eine Temperatur von etwa 1500°, sie nimmt nach oben hin ab und beträgt in der obersten Zone noch etwa 400°. In diesem Gebiet, das man als die Vorwärmezone bezeichnet, wird das Material getrocknet; hier beginnt auch bereits die erste Reduktion der Eisenoxyde. In der mittleren Zone findet bei einer Temperatur von etwa 1000° die eigentliche Reduktion der Eisenoxyde durch Kohlenoxyd zu metallischem Eisen statt, ohne daß dieses schmilzt. Man nennt dieses Gebiet die Reduktionszone. Noch tiefer, bei etwa 1200°, belädt sich das Eisen mit Kohlenstoff und beginnt danach zu schmelzen; dieses Gebiet nennt man die Schmelz- oder Kohlungszone. Das geschmolzene Metall fließt zusammen mit den geschmolzenen Schlacken durch den Rost in den Sammelraum, wo die Schlacken sich an der Oberfläche des flüssigen Eisens sammeln und von Zeit zu Zeit abgezogen werden. Das geschmolzene Eisen kann aus dem Sammelraum, dessen Sohle etwas geneigt ist, durch einen Spund abgelassen werden.

In dem Maße, wie die Füllung des Hochofens nach unten absinkt, wird oben neues Material eingeführt, so daß der Hochofen ohne Unterbrechung jahrelang in Betrieb bleibt. Die oben austretenden Abgase, die noch sehr reich an Kohlenoxyd sind, dienen zuerst zum Vorwärmen der Gebläseluft und werden dann noch als Heizgase verwendet. Ein großer Hochofen liefert in 24 Stunden 500 t Roheisen und etwa die gleiche Menge Schlacken, aus denen man Zement oder Baustein herstellt.

Roheisen, wie es der Hochofen liefert, enthält bis zu 5 % Kohlenstoff, daneben noch beträchtliche Mengen Silicium, etwas Phosphor und Schwefel. Roheisen wird als *Gußeisen* für mancherlei Geräte verwendet; es ist jedoch sehr spröde und erweicht nicht, wie Schmiedeeisen, vor dem Schmelzen. Enthält das Roheisen viel Mangan (5—20 %), so ist es silberweiß und glänzend; man nennt dieses Material darum auch *Spiegeleisen*.

Schmiedeeisen und *Stahl* werden aus Roheisen dadurch gewonnen, daß man es von Kohlenstoff und den anderen Verunreinigungen weitgehend befreit. Dazu sind verschiedene Verfahren in Gebrauch, die auf Oxydation der Beimengungen durch Luftsauerstoff bei hohen Temperaturen beruhen. Nach dem BESSEMER-Verfahren wird durch das geschmolzene Roheisen in birnenförmigen Gefäßen, deren Wandungen mit einem basischen Futter (bestehend aus gebranntem Kalk oder gebranntem Dolomit) ausgekleidet sind, von unten her ein Strom heißer Luft geblasen, der den Kohlenstoff verbrennt und die Verunreinigungen oxydiert. Die sauren Oxyde werden dann von dem basischen Futter aufgenommen. Nach dem SIEMENS-MARTIN-Verfahren wird das Roheisen mit Eisenoxyd und einem Zusatz von Kalk in offenen Herden erhitzt, wobei heißer Gebläsewind über die Schmelze geleitet wird. In beiden Fällen erhält man kohlenstoffarmes Eisen, das zur Erzeugung von Stahl meist nachträglich einem Kohlungsprozeß unterworfen werden muß. Bei hochwertigen Stahlsorten wird dieser Prozeß in elektrisch beheizten Öfen unter Luftabschluß durchgeführt, wobei das Material nicht mit Heizgasen in Berührung kommt und daher auch keinen unkontrollierbaren Einflüssen unterworfen ist. Der so gewonnene Stahl heißt *Elektrostahl*. Oft wird die nachträgliche Kohlung auch durch langes Erhitzen mit Kohlepulver in gewöhnlichen Öfen bewirkt; das so gewonnene Material heißt *Zementstahl*.

Schmiedeeisen enthält 0,1—0,5% Kohlenstoff; es ist zäh und weich und läßt sich daher gut schmieden und in der Hitze schweißen.

Stahl enthält zwischen 0,5 und 1,5% Kohlenstoff; er ist härter als Schmiedeeisen und bei gewöhnlicher Temperatur elastisch; in der Hitze läßt er sich schmieden und schweißen. Seine hervorragendste Eigenschaft ist die Härtbarkeit; wird Stahl nach dem Erhitzen plötzlich abgeschreckt, was man durch Eintauchen in Wasser oder Öl bewirkt, so wird er sehr hart, zugleich aber auch spröde. Die Sprödigkeit kann durch sog. *Anlassen* vermindert werden; man erhitzt dazu den gehärteten Stahl erneut kurze Zeit auf Temperaturen, die unter der Härtungstemperatur liegen. Wird gehärteter Stahl auf die Härtungstemperatur erhitzt und langsam abgekühlt, so verliert er seine Härte.

Stahl wird oft auch mit anderen Metallen wie Mangan, Chrom, Nickel, Wolfram, Molybdän, Titan, Vanadin legiert; Chrom-Nickelstahl, auch als Kruppscher *V 2 A*-Stahl bekannt, ist sehr zäh und rostet nicht; er bildet daher einen vorzüglichen Werkstoff für die chemische Industrie. Werkzeugstahl, der auch bei Glühhitze seine Härte nicht verliert, enthält Wolfram, Vanadin und Chrom; Cerstahl wird zur Herstellung von Zündsteinen für Feuerzeuge benutzt; Molybdänstahl dient für Geschützläufe, Panzerplatten usw.

Eigenschaften des Eisens. Reines Eisen schmilzt bei 1530°, sein spezifisches Gewicht ist 7,86; ein Gehalt an Kohlenstoff setzt den Schmelzpunkt stark herab. An feuchter Luft überzieht sich Eisen mit einer Schicht von Rost, einem basischen Eisenoxyd der ungefähren Zusammensetzung $2 Fe_2O_3 \cdot Fe(OH)_3$. In Säuren löst sich Eisen leicht auf; mit konzentrierten Säuren entstehen aus kohlehaltigem Eisen auch Kohlenwasserstoffe.

Eisen tritt in verschiedenen Modifikationen auf, die man als α-, β-, γ- und δ-Eisen unterscheidet; bis zu einer Temperatur von 780° ist die α-Form beständig; nur sie hat die Fähigkeit, in einem Magnetfeld selbst magnetisch zu werden. Der Magnetismus geht jedoch bald wieder verloren; magnetisierter *Stahl* behält seine magnetischen Eigenschaften sehr lange bei.

Eisen bildet zwei Reihen von Salzen: Eisen (2)- (Ferro-) und Eisen (3)-salze (Ferrisalze); die meisten Eisen (2)-verbindungen werden bereits durch den Luftsauerstoff zu Eisen (3)-verbindungen oxydiert. In den *Ferraten* FeO_4'' ist das Eisen sechswertig, sie sind in saurer Lösung starke Oxydationsmittel; die freie Säure ist nicht bekannt.

Eisen wird medizinisch als *Ferrum pulveratum*, gewöhnliches, gepulvertes Eisen und *Ferrum reductum* verwendet, das durch Reduktion von Eisenoxyd im Wasserstoffstrom erzeugt wird:

$$Fe_2O_3 + 3 H_2 \rightleftharpoons 2 Fe + 3 H_2O;$$

die Reaktion verläuft jedoch nicht quantitativ, da glühendes Eisen Wasserdampf zersetzt. Das Produkt enthält daher stets kleine Menge von Eisenoxyden.

Eisen (2)-verbindungen. *Eisen (2)-chlorid, Ferrochlorid, Eisenchlorür* $FeCl_2$ wird durch Auflösen von Eisen in Salzsäure erhalten; es bildet hellgrüne, in Wasser leicht lösliche Krystalle mit 4 Molekülen Wasser, die sich an der Luft leicht oxydieren und dabei braun werden. Leitet man über erhitztes Eisen trokkenen Chlorwasserstoff, so sublimiert wasserfreies Eisen (2)-chlorid in farblosen, blättrigen Krystallen. Eisen (2)-chlorid wird in salzsaurer Lösung durch Salpetersäure leicht zu Eisen (3)-chlorid oxydiert.

Eisenchlorür ist eine wirksame Form der Eisenmedikation bei Blutarmut und Chlorose und ist daher auch in vielen Eisenpräparaten, meist in stabilisierter Form, enthalten. Ebenso können aber auch andere zweiwertige Eisensalze verwendet werden. Dreiwertige Eisensalze werden schlechter resorbiert, da sie mit Eiweiß Fällungen ergeben. Daher verursachen sie auch oft Magenbeschwerden.

Eisen (2)-bromid, Ferrobromid, Eisenbromür $FeBr_2$ stellt man durch Vereinigung der Elemente dar, indem man Brom zu einem Überschuß von Eisen, das mit einer Schicht Wasser bedeckt ist, zutropft; aus der filtrierten Lösung gewinnt man das Salz beim Eindunsten als Hydrat mit 6 Molekülen Wasser in hellgrünen Krystallen. Mit überschüssigem Brom vereinigt es sich zu *Eisenbromürbromid* $3 FeBr_2 \cdot Br_2$, das man zur Gewinnung von Alkalibromiden benutzt.

Eisen (2)-jodid, Ferrojodid, Eisenjodür FeJ_2 kann in entsprechender Weise wie das Bromür aus Eisen und Jod dargestellt werden; es krystallisiert als Hydrat mit 4 Molekülen Wasser in hellgrünen Krystallen. Mit überschüssigem Jod vereinigt es sich zu *Eisenjodürjodid* $3 FeJ_2 \cdot J_2$, das man zur Gewinnung von Alkalijodiden verwendet. *Sirupus ferri jodati* enthält 5 % Eisenjodür.

Eisen (2)-sulfat, Ferrosulfat, Eisenvitriol, Ferrum sulfuricum $FeSO_4$ stellt man durch Auflösen von Eisen in Schwefelsäure oder durch vorsichtiges Rösten von Pyrit an der Luft dar. Das Salz krystallisiert mit 7 Molekülen Wasser in hellgrünen Krystallen, die sich an der Luft leicht zu basischem Eisen (3)-sulfat oxidieren:

$$4 FeSO_4 + 2 H_2O + O_2 \rightarrow 4 Fe(OH)SO_4 .$$

In schwefelsaurer Lösung wird es durch Luftsauerstoff langsam, durch Salpetersäure schnell zu Eisen (3)-sulfat oxidiert.

Eisen (2)-sulfat vereinigt sich mit Stickoxyd zu einer braunen Verbindung $FeNO(SO_4)$, die zum Erkennen von Stickoxyd dienen kann. Mit Ammoniumsulfat gibt Eisen (2)-sulfat ein Doppelsalz $Fe(NH_4)_2(SO_4)_2$, das als Mohrsches Salz bekannt ist. Das Salz ist in Wasser leicht löslich und krystallisiert daraus mit 6 Molekülen Wasser in hellgrünen Krystallen, die sich an der Luft kaum verändern.

Ferrosulfat wird zur Herstellung der sog. *Eisengallustinten* benutzt; diese enthalten Ferrotannat, welches sich beim Eintrocknen durch den Luftsauerstoff zu schwarzem Ferritannat oxidiert. In beschränktem Maße findet Ferrosulfat auch medizinische Verwendung.

Eisen (2)-carbonat, Ferrocarbonat, Ferrum carbonicum $FeCO_3$ fällt aus Eisen (2)-salzlösungen mit Alkalicarbonaten als weißer Niederschlag aus, der sich aber durch Hydrolyse und Oxidation des entstehenden Eisen (2)-hydroxydes zu Eisen (3)-hydroxyd schnell braun färbt. In kohlendioxydhaltigem Wasser ist das Carbonat merklich löslich und findet sich daher oft in sauren Wässern. In solchen Fällen läßt man das Wasser über Koks oder Ziegelsteine rieseln, wobei das Kohlendioxyd entweicht und gleichzeitig Oxidation durch den Luftsauerstoff eintritt, so daß die Eisensalze als Eisen (3)-hydroxyd ausgefällt werden.

Ferrocarbonat wird in Form einer Verreibung mit Zucker medizinisch verwendet.

Eisen (2)-hydroxyd, Ferrohydroxyd, Eisenhydroxydul $Fe(OH)_2$ wird aus Eisen (2)-salzlösungen durch Alkalien als weißer, flockiger Niederschlag gefällt, der durch Luftsauerstoff schnell zu braunem Eisen (3)-hydroxyd oxidiert wird.

Eisen (2)-sulfid, Ferrosulfid, Eisensulfür, Schwefeleisen FeS wird durch Zusammenschmelzen der Elemente als schwarze Masse von metallischem Aussehen gewonnen; man erhält es auch aus Eisensalzlösungen mit Ammoniumsulfid; Schwefelwasserstoff bewirkt keine Fällung. Eisen (3)-salze werden dabei unter Abscheidung von Schwefel zu Eisen (2)-sulfid reduziert.

Eisen (3)-verbindungen. *Eisen (3)-chlorid, Ferrichlorid, Eisenchlorid, Ferrum sesquichloratum* $FeCl_3$ kann durch Oxydation von Eisen (2)-chlorid mit Chlor oder Salpetersäure bei Gegenwart von Salzsäure dargestellt werden:

$$3 FeCl_2 + 3 HCl + HNO_3 \rightarrow 3 FeCl_3 + NO + 2 H_2O .$$

Das Salz krystallisiert mit 6 Molekülen Wasser in gelben, leicht wasserlöslichen Krystallen; das Hydrat läßt sich durch Erhitzen nicht entwässern, da es dabei vollständig hydrolysiert wird und nur Eisenoxyd hinterläßt. Das wasserfreie Salz kann man durch Überleiten von Chlor über erhitztes Eisen erhalten, wobei es in dunklen, metallisch glänzenden Krystallen sublimiert. Unter der Bezeichnung *Liquor Ferri sesquichlorati* wird eine Lösung mit 29% $FeCl_3$, entsprechend 10% Eisen, verwendet, die man durch Auflösen von Eisen in Salzsäure und Oxydation mit Salpetersäure, deren Überschuß durch Abdampfen entfernt wird, herstellt.

Durch Auflösen von frisch gefälltem Eisen (3)-hydroxyd in Salzsäure erhält man *basisches* Eisenchlorid; die Lösung mit einem 3,5% Eisen entsprechenden Gehalt findet unter der Bezeichnung *Liquor ferri oxychlorati* pharmazeutische Verwendung.

Eisen (3)-sulfat, Ferrisulfat, Ferrum sulfuricum oxydatum $Fe_2(SO_4)_3$ wird durch Oxydation von Eisen (2)-sulfat in schwefelsaurer Lösung mit Salpetersäure dargestellt; es ist eine weiße, krystalline Substanz, die an der Luft schnell Feuchtigkeit anzieht und dabei zu einer braunen Masse zerfließt. Mit Sulfaten einwertiger Metalle bildet es Alaune; gebräuchlich ist das *Ferri-Ammoniumsulfat, Eisen-Ammoniumalaun* $FeNH_4(SO_4)_2 \cdot 12 H_2O$, das hellviolette, luftbeständige Krystalle bildet.

Eisen (3)-hydroxyd, Ferrihydroxyd $Fe(OH)_3$ wird aus Eisen (3)-salzlösungen durch Alkalien als brauner, flockiger Niederschlag gefällt; es entsteht auch aus Eisen (2)-hydroxyd durch Oxydation an der Luft. Das Hydroxyd verliert allmählich Wasser und geht dabei über basische Oxyde schließlich in das Oxyd Fe_2O_3 über.

Eisen (3)-oxyd, Ferrioxyd, Eisenoxyd Fe_2O_3 wird meist durch trockenes Erhitzen von Eisen (2)-sulfat dargestellt:

$$2 FeSO_4 \rightarrow Fe_2O_3 + SO_2 + SO_3 .$$

Es bildet ein schweres, rotbraunes Pulver, das auch unter dem Namen *Caput mortuum* bekannt ist. Es wird als Anstrichfarbe verwendet. In der Natur findet es sich als Hämatit.

Beim Erhitzen von Eisen an der Luft und bei der Einwirkung von Wasserdampf auf glühendes Eisen bildet sich *Eisenoxyduloxyd* Fe_3O_4, das in der Natur auch als Magneteisenstein vorkommt.

Eisen (3)-rhodanid, Ferrirhodanid $Fe(SCN)_3$ entsteht aus Eisen (3)-salzen mit Rhodaniden; es ist intensiv rot gefärbt und kann zum Nachweis von Eisen (3)-salzen dienen. Aus der wäßrigen Lösung läßt es sich mit Äther ausschütteln.

Komplexe Eisencyanide. Alkalicyanide fällen aus Eisen (2)- und Eisen (3)-salzlösungen gelbliche Niederschläge von Eisen (2)- bzw. Eisen (3)-cyanid, die aber nicht in reiner Form isoliert werden können. Mit überschüssigen Alkalicyaniden vereinigen sie sich zu löslichen Alkalieisencyaniden, die die Anionen $[Fe(CN)_6]''''$ (Ferrocyanid) und $[Fe(CN)_6]'''$ (Ferricyanid) enthalten.

Kaliumferrocyanid $K_4[Fe(CN_6)]$ entsteht aus Eisen (2)-cyanid und Kaliumcyanid:

$$Fe(CN)_2 + 4 KCN \rightarrow K_4[Fe(CN)_6] .$$

Es wurde früher durch Erhitzen von Schlachthausabfällen mit Eisenspänen und Kaliumcarbonat dargestellt; daher führt es auch den Namen *gelbes Blutlaugensalz;* jetzt gewinnt man es hauptsächlich aus den Gasreinigungsmassen, die Berliner Blau und verwandte Verbindungen enthalten. Das Salz bildet große gelbe, in Wasser leicht lösliche Krystalle; die freie Säure fällt aus einer konzentrierten Lösung des Salzes beim Ansäuern als weißer Niederschlag aus; sie ist jedoch nicht beständig. Mit Äthern bildet sie relativ beständige Oxoniumsalze.

Kaliumferrocyanid dient zum Nachweis von Kupfer-, Zink- und besonders Eisen (3)-verbindungen; mit letzteren entsteht eine intensiv blaue Verbindung *(Berliner Blau)*, deren Zusammensetzung $KFe[Fe(CN)_6]$ oder $Fe_4[Fe(CN)_6]_3$ ist; der blaue Niederschlag stellt wohl eine Mischung der beiden Verbindungen dar, während die blaue Lösung, die bei geringer Konzentration von Eisen (3)-ionen auftritt, die kaliumhaltige Verbindung enthält.

Kaliumferricyanid $K_3[Fe(CN)_6]$, auch *rotes Blutlaugensalz* genannt, erhält man aus Kaliumferrocyanid durch Chlor, Permanganat oder andere starke Oxydationsmittel:

$$2[Fe(CN)_6]'''' + H_2O + (O) \rightarrow 2[Fe(CN)_6]''' + 2OH'.$$

Es bildet rote, wasserlösliche Krystalle. Das Salz dient zum Nachweis von Eisen (2)-salzen, mit denen es einen blauen Niederschlag von TURNBULLS *Blau* $Fe_3[Fe(CN)_6]_2$ gibt. Mit Eisen (3)-salzen entsteht nur eine blaugrüne Färbung; aus dieser Mischung fällen Reduktionsmittel Berliner Blau, indem sie Kaliumferricyanid zu Kaliumferrocyanid reduzieren. Eine Lösung von Kaliumferricyanid mit Ferrisalzen ist daher ein brauchbares Reagens auf reduzierende Stoffe.

Nitroprussidnatrium $Na_2[Fe(CN)_5NO]$ erhält man durch Einwirkung von Salpetersäure auf Natriumferrocyanid; es krystallisiert mit 2 Molekülen Wasser in rubinroten, wasserlöslichen Krystallen. Das Salz dient zum Nachweis von Sulfiden, mit denen es Violettfärbung gibt, und zum Nachweis von Aceton, mit dem es in alkalischer Lösung eine rote, beim Ansäuern mit Essigsäure in rotviolett übergehende Färbung gibt.

Ferrate. Schmilzt man Kaliumnitrat mit Eisenpulver zusammen, so bildet sich unter heftiger Reaktion tiefrotes, in Wasser leicht lösliches *Kaliumferrat* K_2FeO_4, das aus konzentrierten Lösungen beim Eindunsten in roten Krystallen erhalten werden kann. Die gleiche Verbindung erhält man auch, wenn man Ferrihydroxyd in starker Kalilauge suspendiert und Chlor einleitet. Die Ferrate sind in saurer Lösung sehr starke Oxydationsmittel, da die freie Eisensäure sofort in Eisen (3)-salz und Sauerstoff zerfällt:

$$2FeO_4'' + 10H^+ \rightarrow 2Fe^{+++} + 5H_2O + (3O).$$

Auch die Salze sind in wäßriger Lösung nicht lange beständig, da sie allmählich hydrolysiert werden, wobei die entstehende freie Eisensäure sogleich zerfällt.

Eisencarbonyle. Fein verteiltes Eisen vereinigt sich bei gewöhnlicher Temperatur langsam, schnell bei höherer Temperatur oder höherem Druck, mit Kohlenoxyd zu *Eisenpentacarbonyl* $Fe(CO)_5$; dieses stellt eine gelbliche Flüssigkeit dar, die bei 103° siedet und bei —20° erstarrt. In Wasser ist es unlöslich, von organischen Lösungsmitteln (Alkohol, Äther, Benzol, Benzin) wird es leicht gelöst. Beim Erhitzen zerfällt die Verbindung wieder unter Abscheidung von fein verteiltem Eisen. Bei schwachem Erhitzen oder im Licht zersetzt es sich zu Eisencarbonylen anderer Zusammensetzung. Eisenpentacarbonyl bildet sich oft in eisernen Gasleitungen und verstopft dann leicht die Brenner infolge der Abscheidung von Eisen. Eisenpentacarbonyl wird Motorenbetriebstoffen als Antiklopfmittel zugesetzt.

Nachweis. Das Eisen (2)-ion ist hellgrün, das Eisen (3)-ion hellgelb gefärbt; Eisen (3)-salze sind jedoch meist infolge von Hydrolyse gelb bis braun gefärbt. Beide werden durch Schwefelammon als Eisen (2)-sulfid gefällt. Eisen (3)-salze geben mit Ammoniak rotbraunes Eisen (3)-hydroxyd mit Rhodaniden rotes, in Äther lösliches Eisen (3)-rhodanid, mit überschüssigem Alkaliacetat ein rotes komplexes Salz, das beim Kochen unter Abscheidung von basischem Acetat zersetzt wird. Eisen (3)-salze geben mit Phenolen (und Enolen) rote bis blaue Färbungen. Zur Unterscheidung von Eisen (2)- und Eisen (3)-salzen dient die

Reaktion mit Kaliumferri- bzw. Kaliumferrocyanid. Eisen (2)- und Eisen (3)-phosphat $Fe_3(PO_4)_2$ und $FePO_4$ sind in Wasser unlöslich.

Zur quantitativen Bestimmung werden Eisenverbindungen (gegebenenfalls nach vorhergehender Oxydation) mit Ammoniak als Eisen (3)-hydroxyd gefällt, das zu Eisenoxyd verglüht wird. Eisen (2)-salze können mit Permanganat direkt titriert werden, Eisen (3)-salze nach vorhergehender Reduktion zu Eisen (2)-salzen:

$$5\,Fe^{++} + MnO_4' + 8\,H^+ \rightarrow 5\,Fe^{+++} + Mn^{++} + 4\,H_2O\,.$$

Eisen (3)-salze werden durch Jodwasserstoff zu Eisen (2)-salzen reduziert, wobei Jod frei wird, das mit Thiosulfat titriert werden kann:

$$2\,Fe^{+++} + 2\,J \rightarrow 2\,Fe^{++} + J_2\,;$$

auf diese Weise kann man auch Eisen (2)-salze bestimmen, nur muß man sie vorher zu Eisen (3)-salzen oxydieren.

b) Kobalt, Cobaltum: Co = 58,94.

Vorkommen. Kobaltverbindungen kommen in der Natur meist zusammen mit Nickel vor; die wichtigsten Erze sind *Glanzkobalt* CoAsS und *Speiskobalt* $CoAs_2$.

Darstellung. Die Erze werden durch Rösten in Oxyd übergeführt, das mit Kohle oder Aluminium oder durch Glühen im Wasserstoffstrom reduziert wird.

Eigenschaften. Kobalt ist ein weißes, schwach rötlich schimmerndes Metall vom spez. Gew. 8,8 und dem Schmelzpunkt 1490°. Das Metall oxydiert sich bei gewöhnlicher Temperatur an der Luft nicht; verdünnte Säuren lösen es langsam auf, mit verdünnter Salpetersäure reagiert es lebhaft. Kobalt bildet zwei Reihen von Verbindungen: Kobalt (2)- (Kobalto-) und Kobalt (3)-verbindungen (Kobalti-verbindungen), von denen die zweiwertigen die beständigeren sind; Kobalt (3)-salze werden von Wasser vollständig hydrolysiert.

Verwendung. Das Metall hat bisher kaum praktische Verwendung gefunden. Das Oxyd dient zum Färben von Glas und Email und zur Herstellung von *Smalte*, einer leuchtend blauen Malerfarbe, die durch Zusammenschmelzen von Kobaltoxyd mit Sand und Kaliumcarbonat hergestellt wird und ein Kalium-Kobaltsilicat darstellt.

Kobalt (2)-verbindungen. *Kobalt (2)-chlorid, Kobaltochlorid, Kobaltchlorür* $CoCl_2$ wird durch Überleiten von Chlor über das erhitzte Metall als blaue, leicht sublimierbare krystalline Substanz erhalten; es ist in Wasser leicht löslich und krystallisiert daraus als rotes Hydrat mit 6 Molekülen Wasser; die Krystalle färben sich beim Erhitzen blau. Die gleiche Erscheinung beobachtet man bei allen Kobalt (2)-salzen; das hydratisierte Ion ist schwach rot, das wasserfreie blau gefärbt. Kobaltochlorid und andere Kobaltosalze werden zur Herstellung von Geheimtinte *(sympathetische Tinte)* benutzt; die Schriftzüge sind unter gewöhnlichen Bedingungen schwach rosa und fast unsichtbar, beim Erwärmen treten sie blau hervor und verschwinden dann wieder. Auch die konzentrierten wäßrigen Lösungen zeigen beim Erwärmen oder beim Versetzen mit starken Säuren einen Farbübergang nach violett oder blau.

Kobalt (2)-sulfat, Kobaltosulfat, Kobaltvitriol $CoSO_4$ wird durch Auflösen von Kobalt (2)-oxyd oder -carbonat in Schwefelsäure dargestellt. Es bildet rote, in Wasser leicht lösliche Krystalle mit 7 Molekülen Wasser.

Kobalt (2)-nitrat, Kobaltonitrat $Co(NO_3)_2$ wird analog dem Sulfat dargestellt; es ist in Wasser leicht löslich und krystallisiert daraus mit 6 Molekülen Wasser. Das Salz dient zum Färben von Porzellan, Email usw.

Kobalt (2)-hydroxyd, Kobaltohydroxyd, Kobalthydroxydul $Co(OH)_2$ wird aus Kobalt (2)-salzlösungen durch Alkalien als Niederschlag von zunächst blauer

Farbe gefällt, die sich allmählich rot färbt und dann an der Luft durch Oxydation braun wird. In Ammoniak löst er sich zu komplexen Kobaltammoniakverbindungen. Beim Erhitzen unter Luftabschluß kann aus Kobalt (2)-hydroxyd *Kobalt (2)-oxyd* CoO als grünes Pulver erhalten werden.

Kobalt (2)-sulfid, Kobaltosulfid, Kobaltsulfür CoS wird aus Kobalt (2)-salzlösungen durch Schwefelammon als schwarzer Niederschlag gefällt, der in frisch gefälltem Zustand in verdünnten Säuren löslich ist; nach einigem Stehen wandelt er sich in eine in verdünnten Säuren unlösliche Modifikation um.

Kobalt (3)-verbindungen. Aus dieser Verbindungsreihe sind nur wenige Salze bekannt, die dazu noch recht unbeständig sind. *Kobalt (3)hydroxyd* Co(OH)$_3$ wird aus Kobalt (2)-salzlösungen durch Hypochlorite als schwarzer Niederschlag gefällt. Bei vorsichtigem Erhitzen erhält man daraus *Kobalt (3)-oxyd* Co$_2$O$_3$, das bei stärkerem Erhitzen unter Verlust von Sauerstoff in Co$_3$O$_4$ übergeht.

Kaliumkobaltocyanid K$_4$[Co(CN)$_6$] entsteht aus Kobalt (2)-salzen mit einem Überschuß von Kaliumcyanid; es bildet violette, in Wasser lösliche Krystalle. Das Salz ist wenig beständig und oxydiert sich leicht an der Luft zu *Kaliumkobalticyanid* K$_3$[Co(CN)$_6$]; stärkere Oxydationsmittel bewirken diese Umwandlung natürlich noch leichter. Kaliumkobalticyanid krystallisiert in gelben Krystallen, die sich in Wasser leicht lösen; beim Ansäuern erhält man die freie Kobalticyanwasserstoffsäure in beständigen, farblosen Krystallen.

Natriumhexanitrokobaltiat Na$_3$[Co(NO$_2$)$_6$] wird durch Zusatz von Natriumnitrit zu einer mit Essigsäure angesäuerten Lösung von Kobalt (2)-salzen dargestellt; die salpetrige Säure oxydiert dabei das Kobalt (2)- zu Kobalt (3)-salz, und das Kobaltinitrit vereinigt sich mit Natriumnitrit zu dem Komplex:

$$Co(NO_2)_3 + 3\,NaNO_2 \rightarrow Na_3[Co(NO_2)_6].$$

Die Komplexverbindung läßt sich mit Alkohol aus der Lösung ausfällen. Man verwendet das Salz als Reagens auf Kaliumsalze, mit denen es schwerlösliches, gelbes Kaliumhexanitrokobaltiat bildet.

Komplexe Kobalt-Ammoniakverbindungen. Kobalt (3)-verbindungen bilden mit Ammoniak eine Reihe von intensiv gefärbten komplexen Salzen, in denen das Kobalt meist Bestandteil des Kations ist, in einigen aber auch als Bestandteil des Anions fungiert. Zu der I. Gruppe gehört das Kation [Co(NH$_3$)$_6$]$^{+++}$, in dem Ammoniakgruppen aber auch durch Wassermoleküle ersetzt sein können; in anderen können an der Stelle von Ammoniakgruppen auch Säurereste stehen, jedoch verringert sich die positive Ladung des Komplexes dann für jeden eingetretenen negativen Rest um eine Einheit. Man nennt die komplexen Ammoniakverbindungen des Kobalts auch kurz *Kobaltiake*.

Nachweis. Kobaltverbindungen sind meist schon an der intensiven Farbe und an der Farbänderung beim Erhitzen zu erkennen. Mit Schwefelammon fällt schwarzes Kobaltsulfid, das in frischem Zustand in verdünnten Säuren löslich ist, sich nach kurzer Zeit aber in eine unlösliche Modifikation umwandelt. Zur Identifizierung eignet sich besonders das Kaliumhexanitrokobaltiat, das aus Kobaltsalzlösungen bei Gegenwart von Essigsäure mit Kaliumnitrit ausfällt.

c) Nickel, Niccolum: Ni = 58,69.

Vorkommen. Nickel findet sich in der Natur hauptsächlich in Verbindungen mit Schwefel, Arsen und Antimon. Die wichtigsten Erze sind *Arsennickel* NiAs, *Antimonnickel* NiSb, *Nickelglanz* NiAsS und Nickelsulfid NiS.

Gewinnung. Die Erze werden durch Rösten in Nickeloxyd umgewandelt. das durch Erhitzen mit Kohle reduziert wird.

Eigenschaften. Nickel ist ein silberweißes, glänzendes Metall vom spez. Gew. 8,9 und dem Schmelzpunkt 1490°. Es ist schmied- und schweißbar, sehr dehnbar und läßt sich sehr gut polieren. An der Luft verändert sich das Metall nicht; verdünnte Säuren lösen es langsam auf, mit verdünnter Salpetersäure reagiert es lebhaft.

Das Element kann in seinen Verbindungen zwei- und dreiwertig auftreten; nur vom zweiwertigen Element sind beständige Salze bekannt, das dreiwertige Nickel gibt ein Oxyd und ein Hydroxyd.

Verwendung. Nickel wird hauptsächlich zur Herstellung von Legierungen verwendet, unter denen die mit Eisen besonders wichtig sind. Legierungen mit Kupfer werden für Nickelmünzen verwendet. Das Metall dient ferner auch zum Vernickeln von Eisen, das dadurch vor der Oxydation geschützt wird und eine schön glänzende Oberfläche erhält. Fein verteiltes Nickel ist auch als Hydrierungskatalysator wichtig.

Nickel (2)-verbindungen. *Nickel(2)-chlorid* $NiCl_2$ wird durch Auflösen von Nickeloxyd in Salzsäure gewonnen; es krystallisiert aus Wasser mit 6 Molekülen Krystallwasser in grünen Krystallen. Durch Erhitzen von Nickel im Chlorstrom erhält man das wasserfreie Chlorid in gelben, schuppenförmigen Krystallen, die leicht sublimieren.

Nickel(2)-sulfat $NiSO_4$ wird durch Auflösen von Nickeloxyd in Schwefelsäure gewonnen; es krystallisiert aus der Lösung als grünes Hydrat mit 7 Molekülen Wasser. Mit Ammoniumsulfat bildet es ein gut krystallisierendes Doppelsalz $(NH_4)_2Ni(SO_4)_2 \cdot 6H_2O$, das zum galvanischen Vernickeln verwendet wird.

Nickelcarbonate. Alkalicarbonate fällen aus Nickelsalzlösungen hellgrünes Nickelcarbonat $NiCO_3$; Alkalicarbonate fällen basisches Carbonat.

Nickel(2)-hydroxyd, Nickelohydroxyd, Nickelhydroxydul $Ni(OH)_2$ wird aus Nickelsalzlösungen durch Alkalien als apfelgrüner Niederschlag gefällt; es ist in Ammoniak und Ammonsalzlösungen unter Komplexbildung löslich.

Nickel (2)-oxyd, Nickelooxyd, Nickeloxydul NiO kann durch Erhitzen von Nickel (2)-hydroxyd, -carbonat oder -nitrat erhalten werden. Es bildet ein grünes, in Wasser unlösliches Pulver, das von Säuren leicht zu den entsprechenden Salzen gelöst wird.

Nickel(2)-sulfid NiS wird durch Fällen von Nickelsalzlösungen mit Schwefelammon als schwarzer Niederschlag gefällt, der in frisch gefälltem Zustand in verdünnten Säuren löslich ist, sich aber nach einiger Zeit in eine unlösliche Modifikation umwandelt.

Nickel (3)-verbindungen. *Nickel(3)-hydroxyd, Nickelihydroxyd* $Ni(OH)_3$ wird durch Oxydation von Nickel (2)-hydroxyd mit Hypochlorit oder Hypobromit als schwarze, in Wasser unlösliche Substanz erhalten.

Nickel(3)-oxyd, Nickelioxyd, Nickelsesquioxyd Ni_2O_3 ist bisher als wohldefiniertes Produkt nicht erhalten worden. Verbindungen, die ungefähr der angegebenen Zusammensetzung entsprechen, erhält man durch schwaches Erhitzen von Nickel (3)-hydroxyd als schwarzes Pulver, das sich in Salzsäure unter Entwicklung von Chlor, in Schwefelsäure unter Entwicklung von Sauerstoff zu den entsprechenden Nickel (2)-salzen löst.

Komplexe Nickelverbindungen. Alkalicyanide fällen aus Nickelsalzlösungen einen apfelgrünen Niederschlag von *Nickelcyanid* $Ni(CN)_2$ aus, der sich mit überschüssigem Alkalicyanid zu löslichen komplexen Cyaniden vereinigt, die das Anion $[Ni(CN)_4]''$ besitzen.

Vom Nickel leiten sich auch komplexe Ammoniakverbindungen ab, die intensiv gefärbt sind und den Kobaltiaken entsprechen. Beim Auflösen von Nickelhydroxyd in Ammoniak entsteht ein Ammoniakat der Zusammensetzung $[Ni(NH_3)_6](OH)_2$.

Nachweis. Das Kation Ni^{++} ist intensiv grün gefärbt; es wird durch Hydroxyl-, Carbonat- und durch Sulfidionen von höherer Konzentration gefällt. Ein empfindliches Reagens ist *Dimethylglyoxim*, das Dioxim des Diacetyls

$$CH_3-C=NOH$$
$$| \quad ,$$
$$CH_3-C=NOH$$

mit dem Nickelionen einen sehr schwer löslichen scharlachroten Komplex geben (s. rechtsstehende

$$CH_3 \cdot C=NO \diagdown \diagup ON=C \cdot CH_3$$
$$| \quad \cdots Ni \cdots \quad |$$
$$CH_3 \cdot C=NOH \quad HON=C \cdot CH_3$$

Formel); die Fällung ist auch zur quantitativen Bestimmung sehr geeignet.

d) Die Elemente der Platingruppe:

Ruthenium: $Ru = 101,7$, Rhodium: $Rh = 102,91$, Palladium: $Pd = 106,7$, Osmium: $Os = 190,2$, Iridium: $Ir = 193,1$, Platin: $Pt = 195,23$.

Die Platinmetalle kommen in der Natur nur als freie Metalle und fast stets miteinander vergesellschaftet vor; die wichtigsten Fundstellen liegen im Ural, in Südafrika, Canada und Bolivien. Die Metalle finden sich in Form von Körnchen oder Blättchen, die aus dem zerkleinerten Gestein oder aus dem durch Verwitterung entstandenen Platinsand ähnlich wie Gold durch ein Waschverfahren gewonnen werden. Das Rohmaterial besteht zu etwa 80 % aus Platin, der Rest setzt sich aus den übrigen Platinmetallen und Verunreinigungen, besonders Eisen, zusammen. Die Trennung der Platinmetalle ist ziemlich schwierig und umständlich, da in dem Rohmetall die Nebenmetalle nur zu je 1—3 % enthalten sind.

Nach ihren chemischen Eigenschaften gehören die *untereinander* stehenden Elemente zusammen.

Ruthenium (spez. Gew. 12,26, Schmelzpunkt 1950°) und **Osmium** (spez. Gew. 22 48, Schmelzpunkt 2500°) stellen graue Metalle dar, die in mancher Hinsicht dem Eisen ähnlich sind. Osmium wurde seines hohen Schmelzpunktes wegen früher zur Herstellung von Metallfäden für elektrische Glühbirnen verwendet. Von beiden Elementen leiten sich Tetroxyde RuO_4 und OsO_4 ab, die leicht flüchtige, stark oxydierende krystalline Substanzen von niedrigem Schmelzpunkt darstellen. Rutheniumtetroxyd zerfällt in der Hitze explosionsartig in Rutheniumdioxyd und Sauerstoff, Osmiumtetroxyd, auch *Perosmiumsäure* oder *Osmiumsäure* genannt, ist dagegen beständig und destilliert bei 130° unzersetzt; seine Dämpfe wirken sehr stark reizend auf Augen und Atmungsorgane. Osmiumtetroxyd wird zum Färben von mikroskopischen Organpräparaten benutzt; es wird durch die Gewebe, besonders durch Fettsubstanzen reduziert, wobei sich Osmiummetall abscheidet. Von den sechswertigen Elementen leiten sich *Rutheniate* $Me_2^I RuO_4$ und *Osmiate* $Me_2^I OsO_4$ ab, die den Ferraten entsprechen; die freien Säuren sind ebenso wie die freie Eisensäure nicht bekannt.

Von beiden Elementen sind auch Oxyde und Salze niedrigerer Wertigkeitsstufen bekannt.

Rhodium (spez. Gew. 12,3, Schmelzpunkt 1970°) und **Iridium** (spez. Gew. 22,4, Schmelzpunkt 2350°). Iridium zeichnet sich durch hohe Härte und Unlöslichkeit in Königswasser aus; es wird daher vielfach für harte und säurefeste Platinlegierungen verwendet. Beide Metalle sind in ihren Verbindungen hauptsächlich dreiwertig, von beiden sind aber auch Oxyde bekannt, in denen sie vierwertig sind.

Palladium (spez. Gew. 11,5, Schmelzpunkt 1553°) und **Platin** (spez. Gew. 21,4, Schmelzpunkt 1771°) stellen in kompaktem Zustand blanke, silberglänzende Metalle dar; in fein verteilter Form sind sie schwarz. Beide El mente werden von Königswasser leicht gelöst, Palladium wird auch von Salpetersäure angegriffen. Palladium und Platin besitzen besonders in fein verteiltem Zustand ein hohes Absorptionsvermögen für Wasserstoff und sind daher sehr wirksame Hydrierungskatalysatoren. In ihren Verbindungen sind die Elemente zwei- und vierwertig.

Beim Auflösen von Palladium in Königswasser erhält man Palladiumchlorid als komplexe *Palladiumchloridchlorwasserstoffsäure* $H_2[PdCl_6]$, die beim Erhitzen unter Verlust von Chlor in *Palladiumchlorürchlorwasserstoffsäure* $H_2[PdCl_4]$ übergeht; daraus kann durch Eindunsten der Lösung und schwaches Erhitzen des Rückstandes *Palladiumchlorür* $PdCl_2$ erhalten werden, das man sonst auch durch Auflösen von frisch gefälltem Palladium (2)-oxyd in Salzsäure darstellen kann.

Platin wird für Laboratoriumsgeräte wie Schalen und Tiegel verwendet; es ist auch als Hydrierungs- und Oxydationskatalysator wichtig. Leitet man ein Leuchtgas-Luftgemisch über Platin, so beginnt das Metall zu glühen und entzündet das Gasgemisch; die Oxydation von Schwefeldioxyd zu Schwefeltrioxyd mit Luftsauerstoff gelingt am besten über fein verteiltem Platin als Kontaktsubstanz. Platin besitzt den gleichen Ausdehnungskoeffizienten wie Glas, so daß man Platindrähte in Glas einschmelzen kann, ohne daß Spannungen entstehen.

Beim Auflösen von Platin in Königswasser entsteht *Platin (4)-chlorid* $PtCl_4$, das sich mit überschüssiger Salzsäure zu *Platinchloridchlorwasserstoffsäure* $H_2[PtCl_6]$ vereinigt; die komplexe Säure krystallisiert beim Eindunsten mit 6 Molekülen Wasser in braunroten, an der Luft zerfließlichen Krystallen. Die Säure gibt mit zahlreichen Alkaloiden schwerlösliche, charakteristische Salze und wird daher vielfach als Alkaloidreagens verwendet. Durch Reduktion von Salzen der Platinchloridchlorwasserstoffsäure in alkalischer Lösung mit Hydrazin oder anderen Reduktionsmitteln gewinnt man fein verteiltes Platin, das unter der Bezeichnung *Platinmohr* oder *Platinschwarz* als sehr wirksamer Hydrierungskatalysator verwendet wird.

Bei schwachem Erhitzen im Chlorstrom hinterläßt die komplexe Säure *Platin (4)-chlorid* $PtCl_4$, das in Wasser zu der komplexen Säure $H_2[PtCl_4(OH)_2]$ löslich ist. Erhitzt man Platin (4)-chlorid stärker, so geht es unter Abspaltung von Chlor in *Platin (2)-chlorid* (Platinchlorür) über, das in Wasser nicht löslich ist, mit Salzsäure aber die komplexe, wasserlösliche *Platinchlorürchlorwasserstoffsäure* $H_2[PtCl_4]$ liefert. Aus dieser Lösung fällen Alkalien schwarzes, in Säuren lösliches *Platin (2)-hydroxyd* $Pt(OH)_2$.

Platingeräte dürfen niemals in der leuchtenden Flamme erhitzt werden, da sie davon brüchig werden; auch der blaue Kegel der nichtleuchtenden inneren Bunsenflamme darf mit dem Metall nicht in direkte Berührung kommen. Metalle oder leicht reduzierbare Metalloxyde dürfen nicht in Platingeräten erhitzt werden, da die Metalle sich mit Platin legieren würden. Phosphate, Arsenate und Antimonate sollen in Platingeräten nicht über der Flamme, sondern nur im elektrischen Ofen geglüht werden; Arsen, Antimon, Phosphor, Bor, Silicium dürfen in Platingeräten überhaupt nicht geglüht werden, auch für Alkalischmelzen darf Platingerät nicht verwendet werden. Selbstverständlich darf Platingerät nicht mit Königswasser behandelt werden.

Zur Reinigung kocht man die Geräte mit nitratfreier Salzsäure oder mit chloridfreier Salpetersäure aus, oder man schmilzt sie mit Kaliumbisulfat aus.

33. Die Edelgase:
Helium: He = 4,003, Neon: Ne = 20,183, Argon: Ar = 39,944, Krypton: Kr = 83,7, Xenon: X = 131,3, Radon (Radiumemanation): Rn = 222.

Die Edelgase verdanken ihren Namen ihrer chemischen Indifferenz und ihrer Unfähigkeit, Verbindungen einzugehen; sie sind einatomige Gase, die mit Ausnahme von Radon in kleinen Mengen in der Luft vorkommen. 100 Liter Luft enthalten 930 cm³ Argon, 1,5 cm³ Neon, 0,5 cm³ Helium, 0,005 cm³ Krypton und 0,0006 cm³ Xenon. Man kann die Edelgase durch vielfach wiederholte fraktionierte Destillation flüssiger Luft gewinnen.

Die Edelgase lassen sich selbst in kleinsten Mengen spektroskopisch erkennen. Bei vermindertem Druck leiten sie die Elektrizität gut und leuchten dabei; man benutzt sie daher zum Füllen von Leuchtröhren. Argon wird auch zum Füllen von elektrischen Glühbirnen benutzt.

Helium wird aus Sicherheitsgründen als Traggas für Luftschiffe dem Wasserstoff vorgezogen, obwohl seine Tragfähigkeit etwas geringer ist; 22,4 Liter Wasserstoff haben einen Auftrieb von $29 - 2 = 27$ g (29 g ist das Gewicht von 22,4 Liter Luft); das gleiche Volumen Helium besitzt einen Auftrieb von $29 - 4 = 25$ g. Die Tragfähigkeit des Heliums bleibt also um etwa 7,5 % hinter der des Wasserstoffes zurück.

Helium kommt in einigen Erdgasen Amerikas und Rußlands vor und wird daraus für die Luftschiffahrt gewonnen.

Der prozentuale Anteil der Elemente an der Zusammensetzung der Erdoberfläche (Luftschicht und 16000 m Erdrinde)[1].

	%		%		%
Sauerstoff . . .	41,4	Phosphor . . .	0,1	Strontium . . .	0,02
Silicium	25,8	Kohlenstoff. . .	0,09	Vanadin	0,02
Aluminium . . .	7,5	Mangan	0,08	Kupfer	0,01
Eisen	4,7	Schwefel	0,05	Wolfram	0,005
Calcium	3,4	Barium	0,05	Yttrium	0,005
Natrium	2,6	Chrom	0,03	Lithium	0,005
Kalium	2,4	Stickstoff . . .	0,03	Rubidium . . .	0,003
Magnesium . . .	1,9	Fluor	0,03	Thorium	0,003
Wasserstoff . .	0,9	Zink	0,02	Kobalt	0,002
Titan	0,6	Zirkon	0,02	Hafnium	0,002
Chlor	0,2	Nickel	0,02	Bor	0,001

II. Organischer Teil.
Zusammensetzung und Aufbau organischer Verbindungen.

Die Bezeichnung „organische" Chemie entstammt einer Zeit, zu der man glaubte, daß eine Reihe von Substanzen nur im lebenden Organismus gebildet werden könnte und der künstlichen Darstellung nach den üblichen chemischen Methoden nicht zugänglich sei; diese Substanzen bezeichnete man als organische Verbindungen. Daß man dieser Stoffklasse eine solche Sonderstellung einräumte, erklärt sich aus zwei Gründen: einmal waren die zuerst rein dargestellten organischen Verbindungen durchweg Naturstoffe, und zum anderen wichen sie in ihren chemischen Eigenschaften von den übrigen Stoffen, mit denen man umzugehen gewöhnt war — Säuren, Basen, Salze —, sehr stark ab; insbesondere werden sie durch die damals üblichen, etwas robusten chemischen Methoden meist vollkommen zerstört. Die Zahl der bekannten Verbindungen dieser Gruppe war zunächst auch nur klein; gegen Ende des 18. Jahrhunderts waren außer einigen Säuren, wie Oxalsäure, Weinsäure, Citronensäure, nur sehr wenige organische

---

[1] Nach I. und W. NODDACK.

Verbindungen bekannt. Zu Beginn des 19. Jahrhunderts leitete die Isolierung des Morphins aus Opium durch SERTÜRNER (1806) die Alkaloidforschung ein, die in den nächsten Jahren sehr fruchtbar war und die Auffindung einer beträchtlichen Zahl weiterer Alkaloide brachte. Da gelang im Jahre 1824 zum erstenmal eine Synthese eines Naturstoffes: WÖHLER erhielt durch Verseifung von Dicyan Oxalsäure, und 4 Jahre später stellte er durch Erhitzen von Ammoniumcyanat Harnstoff dar, der bereits seit etwa 50 Jahren als Stoffwechselprodukt bekannt war. Damit war zwar die Lehre, daß organische Verbindungen nur im lebenden Organismus erzeugt werden könnten und synthetisch nicht zugänglich seien, grundsätzlich widerlegt; jedoch war die herrschende Ansicht durch diese Ausnahmen, wie man meinte, nicht zu erschüttern. Im Laufe der nächsten Jahrzehnte vermehrte sich nicht nur die Zahl der bekannten organischen Verbindungen gewaltig, sondern es wurden auch immer wieder neue Synthesen aufgefunden, die vielfach auch zu Stoffen führten, welche in der Natur noch nicht beobachtet worden waren. Damit war schließlich die Grundbedeutung des Begriffes „organisch" nicht mehr haltbar; gleichwohl ist der Begriff beibehalten und allmählich auf die ganzen Kohlenstoffverbindungen ausgedehnt worden. Die Zahl der bekannten Kohlenstoffverbindungen beträgt heute über 300000 und übertrifft damit weit die Summe der Verbindungen aller anderen Elemente zusammen.

Am Aufbau der organischen Verbindungen sind neben Kohlenstoff hauptsächlich die Elemente Wasserstoff, Sauerstoff und Stickstoff beteiligt; auch schwefel-, phosphor- und halogenhaltige Verbindungen sind bekannt. Auf synthetischem Wege kann man zwar auch eine große Zahl anderer Elemente in organische Verbindungen einführen, doch spielen solche Sonderfälle gegenüber der großen Zahl der Verbindungen einfacher Zusammensetzung nur eine ganz untergeordnete Rolle.

Daß bei einer so kleinen Zahl von Elementen eine so ungeheure Fülle von Verbindungen möglich ist, erklärt sich aus der besonderen Fähigkeit des Kohlenstoffes, seine Atome in nahezu unbeschränkter Zahl miteinander zu verknüpfen, so daß Ketten oder Ringe entstehen. Durch verschiedene Art der Verknüpfung können bei Verbindungen gleicher analytischer Zusammensetzung Unterschiede im Aufbau bewirkt werden, die sich natürlich auch in den physikalischen und chemischen Eigenschaften ausprägen; Verbindungen, die gleiche analytische Zusammensetzung, aber verschiedene Struktur besitzen, nennt man *isomer*.

Nachweis der Elemente in organischen Verbindungen. Organische Verbindungen lassen sich von anorganischen meist sehr einfach dadurch unterscheiden, daß sie beim Erhitzen verbrennen oder wenigstens verkohlen. Im Zweifelsfalle mischt man die Substanz mit trockenem Kupferoxyd und erhitzt die Mischung in einem Röhrchen, wobei man die entweichenden Gase in Barytwasser leitet. Dabei wird nicht nur Kohlendioxyd mit Sicherheit nachgewiesen, sondern es gibt sich zugleich auch Wasserstoff an der Bildung von Wasser zu erkennen, das sich an den kalten Stellen des Rohres in Tröpfchen kondensiert. Zum Nachweis von *Stickstoff* und *Schwefel* erhitzt man eine kleine Substanzmenge mit einem Stückchen Natrium in der Weise, daß zuerst das Natriummetall zum Schmelzen gebracht wird; danach wird die Mischung langsam erhitzt, wobei man die Temperatur bis zu schwachem Glühen steigert. Das noch heiße Schmelzröhrchen wird in ein wenig Wasser getaucht und dadurch gesprengt; nachdem der Überschuß an Natrium zersetzt ist, filtriert man und kann nun in einem Teil auf Schwefel prüfen, der als Natriumsulfid vorliegt und den anderen Teil zur Prüfung auf Stickstoff verwenden. Stickstoffhaltige organische Verbindungen liefern beim Erhitzen mit Natrium Natriumcyanid, das man als Berlinerblau nachweist. Man erhitzt dazu die Lösung mit ein wenig Eisen(2)-salz, fügt Eisen(3)-salz hinzu und säuert an; stickstoffhaltige Verbindungen geben dabei Berlinerblau, das sich zuweilen erst nach einiger Zeit als Flocken abscheidet. *Halogene* lassen sich durch die Probe nach BEILSTEIN erkennen; man bringt dazu eine Spur der zu prüfenden Substanz an einem vorher gut ausgeglühten Kupferdraht in·die nichtleuchtende Flamme, wobei mit halogenhaltigen Substanzen eine intensiv grüne Kupferflamme erhalten wird. Die Reaktion beruht auf der Bildung von Kupferhalogeniden, die wegen ihrer leichteren Flüchtigkeit die Flammenfärbung verursachen. Leicht flüchtige Verbindungen kann man in der Weise auf Halogene prüfen, daß man die Dämpfe in die Luftzuführungsöffnung eines Bunsenbrenners leitet und in die Flamme ein Kupferdrahtnetz hält. Der genauere Nachweis und die Unterscheidung der Halogene geschieht nach der Methode von CARIUS. Man bringt dazu eine Probe der zu untersuchenden Substanz zusammen mit etwas konzentrierter Salpetersäure und einem Krystall Silbernitrat in ein einseitig offenes Rohr aus starkwandigem schwer schmelzbarem Glas (ein sog. Bombenrohr), schmilzt zu und erhitzt in einem Bombenofen einige Stunden auf 180—250°. Nach dem Erkalten wird die Spitze des Rohres erhitzt, wobei nach dem Erweichen des Glases der im Inneren herrschende Gasdruck abbläst. Das entstandene Silberhalogenid kann dann identifiziert werden. Auf die gleiche Weise, nur ohne Silbernitrat, können *schwefelhaltige* Verbindungen zu Schwefelsäure, *phosphorhaltige* Verbindungen zu Phosphorsäure, *arsenhaltige* Verbindungen zu Arsensäure oxydiert werden. Zur Prüfung auf *Metalle* verglüht man die Substanz, nimmt den Glührückstand in Säure auf und prüft die Lösung nach den Regeln der qualitativen anorganischen Analyse. Üblicherweise wird man dabei aber kaum eine vollständige Analyse auszuführen haben, da man im allgemeinen weiß, mit welchen Elementen zu rechnen ist. Für Sauerstoff gibt es bisher keine allgemein brauchbare zuverlässige Nachweismethode; man findet Sauerstoff bei der quantitativen Bestimmung der übrigen Elemente als Differenz.

Quantitative Bestimmung der Elemente. Die quantitative Bestimmung von *Kohlenstoff* und *Wasserstoff* geschieht nach dem gleichen Prinzip wie ihr qualitativer Nachweis; es kommt dabei nur darauf an, die Verbrennung quantitativ zu gestalten und die Mengen der Verbrennungsprodukte, Kohlendioxyd und Wasser, genau zu bestimmen. Zu diesem Zweck nimmt man die Verbrennung in einem beiderseits offenen, mit Kupferoxyd beschickten Rohr vor, das durch Ausglühen in einem Strom trockener, von Kohlendioxyd befreiter Luft von jeder Spur Wasser und Kohlendioxyd befreit worden ist. Die Verbrennung wird mit einer genau gewogenen Substanzmenge vorgenommen und geschieht durch Erhitzen des Rohres, wobei man einen schwachen Strom getrockneter und von Kohlendioxyd befreiten Sauerstoffes durch das Rohr leitet. Die das Rohr verlassenden Gase passieren ein mit wasserfreiem Calciumchlorid beschicktes, gewogenes Absorptionsgefäß, in welchem das gebildete Wasser zurückgehalten wird und treten dann in ein zweites, mit 50%iger Kalilauge beschicktes Absorptionsgefäß, in welchem das Kohlendioxyd zurückgehalten wird. Die Gewichtszunahme der Absorptionsgefäße ergibt die Menge des gebildeten Wassers bzw. Kohlendioxydes; daraus können die Gewichtsmengen Wasserstoff und Kohlenstoff berechnet werden, die in der zur Verbrennung angewendeten Substanzmenge enthalten sind. Zweckmäßig rechnet man das Resultat auf 100 g Substanz um und erhält so die Zusammensetzung in Prozent. Das geschilderte Verfahren wird in manchen Einzelheiten zuweilen variiert, besonders wenn nur sehr kleine Substanzmengen zur Verfügung stehen, doch bleibt das Prinzip dabei unverändert.

Die quantitative Bestimmung des *Stickstoffes* geschieht meist nach dem Verfahren von DUMAS. Die Substanz wird mit einer reichlichen Menge Kupferoxyd gemischt und in einem mit Kupferoxyd beschickten Rohr in einem schwachen Strom von Kohlendioxyd erhitzt. Die ganze Apparatur ist vorher durch längeres

Hindurchleiten von Kohlendioxyd von Luft vollständig befreit worden. Beim Erhitzen wird die Substanz durch das Kupferoxyd verbrannt; die das Rohr verlassenden Gase werden in eine graduierte, mit 50%iger Kalilauge gefüllte Bürette geleitet, in der das Kohlendioxyd absorbiert wird und der Stickstoff schließlich als Gasvolumen gemessen wird. Aus dem Volumen wird die Gewichtsmenge und daraus schließlich der Prozentgehalt an Stickstoff berechnet.

Bei nahrungsmittelchemischen und physiologischen Untersuchungen wird die Stickstoffbestimmung im allgemeinen nach dem Verfahren von KJELDAHL ausgeführt. Diese Methode ist jedoch nicht bei allen stickstoffhaltigen Verbindungen anwendbar; sie ist auf Eiweißstoffe und solche Substanzen beschränkt, in denen der Stickstoff in Form von Aminogruppen vorliegt. Zur Ausführung dieser Bestimmung erhitzt man eine genau gewogene Substanzmenge mit konzentrierter Schwefelsäure, der man etwas Quecksilber- oder Kupfersalz oder besser Selendioxyd zufügt, so lange, bis eine klare Lösung entstanden ist. Die Substanz wird dabei oxydiert und der Stickstoff als Ammoniak abgespalten, das als Ammoniumsulfat zurückgehalten wird. Nach beendeter Reaktion läßt man erkalten, verdünnt mit Wasser, macht mit Natronlauge stark alkalisch und destilliert das Ammoniak in eine abgemessene Menge eingestellter Säure, deren Überschuß man nach beendeter Destillation zurücktitriert.

Die *Halogene* werden nach CARIUS bestimmt; man verfährt dabei wie bei dem qualitativen Nachweis und bestimmt die Menge des Halogensilbers gravimetrisch. Auch für die Bestimmung von *Schwefel*, *Phosphor* und *Arsen* wird der qualitative Nachweis zu einer quantitativen Bestimmung erweitert.

Ableitung der Formel aus dem Ergebnis der Analyse. Als Beispiel mag eine Substanz dienen, bei der neben Kohlenstoff und Wasserstoff nur Stickstoff nachgewiesen werden konnte. Die Analyse für Kohlenstoff und Wasserstoff ergab für 0,1602 g Substanz 0,2388 g CO_2 und 0,1224 g H_2O; diese Mengen entsprechen 0,0651 g Kohlenstoff und 0,0137 g Wasserstoff. Die Substanz enthält also 40,7 % Kohlenstoff und 8,5 % Wasserstoff. Bei der Stickstoffbestimmung nach DUMAS gaben 0,2028 g Substanz 41,8 cm³ Stickstoff (gemessen bei 22° und 756 mm Luftdruck), entsprechend 38,5 cm³ von Normalbedingungen; dieses Volumen Stickstoff besitzt ein Gewicht von 0,0481 g. Die Substanz enthält also 23,7 % Stickstoff. Da die Summe der 3 Elemente 72,9 % ergibt und andere Elemente nicht nachgewiesen wurden, muß die Substanz noch Sauerstoff enthalten, und zwar 27,1 %.

Aus dem Prozentgehalt läßt sich durch Division der Prozentzahlen durch die Atomgewichte das Verhältnis der Atome im Molekül errechnen. Für das angeführte Beispiel ergibt sich dabei:

$$C_{\frac{40,7}{12}} H_{\frac{8,5}{1,008}} N_{\frac{23,7}{14,008}} O_{\frac{27,1}{16}} = C_{3,39} H_{8,43} N_{1,69} O_{1,69} .$$

Auf ganze Zahlen umgerechnet (Division durch 1,69) erhält man $C_{2,005}H_{4,99}N_1O_1$ oder rund C_2H_5NO. Ob die Verbindung nun durch diese einfache Formel schon richtig wiedergegeben wird, oder ob sie ein Vielfaches davon beträgt, läßt sich nur durch Molekulargewichtsbestimmung entscheiden. Für die untersuchte Substanz wurde die Größe 62 gefunden; da sich für die einfache Formel das Molekulargewicht 59 errechnet, womit der gefundene Wert innerhalb der Versuchsfehler gut übereinstimmt, ist C_2H_5NO und nicht ein Vielfaches davon die richtige Formel der Verbindung.

Obwohl die Formel nun bekannt ist, kann über die Natur der Verbindung noch nichts ausgesagt werden, da die Summenformel (auch Bruttoformel genannt) über die Anordnung der Atome im Molekül nichts angibt. Es muß daher die

Summenformel erst zur Konstitutionsformel aufgelöst werden. Hierbei beginnen meist erst die Schwierigkeiten; bei höhermolekularen Verbindungen ist theoretisch eine so große Zahl von Konstitutionsformeln möglich, daß die Ermittlung der Struktur nur durch mühevolles Herausschälen konstitutioneller Gruppen und sorgfältige Kombination der Ergebnisse möglich ist. Selbst eine so einfache wie die vorher abgeleitete Bruttoformel C_2H_5NO läßt sich zu den folgenden verschiedenen Konstitutionsformeln auflösen, und die Aufgabe der weiteren Untersuchung muß es sein, zwischen ihnen zu entscheiden, eine Aufgabe, die in diesem Falle allerdings nicht schwierig sein würde:

$$CH_3-C\underset{NH_2}{\overset{O}{<}}, \quad \underset{NH_2}{\overset{CH_2-C}{|}}\overset{O}{\underset{H}{<}}, \quad \underset{NH}{\overset{CH-CH_2OH}{\|}},$$

$$CH_3-CH_2-N=O, \quad CH_3-CH=N-OH$$

Verbindungen, die wie die eben angeführten gleiche Bruttoformel, aber verschiedene Konstitution besitzen, nennt man *isomer*. Bei der Aufstellung von Konstitutionsformeln muß man natürlich immer die Wertigkeit der Elemente berücksichtigen; Kohlenstoff ist mit verschwindenden Ausnahmen stets vierwertig.

Es ist leicht einzusehen, daß die Isomeriemöglichkeit sich mit dem Eintritt neuer Gruppen sehr stark erhöht. Dazu kommt noch, daß in gewissen Fällen bei gleicher Konstitution verschiedene *räumliche* Anordnungen der Gruppen möglich sind. Eine so bedingte neue Art der Isomerie ist die *Stereoisomerie*, auch optische Isomerie genannt, da sie sich auf optischem Wege an der Drehung der Schwingungsebene polarisierten Lichtes erkennen läßt.

Nach der Anordnung der Kohlenstoffatome zu offenen Ketten oder Ringen teilt man die organischen Verbindungen in *aliphatische* und *cyclische* Verbindungen ein; die cyclischen werden weiterhin noch in einige Untergruppen aufgeteilt. Diese Unterteilung ist nicht so sehr durch grundsätzliche chemische Unterschiede als vielmehr durch die didaktische Zweckmäßigkeit bestimmt, das umfangreiche Gebiet in Gruppen zu gliedern. Die weitere Unterteilung der Gruppen geschieht nach der chemischen Natur, die durch bestimmte Substituenten gekennzeichnet ist, in Kohlenwasserstoffe, Alkohole, Aldehyde, Ketone, Säuren usw.

A. Aliphatische Verbindungen.

1. Kohlenwasserstoffe.

Unter Kohlenwasserstoffen versteht man Verbindungen, die nur aus den Elementen Kohlenstoff und Wasserstoff aufgebaut sind. Die Zahl der bekannten Verbindungen dieser Gruppe ist außerordentlich groß, und die Zahl der theoretisch möglichen Verbindungen ist unbeschränkt, da bisher eine Grenze der Verknüpfbarkeit von Kohlenstoffatomen nicht beobachtet werden konnte. Nach dem Verhältnis, in dem die Elemente am Aufbau der Kohlenwasserstoffe beteiligt sind, teilt man sie in mehrere Gruppen ein; die wasserstoffreichsten, welche sich nicht weiter mit Wasserstoff zu vereinigen vermögen, nennt man *gesättigte* Kohlenwasserstoffe (auch *Grenzkohlenwasserstoffe* oder *Paraffine*); die übrigen, welche unter bestimmten Bedingungen noch weiter Wasserstoff aufnehmen können, nennt man ungesättigte Kohlenwasserstoffe und teilt sie nach dem Grad der ungesättigten Natur in Untergruppen ein. Da man von den Kohlenwasserstoffen wenigstens theoretisch alle anderen Verbindungen ableiten kann, bilden sie die Grundlage der systematischen Nomenklatur.

a) Gesättigte Kohlenwasserstoffe, Grenzkohlenwasserstoffe, Paraffine.

Die einfachste Verbindung dieser Gruppe enthält im Molekül nur 1 Kohlenstoffatom, das notwendigerweise mit 4 Wasserstoffatomen verbunden sein muß: CH_4, *Methan*. Die Bindung zwischen dem Kohlenstoffatom und den Wasserstoffatomen wird durch die Valenzelektronen der beiden Elemente in der Weise vermittelt, daß das Valenzelektron des Wasserstoffes

$$\cdot \overset{\displaystyle \cdot}{\underset{\displaystyle \cdot}{C}} \cdot + 4\,H \cdot \rightarrow H : \overset{\displaystyle \cdot \cdot}{\underset{\displaystyle \cdot \cdot}{C}} : H$$
$$\overset{H}{} \qquad \overset{}{\underset{H}{}}$$

mit einem Valenzelektron des Kohlenstoffes zu einem Paar zusammentritt (s. nebenstehende Formel); ein solches, eine Bindung vermittelndes Elektronenpaar nennen wir eine chemische Bindung und deuten sie gewöhnlich durch einen Strich an (s. nebenstehende Formel). Es ist gut, sich stets daran zu erinnern,

$$H-\overset{\displaystyle H}{\underset{\displaystyle H}{C}}-H$$

daß ein Strich ein Elektronenpaar bedeutet. Ist über die Art der Verknüpfung kein Zweifel möglich, so läßt man den Strich auch ganz fort und schreibt z. B. für Methan CH_4. Es ist aber dringend zu empfehlen, wenigstens zu Beginn des Studiums der organischen Verbindungen jede Bindung auszuschreiben und überhaupt möglichst viel Formeln abzuleiten und auszuschreiben. Im Methan sind alle 4 Wasserstoffatome gleichwertig, und jedes Paar Bindungselektronen gehört gleichzeitig dem Kohlenstoffatom und dem entsprechenden Wasserstoffatom an. Dieser Zustand ist nur in wenigen organischen Verbindungen vorhanden; meist ist das verbindende Elektronenpaar (der besser gesagt: seine Schwingungsebene) mehr zu einem der beiden Bindungspartner hin verschoben, so daß zwischen diesen ein mehr oder weniger ausgeprägter elektrischer Ladungsgegensatz besteht, der aber durch unsere gebräuchliche Formelsprache nicht zum Ausdruck gebracht werden kann. In verhältnismäßig wenigen Fällen findet auch eine Übertragung eines Valenzelektrons auf den anderen Bindungspartner statt, wobei Ionen entstehen. Die drei Möglichkeiten, zwischen denen es alle möglichen Übergangsgrade gibt, lassen sich durch die folgenden Bilder veranschaulichen:

$$\begin{array}{ccc} X:Y & X^-: \,^+Y & (X:)^- \,(Y)^+ \, . \\ \text{elektrisch neutral (unpolar)} & \text{polar} & \text{Ionen} \end{array}$$

Die Gleichartigkeit aller 4 Wasserstoffatome im Methan ergibt sich unter anderem aus der Tatsache, daß man bei Ersatz eines Wasserstoffatomes durch ein anderes Element oder eine Gruppe stets eine einheitliche und immer die gleiche Substanz erhält, auf welchem Umwege man sie auch darstellen mag; bei Ungleichartigkeit der Wasserstoffatome müßten Isomere existieren.

Mit der Gleichartigkeit der Wasserstoffatome ist aber der Aufbau des Methanmoleküls noch nicht eindeutig festgelegt, da über die Anordnung der Atome im *Raum* noch nichts ausgesagt ist. Es ist vor allem zu entscheiden, ob das Molekül eben gebaut ist, so daß alle 5 Atome in der gleichen Ebene liegen, oder ob sie in den Raum hinausragen. Bei ebener Anordnung müßten bei Ersatz von 2 Wasserstoffatomen durch andere Elemente oder Gruppen (X)

$$X-\overset{\displaystyle X}{\underset{\displaystyle H}{C}}-H \qquad H-\overset{\displaystyle X}{\underset{\displaystyle X}{C}}-H$$

zwei verschiedene Verbindungen möglich sein, wobei einmal die beiden verbleibenden Wasserstoffatome nebeneinander stehen, das andere Mal durch X getrennt sind (s. Formel). Eine solche Isomerie ist aber nie aufgefunden worden, man hat immer nur ein einziges Disubstitutionsprodukt erhalten können. Auch die später näher zu erörternden Erscheinungen der Stereoisomerie stehen mit einer ebenen Anordnung nicht im Einklang. Es ist erstmalig von VAN'T HOFF und LE BELL der Schluß gezogen worden, daß alle Elemente oder Gruppen, die mit einem Kohlenstoffatom verknüpft sind, räumlich angeordnet sein müssen. Die Gleichwertigkeit aller Wasserstoffatome im Methan verlangt zugleich, daß die räumliche Anordnung auch symmetrisch sein muß. Dies ist aber nur dann der Fall, wenn die 4 Wasserstoffatome die Ecken eines regulären Tetraeders einnehmen, in dessen Mittelpunkt das Kohlenstoffatom steht (s. Abb.). Es ist ohne weiteres einleuchtend, daß bei dieser Anordnung eine Isomeriemöglichkeit für Disubstitutionsprodukte nicht besteht.

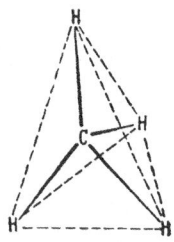

Stellen wir uns nun vor, man würde vom Methanmolekül 1 Wasserstoffatom ablösen, so würde man als Rumpf (Radikal) CH_3 erhalten (s. Formel). Der Rest CH_3 läßt sich praktisch nicht darstellen, da der Kohlenstoff in diesem Zustand nicht seine normale Vierwertigkeit ausübt; die Elektronengruppierung um das Kohlenstoffatom ist ungesättigt, da statt der bevorzugten Achterkonfiguration nur 7 Elektronen vorhanden sind. Man erhält daher auch bei allen Reaktionen, die eigentlich zu den freien CH_3-Resten führen sollten, nicht diese, sondern Moleküle, die durch Zusammentritt von je 2 solchen Radikalen entstanden sind; je zwei Reste stabilisieren sich dabei gegenseitig:

$$H : \overset{..}{\underset{..}{C}} \cdot + \cdot \overset{..}{\underset{..}{C}} : H \longrightarrow H : \overset{..}{\underset{..}{C}} : \overset{..}{\underset{..}{C}} : H \quad \text{oder} \quad H - \overset{|}{\underset{|}{C}} - \overset{|}{\underset{|}{C}} - H .$$

Dabei ist ein neuer Kohlenwasserstoff C_2H_6 entstanden: *Äthan*. Das Radikal CH_3, das natürlich elektrisch neutral ist, verhält sich wie Wasserstoffatome, die ja für sich auch nicht beständig sind und zu Wasserstoffmolekülen zusammentreten. Obwohl das CH_3 als Substanz nicht dargestellt werden kann, ist es ein wertvolles Hilfsmittel für theoretische Ableitungen. Wir nennen den CH_3-Rest *Methyl*; in ganz analoger Weise entsteht durch Abtrennung von 2 Wasserstoffatomen (gleichfalls nur hypothetisch) ein Rest CH_2 *Methylen* mit der Elektronenanordnung $H : \overset{..}{C} \cdot$ und durch Abtrennung von 3 Wasserstoffatomen ein Rest CH *Methin* mit der Elektronenanordnung $H : C \cdot$ Stellen wir uns zunächst rein theoretisch vor, daß man im Methan 1 Wasserstoffatom durch den Methylrest ersetzt, so kommt man zu dem bereits oben erwähnten *Äthan*. Ersetzen wir 2 Wasserstoffatome durch Methyl, so erhalten wir einen weiteren neuen Kohlenwasserstoff: C_3H_8, *Propan*.

Den gleichen Kohlenwasserstoff erhalten wir auch, wenn wir im Äthan 1 Wasserstoffatom durch Methyl ersetzen. Setzen wir dieses Verfahren ständig weiter fort, so kommen wir zu einer beliebig langen Reihe von Kohlenwasserstoffen, in welcher jedes Glied sich von den benachbarten um die Differenz CH_2 unterscheidet ($-H + CH_3$); solche Verbindungen nennt man *homolog*. Die homologe Reihe, welche vom Methan ausgeht, wird als *Methanreihe* bezeichnet; die Formeln der einzelnen Glieder sind: CH_4, C_2H_6, C_3H_8, C_4H_{10} usw. oder allgemein $CnH_{(2n+2)}$. Welches der Wasserstoffatome des Äthans durch Methyl ersetzt wird, ist gleich, da alle 6 untereinander gleichwertig sind. In dem daraus abgeleiteten Propan liegen die Verhältnisse jedoch bereits anders. Ein Blick auf die Formel lehrt, daß die 6 an den endständigen Kohlenstoffatomen haftenden Wasserstoffatome unter sich gleichwertig, aber verschieden von den am mittelständigen Kohlen-

stoffatom haftenden Wasserstoffatomen sind. Diese beiden sind allerdings wieder
unter sich gleichwertig. Wir können also vom Propan 2 verschiedene Kohlenwasserstoffe C_4H_{10} ableiten, je nachdem wir die Substitution an einem endständigen oder am mittelständigen Kohlenstoffatom vornehmen:

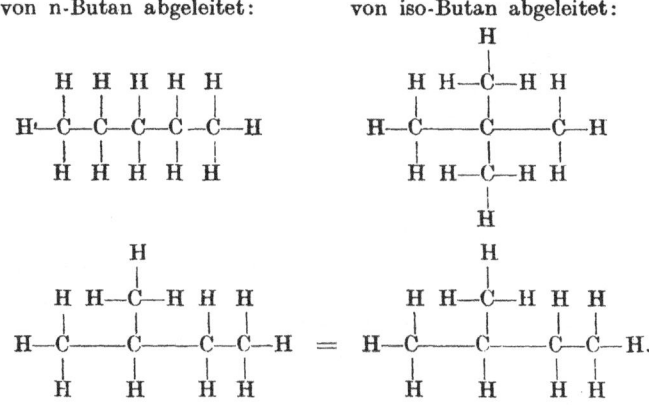

Von den beiden Isomeren besitzt das erste eine gerade, das zweite eine ver-
zweigte Kohlenstoffkette. Beide Kohlenwasserstoffe nennt man *Butan*; zur Unterscheidung bezeichnet man die Verbindung mit gerader Kette als normale Verbindung, also als normal Butan oder abgekürzt als n-Butan, die andere als iso-
Butan. Von dem nächst höheren Kohlenwasserstoff, C_5H_{12} (Pentan), gibt es
bereits 3 Isomere:

Bei den höheren Verbindungen steigt die Zahl der Isomeren ständig an; es gibt
5 Isomere der Formel C_6H_{14}, 9 Isomere der Formel C_7H_{16}, 18 der Formel C_8H_{18},
1855 der Formel $C_{14}H_{30}$ usw. Zur Benennung der Isomeren kann man natürlich
nicht für jedes einen eigenen Namen wählen; man bezeichnet sie nach einem
allgemeingültigen Prinzip, das man entsprechend auch für andere Verbindungen
anwendet. Die Namen der Verbindungen mit gerader Kette werden (mit Ausnahme der ersten vier) durch Anhängen der Endung *-an* (die für die gesättigten
Kohlenwasserstoffe reserviert ist) an die griechischen Zahlwörter für die Anzahl
der Kohlenstoffatome gebildet. Wir kommen so zu der Reihe:

CH_4	Methan	C_5H_{12}	Petan	C_9H_{20}	Nonan
C_2H_6	Äthan	C_6H_{14}	Hexan	$C_{10}H_{22}$	Decan
C_3H_8	Propan	C_7H_{16}	Heptan	$C_{11}H_{24}$	Undecan
C_4H_{10}	Butan	C_8H_{18}	Octan	$C_{12}H_{26}$	Dodecan usw.

Die Radikale, die sich von den Kohlenwasserstoffen durch Fortnahme eines
Wasserstoffatoms ableiten, benennt man nach den Kohlenwasserstoffen, indem
man deren Endung *-an* durch *-yl* ersetzt. Es ist also *Methyl* der von Methan
abgeleitete Rest CH_3, *Äthyl* der von Äthan abgeleitete Rest C_2H_5, *Butyl* der
Rest C_4H_9 usw. Man bezeichnet diese Gruppe von Radikalen auch mit dem allgemeinen Namen *Alkyl*. Die Kohlenwasserstoffe mit verzweigter Kette lassen
sich dann als Derivate des Methans oder eines normalen Kohlenwasserstoffes

bezeichnen. Von den beiden verzweigten Pentanen nennt man dann das eine entweder Tetramethyl-methan oder Dimethyl-propan, das andere entweder Dimethyl-äthyl-methan oder Methyl-butan. Um aber die Stellung der Substituenten genau anzugeben, numeriert man die Kohlenstoffatome der geraden Kette fortlaufend durch und sagt 2,2 — Dimethyl-propan und 2 — Methyl-butan. Auf diese Weise läßt sich auch für komplizierte Verbindungen stets eine eindeutige Bezeichnung leicht ableiten. Je nach der Bindungsweise unterscheidet man *primäre* Kohlenstoffatome, das sind solche, die nur mit *einem* anderen Kohlenstoffatom direkt verbunden sind, *sekundäre*, die mit *zwei* anderen Kohlenstoffatomen direkt verbunden sind, *tertiäre*, die mit *drei*, *quartäre*, die mit *vier* anderen Kohlenstoffatomen direkt verbunden sind.

Vorkommen gesättigter Kohlenwasserstoffe. Methan und einige seiner niederen Homologen bilden Bestandteile der Erdgase, die in Erdölgebieten, zuweilen aber auch an anderen Orten der Erde entströmen und wahrscheinlich dem Erdöl entstammen oder doch in ähnlicher Weise wie dieses entstanden sind. Die Gase werden als Brennstoff verwendet oder neuerdings zu höheren Homologen, also zu Benzin, polymerisiert. Methan findet sich auch eingeschlossen in Hohlräume der Kohlenflöze als *Grubengas* und bildet auch einen Bestandteil des Leuchtgases und der Sumpfgase. Eine ganze Reihe von höheren Methanhomologen findet sich im *Erdöl* und macht bei einigen Sorten deren Hauptbestandteil aus. *Erdwachs* (Ozokerit), das sich in Südrußland in großen Lagern findet und wohl in ähnlicher Weise wie das Erdöl, vielleicht auch aus diesem selbst entstanden ist, stellt eine Mischung fester Paraffinkohlenwasserstoffe dar. Gereinigtes und gebleichtes Erdwachs wird unter der Bezeichnung *Ceresin* für ähnliche Zwecke verwendet wie Paraffin.

Erdöl. Erdöl ist seit langer Zeit bekannt; in China wurde es bereits 200 Jahre vor unserer Zeitrechnung durch Destillation gereinigt und für Beleuchtungszwecke verwendet. Mit dem Versiegen der Quellen ging diese alte Erfindung verloren; etwa ein Jahrtausend später wurde das Verfahren in Südrußland neu erfunden und ging abermals verloren. Noch vor weniger als 100 Jahren wußte man mit dem Erdöl, das in Amerika in großen Mengen zur Verfügung stand, nichts anderes anzufangen, als es als wundertätiges Mittel gegen schwer heilbare Leiden anzupreisen. Erst mit der abermaligen Neuerfindung des Destillationsprozesses begann es seine Rolle als Beleuchtungsmittel zu spielen und wurde mit der Verbreitung des Explosionsmotors schließlich zu einem beherrschenden Machtmittel unserer Zivilisation, das für die Friedens- wie für die Kriegstechnik gleich unentbehrlich ist. Erdöllager sind bisher an vielen Stellen der Erde entdeckt worden, doch sind reiche Lagerstätten selten und auf wenige Gegenden beschränkt; ihr Vorkommen fällt in bestimmte geologische Formationen, die am Rande von Gebirgszügen und zu diesen parallel liegen. Man hat damit nicht nur eine Möglichkeit, die Epoche der Erdölentstehung abzuschätzen, sondern zugleich auch wichtige Anhaltspunkte für die Suche nach neuen Erdölvorkommen. Die zur Zeit wichtigsten Lagerstätten befinden sich in Amerika, Persien, Rußland, Rumänien Mesopotamien und Galizien. Über die Entstehung des Erdöles ist noch nichts Sicheres bekannt; sehr wahrscheinlich ist es animalischen Ursprunges. Man schließt das aus Funden tierischer Reste in den Erdölgebieten und besonders aus dem Vorkommen von Stickstoffverbindungen und optisch aktiven Substanzen im Erdöl selbst. Man muß wohl annehmen, daß Veränderungen der Erdoberfläche das Leben auf weite Strecken hin vernichtet haben, wobei in einzelnen Gebieten Tierkörper angeschwemmt und abgelagert wurden, die dann von neuen Schichten überdeckt und schließlich in einem langsamen Umwandlungsprozeß in jene komplizierten Gemische übergeführt wurden, die wir heute als Erdöl bezeichnen. Nach einer anderen Hypothese soll Erdöl durch Umsetzung von Metallcarbiden mit

Wasser entstanden, also anorganischen Ursprunges sein, doch hat diese Hypothese wenig Wahrscheinlichkeit für sich. Als ziemlich sicher muß gelten, daß die Erdöle der verschiedenen Lagerstätten nicht gleichzeitig und auch nicht unter gleichen Bedingungen entstanden sind, da sie in ihrer Zusammensetzung sehr starke Unterschiede aufweisen. Alle bestehen in der Hauptsache aus Kohlenwasserstoffen; während aber unter diesen im amerikanischen Erdöl Paraffinkohlenwasserstoffe vorherrschen, besteht das rumänische Erdöl überwiegend aus gesättigten cyclischen Kohlenwasserstoffen (sog. Naphthenen), und in anderen Arten kommen beide in wechselndem Verhältnis nebeneinander vor; auch ungesättigte und aromatische Kohlenwasserstoffe kommen in den meisten Erdölen vor; jedoch wieder in sehr verschiedenartigen Mengen. Alle Erdölarten enthalten Stickstoffverbindungen, in Form organischer Basen, und Sauerstoffverbindungen, meist als organische Säuren, seltener als Aldehyde oder Ketone. Auch organische Schwefelverbindungen sind immer in kleinen Mengen zugegen.

In manchen Lagerstätten steht das Erdöl unter so hohem Druck, daß es nach dem Anbohren aus dem Bohrloch herausquillt oder gar in starkem Strahl herausgeschleudert wird; meist sind eingeschlossene Erdgase die Ursache für den Druck. In den meisten Fällen muß das Öl jedoch heraufgepumpt werden. Die Ergiebigkeiten der einzelnen Quellen ist natürlich sehr verschieden; die reichste aller erbohrten Quellen, in Mexiko gelegen, hat einige 100 Millionen Tonnen geliefert; andere fließen von Anfang an spärlich und versiegen nach kurzer Zeit. Das rohe Erdöl wird zuweilen in den Produktionsgebieten weiterverarbeitet, meist wird es jedoch durch riesige Rohrleitungen (Pipelines) in Küstengebiete befördert und dort verarbeitet.

Das rohe Erdöl wird zunächst einem Reinigungsprozeß unterworfen, der eine grobe Trennung des Gemisches, verbunden mit gewissen Veränderungen der Bestandteile, bewirkt. Dazu wird das Rohprodukt durch Destillation zunächst in drei Fraktionen zerlegt; die bis 150° siedenden Anteile bilden die I. Fraktion, die später weiterhin auf Benzinsorten verarbeitet wird; die zwischen 150 und 270° siedenden Anteile, Fraktion II, bildet das Leuchtpetroleum, Fraktion III, zwischen 270 und 310° siedend, bildet die Paraffin- und Schmierölfraktion. Die Technik bedient sich bei dieser Vorreinigung verschiedener Verfahren, deren Natur von der Zusammensetzung des Erdöles und natürlich auch weitgehend davon abhängt, welche Produkte bevorzugt werden. Zur Begünstigung der Ausbeute an Fraktion III wird oft mit überhitztem Wasserdampf destilliert. Meist wird aber eine Erhöhung der Ausbeute an Fraktion I gewünscht, da Benzin zu den wertvollsten Erdölprodukten gehört. In diesem Falle destilliert man unter Druck aus überhitzten Retorten und bewirkt dadurch eine Spaltung hochmolekularer Kohlenwasserstoffe in kleine Bruchstücke, so daß dadurch die Ausbeute an niedrig siedenden Produkten auf Kosten der hochsiedenden erhöht wird; man nennt dieses Verfahren *Crackingprozeß*. Neuerdings wird dieses Verfahren mit einem Hydrierungsverfahren verknüpft, wobei unter milderen Bedingungen hohe Ausbeuten an gesättigten, niedrig siedenden Produkten erzielt werden.

Die Fraktion 1 wird zur Entfernung ungesättigter und basischer Anteile mit konzentrierter Schwefelsäure oder mit flüssigem Schwefeldioxyd behandelt, darauf mit Wasser und schließlich noch mit verdünnter Lauge gewaschen. Danach wird sie durch erneute Destillation in weitere Fraktionen zerlegt, wobei man Art und Zahl der Fraktionen natürlich nach dem Verwendungszweck bemißt. Gebräuchliche, handelsübliche Produkte sind:

Petroläther	Siedegrenze	40— 60°
Petroleumbenzin	„	50— 75°
Ligroin	„	75—120°
Putzöl	„	120—150°,

doch sind dafür auch andere Bezeichnungen üblich; eindeutig werden die Produkte nur nach den Siedegrenzen gekennzeichnet. Wegen der ungeheuren Bedeutung dieser Produkte für die moderne Technik und wegen ihrer Unentbehrlichkeit im Kriegsfalle sind von den verschiedensten Seiten, besonders in erdölarmen Ländern, seit vielen Jahren Versuche unternommen worden, Benzine aus Kohle und Wasserstoff künstlich herzustellen. Man kann dazu Kohlenstaub in Schweröl suspendiert an Kontaktstoffen direkt hydrieren (Verfahren von BERGIUS), oder man verbrennt Kohle zu Kohlenoxyd und hydriert dieses (Verfahren von FISCHER). Die Verfahren gestatten bei geeigneter Wahl der Kontaktstoffe auch die Herstellung von hochwertigen Schmierölen.

Fraktion II wird zuerst ebenso wie Fraktion I durch Waschen mit Säure, Wasser und Alkali von ungesättigten, basischen und sauren Bestandteilen befreit und danach erneut destilliert. Das Produkt stellt das Petroleum des Handels dar; es soll unterhalb von 21° keine entflammbaren Dämpfe abgeben.

Fraktion III wird durch Destillation weiter getrennt. Die flüssigen Anteile werden als Schmieröle. verwendet, die vor Fetten und Ölen den Vorzug haben, nicht zu Säuren verseifbar zu sein und daher Metalle nicht angreifen. Maschinenöl ist gelb bis dunkelbraun gefärbt, mehr oder weniger viscos (die Handelssorten werden nach Farbe und Viscosität unterschieden) und stark fluorescierend. Ein farbloses, nicht fluorescierendes Produkt wird unter der Bezeichnung *flüssiges Paraffin* medizinisch verwendet.

Neben den flüssigen Anteilen wird ein gelbes, salbenförmiges, viscoses Produkt erhalten, das unter der Bezeichnung *Vaselin* für Salben, Pasten und Pomaden verwendet wird. Durch einen Bleichprozeß gewinnt man daraus weißes Vaselin. Geschmolzenes Vaselin besitzt stark bläuliche Fluorescenz.

Aus den flüssigen Anteilen der Destillation gewinnt man durch Auskrystallisieren das feste *Paraffin*. Es stellt eine feste weiße Masse dar, deren Schmelzpunkt von der Zusammensetzung des Gemisches abhängt; das Weichparaffin des Handels schmilzt zwischen 45 und 50°, Hartparaffin bei 60°. Paraffin wird auch bei der trockenen Destillation von Braunkohlen erhalten.

Darstellung gesättigter Kohlenwasserstoffe. Die Reindarstellung bestimmter Kohlenwasserstoffe aus den natürlich vorkommenden Gemischen ist nur in Ausnahmefällen praktisch ausführbar, im allgemeinen ist man auf künstliche Darstellung angewiesen.

1. Wir sahen, daß man die gesättigten Kohlenwasserstoffe vom Methan oder seinen Homologen in der Weise ableitet, daß man Wasserstoffatome durch Alkylgruppen ersetzt; dieser theoretischen Ableitung entspricht auch ein praktisches Verfahren. Läßt man auf Alkylhalogenide, die aus den entsprechenden Alkoholen leicht zugänglich sind, metallisches Natrium einwirken (oft gelingt die Reaktion auch mit Silber, Zink oder Kupfer), so erhält man neben Halogennatrium Kohlenwasserstoffe, die durch Zusammentritt zweier Alkylreste entstanden sind. Man kann sich den Vorgang so vorstellen, daß das Metall den Alkylhalogeniden Halogen entzieht, wobei je zwei der entstehenden Radikale zusammentreten und sich so gegenseitig stabilisieren; daß der Vorgang wahrscheinlich über kompliziertere Zwischenprodukte verläuft, kann in diesem Zusammenhang unberücksichtigt bleiben. Die Methode führt nach ihrem Entdecker die Bezeichnung WURTZsche Kohlenwasserstoffsynthese. Läßt man z. B. auf Äthyljodid Natrium einwirken, so erhält man *Butan*:

$$C_2H_5J + 2 Na + C_2H_5J \rightarrow C_2H_5 - C_2H_5 + 2 NaJ.$$

Schreiben wir statt Äthyl ein beliebiges Radikal R, so erhalten wir die allgemeine Formulierung des Vorganges:

$$2 R - J + 2 Na \rightarrow R - R + 2 NaJ.$$

In diesem einfachsten Falle erhält man stets Kohlenwasserstoffe, die aus zwei gleichen Hälften zusammengesetzt sind. Läßt man jedoch Natrium auf ein Gemisch von zwei verschiedenen Halogenalkylen einwirken, so kann man auch zwei verschiedene Reste miteinander verknüpfen, z. B.

$$C_2H_5J + 2\,Na + CH_3J \rightarrow C_2H_5 - CH_3 + 2\,NaJ;$$

allerdings wird man in diesem Falle neben Propan auch Butan und Äthan erhalten, da ja auch 2 Äthyl- oder 2 Methylreste zusammentreten können. Die Reaktion ist also allgemein folgendermaßen zu formulieren:

$$R^1 - J + R^2 - J + 2\,Na \rightarrow 2\,NaJ + \begin{cases} R^1 - R^1 \\ R^1 - R^2 \\ R^2 - R^2 \end{cases}$$

Man wird also in solchen Fällen stets ein Gemisch erhalten, das durch Destillation getrennt werden muß.

2. Jodalkyle tauschen beim Erhitzen mit Jodwasserstoff ihr Jodatom gegen Wasserstoff aus und geben somit den ihnen zugrunde liegenden gesättigten Kohlenwasserstoff neben freiem Jod, z. B.

$$\underset{\text{Propyljodid}}{C_3H_7J} + HJ \rightarrow \underset{\text{Propan}}{C_3H_8} + J_2$$

oder allgemein:

$$R - J + HJ \rightarrow R - H + J_2.$$

Da Alkyljodide aus Alkoholen durch Erhitzen mit Jodwasserstoff entstehen, kann man auch aus diesen direkt durch anhaltendes Erhitzen mit Jodwasserstoff die ihnen zugrunde liegenden Kohlenwasserstoffe darstellen und somit Alkohole direkt zu Kohlenwasserstoffen reduzieren:

$$R - OH + 2\,HJ \rightarrow R - H + H_2O + J_2;$$

praktisch setzt man dabei roten Phosphor zu, der aus dem gebildeten Jod und Wasser neuen Jodwasserstoff erzeugt. Der als Reduktionsmittel dienende Jodwasserstoff kann meist auch durch nascierenden Wasserstoff ersetzt werden, wobei neben Kohlenwasserstoff Jodwasserstoff entsteht:

$$R - J + H_2 \rightarrow R - H + HJ.$$

3. Ähnlich wie Alkohole lassen sich auch gesättigte Säuren durch Jodwasserstoff reduzieren, wobei man zweckmäßig gleichfalls roten Phosphor zusetzt:

$$R - COOH + 6\,HJ \rightarrow R - CH_3 + 2\,H_2O + 3\,J_2.$$

Es wird also die Carboxylgruppe zur Methylgruppe reduziert, und man erhält einen gesättigten Kohlenwasserstoff mit der gleichen Anzahl Kohlenstoffatome wie die Säure.

4. Carbonsäuren geben beim Erhitzen mit einem Überschuß von Calcium-, Barium- und einigen anderen Hydroxyden gesättigte Kohlenwasserstoffe, die ein Kohlenstoffatom weniger enthalten als die angewendete Säure:

$$(R - COO)_2Ca + Ca(OH)_2 \rightarrow 2\,R - H + 2\,CaCO_3.$$

5. Bei der Elektrolyse konzentrierter Lösungen von Salzen gesättigter Carbonsäuren werden Kohlenwasserstoffe gebildet, die doppelt soviel Kohlenstoffatome enthalten wie der Alkylrest der Säure:

$$2\,R - COO' \rightarrow R - R + 2\,CO_2.$$

6. Ungesättigte Kohlenwasserstoffe nehmen bei Gegenwart von fein verteiltem Platin, Palladium oder Nickel Wasserstoff auf und gehen dabei in gesättigte Kohlenwasserstoffe über.

Eigenschaften gesättigter Kohlenwasserstoffe. Die ersten 4 Glieder der Methanreihe sind bei gewöhnlicher Temperatur Gase, die in reinem Zustand geruchlos sind; die folgenden 12 Glieder sind bei gewöhnlicher Temperatur flüssig und besitzen Benzingeruch. Die höheren Glieder der normalen Reihe (also die Verbindungen mit unverzweigter Kette) sind fest und geruchlos, während einige der Verbindungen mit verzweigter Kette flüssig sind. Siedepunkte und Schmelzpunkte steigen in der normalen Reihe ständig an, wobei die Differenzen mit zunehmender Molekülgröße kleiner werden.

	Siedepunkt Grad	Schmelzpunkt Grad		Siedepunkt Grad	Schmelzpunkt Grad
CH_4	Gas	Gas	$n\text{-}C_{15}H_{32}$	270	10
C_2H_6	,,	,,	$n\text{-}C_{16}H_{34}$	287	18
C_3H_8	,,	,,	$n\text{-}C_{17}H_{36}$	303	22,5
$n\text{-}C_4H_{10}$	,,	,,	$n\text{-}C_{18}H_{38}$	317	28
$n\text{-}C_5H_{12}$	36	flüssig	$n\text{-}C_{19}H_{40}$	330	32
$n\text{-}C_6H_{14}$	69	,,	$n\text{-}C_{20}H_{42}$		37
$n\text{-}C_7H_{16}$	98	,,	$n\text{-}C_{25}H_{52}$		54
$n\text{-}C_8H_{18}$	125	,,	$n\text{-}C_{30}H_{62}$		66
$n\text{-}C_9H_{20}$	149	,,	$n\text{-}C_{31}H_{64}$		68
$n\text{-}C_{10}H_{22}$	173	,,	$n\text{-}C_{32}H_{66}$		70

Die Verbindungen mit verzweigter Kette sieden tiefer als die entsprechenden Verbindungen mit normaler Kette, und zwar um so tiefer, je stärker die Kette verzweigt ist.

Das spezifische Gewicht steigt in der Reihe langsam an, jedoch sind auch die höchsten Glieder leichter als Wasser. Alle Kohlenwasserstoffe sind in Wasser unlöslich; sie lösen sich in Benzol, Chloroform, Äther und anderen organischen Lösungsmitteln.

In chemischer Hinsicht sind die gesättigten Kohlenwasserstoffe nicht ausgesprochen indifferent, aber auch nicht durch besonders charakteristische und glatt ablaufende Reaktionen ausgezeichnet. Bei der Einwirkung von Chlor oder Brom werden Wasserstoffatome durch Halogen ersetzt (substituiert), wobei halogenierte Kohlenwasserstoffe und Halogenwasserstoff entstehen:

$$CH_4 + Cl_2 \rightarrow CH_3Cl + HCl,$$
$$CH_4 + 2\,Cl_2 \rightarrow CH_2Cl_2 + 2\,HCl \text{ usw.}$$

Die Reaktion verläuft im Licht viel lebhafter als im Dunkeln. Eine besondere praktische Bedeutung hat der Vorgang aber nicht, da stets verschiedene Substitutionsprodukte nebeneinander entstehen, so daß man zur Herstellung der Halogenverbindungen andere Verfahren wählt.

Schwefelsäure greift Paraffinkohlenwasserstoffe nicht an; rauchende Schwefelsäure setzt sich mit den höheren Homologen ziemlich schnell um, wobei Substitutionsprodukte entstehen, in denen Wasserstoffatome durch SO_3H ersetzt sind. Man kann diese Substanzen auch als Derivate der Schwefelsäure ansehen, in der eine Hydroxylgruppe durch Alkyl ersetzt wird. Man nennt die so entstehenden Verbindungen *Alkylsulfonsäuren*:

$$R - H + H_2SO_4 \rightarrow R - SO_3H + H_2O.$$

Salpetersäure greift die Paraffinkohlenwasserstoffe je nach deren Konstitution und je nach der Stärke der Säure mehr oder weniger stark an, wobei entweder Carbonsäuren oder Substitutionsprodukte entstehen, in denen Wasserstoffatome durch die Gruppe $-NO_2$ ersetzt sind; Substanzen, die die Gruppe $-NO_2$ an Kohlenstoff gebunden enthalten, nennt man *Nitroverbindungen*.

Permanganatlösung greift gesättigte Kohlenwasserstoffe im Gegensatz zu ungesättigten bei gewöhnlicher Temperatur nicht an; bei höherer Temperatur werden gesättigte Kohlenwasserstoffe jedoch durch Oxydationsmittel schnell angegriffen. Bereits durch Luftsauerstoff werden sie bei höherer Temperatur zu Carbonsäuren oxydiert; dieser Vorgang ist im Hinblick auf die künstliche Gewinnung von Fetten aus Paraffinen von Bedeutung.

Methan findet sich im Erdgas, im Grubengas und bildet einen Bestandteil des Leuchtgases. Es entsteht bei der Einwirkung gewisser Bakterien auf Cellulose und findet sich daher auch in den Darm- und Sumpfgasen. Bei hoher Temperatur bildet es sich in kleinen Mengen auch durch direkte Vereinigung der Elemente. Für die praktische Darstellung geht man zweckmäßig von Aluminiumcarbid aus, das sich mit Wasser zu reinem Methan zersetzt:

$$Al_4C_3 + 12\,H_2O \rightarrow 3\,CH_4 + 4\,Al(OH)_3\,.$$

Methan ist auch durch katalytische Hydrierung von Kohlenoxyd gut zugänglich:

$$CO + 3\,H_2 \rightarrow CH_4 + H_2O\,.$$

In analoger Weise wird Kohlenoxyd auch durch gewisse Mikroorganismen in Methan umgewandelt; darauf beruht ein Verfahren zur Entgiftung von Leuchtgas.

Gemische von Methan oder anderen flüchtigen Kohlenwasserstoffen mit Sauerstoff oder Luft sind hoch explosiv; in Kohlengruben ist Methan die Ursache der schlagenden Wetter.

Die Methanhomologen sind nach den allgemeinen Darstellungsmethoden zugänglich.

Pentan stellt eine Erdölfraktion des Handels dar, die aus nahezu reinem n-Pentan besteht. Es hat etwa den gleichen Siedepunkt wie Äther und wird als indifferentes Lösungsmittel verwendet. Es hat den Vorzug, daß es beim Ausschütteln organischer Verbindungen aus wäßriger Lösung kein Wasser aufnimmt und auch in Wasser praktisch unlöslich ist; allerdings ist sein Lösungsvermögen für die meisten Stoffe geringer als das des Äthers. Reines Pentan soll beim Verdunsten keinen Rückstand hinterlassen.

Benzin wird für technische Zwecke hauptsächlich als Treibstoff verwendet; die Qualitäten unterscheidet man nach den Siedegrenzen. Für pharmazeutische Zwecke werden 2 Sorten benutzt: *Petroläther, Äther petrolei*, das zwischen 40 und 60° ohne Rückstand überdestillieren soll, und *Petroleumbenzin, Benzinum petrolei*, das zwischen 50 und 75° zu mindestens 90 % übergehen soll. Beide Sorten werden als Lösungsmittel verwendet. Zum Nachweis von Benzol im Benzin wird eine Probe mit Nitriersäure (konz. Schwefelsäure und konz. Salpetersäure) geschüttelt. Nach dem Verdünnen mit Wasser tritt bei Gegenwart von Benzol deutlicher Nitrobenzolgeruch auf.

Unter der Bezeichnung flüssiges *Paraffin, Paraffinum liquidum*, werden pharmazeutisch über 360° siedende, besonders sorgfältig gereinigte Erdölanteile bezeichnet, die kein Fluorescenz zeigen und bei Zimmertemperatur keine festen Bestandteile ausscheiden dürfen. Es wird als mechanisch wirkendes Abführmittel und zur Herstellung von Salben und Hautcremes verwendet. Mindere, fluorescierende und gelbe Sorten von niedrigerem Siedepunkt werden als *Vaselinöl* bezeichnet.

Vaselin wird aus den Rückständen der Erdölfabrikation gewonnen. Es stellt eine zähe viskose salbenartige Substanz dar, die bei Körpertemperatur zu einer stark fluorescierenden, öligen Flüssigkeit schmilzt. Durch Bleichung erhält man aus dem gewöhnlichen gelben Vaselin das weiße Vaselin von sonst gleichen Eigenschaften. Vaselin ist die wichtigste Salbengrundlage und hat vor Fetten den Vorteil, nicht ranzig zu werden. Die für Vaselin und Paraffin oft angewendete

Bezeichung „Mineralfett" ist ganz unzutreffend, da es sich um Kohlenwasserstoffe handelt, die unverseifbar und körperfremd sind.

Unter der Bezeichnung *Paraffin, Paraffinum solidum, Ceresin,* werden feste Bestandteile der verschiedenen Erdölfraktionen und ähnliche Bestandteile des Braunkohlenteers verstanden. Sie stellen Gemische höherer Paraffinkohlenwasserstoffe dar und besitzen je nach ihrer Zusammensetzung Schmelzpunkte zwischen 45 und 70°. Man verwendet sie für Salben und Crems, zur Herstellung von Kerzen und als Ersatz für Wachs in den verschiedenartigsten technischen Produkten.

b) Ungesättigte Kohlenwasserstoffe.

α) Olefine.

Als ungesättigte Kohlenwasserstoffe bezeichnet man diejenigen, die unter geeigneten Bedingungen noch weiter Wasserstoff zu addieren vermögen. Unter den aliphatischen Kohlenwasserstoffen sind es diejenigen, die im Molekül weniger Wasserstoffatome enthalten, als der allgemeinen Formel C_nH_{2n+2} entspricht. Stellen wir uns vor, daß zwei *Methylen*reste sich in analoger Weise zu einem Molekül vereinigen, wie zwei Methylreste zu Äthan zusammentreten, so erhalten wir den einfachsten ungesättigten Kohlenwasserstoff, das *Äthylen;*

$$\overset{\displaystyle H}{\underset{\displaystyle \cdot}{H:\overset{\cdots}{C}\cdot}} + \cdot\overset{\cdots}{C}:H \longrightarrow H:\overset{\cdots}{C}::\overset{\cdots}{C}:H \quad \text{oder} \quad H-\overset{\displaystyle H}{\underset{\displaystyle |}{C}}=\overset{\displaystyle H}{\underset{\displaystyle |}{C}}-H.$$

Die Äthylenhomologen bezeichnet man auch als *Olefine* (Ölbildner), weil sie mit Chlor und Brom flüssige, mit Wasser nicht mischbare Additionsprodukte geben. Die für das Äthylen charakteristische Art der Bindung der beiden Kohlenstoffatome bezeichnet man allgemein als Äthylenbindung oder als *Doppelbindung.* Die angegebene Formulierung des Äthylens berücksichtigt die Vierwertigkeit des Kohlenstoffes und entspricht der Oktett-Theorie, welche verlangt, daß nach Möglichkeit jedes Atom von 8 Bindungselektronen umkreist wird. Hier gehören die 4 Elektronen, die die Bindung zwischen den beiden Kohlenstoffatomen darstellen, beiden Kohlenstoffatomen gleichzeitig an, so daß jedes ein volles Oktett besitzt.

Die Äthylenbindung besitzt bestimmte charakteristische Eigenschaften, die auch bei allen anderen Substanzen mit Doppelbindung prinzipiell, wenn auch mit graduellen Unterschieden vorhanden sind. Man könnte geneigt sein, aus der Verknüpfung der beiden Kohlenstoffatome durch *4* Bindungselektronen den Schluß zu ziehen, daß die Doppelbindung fester und stabiler sein müsse, als eine einfache Bindung; das ist aber nicht der Fall, sondern die Doppelbindung zeichnet sich im Gegenteil durch geringere Stabilität und besondere Reaktionsfähigkeit aus. Berücksichtigt man, daß zur Bindung der beiden Kohlenstoffatome 2 Elektronen ausreichen, so ist das zweite Elektronenpaar eigentlich überzählig und kann sich daher noch weiter betätigen, etwa dadurch, daß es mit anderen Atomen oder Radikalen neue Bindungen herstellt; es können sich daher, wie man sagt, an die doppelt gebundenen Kohlenstoffatome noch andere Atome oder Radikale addieren. Das Additionsvermögen der Doppelbindung macht den wichtigsten Unterschied zwischen doppelten und einfachen Bindungen aus und begründet wichtige präparative und analytische Verfahren. Auch im Organismus werden ungesättigte Verbindungen meist viel leichter umgeformt oder abgebaut, als gesättigte Verbindungen. Besonders leicht lassen sich Chlor und Brom addieren. Verfolgen wir zum besseren Verständnis diesen Vorgang als charakteristische Additionsreaktion näher. Man nimmt jetzt allgemein an, daß das vorher als

„überzählig" bezeichnete Elektronenpaar der Doppelbindung tatsächlich nicht *ständig* beiden Kohlenstoffatomen gleichzeitig angehört, sondern daß es ungeheuer schnell zwischen den beiden Kohlenstoffatomen hin und her schwingt:

$$
\overset{\text{H H}}{R^1 : \overset{..}{C} : \overset{..}{C} : R^2} \longleftrightarrow \overset{\text{H H}}{R^1 : \overset{..}{C} : \overset{..}{C} : R^2},
$$

so daß es immer für unendlich kurze Zeit dem einen oder dem anderen Kohlenstoffatom angehört; man bezeichnet die beiden Grenzzustände, die natürlich aber nicht als verschiedene Substanzen faßbar sind, als *elektromer*. Die übliche vereinfachte Formulierung:

$$
\overset{\text{H H}}{R^1 : \overset{..}{C} :: \overset{..}{C} : R^2}
$$

entspricht dann nur einer statistischen Mittellage, oder einem immer wiederkehrenden mittleren Durchgangszustand. In jedem der *Grenzzustände* ist das höchste Additionsvermögen vorhanden; ein Chlormolekül addiert sich an die Elektronenlücke des „ungesättigten" Kohlenstoffatoms, und die Additionsverbindung stabilisiert sich, indem ein Chloratom als positives Ion $[: \overset{..}{Cl} :]$ an das zweite Kohlenstoffatom übertritt:

$$
\overset{\text{H H}}{R^1 : \overset{..}{C} : \overset{..}{C} : R^2} + : \overset{..}{\underset{..}{Cl}} : \overset{..}{\underset{..}{Cl}} : \; \rightleftarrows \; \overset{\text{H H}}{R^1 : \overset{..}{C} : \overset{..}{C} : R^2} \; \rightarrow \; \overset{\text{H \quad H}}{R^1 : \overset{..}{C} \; : \; \overset{..}{C} : R^2.}
$$

Es ist gut, sich den ganzen Vorgang einmal zu vergegenwärtigen, da er sich auch bei anderen Additionsreaktionen wiederholt.

Die Doppelbindung kann Anlaß zu einer besonderen Art der Isomerie geben, die dadurch bedingt ist, daß die beiden doppelt gebundenen Kohlenstoffatome nicht mehr frei drehbar sind; es müssen daher bei verschiedenen Substituenten 2 Isomere möglich sein (s. Formel), die sich dadurch unterscheiden, daß in dem einen Falle eine Gruppe R^1 wieder einer Gruppe R^1 und die Gruppe R^2 wieder einer Gruppe R^2 gegenübersteht, während in dem anderen Falle eine Gruppe R^1 jeweils einer Gruppe R^2 gegenübersteht. Man bezeichnet den ersten Fall als *Cis-*, den zweiten als *Trans*-Stellung und daher diese Art der Isomerie als *Cis-Trans-Isomerie* oder auch als *Diastereomerie*. Die beiden Isomeren haben verschiedene physikalische und chemische Eigenschaften. Addiert man an die Doppelbindung diastereomerer Verbindungen zwei beliebige Atome oder Radikale, so wird die Doppelbindung aufgelöst und somit die freie Drehbarkeit wieder hergestellt, wodurch die Isomerie verschwindet.

Die Homologen des Äthylens kann man sich wieder durch Ersatz von Wasserstoffatomen durch Alkylgruppen entstanden denken.

Benennung der Olefine. Ungesättigte Verbindungen werden durch die Endung *-en* gekennzeichnet. Die internationale Beziehung wird so gebildet, daß man an den Stamm des zugrunde liegenden gesättigten Kohlenwasserstoffes die Endung *-en* anbringt. Es ist also $CH_2 = CH_2$ *Äthen*, $CH_3 — CH = CH_2$ *Propen*, die von Butan abzuleitenden ungesättigten Kohlenwasserstoffe heißen *Butene* usw. Die allgemeine Bezeichnung für ein ungesättigtes Radikal ist demnach *Alken* (abgeleitet von Alkyl). Daneben ist noch eine andere Bezeichnung gebräuchlich, die zur Kennzeichnung die Endung *-ylen* benutzt; demnach ist *Äthen* gleichbedeutend mit *Äthylen*, *Propen* mit *Propylen*, *Buten* mit *Butylen* und *Alken* mit *Alkylen*. Die einfachen ungesättigten Radikale haben daneben noch andere allgemein gebräuchliche Bezeichnungen: — $CH = CH_2$ heißt *Vinyl*, $- CH_2 - CH = CH_2$ *Allyl*.

Die Lage der Doppelbindung kann natürlich zu neuer Isomerie führen; so leiten sich vom n-Butan zwei n-Butene ab: $CH_2 = CH - CH_2 - CH_3$ und $CH_3 - CH = CH - CH_3$. Man gibt in der Bezeichnung die Lage der Doppelbindung in der Weise an, daß man die Nummer desjenigen Kohlenstoffatoms, von dem die Doppelbindung ausgeht, hinter den Namen in Klammern setzt; es ist also das erste der beiden Butene als n-Buten-(1), das zweite als n-Buten-(2) zu bezeichnen. Bei verzweigter Kette gelten die gleichen Grundsätze wie bei den Paraffinen.

Darstellung von Olefinen. Die Methoden zur Darstellung von Olefinen beruhen meist auf der Abspaltung von zwei Substituenten an zwei benachbarten Kohlenstoffatomen:

$$\underset{X \quad Y}{\overset{|}{\underset{|}{\rangle C - C \langle}}} \rightarrow \rangle C = C \langle + X Y.$$

1. Aus Alkoholen durch Wasserabspaltung:

$$\underset{H \quad OH}{\overset{|}{\underset{|}{\rangle C - C \langle}}} \rightarrow \rangle C = C \langle + H_2O.$$

Die Reaktion tritt mit sauren Agenzien (Schwefelsäure, Bisulfaten, Zinkchlorid usw.) bei höherer Temperatur ein; sie verläuft leichter, wenn die Hydroxylgruppe an einem sekundären oder gar tertiären Kohlenstoffatom gebunden ist.

2. Aus Halogenalkylen durch Abspaltung von Halogenwasserstoff:

$$\underset{Br \quad H}{\overset{|}{\underset{|}{\rangle C - C \langle}}} \rightarrow \rangle C = C \langle + HBr.$$

Die Reaktion wird durch Kochen mit einer alkoholischen Lösung von Alkalihydroxyden herbeigeführt; sie verläuft bei sekundär gebundenen Halogem leichter als bei primär gebundenem, noch leichter, wenn das Halogen an einem tertiären Kohlenstoffatom steht.

3. Aus Dihalogenverbindungen, welche die Halogenatome an benachbarten Kohlenstoffatomen tragen, durch Abspaltung von Halogen:

$$\underset{Br \quad Br}{\overset{|}{\underset{|}{\rangle C - C \langle}}} \rightarrow \rangle C = C \langle + Br_2.$$

Die Abspaltung wird durch Kupfer, Zink oder andere Metalle bewirkt.

Eigenschaften der Olefine. Die ersten Glieder der Reihe sind Gase, die höheren leichtbewegliche, in Wasser unlösliche Flüssigkeiten, die höchsten Homologen sind fest; die gasförmigen und die leichtflüchtigen flüssigen Olefine geben mit Sauerstoff oder Luft hochexplosive Gemische. Chemisch unterscheiden sie sich von den Paraffinen durch das Additionsvermögen der Doppelbindung.

1. Chlor und Brom werden, wie bereits ausgeführt wurde, leicht addiert:

$$\rangle C = C \langle + Br_2 \rightarrow \underset{Br \quad Br}{\overset{|}{\underset{|}{\rangle C - C \langle}}}$$

Die Reaktion dient zur Darstellung von Dihalogenverbindungen und zur quantitativen Bestimmung ungesättigter Verbindungen. Man setzt diese dazu im

Dunkeln der Einwirkung einer bekannten Menge von Brom (gelöst in Tetrachlorkohlenstoff) aus und titriert nach einiger Zeit den Bromüberschuß zurück.
Darauf beruht z. B. die Bestimmung der ungesättigten Natur von Fetten und
Ölen. Es muß dabei allerdings berücksichtigt werden, daß unter Umständen auch
Substitution eintreten kann. Bei dieser Nebenreaktion wird allerdings Bromwasserstoff frei, dessen Bestimmung den Anteil der Nebenreaktion zu ermitteln
gestattet.

2. Halogenwasserstoffsäuren, besonders Jodwasserstoff und Bromwasserstoff
werden unter Bildung von Halogenalkylen addiert:

$$>\!C\!=\!C\!< \ + \ HJ \rightarrow \ >\!\underset{H}{C}\!-\!\underset{J}{C}\!< .$$

Der Wasserstoff tritt dabei meist an dasjenige Kohlenstoffatom, welches bereits
die größte Zahl von Wasserstoffatomen trägt; aus Propylen und Jodwasserstoff
bildet sich also iso-Propyljodid, nicht n-Propyljodid.

3. Vielfach lassen sich auch andere Säuren an die Doppelbindung addieren,
z. B. Schwefelsäure:

$$>\!C\!=\!C\!< \ + \ H_2SO_4 \rightarrow \ >\!\underset{H}{C}\!-\!\underset{OSO_3H}{C}\!< .$$

Die entstehenden *Alkylschwefelsäuren* werden aber durch Wasser zerlegt:

$$>\!\underset{H}{C}\!-\!\underset{OSO_3H}{C}\!< \ + \ H_2O \rightarrow \ >\!\underset{H}{C}\!-\!\underset{OH}{C}\!< \ + \ H_2SO_4,$$

so daß man auf diesem Wege aus Olefinen Alkohole darstellen kann. Statt
Schwefelsäure kann man auch andere Säuren, vielfach auch saure Salze (wie
Zinkchlorid) verwenden.

4. Manche Säuren addieren sich an Olefine so, daß an das eine Kohlenstoffatom eine Hydroxylgruppe, an das andere der hinterbleibende Säurerest tritt,
z. B.:

$$>\!C\!=\!C\!< \ + \ HOCl \rightarrow \ >\!\underset{OH}{C}\!-\!\underset{Cl}{C}\!< \ \text{Chlorhydrin}$$

$$>\!C\!=\!C\!< \ + \ HNO_3 \rightarrow \ >\!\underset{OH}{C}\!-\!\underset{NO_2}{C}\!< \ \text{Nitro-Alkohol}$$

$$>\!C\!=\!C\!< \ + \ H_2SO_4 \rightarrow \ >\!\underset{OH}{C}\!-\!\underset{SO_3H}{C}\!< \ \text{Oxysulfonsäure.}$$
als rauchende
Schwefelsäure

Meist reagieren dabei die primär entstehenden Produkte mit einem Überschuß
der angewendeten Säure unter Bildung von Estern weiter.

5. Nascierender oder katalytisch erregter Wasserstoff führt Olefine in Paraffine über:

$$>\!C\!=\!C\!< \ + \ H_2 \rightarrow \ >\!\underset{H}{C}\!-\!\underset{H}{C}\!< .$$

Als Katalysatoren eignen sich besonders Platin, Palladium und Nickel. Auf
diesem Vorgang beruht z. B. die Überführung von flüssigen in feste Fette (Fetthärtung).

6. Oxydationsmittel greifen die Doppelbindung leicht an; bei heftiger Einwirkung wird das Molekül dabei an der Stelle der Doppelbindung gespalten, milde Einwirkung kann zu Additionsverbindungen führen. Mit kalter Permanganatlösung wird Addition von zwei Hydroxylgruppen bewirkt:

$$\ce{>C=C< + O + H2O -> >C-C<}$$
$$\text{OH OH}$$
$$\text{Glykol}$$

Da Permanganat dabei entfärbt wird, ist die Reaktion auch zur Erkennung ungesättigter Verbindungen sehr geeignet.

Ozon wird direkt addiert, wobei Ozonide entstehen:

$$\ce{>C=C< + O3 -> >C-C<}$$
$$\text{O}_3$$

Diese sind sehr explosive Substanzen und werden durch Wasser zerlegt:

$$\ce{>C-C< + H2O -> >C=O + O=C< + H2O2}$$
$$\text{O}_3$$

Dabei wird das Molekül an der Stelle der Doppelbindung gespalten, so daß man durch Identifizierung der Bruchstücke die Lage der Doppelbindung in der ursprünglichen Verbindung ermitteln kann. Die Methode ist zur Konstitutionsaufklärung ungesättigter Verbindungen sehr wertvoll.

7. Viele Olefine haben die Fähigkeit, sich bei Gegenwart gewisser Stoffe zu polymerisieren. Man versteht darunter den Zusammentritt von zwei oder mehr Molekülen zu Gebilden, die die gleiche analytische Zusammensetzung, aber ein Vielfaches des Molekulargewichtes des Ausgangsstoffes haben. Die künstliche Erzeugung von Kautschuk ist ein Polymerisationsprozeß.

Die Mehrzahl der Olefine selbst hat keine besondere praktische Bedeutung; es leiten sich aber von ihnen wichtige Substanzen anderer Verbindungsklassen ab. Für manche von diesen gibt es besondere Darstellungsverfahren, im allgemeinen sind sie aber nach den vorher genannten Methoden darstellbar. Die Eigenschaften der Doppelbindung sind in allen Verbindungstypen gleich, wenn auch quatitative Unterschiede vorhanden sind.

β) Mehrfach ungesättigte Kohlenwasserstoffe.

Es ist selbstverständlich, daß in einem Molekül auch *mehrere* Doppelbindungen vorhanden sein können. In der Bezeichnung drückt man die Zahl der Doppelbindungen durch das betreffende griechische Zahlwort aus, das zwischen Stamm und die Endung -en gefügt wird; ein zweifach ungesättigter Butanabkömmling heißt also *Buta-dien*, ein dreifach ungesättigter Hexanabkömmling *Hexa-trien* usw. Je nach der Lage der Doppelbindungen zueinander muß man drei Typen unterscheiden:

1. Verbindungen, in denen die Doppelbindungen durch *mehr als eine* einfache Bindung getrennt sind, z. B.

$$\ce{>C=C-C-C=C<}$$

diese Lage der Doppelbindungen bezeichnet man als *isoliert*. Damit soll zum Ausdruck gebracht werden, daß jede Doppelbindung nach den allgemeinen Methoden für sich erzeugt werden kann und sich so verhält, wie eine Doppelbindung in einer einfach ungesättigten Verbindung; es reagiert also jede unabhängig und unbeeinflußt von den anderen.

2. Verbindungen, in denen von dem gleichen Kohlenstoffatom zwei Doppelbindungen ausgehen:

$$>C=C=C<$$

Diese Anordnung nennt man *kumulierte* Doppelbindungen. Die einfachste Verbindung dieser Gruppe ist das *Allen* $CH_2=C=CH_2$, das insofern ein gewisses theoretisches Interesse bietet, als seine Derivate mit vier verschiedenen Substituenten asymmetrischen Bau besitzen und daher Stereoisomere geben.

3. Verbindungen, in denen Doppelbindungen nur durch eine einfache Bindung getrennt sind:

$$>C=\overset{|}{C}-\overset{|}{C}=C<$$

Diese Anordnung, die man *konjugierte* Doppelbindungen nennt, kommt in vielen Naturstoffen vor; sie ist wegen ihrer eigenen Reaktionsweise und erhöhten Reaktionsfähigkeit besonders interessant. Wenden wir die Elektromerie der Doppelbindung auf konjugierte Doppelbindungen an, so ergibt sich folgendes Bild für die Grenzzustände:

$$\overset{H\ H\ H}{H:\overset{..}{C}:\overset{..}{C}:\overset{..}{C}:\overset{..}{C}:H} \longleftrightarrow \overset{H\ H\ H\ H}{H:\overset{..}{C}:\overset{..}{C}:\overset{..}{C}:\overset{..}{C}:H}.$$

Danach haben im statistischen Mittel alle Kohlenstoffatome gleiche Elektronenzustände, so daß eine Abwechslung zwischen einfachen und doppelten Bindungen tatsächlich nicht vorhanden ist, sondern das Ganze bildet ein gleichartiges System eines eigenartigen Bindungsausgleiches; es ist daher auch zweckmäßiger, nicht von konjugierten Doppelbindungen, sondern von konjugierten Systemen zu sprechen. Es ist verständlich, daß dieser besondere Bindungszustand sich auch durch besondere Reaktionsweise auszeichnet. Die für isolierte Doppelbindungen charakteristischen Additionsreaktionen laufen bei konjugierten Systemen mit besonderer Leichtigkeit ab, wobei die Addition vielfach an den *Enden* des Systems stattfindet. So addiert sich Brom an Butadien unter Bildung von 1,4-Dibrombuten-(2):

$$CH_2=CH-CH=CH_2 + Br_2 \rightarrow CH_2Br-CH=CH-CH_2Br,$$

daneben tritt allerdings auch Addition in 1,2-Stellung ein. Analog verlaufen auch andere Additionsreaktionen. Unter diesen ist die Addition von Maleinsäureanhydrid (und anderen ungesättigten Carbonylverbindungen) besonders interessant, weil sie spielend leicht, ohne Kondensationsmittel und ohne Energiezufuhr verläuft, und sehr wertvolle Synthesen ermöglicht. Die Reaktion verläuft nach dem Schema:

$$
\begin{array}{c}
\overset{\displaystyle CH_2}{\underset{\displaystyle CH}{\overset{\diagup}{\big|}}} \\
\underset{\displaystyle CH}{\big|} \\
\underset{\displaystyle CH_2}{\overset{\diagdown}{}}
\end{array}
+
\begin{array}{c}
CH-C=O \\
\|\ \ \ \ \ >O \\
CH-C=O
\end{array}
\rightarrow
\begin{array}{c}
CH_2 \\
CH \\
\| \\
CH \\
CH_2
\end{array}
\begin{array}{c}
CH-C=O \\
\ \ \ \ \ >O \\
CH-C=O
\end{array}
$$

In dem Beispiel ist das Anhydrid einer ungesättigten cyclischen Dicarbonsäure entstanden.

Die Reaktion stellt im Prinzip eine Addition einer Doppelbindung an die

Enden eines konjugierten Systems dar; es gelingt so unter Umständen auch, gewöhnliche, also nicht durch benachbarte Carbonylgruppen besonders aktivierte Doppelbindungen an die Enden eines konjugierten Systems zu addieren; dabei können 2 Moleküle der gleichen Substanz reagieren:

$$
\begin{array}{ccc}
\begin{array}{c}
\diagup CH_2 \diagdown \\
CH \quad\quad CH_2 \\
| \quad\quad + \; || \\
CH \quad\quad CH{-}CH{=}CH_2 \\
\diagdown CH_2 \diagup
\end{array}
& \rightarrow &
\begin{array}{c}
\diagup CH_2 \diagdown \\
CH \quad\quad CH_2 \\
|| \quad\quad | \\
CH \quad\quad CH{-}CH{=}CH_2 \\
\diagdown CH_2 \diagup
\end{array}
\end{array}
$$

Die Verknüpfung zweier Moleküle kann auch in andere Weise unter Wanderung eines Wasserstoffatoms erfolgen, wobei ungesättigte Verbindungen mit offener Kette entstehen:

$$CH_2{=}CH{-}CH{=}CH_2 + CH{=}CH{-}CH{=}CH_2 \rightarrow CH_3{-}CH{=}CH{-}CH_2{-}CH{=}CH{-}CH{-}CH_2,$$

die dann in analoger Weise mit einem neuen Molekül weiterreagieren können. Verbindungen mit konjugierten Systemen neigen daher besonders stark zur Polymerisation; darauf beruht die Gewinnung von synthetischem Kautschuk aus Butadien und seinen Homologen.

Aus einfach ungesättigten Verbindungen kann man solche mit konjugierten Doppelbindungen oft in der Weise darstellen, daß man zuerst an die Doppelbindung 1 Molekül Brom addiert und danach mit alkoholischer Lauge 2 Moleküle Bromwasserstoff abspaltet:

$$R{-}CH_2{-}CH{=}CH{-}CH_2{-}R + Br_2 \rightarrow R{-}CH_2{-}\underset{Br}{CH}{-}\underset{Br}{CH}{-}CH_2{-}R \xrightarrow{-2\,HBr} R{-}CH{=}CH{-}CH{=}CH{-}I$$

Unter den einfachen Kohlenwasserstoffen mit konjugierten Systemen haben neuerdings *Butadien*, *Methylbutadien (Isopren)* und *Dimethylbutadien* für die Herstellung von synthetischem Kautschuk Bedeutung erlangt:

$$
\underset{\text{Butadien}}{CH_2{=}CH{-}CH{=}CH_2}
\qquad
\underset{\underset{\text{Isopren}}{CH_3}}{CH_2{=}\overset{|}{C}{-}CH{=}CH_2}
\qquad
\underset{\underset{\text{Dimethylbutadien}}{CH_3 \quad CH_3}}{CH_2{=}\overset{|}{C}{-}\overset{|}{C}{=}CH_2}.
$$

Natürlicher *Kautschuk* ist ein Polymeres des Isoprens; sein Molekül scheint etwa 1000 Isoprenreste zu enthalten, die zu einer Kette verknüpft sind:

$$\ldots\ldots CH_2{-}\underset{CH_3}{\overset{|}{C}}{=}CH{-}CH_2{-}CH_2{-}\underset{CH_3}{\overset{|}{C}}{=}CH{-}CH_2{-}CH_2{-}\underset{CH_3}{\overset{|}{C}}{=}CH{-}CH_2 \ldots\ldots$$

Bei trockener Destillation liefert Kautschuk Isopren, das man künstlich wieder zu Kautschuk polymerisieren kann. Ebenso lassen sich auch Butadien und Dimethylbutadien in Kautschuk umwandeln, wobei man es jetzt in der Hand hat, den Polymerisationsgrad so zu wählen, daß Produkte von ganz bestimmten Eigenschaften entstehen. Die Kautschuksynthese ist erst dadurch technisch möglich geworden, daß man die erforderlichen ungesättigten Kohlenwasserstoffe im Großbetrieb billig darstellen kann. Die Verfahren benutzen als Rohstoffe Kalk und Kohle, aus denen man über Calciumcarbid zunächst Acetylen darstellt; dieses läßt sich in der folgenden Weise zu den genannten ungesättigten Kohlenwasserstoffen verarbeiten:

Auch zahlreiche andere Naturstoffe sind aus Isoprenmolekülen aufgebaut, z. B. die Terpene, die an späterer Stelle besprochen werden sollen. Auch in vielen Naturstoffen, die konjugierte Systeme mit zahlreichen Doppelbindungen aufweisen (sog. *Polyene*), erkennt man die Isoprenbausteine ganz deutlich. Je größer die Zahl der konjugierten Doppelbindungen ist, um so tiefer sind die Verbindungen gefärbt. Der erste Naturfarbstoff dieser Gruppe, der näher untersucht wurde, ist der Farbstoff der Karotte, den man danach *Carotin* genannt hat. Davon abgeleitet bezeichnet man die Naturstoffe dieser Gruppe auch als *Carotinoide*. Das Carotin hat die Summenformel $C_{40}H_{56}$ und besitzt 11 Doppelbindungen; es ist neuerdings gelungen, den Farbstoff in 3 Isomere zu zerlegen, α-, β- und γ-Carotin, von denen das β-Carotin das wichtigste ist. Seine 11 Doppelbindungen bilden ein einziges konjugiertes System; in der Konstitutionsformel sind die Isoprenskelete durch punktierte Linien markiert:

β-Carotin ist biologisch von Bedeutung, da es die Muttersubstanz des *Vitamins A* ist und im Organismus in dieses übergeht. Dabei wird das Carotinmolekül in der Mitte (an der stark punktierten Linie) gespalten, und jede der beiden CH-Gruppen geht durch Addition von Wasser in eine $-CH_2OH$-Gruppe über.

Mit Carotin isomer ist *Lycopin*, der rote Farbstoff der Tomate und der Hagebutte. Sauerstoffhaltige Carotinoide sind *Xanthophyll* ($C_{40}H_{56}O_2$), der gelbe Farbstoff der grünen Blätter, *Zeaxanthin*, der gelbe Farbstoff des Mais, der mit Xanthophyll isomer ist, und einige andere.

Alle Carotinoide sind gegen Luftsauerstoff sehr empfindlich und verblassen bei der Oxydation ebenso wie bei der Hydrierung. Die Carotinoide geben, ebenso wie Vitamin A, mit konzentrierter Schwefelsäure und mit Arsentrichlorid und Antimontrichlorid intensive Blau- bis Violettfärbung.

γ) Acetylenkohlenwasserstoffe.

Wie man das Äthylen durch Verknüpfung von zwei Methylenresten ableiten kann, so kann man durch Verknüpfung zweier Methinreste einen noch stärker ungesättigten Kohlenwasserstoff, das *Acetylen* ableiten, das demnach eine *dreifache* Bindung enthalten muß:

$$H : C \cdot + \cdot C : H \rightarrow H : C \vdots C : H \quad \text{oder} \quad HC \equiv CH .$$

Was vorher über die Äthylenbindung gesagt wurde, gilt im allgemeinen auch für die Acetylenbindung; sie zeichnet sich wie jene besonders durch starkes Additionsvermögen aus. Außer Halogenen und Wasserstoff wird auch Wasser verhältnismäßig leicht addiert, wobei Carbonylverbindungen entstehen:

$$R—C \equiv C—R + H_2O \rightarrow R \cdot CH_2—\underset{\underset{O}{\|}}{C}—R .$$

Acetylenderivate neigen auch stark zur Polymerisation. Diejenigen Acetylenderivate, die noch eine freie Methingruppe enthalten, können das am dreifach gebundenen Kohlenstoffatom haftende Wasserstoffatom leicht gegen Metalle austauschen. Die so entstehenden Salze der Alkalimetalle und Erdalkalimetalle werden durch Wasser zersetzt, sind aber in der Hitze beständig, während Verbindungen mit Schwermetallen meist explosiv sind.

Die Namen der Acetylenhomologen werden ebenso wie die der Äthylenderivate gebildet, nur daß man statt der Endung -en die Endsilbe -*in* benutzt. Vielfach bezeichnet man sie aber auch als Acetylenderivate; die Verbindung $CH \equiv C—CH_2—CH_3$ kann also als *Butin-(1)* oder als *Äthylacetylen* bezeichnet werden.

Darstellung von Acetylenkohlenwasserstoffen. Acetylenderivate lassen sich im allgemeinen durch Abspaltung von 2 Molekülen Halogenwasserstoff aus Dihalogenverbindungen, die beide Halogenatome am gleichen oder an benachbarten Kohlenstoffatomen tragen, darstellen:

$$1. \quad R—CHBr—CHBr—R \xrightarrow{-2\,HBr} R—C \equiv C—R ,$$

$$2. \quad R—CH_2—CBr_2—R \xrightarrow{-2\,HBr} R—C \equiv C—R ,$$

Die für 1. erforderlichen 1,2-Dihalogenverbindungen sind aus den entsprechenden Äthylenderivaten, die für 2. notwendigen 1,1-Dihalogenverbindungen aus Carbonylverbindungen leicht zugänglich.

Acetylen. Die Verbindung kann nach den oben angegebenen Verfahren aus Dibromäthan durch Abspaltung von 2 Molekulen Bromwasserstoff mittels alkoholischer Lauge dargestellt werden; Acetylen bildet sich auch in kleinen Mengen durch direkte Vereinigung der Elemente bei hoher Temperatur. Praktisch stellt man es durch Umsetzung von Calciumcarbid, der Calciumverbindung des Acetylens, mit Wasser dar:

$$CaC_2 + 2\,H_2O \rightarrow Ca(OH)_2 + CH \equiv CH .$$

Acetylen ist ein farb- und geruchloses Gas, das mit stark leuchtender Flamme verbrennt und in Gemischen mit Luft sehr heftig explodiert; das Rohprodukt ist meist durch Schwefelwasserstoff und Phosphorwasserstoffe verunreinigt und besitzt daher einen eigentümlichen, unangenehmen Geruch. Acetylen kommt in Stahlflaschen in Aceton gelöst in den Handel und wird hauptsächlich zum Betreiben von Gebläselampen verwendet. In der Technik wird Acetylen in größtem Maße als Ausgangsstoff für zahlreiche Produkte, unter anderem für künstlichen Kautschuk, Aceton, Essigsäure, Essigsäureanhydrid usw. verwendet. Es wird auch, ebenso wie Äthylen, als Inhalationsnarkotikum empfohlen.

Acetylen addiert leicht Halogene; mit Chlor entsteht zuerst *Dichloräthylen* $CHCl = CHCl$, dann *Tetrachloräthan* $CHCl_2 — CHCl_2$; beide Substanzen sind wertvolle Lösungsmittel für Fette und Öle, die vor Schwefelkohlenstoff den Vorzug haben, nicht feuergefährlich zu sein. Durch Erhitzen mit Alkali, z. B. mit Kalk, wird Tetrachloräthan, auch *Acetylentetrachlorid* genannt, unter Abspaltung von Chlorwasserstoff in *Trichloräthylen* $CHCl = CCl_2$ umgewandelt, das ein vielseitig verwendbares technisches Lösungsmittel besonders für Fette und Öle darstellt; es siedet bei 87°. Die Addition von Wasser an Acetylen, die mit starker Schwefelsäure bei Gegenwart von Quecksilbersalzen sehr glatt verläuft, führt zu *Acetaldehyd* $CH_3 \cdot CHO$, den man zu Äthylalkohol reduzieren oder zu Essigsäure oxydieren kann.

Acetylen läßt sich auch leicht polymerisieren; leitet man das Gas über glühendes Eisen, so erhält man unter anderen Stoffen Benzol:

Von den Metallverbindungen des Acetylens ist das bereits erwähnte Calciumcarbid, das man durch Erhitzen einer Mischung von Kalk und Kohle im elektrischen Ofen darstellt, von größter Bedeutung für die Technik. Die Schwermetallderivate des Acetylens sind sehr explosiv; Acetylensilber C_2Ag_2 erhält man beim Einleiten von Acetylen in eine ammoniakalische Silbersalzlösung als weißen Niederschlag, Acetylenkupfer C_2Cu_2 entsteht beim Einleiten von Acetylen in eine ammoniakalische Kupfer(1)-salzlösung als rotbrauner Niederschlag. Beide Verbindungen sind zum Nachweis von Acetylen geeignet; in trockenem Zustand sind beide Substanzen äußerst explosiv.

2. Halogenderivate der Kohlenwasserstoffe.

Man kann von den Kohlenwasserstoffen Halogenderivate in der Weise ableiten, daß man Wasserstoffatome durch Halogenatome ersetzt. Natürlich hat man dann wieder zu unterscheiden zwischen Derivaten gesättigter und solchen der verschiedenen Gruppen ungesättigter Kohlenwasserstoffe. Die Reaktionsfähigkeit des Halogenatoms hängt natürlich von der Natur des Halogens ab; sie ist beim Jod am höchsten und nimmt über Brom zum Chlor ab; Fluorderivate sind besonders reaktionsträge und auch pharmakologisch ziemlich indifferent. Man verwendet sie neuerdings vielfach zum Betrieb von Kühlanlagen an Stelle von Ammoniak und Schwefeldioxyd, die bei Undichtwerden der Anlagen recht gefährlich werden können. Die Reaktionsfähigkeit organisch gebundenen Halogens hängt aber auch von der Natur des Kohlenstoffatoms ab, an dem es haftet. So ist z. B. ein Halogenatom, welches an einem doppelt gebundenen Kohlenstoffatom haftet, Austauschreaktionen viel schwerer zugänglich, es ist also viel weniger „beweglich" als ein solches, das an einem einfach gebundenen Kohlenstoffatom steht. Wir werden später sehen, daß Halogenatome, die an einer Carbonylgruppe stehen, sich durch besonders hohe Reaktionsfähigkeit auszeichnen. Es nimmt also die Reaktionsfähigkeit in der folgenden Reihe zu:

Steht das Halogen an einem einfach gebundenen Kohlenstoffatom, so ist es für seine Reaktionsfähigkeit gleichgültig, ob an anderer Stelle des Moleküls noch Doppelbindungen vorhanden sind oder nicht; beide Funktionen beeinflussen einander nicht. Sind mehrere Halogenatome im Molekül vorhanden, so übt jedes für sich seine Funktion aus, wenn sie an *verschiedenen* Kohlenstoffatomen stehen. Befinden sich jedoch mehrere Halogenatome am *gleichen* Kohlenstoffatom, so wird dadurch meist eine erhöhte Beweglichkeit der Halogenatome und eine Beeinflussung des ganzen Moleküls bewirkt. Wir wollen daher unterscheiden zwischen Halogenderivaten, welche an einem Kohlenstoffatom nur *ein*, und solchen, die an einem Kohlenstoffatom *mehrere* Halogenatome tragen.

a) Einfach substituierte Halogenverbindungen.

Die Halogenalkyle besitzen große praktische Bedeutung, da sie leicht darstellbar sind und ihr Halogen gegen zahlreiche andere Gruppen austauschen können, so daß über die Halogenalkyle viele andere Substanzen zugänglich sind; sie werden vielfach dazu verwendet, Alkylgruppen in andere Verbindungen einzuführen.

Darstellung von Halogenalkylen. Halogenalkyle lassen sich am bequemsten durch Einwirkung von Phosphorhalogenverbindungen auf Alkohole darstellen; die Reaktion verläuft nach dem Schema:

$$2\,R \cdot OH + PCl_5 \rightarrow 2\,R \cdot Cl + POCl_3,$$
$$3\,R \cdot OH + PJ_3 \rightarrow 3\,R \cdot J + H_3PO_3.$$

Zur Darstellung von Brom- und Jodalkylen suspendiert man in dem wasserfreien Alkohol roten Phosphor und fügt Brom bzw. Jod in kleinen Anteilen hinzu. In vielen Fällen erhält man Halogenalkyle auch in guter Ausbeute bei der Einwirkung von Halogenwasserstoff auf den wasserfreien Alkohol:

$$R \cdot OH + HCl \rightleftharpoons R \cdot Cl + H_2O.$$

Dieser Vorgang hat Ähnlichkeit mit einer Neutralisation, er ist jedoch selbstverständlich nicht damit identisch, da es sich bei dieser Umsetzung nicht um Ionenreaktionen handelt; die Umsetzung verläuft daher auch nicht momentan, sondern braucht beträchtliche Zeit, die sich aber durch Erhitzen sehr abkürzen läßt. Das Gleichgewicht der Reaktion läßt sich durch wasserentziehende Mittel (wie Schwefelsäure, Zinkchlorid usw.) zugunsten der rechten Seite verschieben.

Halogenalkyle lassen sich oft auch sehr gut durch Anlagerung von Halogenwasserstoff an ungesättigte Kohlenwasserstoffe gewinnen, wie früher bereits ausgeführt wurde.

Eigenschaften der Halogenalkyle. Die niederen Glieder der Reihe sind farblose Gase, die höheren farblose, in Wasser nichtlösliche Flüssigkeiten. Die Jodverbindungen unterliegen, besonders im Licht, leicht einer Zersetzung und färben sich dabei braun. Mit Silbernitrat wird kein Halogensilber gebildet; das Halogen liegt also nicht in Form von Ionen vor, sondern ist durch ein Elektronenpaar mit dem Kohlenstoffatom verknüpft. Es sind daher auch alle Austauschreaktionen nicht Reaktionen von Halogenionen, sondern Reaktionen der Halogenalkyl-*Moleküle*; der sichtbarste Unterschied gegenüber den Ionenreaktionen liegt darin, daß sie alle ungeheuer viel langsamer verlaufen als Ionenreaktionen und selbst bei höherer Temperatur vielfach erst nach einigen Stunden beendet sind.

Von den Reaktionen der Halogenalkyle sind einige bereits erwähnt worden, z. B. die WURTZsche Kohlenwasserstoffsynthese, die Reduktion zu Kohlenwasserstoffen durch Jodwasserstoff oder nascierenden Wasserstoff und die Darstellung von ungesättigten Kohlenwasserstoffen durch Abspaltung von Halogenwasserstoff. Daneben sind die eigentlichen Austauschreaktionen von Bedeutung:

1. Darstellung von Alkoholen durch Austausch von Halogen gegen Hydroxyl. Dieser Vorgang stellt die Umkehrung der Darstellung von Halogenalkylen aus Alkoholen und Halogenwasserstoff dar. Verbindungen, die aus einer Säure und einem Alkohol unter Austritt von Wasser entstehen, nennt man *Ester*; alle Ester lassen sich durch Wasser in die Ausgangsstoffe zurückverwandeln, wenn man sie mit Wasser genügend lange erhitzt. Diese Spaltung nennt man *Verseifung*. Fängt man dabei die gebildete Säure durch Alkali ab, so verläuft die Verseifung quantitativ, anderenfalls nur bis zu einem Gleichgewicht, dessen Lage sich nach der Konzentration·der Komponenten richtet. Behandelt man also Halogenalkyle mit wäßrigem Alkali, so wird das Halogen durch Hydroxyl ersetzt, und man erhält Alkohole; an Stelle von Alkali wird oft mit Vorteil Silberoxyd verwendet, das sich ja bei Gegenwart von Wasser wie Silberhydroxyd verhält:

$$R \cdot X + KOH(AgOH) \rightarrow R \cdot OH + KX(AgX). \quad (X = \text{Halogen.})$$

2. Mit saurem Kaliumsulfid geben Halogenalkyle *Thioalkohole (Merkaptane)*:

$$R \cdot X + KHS \rightarrow R \cdot SH + KX.$$

3. Mit neutralem Kaliumsulfid entstehen *Thioäther*:

$$2 R \cdot X + K_2S \rightarrow R \cdot S \cdot R + 2 KX.$$

4. Mit Alkoholaten geben die Halogenalkyle *Äther*; die Methode wird besonders zur Darstellung gemischter Äther verwendet:

$$R^1 \cdot X + NaO \cdot R^2 \rightarrow R^1 \cdot O \cdot R^2 + NaX.$$

5. Mit Kaliumcyanid erhält man *Nitrile*, die sich leicht in Säuren überführen lassen; man erhält so Säuren, die um ein Kohlenstoffatom reicher sind als das angewendete Alkyl:

$$R \cdot X + KCN \rightarrow R \cdot CN + KX \xrightarrow{2 H_2O} R \cdot COOH + (NH_3).$$

6. Halogenalkyle addieren sich an Ammoniak und Amine, so daß man Salze von alkylierten Aminen erhält; die Methode wird praktisch nicht gern angewendet, da meist neben einfach alkylierten Verbindungen auch mehrfach alkylierte entstehen, die sich nicht gut voneinander trennen lassen:

$$R \cdot X + NH_3 \rightarrow (NH_3 \cdot R)X,$$
$$R^1 \cdot X + NH_2 \cdot R^2 \rightarrow (NH_2R^1R^2)X.$$

7. Mit Silbernitrit geben Halogenalkyle Nitroverbindungen und Ester der salpetrigen Säure nebeneinander:

$$R \cdot X + AgNO_2 \rightarrow AgX + {-}\!\!\left\langle \begin{matrix} R \cdot NO_2 \\ R \cdot O \cdot NO \end{matrix} \right. .$$

8. Halogenalkyle vereinigen sich bei Abwesenheit von Feuchtigkeit mit Magnesium zu *Alkylmagnesiumhalogeniden*, die mit Aldehyden sekundäre, mit Ketonen tertiäre Alkohole liefern:

In der gleichen Weise, wie von den Kohlenwasserstoffen sich die Halogenalkyle ableiten, leiten sich auch von allen anderen Verbindungsklassen Halogenverbindungen ab, in denen das Halogen den gleichen Austauschreaktionen zugänglich ist. Die Halogenverbindungen sind daher für Synthesen organischer Verbindungen von großer Bedeutung.

Chlormethyl CH_3Cl ist bei gewöhnlicher Temperatur ein Gas, das sich bei —24° zu einer farblosen Flüssigkeit kondensiert; es wird technisch aus Methylalkohol und Chlorwasserstoff dargestellt. *Jodmethyl* CH_3J stellt eine farblose, bei 45° siedende Flüssigkeit dar, die sich beim Aufbewahren nach einiger Zeit durch Zersetzung braun färbt. Licht beschleunigt die Zersetzung. Es wird aus Methylalkohol mit Phosphor und Jod dargestellt. Beide Verbindungen werden zur Einführung von Methylgruppen in andere Verbindungen verwendet, wobei in der Technik meist das billigere Chlormethyl, im Laboratorium das reaktionsfähigere und bequemer zu handhabende Jodmethyl vorgezogen wird.

Chloräthyl C_2H_5Cl wird aus Äthylalkohol und Chlorwasserstoff dargestellt; es ist ein Gas, das sich bei 12° zu einer farblosen Flüssigkeit kondensiert. Unter höherem Druck bleibt es natürlich auch bei höherer Temperatur flüssig. Es wird medizinisch als mildes Narkosemittel und zur Lokalanästhesie verwendet, da es auf der Haut sehr rasch verdunstet und durch Wärmeentzug die behandelte Stelle vorübergehend unempfindlich macht. Für diesen Zweck kommt es in Ampullen, die mit einer Spritzvorrichtung versehen sind, in den Handel. Die pharmazeutische Bezeichnung *Aether chloratus* ist nicht sehr glücklich gewählt.

Bromäthyl C_2H_5Br stellt eine farblose, bei 38° siedende Flüssigkeit dar; man stellt es aus Äthylalkohol mit rotem Phosphor und Brom dar, oder durch Einwirkung von Bromwasserstoff auf Äthylalkohol. Bei diesem Verfahren versetzt man Äthylalkohol mit Kaliumbromid, fügt Schwefelsäure hinzu und destilliert. Äthylbromid *(Aether bromatus)* wird wie Äthylchlorid als Narkosemittel verwendet.

Äthyljodid, eine farblose, bei 73° siedende Flüssigkeit, wird aus Äthylalkohol mit rotem Phosphor und Jod dargestellt. Alle 3 Äthylhalogenide werden als Äthylierungsmittel verwendet.

Vom Propan leiten sich 2 isomere Halogenide ab, die normalen Verbindungen, die das Halogen an einem endständigen Kohlenstoffatom tragen, und die iso-Verbindungen, die das Halogen am sekundären Kohlenstoffatom tragen. Sie sind aus den entsprechenden Alkoholen in gleicher Weise wie die Äthylhalogenide darstellbar. Primäre Halogenverbindungen lagern sich leicht in sekundäre oder tertiäre um, wenn im Molekül noch sekundäre oder tertiäre Kohlenstoffatome vorhanden sind. Diese Umlagerung wird durch zahlreiche Metallsalze, wie Aluminiumchlorid, begünstigt; Jodverbindungen lagern sich auch ohne Katalysatoren in der Hitze mit merklicher Geschwindigkeit um, z. B.

$$CH_3 \cdot CH_2 \cdot CH_2J \rightarrow CH_3CHJ \cdot CH_3.$$

Von den Verbindungen mit *mehreren* Halogenatomen im gleichen Molekül, aber an verschiedenen Kohlenstoffatomen, sind besonders die 1,2-Dihalogenverbindungen leicht zugänglich; man erhält sie durch Anlagerung von Halogen an Äthylenderivate. Sie können natürlich auch aus den entsprechenden zweiwertigen Alkoholen dargestellt werden. Die einfachsten Vertreter dieser Gruppe sind *Äthylenchlorid* $CH_2Cl \cdot CH_2Cl$ und *Äthylenbromid*, beides farblose, in Wasser unlösliche Flüssigkeiten. Diejenigen Halogenverbindungen, in denen die Halogenatome voneinander entfernter stehen, lassen sich aus den entsprechenden Alkoholen oder zuweilen auch nach speziellen Methoden darstellen. Die 1,4- und 1,5-Dihalogenverbindungen geben leicht Ringschlüsse und sind daher zur Syn-

these von Ringsystemen geeignet. In allen diesen Verbindungen sind die Halogenatome den normalen Austauschreaktionen zugänglich.

Von den dreiwertigen Halogenverbindungen ist das 1,2,3-Tribrompropan zu
erwähnen, das aus Glycerin mit Phosphor und Brom darstellbar ist und auch
durch Addition von Brom an Allylbromid gewonnen werden kann:

$$CH_2=CH-CH_2Br + Br_2 \rightarrow CH_2Br-CHBr-CH_2Br.$$

Von den ungesättigten Kohlenwasserstoffen leiten sich *ungesättigte* Halogenverbindungen ab. Die einfachsten Verbindungen dieser Gruppe leiten sich vom
Äthylen ab, es sind die *Vinylhalogenide*. Man kann sie durch Anlagerung von
Halogenwasserstoff an Acetylen oder durch Abspaltung von Halogenwasserstoff
aus den Äthylenhalogeniden gewinnen. Vinylchlorid $CH_2=CHCl$ ist bei gewöhnlicher Temperatur gasförmig, Vinylbromid flüssig. In beiden ist das Halogen, da
es an einem doppelt gebundenen Kohlenstoffatom steht, den Austauschreaktionen
verhältnismäßig schwer zugänglich. Beide Substanzen polymerisieren sich leicht,
besonders unter dem Einfluß des Lichtes.

Vom Propylen leiten sich 3 isomere Halogenverbindungen ab:

$$\begin{aligned}
&CH_2=CH-CH_2Cl \quad \text{Allylchlorid,} \\
&CH_2=CCl-CH_3 \quad \text{β-Chlorpropylen,} \\
&CHCl=CH-CH_3 \quad \text{α-Chlorpropylen.}
\end{aligned}$$

Von den 3 Isomeren sind die Allylhalogenide die wichtigsten, da man sie oft zur
Einführung des Allylrestes in andere Verbindungen verwendet. Allylhalogenide
werden aus Allylalkohol mit Halogenwasserstoff oder mit Phosphorhalogeniden
dargestellt. Das Halogenatom ist so reaktionsfähig wie in den gesättigten Halogenverbindungen. Die beiden Halogenpropylene lassen sich aus den entsprechenden
Dihalogenverbindungen durch Abspaltung von Halogenwasserstoff darstellen.
Das Halogen ist in ihnen weniger reaktionsfähig. Das als Lösungsmittel wichtige
Trichloräthylen, das technisch vielfach kurz als „Tri" bezeichnet wird, ist bereits
bei den Acetylenabkömmlingen (S. 208) erwähnt worden.

b) Halogenderivate mit mehreren Halogenatomen am gleichen Kohlenstoffatom.

Verbindungen mit 2 Halogenatomen am gleichen Kohlenstoffatom sind durch
Umsetzung von Carbonylverbindungen mit Phosphorhalogeniden leicht zugänglich:

$$\frac{R^1}{R^2}{>}C{=}O + PCl_5 \rightarrow \frac{R^1}{R^2}{>}CCl_2 + POCl_3.$$

Oft kann man sie auch durch Addition von Halogenwasserstoff an ungesättigte
Monohalogenderivate darstellen:

$$R \cdot CJ = CH_2 + HJ \rightarrow R \cdot CJ_2 - CH_3.$$

Die Dihalogenverbindungen dieser Reihe geben bei der Verseifung mit Alkalihydroxyden oder mit Silberhydroxyd wieder Carbonylverbindungen, da Verbindungen mit 2 Hydroxylgruppen am gleichen Kohlenstoffatom im allgemeinen
unbeständig sind und Wasser abspalten:

$$\frac{R}{R}{>}C{<}^{OH}_{OH} \rightarrow \frac{R}{R}{>}C{=}O + H_2O.$$

Methylenchlorid CH_2Cl_2 wird neuerdings durch direkte Chlorierung von Methan
gewonnen; es stellt eine bei 41° siedende Flüssigkeit dar, die als Lösungsmittel
Verwendung findet. *Methylenjodid* siedet bei 180° und zeichnet sich durch ein

hohes spez. Gew. (3,3) aus. Die Methylenhalogenide werden zur Einführung der Methylengruppe in andere Verbindungen verwendet; es gibt eine ganze Reihe von Naturstoffen, die Methylenäther von Phenolderivaten sind. Die Methylenhalogenide geben bei der Verseifung Formaldehyd.

Unter den Verbindungen mit 3 Halogenatomen sind die Derivate des Methans, *Chloroform*, *Bromoform* und *Jodoform*, die wichtigsten. Man stellt sie durch Einwirkung von Hypohalogeniten auf Äthylalkohol oder Aceton dar; sie entstehen unter den gleichen Bedingungen aber auch aus allen anderen Verbindungen, welche die Gruppe $CH_3—CH(OH)—$ oder $CH_3 \cdot CO \cdot C{\lessgtr}$ enthalten. Alle drei Verbindungen finden medizinische Verwendung.

Chloroform $CHCl_3$ wird meist durch Einwirkung von Chlorkalk auf Äthylalkohol oder Aceton gewonnen; dabei wird der Alkohol zuerst zu Acetaldehyd oxydiert, der dann zu Trichloracetaldehyd (Chloral) chloriert wird; Aceton wird sofort zu Trichloraceton chloriert:

$$CH_3 \cdot CH_2 \cdot OH + CaCl(OCl) \rightarrow CH_3 \cdot CHO + CaCl_2 + H_2O\,,$$
$$2\,CH_3 \cdot CHO + 6\,CaCl(OCl) \rightarrow 2\,CCl_3 \cdot CHO + 3\,CaCl_2 + 3\,Ca(OH)_2$$
$$2\,CH_3 \cdot CO \cdot CH_3 + 6\,CaCl(OCl) \rightarrow 2\,CCl_3 \cdot CO \cdot CH_3 + 3\,CaCl_2 + 3\,Ca(OH)_2\,.$$

Trichloracetaldehyd bzw. Trichloraceton werden dann unter der Einwirkung der alkalischen Reaktion gespalten, wobei neben Chloroform in dem einen Falle ameisensaures Calcium, in dem anderen Falle essigsaures Calcium entsteht:

$$2\,CCl_3 \cdot CHO + Ca(OH)_2 \rightarrow 2\,CHCl_3 + (HCOO)_2Ca\,,$$
$$2\,CCl_3 \cdot CO \cdot CH_3 + Ca(OH)_2 \rightarrow 2\,CHCl_3 + (CH_3COO)_2Ca\,.$$

Chloroform ist eine schwere, in Wasser nur wenig lösliche Flüssigkeit, die bei 61° siedet. Im Licht unterliegt es bei Zutritt von Luft ziemlich schnell einer Zersetzung, die zu Phosgen führt:

$$2\,CHCl_3 + O_2 \rightarrow 2\,COCl_2 + 2\,HCl\,.$$

Schon der Beginn einer Zersetzung läßt sich mit Silbernitratlösung erkennen, da Phosgen durch Wasser sehr schnell hydrolysiert wird. Chloroform, das für Narkosezwecke verwendet werden soll, darf natürlich keine Spur von Phosgen enthalten; es ist daher der besseren Haltbarkeit wegen in braunen, möglichst weit gefüllten Flaschen aufzubewahren. Meist setzt man dem Chloroform eine kleine Menge von Alkohol zu (etwa 1%), der als oxydationshemmendes Mittel wirkt. Sehr reines Chloroform wird vielfach auch durch Zersetzung von Chloralhydrat, das sich durch Umkrystallisieren gut reinigen läßt, mit Alkali gewonnen:

$$CCl_3 \cdot CH(OH)_2 + KOH \rightarrow CHCl_3 + HCOOK + H_2O\,.$$

Man kann Chloroform auch über eine gut krystallisierende Doppelverbindung mit einem Anhydrid der Salicylsäure, dem Tetrasalicylid, reinigen und danach das Chloroform durch Erwärmen der Doppelverbindung wieder frei machen.

Beim Verseifen gibt Chloroform ebenso wie Bromoform und Jodoform Ameisensäure, da Verbindungen mit 3 Hydroxylgruppen am gleichen Kohlenstoffatom nicht beständig sind und Wasser abspalten:

$$CH(OH)_3 \rightarrow HCOOH + H_2O\,.$$

Chloroform wird als Lösungsmittel, als Narkosemittel und für Einreibungen gegen Rheuma verwendet, da es die Haut zur stärkeren Durchblutung anregt.

Bromoform $CHBr_3$ wird durch Einwirkung von Natrium- oder Kaliumhypobromit auf Äthylalkohol oder Aceton dargestellt; die Reaktion nimmt den gleichen Weg wie die Einwirkung von Chlorkalk auf Alkohol und Aceton. Als Zwischenprodukt entsteht in dem einen Falle Tribromacetaldehyd (Bromal), in dem anderen Falle Tribromaceton. Bromoform ist eine farblose, in Wasser sehr

wenig lösliche Flüssigkeit vom spez. Gew. 2,9, die bei 148° siedet und bei 6°
erstarrt. Da es ebenso zersetzlich ist wie Chloroform, setzt man zur Stabilisierung
gewöhnlich gleichfalls etwas Alkohol hinzu. Bromoform wird als Mittel gegen
Keuchhusten verwendet.

Jodoform CHJ_3 kann aus Alkohol oder Aceton mit Jod und Alkali dargestellt
werden; die Reaktion verläuft wie bei Chloroform und Bromoform. Auch alle
anderen Verbindungen, die die obengenannten Gruppen enthalten, geben unter
diesen Bedingungen Jodoform. Man kann daher die Reaktion zur Erkennung
dieser Gruppen benutzen. Für die technische Gewinnung von Jodoform wird das
Verfahren etwas modifiziert, da unter den genannten Bedingungen nur ein Teil
des angewendeten Jodes in Jodoform umgewandelt wird und die Hauptmenge
als Alkalijodid erscheint. Man verfährt technisch so, daß man eine wäßrig-
alkoholische Lösung von Kaliumjodid und etwas Soda der Elektrolyse unterwirft, wobei Hypojodit entsteht, das sich mit Alkohol umsetzt. Das bei der
Jodoformbildung entstehende Kaliumjodid wird erneut elektrolysiert, so daß
schließlich das gesamte Kaliumjodid umgesetzt wird. Jodoform ist eine citronengelbe, krystalline, ziemlich flüchtige Substanz von intensivem, charakteristischem
Geruch. In Wasser ist es nicht löslich, wohl aber in den meisten organischen
Lösungsmitteln wie Alkohol, Äther usw. Mit Silbernitrat setzt es sich beim Erwärmen sehr schnell zu Jodsilber um, so daß man Jodoform leicht argentometrisch
quantitativ bestimmen kann. Jodoform wird in Form von Streupudern, Salben
oder Lösungen zur Wunddesinfektion verwendet. Man imprägniert für den gleichen Zweck auch Verbandstoffe damit.

Verbindungen mit 4 Halogenatomen am gleichen Kohlenstoffatom leiten sich
natürlich nur vom Methan ab. Unter diesen ist nur der *Tetrachlorkohlenstoff* von
Bedeutung. Die Verbindung wird durch vollständige Chlorierung von Methan
oder auch durch Chlorierung von Chloroform dargestellt; sie kann aber auch
durch Umsetzen von Schwefelkohlenstoff mit Chlor oder Schwefelchlorür erhalten
werden. Tetrachlorkohlenstoff ist eine farblose, bei 77° siedende Flüssigkeit, die
sich in Wasser nicht löst; er wird hauptsächlich als Lösungsmittel verwendet.
Unter der Einwirkung des Lichtes unterliegt er einer analogen Zersetzung wie
Chloroform, wobei gleichfalls Phosgen entsteht. Diese Zersetzung findet auch bei
hoher Temperatur statt; da Tetrachlorkohlenstoff nicht brennt, wird er zuweilen
zum Ersticken von Bränden verwendet, doch ist diese Verwendung wegen der
Gefahr der Entstehung von Phosgen nicht ratsam.

Bei der Verseifung entsteht aus Tetrachlorkohlenstoff Kohlensäure.

3. Alkohole.

Alkohole sind diejenigen Derivate der Kohlenwasserstoffe, die sich durch
Ersatz von Wasserstoffatomen durch Hydroxylgruppen ableiten. Man kann sie
auch als Derivate des Wassers auffassen, wenn man ein Wasserstoffatom des
Wassers durch Alkyl ersetzt denkt. Diese Beziehung hat nicht nur formalen
Charakter, sondern kommt auch in der Übereinstimmung gewisser Eigenschaften
zum Ausdruck. Wie nämlich gewisse Metalle aus Wasser ein Wasserstoffatom
verdrängen können, wobei die Metallhydroxyde entstehen, so können etwa die
gleichen Metalle auch aus Alkoholen Wasserstoffatom der Hydroxylgruppe
verdrängen, wobei *Alkoholate* entstehen. Die saure Natur ist aber bei den
Alkoholen weniger ausgeprägt als bei Wasser; die Alkoholate werden nämlich
durch Wasser vollständig in Alkohol und das betreffende Metallhydroxyd
zerlegt. Nicht zu verwechseln ist die Hydroxylgruppe der Alkohole mit dem

Hydroxyl*ion* der Basen; die Hydroxylgruppe der Alkohole kann nicht als Ion abdissoziieren.

Die Hydroxylgruppe ist eine *hydrophile* Gruppe; sie bedingt eine Erhöhung der Wasserlöslichkeit. Je größer der Alkylrest ist, um so deutlicher macht sich jedoch wieder der Einfluß der Kohlenwasserstoffnatur geltend, es nimmt also die Wasserlöslichkeit ab, überhaupt werden alle physikalischen und chemischen Eigenschaften der Alkohole abgeschwächt. Der Alkoholcharakter tritt aber wieder deutlicher hervor, wenn die Zahl der Hydroxylgruppen im Molekül wächst.

Je nach der Zahl der Hydroxylgruppen im Molekül unterscheidet man einwertige, zweiwertige, dreiwertige Alkohole usw. Je nach der *Stellung* der Hydroxylgruppe bezeichnet man als *primär* solche, deren Hydroxylgruppe an einem primären Kohlenstoffatom steht, als *sekundär* solche, deren Hydroxylgruppe an einem sekundären, und als *tertiär* solche, deren Hydroxylgruppe an einem tertiären Kohlenstoffatom steht. Selbstverständlich können bei mehrwertigen Alkoholen die einzelnen Alkoholgruppen verschiedene Funktion haben.

Die internationale Bezeichnung der Alkohole wird so gebildet, daß man an den Namen des dem Alkohol zugrunde liegenden Kohlenwasserstoffes die Endung *ol* anbringt. Es ist also *Methanol* der vom Methan abgeleitete Alkohol CH_3OH, *Äthanol* der vom Äthan abgeleitete Alkohol C_2H_5OH usw. Die Stellung der Hydroxylgruppe im Molekül wird dadurch angegeben, daß man die Nummer des die Hydroxylgruppe tragenden Kohlenstoffatoms dem Namen des Alkohols in Klammern anfügt. Handelt es sich um mehrwertige Alkohole, so fügt man das entsprechende griechische Zahlwort zwischen Stamm und Endung -ol; es ist also beispielsweise der Alkohol $CH_3 \cdot CHOH \cdot CH_2 \cdot CH_2OH$ als Butandiol- (2,4) zu bezeichnen. Bei sekundären und tertiären Alkoholen verfährt man bei der Bezeichnung oft in der Weise, daß man sie als Derivate des Methanols bezeichnet; für Methanol sagt man dabei *Carbinol*. Es ist also der sekundäre Alkohol $CH_3CHOHCH_3$ Propanol-(2) auch als Dimethylcarbinol zu bezeichnen, der Alkohol $CH_3 \overset{C_2H_5}{\underset{C_3H_7}{\diagup}} COH$ als Methyl-äthyl-propyl-carbinol.

Für die einfachen Alkohole ist noch eine andere Bezeichnung gebräuchlich; man fügt an den Namen des Alkyls die Bezeichnung Alkohol. Es ist also Methanol identisch mit Methylalkohol, Äthanol mit Äthylalkohol, Propanol mit Propylalkohol; bei diesem unterscheidet man den primären von dem sekundären Alkohol als n-Propylalkohol und iso-Propylalkohol. Für einige der höheren Homologen sind spezielle Bezeichnungen gebräuchlich, die sich meist aus dem Vorkommen in der Natur ableiten.

Darstellung der Alkohole. Für einige der wichtigeren Alkohole gibt es spezielle Gewinnungsmethoden; hier sollen zunächst die allgemeinen Darstellungsverfahren beschrieben werden.

1. Halogenalkyle können, wie bereits beschrieben wurde, ihr Halogen gegen Hydroxyl austauschen, wenn man sie mit Alkali- oder Silberhydroxyd behandelt.

2. Olefine geben bei der Addition von Wasser, die mit Schwefelsäure bewirkt werden kann, gleichfalls Alkohole.

3. Ester geben bei der Verseifung einen Alkohol und eine Säure:

$$R^1 \cdot COOR^2 + H_2O \rightarrow R^1 \cdot COOH + R^2OH .$$

4. Aldehyde und Ketone lassen sich zu Alkoholen hydrieren, und zwar geben *Aldehyde* dabei *primäre, Ketone sekundäre* Alkohole:

$$\underset{\text{Acetaldehyd}}{CH_3 \cdot CHO} + H_2 \rightarrow \underset{\text{Äthylalkohol}}{CH_3 \cdot CH_2OH} ,$$

$$\underset{\text{Aceton}}{CH_3 \cdot CO \cdot CH_3} + H_2 \rightarrow \underset{\text{Isopropylalkohol}}{CH_3 \cdot CHOH \cdot CH_3} .$$

5. Primäre Amine gehen bei der Einwirkung von salpetriger Säure in Alkohole über:

$$R \cdot NH_2 + HNO_2 \rightarrow R \cdot OH + N_2 + H_2O.$$

6. Säuren können in Form ihrer Ester oder Amide zu Alkoholen reduziert werden:

$$C_3H_7COOCH_3 + 2H_2 \rightarrow C_4H_9OH + CH_3OH,$$
$$R \cdot CONH_2 + 2H_2 \rightarrow R \cdot CH_2OH + NH_3.$$

7. Alkylmagnesiumhalogenide geben mit Aldehyden und Ketonen Additionsverbindungen, die durch Wasser unter Bildung von Alkoholen zerlegt werden; aus Aldehyden entstehen dabei sekundäre, aus Ketonen tertiäre Alkohole:

$$CH_3MgJ + CH_3 \cdot CHO \rightarrow CH_3CH{<}^{OMgJ}_{CH_3} \xrightarrow{+H_2O} CH_3 \cdot CHOH \cdot CH_3 + MgJOH.$$

$$CH_3 \cdot CO \cdot CH_3 + C_2H_5MgBr \rightarrow CH_3 \cdot \underset{\underset{OMgBr\quad C_2H_5}{\diagup\quad\diagdown}}{C} \cdot CH_3 \xrightarrow{+H_2O} CH_3 \cdot \underset{\underset{OH\quad C_2H_5}{\diagup\quad\diagdown}}{C} \cdot CH_3 + MgBrOH.$$

Eigenschaften der Alkohole. Die Siedepunkte und spezifischen Gewichte einiger normal-primärer Alkohole sind in der folgenden Tabelle zusammengestellt; die ersten drei Glieder der Reihe sind mit Wasser mischbar, die beiden folgenden sind in Wasser noch beträchtlich löslich, bei den höheren nimmt die Löslichkeit immer weiter ab.

	Siedepunkt Grad	Spez. Gewicht
Methanol, Methylalkohol	65	0,814
Äthanol, Äthylalkohol	78	0,806
n-primär Propanol, n-primär Propylalkohol	97	0,817
n-primär Butanol, n-primär Butylalkohol	117	0,823
n-primär Pentanol, n-primär Amylalkohol	137	0,829
n-primär Hexanol, n-primär Hexylalkohol	157	0,833

Sekundäre und tertiäre Alkohole sieden tiefer als die mit ihnen isomeren primären Alkohole; Alkohole mit verzweigter Kette sieden gleichfalls tiefer als die entsprechenden mit normaler Kette. Die normalen primären Alkohole mit mehr als 10 Kohlenstoffatomen sind bei gewöhnlicher Temperatur bereits fest.

Alkohole reagieren mit Alkalimetallen und einigen anderen Metallen unter Bildung von Alkoholaten, die durch Wasser wieder zerlegt werden:

$$2C_2H_5OH + 2Na \rightarrow H_2 + 2C_2H_5ONa \xrightarrow{+2H_2O} 2C_2H_5OH + 2NaOH.$$

Alkohole können unter Abspaltung von Wasser in ungesättigte Verbindungen übergehen; die Wasserabspaltung verläuft bei saurer Reaktion und vollzieht sich bei sekundären Alkoholen leichter als bei primären, noch leichter bei tertiären. Die Reaktion ist bereits bei der Darstellung ungesättigter Kohlenwasserstoffe beschrieben worden.

Bei der Einwirkung von Phosphorhalogeniden tauschen Alkohole ihr Hydroxyl gegen Halogen aus und gehen in Halogenalkyle über. Mit organischen Säuren werden unter Wasseraustritt Ester gebildet; bei dieser Reaktion benutzt man Schwefelsäure oder Chlorwasserstoff als wasserentziehendes Mittel, oder man läßt das Säurechlorid auf den Alkohol einwirken:

$$CH_3COOH + C_2H_5OH \xrightarrow{H_2SO_4} CH_3COOC_2H_5 + H_2O,$$
$$CH_3COCl + C_2H_5OH \rightarrow CH_3COOC_2H_5 + HCl.$$

Oxydationsmittel führen primäre Alkohole in Aldehyde über, die sich leicht zu Säuren weiteroxydieren lassen; sekundäre Alkohole werden in Ketone umgewandelt, während tertiäre Alkohole unter milden Bedingungen nicht angegriffen, bei energischer Oxydation jedoch unter Aufspaltung der Kohlenstoffkette weitei abgebaut werden. Der Verlauf der Oxydation gestattet es also, zwischen primären sekundären und tertiären Alkoholen zu unterscheiden:

$$CH_3CH_2OH + O \rightarrow CH_3CHO + H_2O \xrightarrow{+O} CH_3COOH,$$
$$\underset{Acetaldehyd}{} \qquad \underset{Essigsäure}{}$$

$$CH_3CHOHCH_3 + O \rightarrow CH_3COCH_3 + H_2O.$$
$$\underset{Aceton}{}$$

Das Oxydationsmittel wirkt als wasserstoffentziehendes (dehydrierendes) Mittel; außer den gebräuchlichen Oxydationsmitteln können auch viele andere Stoffe als wasserstoffaufnehmende Mittel *(Wasserstoffacceptoren)* wirken. Dehydrierungen spielen bei biologischen Vorgängen eine große Rolle; als Wasserstoffacceptor dient meistens Sauerstoff, vielfach wird diese Funktion aber auch von Carbonylverbindungen ausgeübt, so daß Dehydrierungen auf der einen Seite oft mit Hydrierungen auf der anderen Seite gekoppelt sind:

$$R^1 \cdot CH_2OH + R^2 \cdot CO \cdot R^3 \rightarrow R^1 \cdot CHO + R^2 \cdot CHOH \cdot R^3.$$
$$\underset{\substack{Wasserstoff-\\donator}}{} \qquad \underset{\substack{Wasserstoff-\\acceptor}}{}$$

a) Gesättigte einwertige Alkohole.

Methanol, Methylalkohol CH_3OH. Methylalkohol kommt in freier Form nur selten und nur in sehr kleinen Mengen in Naturprodukten vor; dagegen sind Derivate des Methylalkohols, Ester und besonders Äther, in der Natur häufig. Methylester finden sich in einigen ätherischen Ölen, so ist Salicylsäuremethylester der Hauptbestandteil des *Gaultheriaöles,* Anthranilsäuremethylester ist ein Bestandteil des *Jasminöles.* Methyläther sind unter Glykosiden und Alkaloiden sehr verbreitet.

Methylalkohol wurde früher aus dem bei der trockenen Destillation von Holz anfallenden flüssigen Destillat, dem *Holzessig,* gewonnen. Holzessig enthält neben etwa 10 % Essigsäure etwa 0,5 % Aceton und bis zu 3 % Methylalkohol, außerdem noch eine große Zahl anderer Zersetzungsprodukte des Holzes. Zur Aufarbeitung des rohen Destillates neutralisiert man mit Kalk und destilliert erneut, wobei man in den ersten Anteilen Aceton und Methylalkohol gewinnt. Diese beiden Stoffe lassen sich dann durch eine sorgfältig geleitete fraktionierte Destillation trennen. Neuerdings gewinnt man Methylalkohol in beliebigen Mengen durch Hydrierung von Kohlenoxyd mit Zink- und Chromoxyd als Katalysator:

$$CO + 2H_2 \rightarrow CH_3OH.$$

Methylakohol ist eine farblose, mit Wasser mischbare Flüssigkeit, die in Geruch und Geschmack dem Äthylalkohol gleicht. Er hat auch eine dem Äthylalkohol ähnliche berauschende Wirkung, ist jedoch sehr giftig, da er anscheinend im Organismus viel langsamer abgebaut wird als Äthylalkohol. Methylalkoholvergiftungen nehmen oft tödlichen Ausgang oder führen zu Augenschädigungen, die bis zu völliger Erblindung gehen können. Methylalkohol darf daher weder für Genußmittel noch für pharmazeutische oder kosmetische Präparate verwendet werden.

Bei der Oxydation geht Methylalkohol zuerst in Formaldehyd über, der sich aber leicht zu Ameisensäure und sogar bis zu Kohlendioxyd weiteroxydieren läßt:

$$CH_3OH + O \rightarrow H_2O + HCHO \xrightarrow{+O} HCOOH \xrightarrow{+O} CO_2 + H_2O.$$

Auf der Oxydation zu Formaldehyd beruhen die gebräuchlichen Nachweismethoden für Methylalkohol. Man oxydiert meist mit Permanganat in schwefelsaurer Lösung, doch ist dabei sorgfältig zu kühlen, da anderenfalls der gebildete

Formaldehyd sofort weiteroxydiert wird und sich so dem Nachweis entzieht. Den entstandenen Formaldehyd weist man am besten mit einer Lösung von guajakolsulfosaurem Kalium (Thiokol) in konzentrierter Schwefelsäure nach (oder auch mit Morphin-Schwefelsäure); beide Reagenzien geben mit Formaldehyd Rotviolettfärbung.

Methylalkohol wird technisch vielfach als Lösungsmittel an Stelle von Äthylalkohol verwendet, da er nicht durch Steuer belastet und daher billiger ist.

Äthanol, Äthylalkohol C_2H_5OH. Äthylalkohol findet sich in kleinen Mengen in vielen Früchten; er ist auch ein normaler Bestandteil des Blutes, in dem er jedoch nur in minimalen Mengen vorkommt. Die Gewinnung von alkoholischen Genußmitteln durch Vergärung kohlehydrathaltigen Materials dürfte zu den ältesten technischen Erfindungen der Menschheit gehören. Allerdings hat man es erst verhältnismäßig spät verstanden, aus den Gärungsprodukten reinen Alkohol zu gewinnen. Auch heute wird der Alkohol wohl ausschließlich durch Gärung gewonnen, obgleich er auch auf synthetischem Wege bequem zugänglich ist; man kann ihn so durch Addition von Wasser an Äthylen oder durch Hydrierung von Acetaldehyd gewinnen, der durch Addition von Wasser an Acetylen zugänglich ist. Auf diesem Wege wurde Alkohol versuchsweise auch technisch fabriziert, doch wurde das Verfahren wieder aufgegeben, da es mit dem Gärungsverfahren nicht konkurrenzfähig ist.

Alkoholische Gärung. Für die Gewinnung von Alkohol durch Gärung geht man von Zucker oder von Stärke aus; diese ist jedoch nicht direkt vergärbar, sondern muß erst durch eine Vorbehandlung verzuckert werden. Glucose und Fructose werden durch Hefe nach der Gleichung:

$$C_6H_{12}O_6 \rightarrow 2\,C_2H_5OH + 2\,CO_2$$

abgebaut, wobei neben Äthylalkohol noch kleine Mengen von Nebenprodukten entstehen, unter anderem Glycerin, das stets rund 3% der gebildeten Alkoholmenge ausmacht. Auf der Bestimmung des Verhältnisses Alkohol : Glycerin beruht eine Methode der Weinanalyse zur Unterscheidung natürlicher Gärungsprodukte von solchen Erzeugnissen, die durch Zusatz reinen Alkohols verstärkt worden sind. Der Gärungsvorgang ist lange Zeit als ein Lebensvorgang der Hefe betrachtet worden, bei welchem Alkohol als Stoffwechselprodukt auftritt. Erst 1897 ist durch BUCHNER nachgewiesen worden, daß die Gärung nicht an die lebenden Hefezellen gebunden ist; es gelang ihm, aus Hefe, die durch sorgfältige Verreibung mit Sand mechanisch zerstört worden war, zellfreie Preßsäfte herzustellen, die noch die Fähigkeit besaßen, Glucose in Alkohol und Kohlendioxyd zu spalten. Er führte daher die alkoholische Gärung auf ein von der Hefe gebildetes Ferment zurück, das er *Zymase* nannte. Später ist unsere Kenntnis des Gärungsvorganges erweitert worden, und wir wissen jetzt, daß nicht ein einziges Ferment die komplizierte Reaktionsfolge, die wir alkoholische Gärung nennen, auslöst, sondern daß dabei mehrere Fermente zusammenwirken. Auch über den chemischen Ablauf des Abbaues und der Umformung des Zuckermoleküls ist man jetzt gut unterrichtet; es ist ja einleuchtend, daß die Umformung des Zuckers zu Alkohol kein einfacher Vorgang sein kann; die vorher angegebene Reaktionsgleichung gibt nur Ausgangs- und Endprodukte an, ohne den Weg der Reaktion auch nur anzudeuten.

Der Verlauf der alkoholischen Gärung läßt sich in vier Phasen gliedern, die natürlich ständig nebeneinander laufen. Der Zucker unterliegt dem Angriff der Gärungsfermente in Form eines sauren Phosphorsäureesters (Hexosediphosphorsäure), der zunächst in Triosephosphorsäuren, und zwar Glycerinaldehydphosphorsäure und die isomere Dioxyacetonphosphorsäure gespalten wird:

I.

$$C_6H_{10}O_4(OPO_3H_2)_2 \begin{cases} CH_2OH \cdot CO \cdot CH_2OPO_3H_2 \\ \text{Dioxyacetonphosphorsäure} \\ \\ OCH \cdot CH \cdot CH_2OH \\ \qquad | \\ \qquad OPO_3H_2 \\ \text{Glycerinaldehydphosphorsäure} \end{cases}$$

Hexosediphosphor-
säure

Die Hexosediphosphorsäure entsteht anfangs unter der Einwirkung phosphorylierender Fermente (Phosphatasen) aus Glucose und Phosphaten oder aus anderen Estern der Phosphorsäure (z. B. Adenosintriphosphorsäure), wird dann aber aus der im Laufe der weiteren Umformung entstehenden Phosphorbrenztraubensäure in der III. Phase immer wieder regeneriert.

Die entstandenen Triosephosphorsäuren unterliegen einer Dismutation, d. h. einer Oxydoreduktion, bei der ein Molekül oxydiert, ein zweites reduziert wird; dieser Vorgang wird durch ein Ferment, der *Co-Zymase*, bewirkt:

II.

$$\begin{array}{ll}
CH_2OH \cdot CH \cdot CHO & \qquad H_2 \\
\qquad | & \\
\qquad OPO_3H_2 & + \\
CH_2OH \cdot CH \cdot CHO & \qquad O \\
\qquad | & \\
\qquad OPO_3H_2 &
\end{array}
\begin{cases}
\rightarrow CH_2OH \cdot CH \cdot CH_2OH \quad \text{Glycerinphosphorsäure} \\
\qquad\qquad | \\
\qquad\qquad OPO_3H_2 \\
\rightarrow CH_2OH \cdot CH \cdot COOH \quad \text{Phosphoglycerinsäure} \\
\qquad\qquad | \\
\qquad\qquad OPO_3H_2
\end{cases}$$

Die Glycerinphosphorsäure wird zu Glycerin und Phosphorsäure verseift; die Glycerinmenge bleibt jedoch gering, da die ersten Phasen der Gärung (die *Angärung*) sehr langsam verlaufen.

In der III. Phase geht die Phosphoglycerinsäure durch Wasserabspaltung in den Phosphorsäureester der Enol-Brenztraubensäure über, der sich dann mit Glucose zu Hexosediphosphorsäure und freier Brenztraubensäure umestert:

III.

$$\begin{array}{l}
CH_2OH \cdot CH \cdot COOH \rightarrow H_2O + CH_2 = C \cdot COOH \\
\qquad\quad | \qquad\qquad\qquad\qquad\qquad\qquad | \\
\qquad\quad OPO_3H_2 \qquad\qquad\qquad\qquad\quad OPO_3H_2 \\
2\,CH_2 = C \cdot COOH + \text{Glucose} \rightarrow \text{Hexosediphosphorsäure} + 2\,CH_2 = C \cdot COOH \,. \\
\qquad\quad | \qquad\qquad\qquad\qquad\qquad\qquad\qquad\qquad\qquad\qquad\qquad | \\
\qquad\quad OPO_3H_2 \qquad\qquad\qquad\qquad\qquad\qquad\qquad\qquad\qquad\quad OH \\
\qquad\qquad\qquad\qquad\qquad\qquad\qquad\qquad\qquad\qquad\qquad\qquad\quad \updownarrow \\
\qquad\qquad\qquad\qquad\qquad\qquad\qquad\qquad\qquad\qquad\quad CH_3 \cdot CO \cdot COOH \\
\qquad\qquad\qquad\qquad\qquad\qquad\qquad\qquad\qquad\qquad\qquad \text{Brenztraubensäure}
\end{array}$$

In der letzten Phase verliert die Brenztraubensäure unter der Einwirkung des Fermentes *Carboxylase* Kohlendioxyd und geht in Acetaldehyd über, der zusammen mit neuer Hexosediphosphorsäure einer neuen, durch die Co-Zymase vermittelten Dismutation unterliegt, welche zu Alkohol und Phosphoglycerinsäure führt:

IV.

$$\begin{array}{l}
CH_3 \cdot CO \cdot COOH \rightarrow CO_2 + CH_3 \cdot CHO \\
\qquad\qquad\qquad\qquad\qquad\qquad \text{Acetaldehyd} \\
2\,CH_3 \cdot CHO \qquad\qquad H_2 \begin{cases} \rightarrow 2\,CH_3 \cdot CH_2OH \\ \\ \rightarrow 2\,CH_2OH \cdot CH \cdot COOH \\ \qquad\qquad\qquad | \\ \qquad\qquad\qquad OPO_3H_2 \end{cases} \\
C_6H_{10}O_4(OPO_3H_2)_2 \qquad O
\end{array}$$

Die so entstandene Phosphoglycerinsäure geht nach III. in Brenztraubensäure über, die nach IV. weiter reagiert.

Wird aus dem Reaktionsgemisch Acetaldehyd abgefangen, was man durch Zusatz von Bisulfit bewirken kann, so wirkt die nach I. entstehende Triosephosphorsäure als Wasserstoffacceptor, und man erhält Glycerin als Hauptprodukt der Gärung.

Die Gärung verläuft am raschesten unter optimalen Bedingungen des Hefe-
wachstums; dazu darf die Zuckerlösung nicht stärker als etwa 15%ig sein, und
es müssen diejenigen Stoffe, die die Hefe zum Aufbau ihrer eigenen Zellsubstanz
braucht, besonders Stickstoffverbindungen und Phosphate, in ausreichender
Menge vorhanden sein. Die günstigste Temperatur liegt zwischen 30 und 35°; bei
dieser Temperatur kann die Gärung in 2—3 Tagen beendet werden. Steigt der
Alkoholgehalt über 12%, so erlahmt die Tätigkeit der Hefe; nur besondere Hefe-
rassen können einen Alkoholgehalt bis zu etwa 20% vertragen.

Für die **technische Alkoholgewinnung** geht man meist von Stärke oder neuerdings von Cellulose aus, die beide aber erst verzuckert werden müssen. Die Verzuckerung der Cellulose erreicht man durch Behandlung mit Mineralsäuren,
während Stärke fermentativ gespalten wird. Als stärkereiches Material benutzt
man Kartoffeln oder seltener Getreide. Die Kartoffeln werden mit Wasser unter
Druck gekocht und dadurch in einen gleichmäßigen Brei verwandelt; dieser Brei
wird nach dem Erkalten zur Verzuckerung der Stärke mit zerkleinertem Malz
versetzt. Malz ist keimende Gerste; beim Keimungsprozeß bilden die Gersten-
körner ein Ferment aus, die *Diastase*, die die Reservestärke des Korns verzuckert
und dem Keimling nutzbar macht. In diesem Stadium wird die Keimung unterbrochen, das Malz wird zerkleinert und dem Kartoffelbrei zugeführt. Das Gemisch
(Maische) bleibt einige Zeit stehen und wird dann mit Gärhefe versetzt. Die
Diastase baut die Stärke nur bis zu einem Disaccharid, der Maltose, ab. Die Hefe
besitzt ein eigenes Ferment, die *Maltase*, die die Maltose zu Glucose hydrolysiert.
Nun setzt die alkoholische Gärung ein, die bei günstiger Temperatur innerhalb
von wenigen Tagen beendet ist. Das Gärungsprodukt wird schließlich aus
Kolonnenapparaten fraktioniert destilliert, wobei man im Destillat bereits einen
hochprozentigen Alkohol erhält, der allerdings noch mit einigen Nebenprodukten
der Gärung verunreinigt ist. Der Destillations*rückstand*, die *Schlempe*, ist reich
an Eiweißstoffen und wird als Viehfutter verwertet. Der rohe Alkohol enthält
als Nebenprodukte der Gärung noch Acetaldehyd, Acetale, Butyl- und Amylalkohole. Zur Reinigung wird er erneut sehr sorgfältig fraktioniert, wobei die
Acetale in den Vorlauf gehen und die höheren Alkohole zurückbleiben. Es gelingt
aber nicht, den Alkohol durch Destillation völlig wasserfrei zu erhalten, da er
mit etwa 4% Wasser ein konstant siedendes Gemisch bildet. Der gewöhnliche
Alkohol des Handels ist daher nur etwa 96%ig. Um ihm den letzten Rest Wasser
zu entziehen, wird er mit Calciumoxyd unter Druck erhitzt und dann destilliert,
oder man destilliert ihn zusammen mit Benzol, wobei zuerst ein Gemisch von
Benzol, Wasser und Alkohol, dann ein Gemisch von Alkohol und Benzol und
schließlich reiner, wasserfreier Alkohol übergeht. Der absolute Alkohol des Handels enthält meist noch Spuren von Wasser (bis zu 0,5%), von denen er sich
vollständig nur unter besonderen Vorsichtsmaßregeln befreien läßt. In Berührung
mit Luft zieht er schnell wieder Wasser an.

Die bei der Gärung entstehenden höheren Alkohole nennt man *Fuselöle*. Sie
stellen wichtige Ausgangsstoffe für die Lackindustrie dar. Ihre Entstehung ist
nicht etwa auf einen anders verlaufenden Zuckerabbau zurückzuführen, sondern
sie stellen Umwandlungsprodukte von Aminosäuren dar, die aus der Eiweiß-
substanz des angewendeten Materials und aus dem abgebauten Eiweiß der Hefe
entstehen.

Alkoholische Genußmittel. Unter den alkoholischen Genußmitteln unter-
scheidet man *Liköre*, das sind künstliche Mischungen aus reinem Alkohol mit
Wasser, Zucker und Aromastoffen, *natürliche Gärungsprodukte*, wie Wein und
Bier, und Destillate von Gärungsprodukten, die *Branntweine*, wie Kognak, Rum,
Arrak, Whisky usw.

Wein ist das Gärungsprodukt von Traubensaft, dessen Geschmackstoffe Acetale und andere Nebenprodukte der Gärung bilden. Im Laufe der Gärung wird durch den gebildeten Alkohol die Weinsäure als saures Kaliumsalz (Weinstein) ausgefällt. Rote Weine werden durch Vergärung des Saftes zusammen mit den Schalen gewonnen; der gebildete Alkohol extrahiert den Farbstoff aus den Schalen, zugleich aber auch Gerbstoffe. Der Alkoholgehalt des Weines hängt von dem Zuckergehalt der verwendeten Trauben ab; er beträgt bei leichten Weinen 6—8 % und liegt bei schweren Weinen bei 12—14 %. Süße und zugleich schwere Südweine werden meist durch nachträglichen Alkoholzusatz verstärkt; oft werden die aber auch aus eingetrockneten Trauben durch natürliche Gärung gewonnen. Die Geschmackstoffe des Weines werden meist erst bei der Lagerung voll ausgebildet; zuweilen tritt dabei auch noch eine Nachgärung ein, so daß der Wein dann etwas Kohlensäure enthält. Eine absichtlich herbeigeführte starke Nachgärung liefert den stark schäumenden Champagner.

Bier ist das Gärungsprodukt von Gerstenauszügen mit Malz und einem Zusatz von Hopfenabkochung als Bitterstoff. Zur Herstellung von dunklen Bieren wird das Malz durch Rösten karamellisiert. Je nach Hefeart und Gärungsbedingungen unterscheidet man obergärige und untergärige Biere. Obergärige Biere werden bei höherer Temperatur rasch vergoren, wobei die lebhafte Kohlensäureentwicklung die Hefe an die Oberfläche reißt. Untergärige Biere werden bei tiefer Temperatur langsam vergoren, wobei die Hefe sich am Boden der Gärbottiche absetzt. Der erfrischende Geschmack des Bieres ist durch seine Kohlensäure bedingt. Leichte Biere (obergärige Biere und Schankbier) enthalten 3—5 % Alkohol, Lagerbier und Exportbier 5—6 %.

Branntweine werden durch Destillation von natürlichen Gärungsprodukten erhalten; ihr Alkoholgehalt liegt im allgemeinen zwischen 30 und 50 %. Sie zeichnen sich durch einen mehr oder weniger großen Gehalt an Aromastoffen aus. Kognak ist ein Destillat aus Wein, Rum wird durch Destillation von vergorener Zuckerrohrmelasse gewonnen, Arrak ist das Destillat von vergorenem Reis, Whisky das Destillat von vergorenem Mais. In ähnlicher Weise werden auch Kirschbranntwein, Zwetschgenbranntwein, Wacholderbranntwein und zahlreiche andere Branntweinarten hergestellt. Wird das reine Destillat mit verdünntem Alkohol vermischt, so bezeichnet man das Produkt als Branntwein-*verschnitt*.

Zur Bestimmung des Alkoholgehaltes beliebiger alkoholischer Zubereitungen mischt man eine gewogene oder gemessene Menge des Produktes mit Wasser und destilliert die Hauptmenge ab. Man bestimmt dann Menge und Dichte des Destillates und kann aus den bekannten Alkoholtabellen die der Dichte entsprechende Konzentration ablesen und aus der Menge des Destillates die Alkoholmenge berechnen, die in der angewendeten Substanzmenge enthalten war. Der Alkoholgehalt wird in Volumen- oder Gewichtsprozent angegeben.

Bei der Herstellung von Alkohol-Wassergemischen ist zu berücksichtigen, daß das Gemisch ein geringeres Volumen einnimmt, als der Summe der Komponenten entspricht. Die stärkste Volumenkontraktion tritt bei der Mischung etwa gleicher Raumteile ein: 52 Raumteile Alkohol und 48 Raumteile Wasser geben 96 Raumteile verdünnten Alkohol.

Alkohol wird als Lösungs- und Extraktionsmittel verwendet; pharmazeutisch dient er zur Herstellung von Tinkturen und Extrakten. Auch in der Kosmetik findet Alkohol ausgedehnte Verwendung. Für technische und industrielle Zwecke wird Alkohol oft mit einem Denaturierungsmittel versehen und kommt dann zu einem niedrigeren Steuersatz in den Handel. Für pharmazeutische Präparate darf solcher Alkohol nicht verwendet werden.

Propanol, Propylalkohol. Es gibt 2 isomere Propylalkohole, den primären (n-Propylalkohol) und den sekundären (iso-Propylalkohol). Von beiden hat in neuerer Zeit der sekundäre eine gewisse Bedeutung erlangt, da man ihn durch Hydrierung von Aceton leicht gewinnen kann:

$$CH_3 \cdot CO \cdot CH_3 + H_2 \rightarrow CH_3 \cdot CHOH \cdot CH_3.$$

Seit der Fabrikation von Aceton aus Acetylen ist der Isopropylalkohol ein billiges technisches Produkt, das als Lösungsmittel für ähnliche Zwecke wie Äthylalkohol Verwendung findet. Für pharmazeutische und kosmetische Präparate soll Isopropylalkohol nicht verwendet werden. Isopropylalkohol ist eine farblose, mit Wasser mischbare Flüssigkeit und unterscheidet sich nach Siedepunkt und Dichte nicht wesentlich von Äthylalkohol. Er ist jedoch giftig und erzeugt schon in kleineren Mengen als Äthylalkohol Rausch. Zum Nachweis von Isopropylalkohol kann man in schwefelsaurer Lösung mit verdünnter Dichromatlösung oxydieren, destillieren und die ersten Anteile des Destillates auf Aceton prüfen. In vielen Fällen kann man zum Nachweis auch eine Farbreaktion verwenden, die Isopropylalkohol mit einer Lösung von m-Nitrobenzaldehyd in konzentrierter Schwefelsäure ergibt. Schon mit 1–2%igem Isopropylalkohol erhält man eine sehr intensive kirschrote Färbung; viele ätherische Öle und andere Aromastoffe stören dabei und müssen daher zuvor durch Behandlung mit Tierkohle entfernt werden.

Butanol, Butylalkohol. Es gibt 4 strukturisomere Butylalkohole:

$CH_3 \cdot CH_2 \cdot CH_2 \cdot CH_2OH$ primärer n-Butylalkohol, Siedepunkt 117°
$CH_3 \cdot CH \cdot CH_2OH$ primärer Isobutylalkohol   ,,   108°
     |
    CH_3

$CH_3 \cdot CH_2 \cdot CHOH \cdot CH_3$ sekundärer Butylalkohol   ,,   100°
$CH_3CHOH \cdot CH_3$ tertiärer Butylalkohol   ,,   83°
   |
 CH_3

Der primäre Isobutylalkohol entsteht bei der alkoholischen Gärung aus einer Aminosäure *(Valin)* und findet sich daher stets im Fuselöl. Von praktischer Bedeutung ist der normale primäre Butylalkohol geworden, da man ihn jetzt sehr rationell durch einen Gärungsprozeß aus Stärke gewinnen kann. Die Gärung wird durch *Bacterium acetobutylicum* bewirkt und liefert den Butylalkohol als Hauptprodukt neben Aceton und etwas Äthylalkohol. Der Butylalkohol findet in der Lackindustrie Verwendung. Die beiden anderen Butylalkohole sind auf synthetischem Wege zugänglich, sie haben aber keine besondere Bedeutung.

Ester der Butylalkohole finden als sog. Fruchtäther und Aromastoffe Verwendung.

Pentanol, Amylalkohol. Es gibt 8 strukturisomere Amylalkohole, von denen zwei im Fuselöl vorkommen; es sind dies 2-Methylbutanol-1 (optisch aktiver Gärungsamylalkohol (s. Formel I) mit dem Siedepunkt 128° und 2-Methyl-

$CH_3—CH_2—CH—CH_2OH$ $CH_3—CH—CH_2—CH_2OH$
        | |
        CH_3 CH_3
        I.   II.

butanol-4 (optisch inaktiver Gärungsamylalkohol, Isoamylalkohol) (s. Formel II) vom Siedepunkt 131°. Beide entstehen wie der primäre Isobutylalkohol bei der alkoholischen Gärung durch Umformung von Aminosäuren, und zwar bildet sich der zuerst genannte aus *Isoleucin,* der andere aus *Leucin.* Das Gemisch der beiden Gärungsamylalkohole, wie es bei der Rektifizierung des rohen Alkoholes gewonnen wird, wird in der Technik als Lösungsmittel verwendet; der Essigsäureester findet in' der Lackindustrie Verwendung. Andere Ester werden als Riechstoffe und sog. Fruchtäther benutzt. Der rohe Gärungsamylalkohol bildet eine wasserklare, in Wasser nur wenig lösliche Flüssigkeit von aromatischem Geruch, die zwischen 128 und 132° siedet. Der Salpetrigsäureester findet medizinische Verwendung.

Unter den übrigen Amylalkoholen beansprucht das Dimethyläthylcarbinol ein gewisses Interesse, da dieser Alkohol zuweilen noch unter der Bezeichnung *Amylenhydrat* als Hypnoticum verwendet wird. Man stellt ihn durch Einwirkung von Schwefelsäure aus Gärungsamylalkohol dar, wobei zunächst durch Wasserabspaltung *Amylen* gebildet wird, an welches sich dann 1 Molekül Wasser wieder in anderem Sinne addiert:

$$CH_2OH \cdot \underset{\underset{CH_3}{|}}{CH} \cdot CH_2 \cdot CH_3 \xrightarrow{-H_2O} CH_2 = \underset{\underset{CH_3}{|}}{C} \cdot CH_2 \cdot CH_3 \xrightarrow{+H_2O} CH_3 \cdot \underset{\underset{CH_3}{|}}{COH} \cdot CH_2 \cdot CH_3.$$

Eine praktische Bedeutung kommt dem Präparat heute kaum noch zu, da man über eine sehr große Zahl viel wirksamerer Schlafmittel verfügt. Die übrigen 5 Amylalkohole können auf synthetischem Wege dargestellt werden.

Optische Aktivität. Bei dem einen Gärungsamylalkohol begegnen wir zum ersten Male einer Substanz, die die Schwingungsebene des polarisierten Lichtes ablenkt und somit die bereits früher kurz erwähnte Eigenschaft der optischen Aktivität besitzt. Es wurde bereits früher erwähnt, daß diese Erscheinung auf einen asymmetrischen Bau des Moleküles zurückzuführen ist und daß *Asymmetrie unter anderem dann vorhanden ist, wenn an einem Kohlenstoffatom 4 verschiedene Substituenten* stehen. Man bezeichnet dann ein solches Kohlenstoffatom als das Asymmetriezentrum oder als asymmetrisches Kohlenstoffatom und macht es, wenn man es besonders hervorheben will, in der Formel durch einen Stern kenntlich. Die beiden stereoisomeren Formen des optisch aktiven Gärungsamylalkoholes werden durch die beiden folgenden Formelbilder wiedergegeben (vgl. dazu das Kohlenstoffmodell S. 191):

Man sieht, daß die beiden Antipoden zwar gleiche Konstitution besitzen, aber doch nicht miteinander identisch sind; versucht man nämlich, die beiden Formeln räumlich zur Deckung zu bringen, so findet man, daß dies in keiner Lage möglich ist. Die beiden Formeln verhalten sich zueinander wie Gegenstand und Spiegelbild oder so, wie die rechte Hand sich zur linken verhält. Beide sind gleichartig, aber doch räumlich so verschieden gebaut, daß sie in keiner Lage zur Deckung gebracht werden können. Zur Veranschaulichung des räumlichen Baues diastereomerer Verbindungen benutzt man praktisch meist nicht die umständliche räumliche Schreibweise, sondern man projiziert die Raumformel in die Schreibebene und kommt dann zu folgenden Formelbildern:

Die Projektionsformeln bringen die verschiedene räumliche Anordnung deutlich zum Ausdruck, und man erkennt ohne weiteres, daß man die beiden Formen

nicht zur Deckung bringen kann; sinngemäß darf man natürlich die Formelbilder nur in der Schreibebene drehen.

Es ist einleuchtend, daß die beiden Formen in ihren chemischen und physikalischen Eigenschaften vollkommen übereinstimmen; sie verhalten sich bei allen
Umsetzungen gleich, sie besitzen gleiche Schmelzpunkte und gleiche Siedepunkte;
auch die Ebene des polarisierten Lichtes wird von den beiden Formen um den
gleichen Betrag abgelenkt, jedoch in *entgegengesetztem* Sinne; die eine Form dreht
ebenso stark nach rechts, wie die andere nach links dreht. Man bezeichnet eine
im Sinne des Uhrzeigers verlaufende Ablenkung der Schwingungsebene des polarisierten Lichtes als *Rechtsdrehung* und drückt sie durch ein Pluszeichen aus, den
entgegengesetzten Drehsinn nennt man *Linksdrehung* und bezeichnet diese durch
ein Minuszeichen. Man drückte früher den Drehsinn auch durch die Buchstaben
d und l aus, wobei d (dextro) Rechts-, l (laevo) Linksdrehung bezeichnete. In
neuerer Zeit verwendet man diese Buchstaben jedoch dazu, um die Zugehörigkeit
einer optisch aktiven Substanz zu einer bestimmten optischen Reihe auszudrücken,
unabhängig von dem Drehsinn. Es gibt zahlreiche Fälle, in denen eine linksdrehende Substanz zur d-Reihe gehört, und umgekehrt. In solchen Fällen schreibt
man vor den Namen der Verbindung zuerst den Buchstaben, der die Zugehörigkeit zu der d- oder l-Reihe angibt, dann das Plus- oder Minuszeichen, das den
Drehsinn angibt.

Soll die Größe der optischen Drehung einer Substanz angegeben werden, so
ist es nötig, die dem abgelesenen Winkel α entsprechende Konzentration, die
Temperatur und die benutzte Lichtart oder Wellenlänge anzugeben; meist führt
man die Bestimmung bei 20° aus unter Verwendung von Natriumlicht (D-Linie
des Spektrums); man drückt das in der Bezeichnung folgendermaßen aus: α_D^{20}.
Auch das verwendete Lösungsmittel muß angegeben werden, da die Größe der
Drehung von dem Lösungsmittel stark abhängig ist. Man hat eine abgelesene
Drehung dann folgendermaßen anzugeben: a g Substanz in b cm³ Lösungsmittel
gelöst ergeben bei einer Schichtdicke von c mm eine Drehung von $\alpha_D^{20} = + a°$.
Um den ganzen Ausdruck zu vereinfachen, hat man den Begriff „*spezifische
Drehung*" eingeführt, das ist ein rechnerischer Wert für eine Drehung bei einer
Konzentration von 1 g Substanz in 1 cm³ Lösung bei einer Schichtdicke von 1 dm.
Die Abkürzung für die spezifische Drehung ist $[\alpha]$; sie läßt sich aus der abgelesenen

Drehung α nach der Beziehung: $[\alpha]_D^{20} = \dfrac{100 \cdot \alpha}{l \cdot c}$ berechnen, worin l die Länge der

Schicht in Dezimeter und c die in 100 cm³ Lösung enthaltene Anzahl Gramm
bedeuten. Bei dem Zahlenwert für die spezifische Drehung ist natürlich wieder der
Drehsinn und das verwendete Lösungsmittel anzugeben.

Sind in einer Substanz mehrere asymmetrische Kohlenstoffatome vorhanden,
so übt jedes für sich seine Funktion aus; die Zahl der dabei möglichen Stereoisomere kann man leicht kombinieren. Bei einer Substanz mit 2 asymmetrischen
Kohlenstoffatomen:

es gibt also 4 Stereoisomere. Bei 3 asymmetrischen Kohlenstoffatomen gibt es
8 Stereoisomere, bei n asymmetrischen Kohlenstoffatomen gibt es 2^n-Stereo-
isomere. In einigen Fällen reduziert sich die Zahl der Stereoisomeren, z. B. dann,
wenn in dem obengenannten Beispiel mit 2 asymmetrischen Kohlenstoffatomen

die beiden Molekülhälften gleich sind, wie bei der Weinsäure. Es ist dann der
1. Fall mit dem 3. identisch, und es gibt nur 3 Stereoisomere, von denen das
eine optisch inaktiv ist (Fall 1 bzw. 3), da die entgegengesetzten Drehungen der
beiden Hälften sich gerade aufheben.

Wird an einem asymmetrischen Kohlenstoffatom eine Substitution vorgenommen, die zu einem Produkt mit zwei *gleichen* Substituenten führt, so wird
dadurch die Asymmetrie beseitigt, und die optische Aktivität verschwindet; es
gibt keine Stereoisomeren mehr. Bei chemischen Eingriffen am asymmetrischen
Kohlenstoffatom, die die Asymmetrie *nicht* aufheben, muß nicht unbedingt die
ursprüngliche räumliche Anordnung erhalten bleiben; es ist sogar häufig, daß
bei Substitutionen solcher Art eine Änderung der räumlichen Anordnung erfolgt,
so daß also aus einer Verbindung der d-Reihe ein Derivat entsteht, das der
l-Reihe zugehört, oder umgekehrt. Die Erscheinung ist unter dem Namen
WALDENsche *Umkehrung* bekannt. Als wohlbekanntes einfaches Beispiel mag die
Umwandlung von optisch aktiver Chlorbernsteinsäure in Äpfelsäure dienen. Das
Chloratom der Chlorbernsteinsäure läßt sich durch Hydroxyl in der gleichen
Weise austauschen, wie wir es bei den Halogen-
alkylen gesehen haben (s. nebenstehende Formel).
Von der d-Chlorbernsteinsäure ausgehend, erhält man
bei Umsetzung mit Kaliumhydroxyd erwartungs-
gemäß auch d-Äpfelsäure; nimmt man den Austausch
jedoch mit Silberhydroxyd vor, so erhält man l-
Äpfelsäure. In diesem Falle hat also ein Konfigurationswechsel, eine WALDENsche Umkehrung stattgefunden. Worauf dieses merkwürdige unterschiedliche Verhalten von Kaliumhydroxyd und Silberhydroxyd
beruht, läßt sich noch nicht befriedigend erklären. Die Tatsache als solche muß
hingenommen und bei allen Substitutionsreaktionen an asymmetrischen Kohlenstoffatomen berücksichtigt werden. Es ist nie mit Sicherheit vorauszusehen, ob
beim Austausch eines Substituenten eine Konfigurationsänderung eintreten wird
oder nicht.

$$\begin{array}{ccc}
COOH & & COOH \\
| & & \uparrow \\
HCCl & \longrightarrow & HCOH \\
| & & | \\
CH_2 & & CH_2 \\
| & & | \\
COOH & & COOH \\
\text{Chlorbernsteinsäure} & & \text{Äpfelsäure}
\end{array}$$

Viele optisch aktive Substanzen sind unter der Einwirkung gewisser Agenzien,
wie Alkalien und Säuren, einem Konfigurationswechsel zugänglich, auch ohne
daß eine Substitution am asymmetrischen Kohlenstoffatom vorgenommen wird.
Die Voraussetzungen dafür liegen in bestimmten Konstitutionseigenschaften
begründet, auf die hier nicht eingegangen werden kann. Sind aber diese Voraussetzungen erfüllt, so wird sowohl d- in l-Form umlagern als auch umgekehrt. Die
notwendige Folge davon ist, daß sich bei genügend langer Einwirkung eine
ursprünglich einheitliche optisch aktive Form in ein Gemisch aus gleichen Teilen
der d- und der l-Form umwandelt. Ein solches Gemisch aus gleichen Teilen beider
Formen bewirkt natürlich keine Ablenkung des polarisierten Lichtes, da ja beide
Formen sich vollkommen kompensieren. Man nennt ein solches Gemisch aus
gleichen Teilen d- und l-Form d,l-Form oder Racemat und bezeichnet die Umwandlung einer einheitlichen optisch aktiven Form in ein solches Gemisch
(Racemat) als *Racemisierung*. Als Beispiel seien die Alkaloide Hyoscyamin und
Atropin genannt; beide sind Ester des Tropins mit der Tropasäure, nur ist
am Aufbau des Hyoscyamins die l-Tropasäure, am Aufbau des Atropins die
d,l-Tropasäure beteiligt. Durch Behandeln mit Alkali kann man Hyoscyamin
in Atropin umwandeln, wobei also der l-Tropasäureteil des Moleküls racemisiert
wird, und es ist zu vermuten, daß bei der Gewinnung der Alkaloide das Atropin
mindestens zum Teil erst sekundär aus dem Hyoscyamin gebildet wird.

Von besonderer Bedeutung ist nun die Tatsache, daß bei der synthetischen
Erzeugung asymmetrischer Kohlenstoffatome, z. B. bei der Herstellung von Chlor-

bernsteinsäure durch Chlorierung von Bernsteinsäure, die erhaltene Substanz nicht in einer der optisch aktiven Formen, sondern immer als Racemat, also als d,l-Form, erhalten wird. Nur in verschwindenden Ausnahmefällen und bei Anwendung ganz besonderer Kunstgriffe ist es bereits gelungen, solche Synthesen so zu leiten, daß eine der beiden Formen in überwiegender Menge gebildet wird. Als Norm muß aber gelten, daß die Synthese stets zur d,l-Form führt. Diese Tatsache wird aber vollkommen verständlich, wenn man sich klarmacht, daß in dem vorher genannten Beispiel der Chlorierung von Bernsteinsäure der Ersatz eines Wasserstoffatoms an der CH_2-Gruppe nicht eines der beiden Wasserstoffatome bevorzugen kann, da ja beide vollkommen gleichwertig sind. Es wird also bei der Chlorierung des einen Moleküls diejenige Substitution eintreten, die zur d-Form führt, während bei einem anderen Molekül gerade das andere Wasserstoffatom ersetzt werden kann. Die Auswahl bleibt also sozusagen dem Zufall überlassen, so daß im Mittel von beiden Formen gleiche Mengen entstehen. Da in jedem Racemat beide Antipoden nebeneinander isoliert bestehen, muß es irgendwie möglich sein, sie zu trennen.

Methoden zur Zerlegung von d,l-Formen. Nach den üblichen physikalischen Methoden kann eine solche Trennung natürlich nicht bewirkt werden, da ja die Antipoden wegen ihrer gleichen Konstitution auch vollkommen gleiche physikalische und chemische Eigenschaften haben. Eine rein mechanische Trennung müßte allerdings dann möglich sein, wenn die Moleküle der einen Form einerseits und die der anderen Form andererseits zu Gebilden von solcher Größe zusammentreten, daß sie zu sehen und zu handhaben wären. Dies ist tatsächlich bei manchen d,l-Formen bei der Krystallisation der Fall, wie PASTEUR an dem klassischen Beispiel des racemischen Ammoniumnatriumtartrates gezeigt hat. Beide Formen bilden gesondert Krystalle, von denen die eine rechts-, die andere linkshemiedrische Form besitzt. Die Krystallformen sind also zwar gleich, aber auch sie verhalten sich wieder wie Gegenstand zum Spiegelbild. Man kann nun rein mechanisch die rechts- und die linkshemiedrischen Krystalle auslesen und hat damit die beiden Antipoden getrennt. Dieses Verfahren läßt sich praktisch jedoch nur in seltenen Fällen anwenden, da einerseits gut ausgeprägte Krystalle von ausreichender Größe nicht oft zu erhalten sind und da andererseits die Antipoden vielfach Mischkrystalle bilden.

Ein anderes Verfahren, das in verschiedenen Variationen mannigfacher Anwendung fähig ist und sehr befriedigende praktische Resultate liefert, gründet sich auf die folgende Überlegung. Die Verbindung einer optisch aktiven Substanz d—A mit einer anderen optisch aktiven Substanz d—B, also $d—A \cdot d—B$ einerseits, und die Verbindung der gleichen optisch aktiven Substanz d—A mit dem Antipoden von d—B (also l—B), also die Verbindung $d—A \cdot l—B$ andererseits, sind nicht mehr Antipoden, d. h. sie verhalten sich zueinander nicht mehr wie Gegenstand und Spiegelbild; sie müssen daher auch in ihren physikalischen Eigenschaften Abweichungen aufweisen. Es muß also möglich sein, die Antipoden d—B und l—B über eine Verbindung mit d—A (also irgendeiner zur Umsetzung geeigneten einheitlichen optisch aktiven Substanz) durch die üblichen physikalischen Methoden zu trennen. Für die Reindarstellung der beiden Antipoden ist die Methode natürlich nur dann von praktischem Wert, wenn man die zur Trennung benutzte Verbindung wieder leicht in die Ausgangsstoffe zerlegen kann. Die Voraussetzung der leichten Rückverwandlung in die Ausgangsstoffe ist besonders einleuchtend bei Salzen erfüllt. Nehmen wir also an, es sei die d,l-Form einer Säure in die beiden Antipoden zu zerlegen; man wandelt dazu die Säure in das Salz einer optisch aktiven Base um (zu diesem Zweck verwendet man meist optisch aktive Alkaloide, wie Brucin, Strychnin, Cinchonin, Chinin, Chinidin usw.)

und erhält dabei 2 Salze, die nicht mehr optische Antipoden, sondern diastereomere sind, nämlich *d-Säure · d-Base* und *l-Säure · d-Base*. Die beiden Salze werden durch sorgfältige Krystallisation getrennt und durch Umkrystallisieren gereinigt, das man so lange wiederholt, bis der Drehwert sich nicht mehr ändert. Man kann dann jedes der beiden Salze zerlegen und die freien optisch aktiven Säuren in geeigneter Weise isolieren. Ganz entsprechend kann man nach dem gleichen Verfahren auch die d,l-Form von Basen in die beiden optisch aktiven Komponenten zerlegen, indem man sie in das Salz einer einheitlichen, optisch aktiven Säure (z. B. d-Weinsäure) umwandelt und durch Krystallisation die beiden Diastereomeren d-Base · d-Weinsäure und l-Base · d-Weinsäure trennt. Das Prinzip dieses Verfahrens läßt sich auch zur Trennung von anderen Substanzen verwenden; man kann z. B. d,l-Alkohole mit einer einheitlichen optisch aktiven Säure verestern, die beiden diastereomeren Ester durch Krystallisation oder Destillation trennen und danach die beiden Ester durch Verseifung wieder in Alkohol und Säure zerlegen. Das eben geschilderte Verfahren der chemischen Trennung von d,l-Formen in die optisch aktiven Komponenten ist in der praktischen Ausführung zwar mühsam und umständlich, es führt jedoch in den meisten Fällen zum Ziel.

In einigen, verhältnismäßig seltenen Fällen läßt sich aus der d,l-Form *eine* der beiden Komponenten nach biologischen Verfahren gewinnen, das zwar wegen seiner beschränkten Anwendbarkeit keine besondere praktische Bedeutung besitzt, das aber aus anderen Gründen bemerkenswert ist. Bereits PASTEUR hatte beobachtet, daß Pilze und Bakterien, die optisch aktive Substanzen abzubauen vermögen, sich den beiden enanthiomorphen Formen gegenüber auswählend verhalten, so daß sie entweder die d- oder die l-Form bevorzugen. Legt man eine solche Pilz- oder Bakterienkultur in einem Substrat an, das die d,l-Form einer assimilierbaren Verbindung enthält, so wird nur *eine* der beiden Formen verzehrt, und die andere Form reichert sich in dem Substrat an. Man kann dann aus dem Substrat wenigstens eine der beiden optisch aktiven Formen gewinnen.

Das Bemerkenswerte an dem Vorgang ist die eigenartige Einstellung der Organismen auf nur *eine* der beiden enanthiomorphen Formen. Man sollte doch eigentlich erwarten, daß d- und l-Form, die sich allen chemischen Angriffen gegenüber völlig gleich verhalten, auch von Organismen in ganz gleichartiger Weise angegriffen werden. Die tatsächlich beobachtete strenge Spezifität, die bereits auf die feinsten Unterschiede räumlicher Anordnung reagiert, eröffnet einen Blick in unabsehbare Mannigfaltigkeit und Kompliziertheit der Lebensvorgänge. Nicht nur die wichtigsten Baustoffe aller Organismen, die Eiweißstoffe, sind optisch aktive Substanzen, sondern auch diejenigen Stoffe, welche die Regulierung der Lebensvorgänge besorgen, die Vitamine und Hormone, sind optisch aktiv. Die Möglichkeit zur Betätigung solcher streng spezifischen Wirkungen sind in allen Organismen also unabschätzbar groß, und man kann vielleicht vermuten, daß darin schließlich nicht nur die Unterschiede der Gattungen und Arten, sondern möglicherweise auch das Geheimnis der Individualität begründet liegt. Es ist einleuchtend, daß diese Spezifität sich auch gegenüber Arzneimitteln auswirken kann, und es ist tatsächlich oft zu beobachten, daß d- und l-Form eine verschiedene Wirkung besitzen. So ist l-Adrenalin 20—30mal stärker wirksam als d-Adrenalin, l-Nicotin ist giftiger als d-Nicotin, d-Ascorbinsäure ist im Gegensatz zu l-Ascorbinsäure (Vitamin C) unwirksam; in anderen Fällen wiederum sind solche Unterschiede nur undeutlich oder gar nicht zu erkennen.

Die auffällige Erscheinung, daß enanthiomorphe Formen sich zwar *chemischen* Angriffen gegenüber vollständig gleich verhalten, *biologischen* Vorgängen gegenüber aber Unterschiede aufweisen, die bis zur höchst spezifischen Selektion der

einen Form gehen können, erklärt sich damit, daß die dem Organismus zugeführten Verbindungen mit optisch aktiven Zellbestandteilen in Wechselwirkung
treten, wobei die beiden enanthiomorphen Formen in gleicher oder doch ähnlicher
Weise zu zwei verschiedenen Produkten führen, wie wir es bei dem chemischen
Verfahren zur Trennung von Antipoden gesehen haben. Beide Produkte sind nicht
mehr enianthiomorphe, sondern diastereomere Formen; sie haben als solche verschiedene chemische und physikalische Eigenschaften und können auch biologischen Reaktionen in ganz unterschiedlichem Grade zugänglich sein. Diese Spezifität biologischer Reaktionen ist also an die Konfiguration derjenigen Zellbestandteile geknüpft, die an dem betreffenden Reaktionsablauf teilnehmen.

Höhere einwertige Alkohole. Von den *höheren* gesättigten, einwertigen Alkoholen sind einige, meist in veresterter Form, in Naturstoffen aufgefunden worden;
Ester von Hexyl-, Octyl-, Nonyl- und Dodecylalkoholen wurden in kleinen Mengen
in einigen ätherischen Ölen nacngewiesen. *Cetylalkohol* $C_{16}H_{33}OH$, und zwar der
normale primäre Alkohol, bildet als Palmitinsäureester den Hauptbestandteil des
Walrates. *Cerylalkohol* $C_{26}H_{53}OH$ findet sich, gleichfalls in veresterter Form, in
zahlreichen Wachsarten (Bienenwachs, Carnaubawachs) und im Lanolin. Auch
noch höhere Alkohole, wie *Melissylalkohol* $C_{31}H_{63}OH$, kommen in Wachsarten
vor. Die Wachsalkohole lassen sich aus den Naturstoffen nach der Verseifung
gewinnen; es sind feste, weiße Substanzen, die sich durch ein hohes Emulgier-
vermögen auszeichnen. Sie werden daher vielfach als Hilfsmittel zur Bereitung
von Emulsionen verwendet. Cetylalkohol ist auch durch Reduktion von Palmitinsäure zugänglich; in entsprechender Weise kann man aus Stearinsäure einen
Alkohol $C_{18}H_{37}OH$ darstellen. Alkalisalze und Amide von Sulfonierungsprodukten
der genannten Alkohole sind wertvolle neuere Waschmittel, die ergiebiger und
auch vorteilhafter sind als die gewöhnlichen Seifen, da sie nicht hydrolysiert
werden und mit hartem Wasser keine Verluste geben.

b) Mehrwertige Alkohole.

Unter den *zweiwertigen* Alkoholen, die man auch als *Glykole* bezeichnet, sind
diejenigen leicht zugänglich, die die beiden Hydroxylgruppen an benachbarten
Kohlenstoffatomen tragen. Man kann sie aus den entsprechenden Dihalogenverbindungen, die man ja durch Addition von Halogen an ungesättigten Verbindungen bequem darstellen kann, durch Austausch der Halogenatome gegen
Hydroxyl darstellen. Weniger glatt verläuft die direkte Addition von 2 Hydroxylgruppen an ungesättigte Verbindungen mit Hilfe von Permanganat. Das einfachste
Glykol ist das *Äthylenglykol* $CH_2OH \cdot CH_2OH$, eine farblose, mit Wasser mischbare viscose Flüssigkeit von süßem Geschmack, die bei 197° siedet; im Gegensatz
zu den einwertigen Alkoholen wirkt es nicht berauschend. Jede Hydroxylgruppe
besitzt normale Alkoholfunktion. Beim Ersatz von einer Hydroxylgruppe durch
Chlor, der sich durch Phosphorpentachlorid oder Chlorwasserstoff bewirken läßt,
erhält man eine Verbindung, die zugleich Halogenalkyl und Alkohol ist. Die Verbindung ist als *Chloräthylalkohol* zu bezeichnen, gebräuchlicher ist jedoch die
Bezeichnung *Äthylenchlorhydrin*; es ist früher bereits erwähnt worden, daß man
die Verbindung auch durch Addition von unterchloriger Säure an Äthylen herstellen kann. Äthylenchlorhydrin ist wegen der doppelten Funktion zahlreichen
Umsetzungen zugänglich und wird daher für mancherlei Synthesen verwendet.

Der wichtigste *dreiwertige* Alkohol ist das *Glycerin*, 1,2,3-*Trioxypropan*,
Propantriol $CH_2OH \cdot CHOH \cdot CH_2OH$, das zwei primäre und eine sekundäre
Hydroxylgruppe enthält. Die Verbindung ist bereits als Nebenprodukt der alko-
holischen Gärung genannt worden, wobei auch erwähnt wurde, daß durch Sulfit-

zusatz die Menge erhöht werden kann. Glycerin bildet als Ester der höheren Fettsäuren (besonders Palmitin-, Stearin- und Ölsäure) die Fette und Öle, und als Ester der gleichen Fettsäuren und der Phosphorsäure den Grundkörper des Lecithins und der Phosphatide. Die Konstitution der Verbindung ergibt sich aus einer durchsichtigen Synthese; durch Addition von Chlor an Allylchlorid erhält man 1,2,3-Tribrompropan, dessen 3 Bromatome sich gegen Hydroxyl austauschen lassen, wobei Glycerin entsteht:

$$
\begin{array}{ccc}
CH_2 & CH_2Cl & CH_2OH \\
\| & | & | \\
CH \cdot \ + Cl_2 \rightarrow & CHCl \longrightarrow & CHOH \\
| & | & | \\
CH_2Cl & CH_2Cl & CH_2OH
\end{array}
$$

Technisch wird Glycerin bei der Verseifung von Fetten gewonnen, die je nach den angewendeten Bedingungen Seifen oder freie Fettsäuren, daneben Glycerin liefert. Aus der von Seife bzw. von Fettsäuren befreiten wäßrigen Mutterlauge wird das Glycerin durch Destillation gewonnen und durch Behandeln mit Tierkohle und erneute Destillation gereinigt. Die Ausbeute an Glycerin beträgt dabei rund 10 % der angewendeten Fettmenge. Glycerin ist eine farblose, dicke Flüssigkeit von süßem Geschmack, die bei etwa 290° siedet und in ganz reinem Zustande bei 17° erstarrt; es ist mit Wasser und Alkohol mischbar, in Äther, Benzol, Chloroform und fetten Ölen unlöslich. Die gewöhnliche Handelsware enthält noch etwa 10 % Wasser, das sich durch allmählich gesteigertes Erhitzen auf etwa 180° oder besser durch Vakuumdestillation entfernen läßt; wasserfreies Glycerin zieht an der Luft begierig Feuchtigkeit an. Glycerin findet zur Herstellung von Salben, Hautwässern, Hautcremes und ähnlichen kosmetischen Mitteln Verwendung. Es wird ferner als Gleitmittel, als nichttrocknendes Feuchtungsmittel, als Wärmeüberträger für Kochkessel usw. verwendet. Wichtig ist Glycerin auch als Ausgangsmaterial für die Herstellung von Nitroglycerin.

Wird Glycerin mit Kaliumbisulfat oder anderen die Abspaltung von Wasser fördernden Mitteln erhitzt, so geht es unter Abspaltung von 2 Molekülen Wasser in *Acrolein* $CH_2=CH-CHO$ über, das an seinem penetranten Geruch, der auch bei überhitzten Fetten auftritt, zu erkennen ist. Die Reaktion kann zur Identifizierung von Glycerin dienen.

Die Hydroxylgruppen des Glycerins lassen sich in bekannter Weise durch Halogen ersetzen; bei Ersatz von nur einer Hydroxylgruppe durch Chlor sind zwei isomere *Monochlorhydrine* möglich, bei Ersatz von zwei Hydroxylgruppen durch Chlor sind zwei isomere *Dichlorhydrine* möglich. Alle vier Verbindungen sind bekannt und finden für Synthesen Verwendung.

Unter den *vierwertigen* Alkoholen ist der *Erythrit* $CH_2OH \cdot CHOH \cdot CHOH$ CH_2OH gelegentlich in der Natur aufgefunden; er stellt in Wasser leicht lösliche Krystalle von süßem Geschmack dar.

Von den *fünfwertigen* Alkoholen, den *Pentiten*, kommt *Adonit* in Adonis vernalis vor, *Arabit* wurde in einigen Flechten aufgefunden und kann auch durch Reduktion von Arabinose dargestellt werden. In entsprechender Weise erhält man durch Reduktion von Xylose *Xylit*. Adonit, Arabit und Xylit sind stereoisomer.

Von den *sechswertigen* Alkoholen, die man unter der Bezeichnung *Hexite* zusammenfaßt, sind Mannit, Dulcit, Sorbit und Idit in der Natur aufgefunden worden. Besonders *Mannit* ist weit verbreitet; sehr reichlich findet er sich in der Manna und wird daraus durch Extraktion mit Alkohol gewonnen. Er bildet weiße Krystalle von süßem Geschmack, die in Wasser und Alkohol löslich sind. Künstlich kann er auch durch Reduktion von Mannose oder Fructose dargestellt werden. *Dulcit* bildet den Hauptbestandteil von Madagaskarmanna, er entsteht auch bei der Reduktion von Galaktose. *Sorbit* und *Idit* finden sich in vielen Früchten und besonders reichlich in der Vogelbeere. Die 4 Hexite sind stereoisomer; durch Oxydation lassen sie sich in Hexosen überführen.

c) Ungesättigte Alkohole.

Die ungesättigten Alkohole leiten sich von den ungesättigten Kohlenwasserstoffen in der gleichen Weise ab wie die gesättigten Alkohole von den Paraffinkohlenwasserstoffen; auch die Methoden der allgemeinen Darstellung stimmen überein. Man sollte nun eigentlich zwei Gruppen von ungesättigten Alkoholen erwarten, die sich in ihren chemischen Eigenschaften stark unterscheiden. Wie nämlich bei den ungesättigten Halogenalkylen die Reaktionsfähigkeit des Halogenatoms davon abhängt, ob es an einem einfach oder an einem doppelt gebundenen Kohlenwasserstoffatom steht, so erwartet man auch hier zwei Reihen von Alkoholen mit stark unterschiedlichem Verhalten. Es trifft auch tatsächlich zu, daß eine Hydroxylgruppe, die an einem doppelt gebundenen Kohlenstoffatom steht, von den normalen Alkoholeigenschaften stark abweicht. Insbesondere besitzt sie viel stärker sauren Charakter, der so stark ausgeprägt ist, daß solche Verbindungen bereits mit wäßrigem Alkali Salze bilden. Eine andere bemerkenswerte Eigenschaft dieser Alkohole ist ihre große Neigung zu einer Umlagerung, die in der Wanderung des Wasserstoffatoms der Hydroxylgruppe an das andere Kohlenstoffatom der Doppelbindung besteht, wobei die Doppelbindung in eine einfache Bindung und die Hydroxylgruppe in eine Carbonylgruppe übergeht:

$$\begin{array}{cc} >\!C\!=\!'C\!-\!\!\! & >\!C\!-\!C\!-\!\!\! \\ | & |\| \\ OH & HO \end{array}$$

Da aber andererseits solche Carbonylverbindungen sich bis zu einem gewissen Grade (der von der Natur der Substituenten abhängt) auch wieder in die entsprechenden ungesättigten Alkohole umwandeln, besteht zwischen den beiden isomeren Formen ein Gleichgewicht, das aber in den allermeisten Fällen so weitgehend zugunsten der Carbonylverbindung liegt, daß man sie normalerweise als einheitlich betrachten kann. Nur in Ausnahmefällen ist der Anteil des ungesättigten Alkoholes beträchtlich, und nur in ganz seltenen Fällen überwiegt er so weitgehend, daß daneben die Carbonylform vernachlässigt werden kann. Isomere Verbindungen, die sich unter Bindungswechsel leicht ineinander umwandeln und daher miteinander in einem Gleichgewicht stehen, nennt man *tautomer* (oder desmotrop) und die Erscheinung selbst *Tautomerie* (oder Desmotropie). Die Gruppe dieser ungesättigten Alkohole nennt man *Enole* (gebildet aus der Silbe *en* für die Doppelbindung und der Silbe *ol* für die Hydroxylgruppe). Die Enole sollen nicht an dieser Stelle, sondern im Zusammenhang mit den Carbonylverbindungen, mit denen sie tautomer sind, besprochen werden.

Die andere Gruppe von ungesättigten Alkoholen, deren Hydroxylgruppe an einem einfach gebundenen Kohlenstoffatom steht, vereinigt in einem Molekül die Eigenschaften einer ungesättigten Verbindung mit denen der gewöhnlichen Alkoholfunktion. Die ungesättigten Alkohole sind daher sowohl den üblichen Reaktionen der Doppelbindung als auch den üblichen Reaktionen der Alkohole zugänglich.

Der einfachste ungesättigte Alkohol, *Vinylalkohol* $CH_2\!=\!CHOH$ ist aus den vorher angeführten Gründen nicht zugänglich, da er sich sogleich in Acetaldehyd $CH_3 \cdot CHO$ umlagert; es führen daher alle Reaktionen, die eigentlich die Gewinnung von Vinylalkohol erwarten lassen sollten, zu Acetaldehyd. Immerhin ist der Vinylalkohol in Form von Derivaten, z. B. von Estern, bekannt.

Der vom Propylen abzuleitende ungesättigte Alkohol heißt *Allylalkohol*

$CH_2=CH-CH_2OH$. Man gewinnt ihn durch Erhitzen von Glycerin mit Oxalsäure oder hochprozentiger Ameisensäure. Er stellt eine farblose, bei 96° siedende Flüssigkeit dar, die mit Wasser mischbar ist. Durch Austausch der Hydroxylgruppe gegen Halogen erhält man die für mancherlei Synthesen wichtigen Allylhalogenide.

Unter den höheren ungesättigten Alkoholen kommen einige als Bestandteile von ätherischen Ölen vor; sie besitzen starken angenehmen Geruch und finden daher in der Parfümerie ausgedehnte Verwendung.

Citronellol (s. Formel I) ist ein Bestandteil des Citronellöles und des Rosenöles; bei der Oxydation geht es in den Aldehyd Citronellal über. *Linalool* (s. Formel II) ist ein doppelt ungesättigter tertiärer Alkohol, der im Bergamottöl, Lavendelöl, Corianderöl, Linaloeöl und anderen vorkommt. *Geraniol* (s. Formel III) ist mit Linalool isomer; es findet sich in Geraniumöl, Rosenöl, Palmarosaöl, Lemongrasöl, Citronellöl und anderen und besitzt einen sehr angenehmen Geruch. Bei der Oxydation geht es in den Aldehyd Citral über. Mit Geraniol diastereomer ist *Nerol*, das sich unter anderem in Neroliöl und Bergamottöl findet. Bei

$$CH_3 \cdot \underset{\overset{\|}{CH_2}}{C} \cdot CH_2 \cdot CH_2 \cdot CH_2 \cdot CH \cdot CH_2 \cdot CH_2OH$$
$$\underset{CH_3}{|}$$
I.

$$CH_3 \cdot \underset{\overset{\|}{CH_2}}{C} \cdot CH_2 \cdot CH_2 \cdot CH_2 \cdot COH \cdot CH = CH_2$$
$$\underset{CH_3}{|}$$
II.

$$CH_3 \cdot \underset{\overset{|}{CH_3}}{C} = CH \cdot CH_2 \cdot CH_2 \cdot \underset{\overset{|}{CH_3}}{C} = CH \cdot CH_2OH$$
III.

den eben genannten 4 Alkoholen erkennt man übrigens den Aufbau aus 2 Isoprenresten. Aus 3 Isoprenresten aufgebaut ist *Farnesol*

$$CH_3 \cdot \underset{\overset{|}{CH_3}}{C} = CH \cdot CH_2 \cdot CH_2 \cdot \underset{\overset{|}{CH_3}}{C} = CH \cdot CH_2 \cdot CH_2 \cdot \underset{\overset{|}{CH_3}}{C} = CH \cdot CH_2OH ,$$

das sich im Lindenblütenöl, im Moschuskörneröl und anderen vorfindet und wegen seines intensiven und angenehmen Geruches in der Parfümerie sehr geschätzt wird. Ein aus 4 Isoprenresten aufgebauter ungesättigter Alkohol ist *Phytol*

$$CH_3 \cdot \underset{\overset{|}{CH_3}}{CH} \cdot CH_2 \cdot CH_2 \cdot CH_2 \cdot \underset{\overset{|}{CH_3}}{CH} \cdot CH_2 \cdot CH_2 \cdot CH_2 \cdot \underset{\overset{|}{CH_3}}{CH} \cdot CH_2 \cdot CH_2 \cdot CH_2 \cdot \underset{\overset{|}{CH_3}}{C} = CH \cdot CH_2OH ,$$

das man bei der Verseifung von Chlorophyll erhält. Phytol ist auch ein Baustein des Vitamin E.

Da die genannten Alkohole besonders wertvolle Bestandteile der ätherischen Öle ausmachen, ist die Bestimmung ihrer Menge für die Beurteilung oft von Wichtigkeit. Man verfährt dazu so, daß man durch Kochen mit Essigsäureanhydrid unter Zusatz von etwas frisch entwässertem Natriumacetat den Alkohol in den Essigsäureester umwandelt; dann wird die entstandene Essigsäure und der Überschuß an Essigsäureanhydrid mit Wasser entfernt, die säurefreie Acetylverbindung wird getrocknet und danach verseift. Aus der Menge des für die Verseifung verbrauchten Alkalis wird die Menge der Acetylverbindung bzw. des Alkoholes berechnet. Man wählt also den Umweg, daß man den nicht direkt titrierbaren Alkohol zuerst in eine maßanalytisch bestimmbare Verbindung umwandelt.

4. Äther.

Als Äther bezeichnet man Verbindungen, in denen zwei Alkylgruppen durch ein Sauerstoffatom verknüpft sind; ihre allgemeine Formel ist also $R-O-R$. Sind die beiden Alkylreste gleich, so spricht man von *einfachen* Äthern, im anderen Falle von *gemischten* Äthern; auch cyclische Äther sind bekannt. Man kann die Äther allgemein als Derivate des Wassers auffassen, wenn man sich die beiden Wasserstoffatome des Wassers durch 2 Alkyle ersetzt denkt; die Beziehung ist aber mehr formaler Natur. Zweckmäßiger ist es, die Äther als Derivate von Alkoholen zu betrachten, die aus 2 Molekülen Alkohol unter Austritt von 1 Molekül Wasser entstehen.

Darstellung. Eine allgemeine anwendbare Methode zur Darstellung von Äthern besteht in der Umsetzung von Alkoholaten mit Halogenalkylen; man kann auf diese Weise sowohl einfache als auch gemischte Äther darstellen:

$$R^1 \cdot ONa + J \cdot R^2 \to R^1 \cdot O \cdot R^2 + NaJ .$$

Zur Darstellung der niederen Homologen einfacher Äther zieht man meist eine andere Methode vor, die in der Umsetzung von Alkohol mit konzentrierter Schwefelsäure besteht. Das Verfahren findet auch zur Darstellung des Diäthyläthers technisch Anwendung. Man verfährt dazu so, daß man zu einer erhitzten Mischung von Alkohol und Schwefelsäure in dem Maße Alkohol zutropfen läßt, wie der entstandene Äther abdestilliert. In der ersten Phase bildet sich dabei Äthylschwefelsäure, die in der zweiten Phase zerlegt wird:

$$C_2H_5OH + H_2SO_4 \to C_2H_5O \cdot SO_3H + H_2O ,$$
$$C_2H_5O \cdot SO_3H + C_2H_5OH \to C_2H_5 \cdot O \cdot C_2H_5 + H_2SO_4 .$$

Ein zu starkes Erhitzen muß dabei vermieden werden, da sonst die Äthylschwefelsäure in Äthylen und Schwefelsäure gespalten wird. Obwohl in der zweiten Phase des Prozesses wieder Schwefelsäure zurückgebildet wird, kann man doch mit einer bestimmten Menge Schwefelsäure nicht beliebige Mengen Alkohol in Äther umwandeln, da das in der ersten Phase entstehende Wasser die Säure ständig verdünnt und ihre Wirkung damit abschwächt. Nach einem neueren Verfahren gewinnt man Äther auch durch Überleiten von Alkoholdampf über Tonerde bei einer Temperatur von etwa 250°.

Eigenschaften der Äther. Die niederen Äther sind Flüssigkeiten von eigentümlichem Geruch; Dimethyläther ist bei gewöhnlicher Temperatur gasförmig. Sie sind mit Wasser nicht mischbar, wohl aber mit organischen Lösungsmitteln und stellen ausgezeichnete Lösungsmittel für organische Stoffe dar. Darauf beruht ihre wesentlichste Verwendung.

In chemischer Hinsicht gehören die Äther zu den wenig reaktionsfähigen Verbindungen, da sie keine ausgesprochene Funktion besitzen. Gegen Alkali sind sie auch in der Hitze beständig und werden auch von Alkalimetallen selbst in der Hitze nicht angegriffen. Weniger beständig sind sie gegen Säuren; Halogenwasserstoffsäuren, besonders leicht Jodwasserstoff, spalten die Äther beim Erhitzen in Halogenalkyl und Wasser:

$$R^1 \cdot O \cdot R^2 + 2\,HJ \to R^1J + R^2J + H_2O .$$

Viele Äther geben mit Säuren und sauren Salzen Additionsverbindungen von salzartigem Charakter, die den Ammoniumsalzen verwandt sind. Wegen dieser Analogie nennt man diese Additionsverbindungen *Oxoniumsalze.* Ihre Bildung ist wie die Entstehung von Ammoniumsalzen auf die Anlagerung eines positiven Iones an ein freies, nichtbetätigtes Elektronenpaar zurückzuführen:

$$R : \overset{\displaystyle R}{\underset{\displaystyle R}{\overset{..}{N}}} : \; + \left[H\right]^+ + \left[: \overset{..}{\underset{..}{Cl}} :\right]^- \to \left[R : \overset{\displaystyle R}{\underset{\displaystyle R}{\overset{..}{N}}} : H\right]^+ + \left[: \overset{..}{\underset{..}{Cl}} :\right]^- ,$$

Ammoniumsalz

$$R : \overset{..}{\underset{..}{O}} : R + \left[H \right]^{+} + \left[: \overset{..}{\underset{..}{Cl}} : \right]^{-} \rightarrow \left[R : \overset{..}{\underset{H}{\overset{..}{O}}} : R \right]^{+} + \left[: \overset{..}{\underset{..}{Cl}} : \right]^{-} .$$

Oxoniumsalz

Dimthyläther CH_3OCH_3 stellt ein farbloses Gas dar, das sich bei $-24°$ zu einer farblosen Flüssigkeit kondensiert.

Diäthyläther $C_2H_5OC_2H_5$, gewöhnlich einfach *Äther* genannt (die alte Bezeichnung Schwefeläther rührt von der Darstellung aus Alkohol mit Schwefelsäure her), stellt eine farblose, stark riechende Flüssigkeit dar, die bei 34,5° siedet. Äther ist leicht entzündlich; seine Dämpfe geben mit Luft sehr explosive Gemische, so daß beim Arbeiten mit Äther Vorsicht nötig ist. Da die Dämpfe schwerer sind als Luft, kann man sie bequem auf den Erdboden ableiten. Mit Wasser ist Äther nicht mischbar, wohl aber mit starker Salzsäure und mit manchen anderen konzentrierten Säuren, da sich dabei wasserlösliche Oxoniumsalze bilden. Immerhin ist Äther in Wasser etwas löslich; auch umgekehrt löst Äther etwas Wasser auf; 100 Teile Wasser lösen etwa 8 Teile Äther, 100 Teile Äther lösen 1—1,5 Teile Wasser. Äther wird von Luftsauerstoff langsam angegriffen, wobei sauerstoffreiche Produkte (Peroxyde) entstehen. Diese Stoffe sind hoch explosiv und bilden die Ursache von äußerst heftigen Explosionen, die zuweilen beim Abdestillieren von Äther beobachtet worden sind. Die Peroxyde lassen sich mit Vanadin-Schwefelsäure oder durch die Abscheidung von Jod aus Jodkaliumlösung nachweisen. Zur Zerstörung der Peroxyde genügt ein Zusatz von Eisen (2)-salzen.

Äther wird hauptsächlich als Lösungsmittel für organische Stoffe und zur Gewinnung von organischen Stoffen aus wäßrigen Lösungen verwendet. Der Erfolg des „Ausätherns" hängt von dem Verhältnis Wasserlöslichkeit : Ätherlöslichkeit ab. Je größer der Unterschied zugunsten der Ätherlöslichkeit ist, um so schneller läßt sich die wäßrige Lösung erschöpfen. In jedem Falle aber ist es günstiger, die wäßrige Lösung nicht auf einmal mit einer großen Menge Äther auszuschütteln, sondern die Operation mit kleinen Mengen mehrmals zu wiederholen. Man setzt das Verfahren stets so lange fort, bis eine Probe des bei der letzten Extraktion verwendeten Äthers beim Abdunsten keinen Rückstand hinterläßt. Die vereinigten Ätherauszüge werden getrocknet, wobei man bei indifferenten und sauren Stoffen Calciumchlorid, bei basischen Stoffen Kaliumcarbonat verwendet; im Zweifelsfalle benutzt man frisch geglühtes Natriumsulfat. Der getrocknete und filtrierte Ätherauszug wird dann durch Destillation unter Vorsichtsmaßregeln von Äther befreit und hinterläßt den extrahierten Stoff als Rückstand.

Medizinisch wird Äther als Narkosemittel verwendet; es ist selbstverständlich, daß er für diesen Zweck von besonderer Reinheit und insbesondere frei von Peroxyden sein muß.

Von den höheren Äthern wird *Diamyläther* zuweilen im chemischen Laboratorium verwendet.

Unter den *cyclischen* Äthern haben diejenigen ein gewisses Interesse, die sich vom Glykol ableiten. Die Ätherbildung kann hier ja zwischen den beiden Hydroxylgruppen des gleichen Moleküles eintreten. Den inneren Äther des Äthylenglykoles gewinnt man durch Einwirkung von Alkali auf Äthylenchlorhydrin:

$$\underset{\underset{OH}{|}}{CH_2} - \underset{\underset{Cl}{|}}{CH_2} \rightarrow \underset{\diagdown_O\diagup}{CH_2 - CH_2} .$$

Man bezeichnet die Verbindung, die man auch auf anderem Wege aus Äthylen darstellen kann, als *Äthylenoxyd*. In analoger Weise leitet sich auch vom Glycerin ein cyclischer Äther *Glycid* CH_2—CH $\cdot$ CH_2OH, ab. Die Verbindung entsteht bei

der Einwirkung von Alkali auf eines der beiden isomeren Monochlorhydrine, gleichgültig von welchem man ausgeht. Ersetzt man im Glycid die Hydroxylgruppe durch Chlor, so kommt man zum *Epichlorhydrin* CH_2—CH $\cdot$ CH_2Cl, das

wegen seiner hohen Reaktionsfähigkeit für mancherlei Synthesen Verwendung finden kann. Man stellt Epichlorhydrin durch Einwirkung von Alkali auf eines der beiden isomeren Dichlorhydrine dar.

Der sauerstoffhaltige Dreiring ist in den genannten Verbindungen nicht sehr stabil; durch Alkali wird er zwar nicht angegriffen, jedoch wird er bereits unter der Einwirkung von verdünnten Säuren unter Wasseranlagerung geöffnet, wobei Glykole entstehen:

$$R \cdot CH{-}CH \cdot R + H_2O \rightarrow R \cdot CHOH \cdot CHOH \cdot R.$$

Auch Ammoniak (ebenso primäre und sekundäre Amine) öffnen die Sauerstoffbindung, wobei *Aminoalkohole* entstehen:

$$R \cdot CH{-}CH \cdot R + NH_3 \rightarrow R \cdot CH{-}CH \cdot R.$$
$$\qquad\qquad\qquad\qquad\qquad\quad OH \quad NH_2$$

Ein aus 2 Molekülen Glykol zusammengesetzter cyclischer Äther ist *Dioxan* CH_2—O—CH_2; man stellt es durch Einwirkung von konzentrierter Schwefelsäure auf Glykol dar. Dioxan ist eine farblose, bei 102° siedende CH_2—O—CH_2 Flüssigkeit, die sich sowohl mit Wasser als auch mit den meisten organischen Lösungsmitteln mischt; es stellt daher ein vielfach verwendbares Lösungsmittel dar. Dioxan zeichnet sich auch dadurch aus, daß es recht beständige Oxoniumsalze und zahlreiche Molekülverbindungen bildet (z. B. mit Brom, Quecksilberchlorid usw.).

5. Alkyl-Schwefelverbindungen.

Zu dieser Gruppe von Verbindungen gehören *Schwefelalkohole (Merkaptane)* und *Schwefeläther (Thioäther)*; es sind Stoffe, die man von den Alkoholen und Äthern in der Weise ableiten kann, daß man den Sauerstoff durch den nahe verwandten Schwefel ersetzt. In gleicher Weise, wie man die Alkohole und Äther als Derivate des Wassers betrachten kann, so kann man die entsprechenden Schwefelverbindungen als Derivate des Schwefelwasserstoffes ansehen.

Merkaptane sind also Verbindungen, die eine mit einem Alkyl verknüpfte SH-Gruppe *(Sulfhydrylgruppe)* tragen. Zu ihrer Darstellung kann man am bequemsten Halogenalkyle mit saurem Alkalisulfid umsetzen:

$$C_2H_5J + KSH \rightarrow C_2H_5SH + KJ.$$
$$\qquad\qquad\qquad\text{Äthylmerkaptan}$$

Merkaptane sind leicht flüchtige Substanzen von widerlichem Geruch, der so intensiv ist, daß sie daran noch in kleinsten Mengen erkannt werden können. Durch milde Oxydationsmittel, sogar schon durch den Sauerstoff der Luft werden sie zu *Dialkyl-disulfiden* R $\cdot$ S—S $\cdot$ R oxydiert, die sich jedoch leicht wieder zu Merkaptanen reduzieren lassen (vgl. auch das System Cystin—Cystein). Stärkere Oxydationsmittel führen Merkaptane in Sulfonsäuren über. Ebenso wie Schwefelwasserstoff stärker sauer ist als Wasser, so sind Merkaptane stärker sauer als

Alkohole. Sie bilden mit Metallen Salze *(Merkaptide)*, die den Alkoholaten ent-sprechen, aber durch Wasser nicht zerlegt werden. Mit Quecksilberoxyd und Quecksilberacetat geben die Merkaptane schwerlösliche Quecksilbersalze, die zur Abscheidung und zum Nachweis der Merkaptane dienen können; von dieser Re-aktion haben die Merkaptane ihren Namen (Corpus *mercurio aptum*). Bleimerkap-tide sind gleichfalls in Wasser schwerlöslich.

Thioäther lassen sich durch Umsetzung von Halogenalkylen mit Alkalisulfid darstellen:

$$2\,C_2H_5J + K_2S \rightarrow C_2H_5 \cdot S \cdot C_2H_5 + 2\,KJ\ .$$
Diäthylthioäther

Man kann aber auch Merkaptide mit Halogenalkylen umsetzen und auf diesem Wege auch gemischte Thioäther gewinnen:

$$C_2H_5SNa + CH_3J \rightarrow C_2H_5 \cdot S \cdot CH_3 + NaJ\ .$$
Methyläthylthioäther

Thioäther sind in Wasser unlösliche Flüssigkeiten, die im Gegensatz zu den Mer-kaptanen nur schwachen Geruch besitzen; gelinde Oxydation führt sie in *Sulf-oxyde* mit der Gruppe —S—, starke Oxydation in *Sulfone* mit der Gruppe —S—
über.

Alkylsulfonsäuren. Merkaptane lassen sich durch energische Oxydation in Alkylsulfonsäuren $R \cdot SO_3H$ überführen, von denen einige auch durch Einwirkung von Schwefelsäure auf Kohlenwasserstoffe zugänglich sind. Die Alkylsulfonsäuren sind in Wasser leichtlösliche, sehr beständige Verbindungen, die in ihren Säure-eigenschaften kaum hinter der Schwefelsäure zurückstehen. Man führt die Sulfon-gruppe zuweilen in andere Verbindungen ein, um sie wasserlöslich zu machen. Das Natriumsalz der *Monojodmethansulfonsäure* $CH_2J \cdot SO_3Na$ (Abrodil) wird als Röntgenkontrastmittel für Nierenbecken und Harnwege verwendet.

Thioäther gehen bei mäßiger Oxydation in *Sulfoxyde* $R \cdot SO \cdot R$ über, die wenig beständig sind und sich leicht wieder zu Thioäthern reduzieren lassen. Bei energischer Oxydation (mit Salpetersäure oder Permanganat) werden Thioäther und Sulfoxyde in *Sulfone* $R \cdot SO_2 \cdot R$ übergeführt. Diese sind beständige, gut krystallisierende Stoffe, die sich nicht wieder zu Thioäthern reduzieren lassen. In die Gruppe der Sulfone gehören die Schlafmittel *Sulfonal*, *Trional* und *Tetronal*. Zur Darstellung von Sulfonal, *Diäthylsulfon-dimethylmethan*, kondensiert man Aceton mit Äthylmerkaptan zu einem Thioacetal (Merkaptol) und oxydiert dieses zum Sulfon:

Trional, *Diäthylsulfon-methyläthylmethan*, unterscheidet sich chemisch vom Sul-fonal dadurch, daß es an Stelle einer Methylgruppe eine Äthylgruppe enthält; man kann es wie Sulfonal darstellen, wenn man statt von Aceton von Methyl-äthylketon $CH_3 \cdot CO \cdot C_2H_5$ ausgeht. Tetronal, *Diäthylsulfon-diäthylmethan*, ist die entsprechende Verbindung mit zwei Äthylgruppen am Methankohlenstoff-atom; man kann es in gleicher Weise wie die beiden anderen Verbindungen dar-stellen, wenn man von Diäthylketon $C_2H_5 \cdot CO \cdot C_2H_5$ ausgeht. Mit dem Ersatz von Methylgruppen durch Äthylgruppen steigt die hypnotische Wirkung stark an, so daß von den drei Verbindungen das Tetronal am wirksamsten ist. Ersetzt man im Sulfonal auch nur eine der beiden Äthylgruppen durch Methyl, so verschwindet die hypnotische Wirkung fast vollständig. Auch bei anderen Schlafmitteln macht sich ein ähnlicher Einfluß der Äthylgruppen geltend; darauf wird später noch zurückzukommen sein.

Die Sulfone sind schön krystallisierende Stoffe, die in Wasser wenig, in organischen Lösungsmitteln besser löslich sind. Beim Erhitzen mit Kohle erleiden sie Zersetzung, wobei sich auch Merkaptan bildet, so daß man sie auf diese Weise schnell von Verbindungen anderer Gruppen unterscheiden kann. Die Sulfone sind in neuerer Zeit durch Schlafmittel anderer Gruppen weitgehend verdrängt worden.

6. Nitro- und Aminoverbindungen.

Als **Nitroverbindungen** bezeichnet man Stoffe, die die Gruppe —NO$_2$ an Kohlenstoff gebunden enthalten; allerdings hat sich auch für einige Verbindungen, die diese Gruppe an Sauerstoff gebunden enthalten, die gleiche Bezeichnung unausrottbar eingebürgert, z. B. Nitroglycerin, Nitrocellulose, doch handelt es sich bei diesen Stoffen um keine wahren Nitroverbindungen, sondern um Ester der Salpetersäure.

Nitroverbindungen lassen sich durch Umsetzung von Halogenalkylen mit Silber- oder Alkalinitrit darstellen, allerdings entstehen dabei immer gleichzeitig auch die mit den Nitroverbindungen isomeren Ester der salpetrigen Säure:

$$C_2H_5J + AgNO_2 \rightarrow AgJ + \begin{cases} C_2H_5 \cdot NO_2 & \text{Nitroäthan} \\ C_2H_5O \cdot NO & \text{Salpetrigsäureäthylester.} \end{cases}$$

An Stelle der Halogenalkyle kann man auch α-halogenierte Säuren mit Alkalinitrit umsetzen und die entstehenden α-Nitrosäuren durch Erhitzen in Kohlendioxyd und Nitroalkyl spalten:

$$\underset{\text{α-Chlorpropionsäure}}{CH_3 \cdot CHCl \cdot COQH} \xrightarrow{KNO_2} \underset{\text{α-Nitropropionsäure}}{CH_3 \cdot CHNO_2 \cdot COOH} \rightarrow \underset{\text{Nitroäthan}}{CH_3 \cdot CH_2 \cdot NO_2} + CO_2.$$

Die Nitroverbindungen sind recht beständige Substanzen; bei der Reduktion gehen sie in Amine über. Je nach der Stellung der Nitrogruppe unterscheidet man, wie bei den Alkoholen, *primäre, sekundäre* und *tertiäre* Nitroverbindungen. Primäre und sekundäre Nitroverbindungen können in zwei tautomeren Formen auftreten:

$$CH_3 \cdot NO_2 \rightleftharpoons CH_2 = N\begin{smallmatrix}O \\ OH\end{smallmatrix}, \quad \begin{smallmatrix}H_3C \\ H_3C\end{smallmatrix}\!\!>\!\!CH \cdot NO_2 \rightleftharpoons \begin{smallmatrix}H_3C \\ H_3C\end{smallmatrix}\!\!>\!\!C=N\begin{smallmatrix}O \\ OH\end{smallmatrix},$$

bei tertiären Nitroverbindungen ist das nicht möglich, weil an dem die Nitrogruppe tragenden Kohlenstoffatom kein Wasserstoffatom mehr vorhanden ist. Die zweite Form hat saure Eigenschaften, man nennt sie daher auch *aci-Form* oder *Pseudosäure*. Primäre und sekundäre Nitroverbindungen bilden mit Alkalien wasserlösliche Salze, die sich von der Säureform ableiten. Mit der Tautomerie hängt es auch zusammen, daß primäre und auch sekundäre Nitroverbindungen gewissen Kondensationsreaktionen zugänglich sind; so geben sie z. B. mit Aldehyden ungesättigte Nitroverbindungen:

$$R \cdot CHO + CH_3 \cdot NO_2 \rightarrow R \cdot CH = CH \cdot NO,$$

die als Zwischenstufen für mancherlei Synthesen wichtig sind. Für diesen Zweck wird besonders Nitromethan oft verwendet. Eine besondere Bedeutung kommt den aliphatischen Nitroverbindungen, ganz im Gegensatz zu den aromatischen, sonst nicht zu.

Die mit den Nitroverbindungen isomeren Salpetrigsäureester lassen sich leicht an ihrem Verhalten gegen Alkali erkennen; während die Nitroverbindungen gegen Alkali beständig sind (die primären und sekundären Nitroverbindungen werden aus ihren Salzen beim Ansäuern unverändert regeneriert), werden die Salpetrigsäureester wie alle Ester durch Alkalien in Alkohol und Säure gespalten. Man nennt diese Spaltung der Ester, die übrigens auch durch verdünnte Säuren bewirkt werden kann, *Verseifung*. Die Salpetrigsäureester geben also bei der Verseifung neben dem betreffenden Alkohol salpetrige Säure bzw. bei Verwendung von Alkali deren Alkalisalz:

$$RO \cdot NO + KOH \rightarrow R \cdot OH + KNO_2.$$

Amine sind Alkylderivate des Ammoniaks; man kann sie in der Weise ableiten, daß man Wasserstoffatome des Ammoniaks durch Alkyle ersetzt. Je nach der Zahl der ersetzten Wasserstoffatome unterscheidet man *primäre* Amine: $R \cdot NH_2$, *sekundäre*: $\frac{R}{R}{>}NH$ und *tertiäre* Amine: $\frac{R}{R}{>}N{-}R$. Selbstverständlich ist es dabei gleich, ob die Alkyle unter sich gleich oder verschieden sind. In den Aminen sind die basischen Eigenschaften des Ammoniaks unverändert erhalten; sie stellen die Basen der organischen Chemie dar. Die Amine können also wie Ammoniak mit Säuren Salze bilden, indem sie an das ungebundene Elektronenpaar des Stickstoffes ein Wasserstoff*ion* fixieren:

$$R:\overset{R}{\underset{R}{\overset{..}{N}}}: \; + \left[H\right]^+ + \left[:\overset{..}{\underset{..}{Cl}}:\right]^- \rightarrow \left[R:\overset{R}{\underset{R}{\overset{..}{N}}}:H\right]^+ + \left[:\overset{..}{\underset{..}{Cl}}\cdot\right]^-.$$

Mit Wasser bilden die Amine, wie Ammoniak, Basen:

$$R:\overset{R}{\underset{R}{\overset{..}{N}}}: \; H_2O \rightarrow \left[R:\overset{N}{\underset{N}{\overset{..}{N}}}:H\right]^+ + OH^-.$$

Das Wasserstoffatom in dem Trialkylammoniumkation ist wieder durch Alkyl ersetzbar, wobei man *quartäre* Tetraalkylammoniumverbindungen erhält. Diese sind durch Addition von Halogenalkyl an tertiäre Amine zugänglich:

$$R:\overset{R}{\underset{R}{\overset{..}{N}}}: \; + \; R:\overset{..}{\underset{..}{Cl}}: \rightarrow \left[R:\overset{R}{\underset{R}{\overset{..}{N}}}:R\right]^- + \left[:\overset{..}{\underset{..}{Cl}}:\right]^-.$$

Aus dem quartären Ammoniumsalz erhält man durch Einwirkung von Alkali die entsprechende quartäre Base.

Primäre, sekundäre und tertiäre Amine weisen in ihrem chemischen Verhalten Unterschiede auf, die durch die Zahl der am Stickstoff noch vorhandenen Wasserstoffatome bedingt sind. Abgesehen davon, daß sie weiterer Alkylierung in verschiedenem Grade zugänglich sind, äußert sich der Unterschied besonders in ihrem Verhalten gegen salpetrige Säure. Primäre Amine werden durch salpetrige Säure in Alkohole umgewandelt, wobei im Gegensatz zu den aromatischen Aminen Zwischenprodukte nicht faßbar sind:

$$R \cdot NH_2 + ONOH \rightarrow R \cdot OH + H_2O + N_2.$$

Sekundäre Amine geben sog. *Nitrosamine*, gelbe, in Wasser wenig lösliche Stoffe, die beim Erhitzen mit starken Säuren das sekundäre Amin zurückbilden:

$$\frac{R}{R}{>}NH + HONO \rightarrow \frac{R}{R}{>}N{-}N = O + H_2O\,.$$

$$\downarrow HCl$$

$$\frac{R}{R}{>}NH + NOCl$$

Tertiäre Amine werden von salpetriger Säure nicht verändert. Aus dem Verhalten gegen salpetrige Säure kann man also die Zugehörigkeit eines Amines zu einer der drei Gruppen erkennen. Die quartären Ammoniumbasen stehen in ihrer Stärke den Alkalien kaum nach; im Gegensatz zu den Basen der sekundären, primären und tertiären Amine können sie nicht ohne weiteres wieder in Wasser und Amin zerfallen, da ja bei ihnen im Kation am Stickstoff kein Wasserstoffatom mehr verfügbar ist.

Darstellung der Amine. Der theoretischen Ableitung der Amine entspricht auch eine praktische Darstellungsmethode, die in der Umsetzung von Ammoniak mit Halogenalkylen besteht. Dabei entsteht zuerst das halogenwasserstoffsaure Salz eines primären Amines:

$$NH_3 + R \cdot Cl \rightarrow RNH_2 \cdot HCl\,,$$

das sich mit Ammoniak in ein Gleichgewicht setzt:

$$RNH_2 \cdot HCl + NH_3 \rightleftharpoons RNH_2 + NH_3 \cdot HCl\,.$$

Das so entstandene freie primäre Amin kann sich nun weiterhin mit Halogenalkyl zu dem Salz eines sekundären Amines umsetzen:

$$RNH_2 + R \cdot Cl \rightarrow \frac{R}{R}{>}NH \cdot HCl\,.$$

Das daraus mit weiterem Ammoniak gebildete freie sekundäre Amin kann wieder mit Halogenalkyl unter Bildung eines tertiären Aminsalzes reagieren:

$$\frac{R}{R}{>}NH + R \cdot Cl \rightarrow \frac{R}{R}{>}N \cdot R \cdot HCl\,,$$

das schließlich sogar in das quartäre Salz $R_4N \cdot Cl$ übergehen kann. Man hat es bei diesem Verfahren nicht in der Hand, die Reaktion nur zu einer bestimmten Alkylierungsstufe zu leiten, sondern es entstehen alle möglichen Stufen nebeneinander. Da die entstehenden Produkte überdies meist auch noch schwierig voneinander zu trennen sind, wird dieses Verfahren im allgemeinen praktisch wenig angewendet. Zur Darstellung von reinen primären Aminen stehen einige andere Verfahren zur Verfügung. Nitroverbindungen lassen sich durch nascierenden oder katalytisch erregten Wasserstoff und auch durch andere Reduktionsmittel glatt zu primären Aminen reduzieren:

$$R \cdot NO_2 + 3\,H_2 \rightarrow RNH_2 + 2\,H_2O\,.$$

In ähnlicher Weise lassen sich auch Nitrile (Verbindungen mit der Gruppe $-C{\equiv}N$), wenn auch weniger glatt als Nitroverbindungen, zu primären Aminen reduzieren:

$$\underset{\text{Acetonitril}}{CH_3 \cdot C{\equiv}N} + 2\,H_2 \rightarrow \underset{\text{Äthylamin}}{CH_3 \cdot CH_2 \cdot NH_2}$$

Säureamide lassen sich mit Hypobromit zu primären Aminen abbauen, deren Alkylgruppe ein Kohlenstoffatom weniger enthält als die dem Säureamid zugrunde liegende Säure:

$$\underset{\text{Acetamid}}{CH_3 \cdot CO \cdot NH_2} + KOBr \rightarrow \underset{\text{Methylamin}}{CH_3 \cdot NH_2} + CO_2 + KBr\,.$$

Die Reaktion, die nicht nur für die Gewinnung primärer Amine, sondern auch für

Konstitutionsermittlungen wichtig ist, ist als HOFMANNscher Abbau bekannt. Der Vorgang verläuft über eine Reihe verwickelter Zwischenphasen.

Eine elegante Methode zur Darstellung primärer Amine besteht in der Alkylierung von Phthalimid; man verwandelt dieses in das Kaliumsalz, setzt mit Halogenalkyl um und spaltet das alkylierte Produkt durch Kochen mit Wasser in Phthalsäure und Amin:

$$\underset{\text{Phthalimid}}{\begin{array}{c}\text{--CO}\\\text{--CO}\end{array}\!\!\text{NH}} \rightarrow \underset{\text{Phthalimidkalium}}{\begin{array}{c}\text{--CO}\\\text{--CO}\end{array}\!\!\text{N}\cdot\text{K}} \overset{\text{R}\cdot\text{J}}{\longrightarrow} \begin{array}{c}\text{--CO}\\\text{--CO}\end{array}\!\!\text{N}\cdot\text{R} \overset{\text{2 H}_2\text{O}}{\longrightarrow} \underset{\text{Phthalsäure}}{\begin{array}{c}\text{--COOH}\\\text{--COOH}\end{array}} + \text{NH}_2\cdot\text{R}.$$

Eigenschaften der Amine. Die niederen Amine sind bei gewöhnlicher Temperatur Gase von ammoniakähnlichem, stechendem Geruch; in Wasser und Alkohol sind sie sehr leicht löslich. Die mittleren Glieder sind leicht flüchtige, ätzende Flüssigkeiten, die höchsten Glieder sind fest. Die Amine bilden mit Säuren Salze, von denen die mit Mineralsäuren meist gut krystallisieren und in Wasser gut löslich sind, und zwar auch dann, wenn die betreffende freie Base selbst in Wasser nicht löslich ist. In organischen Lösungsmitteln dagegen sind die Salze meist wenig löslich, während die freien Basen darin gut löslich sind. Man kann daher die Amine von anderen organischen Stoffen meist dadurch trennen, daß man die wäßrige Lösung zuerst bei saurer Reaktion ausäthert und so die nichtbasischen, ätherlöslichen Stoffe gewinnt, dann alkalisch macht und die basischen Stoffe ausäthert. Die Salze der Amine mit Pikrinsäure, Styphninsäure, Perchlorsäure, Platinchloridchlorwasserstoffsäure, Goldchloridchlorwasserstoffsäure und noch zahlreichen anderen komplexen Säuren sind meist in Wasser schwerlöslich und können daher zur Abscheidung von Aminen aus Gemischen und zu ihrer Identifizierung dienen. Aus den Salzen werden die Amine durch Alkalien wieder in Freiheit gesetzt. Die Fähigkeit der Amine, sich bis zu quartären Basen weiter alkylieren zu lassen, wurde bereits näher beschrieben.

Primäre Amine setzen sich mit Chloroform und Alkali zu *Isonitrilen* (Verbindungen mit der Gruppe —N=C) um:

$$\underset{\text{Äthylamin}}{\text{C}_2\text{H}_5\cdot\text{NH}_2} + \text{CHCl}_3 + 3\,\text{KOH} \rightarrow \underset{\text{Äthylisonitril}}{\text{C}_2\text{H}_5\cdot\text{N} = \text{C}} + 3\,\text{KCl} + 3\,\text{H}_2\text{O}.$$

Da Isonitrile noch in sehr geringen Mengen an einem intensiven, widerlichen Geruch zu erkennen sind, wird diese Reaktion oft zum Nachweis von primären Aminen verwendet.

Methylamin ist ein farbloses Gas, das sich bei —7° zu einer farblosen Flüssigkeit verdichtet; es entsteht häufig bei Zersetzungsprozessen von Eiweißstoffen und Alkaloiden.

Dimethylamin ist bei gewöhnlicher Temperatur gleichfalls gasförmig; es siedet bei +8°. Beide Basen finden zum Aufbau von einigen Arzneimitteln Verwendung.

Trimethylamin, bei gewöhnlicher Temperatur gleichfalls gasförmig, ist als natürlicher Bestandteil einiger Pflanzen erkannt worden; es findet sich auch zusammen mit Dimethylamin in der Heringslake, deren penetranten Geruch es mitbedingt. Man kann es durch Erhitzen des Trockenrückstandes von Rübenmelasseschlempe gewinnen, wobei es durch Zersetzung eines Derivates, des Betains, entsteht.

Äthylamin und *Diäthylamin* werden zum Aufbau von einigen Arzneimitteln verwendet. Äthylamin ist bei gewöhnlicher Temperatur ein Gas, Diäthylamin ist eine Flüssigkeit vom Siedepunkt 56°

Aminoalkohole. Es gibt zahlreiche Verbindungen, die im gleichen Molekül neben der Aminogruppe noch andere funktionelle Gruppen tragen. Im allgemeinen bleibt dabei die charakteristische Funktion der Aminogruppe erhalten, wenn allerdings auch in einigen Fällen ihre basische Eigenschaft abgeschwächt ist. Von solchen Aminderivaten sollen an dieser Stelle die Aminoalkohole erwähnt werden; einige von ihnen sind biologisch von Bedeutung. Der einfachste Aminoalkohol ist *Aminomethylalkohol*, der jedoch nicht beständig ist und bei seiner Darstellung in Ammoniak und Formaldehyd bzw. Kondensationsprodukten daraus zerfällt:

$$NH_2 \cdot CH_2OH \rightarrow NH_4 + HCHO .$$
Aminomethanol   Formaldehyd

Aminoäthylalkohol $NH_2 \cdot CH_2 \cdot CH_2 \cdot OH$ ist dagegen eine ganz beständige Verbindung, deren Darstellung aus Äthylenoxyd und Ammoniak bereits erwähnt wurde. Aminoäthylalkohol ist eine dicke Flüssigkeit von stark basischer Reaktion, die mit Wasser und Alkohol mischbar ist; er siedet bei 171° unzersetzt. Die Verbindung bildet mit Säuren Salze, als Alkohol kann sie mit Säuren aber auch Ester bilden. Als Ester der Glycerinphosphorsäure, deren Hydroxylgruppen noch weiterhin mit Fettsäuren verestert sind, bildet Aminoäthylalkohol das Cephalin, ein Bestandteil der Phosphatide. Aminoäthylalkohol führt auch die Bezeichnung *Colamin*.

Die vom Colamin abzuleitende vollständig methylierte quartäre Base *Trimethyl-oxyäthylammoniumhydroxyd* $CH_2OH \cdot CH_2 \cdot N(CH_3)_3OH$ nennt man *Cholin*. Wie das Colamin ein Baustein des Cephalins ist, so ist *Cholin* ein Baustein des Lecithins. Cholin ist eine starke, in Wasser sehr leicht lösliche Base, von der sich gut krystallisierende Salze ableiten. Künstlich kann die Verbindung durch Einwirkung von Trimethylammoniumhydroxyd auf Äthylenoxyd oder als Chlorid durch Umsetzung von Trimethylamin mit Äthylenchlorhydrin gewonnen werden. Cholin besitzt blutdrucksenkende Wirkung. Sehr viel stärker wirksam ist eine Substanz, die sich vom Cholin durch Veresterung der alkoholischen Hydroxylgruppe mit Essigsäure ableitet: $CH_3COOCH_2 \cdot CH_2 \cdot N(CH_3)_3OH$: *Acetylcholin*. Acetylcholin bewirkt noch in äußerster Verdünnung Blutdrucksenkung und Muskelkontraktion. Man hat es in einigen Pflanzen, so auch im Mutterkorn, nachgewiesen; es kommt auch im Muskel und in tierischen Organen vor. Seine Funktion ist noch nicht ausreichend geklärt.

Von anderen Aminoalkoholen leiten sich Lokalanästhetica ab. So ist *Novocain* der p-Aminobenzoesäureester des *Diäthylaminoäthylalkoholes* $CH_2OH \cdot CH_2$ $N(C_2H_5)_2$. Andere Lokalanästhetica wie Tutocain, Pantocain usw. leiten sich von komplizierteren Aminoalkoholen ab, und auch das Cocain ist ein Ester eines bicyclischen Aminoalkoholes, des Tropins.

Verbindungen mit zwei Aminogruppen im gleichen Molekül bezeichnet man als *Diamine*; sie sind nach den gleichen Methoden wie die Monoamine darstellbar, wenn man die Ausgangsstoffe entsprechend variiert. Jede der beiden Aminogruppen besitzt unveränderte Funktion. Von den zahlreichen Verbindungen dieser Gruppe sollen nur zwei erwähnt werden, *Putrescin* und *Cadaverin*, die beide bei der Fäulnis von Eiweiß entstehen und als *Cadaverine* bezeichnet werden. Diese Stoffe sind jedoch für die hohe Giftigkeit von in Zersetzung befindlichem Eiweiß nicht verantwortlich; die gefürchteten Gifte, die man ja auch je nach ihrem Vorkommen als *Fleischgift*, *Wurstgift*, *Fischgift* usw. bezeichnet, sind Eiweißabbauprodukte bisher noch unbekannter Struktur. Putrescin ist *Tetramethylendiamin* $NH_2 \cdot CH_2 \cdot CH_2 \cdot CH_2 \cdot CH_2 \cdot NH_2$, Cadaverin ist *Pentamethylendiamin* NH_2 $CH_2 \cdot CH_2 \cdot CH_2 \cdot CH_2 \cdot CH_2 \cdot NH_2$.

Ein Triamin, *Spermidin* $NH_2(CH_2)_3NH(CH_2)_4NH_2$ und ein Tetramin, *Spermin* $NH_2(CH_2)_3NH(CH_2)_4NH(CH_2)_3NH_2$ sind im menschlichen Sperma aufgefunden worden. Beide stellen stark alkalische Substanzen dar, von denen sich auch gut krystallisierende Salze ableiten. Beide Stoffe sind auch synthetisch dargestellt worden.

Im Pflanzen- und zuweilen auch im Tierreich sind in großer Zahl basische Stoffe aufgefunden worden, die sich durch pharmakologische Wirksamkeit auszeichnen. Die Stoffe sind gleichfalls Aminderivate, meist aber von sehr komplizierter Struktur, die noch dazu den verschiedensten chemischen Klassen angehören. Man faßt sie unter der Bezeichnung *Alkaloide* zusammen. Ihre Besprechung soll in einem besonderen Kapitel stattfinden.

7. Phosphor, Arsen- und Antimonverbindungen.

Den aliphatischen Verbindungen des Stickstoffes schließen sich eng solche des Phosphors, Arsens und Antimons an. Wie sich vom Ammoniak die Amine ableiten, so leiten sich vom Phosphorwasserstoff die *Phosphine*, vom Arsenwasserstoff die *Arsine* und vom Antimonwasserstoff die *Stibine* ab. Die Eigenschaften dieser Verbindungen unterscheiden sich von denen der Amine etwa so, wie sich die Eigenschaften der Wasserstoffverbindungen von denen des Ammoniakes unterscheiden. Es nimmt also sowohl die Stabilität als auch die Basizität von den Aminen über die Phosphine und Arsine zu den Stibinen ab. Eine besondere Bedeutung haben diese Verbindungen bisher nicht erlangt; nur einige Arsenverbindungen sind von Interesse, da sie für therapeutische Zwecke verwendet werden.

Phosphine lassen sich durch Umsetzung von Phosphorwasserstoff mit Halogenalkylen gewinnen, es sind aber auch noch andere Darstellungsmethoden bekannt. Phosphine sind leicht flüchtige, stark giftige Substanzen von eigentümlichem Geruch; sie bilden mit Säuren Salze und lassen sich auch in quartäre Verbindungen (*Phosphoniumverbindungen*) überführen. Phosphine werden bereits durch den Sauerstoff der Luft mehr oder weniger leicht oxydiert, bei einigen verläuft die Autoxydation so energisch, daß sie sich dabei entzünden. Stärkere Oxydationsmittel führen sie in *Phosphinsäuren* über, wobei primäre Phosphine *Monoalkylphosphinsäuren* RPO_3H_2, sekundäre Phosphine *Dialkylphosphinsäuren* R_2PO_2H und tertiäre Phosphine sog. *Phosphinoxyde* R_3PO geben. Die Phosphinsäuren sind beständige, wasserlösliche Substanzen.

Die **Arsine** können meist durch Reduktion von Arsinsäuren oder deren Chloriden dargestellt werden. Es sind verhältnismäßig leicht flüchtige, durch Luftsauerstoff oxydierbare Stoffe von hoher Giftigkeit; besonders gefährlich sind die Dämpfe der leichtflüchtigen Derivate, die sogar Arsenwasserstoff an Giftigkeit noch übertreffen. Die Basizität der Arsine ist sehr gering, doch sind quartäre Verbindungen (*Arsoniumverbindungen*) darstellbar. Vom *Dimethylarsin* $(CH_3)_2AsH$ leitet sich das Radikal *Kakodyl* $(CH_3)_2As$ ab, das seinen Namen dem höchst unangenehmen Geruch seiner Derivate verdankt. Von den Kakodylverbindungen ist das das Oxyd $(CH_3)_2As \cdot O \cdot As(CH_3)_2$ durch Erhitzen von Alkaliacetat mit Arsentrioxyd leicht darstellbar (s. S. 89) und seit langer Zeit bekannt. *Kakodyloxyd* läßt sich mit Salpetersäure zu *Kakodylsäure (Dimethylarsinsäure)* $(CH_3)_2AsO_2H$ oxydieren, deren Natriumsalz therapeutisch wie arsenige Säure verwendet wird.

Monomethylarsinsäure $CH_3AsO_3H_2$ läßt sich in Form des Natriumsalzes durch Umsetzen von Natriumarsenit mit Jodmethyl darstellen:

$$Na_3AsO_3 + J \cdot CH_3 \rightarrow CH_3AsO_3Na_2 + NaJ.$$

Das Natriumsalz findet gleichfalls Anwendung in der Medizin. Beide Verbindungen sind Vorläufer des Salvarsans.

Die **Stibine** sind wenig beständige, an der Luft entzündliche Substanzen; die

quartären Verbindungen *(Stiboniumverbindungen)* sind dagegen recht beständig.
Auch Stibinsäuren sind dargestellt worden. Während die aliphatischen Stibinsäuren bisher keine Verwendung gefunden haben, werden *aromatische* Stibinsäuren in der Therapie benutzt.

8. Aldehyde und Ketone.

a) Mono- und Dialdehyde.

Aldehyde und Ketone sind Derivate der Kohlenwasserstoffe, welche die Gruppe
$>$C=O *(Carbonylgruppe)* enthalten. Trägt das Kohlenstoffatom, an welchem der
Sauerstoff steht, noch ein Wasserstoffatom, so nennt man die Verbindung *Aldehyd*;
ist das mit dem Sauerstoff verbundene Kohlenstoffatom dagegen mit zwei weiteren Kohlenstoffatomen direkt verknüpft, so nennt man die Verbindung *Keton*.
Aldehyde sind also von den Kohlenwasserstoffen dadurch abzuleiten, daß man
2 Wasserstoffatome eines *primären* Kohlenstoffatomes durch Sauerstoff ersetzt,
während Ketone durch Ersatz von 2 Wasserstoffatomen eines *sekundären* Kohlenstoffatomes abzuleiten sind. Die beiden Verbindungsgruppen sind also sehr nahe
miteinander verwandt und stimmen auch in vielen Reaktionen überein.

Aldehyde sind demnach Verbindungen, welche die Gruppe —C$\lessgtr^O_H$ tragen; es
ist bereits früher erwähnt worden, daß sie durch Oxydation primärer Alkohole
entstehen:

$$R \cdot CH_2OH \xrightarrow{O} R \cdot C\lessgtr^O_H + H_2O \, ,$$

daher führen sie auch ihren Namen (*Alkohol dehy*drogenatus). Die internationale
Bezeichnung der Aldehyde wird so gebildet, daß man an den dem Aldehyd
zugrunde liegenden Kohlenwasserstoff die Endung *al* anhängt: $CH_3 \cdot CHO$ ist
Äthanal, $CH_3 \cdot CH_2 \cdot CH_2 \cdot CHO$ ist Butanal. Oft benennt man sie aber auch nach
den Säuren, die aus ihnen bei der Oxydation hervorgehen; es ist also Äthanal
gleich Acetaldehyd (liefert bei der Oxydation Essigsäure), Butanal ist Butyraldehyd (gibt bei der Oxydation Buttersäure).

Darstellung von Aldehyden. Die einfachste Methode besteht in der Oxydation
primärer Alkohole mit Chromsäure; die Reaktion kann aber leicht über die
Aldehydstufe hinaus zur Säure führen. Statt zu oxydieren kann man auch
Wasserstoff abspalten, also dehydrieren. Das läßt sich bei vielen Alkoholen
dadurch bewirken, daß man sie in einem Rohr über erhitztes Kupfer leitet:

$$R \cdot CH_2 \cdot OH \rightarrow R \cdot CHO + H_2 \, .$$

Auch von Säuren ausgehend kann man zu den entsprechenden Aldehyden gelangen, doch gelingt die Reduktion der Säuren nicht direkt, sondern nur über
Derivate, wie Säurechloride, und auch hier meist nur mit wenig befriedigender
Ausbeute. Eine Schwierigkeit dieser Verfahren besteht darin, zu verhindern, daß
die Reduktion über die Aldehydstufe hinaus zum Alkohol führt:

$$R \cdot COCl \xrightarrow{H_2} R \cdot CHO + HCl \, . \cdot$$

Eine andere Möglichkeit zur Reduktion von Carbonsäuren zu Aldehyden
besteht darin, daß man das Calciumsalz der betreffenden Säure zusammen mit
Calciumformiat der trockenen Destillation unterwirft; dabei destilliert der Aldehyd
über, und im Rückstand hinterbleibt Calciumcarbonat:

$$\begin{matrix} R \cdot CO \cdot O \\ R \cdot CO \cdot O \end{matrix} \! Ca + Ca \! \begin{matrix} OOC \cdot H \\ OOC \cdot H \end{matrix} \rightarrow 2\,R \cdot CHO + 2\,CaCO_3 \,.$$

Eigenschaften der Aldehyde. Das erste Glied der Reihe ist ein Gas, die mittleren Glieder sind flüssig, die höheren fest. Die Siedepunkte der Aldehyde liegen immer niedriger als die der entsprechenden Alkohole. Die ersten Glieder der Reihe sind in Wasser sehr leicht löslich, doch nimmt die Löslichkeit mit zunehmender Länge der Kette ab. Die Aldehyde sind intensiv riechende Stoffe; einige von ihnen werden in der Riechstoffindustrie verwendet.

Die charakteristischen chemischen Eigenschaften der Aldehyde sind durch die $-C{<}^O_H$-Gruppe bedingt, deren Doppelbindung in mancher Hinsicht an eine Doppelbindung zwischen 2 Kohlenstoffatomen erinnert; es sind auch hier mancherlei Additionsreaktionen möglich.

Die Addition von Wasserstoff, die mit nascierendem oder katalytisch erregtem Wasserstoff bewirkt werden kann, führt zu primären Alkoholen:

$$R \cdot C{<}^O_H \xrightarrow{\;H_2\;} R \cdot CH{<}^{OH}_H \,.$$

Halogene werden nicht addiert, sondern wirken substituierend auf Wasserstoffatome, die an einem der Aldehydgruppe benachbarten Kohlenstoffatom stehen. Auch Säuren lassen sich nicht addieren, mit Ausnahme von Blausäure:

$$R \cdot C{<}^O_H + HCN \rightarrow R \cdot C{<}^{OH}_{H}{\cdot}CN \,.$$

Die dabei entstehenden Verbindungen nennt man *Cyanhydrine*; sie haben eine gewisse Bedeutung, da sie sich leicht zu α-Oxysäuren verseifen lassen:

$$R \cdot C{<}^{OH}_{H}{\cdot}CN + 2\,H_2O \rightarrow R \cdot C{<}^{OH}_{H}{\cdot}COOH + NH_3 \,;$$

Auch Wasser kann sich an die Aldehydgruppe addieren; jedoch sind die dabei entstehenden Verbindungen im allgemeinen so unbeständig, daß sie nicht isoliert werden können, wie ja ganz allgemein Verbindungen mit zwei Hydroxylgruppen am gleichen Kohlenstoffatom nicht beständig sind. Immerhin ist es sicher, daß bei vielen Aldehyden in Gegenwart von Wasser ein Gleichgewicht besteht:

$$R \cdot C{<}^O_H + H_2O \rightleftharpoons R \cdot C{<}^{OH}_{H}{\cdot}OH \,.$$

In Ausnahmefällen, so beim Chloral, sind Aldehydhydrate auch beständig. In der Hydratform sind die Aldehyde meist verhältnismäßig leicht dehydrierbar, wobei Säuren entstehen:

$$R \cdot C{<}^{OH}_{H}{\cdot}OH \rightarrow R \cdot C{<}^{OH}_O + H_2 \,.$$

Es ist wahrscheinlich, daß biologische Aldehydoxydationen durch Dehydrierung der Aldehydhydrate bewirkt werden.

An die Aldehydgruppe läßt sich ferner Natriumbisulfit addieren, schon wenn man einen Aldehyd mit wäßriger Natriumbisulfitlösung schüttelt:

$$R \cdot C{<}^O_H + NaHSO_3 \rightarrow R \cdot C{<}^{OH}_{H}{\cdot}SO_3Na \,.$$

Die *Bisulfitverbindungen* der Aldehyde sind in Wasser löslich, so daß man auf diese Weise auch unlösliche Aldehyde leicht in wasserlösliche Derivate überführen kann. In starker Bisulfitlösung sind die Bisulfitverbindungen dagegen schwer löslich und fallen krystallin aus. Man kann auf diese Weise Aldehyde aus Mischungen mit anderen Stoffen abscheiden. Aus der Bisulfitverbindung läßt sich durch Einwirkung von Säuren oder Alkalien der Aldehyd wieder regenerieren.

Die Aldehydgruppe läßt sich durch Oxydation in eine *Carboxylgruppe* (Säuregruppe) überführen. In manchen Fällen muß die Oxydation als eine Dehydrierung des Aldehydhydrates aufgefaßt werden, oft wird aber auch die freie Aldehydgruppe direkt oxydiert. Diese Betrachtung ist aber nur für die Zwischenphasen der Reaktion von Interesse, das Oxydationsprodukt ist immer die dem Aldehyd entsprechende Säure, so daß man die Oxydation allgemein einfach formulieren kann:

$$R \cdot C{\overset{O}{\underset{H}{\big<}}} \overset{O}{\longrightarrow} R \cdot C{\overset{O}{\underset{OH}{\big<}}}.$$
Aldehyd   Säure

Bereits der Sauerstoff der Luft kann diese Oxydation bewirken; hierbei entstehen als Zwischenprodukte sauerstoffreiche Verbindungen, wahrscheinlich Persäuren $R \cdot C{\overset{OOH}{\underset{O}{\big<}}}$, die sich mit einem weiteren Molekül Aldehyd zu 2 Molekülen Säure umsetzen. Ein Zusatz von kleinen Mengen Alkohol, Hydrochinon und manchen anderen Stoffen zum Aldehyd hemmt die Autoxydation so stark, daß man Aldehyde dadurch meist gut haltbar machen kann. Mit Permanganat, Chromsäure und anderen starken Oxydationsmitteln verläuft die Oxydation natürlich sehr schnell und lebhaft. Aber auch Silberoxyd und Kupferoxyd oxydieren Aldehyde sehr leicht, wobei die Oxyde reduziert werden. Man verwendet zweckmäßig eine Lösung von Silberoxyd in der zur Lösung gerade ausreichenden Menge Ammoniak; diese Lösung scheidet dann mit Aldehyden metallisches Silber ab. Die Reaktion ist zum Nachweis von Aldehyden geeignet, wobei natürlich zu beobachten ist, daß auch andere oxydierbare Stoffe Silber abscheiden. Kupferoxyd verwendet man in Form der FEHLINGschen Lösung (man mischt vor dem Gebrauch Kupfersulfatlösung mit einer Lösung von Alkali und Seignettesalz); Aldehyde werden damit zu Säuren oxydiert und scheiden dabei Kupfer (1)-oxyd ab. FEHLINGsche Lösung wird aber auch durch andere oxydierbare Stoffe reduziert, die Reaktion ist also nicht spezifisch.

Die Aldehyde zeichnen sich ferner durch eine ganze Gruppe von Reaktionen aus, bei denen die Carbonylgruppe sich mit reaktionsfähigen Wasserstoffatomen anderer Verbindungen umsetzt. Mit Alkoholen setzen sich Aldehyde bei Gegenwart von kleinen Mengen starker Säuren zu *Acetalen* um:

$$R \cdot \underset{\underset{H}{|}}{C}{=}O + {\overset{H{:}OC_2H_5}{\underset{H{:}OC_2H_5}{}}} \rightarrow R \cdot \underset{\underset{H}{|}}{C}{\overset{OC_2H_5}{\underset{OC_2H_5}{\big<}}} + H_2O.$$
Diäthylacetal

Die Acetale, die man als Alkylierungsprodukte der Aldehydhydrate auffassen kann, sind gegen Alkalien beständig, verdünnte Säuren spalten sie jedoch wieder in die Ausgangsstoffe. Da die Acetale die üblichen Aldehydreaktionen nicht eingehen, benutzt man sie oft für Reaktionen, bei welchen man die Aldehydgruppe schützen will. Es sind auch Verbindungen bekannt, in denen nur eine Hydroxylgruppe des Aldehydhydrates alkyliert ist; man nennt diese Verbindungen *Halbacetale*. Sie entstehen durch Addition eines Alkohols an die Aldehydgruppe:

$$R \cdot \underset{\underset{H}{|}}{C}{=}O + HO \cdot R^1 \rightarrow R \cdot \underset{\underset{H \cdot}{|}}{C}{<}^{OR^1}_{OH} \; .$$

Die Halbacetale sind im allgemeinen wenig beständig, da sie sehr leicht in die Ausgangsstoffe zerfallen. Die Zucker bilden sehr leicht *innere* Halbacetale.

Mit Merkaptanen bilden die Aldehyde in gleicher Weise Thioacetale (Merkaptale).

In ähnlicher Weise, wie die Aldehydgruppe Wasser und Alkohole addiert, können unter bestimmten Bedingungen auch andere Verbindungen mit reaktionsfähigen Wasserstoffatomen addiert werden. Wasserstoffatome, die durch eine erhöhte Reaktionsfähigkeit ausgezeichnet sind, sind z. B. solche, die an einem mit einer Carbonylgruppe, einer Cyangruppe, einer Nitrogruppe und ähnlichen, direkt verbundenen Kohlenstoffatom stehen; auch die Wasserstoffatome von Aminogruppen gehören dazu. Diese sog. ,,beweglichen'' Wasserstoffatome treten an den Sauerstoff der Carbonylgruppe, während zwischen dem Kohlenstoffatom der Carbonylgruppe und dem Ort, an welchem sich das bewegliche Wasserstoffatom vorher befunden hat, eine neue Bindung entsteht:

$$R \cdot C\!\!\begin{smallmatrix} O \\ \diagdown \\ H \end{smallmatrix} + H{-}\underset{\underset{H}{|}}{\overset{\overset{R}{|}}{C}}{-}C\!\!\begin{smallmatrix} R \\ \diagup \\ \diagdown O \end{smallmatrix} \rightarrow R \cdot \underset{\underset{H}{|}}{\overset{\overset{OH}{|}}{C}}{-}\underset{\underset{H}{|}}{\overset{\overset{R}{|}}{C}}{-}C\!\!\begin{smallmatrix} R \\ \diagup \\ \diagdown O \end{smallmatrix} \; .$$

Der Vorgang findet jedoch im allgemeinen erst bei Gegenwart gewisser Kondensationsmittel wie Basen oder Säuren statt; bei saurer Reaktion wandeln sich die entstandenen Produkte meist noch weiter um und gehen unter Abspaltung von Wasser in ungesättigte Verbindungen über:

$$R \cdot \underset{\underset{H}{|}}{\overset{\overset{OH}{|}}{C}}{-}\underset{\underset{H}{|}}{\overset{\overset{R}{|}}{C}}{-}C\!\!\begin{smallmatrix} R \\ \diagup \\ \diagdown O \end{smallmatrix} \rightarrow R \cdot \underset{\underset{H}{|}}{C}{=}\overset{\overset{R}{|}}{C}{-}C\!\!\begin{smallmatrix} R \\ \diagup \\ \diagdown O \end{smallmatrix} + H_2O \; .$$

Auf diese Weise sind zahlreiche ungesättigte Verbindungen leicht darstellbar. Ein Sonderfall der eben beschriebenen Reaktion ist die sog. *Aldolkondensation*, bei der als zweite Kondensationskomponente ein zweites Aldehydmolekül benutzt wird; die Reaktion tritt dann ein, wenn man zu einem Aldehyd eine geringe Menge Alkali hinzufügt. Die Reaktion kann natürlich nur mit solchen Aldehyden eintreten, die zur Carbonylgruppe benachbart (in α-Stellung) noch bewegliche Wasserstoffatome besitzen:

$$R \cdot CH_2 \cdot C\!\!\begin{smallmatrix} O \\ \diagdown \\ H \end{smallmatrix} + R \cdot CH_2 \cdot C\!\!\begin{smallmatrix} O \\ \diagdown \\ H \end{smallmatrix} \rightarrow R \cdot CH_2 \cdot \underset{\underset{H}{|}}{\overset{\overset{OH}{|}}{C}}{-}\overset{\overset{R}{|}}{CH}{-}C\!\!\begin{smallmatrix} O \\ \diagdown \\ H \end{smallmatrix} \; .$$

Die entstehenden Produkte nennt man Aldole, weil sie zugleich Aldehyde und Alkohole sind. Sehr oft geht die Kondensation über die Aldolstufe hinaus und führt zu ungesättigten Verbindungen, die sich dann auch noch weiter kondensieren und polymerisieren können. Darauf ist es zurückzuführen, daß Aldehyde mit stärkerem Alkali verharzen.

Bei manchen biologischen Prozessen gehen Aldehyde eine sog. *Dismutation* ein, ein Vorgang, bei welchem 1 Molekül Aldehyd reduziert, das andere oxydiert wird:

$$R \cdot C\!\!\begin{smallmatrix} O \\ \diagup \\ \diagdown H \end{smallmatrix} + H_2O + \begin{smallmatrix} O \\ \diagdown \\ \diagup \\ H \end{smallmatrix}\!\!C \cdot R \rightarrow \underset{\text{Alkohol}}{R \cdot CH_2OH} + \underset{\text{Säure}}{R \cdot COOH} \; .$$

Diese Dismutation, die als CANNIZZAROsche Reaktion bekannt ist, kann in vielen Fällen auch künstlich durch Einwirkung starker Alkalien auf Aldehyde herbeigeführt werden. Bei den meisten aliphatischen Aldehyden tritt dabei allerdings Verharzung ein, während bei aromatischen Aldehyden das Verfahren präparative Bedeutung besitzt.

Auch *Ammoniak* läßt sich an Aldehyde addieren:

$$R \cdot C{\overset{O}{\underset{H}{\big\langle}}} + NH_3 \rightarrow R \cdot C{\overset{OH}{\underset{H}{\big\langle}}}NH_2 \; ;$$

diese Aldehydammoniakverbindungen sind jedoch meist wenig beständig, da sie zur Wasserabspaltung und Polymerisation neigen. Mit einigen Ammoniak*derivaten* entstehen jedoch in analoger Reaktion ungesättigte Verbindungen, die so gut definiert sind, daß man sie zur Abscheidung von Aldehyden und zu ihrer Charakterisierung verwendet. So gibt *Hydrazin* mit Aldehyden *Hydrazone*:

$$R \cdot C{\overset{O}{\underset{H}{\big\langle}}} + NH_2 \cdot NH_2 \rightarrow R \cdot \underset{\underset{H}{|}}{C}{=}N \cdot NH_2 + H_2O,$$

die zweifellos durch Wasserabspaltung aus einer Additionsverbindung hervorgehen. Mit *Phenylhydrazin* erhält man *Phenylhydrazone* $R \cdot CH{=}N \cdot NH \cdot C_6H_5$, die meist gut krystallisieren und daher zur Identifizierung von Aldehyden besonders geeignet sind. Mit *Semicarbazid* geben die Aldehyde *Semicarbazone*:

$$R \cdot CHO + \underset{\text{Semicarbazid}}{H_2N \cdot NH \cdot CO \cdot NH_2} \rightarrow R \cdot CH = N \cdot NH \cdot CO \cdot \underset{\text{Semicarbazon}}{NH_2} + H_2O,$$

die die Phenylhydrazone an Krystallisationsvermögen meist noch übertreffen. Auch *Hydroxylamin* reagiert mit Aldehyden in entsprechender Weise unter Bildung von Aldehydoximen (kurz *Aldoxime* genannt):

$$R \cdot CHO + H_2NOH \rightarrow R \cdot CH = NOH + H_2O.$$

Die Oxime sind nicht nur zur Abscheidung und zur Charakterisierung von Aldehyden geeignet, sondern man kann die Reaktion auch zur titrimetrischen Bestimmung von Aldehyden verwenden. Setzt man einen Aldehyd mit einem *Salz* des Hydroxylamines um, so tritt saure Reaktion auf, da die basische Natur des Stickstoffes in den Oximen sehr abgeschwächt ist; man braucht dann nach beendeter Reaktion nur die freie Säure zu titrieren und kann daraus die Menge des Aldehydes berechnen.

Schließlich ist noch zu erwähnen, daß viele Aldehyde, besonders die niederen, sich leicht polymerisieren, wobei Produkte entstehen, die keine Aldehydeigenschaften mehr besitzen; die Polymeren lassen sich aber leicht wieder in die monomeren Aldehyde zurückverwandeln.

Formaldehyd, Methanal HCHO wird technisch durch Oxydation von Methylalkohol mit Luftsauerstoff gewonnen. Man leitet dazu ein Gemisch von Methylalkoholdampf und Luft über erhitztes Kupfer. Formaldehyd ist bei gewöhnlicher Temperatur ein Gas von außerordentlich stechendem Geruch, das sich bei $-21°$ zu einer farblosen Flüssigkeit kondensiert. In Wasser ist Formaldehyd leicht löslich; handelsüblich ist eine 40%ige wäßrige Lösung *(Formalin)*, die von der Darstellung her immer auch etwas Methylalkohol enthält. Formaldehyd wandelt sich leicht in verschiedene Polymere um; schon beim Eindampfen der wäßrigen Lösung erhält man ein weißes, in Wasser unlösliches Polymerisationsprodukt, das unter der Bezeichnung *Paraformaldehyd* oder *Paraform* vielfache Verwendung findet. Paraformaldehyd besitzt keine Aldehydeigenschaften, in seiner Struktur dürfte die Anordnung $\cdots O \cdot\cdot CH_2 \cdot O \cdot CH_2 \cdot O \cdot CH_2 \cdots$ vorhanden sein; durch

Einwirkung von Säuren und Alkalien, auch schon durch bloßes Erhitzen wird er depolymerisiert.

Formaldehyd denaturiert Eiweiß; er findet daher zur Konservierung von anatomischen Präparaten und Leichenteilen, zur Desinfektion und auch zur Konservierung von Nahrungsmitteln Verwendung. Zur Desinfektion von Wohnräumen vergast man Paraform durch Erhitzen, läßt das Gas einige Zeit einwirken und beseitigt den Formaldehyd schließlich durch Verdampfen von Ammoniak. Formaldehyd reagiert mit Ammoniak unter Bildung von *Hexamethylentetramin* (Urotropin s. nebenstehende Formel). Die Verbindung, die auch medizinisch zur Desinfektion der Harnwege verwendet wird, erhält man, wenn man eine Mischung von Formaldehyd- und Ammoniaklösung zur Krystallisation eindampft; sie ist eine weiße, in Wasser leicht lösliche krystalline Substanz.

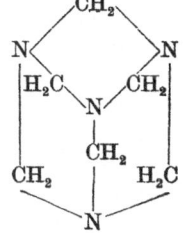

Formaldehyd gibt mit Casein eine feste harte Masse, die unter der Bezeichnung *Galalith* für vielerlei Gebrauchsgegenstände verwendet wird. Mit Phenolen gibt Formaldehyd je nach deren Natur und den Reaktionsbedingungen harzähnliche Massen *(Bakelite)* von sehr unterschiedlichen Eigenschaften, die in neuerer Zeit für die Herstellung der verschiedenartigsten Gebrauchsgegenstände ausgedehnte Verwendung finden. Wieder andere Kondensationsprodukte des Formaldehydes werden als künstliche Gerbstoffe verwendet. Formaldehyd ist daher heute ein wichtiges Produkt der chemischen Technik.

Dem Formaldehyd ist wahrscheinlich auch eine ganz besondere biologische Bedeutung zuzuschreiben; es ist nämlich anzunehmen, daß er das erste Produkt der Assimilation der grünen Pflanzen darstellt, aus dem dann durch fortgesetzte Aldolkondensation Kohlehydrate entstehen. Der Primärvorgang würde dann in der Umsetzung von Kohlendioxyd mit Wasser zu Formaldehyd und Sauerstoff bestehen:

$$CO_2 + H_2O \rightarrow HCHO + O_2,$$

für den das Sonnenlicht die erforderliche Energie liefert. Der entstandene Formaldehyd könnte sich dann in der folgenden Weise kondensieren, ohne daß er je in nennenswerter Konzentration frei vorhanden wäre:

$$\begin{array}{cccccc} O & O & O & O & O & O \\ \| & \| & \| & \| & \| & \| \\ HC & HC & HC & HC & HC & HC \\ | & | & | & | & | & | \\ H & H & H & H & H & H \end{array} \rightarrow \begin{array}{cccccc} OH & OH & OH & OH & OH & O \\ | & | & | & | & | & \| \\ HC & -C & -C & -C & -C & C. \\ | & | & | & | & | & | \\ H & H & H & H & H & H \end{array}$$

Durch diese fortgesetzte Aldolkondensation ist ein Zucker entstanden, und zwar eine *Aldohexose*, von der aber zahlreiche Stereoisomere existieren. Diese Kondensation läßt sich auch künstlich herbeiführen, wenn man auf Formaldehydlösung längere Zeit sehr verdünntes Alkali einwirken läßt; man erhält dabei ein Gemisch verschiedener stereomerer Zucker, aus dem sich auch einheitliche Produkte isolieren lassen. Damit ist zwar die ganze Theorie gestützt, aber nicht bewiesen; denn wir wissen ja, daß in der Natur zahlreiche Reaktionen mit größter Leichtigkeit ablaufen, die wir als schwierig empfinden, weil wir sie rein chemisch nicht nachmachen können. Es ist also nicht gesagt, daß die Natur hier gerade den Weg beschreitet, der uns chemisch zugänglich ist. Vor allen Dingen ist es trotz aller Bemühungen aber auch noch nie gelungen, Formaldehyd als Assimilationsprodukt mit Sicherheit nachzuweisen. Vielleicht kommt das daher, daß er nach der Entstehung sogleich kondensiert wird und sich daher dem Nachweis entzieht, vielleicht geht die Reaktion aber auch einen anderen Weg.

Zum Nachweis von Formaldehyd sind neben den allgemeinen Aldehydreak-

tionen auch einige Farbreaktionen geeignet; mit Guajakol-Schwefelsäure oder
besser mit einer Lösung von guajakolsulfosaurem Kalium (Thiokol) in Schwefelsäure erhält man schon mit Spuren von Formaldehyd eine violettrote Färbung;
ähnlich verhält sich auch Morphin-Schwefelsäure. Zur quantitativen Bestimmung
oxydiert man mit Jodlösung in alkalischer Lösung zu Ameisensäure und titriert
nach dem Ansäuern den Jodüberschuß mit Thiosulfat zurück:

$$HCHO + J_2 + H_2O \rightarrow HCOOH + 2\,HJ.$$

Acetaldehyd, Äthanal CH_3CHO entsteht in kleinen Mengen bei der alkoholischen
Gärung, deren Zwischenprodukt er darstellt, auch bei der Essiggärung tritt er
als Zwischenprodukt auf. Technisch wird er durch Addition von Wasser an
Acetylen bei Gegenwart von Quecksilbersalzen oder durch Oxydation bzw.
Dehydrierung von Äthylalkohol mit Dichromat und Schwefelsäure gewonnen. Er
stellt eine farblose, bei 21° siedende Flüssigkeit von starkem, eigentümlichem
Geruch dar. Mit Wasser, Alkohol und den meisten anderen organischen Lösungsmitteln ist er in jedem Verhältnis mischbar; Oxydationsmittel führen ihn leicht
in Essigsäure über, er ist auch autoxydabel. Mit Spuren von Schwefelsäure wird
eine lebhafte Polymerisation bewirkt, die unter starker Erwärmung verläuft und
zu einem trimeren Produkt, dem *Paraldehyd*, führt:

Wird bei der Polymerisation stark gekühlt, so entsteht eine andere polymere
Form, der *Metaldehyd*. Beide Polymeren haben keine Aldehydeigenschaften, sie
lassen sich aber durch Destillation mit etwas Schwefelsäure wieder zu Acetaldehyd depolymerisieren. Paraldehyd ist eine farblose, bei 124° siedende Flüssigkeit von eigenartigem Geruch und Geschmack; er wird zuweilen noch als Schlafmittel verwendet. Metaldehyd ist eine farblose, krystalline Substanz; man verwendet ihn als Brennstoff (Hartspiritus).

Von den höheren Aldehyden sind zu erwähnen: *Önanthol* $CH_3(CH_2)_5CHO$,
Caprylaldehyd $CH_3(CH_2)_6CHO$, *Pelargonaldehyd* $CH_3(CH_2)_7CHO$, *Laurinaldehyd*
$CH_3(CH_2)_{10}CHO$ und noch einige andere, die wegen ihres angenehmen Geruches
in der Parfümerie Verwendung finden; einige von ihnen sind auch in ätherischen
Ölen nachgewiesen worden.

Der einfachste *ungesättigte* Aldehyd ist *Acrolein* $CH_2{=}CH \cdot CHO$; es ist bereits
erwähnt worden, daß die Verbindung durch Wasserabspaltung aus Glycerin
entsteht; dies ist auch die einfachste Methode für die präparative Gewinnung.
Acrolein ist eine bei 52° siedende Flüssigkeit von äußerst stechendem, unerträg-
lichem Geruch; Acrolein ist sehr reaktionsfähig und neigt zur Polymerisation; es
kann für mancherlei Synthesen verwendet werden. Durch Hydrierung erhält man
n-Propylalkohol, doch kann nach besonderen Verfahren (z. B. mit Aluminium-
alkoholaten) die Reduktion auch so geleitet werden, daß nur die Aldehydgruppe
reduziert wird, die Doppelbindung aber erhalten bleibt; dadurch sind allgemein
aus ungesättigten Aldehyden ungesättigte Alkohole zugänglich, von denen einige
geschätzte Riechstoffe darstellen, wie bereits früher erwähnt worden ist.

Crotonaldehyd ist ein α, β-ungesättigter Butyraldehyd; er kann leicht durch
Wasserabspaltung aus Aldol dargestellt werden:

$$CH_3 \cdot CHOH \cdot CH_2 \cdot CHO \rightarrow CH_3 \cdot CH = CH \cdot CHO + H_2O.$$

Auf diesem Wege sind ganz allgemein höhere α, β-ungesättigte Aldehyde leicht herzustellen. Von den höheren ungesättigten Aldehyden sind *Citronellal*, der dem Citronellol entsprechende Aldehyd, und *Citral*, der dem Geraniol entsprechende Aldehyd, in einigen ätherischen Ölen aufgefunden worden, so Citronellal im Citronellöl und Eucalyptusöl, Citral im Citronenöl und Lemongrasöl; beide Aldehyde finden in der Riechstoffindustrie Verwendung.

Von zweiwertigen primären Alkoholen leiten sich *Dialdehyde* ab. So kann man durch Oxydation von Glykol den einfachsten Dialdehyd, das *Glyoxal* CHO · CHO, erhalten. Alle Dialdehyde sind durch besonders hohe Reaktionsfähigkeit ausgezeichnet, die sich auch in einer starken Neigung zur Polymerisation äußert. Man erhält bei der Darstellung fast stets polymere Formen, die sich aber durch Erhitzen leicht wieder depolymerisieren lassen. Auch die übrigen Aldehydreaktionen laufen mit großer Leichtigkeit ab; in manchen Fällen können dabei auch cyclische Verbindungen erhalten werden, so daß Dialdehyde für deren Darstellung zuweilen von Bedeutung sein können. Interessant ist noch die Tatsache, daß bei Dialdehyden die CANNIZZAROsche Reaktion zwischen den Aldehydgruppen des gleichen Moleküls ablaufen kann, wobei Oxysäuren entstehen (s. nebenstehende Formel). Ein methyliertes Glyoxal, *Methylglyoxal* CH$_3$ · CO · CHO, das allerdings zu den Ketoaldehyden gehört, scheint bei biologischen Vorgängen zuweilen als Zwischenprodukt aufzutreten; es kann durch innere CANNIZZAROsche Reaktion in Milchsäure übergehen (s. untenstehende Formel). Das zweifach methylierte Glyoxal wird bei den Diketonen besprochen werden. Von den höheren Aldehyden hat der *Succindialdehyd* CHO · CH$_2$ · CH$_2$ · CHO, der der Bernsteinsäure entsprechende Dialdehyd, ein gewisses Interesse, da er zur Synthese von Alkaloiden der Tropinreihe verwendet werden kann.

α) Halogenierte Aldehyde.

Bei der Einwirkung von Halogen auf Aldehyde werden Wasserstoffatome der α-Stellung sehr leicht substituiert: aus Acetaldehyd erhält man so Trihalogenacetaldehyd. Diese Verbindungen zeigen in mancher Hinsicht ein ungewöhnliches Verhalten; so geben sie mit Wasser, Alkohol und Ammoniak beständige Additionsverbindungen; durch Alkali wird die Bindung zwischen den beiden Kohlenstoffatomen sehr leicht gelöst, wobei Chloroform, Bromoform bzw. Jodoform entsteht.

Trichloracetaldehyd, Chloral CCl$_3$ · CHO kann durch Chlorierung von Acetaldehyd gewonnen werden; praktisch verfährt man so, daß man Chlor auf Äthylalkohol einwirken läßt; dabei findet zuerst Oxydation zu Aldehyd, danach Chlorierung statt:

$$CH_3 \cdot CH_2OH + Cl_2 \rightarrow CH_3 \cdot CHO + 2\,HCl$$
$$CH_3 \cdot CHO + 3\,Cl_2 \rightarrow CCl_3 \cdot CHO + 3\,HCl.$$

Unter dem Einfluß der entstehenden Salzsäure tritt jedoch mit noch nicht umgesetztem Alkohol Acetalbildung ein, so daß man als Endprodukt der Reaktion auch Acetale erhält.

Choral ist eine farblose, dicke Flüssigkeit von eigentümlichem, etwas stechendem Geruch; es siedet bei 97°. Durch Alkalien wird es in Chloroform und ameisensaures Salz gespalten:

$$CCl_3 \cdot CHO + KOH \rightarrow CHCl_3 + HCOOK.$$

Chloral vereinigt sich mit Wasser zu *Chloralhydrat* $CCl_3 \cdot CH(OH)_2$, eine der wenigen Verbindungen, die zwei Hydroxylgruppen am gleichen Kohlenstoffatom tragen, mit Alkohol zu *Chloralalkoholat* $CCl_3CH(OH)OC_2H_5$, das eines der wenigen beständigen Halbacetale darstellt, und mit Ammoniak zu *Chloralammoniak* $CCl_3 \cdot CH(OH)NH_2$.

Chloralhydrat bildet durchsichtige, farblose Krystalle, die sich in Wasser und Alkohol sehr leicht lösen; durch konzentrierte Schwefelsäure wird es, ebenso wie Chloralalkoholat, unter Abscheidung von Chloral zerlegt. Alkalien spalten es ebenso leicht wie Chloral selbst. Die Reaktion dient auch zur quantitativen Bestimmung von Chloral in Lösungen; man versetzt dazu mit eingestellter Lauge im Überschuß und titriert den Überschuß nach einiger Zeit zurück, dabei ist nur darauf zu achten, daß die Umsetzung in der Kälte vorgenommen wird und daß die Alkalieinwirkung nicht zu lange fortgesetzt wird, da sich sonst bereits die Verseifung des Chloroforms bemerkbar macht.

Chloralhydrat findet medizinisch als Schlafmittel Verwendung; man glaubte ursprünglich, daß seine Wirkung auf einer Abspaltung von Chloroform, bewirkt durch die schwach alkalische Reaktion des Blutes, beruht. Das ist jedoch nicht zutreffend; die Wirkung kommt der unzersetzten Substanz zu. Chloral wird im Körper zu Trichloräthylalkohol reduziert, der dann mit Glucuronsäure gepaart als *Urchloralsäure* mit dem Harn ausgeschieden wird. Chloral läßt sich durch Aluminiumalkoholat zu *Trichloräthylalkohol* reduzieren, dessen Urethan als Schlafmittel Verwendung findet (Voluntal).

Bromal ist eine Flüssigkeit von ähnlichen Eigenschaften wie Chloral; durch Alkalispaltung gewinnt man daraus Bromoform. Bei der Reduktion mit Aluminiumalkoholat (die sonst gebräuchlichen Reduktionsmittel versagen hier, da sie Brom abspalten und andere Veränderungen bewirken) erhält man *Tribromäthylalkohol*, eine weiße, krystalline, mit Alkalien und heißem Wasser zersetzliche Substanz, die als Narkosemittel benutzt wird *(Avertin)*.

Von sonstigen chlorierten Aldehyden ist das *Butylchloral* und dessen Hydrat zu erwähnen. Man gewinnt Butylchloral durch Einleiten von Chlor in Acetaldehyd oder Paraldehyd; dabei entsteht zuerst Aldol, das durch Wasserabspaltung in Crotonaldehyd übergeht; an dessen Doppelbindung addiert sich Chlor, zugleich wird aber auch der Wasserstoff in α-Stellung zur Aldehydgruppe substituiert:

$$2\,CH_3 \cdot CHO \rightarrow \underset{\text{Aldol}}{CH_3 \cdot CHOH \cdot CH_2 \cdot CHO} \rightarrow \underset{\text{Crotonaldehyd}}{CH_3 \cdot CH{=}CH \cdot CHO} \rightarrow$$

$$\underset{\text{Dichlorbutyraldehyd}}{CH_3 \cdot CHCl \cdot CHCl \cdot CHO} \rightarrow \underset{\text{Butylchloral}}{CH_3 \cdot CHCl \cdot CCl_2 \cdot CHO}.$$

Butylchloralhydrat findet gleichfalls als Hypnotikum Verwendung.

β) Oxyaldehyde.

Oxylaldehyde sind Verbindungen, die zugleich Aldehyd- und Alkoholnatur haben; beide Funktionen können unabhängig voneinander betätigt werden, in einigen Fällen beeinflussen sich die beiden Funktionen aber auch so, daß eine neue, eigenartige Reaktionsfähigkeit hervorgeht. Einige dieser Reaktionen sollen hier genannt werden, da zu der Gruppe der Oxyaldehyde (mit mehreren Hydroxylgruppen) eine Anzahl von Zuckern, die Aldehydzucker oder Aldosen, gehören.

Der einfachste Oxyaldehyd ist der *Glykolaldehyd* $CH_2OH \cdot CHO$, der aus Glykol durch vorsichtige Oxydation erhalten werden kann. Glykolaldehyd gibt selbstverständlich die normalen Aldehydreaktionen, er reduziert also FEHLINGsche Lösung und ammoniakalische Silberoxydlösung; seine Aldehydgruppe läßt sich auch durch andere Oxydationsmittel zur Säuregruppe oxydieren. Natürlich läßt sich aber auch die Alkoholgruppe zur Säuregruppe oder nur zur Aldehydgruppe oxydieren; es sind also folgende Übergänge möglich:

$$
\begin{array}{cccc}
\mathrm{CH_2OH} & \mathrm{CH_2OH} & \mathrm{CHO} & \mathrm{COOH} \\
| & | & | & | \\
\mathrm{CHO} \rightarrow & \mathrm{COOH} \rightarrow & \mathrm{COOH} \rightarrow & \mathrm{COOH} \\
\text{Glykolaldehyd} & \text{Glykolsäure} & \text{Glyoxylsäure} & \text{Oxalsäure}
\end{array}
$$

$$
\begin{array}{c}
\mathrm{CHO} \\
\searrow \quad | \quad \nearrow \\
\mathrm{CHO} \\
\text{Glyoxal}
\end{array}
$$

Die Oxydation einer zur Aldehydgruppe α-ständigen primären oder sekundären Hydroxylgruppe vollzieht sich äußerst leicht; schon beim Erhitzen mit Phenylhydrazin tritt Dehydrierung ein, so daß man unter diesen Bedingungen nicht die erwarteten Phenylhydrazone erhält, sondern kompliziertere Derivate; es entsteht zwar in erster Phase ein Phenylhydrazon, dieses wird aber durch ein weiteres Molekül Phenylhydrazin dehydriert:

$$
\begin{array}{l}
\mathrm{CH_2OH} \\
| \\
\mathrm{CHO} + \mathrm{H_2N \cdot NH \cdot C_6H_5}
\end{array}
\rightarrow
\begin{array}{l}
\mathrm{CH_2OH} \\
| \\
\mathrm{CH{=}N \cdot NH \cdot C_6H_5}
\end{array}
+ \mathrm{NH_2 \cdot NH \cdot C_6H_5} \rightarrow
\begin{array}{l}
\mathrm{CHO} \\
| \\
\mathrm{CH{=}N \cdot NH \cdot C_6H_5}
\end{array}
+ \begin{array}{l}
\mathrm{NH_3} \\
\mathrm{NH_2 \cdot C_6H_5}
\end{array},
$$

wobei unter Entstehung einer neuen Carbonylgruppe Anilin und Ammoniak entsteht; die neue Carbonylgruppe reagiert dann mit einem dritten Molekül Phenylhydrazin weiter zu einem sog. *Osazon*:

$$
\begin{array}{l}
\mathrm{CHO} + \mathrm{H_2N \cdot NH \cdot C_6H_5} \\
| \\
\mathrm{CH{=}N \cdot NH \cdot C_6H_5}
\end{array}
\longrightarrow
\begin{array}{l}
\mathrm{CH{=}N \cdot NH \cdot C_6H_5} \\
| \\
\mathrm{CH{=}N \cdot NH \cdot C_5H_5}
\end{array}.
$$
$$
\text{Osazon}
$$

Die Osazonbildung ist, wie gesagt, nur dann möglich, wenn die Hydroxylgruppe in α-Stellung steht. Man benutzt die Osazone besonders bei den Zuckern vielfach zur Identifizierung.

Schließlich können Oxyaldehyde noch unter Bildung innerer Halbacetale reagieren, indem sich die Alkoholgruppe an die Aldehydgruppe addiert:

$$
\begin{array}{l}
\mathrm{CH_2OH} \\
| \\
\mathrm{C{=}O} \\
\diagdown \mathrm{H}
\end{array}
\rightleftharpoons
\begin{array}{l}
\mathrm{CH_2} \\
|{>}\mathrm{O} \\
\mathrm{C{-}OH} \\
\diagdown \mathrm{H}
\end{array} ;
$$

beide Formen stehen meist miteinander in einem Gleichgewicht. Die Halbacetalbildung kann auch mit Hydroxylgruppen eintreten, die von der Aldehydgruppe weiter entfernt stehen. Bei den Zuckern sind die Halbacetalformen vorherrschend. Die Besprechung der Zucker findet an späterer Stelle statt.

b) Ketone.

Ketone unterscheiden sich von den Aldehyden dadurch, daß sie an der Carbonylgruppe kein freies Wasserstoffatom mehr tragen; es sind Verbindungen, in denen die Carbonylgruppe mit zwei Alkylen verknüpft ist: $\begin{array}{c} \mathrm{R \cdot C \cdot R} \\ \| \\ \mathrm{O} \end{array}$. Sind die beiden Alkyle gleich, so spricht man von *einfachen* Ketonen, sind sie ungleich, von *gemischten* Ketonen. Zur Bezeichnung der Ketone benutzt man die Endung *on*; es ist also *Butanon* das vom Butan abgeleitete Keton $\mathrm{CH_3 \cdot CO \cdot CH_2 \cdot CH_3}$, das man anders aber auch als Methyläthylketon bezeichnen kann.

Darstellung. Ketone erhält man am besten durch Oxydation der entsprechenden sekundären Alkohole. Ein anderes Verfahren besteht in der trockenen Destillation der Calciumsalze von Carbonsäuren:

$$\left.\begin{array}{l} R \cdot COO \\ R \cdot CO \cdot O \end{array}\right\rangle Ca \rightarrow R \cdot CO \cdot R + CaCO_3 \,.$$

Daneben gibt es aber noch andere, weniger gebräuchliche Verfahren, auf deren
Wiedergabe verzichtet werden kann.

Eigenschaften. Die niederen Ketone bis zu einer Zahl von etwa 10 Kohlenstoffatomen sind flüssig, die höheren fest. Die Anfangsglieder der Reihe sind mit
Wasser mischbar, doch nimmt die Löslichkeit mit zunehmender Zahl der Kohlenstoffatome ab. Einige der einfachen mittleren Ketone besitzen einen angenehmen
Blumen- oder Fruchtgeruch; einige Methylketone, die als zweiten Rest ein
längeres Alkyl tragen, finden sich in ranzigem Fett und bedingen dessen Geruch.

In ihrem chemischen Verhalten ähneln die Ketone sehr stark den Aldehyden,
ausgenommen allerdings die Oxydationsreaktionen. Da sich die Ketone nicht,
wie die Aldehyde, zu Säuren weiteroxydieren lassen, werden sie von milden
Oxydationsmitteln nicht angegriffen; sie reduzieren daher *nicht* FEHLINGsche
Lösung und ammoniakalische Silberoxydlösung. Mit Hilfe dieser Reaktion kann
man also Aldehyde und Ketone leicht voneinander unterscheiden; α-Oxyketone
reduzieren allerdings gleichfalls (s. dort). Gegen starke Oxydationsmittel sind
Ketone allerdings nicht beständig; diese spalten bei energischer Einwirkung das
Molekül an der Carbonylgruppe auf, wobei Carbonsäuren mit einer kleineren Zahl
von Kohlenstoffatomen entstehen:

$$\left.\begin{array}{l} R^1 \\ R^2 \end{array}\right\rangle C{=}O \quad \overset{\nearrow}{\underset{\searrow}{}} \quad \begin{array}{l} R^1 \cdot COOH \\ R^2 \cdot COOH \end{array} \,.$$

Reduktionsmittel führen Ketone leicht in sekundäre Alkohole über; in manchen
Fällen tritt daneben auch eine merkwürdige Verknüpfung von 2 Molekülen ein:

$$\begin{array}{l} R \\ R \end{array}\!\!\!>\!C{=}O \\ \begin{array}{l} R \\ R \end{array}\!\!\!>\!C{=}O \quad + H_2 \rightarrow \quad \begin{array}{l} R \\ R \end{array}\!\!\!>\!\begin{array}{l} C{-}OH \\ \mid \\ C{-}OH \end{array}\!\!\!<\!\begin{array}{l} R \\ R \end{array} \,.$$

Die dabei entstehenden zweiwertigen tertiären Alkohole nennt man *Pinakone*;
bei der Einwirkung saurer Agenzien lagern sie sich unter Wasserverlust in die
sog. *Pinakoline* um:

$$\begin{array}{l} R \\ R \end{array}\!\!\!>\!\begin{array}{l} C{-}OH \\ \mid \\ C{-}OH \end{array}\!\!\!<\!\begin{array}{l} R \\ R \end{array} \quad \longrightarrow \quad \begin{array}{l} R \\ R \end{array}\!\!\!>\!\begin{array}{l} C \\ \mid \\ C{=}O \end{array}\!\!\!<\!\begin{array}{l} R \\ R \\ R \end{array} \quad + H_2O \,.$$

Pinakon   Pinakolin

Pinakoline sind gemischte Ketone mit einem tertiären Alkyl.

Ketone geben ebenso wie die Aldehyde Additionsverbindungen mit Bisulfit
und mit Blausäure; mit Alkoholen geben sie bei saurer Reaktion Acetale und mit
Merkaptanen Thioacetale (die man hier *Merkaptole* nennt). Wie die Aldehyde
geben sie mit Phenylhydrazin Phenylhydrazone, mit Semicarbazid Semicarbazone
und mit Hydroxylamin Oxime *(Ketoxime)*; und schließlich können sie, wie die

Aldehyde, eine Aldolkondensation eingehen; die dabei entstehenden β-Oxyketone gehen unter Wasserabspaltung leicht in α, β-ungesättigte Ketone über:

$$CH_3 \cdot \overset{\overset{\displaystyle O}{\|}}{C} \cdot R + \overset{\overset{\displaystyle H}{|}}{C}H_2 \cdot \overset{\overset{\displaystyle O}{\|}}{C} \cdot R \rightarrow CH_3 \cdot \underset{\underset{\displaystyle CH_2 \cdot CO \cdot R}{|}}{\overset{\overset{\displaystyle OH}{|}}{C}} \cdot R \quad \rightarrow \quad CH_3 \cdot \underset{\underset{\displaystyle CH \cdot CO \cdot R}{\|}}{C} \cdot R \quad + H_2O .$$

In ähnlicher Weise kann die Carbonylgruppe sich auch mit anderen Verbindungen mit reaktionsfähigen Wasserstoffatomen kondensieren.

Aceton, Dimethylketon, Propanon $CH_3 \cdot CO \cdot CH_3$ wird zusammen mit Methylalkohol aus dem rohen Holzessig gewonnen; auch die Essigsäure des Holzessigs wird meist auf Aceton verarbeitet, indem man sie mit Kalk neutralisiert und das nach dem Eindunsten hinterbleibende Calciumacetat der trockenen Destillation unterwirft:

$$(CH_3COO)_2Ca \rightarrow CH_3 \cdot CO \cdot CH_3 + CaCO_3 .$$

Essigsäure läßt sich bei Gegenwart geeigneter Katalysatoren bei höherer Temperatur aber auch direkt in Aceton überführen:

$$2\,CH_3COOH \rightarrow CH_3 \cdot CO \cdot CH_3 + CO_2 + H_2O .$$

Es ist auch möglich, Acetylen mit Wasserdampf auf katalytischem Wege 'in Essigsäure zu verwandeln:

$$CH{\equiv}CH + 2\,H_2O \rightarrow CH_3COOH + H_2 ,$$

und diese noch in der gleichen Operation in Aceton überzuführen.

Schließlich läßt sich auch aus Stärke durch einen Gärungsprozeß Aceton neben Alkohol gewinnen

Aceton ist eine farblose, mit Wasser mischbare Flüssigkeit, die bei 55—56° siedet. Halogene substituieren es leicht zu Trihalogenaceton, das durch Alkalien unter Bildung von Trihalogenmethan gespalten wird. Unter der Einwirkung von Säuren kondensiert sich Aceton zu ungesättigten Ketonen, indem 2 oder auch 3 Moleküle Aceton miteinander in Reaktion treten:

$$\overset{\displaystyle CH_3}{\underset{\displaystyle CH_3}{}}{>}CO + CH_3 \cdot CO \cdot CH_3 \rightarrow \overset{\displaystyle CH_3}{\underset{\displaystyle CH_3}{}}{>}C{=}CH \cdot CO \cdot CH_3 + H_2O ;$$

Mesityloxyd

$$\overset{\displaystyle CH_3}{\underset{\displaystyle CH_3}{}}{>}CO + CH_3 \cdot CO \cdot CH_3 + CO{<}\overset{\displaystyle CH_3}{\underset{\displaystyle CH_3}{}} \rightarrow \overset{\displaystyle CH_3}{\underset{\displaystyle CH_3}{}}{>}C{=}CH \cdot CO \cdot CH{=}C{<}\overset{\displaystyle CH_3}{\underset{\displaystyle CH_3}{}} + 2\,H_2O .$$

Phoron

Mit konzentrierter Schwefelsäure wird eine Kondensation von 3 Molekülen Aceton zu einem Benzolderivat *(Mesitylen)* bewirkt:

Mesitylen

Aceton ist ein technisch wichtiges Lösungsmittel; es bildet auch ein Ausgangsmaterial für die Darstellung mancher anderen Stoffe, z. B. für Sulfonal.

Von diagnostischer Bedeutung ist das Auftreten von Aceton im Harn bei der Zuckerkrankheit; es entsteht dabei nicht etwa aus Zucker, sondern aus Fetten. Diese werden durch einen stufenweisen oxydativen Abbau in Acetessigsäure $CH_3 \cdot CO \cdot CH_2 \cdot COOH$ übergeführt, die dann in Kohlendioxyd und Aceton zerfällt. Der Nachweis von Aceton im Harn ist ein wichtiges Indiz für die Diagnose. Man destilliert dazu aus dem Untersuchungsmaterial einige Kubikzentimeter ab und führt damit die Jodoformreaktion aus; zum Unterschied von Alkohol gibt Aceton mit Jod und einer zur Entfärbung eben ausreichenden Menge Alkali bereits in der Kälte Jodoform. Die Reaktion kann auch zur maßanalytischen quantitativen Bestimmung dienen. Ein anderer Acetonnachweis geschieht mit Nitroprussidnatrium. Zu dem schwach alkalisierten Harn oder Destillat gibt man einige Tropfen frisch hergestellter Reagenslösung und erhält dabei bei Gegenwart von Aceton eine Rotfärbung, die beim Ansäuern mit Essigsäure in Violettrot übergeht; nur der positive Ausfall beider Reaktionsstufen ist beweisend.

Unter den Homologen sind einige gemischte Ketone interessant, deren Carbonyl mit einer Methylgruppe und einem höheren Alkyl verknüpft ist. Diese können durch oxydativen Abbau oder durch bakterielle Zersetzung von Fetten entstehen und zeichnen sich durch einen starken, meist wenig angenehmen Geruch aus; einige von ihnen finden sich in Käsearten und sind für deren Aroma mitbestimmend. Andere bilden sich beim Verderben von Fetten und verursachen deren ranzigen Geruch.

Ungesättigte Ketone sind durch Kondensation von Ketonen miteinander oder mit Aldehyden leicht zugänglich; dabei erhält man α, β-ungesättigte Ketone. Diese zeichnen sich durch eine besondere Reaktionsfähigkeit der Doppelbindung aus, so daß sie manchen Additionsreaktionen besonders leicht zugänglich sind. Ungesättigte Ketone mit anderer Stellung der Doppelbindung können durch Wasserabspaltung aus geeigneten Oxyketonen erhalten werden.

Diketone sind Verbindungen, die 2 Carbonylgruppen im Molekül besitzen je nach deren Stellung zueinander unterscheidet man 1,2-, 1,3-, 1,4-Diketone usw. Das einfachste 1,2-Diketon ist das *Dimethylglyoxal* oder *Diacetyl* $CH_3 \cdot CO \cdot CO \cdot CH_3$. Diacetyl ist eine sehr reaktionsfähige, schwach gelbgefärbte Substanz, die, besonders in starker Verdünnung, einen sehr angenehmen frischen Geruch besitzt. Die Verbindung ist in geringen Mengen in einigen ätherischen Ölen und auch in der Butter nachgewiesen worden und wird als künstliches Butteraroma verwendet. Die gelbe Farbe ist durch die beiden benachbarten Carbonylgruppen bedingt, die in allen Verbindungen, in denen sie benachbart oder mit Doppelbindungen konjugiert sind, sichtbares Licht absorbieren und daher der betreffenden Substanz eine Farbe geben. Man nennt diese Gruppe daher auch farbtragende *(chromophore)* Gruppe.

Das Dioxim des Dimethylglyoxals, kurz *Dimethylglyoxim* genannt,

$$CH_3 \cdot C = NOH$$
$$|$$
$$CH_3 \cdot C = NOH$$

gibt mit einigen Metallen schwerlösliche Komplexe; der rotgefärbte Nickelkomplex wird zum Nachweis und zur quantitativen Bestimmung von Nickelverbindungen benutzt; man gibt dem Komplex folgende Formulierung:

$$CH_3 \cdot C = NO \diagdown \diagup ON = C \cdot CH_3$$
$$\qquad\qquad Ni \qquad\qquad .$$
$$CH_3 \cdot C = NOH \quad HON = C \cdot CH_3$$

Das einfachste 1,3-Diketon ist *Acetylaceton* $CH_3 \cdot CO \cdot CH_2 \cdot CO \cdot CH_3$; da die Carbonyle nicht benachbart stehen, wirken sie nicht als Chromphor, die Verbindung ist daher nicht gefärbt. 1,3-Diketone sind reaktionsfähige Stoffe, die auch zur Synthese von cyclischen Verbindungen dienen können. Die zwischen den beiden Carbonylen stehende Methylengruppe ist mancherlei Kondensationsreaktionen zugänglich; es ist bereits darauf hingewiesen worden, daß Wasserstoffatome, die an einem mit einer Carbonylgruppe verknüpften Kohlenstoffatom stehen, eine erhöhte Reaktionsfähigkeit besitzen, es ist daher verständlich, daß die Wasserstoffatome dieser Methylengruppe, die von beiden Seiten her durch Carbonylgruppen aktiviert wird, in noch wesentlich gesteigertem Maße reaktionsfähig sind. Dies äußert sich tatsächlich nicht nur in einer besonders leichten Kondensierbarkeit, sondern in einer so hohen Beweglichkeit des Wasserstoffes, daß er innerhalb des Moleküls wandert. Es ist bereits bei den ungesättigten Alkoholen die Erscheinung der Keto-Enoltautomerie erwähnt worden, und es wurde auch gesagt, daß Enolformen nur in seltenen Fällen im Gleichgewicht in größeren Mengen vorhanden sind. Prinzipiell besteht die Tautomerie bei allen Carbonylverbindungen, die an einem der Carbonylgruppe benachbarten Kohlenstoffatom noch ein verfügbares Wasserstoffatom besitzen:

$$R_2CH \cdot C \cdot R \rightleftharpoons R_2C{=}C \cdot R;$$
$$\underset{O}{\|} \qquad \underset{OH}{|}$$

doch ist im allgemeinen der Anteil der Enolform im Gleichgewicht so gering, daß er sich dem Nachweis entzieht. Bei den 1,3-Diketonen überwiegt jedoch der Enolanteil meist den Anteil der Ketoform; beim Acetylaceton macht er z. B. 70% aus:

$$CH_3 \cdot C \cdot CH{=}C \cdot CH_3 \rightleftharpoons CH_3 \cdot C \cdot CH_2 \cdot C \cdot CH_3 \rightleftharpoons CH_3 \cdot C{=}CH \cdot C \cdot CH_3$$
$$\underset{O}{\|} \quad \underset{OH}{|} \qquad \underset{O}{\|} \quad \underset{O}{\|} \qquad \underset{OH}{|} \quad \underset{O}{\|}$$

Die Einstellung des Gleichgewichtes erfolgt so langsam, daß es gelingt, die beiden Formen zu trennen, wenn man alle Einflüsse vermeidet, die die Gleichgewichtseinstellung beschleunigen. Beschleunigende Mittel sind Säuren und Alkalien; destilliert man aus alkalifreiem Glas, am besten aus Quarzgefäßen, so kann man die beiden Formen fraktionieren. In beiden Anteilen aber stellt sich langsam das ursprüngliche Gleichgewicht wieder her. Enole sind stärker sauer als Alkohole, mit Alkalien, aber nicht mit Ammoniak, bilden sie Salze (Enolate); mit Eisen(3)-salzen geben sie rote bis violette Färbung. Es ist klar, daß diese Verbindungen sowohl in der Keto- als auch in der Enolform reagieren können und daher recht vielseitig verwendbar sind.

Die 1,4-Diketone, deren einfachster Vertreter das *Acetonylaceton* $CH_3 \cdot CO \cdot CH_2 \cdot CH_2 \cdot CO \cdot CH_3$ ist, sind gleichfalls reaktionsfähige Stoffe, die besonders auch zur Darstellung cyclischer Verbindungen geeignet sind.

a) Halogenketone.

Die Ketone lassen sich, ebenso wie die Aldehyde, in α-Stellung leicht halogenieren; es ist bereits erwähnt worden, daß Aceton sich leicht in Trihalogenaceton überführen läßt; durch Einwirkung von Alkalien erhält man daraus Trihalogenmethan. Zu erwähnen ist noch, daß halogenierte Ketone die Schleimhäute stark reizen und daß Chlor- und besonders Bromaceton als Tränengas wirken.

β) Oxyketone.

Die Oxyketone zeigen in ihrem chemischen Verhalten größte Ähnlichkeit mit den Oxyaldehyden; zu den Oxyketonen mit mehreren Hydroxylgruppen gehört eine Gruppe von Zuckern, die Ketozucker oder Ketosen.

Das einfachste Oxyketon ist *Oxyaceton* $CH_3 \cdot CO \cdot CH_2OH$; man kann es aus Chloraceton durch Austausch des Chloratomes gegen Hydroxyl gewinnen. Die Hydroxylgruppe des Oxyacetons und aller anderen α-Oxyketone ist leicht oxydierbar; sie reduzieren daher FEHLINGsche Lösung und ammoniakalische Silber-

oxydlösung. Phenylhydrazin greift sie ebenso an wie die Hydroxylgruppe der
α-Oxyaldehyde und bildet Osazone:

$$CH_3 \cdot CO \cdot CH_2OH + 3\,NH_2 \cdot NH \cdot C_6H_5 \rightarrow CH_3 \cdot C \cdot CH + NH_3 + C_6H_5NH_2 \cdot$$
$$\underset{C_6H_5 \cdot N \quad N \cdot C_6H_5}{\overset{\|\quad\|}{}}$$

Es ist einleuchtend, daß der mit Oxyaceton isomere α-Oxypropionaldehyd
$CH_3 \cdot CHOH \cdot CHO$ das *gleiche* Osazon liefern muß, ebenso natürlich auch Methylglyoxal $CH_3 \cdot CO \cdot CHO$, bei dem ja die beiden Carbonylgruppen bereits vorhanden
sind. Man sieht also, daß die Osazone eine eindeutige Identifizierung nicht.

$$\begin{matrix} CH_2{-}OH & CH_2{-}O \\ | & | \\ C{=}O & \rightleftharpoons\ C{-}OH \\ | & | \\ CH_3 & CH_3 \end{matrix}$$

gestatten; wir werden später sehen, daß auch die Osazone
der Glucose und der Fructose identisch sind.

Oxyketone können, wie die Oxyaldehyde, in zwei tautomeren Formen existieren (s. nebenstehende Formel), die
cyclische Halbacetalform kann sich in anderen Fällen
natürlich auch mit Hydroxylgruppen bilden, die von der Carbonylgruppe weiter
entfernt stehen, wie das z. B. bei den Zuckern der Fall ist.

9. Carbonsäuren und funktionelle Derivate.

Unter Carbonsäuren versteht man Verbindungen, die die Gruppe $-C{<}^{OH}_{O}$
(Carboxylgruppe) tragen; ersetzt man das Hydroxyl der Carboxylgruppe durch
ein anderes Atom (z. B. Halogen) oder eine andere Gruppe (z. B. die Aminogruppe), so kommt man zu funktionellen Carbonsäurederivaten (z. B. Säurechloride, Säureamide). Ersetzt man Wasserstoffatome des mit der Carboxylgruppe
verknüpften Restes, so erhält man substituierte Carbonsäuren. Vor der Besprechung der Carbonsäuren sollen Verbindungen besprochen werden, die zu den
Carbonsäuren in enger Beziehung stehen und sich leicht in diese überführen
lassen: die Säurenitrile.

a) Säurenitrile.

Unter *Säurenitrilen*, oder kurz *Nitrile* genannt, versteht man Verbindungen,
die die Gruppe $-C{\equiv}N$ enthalten; man kann sie also als Alkylierungsprodukte
der Blausäure oder auch als Ester der Blausäure mit Alkoholen betrachten. Die
Nitrile sind durch Umsetzung von Halogenalkylen mit Alkalicyaniden leicht
zugänglich. Unter dem Einfluß von Säuren oder Alkalien geht die Nitrilgruppe
unter Aufnahme von Wasser in die Carboxylgruppe über:

$$R \cdot C{\equiv}N + 2\,H_2O \rightarrow R \cdot C{<}^{O}_{OH} + NH_3.$$

Unter geeigneten Bedingungen können die Nitrile auch unter Aufnahme von nur
1 Molekül Wasser in Säureamide übergeführt werden:

$$R \cdot C{\equiv}N + H_2O \rightarrow R \cdot C{<}^{O}_{NH_2},$$

die sich unter energischeren Bedingungen zu Säuren weiterverseifen lassen. Umgekehrt können Ammoniumsalze von Carbonsäuren durch Abspaltung von Wasser
in Säureamide umgewandelt werden, die weiterhin zu Nitrilen dehydratisiert
werden können.

Die Darstellung von Nitrilen aus Halogenalkylen bietet eine Möglichkeit,

Kohlenstoffketten aufzubauen; man kann weiterhin die Säure über den Aldehyd zum Alkohol reduzieren, daraus die entsprechende Halogenverbindung herstellen und diese erneut mit Alkalicyanid umsetzen; so ist es möglich, Kohlenstoffketten in übersichtlicher Weise zu verlängern.

Daß Nitrile durch Hydrierung in Amine übergeführt werden können, ist bereits früher erwähnt worden.

Die mit den Nitrilen isomeren *Isonitrile (Carbylamine)* $R \cdot N{=}C$ sind darum bemerkenswert, weil sie zu den wenigen Verbindungen mit zweiwertigem Kohlenstoff gehören. Sie besitzen einen starken, unangenehmen Geruch und beträchtliche Giftigkeit; eine besondere, allgemeine Bedeutung kommt ihnen nicht zu. Ihre Bildung aus primären Aminen mit Chloroform und Alkali ist bereits erwähnt worden.

b) Darstellung von Carbonsäuren.

Carbonsäuren können durch Verseifung von Nitrilen, durch Oxydation von Aldehyden oder auch direkt durch Oxydation von primären Alkoholen dargestellt werden; daneben gibt es noch andere allgemeine Darstellungsmethoden von geringerem Interesse und für einige Säuren auch spezielle Verfahren. So kann man einige Carbonsäuren, die in der Natur als Ester verbreitet sind, durch deren Verseifung gewinnen:

$$R^1 \cdot COOR^2 + H_2O \rightarrow R^1 \cdot C\overset{\displaystyle O}{\underset{\displaystyle OH}{\diagup}} + HO \cdot R^2.$$

Auf diese Weise werden z. B. die höheren Fettsäuren durch Verseifung von Fetten gewonnen.

Eigenschaften. Die Säuren bis zu einer Zahl von etwa 10 Kohlenstoffatomen sind flüssig, die höheren fest. Die Anfangsglieder der Reihe sind mit Wasser mischbar, doch nimmt die Wasserlöslichkeit mit steigender Länge der Kette ab. Die niederen Säuren besitzen stechenden Geruch, die mittleren riechen unangenehm ranzig, und die höheren sind geruchlos. In der folgenden Tabelle sind die Namen und die physikalischen Konstanten einiger normaler Säuren zusammengestellt. Die Siedepunkte steigen in der Reihe langsam und ziemlich gleichmäßig an; die Schmelzpunkte erscheinen auf den ersten Blick ganz unregelmäßig und ohne Gesetzmäßigkeit. Bei genauerer Betrachtung erkennt man aber eine Beziehung, wenn man die

		Siedepunkt Grad	Schmelzpunkt Grad
Ameisensäure . .	HCOOH	101	+ 8
Essigsäure	CH_3COOH	118	+ 16
Propionsäure . .	CH_3CH_2COOH	140	— 21
n-Buttersäure . .	$CH_3(CH_2)_2COOH$	162	— 5
n-Valeriansäure .	$CH_3(CH_2)_3COOH$	185	—58
Capronsäure . . .	$CH_3(CH_2)_4COOH$	205	— 1
Önanthsäure . . .	$CH_3(CH_2)_5COOH$	223	— 10
Caprylsäure . . .	$CH_3(CH_2)_6COOH$	237	+ 16
Pelargonsäure . .	$CH_3(CH_2)_7COOH$	254	+ 12
Caprinsäure . . .	$CH_3(CH_2)_8COOH$	269	+ 31

Säuren mit einer *geraden* Anzahl von Kohlenstoffatomen und die mit *ungerader* Zahl von Kohlenstoffatomen unter sich vergleicht. Sieht man von den ersten Gliedern ab, die ja innerhalb von homologen Reihen oft Abweichungen aufweisen, so erkennt man in jeder der beiden Reihen ein Ansteigen der Schmelzpunkte. Die Säure mit einer geraden Zahl von Kohlenstoffatomen schmilzt stets höher als die folgende Säure mit ungerader Zahl. Die Gesetzmäßigkeit besteht ganz unverändert auch bei den hier nicht angeführten folgenden Gliedern der Reihe.

Die Carbonsäuren sind viel schwächer sauer als die Mineralsäuren, die Acidität nimmt mit der Länge der Kohlenstoffkette ab; aus Carbonaten machen sie jedoch

Kohlensäure frei. Die Alkalisalze der Carbonsäuren sind in Wasser hydrolysiert
und zeigen daher basische Reaktion. Die Hydroxylgruppe der Carbonsäuren läßt
sich durch andere Atomgruppen oder Atome ersetzen; der um die Hydroxylgruppe verminderte Säurerest wird als *Acyl* bezeichnet. Die Namen der einzelnen
Acyle bildet man aus dem Namen der Säure und der Endung *yl*. Der Rest der
Ameisensäure $H \cdot C{=}O$ heißt *Formyl*, der Rest der Essigsäure $CH_3 \cdot C{=}O$ *Acetyl*,
der Rest der Buttersäure $C_3H_7 \cdot C{=}O$ *Butyryl* usw.

Läßt man auf eine Carbonsäure Phosphorhalogenide einwirken, so erhält man
Säurehalogenide, z. B.:

$$CH_3 \cdot C\!\!\big\langle^{\text{O}}_{\text{OH}} + PCl_5 \rightarrow CH_3 \cdot C\!\!\big\langle^{\text{O}}_{\text{Cl}} + POCl_3 + HCl .$$

$$\underset{\text{Essigsäure}}{} \qquad\qquad \underset{\text{Acetylchlorid}}{}$$

Die Säurehalogenide sind sehr reaktionsfähige Stoffe, die vielfach zur Einführung
von Acylresten in andere Verbindungen verwendet werden. Ihre nähere Besprechung erfolgt später zusammen mit anderen funktionellen Derivaten der
Carbonsäuren.

Mit Alkoholen geben die Carbonsäuren bei Gegenwart von Chlorwasserstoff
oder Schwefelsäure *Ester*:

$$R \cdot C\!\!\big\langle^{\text{O}}_{\text{OH}} + HO \cdot R \rightarrow R \cdot C\!\!\big\langle^{\text{O}}_{\text{OR}} + H_2O .$$

Durch Wasserabspaltung lassen sich Säuren in *Anhydride* überführen:

$$2\,R \cdot C\!\!\big\langle^{\text{O}}_{\text{OH}} \rightarrow R \cdot C\!\!\big\langle^{\text{O}}\!\!\big\rangle^{\text{O}}_{\text{O}}\!\!\big\langle C \cdot R + H_2O .$$

In Säuren und Acylderivaten besitzen α-ständige Wasserstoffatome eine erhöhte Reaktionsfähigkeit, die aber schwächer ist als bei Aldehyden und Ketonen;
immerhin sind sie durch Halogene leichter substituierbar als Wasserstoffatome
in anderer Stellung, und unter gewissen Bedingungen können sie auch Kondensationsreaktionen eingehen.

Gegen Reduktions- und Oxydationsmittel sind Carbonsäuren im allgemeinen
recht beständig. Von nascierendem Wasserstoff werden sie nicht angegriffen, auch
lassen sie sich nicht katalytisch hydrieren. Die Reduktion gelingt jedoch über
einige Derivate, wie Säurechloride und Ester. Oxydationsmittel, selbst Chromsäure, greifen die Carbonsäuren bei gewöhnlichen Bedingungen nicht an. Im
Organismus unterliegen sie jedoch einem oxydativen Abbau, der merkwürdigerweise in β-Stellung angreift; diese β-Oxydation läßt sich auch künstlich herbeiführen, z. B. mit Wasserstoffperoxyd. Im Organismus erfolgt der Abbau so, daß
zuerst eine β-Oxysäure entsteht, die dann zu einer β-Ketosäure weiteroxydiert
wird. Die β-Ketosäure unterliegt einer sog. Säurespaltung, die Essigsäure und
eine um 2 Kohlenstoffatome ärmere neue Carbonsäure liefert, die dann einem
weiteren β-Abbau unterliegen kann:

$$R \cdot CH_2 \cdot CH_2 \cdot CH_2 \cdot CH_2 \cdot COOH \rightarrow R \cdot CH_2 \cdot CH_2 \cdot \underset{\beta\text{-Oxysäure}}{CHOH} \cdot CH_2 \cdot COOH \rightarrow$$

$$R \cdot CH_2 \cdot \underset{\beta\text{-Ketosäure}}{CH_2 \cdot CO} \cdot CH_2 \cdot COOH \rightarrow R \cdot CH_2 \cdot CH_2 \cdot COOH \rightarrow CH_3 \cdot COOH .$$

Auffällig ist dabei auch die Tatsache, daß Säuren mit ungerader Zahl von Kohlenstoffatomen im Organismus schwerer abgebaut werden. Bei dem Abbau entstehen
aus Säuren mit gerader Zahl von Kohlenstoffatomen immer wieder niedere Säuren
der gleichen Reihe. Damit hängt es wohl zusammen, daß in der Natur hauptsäch-

lich Carbonsäuren der paarigen Reihe vorkommen. Die primär gebildeten β-Ketosäuren können aber auch unter Abspaltung von Kohlendioxyd in Methylketone übergehen; damit erklärt sich deren Entstehung bei manchen Zersetzungsvorgängen.

Ameisensäure, Acidum formicicum HCOOH findet sich in den Giftdrüsen der Ameisen und Brennessel neben anderen Stoffen noch ungeklärter Natur. Die Gewinnung erfolgte früher hauptsächlich durch Zersetzung von Oxalsäure bei Gegenwart von Glycerin:

$$HOOC \cdot COOH \rightarrow CO_2 + HCOOH.$$

Jetzt wird sie günstiger aus Alkaliformiat mit Mineralsäuren dargestellt, da Alkaliformiat durch Umsetzung von Kohlenoxyd mit Alkalihydroxyd unter Druck bequem zugänglich ist:

$$CO + NaOH \rightarrow HCOONa.$$

Seither wird sogar umgekehrt Oxalsäure meist aus Formiat gewonnen. Ameisensäure entsteht auch durch Verseifung von Blausäure, die als Nitril der Ameisensäure betrachtet werden kann. Daher kommt es auch, daß Blausäure sich oft dem toxikologischen Nachweis entzieht, besonders bei älterem Material, und daß man statt dessen Ameisensäure finden kann. Ameisensäure kann natürlich auch durch Oxydation von Methylalkohol oder Formaldehyd erhalten werden.

Ameisensäure ist eine wasserklare Flüssigkeit von stechend saurem Geruch. Da ihr Siedepunkt sehr nahe bei dem des Wassers liegt, ist sie schwer wasserfrei zu erhalten; abgesehen von Ausnahmefällen (z. B. Kondensationsreaktionen) verwendet man sie daher meist in wäßriger Lösung; pharmazeutisch wird eine 25%ige Lösung angewendet. Wasserentziehende Mittel, wie konzentrierte Schwefelsäure, spalten Ameisensäure in Kohlenoxyd und Wasser; die Reaktion kann zur Darstellung von Kohlenoxyd dienen. Beim Erhitzen gehen die Alkaliformiate unter Abspaltung von Wasserstoff in Oxalate über:

$$2\,HCOONa \rightarrow H_2 + \overset{\textstyle COONa}{\underset{\textstyle COONa}{|}}.$$

Durch beide Reaktionen unterscheidet sich die Ameisensäure von den anderen Carbonsäuren; auch in anderer Hinsicht nimmt die Ameisensäure eine deutliche Ausnahmestellung ein. Die Ameisensäure ist nämlich die einzige Carbonsäure, die an der Carboxylgruppe noch ein Wasserstoffatom trägt und daher auch Aldehydstruktur besitzt; die Formel $HC\overset{O}{\underset{OH}{<}}$ zeigt ja deutlich, daß es sich um eine Aldehydgruppe handelt, die noch mit einer Hydroxylgruppe verknüpft ist. Diese Anordnung findet sich bei keiner anderen Säure wieder, da die Homologen ja statt des Wasserstoffatomes Alkylgruppen tragen. Ameisensäure ist daher leicht zu Kohlensäure oxydierbar und kann auch durch ihre reduzierenden Eigenschaften von anderen Säuren unterschieden werden. So reduzieren Formiate ammoniakalische Silberoxydlösung; Quecksilberoxyd ·wird zu metallischem Quecksilber und Quecksilber (2)-chlorid zu Quecksilber (1)-chlorid reduziert. Ameisensäure findet äußerlich als Mittel gegen Rheumatismus Verwendung (meist in einer etwa 5%igen alkoholischen Lösung). In sehr verdünnter Lösung (1 : 1000, 1 : 10000) wird sie auch injiziert. Ameisensäure ist auch ein sehr brauchbares Konservierungsmittel, besonders für saures Material.

Essigsäure, Acidum aceticum $CH_3 \cdot COOH$ ist in verdünnter wäßriger Lösung als *Essig* seit den ältesten Zeiten bekannt. In der Natur findet sich Essigsäure in kleinen Mengen in manchen Früchten, häufiger in Form von Estern in Früchten und ätherischen Ölen.

Essig bildet sich aus verdünnten alkoholischen Produkten bei Gegenwart von Luftsauerstoff unter der Einwirkung von Essigsäurebakterien; so entsteht aus Wein *Weinessig*, aus Bier *Bieressig*, aus verdünntem Alkohol *Spritessig*. Die Essigsäurebakterien wandeln mit Hilfe des Luftsauerstoffs den Alkohol zuerst in Acetaldehyd um; dieser wird entweder als Hydrat dehydriert, oder er erleidet eine CANNIZZAROsche Reaktion und wird so in Essigsäure und Alkohol umgewandelt. Weinessig ist ein besonders geschätztes Produkt, da er noch die Duftstoffe des Weins enthält. Der gewöhnliche Spritessig wird meist nach einem Schnellverfahren hergestellt, bei dem man etwa 10%igen Alkohol unter Zusatz von etwas altem Essig (zur Zuführung von Essigbakterien) in hölzernen Gefäßen über Holzspäne rieseln läßt; gleichzeitig schickt man von unten her einen langsamen Luftstrom durch das Gerät, der so geregelt wird, daß die Reaktionstemperatur sich zwischen 30 und 40° bewegt. Mit dem unten ablaufenden Essiggut wiederholt man die Operation so lange, bis die Umsetzung nahezu beendet ist, was meist schon beim dritten Male der Fall ist. Der pharmazeutisch verwendete Essig enthält 6% Essigsäure, die gewöhnlichen Handelssorten je nach Qualität 5—10%. Künstliche Mischungen von Essigsäure und Wasser dürfen nicht als Essig bezeichnet werden.

Zur Gewinnung von Essigsäure kann natürlich auch der Essig oder der Holzessig (roher Holzessig enthält gegen 6% Essigsäure) dienen; man verfährt dann so, daß man mit Kalk neutralisiert, zur Trockne bringt und das Calciumacetat mit Schwefelsäure umsetzt. Neuerdings wird Essigsäure in großen Mengen aus Acetylen gewonnen. (Vgl. S. 253.) Wasserfreie Essigsäure erstarrt bei 16,6° zu einer eisähnlichen Masse und führt daher auch die Bezeichnung *Eisessig*; man verwendet sie als Ätzmittel.

Essigsäure findet medizinisch hauptsächlich in Form von Salzen Verwendung: basisches Aluminiumacetat (essigsaure Tonerde), Natrium-, Blei-, Zinkacetat. Für die Technik ist Essigsäure ein wichtiges Produkt, das vorwiegend auf Essigsäurehydrid und auf Ester verarbeitet wird.

Zum Nachweis von Essigsäure kann die Kakodylreaktion dienen: man neutralisiert mit Soda, verdampft zur Trockne und schmilzt mit etwas Arsentrioxyd. Natriumacetat gibt mit Eisen (3)-chlorid eine Rotfärbung. Zur Gehaltsbestimmung wäßriger Lösungen ist die Dichte nicht geeignet, da sie beim Verdünnen von reiner Essigsäure mit Wasser zunächst ansteigt und dann wieder abnimmt, so daß eine bestimmte Dichte zwei verschiedenen Konzentrationen entsprechen kann; so haben z. B. wasserfreie und 41%ige Säure beide die Dichte 1,05. Bei hochprozentiger Säure ist die Bestimmung des Erstarrungspunktes genauer als die Titration.

Propionsäure $CH_3 \cdot CH_2 \cdot COOH$ hat keine besondere Bedeutung.

Buttersäure $CH_3 \cdot CH_2 \cdot CH_2 \cdot COOH$ und *Isobuttersäure* $(CH_3)_2CH \cdot COOH$ können durch Oxydation der betreffenden Alkohole dargestellt werden. Die normale Buttersäure findet sich auch als Glycerinester in der Kuhbutter; in freier Form findet sie sich in manchen Käsearten und auch im Schweiß; sie entsteht auch bei manchen Gärungsvorgängen und kann so auch technisch dargestellt werden. Ester der Buttersäure mit höheren Alkoholen besitzen fruchtähnlichen Geruch und werden als Fruchtessenzen verwendet; die freie Buttersäure besitzt einen sehr unangenehmen Geruch. Isobuttersäure kommt in veresterter Form in einigen ätherischen Ölen vor.

Von den 4 isomeren *Valeriansäuren* haben die *Isovaleriansäure* $(CH_3)_2CH \cdot CH_2 \cdot COOH$ und die *Methyl-äthylessigsäure* $CH_3 \cdot CH_2 \cdot CH(CH_3) \cdot COOH$ pharmazeutisches Interesse. Beide finden sich in freier Form in der Baldrianwurzel; künstlich wird ein Gemisch der beiden Säuren durch Oxydation des Gärungsamylalkoholes gewonnen; die Säuren werden zuweilen in Form der Salze medizinisch verwendet. Die Säuren und auch die Salze besitzen sehr intensiven Baldriangeruch. Derivate der Isovaleriansäure werden in der Medizin als Sedativa und Hypnotica verwendet.

Capronsäure $CH_3(CH_2)_4COOH$, *Caprylsäure* $CH_3(CH_2)_6COOH$ und *Caprinsäure* $CH_3(CH_2)_8COOH$ finden sich als Glycerinester in der Butter; in anderen Fetten sind diese Säuren nicht oder nur in sehr viel geringerer Menge vorhanden. Da sie mit Wasserdampf ziemlich leicht flüchtig sind, kann man sie nach der Verseifung übertreiben und ihre Menge titrieren. So ist es möglich, Butter von anderen Fetten zu unterscheiden und unter Umständen auch Butterverfälschungen zu erkennen.

Laurinsäure $CH_3(CH_2)_{10}COOH$ kommt als Glycerinester im Lorbeeröl und im Cocosfett vor; *Myristizinsäure* $CH_3(CH_2)_{12}COOH$ findet sich als Glycerinester im Muskatöl und im Cocosfett. Wichtiger als diese sind jedoch *Palmitinsäure* $CH_3(CH_2)_{14}COOH$ Schmelzpunkt 63°) und *Stearinsäure* $CH_3(CH_2)_{16}COOH$ (Schmelzpunkt (69°), die sich als Glycerinester in fast allen Fetten und Ölen finden. Man gewinnt sie daraus durch Verseifung. Sie sind krystalline weiße Stoffe, die in den meisten organischen Lösungsmitteln löslich, in Wasser unlöslich sind. Die Bleisalze der Fettsäuren sind die *Pflaster*, die Alkalisalze die *Seifen*; beide werden im Zusammenhang mit den Fetten näher besprochen. Auch noch höhere Fettsäuren, z. B. die *Arachinsäure* mit 20 Kohlenstoffatomen, kommen in einigen Fetten und Wachsarten vor. Man sieht übrgens, daß die genannten Säuren alle eine paarige Zahl von Kohlenstoffatomen enthalten; darauf ist bereits früher hingewiesen worden. Die dazwischenliegenden Säuren mit ungerader Zahl von Kohlenstoffatomen sind zwar in der Natur nicht ganz unbekannt, sie sind aber doch sehr selten.

In fast allen Naturstoffen kommen verschiedene Fettsäuren nebeneinander vor, deren analytische Trennung wegen der sehr ähnlichen Eigenschaften oft mit beträchtlichen Schwierigkeiten verbunden ist. Zur Trennung verwandelt man die Säuren oft in Salze (Blei-, Barium-, Magnesiumsalze), die man fraktioniert fällt und dann durch Krystallisation trennt, oder man wandelt die Gemische in Ester um, die durch Destillation oder Krystallisation getrennt werden. Die praktische Ausführung ist meist sehr mühevoll.

c) Dicarbonsäuren.

Die einfachste Dicarbonsäure ist *Oxalsäure* $HOOC \cdot COOH$; sie findet sich als Calciumsalz und als saures Kaliumsalz in vielen Pflanzen. Calciumoxalat kommt in kleinen Mengen auch im normalen Harn vor, in pathologischen Fällen kann die Menge beträchtlich steigen.

Oxalsäure kann durch Verseifung von Dicyan entstehen, das als das Nitril der Oxalsäure betrachtet werden kann. Sie entsteht ferner durch Oxydation von Glykol und dessen ersten Oxydationsprodukten. Auch beim Abbau vieler Kohlehydrate wird Oxalsäure erhalten. So kann man technisch durch Einwirkung von Alkali auf Holzmehl bei höherer Temperatur in guter Ausbeute Oxalsäure gewinnen; früher war das die alleinige praktische Darstellungsmethode. Jetzt gewinnt man sie auch durch schnelles Erhitzen von Alkaliformiat, das dabei unter Wasserstoffabspaltung in Oxalat übergeht.

Oxalsäure krystallisiert mit 2 Molekülen Wasser in farblosen gut ausgebildeten Krystallen, die in Wasser und Alkohol löslich sind. Wasserentziehende Mittel, wie konzentrierte Schwefelsäure, spalten Oxalsäure in Wasser, Kohlendioxyd und Kohlenoxyd:

$$HOOC \cdot COOH \rightarrow H_2O + CO_2 + CO.$$

Starke Oxydationsmittel, wie Permanganat, oxydieren sie zu Wasser und Kohlendioxyd:

$$HOOC \cdot COOH + O \rightarrow H_2O + 2CO_2.$$

Man kann daher Oxalsäure und ihre Salze in schwefelsaurer Lösung mit Permanganat titrieren.

Oxalsäure und ihre sauren Salze geben mit vielen Metallen lösliche komplexe Salze; man verwendet daher saures Kaliumoxalat oder auch ein sog. *Tetraoxalat* (Kleesalz) HOOC · COOK · HOOC · COOH zum Entfernen von Rost- und Tintenflecken.

Oxalsäure und ihre Salze sind giftig.

Das nächste Glied dieser homologen Reihe ist *Malonsäure* $HOOC \cdot CH_2 \cdot COOH$; sie ist aus Chloressigsäure durch Umsetzung mit Kaliumcyanid und Verseifung des so erhaltenen Nitrils zu gewinnen:

$$CH_2Cl \cdot COOH \xrightarrow{KCN} \underset{\underset{\text{Cyanessigsäure}}{C\equiv N}}{CH_2 \cdot COOH} \longrightarrow \underset{\underset{\text{Malonsäure}}{COOH}}{CH_2 \cdot COOH}.$$

Chloressigsäure

Malonsäure ist eine krystalline, in Wasser und Alkohol leicht lösliche Substanz. Beim Erhitzen verliert sie leicht Kohlendioxyd und geht dabei in Essigsäure über:

$$HOOC \cdot CH_2 \cdot COOH \rightarrow CO_2 + CH_3 \cdot COOH.$$

Diese Eigenschaft ist nicht auf die Malonsäure beschränkt, sondern sie findet sich bei allen Säuren, die zwei Carboxylgruppen am gleichen Kohlenstoffatom tragen; die entsprechenden Ester sind dagegen ganz beständig. Wir sahen früher, daß α-ständige Wasserstoffatome durch die benachbarte Carboxylgruppe aktiviert werden und daher wesentlich reaktionsfähiger sind als Wasserstoffatome in anderer Stellung. Das trifft natürlich in erhöhtem Maße für die Methylengruppe der Malonsäure zu, da ihre Wasserstoffatome ja durch zwei benachbarte Carboxylgruppen beeinflußt werden. Die Methylengruppe ist daher auch Kondensationsreaktionen mit Carbonylverbindungen zugänglich:

$$R \cdot CHO + H_2C{<}^{COOH}_{COOH} \rightarrow R \cdot CH = C{<}^{COOH}_{COOH} + H_2O.$$

Ganz besonders wichtig aber ist es, daß die beiden Wasserstoffatome auch durch Alkalimetalle ersetzbar sind; diese Reaktion kann man natürlich nicht mit der freien Säure vornehmen, da dann ja die Wasserstoffatome der Carboxylgruppen reagieren würden; schützt man diese aber, indem man sie in Estergruppen umwandelt, so kann man durch Einwirkung von Alkalimetallen Metallverbindungen erhalten, in denen entweder eines oder auch beide Wasserstoffatome der Methylengruppe durch Metallatome ersetzt sind: ROOC·CHNa·COOR und ROOC·CNa₂ ·COOR. Diese Metallverbindungen sind Umsetzungen mit Halogenalkylen leicht zugänglich, wobei substituierte Malonsäureester entstehen. Man kann dabei beide Wasserstoffatome *zugleich* substituieren, wenn man die Dinatriumverbindung mit einer ausreichenden Menge Halogenalkyl in Reaktion bringt; dabei werden natürlich die beiden Wasserstoffatome durch zwei gleiche Alkyle ersetzt. Man kann aber auch zuerst die Mononatriumverbindung mit einem Halogenalkyl umsetzen, danach das zweite Wasserstoffatom durch Natrium ersetzen und nun ein anderes Halogenalkyl einwirken lassen; dabei erhält man dann substituierte Malonsäureester mit zwei *verschiedenen* Alkylgruppen:

$$\begin{array}{ccccc}
\underset{\displaystyle\overset{\displaystyle\text{COOR}}{|}}{\underset{\displaystyle\text{COOR}}{\text{CH}_2}} & \xrightarrow{2\,\text{Na}} & \underset{\displaystyle\overset{\displaystyle\text{COOR}}{|}}{\underset{\displaystyle\text{COOR}}{\text{CNa}_2}} & \xrightarrow{2\,\text{C}_2\text{H}_5\text{J}} & \underset{\displaystyle\overset{\displaystyle\text{COOR}}{|}}{\underset{\displaystyle\text{COOR}}{\text{C}}}\!\!\big\langle\substack{\text{C}_2\text{H}_5 \\ \text{C}_2\text{H}_5}} \, , \\
& & & & \text{Diäthylmalonester}
\end{array}$$

$$\underset{\displaystyle\overset{\displaystyle\text{COOR}}{|}}{\underset{\displaystyle\text{COOR}}{\text{CH}_2}} \xrightarrow{\text{Na}} \underset{\displaystyle\overset{\displaystyle\text{COOR}}{|}}{\underset{\displaystyle\text{COOR}}{\text{CHNa}}} \xrightarrow{\text{C}_2\text{H}_5\text{J}} \underset{\displaystyle\overset{\displaystyle\text{COOR}}{|}}{\underset{\displaystyle\text{COOR}}{\text{C}}}\!\!\big\langle\substack{\text{C}_2\text{H}_5 \\ \text{H}}} \xrightarrow{\text{Na}} \underset{\displaystyle\overset{\displaystyle\text{COOR}}{|}}{\underset{\displaystyle\text{COOR}}{\text{C}}}\!\!\big\langle\substack{\text{C}_2\text{H}_5 \\ \text{Na}}} \xrightarrow{\text{CH}_3\text{J}} \underset{\displaystyle\overset{\displaystyle\text{COOR}}{|}}{\underset{\displaystyle\text{COOR}}{\text{C}}}\!\!\big\langle\substack{\text{C}_2\text{H}_5 \\ \text{CH}_3}} .$$

Äthylmalonester   Methyläthyl-malonester

Es ist einleuchtend, daß man so die verschiedenartigsten Derivate des Malonesters darstellen kann, da man ja alle beliebigen Alkylgruppen einführen kann. Einige der substituierten Malonester dienen als Ausgangsmaterial für die als Schlafmittel wichtigen Barbitursäurederivate. Man kann aber auch die substituierten Malonsäureester zu den entsprechenden freien Säuren verseifen und dann durch Erhitzen Kohlendioxyd abspalten, so daß dadurch auch sehr viele Monocarbonsäuren zugänglich werden, z. B. eine Valeriansäure aus Methyläthylmalonsäure:

$$\underset{\displaystyle\overset{\displaystyle\text{COOR}}{|}}{\underset{\displaystyle\text{COOR}}{\text{C}}}\!\!\big\langle\substack{\text{C}_2\text{H}_5 \\ \text{CH}_3}} \longrightarrow \underset{\displaystyle\overset{\displaystyle\text{COOH}}{|}}{\underset{\displaystyle\text{COOH}}{\text{C}}}\!\!\big\langle\substack{\text{C}_2\text{H}_5 \\ \text{CH}_3}} \longrightarrow \underset{\displaystyle\overset{\displaystyle\text{H}}{|}}{\underset{\displaystyle\text{COOH}}{\text{C}}}\!\!\big\langle\substack{\text{C}_2\text{H}_5 \\ \text{CH}_3}} + \text{CO}_2 .$$

Methyl-äthylessigsäure

Man erkennt also, daß diese Methode sehr fruchtbar ist.

Bernsteinsäure $\text{HOOC}\cdot\text{CH}_2\cdot\text{CH}_2\cdot\text{COOH}$ kommt im Bernstein und in manchen Pflanzen und in Früchten (besonders in unreifem Zustand) vor. Bernsteinsäure und die höheren Homologen neigen dazu, in cyclische Verbindungen überzugehen; bereits bei der Destillation verliert sie Wasser und geht in das cyclische Anhydrid über: $\begin{array}{c}\text{CH}_2\!-\!\text{CO}\\ |\qquad\quad\\ \text{CH}_2\!-\!\text{CO}\end{array}\!\!\big\rangle\text{O}$. Ein Monooxyderivat der Bernsteinsäure ist Äpfelsäure, das Dioxyderivat ist Weinsäure.

In der *Glutarsäure* sind die beiden Carboxylgruppen durch 3, in der *Adipinsäure* durch 4, in der *Pimelinsäure* durch 5, in der *Korksäure* durch 6, in der *Azelainsäure* durch 7 Methylengruppen getrennt. Diese Säuren werden zuweilen beim oxydativen Abbau von Naturstoffen erhalten.

d) Ungesättigte Carbonsäuren.

Die ungesättigten Carbonsäuren vereinigen im Molekül die Eigenschaften der Säuren mit denen der ungesättigten Verbindungen. Man kann sie durch Oxydation ungesättigter Aldehyde mit solchen Oxydationsmitteln darstellen, die die Doppelbindung nicht angreifen, z. B. Silberoxyd. Man kann aber auch in geeigneten Derivaten gesättigter Carbonsäuren Doppelbindungen erzeugen, indem man etwa aus halogenierten Säuren Halogenwasserstoff oder aus Hydroxylderivaten von Säuren (Oxysäuren) Wasser abspaltet. Außerdem gibt es auch noch einige spezielle Verfahren. So kann man Malonester mit Carboxylverbindungen kondensieren und nach der Verseifung durch Erhitzen Kohlendioxyd abspalten:

$$\text{R}\cdot\text{CHO} + \text{H}_2\text{C}\!\!\underset{\displaystyle\overset{\displaystyle\text{COOR}}{|}}{\underset{\displaystyle\text{COOR}}{}} \rightarrow \text{R}\cdot\text{CH}\!=\!\text{C}\!\!\underset{\displaystyle\overset{\displaystyle\text{COOR}}{|}}{\underset{\displaystyle\text{COOR}}{}} \rightarrow \text{R}\cdot\text{CH}\!=\!\text{C}\!\!\underset{\displaystyle\overset{\displaystyle\text{COOH}}{|}}{\underset{\displaystyle\text{COOH}}{}} \rightarrow \text{R}\cdot\text{CH}\!=\!\text{CH}\cdot\text{COOH} + \text{CO}_2 .$$

Dabei erhält man stets α, β-ungesättigte Säuren.

Nach dem Verfahren von PERKIN kann man allgemein α, β-ungesättigte Säuren auch durch Kondensation des Alkalisalzes einer Carbonsäure mit Aldehyden bei Gegenwart des Säureanhydrides gewinnen; habei reagieren stets Wasserstoffatome in α-Stellung zur Carboxylgruppe:

$$CH_3 \cdot CHO + \underset{\underset{R}{|}}{CH_2} \cdot COONa \rightarrow CH_3 \cdot CH{=}\underset{\underset{R}{|}}{C} \cdot COONa.$$

Die Doppelbindungen der ungesättigten Säuren zeigen ganz normale Eigenschaften; sie vermögen sehr leicht andere Atome oder Atomgruppen zu addieren. Sie lassen sich zu gesättigten Säuren hydrieren, sie addieren Halogene und Ozon und entfernen Permanganat unter Bildung von Dioxysäuren. Die Doppelbindung bedingt das Auftreten von cis-trans-Isomeren, die bei Absättigung der Doppelbindung, also z. B. durch Hydrierung, das gleiche gesättigte Derivat liefern. Die ungesättigten Säuren schmelzen meist tiefer als die entsprechenden gesättigten Säuren.

Die einfachste ungesättigte Säure ist *Acrylsäure* $CH_2{=}CH \cdot COOH$; sie kann durch Oxydation von Acrolein mit Silberoxyd dargestellt werden. Bei der Hydrierung geht sie in Propionsäure über.

Crotonsäure und *Isocrotonsäure* $CH_3 \cdot CH{=}CH \cdot COOH$ stehen zueinander im Verhältnis von cis-trans-Isomeren. Der Isocrotonsäure dürfte wahrscheinlich die cis-Konfiguration zukommen; sie schmilzt bei 15° und läßt sich leicht in die Crotonsäure (Schmelzpunkt 72°) umlagern. Crotonsäure kommt im Crotonöl vor. Bei der Hydrierung gehen beide Säuren in Buttersäure über.

Methylderivate der Crotonsäuren sind *Angelicasäure* und *Tiglinsäure*. Die $$CH_3 \cdot CH{=}\underset{\underset{CH_3}{|}}{C} \cdot COOH.$$ Angelicasäure (Schmelzpunkt 45°) dürfte in ihrer Konfiguration der Isocrotonsäure, die Tiglinsäure (Schmelzpunkt 65°) der Crotonsäure entsprechen. Angelicasäure läßt sich leicht in Tiglinsäure umlagern. Beide geben bei der Hydrierung Methyläthylessigsäure. Die Säuren sind als Ester in einigen ätherischen Ölen (z. B. im römischen Kamillenöl) nachgewiesen worden.

Unter den höheren ungesättigten Säuren verlangen *Ölsäure* und *Elaidinsäure* $CH_3(CH_2)_7CH{=}CH(CH_2)_7COOH$ Interesse. Ölsäure kommt als Glycerinester in den meisten Fetten und Ölen vor. Sie ist bei gewöhnlicher Temperatur flüssig, erstarrt bei 14° und läßt sich durch kleine Mengen von Salpetersäure oder salpetriger Säure und auch durch andere Mittel in Elaidinsäure (Schmelzpunkt 52°) umlagern; wahrscheinlich besitzt die Ölsäure cis-, die Elaidinsäure trans-Konfiguration:

$$\begin{array}{cc} CH_3(CH_2)_7{-}C{-}H & CH_3(CH_2)_7{-}C{-}H \\ \| & \| \\ HOOC \cdot (CH_2)_7{-}C{-}H & H{-}C{-}(CH_2)_7 \cdot COOH. \\ \text{Ölsäure} & \text{Elaidinsäure} \end{array}$$

Beide Säuren geben bei der Hydrierung Stearinsäure. Diejenigen Fette, an deren Aufbau Ölsäure wesentlich beteiligt ist, sind flüssig; je größer dieser Anteil ist, um so größere Mengen Brom können addiert werden. Daher ist die Jodzahl der flüssigen Fette höher als die der festen. Ebenso wie die flüssige Ölsäure bei der Hydrierung in die feste Stearinsäure übergeht, werden auch die flüssigen Fette bei der Hydrierung in feste Fette umgewandelt. Das Verfahren, das für die Erzeugung von Kunstspeisefetten (Margarine) von großer Wichtigkeit ist, wird als *Fetthärtung* bezeichnet. Und schließlich kann die Umlagerung von Ölsäure in Elaidinsäure auch mit der an Glycerin veresterten Säure vorgenommen werden, wobei ein flüssiges Fett gleichfalls fest wird. Die Elaidinumlagerung kann daher auch zur Charakterisierung von Fetten dienen.

Ölsäure wird sowohl in freier Form wie auch in ihren Estern durch Luftsauerstoff langsam angegriffen und nimmt dann ranzigen Geruch an.

Unter den *mehrfach* ungesättigten Säuren ist die *Linolsäure* $CH_3(CH_2)_4CH$ $=CH \cdot CH_2CH=CH(CH_2)_7COOH$ hervorzuheben, die sich zusammen mit noch stärker ungesättigten Säuren (Linolensäure mit 3 Doppelbindungen) im Leinöl und in manchen anderen Ölen findet. Diese Öle sind analytisch an einer besonders hohen Jodzahl kenntlich. Durch Luftsauerstoff werden sie noch leichter angegriffen als die einfach ungesättigten Säuren. Durch die Oxydation wird zugleich auch eine Polymerisation ausgelöst, durch die das Öl verharzt und fest wird. Man bezeichnet solche Öle daher als „trocknende" Öle und benutzt sie als Anstrichmittel.

Von den *ungesättigten Dicarbonsäuren* sind *Maleinsäure* und *Fumarsäure* $HOOC \cdot CH=CH \cdot COOH$ zu erwähnen. Von diesen Säuren weiß man mit Sicherheit, daß Maleinsäure cis-, Fumarsäure trans-Konfiguration besitzt:

$$\begin{array}{cc} H\!-\!C\!-\!COOH & HOOC\!-\!C\!-\!H \\ \| & \| \\ H\!-\!C\!-\!COOH & H\!-\!C\!-\!COOH . \\ \text{Maleinsäure} & \text{Fumarsäure} \end{array}$$

Nur die Maleinsäure gibt ein inneres Anhydrid: $\begin{array}{c} HC\!-\!CO \\ \| \quad\quad\ \ \,>\!O \\ HC\!-\!CO \end{array}$, die Carboxylgruppen müssen also benachbart sein. Maleinsäure schmilzt bei 130°; durch salpetrige Säure, Jod und andere Mittel, auch durch Belichtung oder Erhitzen läßt sie sich in die bei 287° schmelzende Fumarsäure umlagern. Beide Säuren geben bei der Hydrierung Bernsteinsäure. Bei Addition von 2 Hydroxylgruppen an die Doppelbindung erhält man Weinsäuren.

Fumarsäure kommt in Fumaria officinalis, in Cetraria islandica und in manchen anderen Pflanzen vor.

e) Säurehalogenide.

Es ist bereits einleitend gesagt worden, daß das Hydroxyl der Carboxylgruppe sich durch andere Gruppen oder Atome ersetzen läßt. Nimmt man den Ersatz gegen Halogen vor, so kommt man zu den sog. Säurehalogeniden: $R \cdot C \!\!<^O_{Hal}$. Sie haben in mancher Hinsicht Ähnlichkeit mit den von den Alkoholen abzuleitenden Halogenalkylen, nur daß hier Halogen verbunden ist mit Acyl, während dort Halogen an Alkyl gebunden ist. Säurehalogenide sind ähnlichen Umsetzungen zugänglich wie die Halogenalkyle, nur daß sie sehr viel reaktionsfähiger sind, so daß sie sich schon mit Wasser schnell umsetzen. Man benutzt die Säurehalogenide, vorzugsweise die Säurechloride, zur Einführung von Acylresten in andere Verbindungen.

Darstellung. Das Hydroxyl der Carboxylgruppe läßt sich wie eine alkoholische Hydroxylgruppe durch Einwirkung von Phosphorhalogeniden austauschen:

$$3\,R \cdot C\!\!<^O_{OH} + PCl_3 \rightarrow 3\,R \cdot C\!\!<^O_{Cl} + H_3PO_3 ,$$

$$R \cdot C\!\!<^O_{OH} + PCl_5 \rightarrow R \cdot C\!\!<^O_{Cl} + POCl_3 + HCl .$$

Statt Phosphorhalogeniden wird vielfach auch Thionylchlorid benutzt. In ähnlicher Weise lassen sich auch Säurebromide gewinnen, während Säurejodide schwerer zugänglich sind.

Säurechloride sind leichter flüchtig als die entsprechenden Säuren; sie besitzen stechenden Geruch und zersetzen sich mit Wasser sehr leicht, so daß sie bei der Darstellung und Aufbewahrung vor Luftfeuchtigkeit geschützt werden müssen. Wie mit Wasser, so setzen sie sich auch mit anderen Stoffen mit reaktionsfähigen Wasserstoffatomen um; mit Wasser werden die Säuren zurückgebildet:

$$R \cdot C {\Large\langle} {}^{O}_{Cl} + H_2O \rightarrow R \cdot C {\Large\langle} {}^{O}_{OH} + HCl.$$

Mit Alkoholen entstehen Ester:

$$R \cdot C {\Large\langle} {}^{O}_{Cl} + HOC_2H_5 \rightarrow R \cdot C {\Large\langle} {}^{O}_{OC_2H_5} + HCl;$$

mit Ammoniak werden Säureamide bzw. mit primären oder sekundären Aminen alkylierte Säureamide gebildet:

$$R \cdot C {\Large\langle} {}^{O}_{Cl} + NH_3 \rightarrow R \cdot C {\Large\langle} {}^{O}_{NH_2} + HCl.$$

Mit Salzen der Carbonsäuren entstehen Säureanhydride:

$$R \cdot C {\Large\langle} {}^{O}_{Cl} + NaOOC \cdot CH_3 \rightarrow R \cdot C {\Large\langle} {}^{O}_{O \cdot C \cdot CH_3}{}^{O} + NaCl.$$

Man erkennt also, daß die Säurehalogenide sehr vielseitig verwendbare Substanzen sind.

f) Säureamide.

Säureamide sind Säurederivate, bei denen das Hydroxyl der Carboxylgruppe durch die Aminogruppe ersetzt ist: $R \cdot C {\Large\langle} {}^{O}_{NH_2}$; sie können auch als Acylderivate des Ammoniaks aufgefaßt werden. Damit stehen sie zwar den Aminen formal nahe, sie unterscheiden sich von ihnen aber dadurch, daß sie nicht, oder doch nur äußerst schwach basisch sind, da die basische Natur der Aminogruppe durch den Acylrest nahezu aufgehoben wird; wir werden sehen, daß sie sogar schwach saure Eigenschaften haben. Außerdem ist die Bindung zwischen Acyl und der Aminogruppe viel lockerer als zwischen *Alkyl* und der Aminogruppe; durch Einwirkung von Säuren und Alkalien wird sie gelöst.

Darstellung. Man erhält Säureamide durch Umsetzen von Säurechloriden mit Ammoniak:

$$R \cdot C {\Large\langle} {}^{O}_{Cl} + NH_3 \rightarrow R \cdot C {\Large\langle} {}^{O}_{NH_2} + HCl.$$

Man kann auch die Verseifung von Säurenitrilen unter gewissen Bedingungen (z. B. mit 80—90%iger Schwefelsäure in der Kälte) so leiten, daß die Reaktion bei der Säureamidstufe stehen bleibt:

$$R \cdot C \equiv N + H_2O \rightarrow R \cdot C {\Large\langle} {}^{O}_{NH_2}.$$

Auch von Estern ausgehend kann man durch Einwirkung von Ammoniak zu Säureamiden gelangen:

$$R \cdot C{\Large\langle}^{O}_{OC_2H_5} + NH_3 \rightarrow R \cdot C{\Large\langle}^{O}_{NH_2} + HOC_2H_5 \,.$$

Und schließlich lassen sich Ammoniumsalze von Carbonsäuren zu Säureamiden entwässern; das gelingt vielfach durch bloßes Erhitzen:

$$R \cdot C{\Large\langle}^{O}_{ONH_4} + R \cdot C{\Large\langle}^{O}_{NH_2} + H_2O \,.$$

Eigenschaften. Die Säureamide sind mit Ausnahme des Formamids fest; die ersten Glieder sind in Wasser leicht löslich, mit zunehmender Länge der Kohlenstoffkette nimmt die Löslichkeit ab. Säureamide können in zwei tautomeren Formen reagieren:

$$R \cdot C{\Large\langle}^{O}_{NH_2} \rightleftharpoons R \cdot C{\Large\langle}^{OH}_{NH} \,,$$

die an die Keton-Enol-Tautomerie erinnern. In beiden Formen kann ein Wasserstoffatom durch Metalle ersetzt werden. Die Alkalisalze der einfachen Säureamide sind wenig beständig und werden durch Wasser vollständig hydrolysiert.

Säuren und Alkalien spalten Säureamide bei Gegenwart von Wasser in Carbonsäuren und Ammoniak, besonders leicht in der Hitze:

$$R \cdot C{\Large\langle}^{O}_{NH_2} + H_2O \rightarrow R \cdot C{\Large\langle}^{O}_{OH} + NH_3 \,;$$

salpetrige Säure ersetzt wie bei primären Aminen die Aminogruppe durch Hydroxyl, so daß dabei wieder Carbonsäuren entstehen. Bei der Einwirkung von Hypohalogeniten unterliegen die Säureamide dem HOFMANNschen Abbau, der zu primären Aminen führt; ihre Alkylgruppe enthält ein Kohlenstoffatom weniger als die dem Säureamid zugrunde liegende Säure:

$$R \cdot C{\Large\langle}^{O}_{NH_2} + KOBr \rightarrow R \cdot NH_2 + CO_2 + KBr \,.$$

Zu den Säureamiden gehört eine Reihe von wichtigen *Schlaf-* und *Beruhigungsmitteln.*

Obwohl die Amide der Kohlensäure eigentlich nicht in diese Reihe gehören, sollen sie des Zusammenhanges wegen doch hier besprochen werden. Das Diamid der Kohlensäure, *Harnstoff* $C{\Large\langle}^{NH_2}_{NH_2}{=}O$ ist als Endprodukt des Eiweißstoffwechsels der Säugetiere von Interesse; der erwachsene Mensch scheidet täglich etwa 30 g Harnstoff mit dem Harn ab. Harnstoff läßt sich künstlich durch Erhitzen von Ammoniumcyanat gewinnen. Das Verfahren hat historisches Interesse, da es eine der ersten Synthesen einer organischen Substanz darstellt (WÖHLER 1828). Auch durch Umsetzen von Phosgen mit Ammoniak ist Harnstoff zugänglich; zur technischen Darstellung wird Kohlendioxyd mit Ammoniak unter Druck erhitzt.

Harnstoff ist eine krystalline weiße Substanz, die bei 133° schmilzt; in Wasser und Alkohol ist er leicht löslich. Beim Erhitzen über den Schmelzpunkt geht Harnstoff unter Abspaltung von Ammoniak in *Biuret* über:

$$NH_2 \cdot CO \cdot NH_2 + NH_2 \cdot CO \cdot NH_2 \rightarrow NH_2 \cdot CO \cdot NH \cdot CO \cdot NH_2 + NH_3 \,.$$

Biuret gibt in alkalischer Lösung mit sehr verdünnter Kupfersulfatlösung intensive Violettfärbung; Eiweißstoffe geben die gleiche Reaktion.

Durch Erhitzen mit Säuren oder Alkalien wird Harnstoff zu Ammoniak und

Kohlensäure verseift; das Enzym *Urease*, das sich in Sojabohnen und in manchen Mikroorganismen findet, bewirkt die Verseifung bereits in der Kälte. Salpetrige Säure baut Harnstoff zu Kohlendioxyd und Stickstoff ab:

$$(NH_2)_2CO + 2\,HNO_2 \rightarrow CO_2 + 2\,N_2 + 3\,H_2O;$$

ebenso verhält sich auch Hypohalogenit:

$$(NH_2)_2CO + 3\,KOBr \rightarrow CO_2 + N_2 + 2\,H_2O.$$

Diese Reaktion kann zur quantitativen Bestimmung dienen; man läßt Bromlauge einwirken und bestimmt das Stickstoffvolumen. Harnstoff gibt mit Salpetersäure und Oxalsäure schwerlösliche Salze.

Ein Iminoderivat des Harnstoffes ist *Guanidin* $(NH_2)_2C{=}NH$. *Decamethylen-diguanidin* (Synthalin)

$$NH_2 \cdot C \cdot NH \cdot (CH_2)_{10} \cdot NH \cdot C \cdot NH_2$$
$$\underset{NH}{\|} \qquad\qquad\qquad \underset{NH}{\|}$$

findet bei Diabetes therapeutische Anwendung. Ersetzt man den Sauerstoff im Harnstoff durch Schwefel, so kommt man zum *Thioharnstoff* $(NH_2)_2C{=}S$.

Die Aminogruppen des Harnstoffes lassen sich wie Ammoniak acylieren, wobei man *Säureureide* $R \cdot CO \cdot NH \cdot CO \cdot NH_2$ erhält; auch zu dieser Gruppe gehören *Schlafmittel*.

Das *Halbamid* der Kohlensäure, *Carbaminsäure* $NH_2 \cdot COOH$, ist in freier Form nicht beständig; dagegen sind die Ester, die man als *Urethane* bezeichnet und unter denen sich auch einige Schlafmittel befinden, verhältnismäßig stabil. *Carbaminsäureäthylester, Äthylurethan*, oft auch nur einfach Urethan genannt, kann auf folgende Weise gewonnen werden:

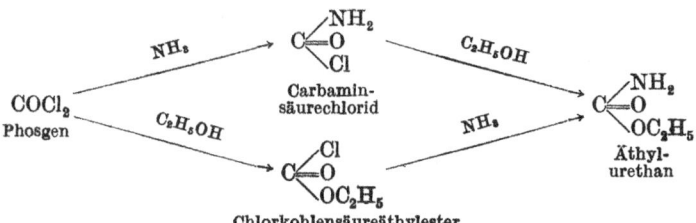

Äthylurethan bildet farblose, in Wasser und Alkohol lösliche Krystalle, die bei 49° schmelzen; es wird als Schlafmittel verwendet. Der Carbaminsäureester des Trichloräthylalkoholes, *Trichloräthylurethan* (Voluntal) $NH_2 \cdot CO \cdot OCH_2 \cdot CCl_3$, findet gleichfalls als Sedativum und mildes Hypnoticum therapeutische Verwendung; eine Molekülverbindung von Voluntal mit Pyramidon ist *Compral*, das als schmerzlinderndes Mittel verwendet wird. Auch Urethane von manchen anderen Alkoholen, z. B. des Amylenhydrates, finden Anwendung.

Unter den Amiden der Fettsäuren finden sich einige mit hypnotischen Eigenschaften. *Acetamid* $CH_3 \cdot CO \cdot NH_2$ ist unwirksam; mit zunehmender Größe des an der Säureamidgruppe haftenden Alkyles treten jedoch hypnotische Eigenschaften deutlich hervor. Das läßt sich sehr gut verfolgen, wenn man Derivate des Acetamides vergleicht, in denen die Wasserstoffatome der Methylgruppe nacheinander durch Äthyl ersetzt sind. Das Derivat mit einer Äthylgruppe $C_2H_5 \cdot CH_2 \cdot CO \cdot NH_2$ (Buttersäureamid) wirkt bereits schwach hypnotisch; stärker wirkt *Diäthylacetamid* $(C_2H_5)_2CH \cdot CO \cdot NH_2$ und noch stärker *Triäthylacetamid* $(C_2H_5)_3C \cdot CO \cdot NH_2$. Praktische Anwendung findet *Diäthylallylacetamid* (Novonal), das noch etwas wirksamer ist und infolge des ungesättigten Restes leichter abgebaut und daher schneller entgiftet werden kann. Die Verbindung ist aus Chloressigester auf folgendem Wege darstellbar:

$$\text{CH}_2\text{Cl} \cdot \text{COOC}_2\text{H}_5 \xrightarrow{\text{KCN}} \overset{\overset{\displaystyle\text{CN}}{|}}{\text{CH}_2\text{—COOC}_2\text{H}_5} \xrightarrow{2\,\text{Na},\,2\,\text{C}_2\text{H}_5\text{Br}} \overset{\overset{\displaystyle\text{CN}}{|}}{\underset{\text{C}_2\text{H}_5}{\overset{\text{C}_2\text{H}_5}{>}}\text{C—COOC}_2\text{H}_5} \xrightarrow{\text{Verseifung}}$$

$$\underset{\text{C}_2\text{H}_5}{\overset{\text{C}_2\text{H}_5}{>}}\overset{\overset{\text{CN}}{|}}{\text{C—COOH}} \xrightarrow{-\text{CO}_2} \underset{\text{C}_2\text{H}_5}{\overset{\text{C}_2\text{H}_5}{>}}\overset{\overset{\text{CN}}{|}}{\text{CH}} \xrightarrow{\text{Na},\,\text{C}_3\text{H}_5\text{Br}} \underset{\underset{\text{C}_3\text{H}_5}{|}}{\overset{\text{C}_2\text{H}_5}{>}}\text{C—CN} \xrightarrow{\text{H}_2\text{O}} \underset{\underset{\text{C}_3\text{H}_5}{|}}{\overset{\text{C}_2\text{H}_5}{>}}\text{C—CO} \cdot \text{NH}_2.$$

Diäthylbromacetamid

Noch wirksamer sind im allgemeinen Amide von α-Bromcarbonsäuren. Aus dieser Gruppe mögen *Diäthylbromacetamid* (Neuronal) und *Äthylisopropylbromacetamid* (Neodorm) Erwähnung finden. Diäthylbromacetamid läßt sich aus Diäthylacetonitril, das wir eben schon als Zwischenprodukt bei der Darstellung von Diäthylallylacetamid kennengelernt haben, gewinnen:

$$\underset{\text{C}_2\text{H}_5}{\overset{\text{C}_2\text{H}_5}{>}}\text{CH—CN} \xrightarrow{\text{Br}_2} \underset{\text{C}_2\text{H}_5}{\overset{\text{C}_2\text{H}_5}{>}}\text{CBr} \cdot \text{CN} \xrightarrow{\text{H}_2\text{O}} \underset{\text{C}_2\text{H}_5}{\overset{\text{C}_2\text{H}_5}{>}}\text{CBr} \cdot \text{CO} \cdot \text{NH}_2.$$

In ganz entsprechender Weise ist auch Äthylisopropylbromacetamid darstellbar.

Ähnlich wie Säureamide verhalten sich auch Säureureide (Acylierungsprodukte des Harnstoffes). Unter diesen sei *Allylisopropylacetylharnstoff* (Sedormid) erwähnt, dessen Darstellung auf dem nachfolgenden Wege aus Malonester erfolgen kann:

$$\text{CH}_2\underset{\text{COOR}}{\overset{\text{COOR}}{<}} \xrightarrow{\text{Na},\,\text{C}_3\text{H}_7\text{Br}} \underset{\text{CH}_3}{\overset{\text{CH}_3}{>}}\text{CH}\diagdown\text{CH}\underset{\text{COOR}}{\overset{\text{COOR}}{<}} \xrightarrow{\text{Na},\,\text{C}_3\text{H}_5\text{Br}} \underset{\text{CH}_2=\text{CH—CH}_2}{\overset{\underset{\text{CH}_3}{\overset{\text{CH}_3}{>}}\text{CH}}{}}\text{C}\underset{\text{COOR}}{\overset{\text{COOR}}{<}} \xrightarrow{\text{Verseifung}}$$

$$\underset{\text{CH}_2=\text{CH—CH}_2}{\overset{\underset{\text{CH}_3}{\overset{\text{CH}_3}{>}}\text{CH}}{}}\text{C}\underset{\text{COOH}}{\overset{\text{COOH}}{<}} \xrightarrow{-\text{CO}_2} \underset{\text{CH}_2=\text{CH—CH}_2}{\overset{\underset{\text{CH}_3}{\overset{\text{CH}_3}{>}}\text{CH}}{}}\text{CH—COOH} \xrightarrow{\text{P Cl}_5}$$

$$\underset{\text{CH}_2=\text{CH—CH}_2}{\overset{\underset{\text{CH}_3}{\overset{\text{CH}_3}{>}}\text{CH}}{}}\text{CH—CO} \cdot \text{Cl} \xrightarrow{\text{NH}_2\text{CONH}_2} \underset{\text{CH}_2=\text{CH—CH}_2}{\overset{\underset{\text{CH}_3}{\overset{\text{CH}_3}{>}}\text{CH}}{}}\text{CH—CO—NH} \cdot \text{CO} \cdot \text{NH}_2.$$

Unter den Ureiden von α-Bromcarbonsäuren finden sich besonders wirksame Sedativa und Hypnotica. Am bekanntesten in dieser Gruppe ist wohl *α-Bromisovalerianylharnstoff* (Bromural); die Darstellung kann auf folgendem Wege geschehen:

$$\underset{\text{CH}_3}{\overset{\text{CH}_3}{>}}\text{CH—CH}_2\text{—CH}_2\text{OH} \xrightarrow{\text{K}_2\text{Cr}_2\text{O}_7+\text{H}_2\text{SO}_4} \underset{\text{CH}_3}{\overset{\text{CH}_3}{>}}\text{CH—CH}_2\text{—COOH} \xrightarrow{\text{P}+\text{Brom}}$$

$$\underset{\text{CH}_3}{\overset{\text{CH}_3}{>}}\text{CH—CHBr} \cdot \text{COBr} \xrightarrow{\text{NH}_2\text{CONH}_2} \underset{\text{CH}_3}{\overset{\text{CH}_3}{>}}\text{CH—CHBr} \cdot \text{CO—NH} \cdot \text{CO} \cdot \text{NH}_2.$$

Zu der gleichen Gruppe gehört ferner *Diäthylbromacetylharnstoff* (Adalin), das auch über die Malonestersynthese zugänglich ist:

$$\text{CH}_2\underset{\text{COOR}}{\overset{\text{COOR}}{<}} \xrightarrow{2\,\text{Na},\,2\,\text{C}_2\text{H}_5\text{Br}} \underset{\text{C}_2\text{H}_5}{\overset{\text{C}_2\text{H}_5}{>}}\text{C}\underset{\text{COOR}}{\overset{\text{COOR}}{<}} \xrightarrow{\text{Verseifung}} \underset{\text{C}_2\text{H}_5}{\overset{\text{C}_2\text{H}_5}{>}}\text{C}\underset{\text{COOH}}{\overset{\text{COOH}}{<}} \xrightarrow{-\text{CO}_2}$$

$$\underset{\text{C}_2\text{H}_5}{\overset{\text{C}_2\text{H}_5}{>}}\text{CH} \cdot \text{COOH} \xrightarrow{\text{P}+\text{Brom}} \underset{\text{C}_2\text{H}_5}{\overset{\text{C}_2\text{H}_5}{>}}\text{CBr} \cdot \text{COBr} \xrightarrow{\text{NH}_2\text{CONH}_2} \underset{\text{C}_2\text{H}_5}{\overset{\text{C}_2\text{H}_5}{>}}\text{CBr} \cdot \text{CO} \cdot \text{NH} \cdot \text{CO} \cdot \text{NH}_2.$$

Man hat natürlich auch daran gedacht, in den Säureureiden den Harnstoff-rest auch auf der anderen Seite zu acylieren; ein solches Derivat ist aus dem vorher genannten Diäthylbromacetylharnstoff (Adalin) hervorgegangen. Läßt man darauf Acetylchlorid oder Essigsäureanhydrid einwirken, so tritt an die freie Aminogruppe ein Acetylrest, und man erhält *Acetyl-diäthylbromacetylharnstoff* (Abasin) $(C_2H_5)_2CBr \cdot CO \cdot NH \cdot CO \cdot NH \cdot CO \cdot CH_3$.

Es braucht eigentlich nicht besonders betont zu werden, daß diese Verbin-dungen in saurer oder alkalischer Lösung besonders in der Wärme rasch verseift werden und dabei jede Wirksamkeit verlieren. Das Bromatom der bromierten Produkte ist so locker gebunden, daß bereits beim Erwärmen mit Silbernitrat-lösung Bromsilber ausfällt.

Eine besonders wichtige Gruppe von Schlafmitteln leitet sich von einem cyclischen Ureid ab. Das obengenannte Abasin ist bereits ein Beispiel für Ureide, die an beiden Enden des Harnstoffrestes Acyle tragen. Man kann nun Harnstoff an beiden Seiten auch dadurch acylieren, daß man beide Aminogruppen mit den *beiden* Säuregruppen von *Dicarbonsäuren* verknüpft, wobei man zu *cyclischen* Ureiden kommt. Setzt man z. B. Harnstoff mit dem Dichlorid der Malonsäure um, so kommt man zu einem cyclischen Ureid, das man *Barbitursäure* nennt:

$$CH_2 \begin{array}{c} CO \cdot Cl \quad H \cdot NH \\ + \\ CO \cdot Cl \quad H \cdot NH \end{array} CO \longrightarrow CH_2 \begin{array}{c} CO-NH \\ CO-NH \end{array} CO + 2\,HCl\,.$$

Von dieser Verbindung leitet sich nun eine Reihe von wichtigen Schlafmitteln ab, Barbitursäure selbst hat keine hypnotischen Eigenschaften; diese treten erst auf, wenn man beide Wasserstoffatome der *Methylen*gruppe durch Alkyle ersetzt, und zwar hat es sich gezeigt, daß die Wirkung am günstigsten ist, wenn die Summe der Kohlenstoffatome beider Alkylgruppen nicht kleiner als 4 und nicht größer als 8 ist; auch scheinen Verbindungen mit einem Methylrest wenig wirksam zu sein. Solche Barbitursäurederivate sind aus alkylierten Malonsäuren leicht zu-gänglich. Man kann ebenso wie bei der Barbitursäure selbst die Chloride dieser Säuren mit Harnstoff umsetzen, oder man kann die Ester der Säuren mit Harn-stoff bei Gegenwart von basischen Kondensationsmitteln (wie Natriumäthylat oder Natriumamid) kondensieren:

$$R_2C \begin{array}{c} CO \cdot OC_2H_5 \quad H \cdot NH \\ + \\ CO \cdot OC_2H_5 \quad H \cdot NH \end{array} CO \longrightarrow R_2C \begin{array}{c} CO-NH \\ CO-NH \end{array} CO + 2\,C_2H_5OH\,.$$

Die Barbitursäure kann in zwei tautomeren Formen reagieren:

$$CH_2 \begin{array}{c} \overset{O}{\overset{\|}{C}}-NH \\ \underset{\|}{\underset{O}{C}}-NH \end{array} C=O \quad \rightleftharpoons \quad CH \begin{array}{c} \overset{OH}{C}-N \\ C=N \end{array} C-OH\,.$$

In der ungesättigten Form ist die Enolgruppe so stark sauer, daß sie der Ver-bindung den Namen einer Säure eingetragen hat. Auch die dialkylierten Bar-bitursäuren können in zwei tautomeren Formen reagieren:

$$R_2C\underset{\underset{O}{\overset{\parallel}{C-NH}}}{\overset{\overset{O}{\overset{\parallel}{C-NH}}}{\Big\langle}}\Big\rangle C=O \;\rightleftharpoons\; R_2C\underset{\overset{}{C=N}}{\overset{\overset{O}{\overset{\parallel}{C-N}}}{\Big\langle}}\Big\rangle C-OH\;;$$

diese Tautomerie entspricht der der Säureamide. Die dialkylierten Barbitur-
säuren sind zwar weniger sauer als die Barbitursäure selbst, aber stärker sauer
als die Säureamide. Die Alkalisalze sind in Wasser leicht löslich; sie werden
auch teilweise hydrolysiert und geben der Lösung alkalische Reaktion, die Hydrolyse ist aber nicht, wie bei den Alkalisalzen der Säureamide, vollständig.

Barbitursäure und ihre alkylierten Derivate werden durch Säuren und Alkalien,
besonders in der Hitze, zu Harnstoff und freier Säure verseift, die sich unter
Abspaltung von Kohlendioxyd noch weiter zersetzen kann:

$$R_2C\underset{CO-NH}{\overset{CO-NH}{\Big\langle}}\Big\rangle CO \xrightarrow[\text{H}^+,\ \text{OH}^-]{2\ \text{H}_2\text{O}} NH_2CONH_2 + R_2C\underset{COOH}{\overset{COOH}{\Big\langle}} \xrightarrow{-CO_2} R_2CH\cdot COOH.$$

Dabei wird natürlich schließlich auch der Harnstoff zu Ammoniak und Kohlendioxyd verseift. Es ist daher bei der Herstellung von Lösungen darauf zu achten,
daß Bedingungen, unter denen Verseifung eintreten kann, vermieden werden.

Das älteste und wohl bekannteste Schlafmittel der Barbitursäurereihe ist
Diäthylbarbitursäure (Veronal); der Weg der Darstellung sei nochmals wiederholt:

$$H_2\underset{COOR}{\overset{COOR}{\Big\langle}} \xrightarrow{2\ \text{Na},\ 2\ C_2H_5Br} \underset{C_2H_5}{\overset{C_2H_5}{\Big\rangle}}C\underset{COOR}{\overset{COOR}{\Big\langle}} \xrightarrow[\text{NaNH}_2,\ C_2H_5ONa]{NH_2CONH_2} \underset{C_2H_5}{\overset{C_2H_5}{\Big\rangle}}C\underset{CO-NH}{\overset{CO-NH}{\Big\langle}}\Big\rangle CO + 2C_2H_5OH.$$

Veronal ist in Wasser und Alkohol löslich; versetzt man die alkoholische
Lösung mit alkoholischer Natronlauge oder Natriumäthylatlösung, so fällt
Veronalnatrium aus, das in Alkohol vollkommen unlöslich, in Wasser sehr leicht
löslich ist. Veronal gibt bei der Verseifung neben Harnstoff Diäthylessigsäure.
Veronal ist ein Schlafmittel von verhältnismäßig lang anhaltender Wirkung, es
wird daher als Durchschlafmittel verwendet. Vom Organismus wird es nur schwer
angegriffen und daher auch nur zum kleinen Teil abgebaut, etwa 70% der ver-
abreichten Menge werden unverändert mit dem Harn ausgeschieden. Da die Ausscheidung erst nach mehreren Tagen beendet ist, muß mit kumulativer Wirkung
gerechnet werden. Die Verabreichung soll daher nie über einen längeren Zeitraum
hinweg regelmäßig erfolgen.

Eine Molekülverbindung des sauren Veronals mit dem basischen Pyramidon
ist *Veramon*, das als Analgeticum und Antineuralgicum verwendet wird.

Etwas stärker wirksam als Diäthylbarbitursäure soll *Dipropylbarbitursäure*
(Proponal) sein. Wesentlich stärker als diese beiden wirkt die *Diallylbarbitursäure*
(Dial, Curral). Die Allylgruppen verstärken nicht nur die Wirkung, sondern
ermöglichen dem Organismus auch einen leichteren Angriff an der Doppelbindung,
der zum Abbau und damit zur Entgiftung führt, so daß die Wirkung nur von
relativ kurzer Dauer ist. Während die meisten Barbitursäurederivate mit dem
Harn unverändert und fast quantitativ abgeschieden werden, finden sich von der
Diallylbarbitursäure und anderen Derivaten mit
ungesättigten Gruppen nur kleine Mengen unverändert wieder.

$$\underset{CH}{\overset{C_2H_5}{\Big\langle}}\underset{CH-CH_2}{\overset{CH=CH_2}{\Big\langle}}C\underset{CO-NH}{\overset{CO-NH}{\Big\langle}}\Big\rangle CO$$

Phenyläthylbarbitursäure (Luminal) (s. neben-
stehende Formel) dient als Schlafmittel und Antiepilepticum. Mit dieser Verbindung ist ein anderes Barbitursäurederivat nahe verwandt, welches an Stelle

des Phenylrestes einen teilweise hydrierten Benzolrest (Tetrahydrophenyl, Cyclo-hexenyl) trägt; es ist *Äthylcyclohexenylbarbitursäure* (Phanodorm, s. nachfolgende Formel). Die Verbindung soll sich durch eine milde Wirkung und das Ausbleiben von Nachwirkungen auszeichnen. Zwei-fellos bietet auch hier wieder die Dop-pelbindung dem Organismus einen gün-stigen Angriffspunkt für Abbau und Entgiftung. Die Doppelbindungen des Benzolkernes sind dagegen, wie man auch aus anderen Beispielen weiß, viel resistenter.

Es war natürlich naheliegend, durch Einführung von Brom in die Alkylreste die Wirkung zu verstärken und zu vertiefen. Aus dieser Reihe mögen *Isopropyl-brompropenylbarbitursäure* (Noctal) und *Isobutyl-brompropenylbarbitursäure* (Per-nocton) Erwähnung finden:

Sehr interessant ist die Änderung der Wirkung, die eintritt, wenn man auch ein Wasserstoffatom am Stickstoff durch Alkyl ersetzt. Ein am Stickstoff methy-liertes Luminal wird unter der Bezeichnung *Prominal* als Antiepilepticum (s. nebenstehende Formel) verwen-det; interessant ist dabei, daß die Verbindung fast keine hypnotischen Eigenschaften mehr besitzt. Ersetzt man in der Äthylcyclohexenylbarbitursäure ein Wasserstoff-atom am Stickstoff durch Methyl, so kommt man zum *Evipan* (s. nachfolgende Formel), das ein sehr wirksames Einschlafmittel darstellt. Offenbar wird die Verbindung im Organismus so schnell abgebaut, daß die Wirkung nur sehr kurze Zeit anhält. Geradezu ver-blüffende Wirkung besitzt das Evipan, wenn man es in Form seines Natriumsalzes in wäßriger Lösung intra-venös injiziert. Es tritt dabei innerhalb weniger Se-kunden, meist schon während der Verabreichung der Spritze, tiefer Schlaf ein. Das Mittel wird zur Einleitung von Narkosen und auch direkt zur Erzeugung kurzer Narkosen für schnell ausführbare Operationen verwendet.

10. Säureanhydride.

Carbonsäureanhydride sind Verbindungen, die aus Säuren durch Verknüpfung zweier Carboxylgruppen unter Austritt von Wasser hervorgehen:

$$R \cdot C \underset{OH}{\overset{O}{<}} \quad \overset{O}{>} C \cdot R \rightarrow R \cdot \overset{O}{C} - O - \overset{O}{C} \cdot R.$$

Sind die beiden miteinander verknüpften Säurereste gleich, so spricht man von einfachen Säureanhydriden, im anderen Falle von gemischten Säureanhydriden. Selbstverständlich kann auch zwischen den beiden Carboxylgruppen von Di-carbonsäuren innerhalb des Moleküles Anhydridbildung eintreten, wobei cyclische Säureanhydride entstehen, z. B

CH₂ · COOH
|
CH₂ · COOH
Bernsteinsäure

CH₂ · CO
CH₂ · CO >O .
Bernsteinsäureanhydrid

Die zur Anhydridbildung führende Wasserabspaltung kann in manchen Fällen durch Erhitzen der Säure mit Phosphorpentoxyd bewirkt werden. Eine allgemein anwendbare Methode zur Darstellung von Säureanhydriden besteht in der Umsetzung von Säurechloriden mit wasserfreien Salzen der Säuren:

$$CH_3 \cdot C\!\!\begin{array}{c} {}^{O} \\ {}_{Cl} \end{array} + \begin{array}{c} {}^{O} \\ {}_{NaO} \end{array}\!\!C \cdot CH_3 \rightarrow CH_3 \cdot C\!\!\begin{array}{c} {}^{O} \quad {}^{O} \\ {}_{C}\text{---}{}_{O}\text{---}{}_{C} \end{array}\!\!C \cdot CH_3 + NaCl.$$

Acetylchlorid Natriumacetat   Essigsäureanhydrid

Säureanhydride sind, mit Ausnahme der höchsten Glieder, Flüssigkeiten von stechendem Geruch; in Wasser sind sie nicht löslich, sie werden jedoch sehr rasch zu Säuren hydrolysiert, besonders rasch dann, wenn die entstehenden Säuren in Wasser löslich sind. Diese und noch andere Eigenschaften haben die Säureanhydride mit den Säurechloriden gemein; das ist verständlich, wenn man sich klarmacht, daß die Säurechloride als gemischte Säureanhydride von Carbonsäuren und Chlorwasserstoff aufgefaßt werden können.

Ähnlich wie mit Wasser setzen sich die Säureanhydride auch mit Alkoholen und Aminen um; sie sind daher sehr gebräuchliche Acylierungsmittel:

$$CH_3CO \cdot O \cdot COCH_3 \quad \begin{array}{c} \overset{H_2O}{\nearrow} CH_3COOH + CH_3COOH \\ \overset{R \cdot OH}{\longrightarrow} CH_3COOH + CH_3COOR \quad \text{Ester} \\ \underset{HNR_2}{\searrow} CH_3COOH + CH_3CO \cdot NR_2 \quad \text{Acetyliertes Amin.} \end{array}$$

Essigsäureanhydrid ist eine stechend riechende, bei 139° siedende Flüssigkeit. Es wird technisch aus Essigsäure durch katalytische Wasserabspaltung gewonnen und in großen Mengen für technische Acetylierungen (z. B. von Cellulose) verwendet.

11. Ester.

Als Ester bezeichnet man Verbindungen, die aus Säure und Alkohol unter Abspaltung von Wasser hervorgehen. Die beiden Komponenten Alkohol und Säure vereinigen sich aber nicht ohne weiteres miteinander; setzt man zu der Mischung der wasserfreien Stoffe jedoch etwas konzentrierte Schwefelsäure hinzu oder leitet man Chlorwasserstoff ein, so tritt, besonders beim Erwärmen, schnell Veresterung ein:

$$R^1 \cdot C\!\!\begin{array}{c} {}^{O} \\ {}_{OH} \end{array} + H\vdots O \cdot R^2 \xrightarrow{H^+} R^1 \cdot C\!\!\begin{array}{c} {}^{O} \\ {}_{OR^2} \end{array}.$$

Wir haben früher bereits gesehen, daß Säurechloride und Säureanhydride sich mit Alkoholen glatt zu Estern umsetzen:

$$R \cdot C\!\!\begin{array}{c} {}^{O} \\ {}_{Cl} \end{array} + HOC_2H_5 \rightarrow R \cdot C\!\!\begin{array}{c} {}^{O} \\ {}_{OC_2H_5} \end{array} + HCl,$$

$$R \cdot \overset{O}{\overset{\|}{C}}\text{---}O\text{---}\overset{O}{\overset{\|}{C}} \cdot R + HOC_2H_5 \rightarrow R \cdot C\!\!\begin{array}{c} {}^{O} \\ {}_{OC_2H_5} \end{array} + R \cdot COOH.$$

Eine allgemein anwendbare Methode stellt die Umsetzung von Salzen (besonders Silbersalzen) der Säuren mit Halogenalkylen dar:

$$R \cdot C \underset{\text{OAg}}{\overset{\text{O}}{\diagdown}} + BrC_2H_5 \rightarrow R \cdot C \underset{\text{OC}_2H_5}{\overset{\text{O}}{\diagdown}} + AgBr.$$

Die niederen Carbonsäureester sind leicht flüchtig und besitzen aromatischen, oft fruchtähnlichen Geruch. Alle Ester sind in Wasser unlöslich; bei saurer oder alkalischer Reaktion werden sie in ihre Komponenten gespalten:

$$R^1 \cdot C \underset{\text{OR}^2}{\overset{\text{O}}{\diagdown}} + H_2O \xrightarrow{\text{H}^+, \text{OH}^-} R^1 \cdot C \underset{\text{OH}}{\overset{\text{O}}{\diagdown}} + HOR^2.$$

Diese Hydrolyse der Ester nennt man *Verseifung*; sie verläuft bei alkalischer Reaktion schneller als bei saurer und führt dabei natürlich zu den Salzen der Säuren.

Ester anorganischer Säuren. Strenggenommen gehören die Halogenalkyle als Ester der Halogenwasserstoffsäuren zu dieser Gruppe, wofür ja auch ihre Bildung aus Alkoholen und Halogenwasserstoffsäuren spricht. Ihre Besprechung an früherer Stelle und in anderem Zusammenhange ist durch die Tatsache gerechtfertigt, daß man sie auch als Halogenderivate der Kohlenwasserstoffe betrachten kann.

Die Ester der salpetrigen Säure fanden bereits im Zusammenhang mit den Nitroverbindungen, mit denen sie isomer sind und mit denen sie oft gleichzeitig entstehen, Erwähnung. *Salpetrigsäureäthylester* $C_2H_5O \cdot NO$ wird durch Einwirkung von salpetriger Säure oder von Salpetersäure, die bei der Umsetzung reduziert wird, auf Äthylalkohol dargestellt. Eine Lösung des Esters in Äthylalkohol wird in der Medizin unter der Bezeichnung *Spiritus aetheris nitrosi* verwendet. *Salpetrigsäureamylester*, *Amylium nitrosum* $(CH_3)_2CH \cdot CH_2 \cdot CH_2O \cdot NO$ wird durch Einwirkung von salpetriger Säure auf Gärungsamylalkohol gewonnen. Es stellt eine farblose Flüssigkeit von aromatischem, fruchtähnlichem Geruch dar, die bei 95—97° siedet. Beide Verbindungen bewirken beim Einatmen Pulsbeschleunigung, Gefäßerweiterung und Blutdrucksenkung. Sie werden in vorsichtigen Dosen gegen Asthma, Angina pectoris, Epilepsie und Migräne verwendet. Bei der Verseifung geben sie Äthyl- bzw. Isoamylalkohol und salpetrige Säure.

Es ist schon früher darauf hingewiesen worden, daß die Ester der Salpetersäure, für die die Gruppe $-O \cdot NO_2$ charakteristisch ist, oft fälschlich auch als Nitroverbindungen bezeichnet werden. Zu den Salpetersäureestern gehört das sog. *Nitroglycerin* (s. nebenstehende Formel), das man aus Glycerin und einer Mischung von rauchender Salpetersäure und konzentrierter Schwefelsäure darstellt. Nitroglycerin ist eine in Wasser unlösliche, ölige Flüssigkeit; beim Anzünden verbrennt es, durch Stoß oder Schlag wird es zur heftigsten Detonation gebracht. Als Sprengmittel verwendet man nicht die schlecht zu handhabende Flüssigkeit selbst, sondern man saugt das Nitroglycerin in Kieselgur auf. Diese Mischung wurde von NOBEL als Sprengmittel unter dem Namen *Dynamit* eingeführt. Nitroglycerin findet in 1%iger alkoholischer Lösung in gleicher Weise wie Äthyl- und Amylnitrit medizinische Verwendung, da es im Organismus leicht zu Salpetrigsäureester reduziert wird. Als Ester läßt sich Nitroglycerin im Gegensatz zu echten Nitroverbindungen verseifen, wobei man Glycerin und Salpetersäure erhält.

$$\begin{array}{l} CH_2ONO_2 \\ | \\ CHONO_2 \\ | \\ CH_2ONO_2 \end{array}$$

Nitrocellulose, Salpetersäureester der Cellulose, wird durch Einwirkung einer Mischung von Salpetersäure und konzentrierter Schwefelsäure auf Cellulose erhalten. Das Reaktionsprodukt ist nicht einheitlich, und man erhält je nach den Bedingungen Ester, bei denen eine mehr oder weniger große Zahl von Hydroxylgruppen verestert ist. Wird nur eine geringe Zahl von Hydroxylgruppen verestert, so wird das Produkt als *Kollodiumwolle* bezeichnet und dient, in einer

Mischung von Alkohol und Äther gelöst, als Kollodiumlösung als Lack und wohl auch zum Wundverschluß. Mit Campher gibt Kollodiumwolle eine in der Wärme formbare Masse: *Celluloid*; das Material dient zur Herstellung der verschiedensten Gebrauchsgegenstände, wobei allerdings die hohe Feuergefährlichkeit sehr nachteilig ist. Bei energischer Einwirkung des Nitriergemisches auf Cellulose erhält man *Schießbaumwolle*, die in der modernen Schieß- und Sprengtechnik Anwendung findet. Durch Auflösen von Schießbaumwolle in Nitroglycerin erhält man eine zähe gallertige Masse, die als *Sprenggelatine* bezeichnet wird.

Estern der Phosphorsäure sind wir bereits als Zwischenprodukten der alkoholischen Gärung begegnet; hier sollen die Phosphorsäureester des Glycerins noch kurz genannt werden, von denen die mit nur einer veresterten Hydroxylgruppe als Grundkörper der Phosphatide wichtig sind. Nach der Natur des veresterten Hydroxyles unterscheidet man 2 Isomere: *Glycerin-α-phosphorsäureester* mit veresterter primärer Hydroxylgruppe und *Glycerin-β-phosphorsäureester* mit veresterter sekundärer Hydroxylgruppe; da diese Verbindungen noch saure Natur haben, bezeichnet man sie auch einfach als Glycerinphosphorsäuren:

$$
\begin{array}{ll}
CH_2OH & CH_2OH \\
| & | \\
CHOH & CHOPO_3H_2 \\
| & | \\
CH_2OPO_3H_2 & CH_2OH \\
\text{α-Glycerinphosphorsäure} & \text{β-Glycerinphosphorsäure}
\end{array}
$$

Glycerinphosphorsäure findet in Form von Salzen (besonders als Natrium- und Calciumsalz) als Kräftigungsmittel Verwendung, indem man ihre Bedeutung für den Aufbau von Hirn- und Nervensubstanz propagiert.

Niedere Ester der Carbonsäuren. Von den niederen Estern besitzt nur der *Essigsäureäthylester*, kurz Essigester genannt, eine allgemeinere Bedeutung, da er vielfach als Lösungsmittel benutzt wird und auch medizinisch unter der Bezeichnung *Aether aceticus* verwendet wird. Man stellt ihn durch Destillation eines Gemisches von Essigsäure, Alkohol und konzentrierter Schwefelsäure dar, oder man leitet ein Gemisch von Alkohol- und Essigsäuredampf bei höherer Temperatur über geeignete Katalysatoren. Essigester ist eine farblose Flüssigkeit vom Siedepunkt 77°; er besitzt einen angenehmen, erfrischenden Geruch. Essigester erhält oft von der Darstellung her noch kleine Mengen Alkohol und Essigsäure, von denen er durch Waschen mit Wasser oder mit verdünnter Sodalösung befreit werden kann.

Manche Ester besitzen, wie bereits erwähnt, einen fruchtähnlichen Geruch und können daher zur Herstellung von künstlichen Fruchtessenzen für Limonaden und Süßwaren dienen. Für diese Zwecke werden hauptsächlich Ester der Essigsäure, Buttersäure, Valeriansäure, Capronsäure und Önanthsäure mit Äthyl-, Butyl-, Isoamyl-, Hexyl- und Octylalkohol angewendet, und zwar fast stets in Gemischen. Einige dieser Ester finden sich auch in manchen ätherischen Ölen.

Wachse sind Ester der höheren Fettsäuren, z. B. Palmitinsäure, Stearinsäure, Cerotinsäure, das ist die dem Cerylalkohol entsprechende Säure, mit den sog. Wachsalkoholen, also hauptsächlich Cetylakohol, Cerylalkohol und Melissylalkohol; daneben enthalten sie meist noch freie Säure und freien Alkohol und oft auch Kohlenwasserstoffe. *Bienenwachs*, *Cera flava* besteht hauptsächlich aus Palmitinsäuremelissylester und enthält daneben noch Cerylalkohol, Cerotinsäure $C_{25}H_{51}COOH$ und Paraffinkohlenwasserstoffe. *Cera alba* ist gebleichtes Bienenwachs. *Carnaubawachs*, das Ausscheidungsprodukt der Blätter einer brasilianischen Palme, besteht hauptsächlich aus Cerotinsäuremelissylester, *Chinesisches Wachs*, das Ausscheidungsprodukt einer Schildlaus, aus Cerotinsäurecerylester.

Wachse finden zur Herstellung von Bohnerwachs, Schuhputzmitteln, Kerzen und auch als Zusatz zu manchen Salben und Pflastern Verwendung.

Fette und Öle. Die Fette sind Ester des Glycerins mit höheren Fettsäuren, vorwiegend Palmitin-, Stearin- und Ölsäure; niedere Fettsäuren sind, wenn überhaupt, nur in kleinen Mengen am Aufbau beteiligt, nur bei der Butter sind diese Mengen etwas größer. Je größer der Ölsäureanteil ist, um so niedriger liegt der Schmelzpunkt. Fette, an deren Aufbau mehrfach ungesättigte Säuren, wie Linolsäure, wesentlich beteiligt sind, polymerisieren sich an der Luft und verharzen; man nennt sie trocknende Fette. Fette sind als Reservestoffe bei Pflanzen und Tieren weit verbreitet, jedoch ist die praktische Gewinnung nur bei besonders fettreichem Material lohnend. Als vegetabilisches Material kommen fast nur Ölfrüchte und Samen in Betracht. Man gewinnt das Fett daraus durch Pressung oder durch Extraktion mit einem Fettlösungsmittel, wie Tetrachlorkohlenstoff, Chloräthylenen usw. Die Qualität der Fette hängt weitgehend von der Gewinnungsart ab: kalte Pressung liefert die besten Sorten, warme Pressung gibt weniger reine und stärker gefärbte Öle; extrahierte Fette, besonders solche, die aus Preßrückständen gewonnen werden, sind nur für technische Zwecke verwendbar. Die Preßrückstände dienen als wertvolles Viehfutter; man kann aber auch durch Extraktion daraus noch weitere Mengen Öl, allerdings von minderer Güte, gewinnen. In vielen Fällen sind auch die Extraktionsrückstände noch als Viehfutter wertvoll, weil sie die Eiweißstoffe ungeschädigt enthalten. Die tierischen Fette werden durch Pressen oder durch Ausschmelzen bei niedriger Temperatur gewonnen; nur in seltenen Fällen benutzt man Extraktionsverfahren.

Die Fette sind leichter als Wasser und darin nicht löslich; in vielen organischen Lösungsmitteln, z. B. Chloroform, Tetrachlorkohlenstoff, Schwefelkohlenstoff, Benzin, Benzol usw. sind sie leicht löslich. Durch Wasser werden die Fette bei saurer oder alkalischer Reaktion verseift. Bei alkalischer Reaktion verläuft die Verseifung schneller als bei saurer Reaktion; man erhält in diesem Falle die entsprechenden Salze der Fettsäuren. Die Alkalisalze der Fettsäuren nennt man *Seifen*, die Bleisalze, die man durch Verseifung mit einer Aufschlämmung von Bleioxyd erhält, *Pflaster*. Zur Verseifung bei saurer Reaktion, die zu den freien Fettsäuren führt, benutzt man verdünnte Schwefelsäure oder besser Sulfonsäuren der Ricinolsäure und des Naphthalins, die zugleich auch emulgierend wirken und daher die Umsetzung sehr fördern. In den Pflanzen, die Fette als Reservestoffe speichern, finden sich meist auch Fermente, die fettspaltend wirken können; man nennt diese Fermente *Lipasen*. Sie dienen der Pflanze dazu, die Fette im Bedarfsfalle wieder abzubauen. Fettspaltende Fermente werden übrigens auch im Verdauungsapparat der Tiere und des Menschen gebildet und dienen gleichfalls zum Abbau, da das mit der Nahrung aufgenommene Fett entweder verbrannt wird oder für die Speicherung erst in körpereigenes Fett umgewandelt wird. Besonders reich an Lipasen sind die Samen der Ricinuspflanze; man kann daraus Auszüge herstellen, mit denen man Fette sehr bequem bei 30—40° verseifen kann. Die natürlichen Fette enthalten neben den Glycerinestern noch kleine Mengen anderer Bestandteile, die sich nicht verseifen lassen, also keine Ester darstellen. Die Menge an diesen Stoffen beträgt etwa 1—2%. Man kann diese unverseifbaren Stoffe dadurch gewinnen, daß man die nach der alkalischen Verseifung erhaltene Seifenlösung mit Petroläther extrahiert und den Petroläther abdestilliert. Der Rückstand besteht in der Hauptsache aus sog. Sterinen, das sind mehrgliedrig cyclische Alkohole. Die Sterine der pflanzlichen Öle *(Phytosterine)* lassen sich von den Sterinen der tierischen Fette *(Zoosterine)* mit Hilfe der Essigsäureester unterscheiden, so daß man damit die Herkunft eines Fettes beurteilen kann. Andere Bestandteile des unverseifbaren Anteiles geben gewisse

Farbreaktionen, die oft so stark sind, daß man sie auch mit dem Fett selbst ausführen kann; Sesamöl gibt z. B. mit Furfurol und Salzsäure eine intensive Rotfärbung, die so stark ist, daß man sie auch in Mischungen von Sesamöl mit anderen
Fetten eindeutig erkennen kann. Solche Farbreaktionen sind natürlich oft auch
zur Erkennung der Herkunft eines Fettes von Bedeutung.

Fette, an deren Aufbau überwiegend feste Fettsäuren beteiligt sind, sind selbst
fest; die flüssigen Fette lassen sich durch Hydrierung in feste Fette umwandeln;
diese *Fetthärtung* ist für die Fabrikation von Margarine von größter Bedeutung.
Technisch führt man sie unter Verwendung von Nickelkatalysatoren durch. Es
ist interessant, daß dabei auch der unangenehme tranige Geruch von Fischölen
verschwindet. Durch salpetrige Säure und andere Mittel lassen sich die Glyceride
der Ölsäure in die der Elaidinsäure umwandeln, wobei die Fette gleichfalls fest
werden. Da die trocknenden Öle diese Reaktion nicht geben, dient die Elaidinprobe gleichfalls zur Beurteilung der Herkunft und zur Erkennung von Verfälschungen; so erstarrt beispielsweise reines Olivenöl vollständig, reines Leinöl
bleibt vollkommen flüssig, eine Mischung beider wird halbfest.

Zur Kontrolle von Fetten ist die analytische Bestimmung folgender Größen
geeignet: Menge der freien Fettsäuren, Menge der verseifbaren Bestandteile,
Menge der unverseifbaren Bestandteile, ungesättigte Natur. Für die übliche Praxis
der Fettuntersuchung ist es dabei aber nicht notwendig, durch eine genaue
chemische Analyse die einzelnen Bestandteile qualitativ und quantitativ zu
ermitteln; ein solches Verfahren wäre für den allgemeinen Gebrauch auch viel
zu mühevoll und zeitraubend. Man beschränkt sich daher darauf, nach konven-
tionellen Methoden Bezugsgrößen, sog. Kennziffern, zu ermitteln, die als Ver-
gleichswerte dienen. Als Kennziffer für die freien Fettsäuren dient der *Säuregrad*
oder die *Säurezahl*, für die Menge der verseifbaren Bestandteile die *Esterzahl*,
für die ungesättigte Natur die *Jodzahl*. Die Menge der unverseifbaren Bestandteile wird in Prozenten angegeben. Der Säuregrad gibt die Anzahl Kubikzentimeter normaler Lauge an, die nötig sind, um die in 100 g Fett enthaltenen freien
Säuren zu neutralisieren. Die Bestimmung wird so ausgeführt, daß man einige
Gramm Fett genau abwiegt, in einer vorher gegen Phenolphthalein neutrali-
sierten Mischung von Alkohol und Äther löst und mit n/10 Lauge titriert; man
rechnet dann auf normale Lauge und 100 g Fett um. Aus dieser Bestimmung
wird auch die Säurezahl berechnet; diese gibt die Anzahl Milligramm KOH an,
die zur Neutralisation der in 1 g Fett enthaltenen freien Fettsäuren erforderlich
ist. Die Esterzahl gibt die Anzahl Milligramm KOH an, die zur Verseifung der
in 1 g Fett enthaltenen Ester erforderlich ist. Man verfährt bei der Bestimmung
so, daß man 1—2 g Fett mit 25 cm³ alkoholischer n/2 KOH einige Zeit am Rück-
flußkühler kocht und dann den unverbrauchten Alkaliüberschuß zurücktitriert.
Die Differenz ist dann zur Neutralisation der freien Säure und zur Verseifung
verbraucht worden; man berechnet daraus die Anzahl Milligramm KOH für 1 g
Fett und hat damit die sog. *Verseifungszahl*, die also angibt, wieviel Milligramm
KOH zur Neutralisation der freien Säure und zur Verseifung zusammen verbraucht werden. Zieht man von der Verseifungszahl die Säurezahl ab, so hat
man die Esterzahl. Zur Bestimmung der unverseifbaren Bestandteile verseift man
10 g Fett vollständig, verdünnt mit Wasser und zieht die Seifenlösung mit Petroläther aus; der Petroläther wird abgedampft, der Rückstand getrocknet und
gewogen; das Resultat wird auf 100 g Substanz umgerechnet. Die Jodzahl gibt
die Anzahl Gramm Jod an, die zur Absättigung der Doppelbindungen für 100 g
Fett erforderlich sind. Die Ausführung dieser Bestimmung ist mit gewissen
Ungenauigkeiten behaftet; es gibt verschiedene Ausführungsformen dieser Bestimmung, die alle gewisse Mängel haben. Da die Addition von Jod selbst zu

träge erfolgt, verfährt man meist so, daß man auf eine abgewogene kleine Menge
Fett Brom einwirken läßt, das man als eingestellte Bromlösung verwendet oder
aus Bromid bei saurer Reaktion mit Hilfe eingestellter Bromatlösung in Freiheit
setzt. Bei der Reaktion muß Licht ausgeschlossen werden, um eine Substitution
möglichst zu verhindern, auch müssen bestimmte Reaktionszeiten eingehalten
werden, die von der Natur des Fettes abhängen. Danach wird der unverbrauchte
Bromüberschuß zurücktitriert; man rechnet dann die verbrauchte Brommenge
auf Jod um und errechnet schließlich die Anzahl Gramm Jod für 100 g Fett.

Kennt man nun die Größen für die einzelnen Fette von einwandfreier Qualität,
so kann man durch Vergleich der gefundenen Zahlen mit den normalen Rück-
schlüsse auf die Qualität des untersuchten Fettes ziehen; es sind dabei aber stets
alle gefundenen Resultate zu kombinieren, und es ist zu berücksichtigen, daß auch
bei normalen Fetten beträchtliche Schwankungen vorkommen.

Der Säuregrad soll im allgemeinen nicht über 5 liegen, was einem Gehalt von
etwa 1,4% an freien Säuren, berechnet als Ölsäure, entspricht. Die Esterzahl
liegt im allgemeinen bei etwa 190; ist sie beträchtlich niedriger, so können fremde,
unverseifbare Stoffe enthalten sein; in diesem Falle würde dann auch die Menge
des Unverseifbaren über 2% betragen. Die Jodzahl beträgt bei festen Fetten
meist etwa 30 oder weniger; diese Zahl entspricht einem Fett, an dessen Zusammensetzung Ölsäure und gesättigte Säuren etwa im Verhältnis von 1 : 2
beteiligt sind. Bei nichttrocknenden flüssigen Ölen liegt die Jodzahl meist bei 80;
diese Zahl entspricht einem reinen Ölsäureglycerid. Bei trocknenden Ölen liegt
sie viel höher; ein Linolsäureglycerid besitzt eine Jodzahl von etwa 160.

Für viele Fette bedeutet auch der Brechungsindex eine sehr brauchbare
Konstante, die im übrigen auch sehr leicht zu bestimmen ist. Diese Kennziffern,
zusammen mit der Elaidinreaktion und einigen Farbreaktionen, werden in den
meisten Fällen eine schnelle Beurteilung eines Fettes gestatten. In manchen
Fällen, z. B. zur Unterscheidung von Butter von anderen Fetten und zur Erkennung von Butterverfälschungen, kann auch die Bestimmung der flüchtigen
Säuren aufschlußreich sein.

Olivenöl, Ol. Olivarum, bildet in den Mittelmeerländern das wichtigste Nah-
rungsfett. Man gewinnt es aus den reifen Oliven durch Pressung, wobei das feinste
Öl, das sog. Jungfernöl, das von gelber bis grünlicher Farbe ist und noch Geschmack und Geruch der Früchte besitzt, durch besonders milde Pressung
erhalten wird. Die gewöhnlichen Speiseöle werden durch starke Pressung gewonnen und bilden auch die Arzneibuchware. Extrahiertes Öl wird nur für die
Seifenfabrikation verwendet. Olivenöl hat folgende Kennzahlen:

Spez. Gew. bei 15° .... 0,915—0,918
Verseifungszahl .... 187—196
Jodzahl .... 80—88
Unverseifbare Bestandteile .... höchstens 1,5%
Säuregrad .... nicht über 8

Es erstarrt bei 0° salbenartig. Bei der Elaidinprobe wird es fest.

Rüböl, Ol. Rapae, wird durch Pressen von Rapssamen als gelbes bis schwach
bräunliches Öl von eigenartigem Geruch und Geschmack gewonnen.

Spez. Gew. bei 15° .... 0,911—0,919
Verseifungszahl .... 168—179
Jodzahl .... 94—106
Unverseifbare Bestandteile .... höchstens 1,5%
Säuregrad .... nicht über 8

Sesamöl, Ol. Sesami, wird durch Pressen von Sesamsamen als hellgelbes, fast geruch- und geschmackloses Öl mit folgenden Kennzahlen gewonnen:

Spez. Gew. bei 15° .... 0,921—0,929
Verseifungszahl .... 187—193
Jodzahl .... 103—112
Unverseifbare Bestandteile .... nicht über 1,5 %
Säuregrad .... nicht über 8

Schüttelt man 2 Tropfen Sesamöl mit 3 Tropfen 2%iger alkoholischer Furfurollösung und 10 cm³ rauchende Salzsäure, so färbt sich die Säureschicht nach kurzer Zeit rot. Die Reaktion, die auf einen Bestandteil des Unverseifbaren (Sesamin) zurückzuführen ist, ist sehr empfindlich und gestattet die Erkennung auch von kleinen Mengen Sesamöl in anderen Ölen.

Erdnußöl, Ol. Arachidis, wird durch Pressen von geschälten Erdnüssen als hellgelbes, nahezu geruchloses Öl gewonnen und hat folgende Kennzahlen:

Spez. Gew. bei 15° .... 0,916—0,921
Verseifungszahl .... 188—197
Jodzahl .... 83—100
Unverseifbare Bestandteile .... höchstens 1,5 %
Säuregrad .... nicht über 8

Es wird vielfach als Speiseöl verwendet.

Mandelöl, Ol. Amygdalarum, wird durch Pressen von süßen und bitteren Mandeln gewonnen und ist nicht zu verwechseln mit dem sog. Bittermandelöl, das aus Benzaldehyd und Benzaldehydcyanhydrin besteht. Mandelöl ist hellgelb und geruchlos. Es hat folgende Kennzahlen:

Spez. Gew. bei 15° .... 0,915—0,920
Verseifungszahl .... 190—195
Jodzahl .... 95—100
Unverseifbare Bestandteile .... höchstens 1,5 %
Säuregrad .... nicht über 8

Bei der Elaidinprobe erstarrt es vollkommen.

Baumwollsamenöl, Ol. Gossypii, Cottonöl, wird durch Pressen von Baumwollsamen als hellgelbes, nahezu geruchloses Öl von schwachem Eigengeschmack gewonnen.

Spez. Gew. bei 15° .... 0,920—0,930
Verseifungszahl .... 190—196
Jodzahl .... 102—108

0,5 g Öl gibt beim Erhitzen mit 2 cm³ einer 1%igen Lösung von Schwefel in Schwefelkohlenstoff und 2 cm³ Amylalkohol im Wasserbad nach 30 Minuten eine rote Farbe. Da Cottonöl zuweilen zum Verfälschen von anderem Öl benutzt wird, kann die Reaktion zur Erkennung solcher Verfälschungen nützlich sein.

Mohnöl, Ol. Papaveris, wird durch Pressen von Mohnsamen als hellgelbes Öl mit folgenden Kennzahlen gewonnen:

Spez. Gew. bei 15° .... 0,924—0,927
Verseifungszahl .... 190—198
Jodzahl .... 130—150

Der hohen Jodzahl entsprechend handelt es sich um ein trocknendes Öl, das für Ölfarben und vielfach auch als Speiseöl verwendet wird.

Leinöl, Ol. Lini, wird durch Pressen von Leinsamen gewonnen und stellt ein gelbes, trocknendes Öl dar, das in der Anstrichtechnik in großen Mengen Verwendung findet.

Spez. Gew. bei 15° .... 0,930—0,940
Verseifungszahl .... 187—195
Jodzahl .... 168—190
Unverseifbare Bestandteile .... höchstens 1,5 %
Säuregrad .... nicht über 8

Lebertran, Ol. Jecoris Aselli, wird durch Dampfbehandlung von frischen Dorsch-, Kabeljau- und Schellfischlebern gewonnen und stellt ein hellgelbes Öl von eigenartigem Geruch und Geschmack dar, das für den pharmazeutischen Gebrauch durch Ausfrieren von festen Glyceriden befreit worden ist.

Spez. Gew. bei 15° .... 0,924—0,932
Verseifungszahl .... 184—197
Jodzahl .... 150—175
Unverseifbare Bestandteile .... höchstens 2 %
Säuregrad .... nicht über 5

Lebertran gehört zu den halbtrocknenden Ölen. 1 g enthält je nach Qualität 500—1000 IE Vitamin A und 20—100 IE Vitamin D.

Ricinusöl, Ol. Ricini, wird durch kalte Pressung von Ricinussamen gewonnen. Es bildet ein dickes farbloses Öl, das sich zum Unterschied von anderen Ölen in dem 3fachen Volumen 90%igen Alkohols klar löst, mit Petroläther, Benzin und Paraffin. liquid. ist es dagegen nicht mischbar. Es besteht in der Hauptsache aus Ricinolsäureglycerid, das optisch aktiv ist. Ricinusöl hat folgende Kennzahlen:

Spez. Gew. bei 15° .... 0,950—0,970
Verseifungszahl .... 177—187
Jodzahl .... 81—97
Säuregrad .... nicht über 6

Bei der Elaidinprobe erstarrt es.

Schweineschmalz, Ad. suillus, wird durch Schmelzen oder Pressen aus den Fettgeweben des Schweines gewonnen. Es hat salbenartige Konsistenz und schmilzt bei 36—46°. Der Säuregrad soll nicht über 2 liegen, das spez. Gew. bei 15° beträgt 0,93. Die Verseifungszahl liegt bei 190—198°, die Jodzahl zwischen 46 und 70. Jodzahl und Schmelzpunkt hängen weitgehend von der Natur der Futtermittel ab, die für die Mast verwendet werden und schwanken daher in ziemlich weiten Grenzen.

Talg. Talg wird durch Ausschmelzen der Fettgewebe von Schafen (Sebum ovile) und Rindern (Sebum bovinum) gewonnen. Sie unterscheiden sich im wesentlichsten durch den Schmelzpunkt, der bei Hammeltalg meist zwischen 45 und 50°, bei Rindertalg etwas niedriger, bei 42—45°, liegt. Die übrigen Konstanten sind nahezu gleich.

Spez. Gew. bei 15° .... 0,94—0,95
Verseifungszahl .... etwa 190
Jodzahl .... 33—45
Säuregrad .... nicht über 5

Kakaobutter, Ol. Cacao, wird durch Pressen der gerösteten Kakaobohnen gewonnen. Es ist von hellgelber Farbe und hat angenehmen kakaoähnlichen Geruch. Der Schmelzpunkt liegt bei 30—35°, spez. Gew. bei 15° 0,945—0,976, Verseifungszahl 190—200, Jodzahl 34—38, Säuregrad nicht über 4.

Butter, Butyrum, stellt eine Emulsion mit mindestens 80% Fett dar, das ausschließlich der Kuhmilch entstammen muß. Man gewinnt sie aus Rahm durch gleichmäßige schüttelnde oder schlagende Bewegung, die die Vereinigung der flüssigen Fetttröpfchen zu größeren Aggregaten unter gleichzeitiger teilweiser Erstarrung bewirkt. Sie enthält neben Glyceriden der höheren Fettsäuren (Palmitin-, Stearin-, Ölsäure) auch solche niederen Fettsäuren (Butter-, Capron-, Capryl-, Caprinsäure) und unterscheidet sich dadurch von allen anderen Fetten. Die Bestimmung des Anteils dieser niederen mit Wasserdampf leicht flüchtigen Fettsäuren kann daher zur Beurteilung der Butter und zur Erkennung von Verfälschungen dienen. Durch Schmelzen der Butter kann man das reine Butterfett gewinnen, das unter der Bezeichnung Butterschmalz bekannt ist.

Margarine. Margarine stellt ein butterähnliches Kunstprodukt dar, das aus tierischen und pflanzlichen Fetten unter Zusatz von Magermilch, Farb- und aromatischen Stoffen hergestellt wird; während man früher die niedrig schmelzenden Anteile des Rindertalgs neben Cocosfett und pflanzlichen Ölen benutzte, werden jetzt fast ausschließlich hydrierte Fette, insbesondere gehärteter Waltran verwendet. Für die Margarinefabrikation ist es von ausschlaggebender Bedeutung, ein geruch- und geschmackfreies Fettgemisch herzustellen, dessen Erstarrungspunkt dem des Butterfettes (30—37°) entspricht. Die Hydrierung der Fette wird daher nicht bis zur vollständigen Absättigung durchgeführt, sondern bei dem gewünschten Härtegrad abgebrochen. Nötigenfalls kann der Schmelzpunkt durch Zusatz von flüssigen oder festen Fetten korrigiert werden. Der geschmolzene Fettansatz wird unter Zusatz von fettlöslichem gelbem Farbstoff dann mit Magermilch, in der man vorher zur Erzeugung eines butterähnlichen Aromas geeignete Bakterienkulturen entwickelt hat, emulgiert. Dieser Vorgang wird als *Kirnen* bezeichnet, dabei werden meist auch sonstige Aromastoffe, wie Diacetyl und Cumarin hinzugegeben. Hat die Kirnung einen genügend hohen Dispersionsgrad erreicht, so wird die Emulsion mit Eiswasser abgeschreckt und das erstarrte Produkt mit Eiswasser gewaschen und durchgeknetet. Dabei werden etwa 2% Kochsalz und als Konservierungsmittel 0,2% Natriumbenzoat eingearbeitet. Die fertige Margarine, die etwa 80% Fett enthält, wird durch Strangpressen geschickt und automatisch gepackt. Um eine Verfälschung von Butter mit Margarine leicht nachweisbar zu machen, muß die Margarine 10% Sesamöl, das mit Hilfe der Sesaminreaktion auch in kleinen Mengen gut erkennbar ist, oder 0,2—0,3% Stärke enthalten, die durch die Reaktion mit Jod gut nachweisbar ist.

Margarine unterscheidet sich von Butter durch das Fehlen der niederen, leicht flüchtigen Fettsäuren und durch ihren Mangel an Vitaminen, besonders an Vitamin A. Da Margarine für die Volksernährung eine große Rolle spielt (in vielen Ländern wird wesentlich mehr Margarine als Butter konsumiert), wäre gesetzlicher Zwang zur Vitamisierung der Margarine wünschenswert.

Kunstspeisefette. Kunstspeisefette werden als Ersaz für Schweineschmalz verwendet und stellen Mischungen von Pflanzenfetten oder von hydrierten Tranen mit schmalzähnlicher Konsistenz dar. Im Vergleich mit Margarine sind sie von untergeordneter Bedeutung.

Seifen. Zur Herstellung von Seifen verfährt man so, daß man zunächst die Verseifungszahl des zu verarbeitenden Fettes genau bestimmt und danach die erforderliche Alkalimenge berechnet. Kaliseife ist eine gelbliche bis gelbbraune weiche Masse, die das bei der Verseifung entstandene Glycerin noch enthält. Natronseifen werden nach der Verseifung aus der Lösung durch Zusatz von Kochsalz abgeschieden (ausgesalzen), wobei das Glycerin in der wäßrigen Schicht bleibt und daraus gewonnen werden kann. Zur Herstellung von Toiletteseifen wird die rohe Natronseife von Wasser möglichst weitgehend befreit, zerkleinert, getrocknet und dann erst zu Stücken gepreßt, die darin noch poliert werden. Meist setzt man der Masse vor dem Pressen Farbstoffe und Riechstoffe hinzu. Zur Beurteilung von Seifen bestimmt man den Wasserverlust, der beim Trocknen eintritt. Wichtiger ist die Bestimmung der Fettsäuremenge; dazu bereitet man eine wäßrige Lösung einer abgewogenen Seifenmenge, fügt verdünnte Schwefelsäure hinzu und nimmt die abgeschiedenen Fettsäuren in Petroläther auf. Nach dem Abdampfen des Petroläthers wird der Rückstand gewogen. Zur Verfälschung von Seifen wird zuweilen Wasserglas benutzt.

Seifen sind in wäßriger Lösung hydrolysiert und zeigen alkalische Reaktion; mit hartem Wasser geben Seifenlösungen flockige Abscheidungen von unlöslichen Kalk- und Magnesiumseifen. Die reinigende Wirkung der Seife wird nur zum geringen Teil durch die alkalische Reaktion der Lösung bedingt. Die wesentlichen Ursachen der Wirkung sind die Herabsetzung der Oberflächenspannung, die das Eindringen der Lösung in die feinsten Poren und Risse ermöglicht, und kolloidchemische Vorgänge, durch welche Schmutzteilchen in Suspension gehalten werden.

Phosphatide. Als Phosphatide bezeichnet man fettähnliche Stoffe, die sich von den Glycerinphosphorsäuren ableiten; man kann also grundsätzlich α- und β-Phosphatide unterscheiden. In den Phosphatiden sind die beiden freien Hydroxylgruppen des Glycerinrestes wie in den Fetten mit höheren Fettsäuren verestert, während der Phosphorsäurerest seinerseits mit einem basischen Alkohol verestert ist; die Verbindungen sind daher amphoter. Die wichtigsten Phosphatide sind die *Lecithine*, die als basische Alkoholkomponente Cholin führen; als Beispiel mag ein α-Lecithin dienen, an dessen Aufbau Palmitin- und Stearin-

$$CH_2O \cdot COC_{17}H_{35}$$
$$CHO \cdot COC_{15}H_{31}$$
$$CH_2OPOCH_2CH_2N(CH_3)_3OH$$
$$O \quad OH$$

säure beteiligt sind, doch kann natürlich die Beteiligung der Fettsäuren wie bei den Fetten auch eine andere sein (s. nebenstehende Formel). Wenn man berücksichtigt, daß die Verbindung von dem Phosphorsäurerest her noch saure Eigenschaften und vom Cholinrest her basische Eigenschaften besitzt, so wird man sie notwendig als ein inneres Salz betrachten müssen und sie dann etwa in folgender Weise formulieren:

$$\left[\begin{array}{l} CH_2O \cdot COC_{17}H_{35} \\ CHO \cdot COC_{15}H_{31} \\ CH_2OPOCH_2CH_2N(CH_3)_3 \\ \quad O\ O \end{array}\right]^{+}_{-} \quad H_2O \quad \text{oder} \quad \begin{array}{l} CH_2OCOC_{17}H_{35} \\ CHOCOC_{15}H_{34} \\ CH_2OPOCH_2CH_2N(CH_3)_3 . \\ \quad O \quad O \end{array}$$

Ganz entsprechend sind auch die β-Lecithine aufgebaut. Die *Cephaline* unterscheiden sich von den Lecithinen dadurch, daß sie als basische Komponente statt Cholin Colamin enthalten.

Die Phosphatide sind Stoffe von außerordentlicher physiologischer Bedeutung; sie sind im Tier- und auch im Pflanzenreich sehr weit verbreitet. Besonders reich daran ist Nerven- und Gehirnsubstanz und Eidotter. Lecithin ist in Alkohol und in Äther leicht löslich, *Cephalin* wird von Alkohol nur schwer, aber gut von Äther gelöst. Lecithin wird durch Alkoholextraktion von Eigelb gewonnen; es stellt dann eine zähe, gelbe, wachsähnliche Masse dar. Es wird medizinisch als Zusatz zu Stärkungsmitteln verwendet. Man kann die zur Herstellung von Backwaren und ähnlichen Produkten verwendete Eimenge dadurch kontrollieren, daß man das Lecithin mit Alkohol extrahiert, den Alkohol verdunstet und nach der Verseifung des Rückstandes die Phosphorsäure bestimmt; aus der Menge Phosphorsäure läßt sich die Lecithinmenge und daraus die Menge Ei berechnen.

Außer Lecithin und Cephalin sind aus Gehirn- und Nervensubstanz noch einige andere Phosphatide isoliert worden.

Durch Extraktion von Lupinen, Erbsen und besonders von Soja mit Alkohol gewinnt man sogenannte Pflanzenlecithine, die dem Eilecithin in mancher Hinsicht ähneln. Unter der Bezeichnung Lecithin schlechthin wird man aber nur Eilecithin zu verstehen haben.

12. Substituierte Carbonsäuren.

Die bereits früher beschriebenen funktionellen Säurederivate leiten sich von den Carbonsäuren dadurch ab, daß an der Carboxylgruppe selbst Substitutionen vorgenommen werden; unter substituierten Carbonsäuren sollen dagegen solche Derivate verstanden werden, bei denen Substitutionen außerhalb der Carboxylgruppe eingetreten sind. Selbstverständlich leiten sich auch von den substituierten Säuren wiederum funktionelle Derivate ab, die die ganz normalen Eigenschaften der betreffenden Verbindungsgruppe besitzen. Die substituierten Carbonsäuren besitzen normale Säureeigenschaften, und auch die Funktion der substituierenden Gruppe ist unverändert vorhanden, wenn sich die beiden Gruppen auch in manchen Fällen in gewisser Weise beeinflussen.

Halogencarbonsäuren kann man durch Einwirkung von Halogen auf Carbonsäuren oder besser auf Säurehalogenide erhalten; dabei tritt das Halogen stets in α-Stellung ein. Jod läßt sich auf diese Weise nicht direkt einführen; man gewinnt die Jodverbindungen durch Umsetzung der bromierten oder chlorierten Säuren mit Alkalijodid. Soll das Halogen in andere als α-Stellung eingeführt werden, so setzt man zweckmäßig die entsprechenden Oxysäuren mit Phosphorhalogenid um, man verfährt also so wie bei der Darstellung von Halogenalkylen aus Alkoholen. Dihalogenierte Carbonsäuren sind durch Halogenaddition aus ungesättigten Säuren darstellbar.

In den α-halogenierten Säuren ist das Halogenatom reaktionsfähiger als in den Halogenalkylen und daher Austauschreaktionen leicht zugänglich. Halogen in α-Stellung verstärkt den Säurecharakter der Verbindung, so daß also Halogen und Carboxyl sich gegenseitig beeinflussen.

Chloressigsäure $CH_2ClCOOH$ wird durch Chlorierung von Essigsäure bei Gegenwart von Phosphor mit der berechneten Menge Chlor gewonnen; die Verbindung ist eine weiße, krystalline Substanz, deren Chloratom leicht gegen die Aminogruppe, gegen Cyan und gegen andere Gruppen ausgetauscht werden kann.

Bei Einwirkung von 2 Mol Chlor erhält man aus Essigsäure *Dichloressigsäure*; sie ist bei gewöhnlicher Temperatur flüssig und stärker sauer als Monochloressigsäure. Bei vollständiger Chlorierung erhält man *Trichloressigsäure* CCl_3COOH, die man übrigens auch durch Oxydation von Chloral erhalten kann. Trichloressigsäure ist noch stärker sauer als Dichloressigsäure; man verwendet sie in der Medizin als Ätzmittel und zur Eiweißfällung. Trichloressigsäure ist eine krystalline, an feuchter Luft zerfließliche Substanz vom Schmelzpunkt 55°; sie ist in Wasser, Alkohol und Äther leicht löslich. Bei der Einwirkung von Alkali spalten sie ebenso wie Chloral leicht Chloroform ab:

$$CCl_3COOK + KOH \rightarrow CHCl_3 + K_2CO_3.$$

Jod- und Bromderivate höherer ungesättigter Säuren finden zuweilen therapeutische Verwendung an Stelle von Bromiden und Jodiden.

Oxycarbonsäuren sind Carbonsäurederivate, die im Molekül noch eine oder mehrere Hydroxylgruppen enthalten; sie besitzen also zugleich Säure- und

Alkoholnatur. Einige von ihnen kommen in der Natur vor. Zur künstlichen Darstellung kann man Oxyaldehyde oxydieren, oder man kann von halogenierten Säuren ausgehen und das Halogen gegen Hydroxyl austauschen; das gelingt im allgemeinen schon durch Kochen mit Wasser oder mit verdünntem Alkali. α-Oxysäuren sind durch Verseifung von Cyanhydrinen, die man durch Addition von Blausäure an Aldehyde gewinnt, leicht zugänglich.

Bei einigen Oxycarbonsäuren kann zwischen Hydroxyl- und Carboxylgruppe Esterbildung eintreten; bei α-Oxysäuren tritt das besonders in konzentrierten Lösungen oder bei völliger Abwesenheit von Wasser ein; dabei reagieren 2 Moleküle so miteinander, daß zwischen einer Hydroxylgruppe des einen Moleküles und der Carboxylgruppe des anderen Moleküles Veresterung eintritt:

$$R \cdot CHOH \cdot CO \cdot OH + H \, OCH \cdot COOH \rightarrow R \cdot CHOH \cdot COOCH \cdot COOH .$$
$$\underset{R}{|} \qquad\qquad \underset{R}{|}$$

Unter geeigneten Bedingungen, besonders in der Wärme, kann noch ein zweites Molekül Wasser abgespalten werden, wobei cyclische Ester entstehen, die man *Lactide* nennt (s. nebenstehende Formel). Lactide werden beim Erhitzen mit verdünnten Säuren oder Alkalien wieder leicht gespalten.

Lactid

β-Oxysäuren können unter Wasserabspaltung leicht in ungesättigte Säuren übergehen:

$$R \cdot CHOH \cdot CH_2 \cdot COOH \rightarrow R \cdot CH{=}CH \cdot COOH .$$

γ- und δ-Oxysäuren bilden innerhalb des gleichen Moleküles Ester, die man *Lactone* nennt; die Lactonbildung tritt meist schon dann ein, wenn man in wäßriger Lösung aus einem Salz die Säure durch Ansäuern in Freiheit setzt:

$$R \cdot CHOH \cdot CH_2 \cdot CH_2 \cdot COOH \rightarrow R \cdot CH \cdot CH_2 \cdot CH_2 \cdot C{=}O + H_2O .$$
$$\underset{\gamma\text{-Lacton}}{\underline{|\qquad\qquad O \qquad\qquad|}}$$

Durch Einwirkung von Alkalien läßt sich der Lactonring leicht wieder öffnen, unter Rückbildung der Alkalisalze der Oxysäuren.

Die einfachste Oxysäure wäre die Oxyameisensäure $HO \cdot COOH$, das ist Kohlensäure; als Verbindung mit zwei Hydroxylgruppen am gleichen Kohlenstoffatom ist sie nicht beständig und geht unter Wasserabspaltung in Kohlendioxyd über.

Oxyessigsäure, Glykolsäure $CH_2OH \cdot COOH$, ist durch vorsichtige Oxydation von Glykolaldehyd oder durch Verkochen von Chloressigsäure mit Wasser oder verdünntem Alkali darstellbar; sie ist eine krystalline, in Wasser sehr leicht lösliche farblose Substanz, die bei 80° schmilzt. Glykolsäure geht unter Wasserverlust leicht in *Glykolid* (s. nebenstehende Formel) über, das durch Alkalien wieder zu Glykolsäure verseift wird.

Von der Propionsäure leiten sich zwei isomere Oxylsäuren ab, von denen die *α-Oxypropionsäure, Milchsäure, Acidum lacticum* $CH_3 \cdot CHOH \cdot COOH$ die wichtigere ist. Milchsäure besitzt ein asymmetrisches Kohlenstoffatom und kann daher in zwei enanthiomorphen Formen vorkommen. Die rechtsdrehende Form der Milchsäure findet sich im Muskel, man nennt sie daher auch *Fleischmilchsäure*. Sie entsteht dort als Abbauprodukt des Glykogens, und zwar um so reichlicher, je stärker der Muskel beansprucht wird; mit dem Ansteigen der Milchsäurekonzentration nehmen auch die Ermüdungserscheinungen zu, so daß dadurch der Muskel vor Überanstrengung geschützt wird. Milchsäure kommt in normaler, frischer Milch nicht, oder nur spurenweise vor; sie entsteht aber in beträchtlichen Mengen beim Sauerwerden der Milch durch einen bakteriellen Zersetzungsvorgang aus Milchzucker. Die freie Milchsäure bewirkt dann die bekannten Veränderungen der Milch, die schließlich zur Abscheidung von Casein führen. Dieser Vorgang kommt dadurch zustande, daß die Milchsäure aus dem in der normalen Milch vorkommenden wasserlöslichen Calciumcasein freies, wasserunlösliches Casein abscheidet. Auch aus anderen Kohlenhydraten kann durch ähnliche bakterielle Zersetzung Milchsäure entstehen; dadurch erklärt sich das Vorkommen von Milchsäure in zahlreichen Nahrungsmitteln, wie Sauerkraut, sauren Gurken usw. Auch die praktische Gewinnung von Milchsäure geschieht auf diese Weise. Man versetzt dazu Zuckerlösung mit saurer Milch und altem Käse, wodurch dem Ansatz eine ausreichende Menge an Milchsäurebakterien zugeführt wird, und läßt die Säuerung bei 40—50° ablaufen. Da aber die entstehende Milchsäure das Wachstum der Milchsäurebakterien sehr bald stark hemmt, fügt man dem Ansatz von Anfang an eine ausreichende Menge von Calciumcarbonat hinzu, welches die entstehende Säure neutralisiert. Nach beendeter Umsetzung wird erhitzt, filtriert und zur Trockne eingedampft. Aus dem Calciumlactat wird die Milchsäure mit Schwefelsäure in Freiheit gesetzt und durch Destillation gereinigt. Bei der Gärung entsteht stets die d,l-Form der Milchsäure; sie stellt eine wasserklare, viscose Flüssigkeit dar. Die Handelsware und die offizielle Säure enthält gegen 10 % Wasser, etwa 72 % freie Milchsäure und 18 % Lactylmilchsäure $CH_3 \cdot CHOH \cdot COOCH—COOH$

$ | $ (als Milchsäure gerechnet). Zur Gehaltsbestimmung
$ CH_3$

titriert man zuerst die freie Milchsäure, fügt einen Überschuß eingestellter Lauge hinzu und kocht damit zur Verseifung der Lactylmilchsäure; danach wird der nicht verbrauchte Alkaliüberschuß zurücktitriert.

Milchsäure wird medizinisch als mildes Ätzmittel und mit Wasser verdünnt als schwaches Antisepticum verwendet. Sie dient ferner als Ersatz für Weinsäure zur Herstellung von Limonaden und für manche gewerbliche Zwecke. Zuweilen wird Milchsäure auch als Reduktionsmittel benutzt, da die sekundäre Alkoholgruppe leicht zur Ketogruppe oxydiert werden kann, wobei *Brenztraubensäure* $CH_3 \cdot CO \cdot COOH$ entsteht.

Auch einige Salze der Milchsäure werden in der Medizin benutzt, besonders das Calcium- Zink- und Eisen(2)-salz. *Zinklactat* wird durch Neutralisation von Milchsäure mit Zinkoxyd oder Zinkcarbonat gewonnen; *Ferrolactat, Ferrum lacticum* stellt man durch Umsetzung von Calciumlactat mit Eisen (2)-chlorid dar, wobei zur Vermeidung der Oxydation zu braunem Ferrisalz unter Luftausschluß zu arbeiten ist. Es stellt ein grünlichweißes, in Wasser schwer lösliches Salz dar, das 2 Moleküle Krystallwasser enthält.

β-Oxypropionsäure $CH_2OH \cdot CH_2 \cdot COOH$ wird oft auch als *Äthylenmilchsäure* bezeichnet, im Gegensatz zur gewöhnlichen Milchsäure, die man auch Äthylidenmilchsäure nennt. Sie läßt sich aus β-Halogenpropionsäuren gewinnen. *β-Oxypropionsäure* läßt sich nicht in einen inneren Ester überführen, sie geht aber unter Wasserabspaltung leicht in die entsprechende ungesättigte Säure, Acrylsäure $CH_2=CH \cdot COOH$, über.

Von den *Oxybuttersäuren* besitzt die β-Oxysäure $CH_3 \cdot CHOH \cdot CH_2 \cdot COOH$ Interesse; sie findet sich bei Diabetes im Harn, als Produkt der β-Oxydation von Fettsäuren. Durch weitere Oxydation geht sie in *Acetessigsäure* $CH_3 \cdot CO \cdot CH_2 \cdot COOH$ über, die unter Abspaltung von Kohlendioxyd weiterhin in Aceton übergehen kann; daher finden sich bei Diabetes meist die 3 Stoffe nebeneinander im Harn. β-Oxybuttersäure kann durch Wasserabspaltung in Crotonsäure übergehen.

Die γ-Oxybuttersäure $CH_2OH \cdot CH_2 \cdot CH_2 \cdot COOH$ ist in freier Form nicht beständig und geht, wenn man sie aus ihren Salzen in Freiheit setzt, auch in verdünnter wäßriger Lösung sogleich in *Butyrolacton* $\underset{\underset{O}{|\underline{\qquad\qquad}|}}{CH_2 \cdot CH_2 \cdot CH_2 \cdot CO}$ über;

ebenso verhalten sich alle anderen γ-Oxysäuren. δ-Lactone sind schon weniger stabil als γ-Lactone und werden durch Kochen mit Wasser bereits weitgehend zerlegt. Bei Oxysäuren, deren Hydroxyl von der Carboxylgruppe noch weiter entfernt steht, nimmt die Neigung zur Lactonbildung noch mehr ab. Wird der Abstand jedoch so groß, daß Lactonringe von 14—18 Gliedern entstehen können, so nimmt die Neigung zur Lactonbildung wieder zu, und diese Lactone sind wieder recht beständig. Unter diesen hochgliedrigen Lactonen finden sich einige interessante natürliche Riechstoffe. Im ätherischen Öl der Angelicawurzel findet sich neben der Oxypentadecylsäure $CH_2OH(CH_2)_{13}COOH$ auch deren Lacton $\underset{\underset{O}{|\underline{\qquad}|}}{CH_2(CH_2)_{13}CO}$, das einen 16gliedrigen Ring darstellt.

Von *ungesättigten* Oxysäuren ist die *Ricinolsäure* $CH_3(CH_2)_5CHOH{-}CH_2$ $\cdot CH{=}CH(CH_2)_7COOH$ zu erwähnen, deren Glycerid den Hauptbestandteil des Ricinusöles darstellt. Ricinolsäure ist eine Oxyölsäure; sie stellt eine dicke, wasserklare Flüssigkeit dar. Zur Lactonbildung ist sie nicht befähigt, da 13gliedrige Lactonringe nicht beständig sind. Eine andere ungesättigte Oxysäure kommt im Moschuskörneröl vor; es ist die Oxyhexadecenylsäure $CH_2OH(CH_2)_7CH{=}$ $CH(CH_2)_5COOH$, deren Lacton $\underset{\underset{O}{|\underline{\qquad\qquad}|}}{CH_2(CH_2)_7CH{=}CH(CH_2)_5CO}$, das man auch

Ambrettolid nennt, sich gleichfalls im ätherischen Öl vorfindet. Ambrettolid besitzt moschusähnlichen Geruch.

$$\begin{array}{ll}
\underset{I.}{\begin{matrix}COOH\\|\\CHOH\\|\\COOH\end{matrix}} & \underset{II.}{\begin{matrix}COOH\\|\\CO\\|\\COOH\end{matrix}}
\end{array}$$

Die einfachste *mehrbasische* Oxysäure ist die *Oxymalonsäure*, *Tartronsäure* (Formel I), die durch Oxydation von Glycerin mit Permanganat erhalten werden kann; bei weiterer Oxydation geht sie in die entsprechende Ketosäure, *Mesoxalsäure* (Formel II) über.

Monooxybernsteinsäure, Äpfelsäure, Acidum malicum (s. nachstehende Formel) kommt als linksdrehende Form in zahlreichen Früchten vor; man gewinnt sie

$$\begin{matrix}COOH\\|\\CHOH\\|\\CH_2\\|\\COOH\end{matrix}$$

am besten aus unreifen Vogelbeeren über das Calciumsalz, das nach dem Umkrystallisieren mit der berechneten Menge Schwefelsäure umgesetzt wird. Die freie Säure ist eine hygroskopische, krystalline Substanz, die auch in Alkohol leicht löslich ist. Die verdünnte wäßrige Lösung der Säure ist linksdrehend; bei steigender Konzentration nimmt die Drehung ab und geht bei einem Gehalt von 34% auf 0° zurück, um bei noch höherer Konzentration in Rechtsdrehung überzugehen. Medizinisch wird ein Eisensalz der Äpfelsäure in Form von Extractum und Tinctura ferri pomatum angewendet.

$$\begin{matrix}COOH\\|\\CHOH\\|\\CHOH\\|\\COOH\end{matrix}$$

Dioxybernsteinsäure (s. nebenstehende Formel) besitzt 2 asymmetrische Kohlenstoffatome und sollte daher in 4 enanthiomorphen Formen existieren; da aber die beiden Asymmetriezentren strukturidentisch sind, verringert sich diese Zahl. Man erkennt das ohne weiteres, wenn man die Konfiguration der beiden asymmetrischen Kohlenstoffatome einzeln betrachtet; es sind folgende Möglichkeiten vorhanden (s. Formel S. 287 oben). Die Form 1 ist rechtsdrehend; sie stellt die gewöhnliche, natürliche *Weinsäure, Acidum tartaricum*, dar, die sich in vielen Früchten, besonders reichlich in den Weintrauben, findet. Die Form 3 ist *Linksweinsäure*; sie kommt in der Natur nicht vor, ist aber durch Trennung der d,l-Form, der *racemischen Weinsäure*, auch *Traubensäure* genannt, die man bei der synthetischen Darstellung von Dioxybernsteinsäure oder durch künstliche Racemisierung der natürlichen Weinsäure erhält, zugänglich. Die Formen 2 und 4 sind

$$
\begin{array}{c|cccc}
\text{COOH} & 1 & 2 & 3 & 4 \\
\mid & & & & \\
\text{*CHOH} & d & d & l & l \\
\mid & & & & \\
\text{*CHOH} & d & l & l & d \\
\mid & & & & \\
\text{COOH} & & & &
\end{array}
$$

miteinander identisch, da die beiden Molekülhälften gleich sind. Diese Form, die man als *Mesoweinsäure* bezeichnet, ist, wie die Traubensäure, optisch inaktiv, da ja die Rechtsdrehung der einen Molekülhälfte durch die Linksdrehung der anderen Molekülhälfte gerade kompensiert wird. Die gleichen Verhältnisse liegen immer dann vor, wenn zwei Asymmetriezentren strukturidentisch sind. Die Mesoweinsäure unterscheidet sich aber von der gleichfalls inaktiven Traubensäure dadurch, daß die kein racemisches Gemisch darstellt. Im Gegensatz zur Traubensäure, die als ein Gemisch gleicher Teile d- und l-Form sich in die beiden Komponenten zerlegen läßt, kann die Mesoweinsäure nicht weiter zerlegt werden, da sie ja eine einheitliche, nur innerhalb des Moleküls kompensierte Form darstellt. Mesoweinsäure, auch *Antiweinsäure* genannt, entsteht bei der Oxydation von Maleinsäure mit Permanganat und auch neben Traubensäure bei der künstlichen Racemisierung der natürlichen Weinsäure, die man durch Erhitzen mit Alkali bewirken kann. Praktische Bedeutung besitzt nur die rechtsdrehende natürliche Weinsäure, die sich in vielen Früchten als freie Säure oder als Kalium- oder Calciumsalz findet. Zur Gewinnung der Weinsäure geht man von dem sauren Kaliumsalz aus, das sich bei der Weinbereitung als *Weinstein (Cremor tartari)* am Boden der Fässer abscheidet. Das Kaliumbitartrat, das schon in Wasser ziemlich schwer löslich ist, wird durch den bei der Gärung entstehenden Alkohol ausgefällt. Das Kaliumsalz wird dann durch Umsetzung mit Calciumcarbonat und Calciumchlorid in das neutrale, in Wasser schwer lösliche Calciumsalz umgewandelt, welches schließlich mit Schwefelsäure umgesetzt wird. Weinsäure bildet farblose, in Wasser und Alkohol leicht lösliche Krystalle; sie enthält von der Darstellung her meist Spuren von Bleiverbindungen. Beim Erhitzen und bei der Einwirkung von konzentrierter Schwefelsäure wird sie unter Abscheidung von Kohle und Entwicklung von Caramelgeruch zersetzt. Man verwendet Weinsäure zur Säuerung von Limonaden und in Mischung mit Natriumbicarbonat als „Brausepulver".

Weinsäure gibt mit einigen Schwermetallen Komplexverbindungen, wobei die beiden alkoholischen Hydroxylgruppen an der Bindung teilnehmen. Diese Verbindungen geben nicht mehr die normalen Reaktionen der betreffenden Metalle; Weinsäure kann so die Fällung von Aluminium-, Calcium- und Eisensalzen verhindern und muß daher im Gang der anorganischen Analyse entfernt werden. In der FEHLINGschen Lösung kommt ihr gleichfalls die Rolle zu, das aus Kupfersulfat beim Zusatz von Alkali entstehende Kupfer (2)-hydroxyd als Komplex in Lösung zu halten; da Kupfer (1)-hydroxyd nicht mehr komplex gebunden werden kann, fällt aus der FEHLINGschen Lösung bei der Einwirkung von Reduktionsmitteln Kupfer (1)-oxyd aus.

Eine bekannte Komplexverbindung der Weinsäure ist *Brechweinstein, Tartarus stibiatus, Tartarus emeticus*, dem wahrscheinlich die untenstehende Formel zukommt. Man stellt die Verbindung durch Kochen von frisch gefälltem Antimonoxyd mit einer Lösung von saurem Kaliumtartrat dar. Brechweinstein findet zuweilen Verwendung in der Medizin; er verdient als Vorläufer anderer komplexer Antimonverbindungen, die als Chemotherapeutica wichtig geworden sind, ein gewisses Interesse.

$$
\left[
\begin{array}{l}
\text{COOK} \\
\mid \\
\text{CHO} \\
\mid \\
\text{CHO}\!-\!\text{Sb}\cdots\text{OH} \\
\mid \\
\text{COO}
\end{array}
\right]\text{H}
$$

In der Technik wird Brechweinstein als Beizmittel für die Färberei verwendet. Zur quantitativen Bestimmung kann man das im Brechweinstein als dreiwertiges Element vorliegende Antimon wie dreiwertiges Arsen jodometrisch titrieren.

Kaliumbitartrat, Weinstein, Tartarus, Cremor tartari wird zuweilen in der Medizin als mildes Laxans verwendet; es wird auch zur Herstellung von Backpulver verwendet. *Kaliumtartrat, Kalium tartaricum*, das neutrale Kaliumsalz der Weinsäure, ist im Gegensatz zum sauren Kaliumsalz in Wasser sehr leicht löslich. Es hat diuretische und schwach abführende Wirkung.

Kalium-Natriumtartrat, Seignettesalz, Tartarus natronatus ist ein gemischtes Salz der Weinsäure, das man durch Neutralisation von Kaliumbitartrat mit Soda gewinnt, es stellt wohlausgebildete farblose Krystalle mit 4 Molekülen Krystallwasser dar, die in Wasser sehr leicht löslich sind. Das Salz wird zur Herstellung der FEHLINGschen Lösung benutzt.

Von der *Propantricarbonsäure, Tricarballylsäure* (Formel I) leitet sich eine Monooxysäure, die *Citronensäure, Acidum citricum* (Formel II) ab. Diese Säure ist im Pflanzenreich weit verbreitet und findet sich besonders reichlich in unreifen Citronen. Zur Gewinnung der Säure wird der Saft unreifer Citronen zur Fällung von Eiweißstoffen aufgekocht, filtriert und mit Calciumcarbonat neutralisiert. Das Calciumcitrat wird heiß abfiltriert, da es in heißem

$$
\begin{array}{cc}
CH_2 \cdot COOH & CH_2 \cdot COOH \\
| & | \diagup OH \\
CH \cdot COOH & C \\
| & | \diagdown COOH \\
CH_2 \cdot COOH & CH_2 \cdot COOH \\
\text{I.} & \text{II.}
\end{array}
$$

Wasser weniger löslich ist als in kaltem; dann wird es mit der berechneten Menge Schwefelsäure umgesetzt und die filtrierte Lösung zur Krystallisation eingedampft. Citronensäure läßt sich auch durch Gärung von Kohlehydraten durch gewisse Schimmelpilze gewinnen. Die Säure ist in Wasser und Alkohol sehr leicht löslich. Durch Abspaltung von Wasser läßt sich Citronensäure in Aconitsäure (s. nebenstehende Formel) überführen, die auch in Aconitum napellus, in der Zuckerrübe und in einigen anderen Pflanzen aufgefunden wurde.

$$
\begin{array}{l}
CH_2 \cdot COOH \\
| \\
C\!-\!COOH \\
\| \\
CH \cdot COOH
\end{array}
$$

Medizinisch wird auch ein Homologes der Citronensäure, *Cetylcitronensäure, Agaricinsäure* (s. untenstehende Formel) zur Herabsetzung der Schweißsekretion angewendet; sie kommt in Polyporus officinalis vor und wird daraus durch Extraktion mit Alkohol gewonnen. Agaricinsäure ist ein krystallines weißes, in Wasser schwer lösliches Pulver; sie schmilzt bei etwa 140°.

$$
\begin{array}{l}
C_{16}H_{33} \cdot CH \cdot COOH \\
| \\
COHCOOH \\
| \\
CH_2COOH
\end{array}
$$

Unter den *Polyoxysäuren* sind diejenigen von Interesse, die zu den Zuckern in Beziehung stehen und aus diesen durch Oxydation hervorgehen. Dazu gehören die Oxydationsprodukte der Glucose: *Gluconsäure* $CH_2OH \cdot CHOH \cdot CHOH \cdot CHOH \cdot CHOH \cdot COOH$ und *Zuckersäure* $HOOC \cdot CHOH \cdot CHOH \cdot CHOH \cdot CHOH \cdot COOH$; die Oxydationsprodukte der Galaktose, *Galaktonsäure* und *Schleimsäure*, die optische Isomere der Gluconsäure bzw. der Zuckersäure darstellen, und zahlreiche andere.

Ketocarbonsäuren sind Oxydationsprodukte von Oxysäuren mit sekundärem Hydroxyl; sie können auch praktisch auf diese Weise dargestellt werden, wie bereits am Beispiel der Milchsäure-Brenztraubensäure gezeigt worden ist. Für die Darstellung stehen auch noch andere Methoden zur Verfügung, z. B. Umsetzung von halogenierten Säuren mit 2 Halogenatomen am gleichen Kohlenstoffatom mit Alkali. In den Ketocarbonsäuren besitzt die Ketogruppe normale Ketonfunktion; sie reagiert glatt mit Phenylhydrazin und Hydroxylamin. α- und β-Ketosäuren können unter gewissen Bedingungen leicht Kohlendioxyd abspalten.

α-*Ketosäuren*, unter denen die *Brenztraubensäure* $CH_3 \cdot CO \cdot COOH$ Interesse besitzt, lassen sich aus Säurechloriden und Alkalicyanid mit nachfolgender Verseifung des so gewonnenen Nitriles darstellen:

$$CH_3COCl + KCN \rightarrow CH_3COCN \rightarrow CH_3CO \cdot COOH.$$

Brenztraubensäure entsteht auch beim Erhitzen von Weinsäure und hat daher ihren Namen:

$$HOOC \cdot CHOH \cdot CHOH \cdot COOH \rightarrow CH_3CO \cdot COOH + CO_2 + H_2O.$$

Brenztraubensäure, die wir bereits als ein Zwischenprodukt der alkoholischen Gärung kennengelernt haben, ist eine mit Wasser mischbare Flüssigkeit. Alle α-Ketosäuren unterscheiden sich von den Ketosäuren mit anderer Stellung der Ketogruppe dadurch, daß sie sich leicht oxydieren lassen; so läßt sich Brenztraubensäure unter Abspaltung von Kohlendioxyd in Essigsäure überführen:

$$CH_3 \cdot CO \cdot COOH \xrightarrow{\;O\;} CH_3 \cdot COOH + CO_2.$$

α-Ketosäuren reduzieren daher FEHLINGsche Lösung und ammoniakalische Silberoxydlösung. Im Verlauf der alkoholischen Gärung wird Brenztraubensäure zu Acetaldehyd decarboxyliert.

Brenztraubensäure findet zur Darstellung von Atophan Verwendung.

β-Ketosäuren spielen beim biologischen Abbau der Fette eine Rolle; die Reaktion läßt sich auch künstlich mit Wasserstoffperoxyd herbeiführen. Auf β-Oxydation ist das Auftreten von *Acetessigsäure* $CH_3 \cdot CO \; CH_2 \cdot COOH$ im Harn der Diabetiker zurückzuführen. Die Gewinnung von β-Ketosäuren erfolgt am besten durch Kondensation von Carbonsäureestern unter dem Einfluß von Natrium oder Natriumäthylat; so erhält man aus Essigester den Ester der Acetessigsäure:

$$CH_3 \cdot C{\overset{\textstyle O}{\underset{\textstyle OC_2H_5}{\big<}}} + CH_3 \cdot COOC_2H_5 \rightarrow CH_3 \cdot CO \cdot CH_2 \cdot COOC_2H_5 + C_2H_5OH.$$

Mit homologen Estern tritt die Kondensation stets in α-Stellung zur Estergruppe ein, so daß stets nur β-Ketosäureester vom allgemeinen Typus

$$R \cdot CH_2 \cdot CO \cdot \underset{\textstyle R}{\overset{\textstyle |}{C}H} \cdot COOC_2H_5.$$

entstehen. β-Ketosäuren haben in mancher Hinsicht Ähnlichkeit mit 1,3-Diketonen; mit der Ketoform steht eine beträchtliche Menge der tautomeren Enolform im Gleichgewicht:

$$CH_3 \cdot \underset{\textstyle \overset{\textstyle \|}{O}}{C} \cdot CH_2 \cdot COOC_2H_5 \rightleftharpoons CH_3 \cdot \underset{\textstyle OH}{\overset{\textstyle |}{C}}=CH \cdot COOC_2H_5.$$

Acetessigester enthält etwa 8% Enol; wird die Enolform verbraucht, etwa durch Salzbildung, so wird sie aus der Ketoform laufend nachgebildet. Die freien β-Ketosäuren sind wenig beständig, da sie unter Abspaltung von Kohlendioxyd leicht zerfallen:

$$CH_3 \cdot CO \cdot CH_2 \cdot COOH \rightarrow CH_3 \cdot CO \cdot CH_3 + CO_2.$$

Aus diesem Grunde wendet man für Kondensationen und andere Umsetzungen meist die wesentlich beständigeren Ester an. Die gleiche Zersetzung, die man auch *Ketonspaltung* nennt, erleiden die Ester, wenn man sie mit verdünntem Alkali behandelt; mit *starkem* Alkali werden die Ester in anderer Weise gespalten, wobei Säuren entstehen:

$$CH_3 \cdot CO \cdot CH_2 \cdot COOC_2H_5 + 2\,KOH \rightarrow CH_3 \cdot COOK + CH_3 \cdot COOK + C_2H_5OH,$$

oder allgemein:

$$R^1CH_2 \cdot CO \cdot \underset{\underset{R^2}{|}}{CH} \cdot COOC_2H_5 + 2\,KOH \rightarrow R^1 \cdot CH_2COOK + \underset{\underset{R^2}{|}}{CH_2} \cdot COOK + C_2H_5OH\,.$$

Man nennt diese Spaltung der β-Ketosäureester *Säurespaltung*.

Mit Phenylhydrazin reagiert Acetessigester zuerst in normaler Weise unter Bildung des Phenylhydrazons (Formel I), das aber sogleich unter Abspaltung von Alkohol weiterreagiert, wobei ein Pyrazolderivat, und zwar *Phenylmethyl-pyrazolon*, entsteht (Formel II). Diese Verbindung geht bei der Methylierung in *Antipyrin* über.

$$\underset{\text{I.}}{\underset{|}{\overset{CH_3}{\underset{CH_2 \cdot COOC_2H_5}{\overset{|}{CO}}}} + H_2N \cdot NH \cdot C_6H_5} \longrightarrow \underset{|}{\overset{CH_3}{\underset{CH_2 \cdot COOC_2H_5}{\overset{|}{C}=N \cdot NH \cdot C_6H_5}}},\qquad \underset{\text{II.}}{\overset{CH_3}{\underset{CH_2 \cdot CO}{\overset{|}{C}=N-N \cdot C_6H_5}}}$$

Acetessigester läßt sich durch Umsetzung seiner Natriumverbindung mit Halogenalkyl an der Methylengruppe alkylieren, wodurch eine große Zahl von Derivaten gut zugänglich ist.

Als Beispiel einer γ-Ketosäure mag die *Lävulinsäure* $CH_3 \cdot CO \cdot CH_2 \cdot CH_2 \cdot COOH$ dienen; sie bildet sich bei der Einwirkung von starker Salzsäure auf Hexosen. Lävulinsäure spaltet auch bei starkem Erhitzen nicht Kohlendioxyd ab.

Aminocarbonsäuren. Die Aminocarbonsäuren vereinigen im Molekül die Eigenschaften eines Amines mit denen der Carbonsäuren; je nach der Stellung der Aminogruppe zur Carboxylgruppe unterscheidet man wieder α-Aminosäuren, β-Aminosäuren usw. Ein ganz besonderes Interesse beanspruchen die α-Aminosäuren, weil zu dieser Gruppe die Bausteine der Eiweißstoffe gehören; Aminosäuren mit anderer Stellung der Aminogruppe sind am Aufbau der Eiweißstoffe nicht beteiligt.

Man kann Aminosäuren allgemein durch Umsetzung von halogenierten Säuren mit Ammoniak darstellen, wobei das Halogen durch die Aminogruppe erstetzt wird. Die Aminosäuren sind krystalline, in Wasser leicht lösliche Substanzen; ihre chemischen Eigenschaften sind durch das Zusammentreffen von saurer und basischer Funktion gekennzeichnet. Sie können als Säuren mit Alkalien Salze bilden, andererseits können sie aber auch als Basen mit Säuren Salze geben; sie sind also *amphoter*:

$$\underset{\substack{\text{Aminoessigsäure}}}{\overset{CH_2 \cdot NH_2}{\underset{COOH}{|}}}\qquad\qquad \underset{\substack{\text{Natriumsalz} \\ \text{der Aminoessigsäure}}}{\overset{CH_2 \cdot NH_2}{\underset{COONa}{|}}}\qquad\qquad \underset{\substack{\text{Hydrochlorid} \\ \text{der Aminoessigsäure}}}{\overset{CH_2 \cdot NH_2 \cdot HCl}{\underset{COOH}{|}}}$$

Es ist einleuchtend, daß in den freien Säuren die beiden Funktionen sich gegenseitig neutralisieren, was man etwa durch folgende Formulierung zum Ausdruck bringen könnte: $\overset{CH_2 \cdot NH_3{}^+}{\underset{COO^-}{|}}$. Da sie im Molekül sowohl positive wie negative Ladung tragen, hat man sie auch als *Zwitterion* bezeichnet. In den Metallsalzen der Aminosäuren tritt natürlich die basische Funktion der Aminogruppe wieder hervor, sie reagieren daher alkalisch; in den Salzen der Aminosäuren mit *Mineralsäuren* tritt ganz entsprechend die saure Funktion der Carboxylgruppe wieder hervor, so daß diese Salze sauer reagieren. Man kann daher auch Aminosäuren weder mit Alkalien noch mit Säuren titrieren, da in keinem Falle Neutralität erreicht werden kann. Diese analytische Schwierigkeit läßt sich aber dadurch überwinden, daß man die Aminogruppe in eine neutrale Gruppe verwandelt und das so erhaltene Derivat als einbasische Säure mit Alkali titriert. Fügt man nämlich zu der wäßrigen Lösung von Aminosäuren Formaldehyd hinzu, so findet Kondensation zu einer sog. SCHIFFschen Base statt:

$$CH_2 \cdot NH_2 + OCH_2 \rightarrow CH_2 \cdot N{=}CH_2 \\ \quad\ | \qquad\qquad\qquad\qquad | \\ \ COOH \qquad\qquad\qquad COOH$$

in der der Stickstoff nicht mehr basisch ist, so daß man nun eine normale Säuretitration ausführen kann. Aminosäuren geben mit vielen Metallsalzen Molekülverbindungen; mit manchen Schwermetallen geben sie Komplexverbindungen, unter denen sich die Kupfersalze durch ihre intensiv blaue Farbe auszeichnen.

α-Aminosäuren spalten bei vorsichtigem Erhitzen Kohlendioxyd ab und gehen in Amine über:

$$R \cdot CHNH_2 \cdot COOH \rightarrow R \cdot CH_2 \cdot NH_2 + CO_2 \,.$$

Der gleiche Abbau kann durch manche Bakterien bewirkt werden; daher bilden sich Amine oft bei der Eiweißfäulnis (z. B. Putrescin und Cadaverin). Einige dieser sog. proteinogenen Amine wirken auf den Blutdruck und auf den Uterus und werden daher medizinisch verwendet (z. B. Histamin, Tryamin). Hefepilze bauen Aminosäuren unter Abspaltung von Kohlendioxyd und Ammoniak zu Alkoholen ab:

$$R \cdot CHNH_2 \cdot COOH \xrightarrow{\ H_2O\ } R \cdot CH_2OH + CO_2 + NH_3 \,;$$

auf diesem Wege entstehen bei der alkoholischen Gärung die Fuselöle. Im tierischen und menschlichen Organismus können einige Aminosäuren einem noch weitergehenden Abbau unterliegen; so kann aus Tyrosin Phenol und Kresol, aus Tryptophan Skatol und Indoxyl entstehen.

Die Besprechung der einzelnen Aminosäuren soll auf diejenigen α-Aminosäuren beschränkt werden, die als Bausteine der Eiweißstoffe wichtig sind. Man kann Eiweiß auf verschiedene Weise bis zu Aminosäuren abbauen; zur Identifizierung der Aminosäuren eignet sich besonders der Abbau mit Säuren. Man erhitzt dazu Eiweiß mit Salzsäure oder Schwefelsäure und kann die Aminosäuren in Form der mineralsauren Salze durch Krystallisation trennen; eine Trennung der freien Säuren durch Destillation ist nicht möglich, da dabei Zersetzung eintritt. Man kann aber so verfahren, daß man die freien Aminosäuren in Ester umwandelt, die unzersetzt destillierbar sind, und diese durch fraktionierte Destillation trennen. Das Verhältnis, in dem die einzelnen Aminosäuren am Eiweißaufbau beteiligt sind, ist bei den einzelnen Eiweißarten sehr verschieden; es brauchen auch nicht notwendig alle bekannten Aminosäuren in den einzelnen Eiweißarten vorzukommen.

Aminoessigsäure, Glykokoll, Glycin $NH_2CH_2 \cdot COOH$ erhält man in reichlicher Menge bei der Hydrolyse von Gelatine und Leim; Glykokoll besitzt, wie auch manche andere Aminosäuren, süßen Geschmack. Ein Derivat des Glykokolls ist

das *Betain* $\begin{array}{l} CH_2N(CH_3)_3 \\ | \quad / \\ COO \end{array}$ oder in anderer Schreibweise $(CH_3)_3\overset{+}{N}CH_2 \cdot COO^-$, das

in der Rübenmelasse und auch in manchen Fischkonserven vorkommt. Betain ist die dem Alkohol Cholin entsprechende Säure. Ein anderes Glykokollderivat ist *Sarkosin, Methylaminoessigsäure, Methylglykokoll* $CH_3NH \cdot CH_2 \cdot COOH$, ein Abbauprodukt des *Kreatins*, das gleichfalls als Glykokollderivat betrachtet werden

kann: $\begin{array}{l} NH_2 \cdot C \cdot N \cdot CH_2 \cdot COOH \\ \quad\ \| \ | \\ \ HN \ CH_3 \end{array}$. Kreatin unterscheidet sich vom Glykokoll da-

durch, daß es an Stelle der Aminogruppe einen Methylguanidinrest trägt. Kreatin findet sich im Muskelfleisch der Säugetiere; durch Abspaltung von Wasser geht es in *Kreatinin* über:

$$CH_3 \quad\quad\quad\quad\quad\quad\quad\quad\quad\quad\quad CH_3$$
$$|\quad\quad\quad\quad\quad\quad\quad\quad\quad\quad\quad\quad |$$

$$HN=C\overset{N-CH_2}{\underset{NH_2\ HO}{\diagdown\diagup}}CO \quad\quad\quad HN=C\overset{N-CH_2}{\underset{NH}{\diagdown\diagup}}CO.$$

Kreatin   Kreatinin

Im Pferdeharn findet sich *Benzoylglykokoll, Hippursäure*, das ist ein Glykokoll, dessen Aminogruppe mit Benzoesäure säureamidartig verknüpft ist: $C_6H_5CO \cdot NH$ $CH_2 \cdot COOH$. Man beobachtet die Verbindung auch im menschlichen Harn nach der Verabreichung von Benzoesäure, die offenbar auf diese Weise entgiftet wird.

α-Aminopropionsäure, Alanin $CH_3 \cdot CHNH_2 \cdot COOH$ ist gleichfalls am Aufbau vieler Eiweißstoffe beteiligt. Diese Säure ist als Grundkörper einer ganzen Reihe von Derivaten besonders wichtig. Alanin selbst kommt in größeren Mengen in Fibroin vor. Die Derivate leiten sich vom Alanin durch Ersatz eines Wasserstoffatomes in *β*-Stellung durch andere Gruppen ab. Ein *β*-Oxyalanin ist *Serin* CH_2OH $\cdot CHNH_2 \cdot COOH$, das sich in größerer Menge in der Seide findet. Die Eiweißstoffe, in denen Serin vorkommt, erhalten dadurch auch Alkoholcharakter. Ein Thioserin oder Sufhydrylalanin ist *Cystein* $CH_2SH \cdot CHNH_2 \cdot COOH$; Cystein ist wie die Merkaptane sehr leicht oxydierbar, wobei es in ein Disulfid, *Cystin*, übergeht, das sich umgekehrt wieder leicht zu Cystein reduzieren läßt:

$$CH_2 \cdot SH \quad\quad\quad CH_2 \cdot S\!-\!S \cdot CH_2$$
$$|\quad\quad\quad\quad\quad\quad\quad |\quad\quad\quad\quad\quad |$$
$$CH \cdot NH_2 \overset{O}{\underset{H_2}{\rightleftarrows}} CH \cdot NH_2 \quad CH \cdot NH_2$$
$$|\quad\quad\quad\quad\quad\quad\quad |\quad\quad\quad\quad\quad |$$
$$COOH \quad\quad\quad\ COOH \quad\quad COOH$$

Cystein   Cystin

Cystein ist ein Baustein des *Glutathions*, das innerhalb der Zellen Oxydations- und Reduktionsvorgänge vermittelt; das wirksame Prinzip ist dabei das System Cystein-Cystin. Cystin kommt in größeren Mengen in der Haar- und Hórnsubstanz vor. Cystein und Cystin bilden neben Methionin die einzigen schwefelhaltigen Eiweißbausteine; bei der Eiweißfäulnis wird der Schwefel als Schwefelwasserstoff abgespalten. Im Organismus kann Cystin zu *Taurin* $\overset{CH_2 \cdot SO_3H}{\underset{CH_2 \cdot NH_2}{|}}$ abgebaut werden, das an Cholsäure gebunden in der Ochsengalle als *Taurocholsäure* vorkommt.

Vom *α-Phenylalanin* $CH\overset{CH=CH}{\underset{CH-CH}{\diagup\diagdown}}C\!-\!CH_2 \cdot CHNH_2 \cdot COOH$, das gleichfalls in vielerlei Eiweißarten vorkommt, leiten sich andere Derivate durch Substitution von Wasserstoffatomen des Benzolkernes ab. *p-Oxyphenyl-alanin, Tyrosin* $HO \cdot C\overset{CH=CH}{\underset{CH-CH}{\diagup\diagdown}}C\!-\!CH_2 \cdot CHNH_2 \cdot COOH$ findet sich in beträchtlichen Mengen im Casein. Tyrosin verleiht den Eiweißstoffen, an deren Aufbau es beteiligt ist, gewisse Phenoleigenschaften; Phenole werden durch Salpetersäure leicht nitriert, die dabei entstehenden Nitrophenole sind gelb gefärbt. Eiweißstoffe, die Tyrosin enthalten, werden durch Salpetersäure gleichfalls nitriert und geben dabei Gelbfärbung; darauf beruht die *Xanthoproteinreaktion*. Auch die MILLONsche Reaktion

(Rotfärbung mit einer Lösung von Mercurinitrat in Salpetersäure) ist eine Phenolreaktion des Tyrosins. Im Organismus kann Tyrosin zu Phenol und p-Kresol abgebaut werden:

die an Schwefelsäure gebunden mit dem Harn als sog. „gepaarte" Säuren $C_6H_5OSO_3H$ und $CH_3 \cdot C_6H_4OSO_3H$ abgeschieden werden.

Dijodtyrosin (Jodgorgosäure) steht in enger Beziehung zum *Thyroxin*, dem wirksamen Prinzip der Schilddrüse:

Dijodtyrosin

Thyroxin

Ein mit dem Indolrest verknüpftes Alanin (Indolylalanin) ist *Tryptophan*, das im Organismus zu *Skatol* und *Indoxyl* abgebaut werden kann:

Tryptophan

Skatol

Indoxyl

Skatol wird mit dem Kot abgeschieden und bedingt dessen Geruch; es kann daraus auch in weißen, seidenglänzenden Krystallen isoliert werden. Skatol wird übrigens in minimalen Mengen auch in der Parfümerie verwendet. Indoxyl wird, wie Phenol, mit Schwefelsäure „gepaart", mit dem Harn als *Indoxylschwefelsäure* abgeschieden.

Histidin

Histamin

Unter den Homologen des Alanins sind *Valin*, *Leucin* und *Isoleucin* zu erwähnen; diese Aminosäuren werden im Verlauf der alkoholischen Gärung in die Alkohole des Fuselöles umgewandelt:

$$\begin{array}{ccc}
\text{CH}_3\,\text{CH}_3 & \text{CH}_3\,\text{CH}_3 & \text{CH}_3 \\
\diagdown\!\diagup & \diagdown\!\diagup & | \\
\text{CH} & \text{CH} & \text{CH}_2 \\
| & | & | \\
\text{CHNH}_2 & \text{CH}_2 & \text{CH—CH}_3 \\
| & | & | \\
\text{COOH} & \text{CHNH}_2 & \text{CHNH}_2 \\
 & | & | \\
 & \text{COOH} & \text{COOH}
\end{array}$$

Valin	Leucin	Isoleucin
(α-Aminoisovaleriansäure)	(α-Aminoisocapronsäure)	(α-Amino-β-methylvaleriansäure)

$$\downarrow \qquad\qquad \downarrow \qquad\qquad \downarrow$$

$$\begin{array}{ccc}
\text{CH}_3\,\text{CH}_3 & \text{CH}_3\,\text{CH}_3 & \text{CH}_3 \\
\diagdown\!\diagup & \diagdown\!\diagup & | \\
\text{CH} & \text{CH} & \text{CH}_2 \\
| & | & | \\
\text{CH}_2\text{OH} & \text{CH}_2 & \text{CH—CH}_3 \\
 & | & | \\
 & \text{CH}_2\text{OH} & \text{CH}_2\text{OH}
\end{array}$$

Isobutylalkohol	Opt. inakt. Gärungsamylalkohol	Opt. akt. Gärungsamylalkohol

In einigen wenigen Eiweißstoffen ist auch α-Aminobuttersäure nachgewiesen worden, von der sich *Methionin* ableitet, eine biologisch wichtige Schwefelverbindung, die wahrscheinlich mit Hilfe ihrer am Schwefel haftenden Methylgruppe im Organismus Methylierungen bewirken kann.

$$\begin{array}{cc}
\text{CH}_3 & \text{CH}_2\cdot\text{S}\cdot\text{CH}_3 \\
| & | \\
\text{CH}_2 & \text{CH}_2 \\
| & | \\
\text{CH—NH}_2 & \text{CH—NH}_2 \\
| & | \\
\text{COOH} & \text{COOH}
\end{array}$$

α-Aminobuttersäure	Methionin

Von der normalen α-Aminovaleriansäure, *Norvalin*, leitet sich ein Guanidinderivat, *Arginin*, ab, das in fast allen Eiweißarten, wenn oft auch nur in kleinen Mengen, vorkommt. Arginin kann zu *Ornithin*, einer Diaminosäure, abgebaut werden, die bei der Fäulnis in Putrescin übergeht:

$$\begin{array}{cccc}
 & \overset{\displaystyle\text{NH}}{\overset{\|}{}} & & \\
\text{CH}_3 & \text{CH}_2\text{—NH—C—NH}_2 & \text{CH}_2\text{NH}_2 & \text{CH}_2\cdot\text{NH}_2 \\
| & | & | & | \\
\text{CH}_2 & \text{CH}_2 & \text{CH}_2 & \text{CH}_2 \\
| & | & | & | \\
\text{CH}_2 & \text{CH}_2 & \text{CH}_2 & \text{CH}_2 \\
| & | & | & | \\
\text{CHNH}_2 & \text{CHNH}_2 & \text{CHNH}_2 & \text{CH}_2\cdot\text{NH}_2 \\
| & | & | & \\
\text{COOH} & \text{COOH} & \text{COOH} &
\end{array}$$

Norvalin	Arginin	Ornithin	Putrescin

Eine andere Diaminosäure ist *Lysin*, das bei der Fäulnis in Cadaverin übergeht:

$$\begin{array}{cc}
\text{CH}_2\text{—NH}_2 & \text{CH}_2\text{—NH}_2 \\
| & | \\
\text{CH}_2 & \text{CH}_2 \\
| & | \\
\text{CH}_2 & \text{CH}_2 \\
| & | \\
\text{CH}_2 & \text{CH}_2 \\
| & | \\
\text{CHNH}_2 & \text{CH}_2\text{—NH}_2 \\
| & \\
\text{COOH} &
\end{array}$$

Lysin	Cadaverin

Auch einige zweibasische α-Aminosäuren kommen in Eiweißstoffen vor, und zwar besonders *Asparaginsäure* (α-Aminobernsteinsäure) und *Glutaminsäure* (α-Aminoglutarsäure); die Halbamide dieser beiden Säuren, *Asparagin* und *Glutamin*, sind besonders in Pflanzeneiweiß ziemlich verbreitet:

$$
\begin{array}{cccc}
\text{COOH} & \text{CONH}_2 & \text{COOH} & \text{CONH}_2 \\
| & | & | & | \\
\text{CH}_2 & \text{CH}_2 & \text{CH}_2 & \text{CH}_2 \\
| & | & | & | \\
\text{CHNH}_2 & \text{CHNH}_2 & \text{CH}_2 & \text{CH}_2 \\
| & | & | & | \\
\text{COOH} & \text{COOH} & \text{CHNH}_2 & \text{CHNH}_2 \\
& & | & | \\
& & \text{COOH} & \text{COOH} \\
\text{Asparaginsäure} & \text{Asparagin} & \text{Glutaminsäure} & \text{Glutamin}
\end{array}
$$

Neben den angeführten Aminosäuren werden in einigen Eiweißstoffen auch Pyrrolidincarbonsäuren, und zwar *Prolin* und *Oxyprolin*, angetroffen:

$$
\begin{array}{cc}
\text{H}_2\text{C}-\text{CH}_2 & \text{HO}-\text{HC}-\text{CH}_2 \\
\text{H}_2\text{C} \quad \text{CH}-\text{COOH} & \text{H}_2\text{C} \quad \text{CH}-\text{COOH} \\
\diagdown \text{NH} \diagup & \diagdown \text{NH} \diagup \\
\text{Prolin} & \text{Oxyprolin}
\end{array}
$$

13. Eiweißstoffe.

Wir haben soeben Aminosäuren kennengelernt, die als Bausteine der Eiweißstoffe besonders wichtig sind; über die Frage, in welcher Weise sich die Eiweißstoffe aus diesen Aminosäuren aufbauen, haben Abbauversuche unter milden und besonders vorsichtigen Bedingungen einen gewissen Aufschluß gegeben. Es ist dabei nämlich gelungen, Bruchstücke zu isolieren, die nur noch aus 2 oder 3 Aminosäureresten bestehen; die Verknüpfung der Aminosäuren wird in der Weise bewirkt, daß die Carboxylgruppe der einen Aminosäure mit der Aminogruppe einer anderen Aminosäure eine Säureamidbindung bildet; man nennt die aus 2 Aminosäuren gebildeten Produkte *Dipeptide*, die Produkte aus 3 Aminosäuren *Tripeptide*:

$$
\begin{array}{cc}
\underset{\text{R}}{\text{H}_2\text{N}\cdot\text{CH}\cdot\text{CO}-\text{NH}\cdot\text{CH}\cdot\text{COOH}} & \underset{\text{R}}{\text{H}_2\text{N}\cdot\text{CH}\cdot\text{CO}-\text{NH}\cdot\text{CH}\cdot\text{CO}-\text{NH}\cdot\text{CH}\cdot\text{COOH}} \\
\text{Dipeptid} & \text{Tripeptid}
\end{array}
$$

Ein in den Zellen weit verbreitetes Tripeptid ist das *Glutathion*, das aus je 1 Molekül Glutaminsäure, Cystein und Glykokoll aufgebaut ist:

$$
\text{HOOC}\cdot\underset{\substack{|\\ \text{NH}_2}}{\text{CH}}\cdot\text{CH}_2\cdot\text{CH}_2\cdot\text{CO}-\text{NH}\cdot\underset{\substack{|\\ \text{CH}_2\text{SH}}}{\text{CH}}\cdot\text{CO}-\text{NH}\cdot\text{CH}_2\cdot\text{COOH}
$$

Glutaminsäurerest   Cysteinrest   Glykokollrest

Es ist ohne weiteres ersichtlich, daß nach diesem Prinzip der Aufbau von beliebig langen Ketten wenigstens theoretisch möglich ist, da ja immer mindestens eine freie Carboxylgruppe und eine freie Aminogruppe vorhanden sind, an die eine weitere Aminosäure angeknüpft werden kann. Es ist nun zuerst von EMIL FISCHER die Ansicht vertreten worden, daß die Eiweißstoffe nach diesem Prinzip aufgebaut sind und demnach sehr hochmolekulare Polypeptide darstellen. EMIL FISCHER hat auch die Synthese von Polypeptiden erfolgreich durchgeführt, und es ist ihm gelungen, Polypeptidketten aus 18 Aminosäureresten in durchsichtiger

Weise aufzubauen. Diese synthetischen Polypeptide reichen natürlich auch nicht
annähernd an die Molekülgröße der Eiweißstoffe heran, aber sie können doch
immerhin als einfache Modelle von bekannter Struktur dienen, an denen sich
die chemischen Eigenschaften studieren und mit denen der Eiweißstoffe vergleichen lassen. Dabei hat es sich gezeigt, daß die Polypeptide tatsächlich
in manchen Eigenschaften mit den Eiweißstoffen übereinstimmen, es sind aber
auch unverkennbare Abweichungen vorhanden. Insbesondere zwei Punkte sind
es, die doch wieder Zweifel über das Bauprinzip aufkommen ließen: die synthetischen Polypeptide sind nämlich gegenüber chemischen Angriffen viel resistenter
als die Eiweißstoffe, und ferner ist es nie gelungen, Polypeptide durch Pepsin
abzubauen. Es ist daher sehr wohl daran zu denken, daß neben der Säureamidbindung gelegentlich auch andere Gruppen der Aminosäuren (alkoholische oder
phenolische Hydroxylgruppen des Serins bzw. des Tyrosins und seiner Derivate,
die Sulfhydrylgruppe des Cysteins usw.) die Bindung vermitteln können. Nach
einer besonders von ABDERHALDEN vertretenen Ansicht können auch *Diketopiperazin*derivate eine Rolle spielen; stellt man sich vor, daß ein Dipeptid innerhalb eines Moleküles eine zweite Säureamidbindung eingeht, so kommt man zu
einer heterocyclischen Verbindung, die sich vom Piperazin ableitet, z. B.:

$$CH_2 \cdot CO\!-\!NH \cdot CH_2 \qquad\qquad CH_2\!\!\begin{array}{c} \diagup CO\!-\!NH \diagdown \\ \diagdown NH\!-\!CO \diagup \end{array}\!\!CH_2 \; .$$
$$\;|\qquad\qquad\quad\;|$$
$$NH_2 \qquad\quad HOCO$$

Glycylglycin   Diketopiperazin

Vom Diketopiperazin und seinen Derivaten leiten sich auch tautomere Formen
ab:

$$R \cdot CH\!\!\begin{array}{c} \diagup CO\!-\!NH \diagdown \\ \diagdown NH\!-\!CO \diagup \end{array}\!\!CH \cdot R \;\rightleftharpoons\; R \cdot CH\!\!\begin{array}{c} \diagup \overset{OH}{\overset{|}{C}}=N \diagdown \\ \diagdown N=\underset{|}{\underset{OH}{C}} \diagup \end{array}\!\!CH \cdot R ,$$

deren Enolhydroxyle mit anderen Aminosäuren esterartig verknüpft sein können.
Die Annahme, daß neben der Säureamidbindung auch solche andersgearteten
Bindungen im Eiweiß vorkommen, hat zur Zeit die größere Wahrscheinlichkeit.

Über die Molekülgröße der Eiweißarten gingen die Ansichten lange Zeit ziemlich auseinander; die gewöhnlichen Methoden der Molekulargewichtsbestimmungen versagen bei diesen hochmolekularen Stoffen entweder vollständig, oder
sie sind mit zu großen Unsicherheiten behaftet. Mit Hilfe einer neuen, von SVED-
BERG ausgearbeiteten Methode läßt sich die Teilchengröße aus der Sedimentations-
geschwindigkeit ermitteln, die man mit Hilfe einer sehr schnell laufenden Zentri-
fuge (Ultrazentrifuge) bestimmt. Dabei wurden für einige einfachere Eiweißstoffe
Werte von etwa 34000 gefunden, für andere, höhere Eiweißstoffe Werte, die etwa
ganze Vielfache davon darstellen, z. B. 68000, 104000 und noch höhere. Das
bedeutet, daß ein Eiweißmolekül aus Hunderten von Aminosäureresten aufgebaut
ist. Selbst wenn man annimmt, daß nur etwa 25 verschiedene Aminosäuren am
Aufbau der Eiweißstoffe beteiligt sind, so läßt sich damit schon eine unüberseh-
bare Fülle von verschiedenartigen Eiweißstoffen konstruieren; schon feinste Abweichungen im Bau, die wir mit unseren chemischen und biologischen Methoden
überhaupt nicht erfassen können, können für das hochspezifische biologische
Geschehen von größter Bedeutung sein, und es wäre durchaus denkbar, daß sich
individuelle Unterschiede auf solche mehr oder weniger feinen Unterschiede im
Eiweißaufbau begründen. Es ist bemerkenswert, daß die Eiweißstoffe bei aller
Verschiedenartigkeit in der analytischen Zusammensetzung nur geringe Unter-

schiede ausweisen; der Kohlenstoffgehalt schwankt zwischen 50 und 55 %, der des Wasserstoffes zwischen 6,5 und 7,3 %, der des Stickstoffes zwischen 15 und 17,6 %. Nimmt man den Stickstoffgehalt im Durchschnitt zu 16 % an, so braucht man zur quantitativen Bestimmung von Eiweiß nur den Stickstoffgehalt zu ermitteln und diesen mit 6,25 zu multiplizieren. Für nahrungsmittelchemische und physiologische Untersuchungen verfährt man dabei nach der Methode von KJELDAHL, wobei man das Material mit Schwefelsäure unter Zusatz von etwas Kupfer- oder Quecksilbersalzen zerstört; dabei werden die Aminogruppen zu Ammoniak hydrolysiert, das als Ammoniumsulfat gebunden wird. Man macht nun alkalisch und destilliert das Ammoniak in vorgelegte eingestellte Säure, deren Überschuß man nach beendeter Destillation zurücktitriert.

Die physikalischen Eigenschaften der Eiweißstoffe sind sehr verschieden; einige von ihnen sind in Wasser kolloidal löslich, andere lösen sich nur bei Gegenwart kleiner Mengen von Neutralsalzen, wieder andere sind in Wasser überhaupt nicht löslich. Diejenigen, die in Wasser löslich sind, werden aus der Lösung durch Salze, besonders von Sulfationen, gefällt; die zur Fällung erforderliche Salzkonzentration ist bei den einzelnen Eiweißarten verschieden, so daß man damit die Möglichkeit hat, einzelne Eiweißarten durch fraktionierte Fällung voneinander zu trennen. Die Fällung durch Salze ist reversibel, man kann die gefällten Stoffe also wieder in Lösung bringen. Durch Erhitzen, besonders bei saurer Reaktion oder bei Gegenwart von Salzen, werden die Eiweißstoffe koaguliert und irreversibel gefällt. Eiweißstoffe werden ferner durch Alkohol gefällt; mit Schwermetallsalzen geben sie Niederschläge, ebenso mit vielen Alkaloidfällungsmitteln.

Die Eiweißstoffe sind, wie die Aminosäuren, amphoter; sie können also sowohl mit Säuren wie auch mit Basen Salze bilden und wirken daher als Puffer. Darin liegt eine der physiologischen Funktionen der Eiweißstoffe. Je nach der Natur der Eiweißstoffe können bei ihnen entweder saure oder basische Eigenschaften vorherrschen, d. h. es können die sauren Gruppen stärker dissoziiert sein als die basischen oder umgekehrt. Nun kann man ja die saure Dissoziation durch Zusatz von Säuren, die basische durch Zusatz von Basen herabsetzen und kann auf diese Weise bestimmte p_H-Werte einstellen, bei denen die saure und die basische Dissoziation gerade den gleichen Wert besitzen. Diesen Punkt nennt man den *isoelektrischen Punkt*; er besitzt für die einzelnen Eiweißstoffe verschiedene, charakteristische p_H-Werte, z. B. liegt der isoelektrische Punkt des Serumalbumins bei p_H 4,7, des Globins bei p_H 8,1, des Caseins bei p_H 4,6. Beim isoelektrischen Punkt haben die Eiweißstoffe die geringste Löslichkeit, da sie ja da besonders schwach dissoziiert sind. So kann man Eiweißstoffe durch Einstellung des isoelektrischen Punktes aus ihren Lösungen weitgehend fällen, besonders bei Gegenwart von Neutralsalzen, und kann auch fraktionierte Fällungen von Eiweißgemischen vornehmen. Die Eiweißstoffe geben mit Neutralsalzen Additionsverbindungen, so daß es schwer ist, sie von anorganischen Begleitstoffen völlig zu befreien. Die Verbindungen mit Schwermetallsalzen sind in Wasser schwerlöslich. Durch Säuren und Alkalien werden Eiweißstoffe abgebaut, wobei man *Acid*- bzw. *Alkalialbuminate* erhält; diese sind in Wasser unlöslich, in Säuren oder Alkalien sind sie jedoch löslich. Eisenalbuminat wird als Stärkungsmittel verwendet. Eiweißstoffe werden auch durch einige Fermente gespalten; Pflanzen, die Eiweiß als Reservestoff führen, führen zugleich auch eiweißspaltende (proteolytische) Fermente. Auch im Magen-Darmkanal finden sich eiweißspaltende Fermente, die bei der Eiweißverdauung wirksam sind. Im Magen findet sich ein peptisches Ferment, das *Pepsin*, das nur bei saurer Reaktion eiweißspaltend wirkt. Im Pankreas findet sich das Ferment *Trypsin* und im Dünndarm das Ferment *Erepsin*; beide wirken nur bei schwach alkalischer Reaktion. Die 3 Fermente wirken bei der Eiweißverdauung zusammen, und zwar so, daß sie das Eiweiß stufenweise in immer kleinere Bruchstücke zerlegen, die dann entweder verbrannt oder zur Synthese von körpereigenem Eiweiß verwendet werden können. Die ersten Abbauprodukte des Eiweißes nennt man *Albumosen*; sie werden durch Erhitzen nicht mehr koaguliert, durch Salze, besonders durch Sulfate, werden sie jedoch gefällt. Die weiteren Abbauprodukte bezeichnet man als *Peptone*; diese werden weder in der Hitze koaguliert noch durch Salze gefällt.

Zum Nachweis von Eiweißstoffen kann man Fällungs- und Farbreaktionen heranziehen; aus der großen Zahl der Reaktionen sollen nur diejenigen erwähnt werden, die öfters bei physiologischen Untersuchungen angewendet werden. **Fällungsreaktionen:** *Kochprobe:* Man versetzt die Lösung mit etwa 1 % Kochsalz, säuert mit einigen Tropfen Essigsäure oder Salpetersäure an und erhitzt zum Sieden. *Kaliumferrocyanidprobe:* Die Lösung wird mit verdünnter Essigsäure stark angesäuert und mit Kaliumferrocyanidlösung tropfenweise versetzt. *Sulfosalicylsäureprobe:* Man versetzt die Lösung mit 10—20 Tropfen einer 20%igen Sulfosalicylsäurelösung. HELLERsche *Probe:* Man unterschichtet die Lösung vorsichtig mit konzentrierter Salpetersäure und erhält an der Berührungsfläche eine trübe Zone.

ESSBACHS Reagens, eine wäßrige Lösung von 1 % Pikrinsäure und 2 % Citronensäure, gibt eine Fällung, die auch zur quantitativen Bestimmung benutzt werden kann.

Farbreaktionen. *Biuretreaktion:* Man macht die Lösung mit Natron- oder Kalilauge stark alkalisch und fügt tropfenweise eine sehr verdünnte Kupfersulfatlösung hinzu: blau- bis rotviolette Färbung; die Reaktion fällt auch mit vielen Eiweißabbauprodukten und Polypeptiden, nicht aber mit Aminosäuren positiv aus, ebenso natürlich auch mit Biuret.

Xanthoproteinreaktion: Mit starker Salpetersäure gibt gelöstes und koaguliertes Eiweiß besonders beim Erwärmen Gelbfärbung, die sich beim Alkalisieren mit Ammoniak noch vertieft. Die Reaktion wird durch Tyrosin, aber auch durch Tryptophan und Phenylalanin bedingt, die mit Salpetersäure Nitrierungsprodukte geben.

MILLONsche *Probe:* Eine Lösung von Mercurinitrat in Salpetersäure, die noch etwas salpetrige Säure enthält (MILLONs Reagens), gibt mit Eiweißlösungen in der Kälte eine weiße Trübung oder Fällung, beim Kochen rotbraune bis rote Färbung oder Fällung. Die Reaktion wird durch Tyrosin bedingt.

HOPKINsche *Reaktion:* Man versetzt die Lösung mit etwas Glyoxylsäure und unterschichtet mit konzentrierter Schwefelsäure: violettrote Zone. Die Reaktion wird durch Tryptophan bedingt.

Einteilung der Eiweißstoffe. Man unterscheidet einfache und zusammengesetzte Eiweißstoffe; die einfachen Eiweißstoffe sind Substanzen, die lediglich aus Aminosäuren aufgebaut sind und daher auch bei der Hydrolyse ausschließlich Aminosäuren geben; die zusammengesetzten Eiweißstoffe enthalten im Molekül neben Eiweiß noch eine andere Komponente, sie geben daher bei der Hydrolyse neben Aminosäuren noch andere Produkte.

Die weitere Unterteilung der einfachen Eiweißstoffe geschieht im wesentlichen nach ihren physikalischen Eigenschaften; eine Einteilung nach rein chemischen Gesichtspunkten ist wegen der außerordentlich komplizierten Zusammensetzung nicht möglich.

Albumine sind Stoffe, die in reinem Wasser löslich sind; sie lassen sich durch Erhitzen nur bei Gegenwart von kleinen Mengen von Salzen koagulieren. Salze fällen sie in der Kälte nur bei hoher Konzentration, am besten in schwach saurer Lösung. Albumine sind enthalten im Blutserum *(Serumalbumin)*, im Eiereiweiß

(Ovalbumin), in der Milch *(Lactalbumin)*. Albumine kommen auch in pathologischem Harn vor.

Globuline sind Stoffe, die sich in Wasser nur bei Gegenwart von kleinen Mengen von Salzen lösen. Aus wäßriger Lösung werden sie durch Sulfate leichter gefällt als Albumine. Im Blutserum finden sich *Serumglobuline*, in der Milch *Lactoglobuline*; das Eiweiß der Leguminosen enthält gleichfalls Globuline.

Prolamine oder *Gliadine* sind vegetabilische Eiweißarten, die in Wasser unlöslich, jedoch in 70—80%igem Alkohol löslich sind.

Gerüsteiweiß oder *Skleroproteine* sind in Wasser, Salzlösungen und Alkohol unlösliche Eiweißstoffe. Zu ihnen gehört das *Keratin*, die Substanz der Haare, Nägel und Federn, das *Kollagen* der Knorpel und Knochen, das *Elastin* der Sehnen, das *Fibroin* der Seide und ähnliche.

Die *zusammengesetzten Eiweißstoffe (Proteide)* teilt man weiter nach der Natur der mit Eiweiß verknüpften zweiten Komponente ein.

Als *Glucoproteide* bezeichnet man Substanzen, die aus Eiweiß und einer Zuckerkomponente (meist Glucosamin) aufgebaut sind; sie besitzen nach der Hydrolyse starke Reduktionswirkung. Zu ihnen gehören die *Mucine*, die von Schleimhäuten und Schleimdrüsen abgesondert werden.

Als *Chromoproteide* bezeichnet man Verbindungen, die aus Eiweiß und einer metallhaltigen Farbstoffkomponente aufgebaut sind; hierher gehören die Blutfarbstoffe einiger niederer Tiere (wie Hämocyanin) und besonders das *Hämoglobin*. Hämoglobin ist im Blut zu 13—14% enthalten; es ist aufgebaut aus der Eiweißkomponente *Globin* und der eisenhaltigen Farbstoffkomponente *Hämochromogen*, jetzt meist kurz *Häm* genannt. Die Spaltung in die Komponenten kann durch Säuren oder Alkalien bewirkt werden. Häm wandelt sich sehr leicht in Hämatin um, das man auch direkt bei der Spaltung von Methämoglobin erhält. Hämatin gibt mit Säuren Salze, die man als Hämine bezeichnet.

Hämoglobin ist eine sehr labile Verbindung, die außerhalb des Organismus in Methämoglobin übergeht; diese Umwandlung wird auch durch manche sog. Blutgifte, wie Anilin, Nitrobenzol usw. innerhalb des Organismus bewirkt. Hämoglobin vereinigt sich sehr leicht mit manchen Gasen; mit Sauerstoff entsteht in reversibler Reaktion das Oxyhämoglobin, das den Sauerstofftransport im Blut bewirkt. Mit Kohlenoxyd entsteht in gleichfalls reversibler Reaktion das *Kohlenoxydhämoglobin*, das etwas stabiler ist als das Oxyhämoglobin; ähnliche Verbindungen werden auch mit Schwefelwasserstoff und mit Blausäure gebildet. Kohlenoxyd, Schwefelwasserstoff und Blausäure blockieren das Hämoglobin und entziehen es dadurch seiner Bestimmung, die Gewebe mit Sauerstoff zu versorgen; diese Stoffe sind daher starke Gifte. Die Giftigkeit nimmt mit der Stabilität der Hämoglobinverbindungen in der Reihenfolge Schwefelwasserstoff—Kohlenoxyd—Blausäure zu.

Phosphorproteide sind Verbindungen, die aus Eiweiß und Phosphorsäure aufgebaut sind; zu ihnen gehört das *Casein* der Milch. Casein besitzt saure Eigenschaften; in der Milch kommt es als Calciumsalz vor, das kolloidal gelöst ist. Beim Ansäuern fällt das freie Casein aus; der gleiche Vorgang spielt sich natürlich auch beim Sauerwerden der Milch ab. Das Casein wird aus der Milch auch durch ein Ferment des Magens, das *Labferment*, abgeschieden. Das Ferment findet sich besonders reichlich in der Magenschleimhaut junger Säugetiere und wird meist aus Kälbermagen gewonnen. Man benutzt es zur Fällung des Caseins für die Herstellung von Käse.

Nucleoproteide sind aus Eiweiß und Nucleinsäuren aufgebaut; sie besitzen schwachsaure Reaktion. Nucleoproteide sind biologisch von ganz besonderer Wichtigkeit, da sie am Aufbau der Zellkerne beteiligt sind.

In der Natur sind auch Eiweißstoffe mit stark toxischer Wirkung aufgefunden
worden; dazu gehören *Ricin* des Ricinussamens, das aber bei der Pressung nicht
in das Öl übergeht, *Crotin* des Crotonsamens, *Phalloidin* und *Amanitin* des
Knollenblätterschwammes (Amanita phalloides). Diese sind peroral und parenteral
wirksam. Andere, wie Bakterientoxine, Schlangen-, Kröten-, Spinnen- und
Skorpiongifte sind meist nur parenteral wirksam, gehören aber zu den stärksten
Giften.

14. Kohlenhydrate.

Zur Gruppe der Kohlenhydrate gehören Zucker, höhermolekulare Verbindungen,
die aus Zuckern aufgebaut sind, und Substanzen, die chemisch mit den Zuckern
verwandt sind. Die Bezeichnung Kohlenhydrate bringt die formale Beziehung zum
Ausdruck, daß in diesen Verbindungen neben Kohlenstoff die Elemente Sauerstoff
und Wasserstoff meist im gleichen Verhältnis wie im Wasser vorliegen: $(C \cdot H_2O)_n$;
obwohl man jetzt auch Verbindungen dieser Gruppe kennt, die in anderem Verhältnis zusammengesetzt sind, ist die Bezeichnung doch beibehalten worden.

Diejenigen Kohlenhydrate, die sich nicht zu einfacheren Kohlenhydraten
hydrolysieren lassen, bezeichnet man als *Monosaccharide*; höhere Kohlenhydrate,
die sich zu Monosacchariden hydrolysieren lassen, bezeichnet man als Polysaccharide. Unter diesen kann man wieder 2 Gruppen unterscheiden, nämlich
Verbindungen, die in Wasser löslich und zuckerähnlich sind, die *Disaccharide*,
und solche, die in Wasser unlöslich und nicht mehr zuckerähnlich sind, das sind
die eigentlichen Polysaccharide, wie Stärke und Cellulose. Die Monosaccharide
sind die Bausteine der höheren Kohlehydrate, sie bedürfen daher einer etwas
eingehenderen Besprechung.

a) Monosaccharide.

Die Monosaccharide gehören chemisch entweder zur Gruppe der Oxyaldehyde,
dann nennt man sie *Aldosen*, oder zur Gruppe der Oxyketone, dann nennt man
sie *Ketosen*; sie tragen stets in α-Stellung zur Aldehyd- oder Ketongruppe eine
Hydroxylgruppe und besitzen daher die Eigenschaften von α-Oxyaldehyden oder
α-Oxyketonen. Es ist daher nötig, sich die Eigenschaften dieser Verbindungen
in Erinnerung zu rufen. Die weitere Unterteilung der Monosaccharide geschieht
nach der Zahl der im Molekül vorhandenen Sauerstoffatome, *nicht* nach der Zahl der
Kohlenstoffatome. Ein Zucker mit 3 Sauerstoffatomen ist eine *Triose*, und zwar
kann er eine Aldotriose oder eine Ketodriose sein. Zucker mit 4 Sauerstoffatomen
sind *Tetrosen* (Aldotetrose oder Ketotetrose); die mit 5 Sauerstoffatomen nennt man
Pentosen, die mit 6 Sauerstoffatomen *Hexosen*. Es gibt Zucker, die 5 Sauerstoffatome, aber 6 Kohlenstoffatome besitzen, diese gehören natürlich zu den Pentosen.

Die Eigenschaften der Zucker stimmen, wie bereits erwähnt, vollständig mit
denen der α-Oxyketone oder α-Oxyaldehyde überein. Es sind also sowohl Aldosen
als auch Ketosen starke Reduktionsmittel; die Aldosen lassen sich an der Aldehydgruppe und am α-ständigen Hydroxyd besonders leicht oxydieren; obwohl Ketone
keine Reduktionsmittel sind, reduzieren die Ketosen doch, da sie sich an der zur
Carbonylgruppe α-ständigen Hydroxylgruppe leicht oxydieren lassen. Die Reduktionswirkung äußert sich besonders gegen FEHLINGsche Lösung und gegen
ammoniakalische Silberoxydlösung. Eine entsprechende Reaktion findet auch
mit Phenylhydrazin statt; es bilden sich dabei zuerst die normalen Phenylhydrazone, die dann aber mit Phenylhydrazin weiterreagieren, wobei zunächst
ein α-ständiges Hydroxyl dehydriert wird und dann zum *Osazon* weiterreagiert.

Die Carbonylgruppe der Zucker kann mit einer Hydroxylgruppe des gleichen Moleküles Halbacetalbindung eingehen, wie das bereits bei den Oxyketonen und Oxyaldehyden beschrieben worden ist; dabei entsteht bei Aldosen aus der Aldehydgruppe die Gruppe I, bei Ketosen aus der Ketogruppe die Gruppe II; man bezeichnet diese Gruppen als die *aktive* Gruppe der Zucker.

Da bei der Halbacetalbildung ein neues asymmetrisches Kohlenstoffatom entsteht, kann die aktive Gruppe zwei neue, verschiedene Konfigurationen bedingen, die man als α- und β-Form unterscheidet. Beide Formen besitzen verschiedene physikalische Eigenschaften, also verschiedene Löslichkeit, verschiedene Krystallform und auch verschiedene optische Drehung; in Lösung befinden sich beide Formen miteinander im Gleichgewicht, das aber meist ein anderes Verhältnis darstellt als in festem Zustand. Löst man nun einen festen Zucker in Wasser, so beobachtet man sehr oft die Erscheinung, daß der Drehwert der frischen Lösung sich allmählich ändert und schließlich konstant wird. Diese Erscheinung, die man als *Mutarotation* bezeichnet, ist auf die Einstellung des Gleichgewichtes zwischen α- und β-Form zurückzuführen; die Erscheinung der Mutarotation, die später noch näher beschrieben werden soll, kann auch bei Disacchariden mit einer freien aktiven Gruppe vorkommen.

Das Hydroxyl der aktiven Gruppe kann mit einer Hydroxylgruppe von Alkoholen und Phenolen ätherartig verknüpft werden, wobei gemischte Acetale entstehen; diese Verbindungen bezeichnet man als *Glykoside*; auf sie wird später zurückzukommen sein.

Die Zucker enthalten alle eine mehr oder weniger große Zahl von asymmetrischen Kohlenstoffatomen; viele natürliche Zucker unterscheiden sich lediglich durch die Konfiguration, ohne daß in der chemischen Struktur Unterschiede vorhanden sind. Man ordnet neuerdings die Zucker und auch andere optisch aktive Substanzen in bestimmte Konfigurationsreihen ein und benutzt die Buchstaben d und l nicht mehr dazu, einen bestimmten Drehsinn, sondern die Zugehörigkeit zu der Konfigurationsreihe d oder l, unabhängig von dem Drehsinn, auszudrücken, während man zur Angabe des Drehsinnes das Pluszeichen (+) für Rechtsdrehung, das Minuszeichen (−) für Linksdrehung anwendet; trägt also eine Substanz die Bezeichnung d(−), so bedeutet das, daß sie zur d-Reihe gehört, aber linksdrehend ist. Bei der Zuordnung zu Konfigurationsreihen bezieht man sich auf den Glycerinaldehyd, der eine Aldotriose darstellt; Glycerinaldehyd besitzt ein asymmetrisches Kohlenstoffatom und existiert daher in einer d- und in einer l-Form, denen die folgenden Projektionsformeln entsprechen: Alle Zucker, die sich vom d-Glycerinaldehyd ableiten und daher im Molekül die Konfiguration (s. nebenstehende Formel) aufweisen, rechnet man zur d-Reihe, unabhängig von der Konfiguration anderer asymmetrischer Kohlenstoffatome und unabhängig von dem Drehsinn; in entsprechender Weise leiten sich vom l-Glycerinaldehyd die Verbindungen der l-Reihe ab. Maßgeblich für die Zuordnung zu einer der beiden sterischen Reihen ist also die Konfiguration des der primären Alkoholgruppe benachbarten Kohlenstoffatoms.

Unter der großen Zahl der theoretisch möglichen Zucker sind nur diejenigen besonders interessant, die in der Natur vorkommen; das sind neben einigen Pentosen hauptsächlich Hexosen.

Pentosen finden sich in der Natur als Bausteine von manchen höheren Polysacchariden, die man *Pentosane* nennt. Diese kommen hauptsächlich in verholzten

Pflanzenteilen, in Samenschalen, im Stroh und in der Gerüstsubstanz mancher Pilze vor; beim Erhitzen mit Säuren werden sie hydrolysiert und geben dabei Pentosen. Bei energischer Einwirkung von Mineralsäuren gehen Pentosen unter Wasserabspaltung in *Furfurol* über (s. nebenstehende Formel). Man kann durch diese Reaktion Pentosen und Pentosane nachweisen, da Furfurol sich durch einige Farbreaktionen leicht identifizieren läßt;

$$CHOH\text{---}CHOH$$
$$CH_2 \quad CH\text{---}C \underset{H}{\overset{O}{<}} \rightarrow CH \quad C\text{---}C\underset{H}{\overset{O}{<}}$$
$$OH \quad OH$$

Pentose   Furfurol

der Nachweis von verholzten Zellen mit Phloroglucin-Salzsäure beruht gleichfalls darauf, daß zuerst Furfurol entsteht, das sich dann mit Phloroglucin zu einem roten Farbstoff kondensiert.

Die Hydrolyse der in Holz und Stroh enthaltenen Pentosane liefert die Pentose *d-Xylose*, die rechtsdrehend ist. Bei der Hydrolyse einiger Gummiarten erhält man die rechtsdrehende *l-Arabinose*; *d-Arabinose* kommt in einigen Aloeglycosiden vor; d,l-Arabinose findet sich bei Pentosurie im Harn. Ein Baustein zahlreicher Nucleinsäuren und des zum Vitamin B_2-Komplex gehörigen Lactoflavins ist d-Ribose. Xylose, Arabinose und Ribose sind Aldopentosen; sie sind also strukturgleich und unterscheiden sich nur durch die Konfiguration. *Apiose*, der Zucker eines Glykosides der Petersilie (Apiin), ist darum erwähnenswert, weil sie einen der ganz wenigen natürlichen Zucker mit verzweigter Kohlenstoffkette darstellt:

$$CH_2OH \cdot COH \cdot CHOH \cdot CHO$$
$$CH_2OH$$

Unter den *Methylpentosen* ist die *l-Rhamnose* $CH_3 \cdot CHOH \cdot CHOH \cdot CHOH \cdot CHOH \cdot CHO$ erwähnenswert, die in zahlreichen Glykosiden, z. B. in Strophanthin, vorkommt; in Wasser gelöst ist sie rechtsdrehend, in Alkohol linksdrehend.

Hexosen sind in der Natur außerordentlich weit verbreitet; in vielen Früchten kommen sie in freier Form vor, sehr viel häufiger jedoch sind die aus ihnen aufgebauten Di- und Polysaccharide. Aldohexosen gehen beim Erhitzen mit Säuren leicht eine ähnliche Reaktion ein wie die Aldopentosen, wobei sie ein Derivat des Furfuroles, das *Oxymethylfurfurol*, liefern:

$$CHOH\text{---}CHOH$$
$$HOCH_2\text{---}CH \quad CH\text{---}CHO \longrightarrow HOCH_2\text{---}CH \quad C\text{---}CHO .$$
$$OH \quad OH$$

Hexose   Oxymethylfurfurol

Oxymethylfurfurol läßt sich durch Farbreaktionen leicht nachweisen, so daß die Reaktion zum Nachweis von Aldohexosen dienen kann.

Die am besten untersuchte Hexose und der am besten untersuchte Zucker überhaupt ist *d-Glucose*. Glucose ist eine Aldohexose; sie besitzt die gleiche Struktur wie die anderen Aldohexosen, der Unterschied liegt nur in der verschiedenen Konfiguration:

$$
\begin{array}{cccc}
CH_2OH & CH_2OH & CH_2OH & CH_2OH \\
CHOH & HO\text{---}C\text{---}H & HO\text{---}C\text{---}H & HO\text{---}C\text{---}H \\
CHOH & HO\text{---}C\text{---}H & HO\text{---}C\text{---}H & H\text{---}C\text{---}OH \\
CHOH & H\text{---}C\text{---}OH & H\text{---}C\text{---}OH & H\text{---}C\text{---}OH \\
CHOH & HO\text{---}C\text{---}H & H\text{---}C\text{---}OH & HO\text{---}C\text{---}H \\
C\underset{H}{\overset{O}{<}} & C\underset{H}{\overset{O}{<}} & C\underset{H}{\overset{O}{<}} & C\underset{H}{\overset{O}{<}} \\
\text{Aldohexose} & \text{d-Glucose} & \text{d-Mannose} & \text{d-Galaktose}
\end{array}
$$

Viele Reaktionen der Glucose lassen sich ohne weiteres aus der offenen Aldehyd-formel ableiten, so z. B. die Osazonbildung und die Oxydationsreaktionen. Andere Reaktionen, wie die Mutarotation, die Glykosidbildung usw. zwingen aber dazu, bei den Zuckern ganz allgemein auch eine cyclische Halbacetalformel anzunehmen, wie wir sie bereits auch bei den Oxyaldehyden und Oxyketonen kennengelernt haben. Die Halbacetalbildung kann hier bei den Zuckern mit verschiedenen Hydroxyl-gruppen des gleichen Moleküles eintreten, und es ist durchaus damit zu rechnen, daß manche Eigenschaften sich durch solche Isomerie erklären. Bei der Glucose wird nor-malerweise das Halbacetal mit der Hydroxylgruppe am Kohlenstoffatom 5 gebildet; der Ort der Bindung ist durch mühevolle und eingehende Untersuchungen sicherge-stellt. Nun wird aber beim Übergang in die Acetalform das Kohlenstoffatom der Alde-hydgruppe *asymmetrisch*, so daß wir zwischen zwei konfigurativ verschiedenen Ace-talformen zu unterscheiden haben; lassen wir die Konfiguration der übrigen asym-metrischen Kohlenstoffatome, die ja in beiden Formen unverändert bleiben, außer Betracht, so läßt sich der Übergang in die Acetalform folgendermaßen schreiben:

$$
\begin{array}{ccc}
\text{CH}_2\text{OH} & \text{CH}_2\text{OH} & \text{CH}_2\text{OH} \\
| & | & | \\
\text{CH—OH} & \text{CH———} & \text{CH———} \\
| & | & | \\
\text{CHOH} & \text{CHOH} & \text{CHOH} \\
| & | & | \\
\text{CHOH} & \text{CHOH} & \text{CHOH}\quad\text{O} \\
| & | \quad\text{O} & | \\
\text{CHOH} & \text{CHOH} & \text{CHOH} \\
| & | & | \\
\text{C}{<}^{\text{O}}_{\text{H}} & \text{H—C—OH} & \text{HO—C—H} \\
& \alpha\text{-Glucose} & \beta\text{-Glucose}
\end{array}
$$

Glucose stellt in fester Form hauptsächlich die α-Form dar; sie besitzt die spezi-fische Drehung $+109{,}6°$. β-Glucose kann man durch Erhitzen von α-Glucose mit Pyridin gewinnen; sie besitzt die spezifische Drehung $+20{,}5°$. In wäßriger Lösung stellt sich ein Gleichgewicht zwischen den beiden Formen ein, dem die spezifische Drehung $+52{,}3°$ entspricht; da die Einstellung dieses Gleichgewichtes eine gewisse Zeit in Anspruch nimmt, kann man an frisch bereiteten Lösungen die Drehungs-änderung verfolgen, die allmählich dem konstanten Endwert zustrebt. Damit erklärt sich sehr einleuchtend die Erscheinung der Mutarotation.

Das Hydroxyl der aktiven Gruppe unterscheidet sich in seiner Reaktions-fähigkeit sehr stark von den übrigen Hydroxylgruppen; insbesondere läßt es sich sehr leicht mit Alkoholen veräthern, während die übrigen Hydroxylgruppen sich nur viel schwieriger und unter ganz anderen Reaktionsbedingungen veräthern lassen. Die Erklärung dafür liegt in der Tatsache, daß das Hydroxyl der aktiven Gruppe ja mit Alkoholen tatsächlich nicht Äther, sondern Acetale, und zwar gemischte Acetale bildet. Diese gemischten Acetale, die man *Glykoside* nennt, können auch wieder in zwei Formen, einer α-Form und einer β-Form existieren (s. neben-stehende Formel). Die beiden Glykosidformen kann man durch die Wirkung spezifischer Fermente unterscheiden, da manche Fermente nur α-Glykoside, andere, z. B. Emulsin, nur β-Glucoside zu hydrolysieren vermögen.

Glucose findet sich in den meisten süßen Früchten, besonders reichlich in Weintrauben; daher rührt auch der Name *Traubenzucker*. Eine ältere Bezeichnung für Glucose ist

$$
\begin{array}{cc}
\text{CH}_2\text{OH} & \text{CH}_2\text{OH} \\
| & | \\
\text{CH———} & \text{CH———} \\
| & | \\
\text{CHOH} & \text{CHOH} \\
| & | \\
\text{CHOH}\quad\text{O} & \text{CHOH}\quad\text{O} \\
| & | \\
\text{CHOH} & \text{CHOH} \\
| & | \\
\text{H—C—OCH}_3 & \text{CH}_3\text{O—C—H} \\
\alpha\text{-Methylglykosid} & \beta\text{-Methylglykosid}
\end{array}
$$

Dextrose (rechtsdrehender Zucker). Glucose ist am Aufbau vieler Di- und Poly-saccharide beteiligt und kann aus ihnen durch Hydrolyse gewonnen werden. Meist geht man dazu von Stärke aus und hydrolysiert sie durch Erhitzen mit Salz-säure. Daher rührt auch die Bezeichnung Stärkezucker. Auch Cellulose läßt sich mit Säuren zu Glucose hydrolysieren. Die so aus Holz gewonnene Glucose führt als technisches Produkt die Bezeichnung Holzzucker. Rohrzucker gibt beim Erhitzen mit Säuren ein Gemisch von Glucose und Fructose, den sog. Invert-zucker; ein solches Gemisch stellt auch der Honig dar. Glucose findet sich auch in kleinen Mengen im Blut, bei Diabetes kommt sie in beträchtlichen Mengen im Harn vor.

Glucose ist eine weiße krystalline Substanz, die in Wasser leicht löslich ist; sie schmeckt süß, aber weniger stark als Rohrzucker. Zur Identifizierung von Glucose dient neben dem Reduktionsvermögen, das allen Monosacchariden gemeinsam ist, die spezifische Drehung, die Oxydation zu Zuckersäure, die als saures Kaliumsalz nachzuweisen ist, und das *Osazon*, das allerdings mit dem der Fructose identisch ist:

$$
\begin{array}{l}
CH_2OH \\
| \\
HO-C-H \\
| \\
HO-C-H \\
| \\
H-C-OH \\
| \\
HO-C-H \\
| \\
C\!\!<^O_H
\end{array}
+ 3\,NH_2{-}NH{-}C_6H_5 \;\rightarrow\;
\begin{array}{l}
CH_2OH \\
| \\
HO-C-H \\
| \\
HO-C-H \\
| \\
H-C-OH \\
| \\
C{=}N{-}NH{-}C_6H_5 \\
| \\
CH{=}N{-}NH{-}C_6H_5
\end{array}
+ NH_3 + NH_2{-}NH{-}C_6H_5 + 2\,H_2O\,.
$$

Glucose   Glucoseosazon

d-Mannose kommt in einigen Pflanzen in freiem Zustand vor, sie ist auch am Aufbau von einigen höheren Polysacchariden beteiligt. Mannose zeigt Muta-rotation; die spezifische Drehung in wäßriger Lösung besitzt den Endwert $+14,5°$.

d-Galaktose entsteht neben Glucose bei der Hydrolyse von Milchzucker; sie ist auch am Aufbau von einigen Polysacchariden beteiligt und stellt die Zucker-komponente einiger Glykoside dar. Galaktose zeigt gleichfalls Mutarotation; die spezifische Drehung in wäßriger Lösung besitzt den Endwert $+81°$. Sie kann durch Oxydation zu Schleimsäure identifiziert werden.

Glucose, Mannose und Galaktose lassen sich schon durch milde Oxydations-mittel an der Aldehydgruppe oxydieren, wobei die entsprechenden Säuren, *Gluconsäure*, *Mannonsäure* und *Galaktonsäure*, entstehen, die unter sich gleiche Struktur besitzen und sich nur durch die Konfiguration unterscheiden. Bei stär-kerer Oxydation, z. B. mit Salpetersäure, wird außer der Aldehydgruppe auch die endständige CH_2OH-Gruppe zu einer Carboxylgruppe oxydiert, wobei *Zucker-säure*, *Mannozuckersäure* und *Schleimsäure* entstehen; auch diese drei Dicarbon-säuren unterscheiden sich voneinander nur durch verschiedene Konfiguration. Im Organismus können die drei Zucker auch einer Oxydation unterliegen, die die Aldehydgruppe unangegriffen läßt, dafür aber die endständige CH_2OH-Gruppe zur Carboxylgruppe oxydiert. Die so entstehenden Säuren heißen *Glucuron-säure*, *Mannuronsäure* und *Galakturonsäure*. Diese drei Säuren besitzen die unver-änderte aktive Gruppe der Zucker und können damit andere Hydroxylverbin-dungen „glykosidisch" binden; dabei entstehen gemischte Acetale mit freier Carboxylgruppe, von denen der Organismus zu Entgiftungsvorgängen Gebrauch macht. Es sind dies die sog. „gepaarten" Säuren (z. B. Urochloralsäure aus Tri-chloräthylalkohol, dem Reduktionsprodukt des Chlorales, und der Glucuronsäure).

Die Beziehungen zwischen den genannten Zuckern und ihren Oxydationsprodukten sind aus der folgenden Zusammenstellung ersichtlich:

$$
\begin{array}{cccc}
\text{CH}_2\text{OH} & \text{CH}_2\text{OH} & \text{COOH} & \text{COOH} \\
\text{C--H} & \text{HO--C--H} & \text{HO--C--H} & \text{C--H} \\
\text{HO--C--H} & \text{HO--C--H} & \text{HO--C--H} & \text{HO--C--H} \\
\text{O} \quad \text{H--C--OH} & \text{H--C--OH} & \text{H--C--OH} & \text{O} \quad \text{H--C--OH} \\
\text{HO--C--H} & \text{HO--C--H} & \text{HO--C--H} & \text{HO--C--H} \\
\text{H--C--OH} & \text{COOH} & \text{COOH} & \text{H--C--OH} \\
\text{d-Glucose} & \text{d-Gluconsäure} & \text{d-Zuckersäure} & \text{d-Glucuronsäure}
\end{array}
$$

$$
\begin{array}{cccc}
\text{CH}_2\text{OH} & \text{CH}_2\text{OH} & \text{COOH} & \text{COOH} \\
\text{C--H} & \text{HO--C--H} & \text{HO--C--H} & \text{C--H} \\
\text{HO--C--H} & \text{HO--C--H} & \text{HO--C--H} & \text{HO--C--H} \\
\text{O} \quad \text{H--C--OH} & \text{H--C--OH} & \text{H--C--OH} & \text{O} \quad \text{H--C--OH} \\
\text{H--C--OH} & \text{H--C--OH} & \text{H--C--OH} & \text{H--C--OH} \\
\text{H--C--OH} & \text{COOH} & \text{COOH} & \text{H--C--OH} \\
\text{d-Mannose} & \text{d-Mannonsäure} & \text{d-Mannozuckersäure} & \text{d-Mannuronsäure}
\end{array}
$$

$$
\begin{array}{cccc}
\text{CH}_2\text{OH} & \text{CH}_2\text{OH} & \text{COOH} & \text{COOH} \\
\text{C--H} & \text{HO--C--H} & \text{HO--C--H} & \text{C--H} \\
\text{H--C--OH} & \text{H--C--OH} & \text{H--C--OH} & \text{H--C--OH} \\
\text{O} \quad \text{H--C--OH} & \text{H--C--OH} & \text{H--C--OH} & \text{O} \quad \text{H--C--OH} \\
\text{HO--C--H} & \text{HO--C--H} & \text{HO--C--H} & \text{HO--C--H} \\
\text{H--C--OH} & \text{COOH} & \text{COOH} & \text{H--C--OH} \\
\text{d-Galaktose} & \text{d-Galaktonsäure} & \text{d-Schleimsäure} & \text{d-Galakturonsäure}
\end{array}
$$

Durch Reduktion lassen sich die Zucker in Alkohole, *Hexite*, überführen.

Als den Aldohexosen nahestehend verdienen noch zwei *Aminozucker*, *Glucosamin* und *Chondrosamin*, ein gewisses Interesse; beides sind Aldohexosen, in denen in α-Stellung zur aktiven Gruppe die Hydroxylgruppe durch die Aminogruppe ersetzt ist: $\text{CH}_2\text{OH} \cdot \text{CHOH} \cdot \text{CHOH} \cdot \text{CHOH} \cdot \text{CHNH}_2 \cdot \text{CHO}$; sie unterscheiden sich voneinander durch verschiedene Konfiguration. Glucosamin entsteht bei der Hydrolyse von Chitin und von manchen Glucoproteiden; man gewinnt es am besten durch Kochen von Krebsschalen mit Salzsäure. Der Zucker ist stark basisch und gibt mit Säuren Salze, von denen das Hydrochlorid gut krystallisiert. Die Lösung des Zuckers zeigt Mutarotation und reduziert FEHLINGsche Lösung. Chitosamin entsteht bei der Hydrolyse von Knorpeln und Sehnen.

Die bekannteste *Ketohexose* ist *d-Fructose*, auch *Fruchtzucker* oder *Lävulose* genannt. Fructose findet sich in vielen Früchten und ist ein Bestandteil des Honigs; Rohrzucker liefert bei der Hydrolyse neben Glucose auch die gleiche Menge Fructose. *Inulin*, eine in Dahlienknollen reichlich vorkommende Stärkeart, ist nur aus Fructose aufgebaut; die Hydrolyse von Inulin ist der einfachste Weg zur Gewinnung von reiner Fructose. Fructose ist eine krystalline weiße Substanz, die in Wasser sehr leicht löslich ist; sie schmeckt weniger stark süß als Rohrzucker, die spezifische Drehung in wäßriger Lösung beträgt —93°; als α-Oxyketon reduziert Fructose FEHLINGsche Lösung und ammoniakalische Silberoxydlösung; mit Phenylhydrazin bildet sie ein Osazon, das mit dem der Glucose identisch ist:

$$
\begin{array}{l}
\text{CH}_2\text{OH} \\
\mid \\
\text{HO—C—H} \\
\mid \\
\text{HO—C—H} \\
\mid \\
\text{H—C—OH} \quad + \; 3\,\text{H}_2\text{N—NH—C}_6\text{H}_5 \;\rightarrow \\
\mid \\
\text{C}{=}\text{O} \\
\mid \\
\text{CH}_2\text{OH} \\
\text{d-Fructose}
\end{array}
\qquad
\begin{array}{l}
\text{CH}_2\text{OH} \\
\mid \\
\text{HO—C—H} \\
\mid \\
\text{HO—C—H} \\
\mid \\
\text{H—C—OH} \qquad + \;\text{NH}_3 + \text{H}_2\text{N—C}_6\text{H}_5 + 2\,\text{H}_2\text{O}. \\
\mid \\
\text{C}{=}\text{N—NH—C}_6\text{H}_5 \\
\mid \\
\text{CH}{=}\text{N—NH—C}_6\text{H}_5 \\
\text{Fructoseosazon}
\end{array}
$$

Fructose reagiert ebenso wie die anderen Zucker meist in einer cyclischen Halbacetalform, in der normalerweise die Hydroxylgruppe in γ-Stellung zum Carbonyl die Bindung vermittelt (Formel I):

$$
\underset{\text{I.}}{
\begin{array}{l}
\text{CH}_2\text{OH} \\
\mid \\
\text{CHOH} \\
\mid \\
\text{CHOH} \\
\mid \\
\text{CHOH} \\
\mid \\
\text{C}{=}\text{O} \\
\mid \\
\text{CH}_2\text{OH}
\end{array}}
\qquad
\begin{array}{l}
\text{CH}_2\text{OH} \\
\mid \\
\text{CH——} \\
\mid \quad\;\; | \\
\text{CHOH} \quad | \\
\mid \qquad\;\; \text{O} \\
\text{CHOH} \quad | \\
\mid \quad\;\; | \\
\text{C——} \\
\;\;\backslash\text{OH} \\
\text{CH}_2\text{OH}
\end{array}
\qquad
\underset{\text{l-Ascorbinsäure}}{
\begin{array}{l}
\text{CH}_2\text{OH} \\
\mid \\
\text{H—C—OH} \\
\mid \\
\text{O—CH} \\
\mid \\
\text{COH} \\
\parallel \\
\text{COH} \\
\mid \\
\text{C}{=}\text{O}
\end{array}}
$$

In enger Beziehung zu den Kohlehydraten steht das antiskorbutische Vitamin *(Vitamin C)*, auch *Ascorbinsäure* genannt, das das γ-Lacton einer α-Ketotetraoxycarbonsäure darstellt, die aber in der Enolform vorliegt; die Verbindung gehört der l-Reihe an (s. nebenstehende Formel). Vitamin C findet sich reichlich in frischen Früchten und in frischem Gemüse und kann daraus in weißen, wasserlöslichen Krystallen gewonnen werden; es ist jetzt auch synthetisch zugänglich. Durch Luftsauerstoff wird Vitamin C zerstört.

b) Glykoside.

Unter Glykosiden versteht man allgemein Verbindungen, die aus einem Zucker und einer zweiten Komponente, die ein Hydroxyl (oder eine andere Gruppe mit einem reaktionsfähigen Wasserstoffatom) trägt, in der Weise aufgebaut sind, daß das Hydroxyl der aktiven Gruppe des Zuckers mit der Hydroxylgruppe der zweiten Komponente ätherartig verknüpft ist; diese Bindung hat jedoch nicht die Eigenschaften einer Ätherbindung, sondern sie ist eine Acetalbindung. Als Zuckerkomponente können alle Monosaccharide und diejenigen Polysaccharide vorkommen, die noch eine freie aktive Gruppe besitzen. Da man ursprünglich der Ansicht war, daß die Zuckerkomponente stets Glucose ist, hat man der ganzen Gruppe die Bezeichnung Glucoside beigelegt; es erweist sich aber als zweckmäßig, den Namen der Gesamtgruppe in Glykoside abzuändern, und die Gruppe je nach der Natur des Zuckers in *Glucoside, Galaktoside, Mannoside, Fructoside* usw. zu unterteilen. Die allgemeine Formel eines Glykosides, das sich von einer Aldohexose ableitet, ist demnach (s. nebenstehende Formel).

$$
\begin{array}{l}
\text{CH}_2\text{OH} \\
\mid \\
\text{CH——} \\
\mid \qquad | \\
\text{CHOH} \quad\; | \\
\mid \qquad\;\; | \\
\text{CHOH} \;\; \text{O} \\
\mid \qquad\;\; | \\
\text{CHOH} \quad | \\
\mid \qquad\;\; | \\
\text{CHOR——}
\end{array}
$$

Man kann die Glykoside chemisch als gemischte Acetale bezeichnen, bei denen die eine Alkoholkomponente der Zucker selbst, die andere

Alkoholkomponente der mit dem Zucker verknüpfte Rest darstellt. Glykoside sind daher wie die Acetale gegen Alkalien beständig, durch Säuren werden sie jedoch leicht hydrolysiert, wobei neben dem betreffenden Zucker die zweite Komponente HO · R gebildet wird. Diese zweite Komponente, die man bei der Spaltung von Glykosiden erhält, bezeichnet man als *Aglucon* oder *Genin*. Die Spaltung von Glykosiden kann auch durch zahlreiche Fermente bewirkt werden; in den Pflanzen werden die Glykoside fast stets von Fermenten begleitet, die glykosidspaltend wirken.

Glykoside lassen sich auch künstlich darstellen; in manchen Fällen genügt es, die Komponenten bei Ausschluß von Wasser bei schwachsaurer Reaktion aufeinander einwirken zu lassen. So erhält man z. B. aus Glucose und Äthylalkohol bei Gegenwart von kleinen Mengen Salzsäure schon nach kurzem Erhitzen *Äthylglucosid*; in den meisten Fällen gelingt die Darstellung aber nicht auf so einfache Weise. Man kann dann so verfahren, daß man ein Halogenderivat des Zuckers, *Tetraacetylbromglucose* oder das entsprechende Derivat anderer Zucker bei Gegenwart von Silbercarbonat auf die betreffende Hydroxylverbindung, die man glucosidifizieren will, einwirken läßt:

$$
\begin{array}{ccc}
\mathrm{CH_2OCOCH_3} & \mathrm{CH_2OCOCH_3} & \mathrm{CH_2OH} \\
| & | & | \\
\text{—CH} & \text{—CH} & \text{—CH} \\
| & | & | \\
\mathrm{CHOCOCH_3} & \mathrm{CHOCOCH_3} & \mathrm{CHOH} \\
| \quad +\mathrm{Ag_2CO_3}+\mathrm{HOR} & | \qquad \text{Verseifung} & | \\
\mathrm{O\ CHOCOCH_3} & \mathrm{O\ CHOCOCH_3} \longrightarrow & \mathrm{O\ CHOH} \\
| & | & | \\
\mathrm{CHOCOCH_3} & \mathrm{CHOCOCH_3} & \mathrm{CHOH} \\
| & | & | \\
\text{—CH—Br} & \text{—CH—OR} & \text{—CHOR} \\
\text{Tetraacetylbromglucose} & \text{Tetraacetylglucosid} & \text{Glucosid}
\end{array}
$$

Glykoside können auch unter der Einwirkung von Fermenten aus den Komponenten gebildet werden; diejenigen Fermente, die glykosidspaltend wirken, können die gleichen Glykoside auch aus den Komponenten synthetisieren; die Reaktion führt dabei in beiden Fällen zu einem Gleichgewicht, dessen Lage von der Konzentration abhängt. Zur praktischen Darstellung von Glykosiden ist dieses Verfahren jedoch im allgemeinen nicht geeignet.

Da in den Glykosiden die aktive Gruppe des Zuckers blockiert ist, reduzieren sie FEHLINGsche Lösung nicht; erwärmt man sie jedoch in wäßriger Lösung mit etwas Säure, so tritt danach starke Reduktionswirkung auf, da dann ja freier Zucker vorliegt.

Glykoside sind in der Natur sehr weit verbreitet; Alizarin und Indigo liegen in der Pflanze nicht als freie Farbstoffe, sondern als Glykoside vor, aus denen man erst durch fermentative Spaltung die Farbstoffe gewinnt. Viele Blütenfarbstoffe sind gleichfalls Glykoside; auch in Arzneipflanzen sind Glykoside sehr weit verbreitet, besonders hervorzuheben sind die sehr wirksamen Glykoside von Digitalis- und Strophanthusarten. Bei der Gewinnung von Glykosiden aus Pflanzenmaterial und bei der Herstellung von pharmazeutischen Zubereitungen aus glykosidhaltigen Drogen ist natürlich streng darauf zu achten, daß alle Bedingungen vermieden werden, unter denen die Glykoside gespalten werden können. Es darf daher im Gange des Verfahrens niemals saure Reaktion auftreten, insbesondere darf nicht bei saurer Reaktion erhitzt werden. Auch ist darauf zu achten, daß nicht etwa die in den Pflanzen enthaltenen Fermente wirksam werden können; Digitalisglykoside werden bereits beim Aufbewahren in wäßriger Lösung langsam gespalten und verlieren dabei an Wirksamkeit, da die freien Aglucone

sich als unwirksam erweisen. Zur Isolierung von Glykosiden verfährt man meist
so, daß man das Pflanzenmaterial mit Alkohol extrahiert, wobei man zur Neutralisation von Pflanzensäuren meist etwas Calciumcarbonat oder Ammoniak zusetzt;
der Auszug wird eingeengt und zur Fällung von Gerbstoffen und Eiweiß mit
Bleiacetatlösung versetzt. Nach der Filtration wird der Bleiüberschuß durch
Schwefelwasserstoff oder Ammoniumsulfat beseitigt, wobei man die Lösung
nötigenfalls durch Zusatz von Ammoniak ständig schwachalkalisch hält. Danach
engt man erneut ein und bringt den Rückstand in geeigneter Weise zur Krystallisation. In vielen Fällen, besonders dann, wenn der Gehalt an Glykosiden gering
ist, sind besondere Reinigungsmethoden einzuschalten, deren Wahl ganz von der
Natur des betreffenden Glykosides abhängt.

Um sich von der Natur eines Glykosides zu überzeugen, prüft man das
Reduktionsvermögen vor und nach dem Erhitzen mit Salzsäure; dann spaltet
man das Glykosid durch Erhitzen mit verdünnter Säure, wobei man möglichst
schonende Bedingungen wählt. Schließlich trennt man das Aglucon vom Zucker
ab und identifiziert die beiden Bruchstücke.

Die Besprechung der einzelnen Glykoside würde an dieser Stelle zu viel Raum
einnehmen und auch nur zu Wiederholungen führen, da die Besprechung der
Aglucone ohnehin an den zugehörigen Stellen erfolgen muß; es wird daher bei
den einzelnen Substanzen, die als Aglucone von Glykosiden vorkommen, auf die
Glykosidnatur hinzuweisen sein. An dieser Stelle nur ein Beispiel: Im Samen des
schwarzen Senf ist ein Glucosid enthalten, das man *Sinigrin* oder auch *myron-
saures Kalium* nennt; der Samen enthält gleichzeitig ein Ferment, *Myrosin*, das
bei Gegenwart von Wasser das Glucosid spaltet, wobei man *Allylsenföl, Glucose*
und *Kaliumbisulfat* erhält:

Im Myrosin ist das Aglucon, eine in freier Form unbeständige Additionsverbin-
dung von Kaliumbisulfat an Allylsenföl, nicht über eine Hydroxyl-, sondern über
eine Sulfhydrylgruppe an den Zucker gebunden. Im Senfsamen kommt also
Senföl nicht frei, sondern als Glykosid vor, aus dem das Senföl erst bei der
Hydrolyse entsteht. Allylsenföl, das medizinisch als äußerliches hautreizendes
Mittel in Form von Einreibungen verwendet wird, wird übrigens meist synthetisch
aus Kaliumrhodanid und Allylbromid und durch Umlagerung des entstehenden
Thiocyansäureesters in der Hitze gewonnen:

$$NCSK + Br \cdot CH_2 \cdot CH{=}CH_2 \rightarrow N{\equiv}C{-}S{-}CH_2 \cdot CH{=}CH_2 \rightarrow CH_2{=}CH \cdot CH_2 \cdot N{=}C{=}S.$$

Thiocyansäureallylester   Allylsenföl

c) Disaccharide.

Die Disaccharide sind aus 2 Molekülen Monosacchariden in der Weise aufgebaut, daß die aktive Gruppe des einen Zuckers entweder mit einer alkoholischen
oder mit der aktiven Gruppe des zweiten Zuckers verknüpft ist; man kann die

Disaccharide also als Glykoside auffassen, in denen ein zweites Molekül Zucker die Rolle des Aglucons spielt. Diejenigen Disaccharide, bei denen die Disaccharidbindung durch die beiden aktiven Gruppen der beiden Zucker vermittelt wird, besitzen im Molekül keine freie aktive Gruppe mehr und geben daher auch nicht mehr die allgemeinen Reaktionen der Monosaccharide, sie reduzieren also nicht Fehlingsche Lösung, und sie geben weder Phenylhydrazone noch Osazone. Diejenigen Disaccharide dagegen, bei denen die Disaccharidbindung durch die aktive Gruppe des einen und eine *alkoholische* Gruppe des anderen Zuckers vermittelt wird, besitzen im Molekül noch eine freie aktive Gruppe und geben daher die gleichen allgemeinen Reaktionen wie die Monosaccharide, sie reduzieren also Fehlingsche Lösung und geben Osazone; es können sich von ihnen auch Glykoside ableiten.

Die Disaccharide zeigen wegen ihrer glykosidischen Disaccharidbindung gegen Säuren und gegen gewisse Fermente die gleiche Empfindlichkeit wie die Glykoside; beim Erhitzen mit verdünnten Säuren werden sie schnell hydrolysiert, wobei 2 Moleküle Monosaccharid entstehen; Fermente können die Spaltung bereits in der Kälte bewirken.

Das bekannteste Disaccharid ist der *Rohrzucker*; er ist im Pflanzenreich sehr verbreitet, in beträchtlichen Mengen findet er sich im Zuckerrohr und in der Zuckerrübe, die das Ausgangsmaterial für die technische Gewinnung darstellen. Aus den Zuckerrohrstengeln gewinnt man den zuckerhaltigen Saft durch Pressung; die Zuckerrüben werden geschnitzelt und mit Wasser ausgezogen. Um die Wassermenge möglichst gering zu halten, arbeitet man dabei nach dem sog. Gegenstromprinzip; man behandelt die frischen Rübenschnitzel zunächst mit dem aus einer vorhergehenden Extraktion stammenden Extraktionsgut und extrahiert die bereits teilweise erschöpften Rübenschnitzel mit frischem Wasser vollständig. Der dabei gewonnene Auszug wird wieder über frisches Rübenmaterial geleitet, bis er schließlich annähernd die gleiche Zuckerkonzentration besitzt, wie die Rüben selbst. Auf diese Weise erhält man einen Auszug, der bei zuckerreichen Rüben bis zu 20% Zucker enthalten kann. In diesen Rohsaft trägt man Kalk ein, um Pflanzensäuren und Eiweißstoffe zu fällen und fällt schließlich den Kalküberschuß wieder durch Einleiten von Kohlendioxyd. Der so geklärte Rohsaft wird unter Rühren eingedampft und zur Krystallisation gebracht; die Mutterlauge liefert bei weiterem Eindunsten noch weitere Mengen von Zucker. Die letzten Mutterlaugen, die man *Melasse* nennt, enthalten noch beträchtliche Mengen Zucker, die aber wegen der großen Mengen an fremden Begleitstoffen nicht zur Krystallisation gebracht werden können. Man kann den Zucker aus der Melasse dadurch gewinnen, daß man Strontiumhydroxyd zusetzt; dabei fällt eine Verbindung des Zuckers mit Strontiumhydroxyd aus, das sog. *Strontiumsaccharat*, das auf 1 Molekül Zucker 2 Moleküle Strontiumhydroxyd enthält. Das Strontiumsaccharat wird abfiltriert, in reinem Wasser suspendiert und nun durch Einleiten von Kohlendioxyd in Strontiumcarbonat und Zucker zerlegt. Man braucht nun nur das Strontiumcarbonat, das man wieder in Strontiumhydroxyd verwandeln kann, abzufiltrieren und kann dann die reine Zuckerlösung leicht zur Krystallisation bringen. Vielfach wird die Melasse aber auch auf Alkohol verarbeitet. Die dabei anfallende Melasseschlempe ist noch ein wertvolles Produkt, das man entweder als Futtermittel verwendet oder eintrocknet und verglüht, wobei die in den Zuckerrüben in erheblicher Menge vorkommenden Kaliumsalze als Kaliumcarbonat gewonnen werden, während aus dem Betain Trimethylamin entsteht. Der Rohzucker ist gelb gefärbt und muß daher noch raffiniert werden. Das geschieht durch Umkrystallisieren aus Wasser, wobei man die Lösung durch Behandlung mit Kohle entfärbt. Zuweilen setzt man dem gereinigten Zucker auch kleine Mengen von Ultramarin zu, um ihn besonders blendend weiß erscheinen zu lassen. Ein solcher Zucker soll in der Apotheke und in der Nahrungsmittelindustrie nicht verwendet werden, da er zur Entwicklung von Schwefelwasserstoff Anlaß geben kann.

Rohrzucker kommt in den verschiedensten Krystallgrößen in den Handel, angefangen von feinem Krystallmehl bis zu großen, wohlausgebildeten Krystallen; für die Herstellung von Sirupen und Fruchtsäften wird man die Krystalle bevorzugen. Rohrzucker ist rechtsdrehend, die spezifische Drehung beträgt $+66,5°$; er zeigt keine Mutarotation, reduziert FEHLINGsche Lösung nicht und gibt kein Osazon; er besitzt demnach keine freie aktive Gruppe mehr. Bei der Hydrolyse durch Säuren oder durch Fermente (Saccharasen, Invertasen) gibt er Glucose und Fructose:

$$C_{12}H_{22}O_{11} + H_2O \rightarrow C_6H_{12}O_6 + C_6H_{12}O_6 .$$

Rohrzucker   Glucose   Fructose

Da die beiden Monosaccharide mit ihren beiden aktiven Gruppen verknüpft sein müssen, stellt sich die Formel des Rohrzuckers folgendermaßen dar:

Glucoserest   Fructoserest

Das bei der Hydrolyse entstehende Gemisch von Glucose und Fructose reduziert natürlich FEHLING-sche Lösung und gibt ein Osazon; die Drehung beträgt den Mittelwert aus der Drehung der Glucose und der Drehung der Fructose. Da aber Fructose stärker links dreht als die Glucose rechts, bleibt eine Linksdrehung übrig. Es geht also der rechtsdrehende Rohrzucker bei der Hydrolyse in ein linksdrehendes Gemisch über. Diese Umkehrung des Drehsinnes bezeichnet man als *Inversion*, und das Gemisch der beiden Monosaccharide wird daher vielfach auch als Invertzucker bezeichnet. Ein natürlicher Invertzucker mit etwa 20% Wasser ist der Honig; künstlicher Honig, der durch Inversion von Rohrzucker mit Säuren dargestellt wird, enthält immer kleine Mengen von Oxymethylfurfurol, das sich mit Äther extrahieren läßt. Das beim Verdunsten des Äthers hinterbleibende Oxymethylfurfurol gibt mit rauchender Salzsäure, die 1% Resorcin enthält, eine beständige kirschrote Färbung, so daß man mit Hilfe dieser Reaktion (FIEHEsche Reaktion) künstlichen Invertzucker leicht nachweisen kann.

Milchzucker ist ein Disaccharid, das zu etwa 3% in der Milch vorkommt. Man gewinnt ihn aus den Molken der Käsereien, indem man die gelösten Albumine und Globuline durch Erhitzen koaguliert und das Filtrat zur Krystallisation eindunstet. Milchzucker bildet ein feines Krystallmehl, das auch gröbere Krystalle enthält und sich daher etwas sandig anfühlt; er löst sich in 7 Teilen Wasser und krystallisiert mit 1 Molekül Krystallwasser; der Geschmack ist weniger süß als der des Rohrzuckers. Milchzucker zeigt Mutarotation, seine spezifische Drehung beträgt im Endwert $+55°$. Die Erscheinung der Mutarotation weist auf eine freie aktive Gruppe hin; damit steht im Einklang das Reduktionsvermögen gegen FEHLINGsche Lösung und ammoniakalische Silberlösung und die Fähigkeit zur Bildung eines Osazons. Bei der Hydrolyse zerfällt Milchzucker in Glucose und Galaktose. Die freie aktive Gruppe des Milchzuckers gehört dem Glucoserest an; es handelt sich also um ein Galaktosid, dessen zweite Komponente Glucose darstellt, die mit einer ihrer alkoholischen Hydroxylgruppen, und zwar der am Kohlenstoffatom 4, mit der aktiven Gruppe der Galaktose verknüpft ist:

Galaktoserest   Glucoserest

Milchzucker wird in der pharmazeutischen Praxis als indifferentes Verreibungs-mittel und therapeutisch als mildes Abführmittel für Säuglinge verwendet.

Maltose, Cellobiose und *Gentiobiose* stellen Disaccharide dar, die aus 2 Mole-külen Glucose aufgebaut sind; alle drei besitzen noch eine freie aktive Gruppe. Es sind demnach Glucosidoglucosen, bei denen die aktive Gruppe des einen Glucoserestes jeweils mit einer alkoholischen Hydroxylgruppe eines zweiten Glu-cosemoleküles verknüpft ist; die drei Disaccharide unterscheiden sich also nur durch verschiedene Lage der Disaccharidbindung:

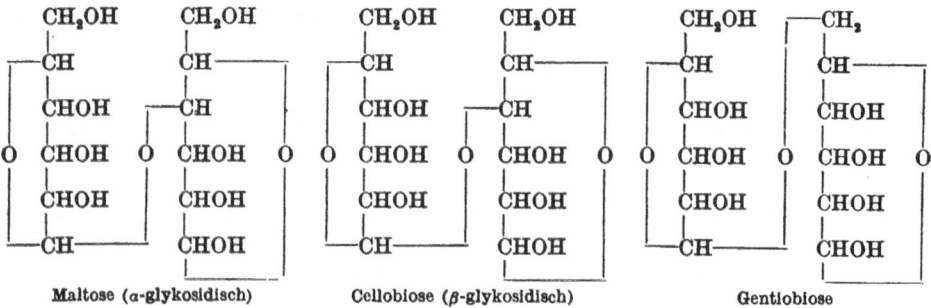

Maltose (α-glykosidisch)   Cellobiose (β-glykosidisch)   Gentiobiose

Maltose entsteht beim Abbau von Stärke unter der Einwirkung von *Diastase*, die sich in keimender Gerste reichlich vorfindet und bildet den Hauptbestandteil des Malzextraktes. Maltose wird durch Fermente, die man *Maltasen* nennt, in Glucose gespalten. Maltasen finden sich auch in der Hefe, so daß die Hefe Maltose zuerst spalten und dann vergären kann.

Cellobiose kann bei vorsichtigem Abbau von Cellulose erhalten werden; Cello-biose wird durch Maltase nicht gespalten, wohl aber durch andere Fermente, Cellobiasen genannt.

Gentiobiose ist ein Disaccharid, von dem sich einige Glykoside (Gentiobioside) ableiten, z. B. das *Amygdalin*, das in den Samen von Prunusarten weit ver-breitet ist.

Es sind auch einige Tri- und Tetrasaccharide bekannt, die aber ohne besondere Bedeutung sind.

d) Polysaccharide.

Unter der Bezeichnung Polysaccharide faßt man hochmolekulare, in Wasser unlösliche oder nur kolloidal lösliche Naturstoffe zusammen, die aus Mono-sacchariden aufgebaut sind und sich durch Hydrolyse in solche aufspalten lassen. Viele von ihnen sind nur aus einem einzigen Monosaccharid, meist Glucose, auf-gebaut, bei anderen sind verschiedene Monosaccharide am Aufbau beteiligt. Die Polysaccharide reduzieren FEHLINGsche Lösung nicht, man muß also annehmen, daß die ihnen zugrunde liegenden Monosaccharide mit ihren aktiven Gruppen an der Verknüpfung beteiligt sind, und zwar so, daß die aktive Gruppe des einen Moleküls mit einer alkoholischen Hydroxylgruppe des nächsten Moleküls gluko-sidisch verknüpft sind usf. Über die Molekülgröße ist man nur unzureichend unterrichtet.

Stärke ist ein im Pflanzenreich sehr weit verbreiteter Reservestoff, der sich besonders reichlich in Samen, Wurzeln und Knollen vorfindet. Man gewinnt Stärke aus Kartoffeln oder Getreidearten, indem man das Material mechanisch zerkleinert, mit kaltem Wasser auswäscht und die von gröberen Zellbestandteilen befreite Stärkesuspension absetzen läßt. Die abgesetzte Stärke wird noch mit Wasser dekantiert und bei niedriger Temperatur getrocknet. Die Stärkekörner der verschiedenen Getreidearten besitzen deutlich verschiedene Form und lassen sich mikroskopisch gut unterscheiden. Stärke gibt mit Jodlösung eine Blaufärbung, die auf eine Adsorptionsverbindung zurückzuführen ist; die Blaufärbung verschwindet in der Hitze und kehrt beim Erkalten wieder.

Beim Erhitzen mit Wasser verkleistert Stärke; die einzelnen Körnchen werden dabei gesprengt, und die Hüllen der Stärkekörner, die aus sog. *Amylopektin* bestehen, sind die Ursache für die Kleisterbildung. Amylopektin enthält Phosphorsäure in veresterter Form und macht mehr als die Hälfte des Stärkekorns aus. Beim trocknen Erhitzen auf etwa 200° wird Stärke teilweise abgebaut, wobei gelbliche Produkte entstehen, die man als *Dextrin* bezeichnet. Dextrin ist in Wasser löslich; durch Jodlösung wird es rotbraun, nicht wie Stärke blau gefärbt. FEHLINGsche Lösung wird durch Dextrin in der Hitze reduziert.

Beim Erhitzen mit verdünnten Säuren wird Stärke vollständig zu Glucose hydrolysiert:

$$(C_6H_{10}O_5)x + x H_2O \rightarrow x C_6H_{12}O_6 .$$

Man nennt Glucose daher vielfach auch *Stärkezucker*. Zur quantitativen Bestimmung von Stärke kann das Reduktionsvermögen nach der Hydrolyse dienen.

Mit der Stärke sehr nahe verwandt ist *Glykogen*, ein Polysaccharid, das als Reservestoff im tierischen Organismus vorkommt; besonders reich daran ist die Leber (man nennt Glykogen daher wohl auch Leberstärke), aber auch in anderen Zellen, besonders im Muskel, kommt Glykogen vor. Der arbeitende Muskel baut Glykogen zu Milchsäure ab. Glykogen wird durch Jodlösung braunviolett bis rotviolett gefärbt; in Wasser ist es ohne Kleisterbildung kolloidal löslich, die Lösung reduziert FEHLINGsche Lösung nicht. Bei der Hydrolyse mit verdünnten Säuren gibt Glykogen, ebenso wie Stärke, nur Glucose.

Eine nur aus Fructose aufgebaute Stärkeart ist *Inulin*, der Reservestoff der Dahlienknollen.

Das in der Natur am häufigsten vorkommende Polysaccharid ist *Cellulose*, die Gerüstsubstanz der Pflanzen. Ziemlich reine Cellulose ist die *Baumwolle*, die in besonders gereinigtem Zustand die Watte darstellt. Cellulose ist der Hauptbestandteil des Holzes, das daneben noch etwa 30 % Lignin, ein Stoff von noch wenig bekannter Zusammensetzung, und Harze enthält. Cellulose wird aus Holz für die Papier- und Kunstseidenfabrikation in großen Mengen durch einen Kochprozeß mit Calciumbisulfit gewonnen; das zerkleinerte Holz wird dazu mit der Sulfitlauge mehrere Stunden unter Druck erhitzt, wobei Harzsubstanzen und Lignin gelöst werden, während die Cellulose unangegriffen bleibt. Die Rohcellulose wird dann mit Wasser gewaschen, von Wasser befreit und auf geheizten Walzen getrocknet. Dieser sog. Sulfitzellstoff wird dann in der Papier- und Kunstseidenindustrie weiter verarbeitet. Die Sulfitablaugen können noch auf Alkohol weiter verarbeitet werden und liefern schließlich beim Eindampfen Pech und Harz.

Cellulose ist eine weiße, in Wasser unlösliche Substanz, die durch Jod-Chlorzinklösung blau gefärbt wird und gegen FEHLINGsche Lösung ein schwaches Reduktionsvermögen aufweist. Cellulose ist in SCHWEIZERS Reagens (ammoniakalische Kupferoxydlösung) löslich und wird daraus durch Säuren wieder gefällt. Bei vorsichtiger Hydrolyse läßt sich ein Disaccharid, Cellobiose, fassen; bei vollständiger Hydrolyse wird Cellulose zu Glucose abgebaut. Man benutzt dieses Verfahren jetzt technisch zur Gewinnung von Glucose (Holzzucker) aus Holzabfällen.

Die Cellulose besitzt im Molekül freie Hydroxylgruppen, und zwar entfällt auf 2 Kohlenstoffatome eine Hydroxylgruppe; die Hydroxylgruppen besitzen normale Alkoholfunktion, sie lassen sich also verestern und veräthern. Unter den Celluloseestern sind die Ester der Salpetersäure (Nitrocellulose) bereits erwähnt worden. Essigsäureester der Cellulose, sog. Celluloseacetate oder Acetylcellulose, die man aus Cellulose mit Essigsäureanhydrid und sauren Agenzien erhält, spielen neuerdings in der Technik eine große Rolle; man benutzt sie zur Herstellung plastischer Massen und photographischer Filme, die vor Celluloid den Vorzug geringerer Feuergefährlichkeit besitzen. Auch in der Kunstseidenindustrie wird Acetylcellulose verwendet.

In enger Beziehung zu den Polysacchariden stehen die *Pektine*, hochmolekulare Pflanzenstoffe, die die Fähigkeit besitzen, mit Zucker Gelee zu bilden. Sie finden sich in vielen Früchten und lassen sich mit Wasser daraus extrahieren. Chemisch unterscheiden sie sich von den Polysacchariden dadurch, daß sie nicht aus Monosacchariden, sondern aus Galakturonsäure aufgebaut sind. Die Galakturonsäurereste sind glykosidisch miteinander verknüpft, die Carboxylgruppen sind mit Methylalkohol verestert. Unter dem Einfluß von verdünnten Säuren werden die langen Molekülketten in kleinere Bruchstücke zerlegt, wobei die Gelierfähigkeit verlorengeht.

Pektin wird meist aus Rüben oder Äpfeln gewonnen; zur Gewinnung sind besonders die bei der Herstellung von Apfelsaft oder Apfelwein anfallenden Preßrückstände geeignet. Pektin wird zur Herstellung von Marmeladen und Fruchtgelees verwendet.

e) Kunstseide.

Unter Kunstseide versteht man Produkte aus Cellulose oder Cellulosederivaten, die aus geeigneten Lösungen in Form von feinen Fäden abgeschieden werden. Die Kunstseide hat also chemisch mit der Naturseide, die zu den Eiweißstoffen gehört, nichts zu tun, dagegen sind die physikalischen Eigenschaften sehr ähnlich. Man kann jetzt Kunstseidenfäden erzeugen, die feiner sind als Naturseide; Kunstseide kann in Qualitäten von hohem Glanz erhalten werden (daher auch die Bezeichnung Glanzstoffe), ebensogut kann man aber auch stumpfe Qualitäten erzeugen. Kunstseide läßt sich auch sehr schön färben.

Die Fabrikation der Kunstseide zerfällt in zwei Stufen; die erste Stufe stellt die Herstellung von Lösungen der Cellulose oder von geeigneten Cellulosederivaten dar, in der zweiten Stufe wird diese Lösung durch feine Düsen gepreßt, wobei der flüssige Spinnfaden sogleich koaguliert werden muß. Man kann dabei grundsätzlich vier verschiedene Verfahren unterscheiden, von denen jedes natürlich zahlreiche Variationen zuläßt.

Kupferseide. Cellulose wird in SCHWEIZERS Reagens gelöst, und die Lösung durch feine Düsen in ein Bad von verdünnter Schwefelsäure gepreßt, wobei die Cellulose infolge der Neutralisation sogleich ausgefällt wird. Obwohl das Kupfer aus dem sauren Bad zurückgewonnen wird, ist das Verfahren relativ teuer.

Viscoseseide. Das Verfahren beruht darauf, daß Alkohole sich mit Schwefelkohlenstoff und Alkali zu sog. *Xanthogenaten* vereinigen; behandelt man Cellulose mit Schwefelkohlenstoff und Alkali, so bildet sich Cellulosexanthogenat, indem alkoholische Hydroxylgruppen der Cellulose mit den beiden Komponenten reagieren:

$$\overset{|}{\underset{|}{HC}} \cdot OH + CS_2 + NaOH \rightarrow \overset{|}{\underset{|}{HC}} \cdot O \cdot C \overset{\nearrow SNa}{\underset{\searrow S}{}} .$$

Cellulosexanthogenat gibt in Wasser eine viscose Lösung, die man durch Spinndüsen in ein saures Bad preßt, in welchem die Cellulose regeneriert wird.

Nitroseide, Chardonnetseide wird aus schwachnitrierter Cellulose (Kollodiumwolle) gewonnen; die nitrierte Cellulose wird in Äther-Alkohol gelöst und dann durch Spinndrüsen gepreßt. Der Flüssigkeitsfaden kann durch einen Luftstrom getrocknet werden, oder er wird in einem Bad vom Lösungsmittel befreit. Die ausgesponnene Kollodiumwolle ist hoch feuergefährlich und wird daher in einem Bad von saurem Sulfid denitriert und damit zu Cellulose regeneriert.

Acetatseide. Cellulose wird mit Essigsäureanhydrid acetyliert, die Acetylcellulose in Aceton gelöst und durch Düsen in Wasser gepreßt, wobei Acetylcellulose wieder ausfällt. Die Acetatseide besteht also nicht aus regenerierter Cellulose, sondern aus Acetylcellulose.

Zellwolle ist Kunstseide, die in bestimmter Länge geschnitten und dann wie Schaf- oder Baumwolle gesponnen wird.

B. Carbocyclische Verbindungen.

Die bisher besprochenen organischen Verbindungen waren durchweg aus offenen Kohlenstoff*ketten* aufgebaut; wir hatten dabei auch schon einige Verbindungen kennengelernt, die sauerstoffhaltige Ringsysteme darstellen, so z. B. Äthylenoxyde, Laktone, innere Anhydride von Dicarbonsäuren, cyclische Halbacetale. Ringverknüpfung kann aber auch durch andere Elemente als Sauerstoff vermittelt werden. Verbindungen, bei denen Kohlenstoffatome durch andere Elemente zu Ringen verknüpft werden, bezeichnet man als *heterocyclische* Verbindungen; ihre Besprechung erfolgt in einem späteren Abschnitt. Sind Kohlenstoffatome direkt miteinander ohne Vermittlung eines Heteroatomes zu Ringen verknüpft, so spricht man von *carbocyclischen* Verbindungen; diese unterteilt man nach ihren Eigenschaften weiter in *alicyclische* und *aromatische* Verbindungen.

I. Alicyclische Verbindungen.

1. Allgemeines. Cyclopentan-, Cyclohexanderivate.

Als alicyclische Verbindungen bezeichnet man diejenigen carbocyclischen Verbindungen, die in ihren Eigenschaften den aliphatischen Verbindungen weitgehend ähneln; es sind Verbindungen von den normalen Eigenschaften der aliphatischen Verbindungen, gesättigter oder ungesättigter Natur, deren Kohlenstoffatome zu Ringen geschlossen sind. Nach den gleichen Methoden, nach denen man Kohlenstoffketten aufbaut, kann man auch Kohlenstoffketten zu Ringen verknüpfen; so wie man nach der WURTZschen Reaktion Kohlenstoffketten aufbauen kann, z. B.:

$$C_2H_5Br + 2\,Na + BrC_2H_5 \rightarrow C_2H_5 \cdot C_2H_5 + 2\,NaBr,$$

so kann man auch Kohlenstoffketten zu Ringen schließen, wenn man Natrium auf solche Dihalogenverbindungen einwirken läßt, die die Halogenatome nicht an benachbarten Kohlenstoffatomen tragen:

$$CH_2\!\!\begin{array}{l} ^{CH_2Br} \\ _{CH_2Br} \end{array} + 2\,Na \longrightarrow CH_2\!\!\begin{array}{l} ^{CH_2} \\ _{CH_2} \end{array}\!\!| + 2\,NaBr.$$

In entsprechender Weise kann man auch andere Reaktionen, nach denen man Kohlenstoffatome miteinander verknüpfen kann, zum Aufbau von cyclischen Verbindungen heranziehen. So gibt die Umsetzung von Dihalogenverbindungen mit Dinatriummalonester gleichfalls cyclische Verbindungen:

$$\begin{array}{l} CH_2 \cdot Br \\ | \\ CH_2 \cdot Br \end{array} + Na_2C\!\!\begin{array}{l} ^{COOR} \\ _{COOR} \end{array} \longrightarrow \begin{array}{l} CH_2 \\ | \\ CH_2 \end{array}\!\!C\!\!\begin{array}{l} ^{COOR} \\ _{COOR} \end{array}$$

Wie man bei der trockenen Destillation von Salzen von Monocarbonsäuren aliphatische Ketone erhält, z. B.:

$$CH_3 \cdot COO \!\!\!\diagdown_{\!\!\!\!\!\!\!Ca} \longrightarrow CH_3 \!\!\!\diagdown_{\!\!\!\!\!\!\!CO} + CaCO_3,$$
$$CH_3 \cdot COO \!\!\!\diagup \qquad CH_3 \!\!\!\diagup$$

so kann man aus Salzen von Dicarbonsäuren durch trockene Destillation cyclische Ketone erhalten, z. B.:

$$CH_2 \cdot CH_2 \cdot COO \!\!\!\diagdown_{\!\!\!\!\!\!\!Ca} \longrightarrow CH_2 \cdot CH_2 \!\!\!\diagdown_{\!\!\!\!\!\!\!CO} + CaCO_3.$$
$$\underset{|}{CH_2 \cdot CH_2 \cdot COO} \!\!\!\diagup \qquad CH_2 \cdot CH_2 \!\!\!\diagup$$

Auch Aldol- und Esterkondensationen können bei geeigneten Verbindungen innerhalb eines Moleküles ablaufen und zu Ringschluß führen:

$$CH_2 \!\!\!\diagdown^{CH_2 \cdot CO \cdot CH_3}_{CH_2 \cdot CO \cdot CH_3} \longrightarrow CH_2 \!\!\!\diagdown^{CH_2 \cdot C \diagdown^{OH}_{CH_3}}_{CH_2 \cdot CO \diagup^{CH_2}}$$

$$CH_2 \!\!\!\diagdown^{CH_2 \cdot CH_2 \cdot COOC_2H_5}_{CH_2 \cdot CH_2 - C \diagdown^{OC_2H_5}_{O}} \xrightarrow{\text{NaOC}_2\text{H}_4} CH_2 \!\!\!\diagdown^{CH_2 \cdot CH \diagdown^{COOC_2H_5}_{C=O}}_{CH_2 \cdot CH_2} + C_2H_5OH.$$

Man sieht, daß die Möglichkeiten zu Ringschlußreaktionen ziemlich vielseitig sind. Praktisch verlaufen die Reaktionen natürlich nicht immer glatt und einheitlich; ganz abgesehen davon, daß die einzelnen Ringschlußreaktionen unter sich Unterschiede in der Leichtigkeit der Ringbildung aufweisen, hängt die Neigung zum Ringschluß besonders von der Natur des entstehenden Ringes ab. Es gilt ganz allgemein, daß Ringschluß besonders leicht dann eintritt, wenn fünf- oder sechsgliedrige Ringe entstehen können. Diese Ringsysteme erweisen sich als besonders stabil und übertreffen besonders die vier- und dreigliedrigen Ringe. Auch sieben- und achtgliedrige Ringe sind beständig, darüber hinaus nimmt die Stabilität der Kohlenstoffringe wieder ab, um bei einer Zahl von 14—18 Kohlenstoffatomen wieder zuzunehmen und darüber hinaus erneut abzunehmen. Als niedrigstes Kohlenstoffringsystem kann man die Äthylenbindung betrachten; dieser zweigliedrige Ring ist besonders unbeständig und kann bereits durch nascierenden oder katalytisch erregten Wasserstoff aufgespalten werden:

$$R_2C \!\!\!\diagdown\!\!\!\!\!\diagup\!\!\!\! CR_2 \xrightarrow{H_2} R_2CH - CHR_2.$$

Auch drei- und viergliedrige Ringe lassen sich durch katalytische Hydrierung sprengen, und zwar dreigliedrige Ringe leichter als viergliedrige:

$$CH_2 \!\!\!\diagdown^{CH_2}_{CH_2} \xrightarrow{H_2} CH_3 \cdot CH_2 \cdot CH_3, \qquad \underset{CH_2 - CH_2}{\overset{CH_2 - CH_2}{|\qquad|}} \xrightarrow{H_2} CH_3 \cdot CH_2 \cdot CH_2 \cdot CH_3.$$
$$\text{Cyclopropan} \qquad\qquad\qquad \text{Cyclobutan}$$

Es gibt noch einige andere Reaktionen zur Sprengung von Ringen, z. B. Oxydation cyclischer Ketone; auch dabei werden drei- und viergliedrige Ringe leichter gespalten als fünf- und sechsgliedrige.

In ihrem sonstigen chemischen Verhalten zeigen die alicyclischen Verbindungen vollkommene Übereinstimmung mit den aliphatischen Verbindungen; wir können auch bei ihnen zwischen gesättigten und ungesättigten Verbindungen unterscheiden, wobei wir allerdings diejenigen dreifach ungesättigten sechsgliedrigen Ringe, in denen doppelte und einfache Bindungen sich abwechseln, an dieser Stelle von der Betrachtung ausnehmen, da man sie zweckmäßig zu einer eigenen Gruppe, den sog. *aromatischen* Verbindungen zusammenfaßt. Nach den Eigenschaften funktioneller Gruppen kann man sie genau so wie die aliphatischen Verbindungen nach Kohlenwasserstoffen, Alkoholen, Aldehyden, Ketonen, Säuren usw. unterscheiden, die sich den entsprechenden aliphatischen Verbindungen ohne weiteres zur Seite stellen lassen.

Alicyclische Verbindungen finden sich, wie bereits früher erwähnt, in einigen Erdölarten, besonders reichlich im kaukasischen und galizischen Erdöl, doch ist es sehr schwierig, daraus einheitliche Substanzen zu isolieren. Ätherische Öle enthalten gleichfalls fast stets alicyclische Verbindungen, besonders solche mit sechsgliedrigen Ringen. Auch die Sterine und die mit ihnen verwandten Verbindungen enthalten Ringsysteme der alicyclischen Reihe.

Verbindungen der *Cyclopropan*- und der *Cyclobutanreihe* sind recht selten und besitzen wegen ihrer geringen Beständigkeit auch keine besondere Bedeutung.

$$CH_2—CH—COOH$$
$$C\overset{CH_3}{\underset{CH_3}{\big\backslash}}$$
$$CH_2—C—COOH$$
$$CH_3$$

Camphersäure

Unter den *Cyclopentan*derivaten sind einige Säuren von Interesse. Die bei der energischen Oxydation von Campher entstehende Dicarbonsäure, *Camphersäure*, ist ein Cyclopentanderivat (s. nebenstehende Formel). Die durch Oxydation von Japancampher erhaltene Säure ist rechtsdrehend; sie stellt weiße, in kaltem Wasser wenig lösliche Krystalle vom Schmelzpunkt 186° dar; in organischen Lösungsmitteln und in wäßrigen Alkalien ist die Säure leicht löslich. Camphersäure ist nahezu geruchlos.

Im Chaulmoogra- und Hydnocarpusöl, die man aus den Samen von Hydnocarpusarten gewinnt, finden sich Glyceride zweier Säuren, die sich vom Cyclopenten ableiten:

$$\begin{matrix} CH=CH \\ | \quad\quad | \\ CH_2—CH_2 \end{matrix}\!\!\!\!\Big\rangle CH(CH_2)_{12}COOH$$

Chaulmoograsäure

$$\begin{matrix} CH=CH \\ | \quad\quad | \\ CH_2—CH_2 \end{matrix}\!\!\!\!\Big\rangle CH(CH_2)_{10}COOH \;;$$

Hydnocarpussäure

beide Säuren finden neuerdings zur Bekämpfung der Lepra Verwendung.

$$\begin{matrix} & CH & \\ HC & & CH \\ | & & \| \\ HC & & CH \\ & CH & \end{matrix}$$
Benzol

$$\xrightarrow[\text{Pt, Ni}]{3\,H_2}$$

$$\begin{matrix} & CH_2 & \\ H_2C & & CH_2 \\ | & & | \\ H_2C & & CH_2 \\ & CH_2 & \end{matrix}$$
Cyclohexan

Das *Cyclohexan* und seine Derivate stehen in enger Beziehung zu den aromatischen Verbindungen, da sie durch katalytische Hydrierung mit Platin oder Nickel aus den entsprechenden aromatischen Verbindungen erhalten werden können (s. nebenstehende Formel).

Vom Cyclohexan leiten sich die ungesättigten Verbindungen *Cyclohexen* und *2 Cyclohexadiene* ab:

$$\begin{matrix} & CH & \\ H_2C & & CH \\ | & & | \\ H_2C & & CH_2 \\ & CH_2 & \end{matrix}$$
Cyclohexen

$$\begin{matrix} & CH & \\ H_2C & & CH \\ | & & \| \\ H_2C & & CH \\ & CH & \end{matrix}$$
Cyclohexadien-(1,3)

$$\begin{matrix} & CH & \\ H_2C & & CH \\ \| & & | \\ HC & & CH_2 \\ & CH & \end{matrix}$$
Cyclohexadien-(1,4)

$$\begin{matrix} COOH \\ | \\ C—OH \\ HOHC \quad CH_2 \\ | \quad\quad | \\ H_2C \quad CHOH \\ CH \\ | \\ OH \end{matrix}$$
Chinasäure
I.

$$\begin{matrix} CH\ CH_3 \\ H_2C\ |\ C—CO \\ |\ O\ |\quad\quad O. \\ H_2C\ |\ C—CO \\ CH\ CH_3 \end{matrix}$$
Cantharidin
II.

Von den Cyclohexanderivaten ist eine Tetraoxycarbonsäure, die *Chinasäure* (s. nebenstehende Formel I), zu erwähnen, eine ziemlich verbreitete Pflanzensäure, die sich besonders reichlich in der Chinarinde vorfindet; mit Kaffeesäure verknüpft findet sie sich als sog. *Chlorogensäure* im Kaffee.

Ein etwas kompliziertes Cyclohexanderivat ist das *Cantharidin*, der wirksame Bestandteil der spanischen Fliegen (Formel II).

Die Verbindung kann als innerer Äther eines Dioxy-dimethylcyclohexandicarbonsäureanhydrides aufgefaßt werden. Cantharidin ist eine krystalline Substanz vom Schmelzpunkt 218°, die auf der Haut Entzündungen und Blasen hervorruft.

Zwei miteinander verknüpfte Cyclohexanringe liegen im *Santonin* vor, dem wirksamen Bestandteil der als Wurmmittel viel verwendeten Flores Cinae. Santonin ist das γ-Lacton einer hydrierten Naphtolcarbonsäure. Durch Alkalien wird der Lactonring geöffnet, wobei das Alkalisalz der *Santoninsäure* entsteht, die aber beim Ansäuern wieder das Lacton zurückbildet:

$$
\begin{array}{cc}
\text{Santonin} & \text{Santoninsäure}
\end{array}
$$

Santonin wird als Zitwerblüten durch Alkoholextraktion gewonnen und bildet weiße, in Wasser kaum lösliche Krystalle vom Schmelzpunkt 170°, die sich im Licht gelb färben. Santonin ist ein viel verwendetes Mittel gegen Ascariden.

2. Terpene und Campher.

Unter den Homologen des Cyclohexans sind besonders das 1-Methyl-4-isopropylcyclohexan und seine ungesättigten Derivate als Grundkörper von *Terpenen* von Bedeutung. Unter Terpenen versteht man Verbindungen von der allgemeinen Formel $C_{10}H_{16}$, die man sich aus 2 Molekülen Isopren entstanden denken kann; Verbindungen von der dreifachen Molekülgröße des Isoprens, $C_{15}H_{24}$, bezeichnet man als *Sesquiterpene*. Von den Terpenen leiten sich Terpenalkohole und Terpenketone ab, die man als *Campher* bezeichnet. Viele Terpene und Campher sind Bestandteile von ätherischen Ölen.

1-Methyl-4-isopropylcyclohexan wird auch als *Menthan* bezeichnet; um seine Derivate leicht und eindeutig benennen zu können, hat man die folgende Bezifferung der Kohlenstoffatome allgemein eingeführt (Formel III). Methan kann man durch Hydrierung von *Dipenten* gewinnen, das sich durch Polymerisation von Isopren erhalten läßt (Formel I und II). Damit ist auch eine innere Beziehung zum Isopren hergestellt; selbstverständlich kann man sonst Menthan

$$
\begin{array}{cccc}
\text{I.} & \text{Dipenten} \\
 & \text{II.} & \text{Menthan} \\
 & & \text{III.} & \text{p-Cymol} \\
 & & & \text{IV.}
\end{array}
$$

auch durch Hydrierung anderer ungesättigter Menthanderivate gewinnen. Auch bei der Hydrierung von p-Methyl-isopropylbenzol *(p-Cymol)* (Formel IV) erhält man Menthan. Damit ist auch die Beziehung zu den aromatischen Verbindungen hergestellt.

Unter den Menthanderivaten ist das 3-Oxymenthan, *Menthol,* und das ihm entsprechende Keton, *Menthon,* zu erwähnen (s. nachstehende Formel). Menthol läßt sich durch Oxydation in Menthon überführen, umgekehrt kann man Menthon zu Menthol hydrieren. Beide Stoffe kommen in ätherischen Ölen vor; Pfefferminzöl enthält etwa 50 % Menthol, daneben auch Menthon. Man gewinnt Menthol meist aus japanischem Pfefferminzöl, das bis zu 90 % Menthol enthält, durch Ausfrieren. Natürliches Menthol ist linksdrehend, die spezielle Drehung beträgt —49°, der Schmelzpunkt liegt bei 43°. Menthol kann auch künstlich durch Hydrierung von *Thymol,* der dem Menthol entsprechenden aromatischen Verbindung, gewonnen werden; man erhält es dabei aber in inaktiver Form, die aber in ihren sonstigen Eigenschaften mit dem natürlichen Menthol identisch ist. Menthol wird wegen seines frischen und kühlenden Geschmackes und seiner desinfizierenden Wirkung als Zusatz zu Mundwässern und Zahnpasten verwendet. Der Ester des Menthols mit Isovaleriansäure (Validol) wird medizinisch als Beruhigungsmittel verwendet. Zur Bestimmung des Mentholgehalts in Pfefferminzöl wird das Öl mit Essigsäureanhydrid gekocht, wobei das Menthol acetyliert wird; das säurefrei gewaschene Produkt wird dann mit eingestellter Lauge verseift. Aus dem Alkaliverbrauch läßt sich dann der Mentholgehalt leicht berechnen.

1,8-Dioxymenthan, auch 1,8-*Terpin* genannt, wird als Hydrat *(Terpinhydrat)* durch längere Einwirkung von verdünnten Mineralsäuren auf Terpentinöl gewonnen; es dient hauptsächlich zur Herstellung von *Terpineol,* das wegen seines fliederähnlichen Geruches in der Parfümerie Verwendung findet. Ein innerer Äther des 1,8-Terpins ist *Cineol,* auch *Eucalyptol* genannt, das sich in vielen ätherischen Ölen, besonders reichlich in Eucalyptusöl, vorfindet, und auch durch Kochen von 1,8-Terpin mit Säuren erhalten werden kann (s. nebenstehende Formel). Cineol bildet mit vielen Säuren und sauren Salzen relativ beständige Oxoniumsalze.

Die einfach gesättigten Kohlenwasserstoffe, die sich vom Menthan ableiten, bezeichnet man als *Menthene;* je nach der Lage der Doppelbindung unterscheidet man eine Reihe von Isomeren, die man in der Weise bezeichnet, daß man den Buchstaben Δ mit der Nummer desjenigen Kohlenstoffatomes angibt, von dem die Doppelbindung ausgeht:

Δ 1-Menthen Δ 2-Menthen Δ 3-Menthen Δ 1(7)Menthen Δ 4(8)-Menthen Δ 8(9)-Menthen

Einige Alkohole der Menthenreihe kommen öfter in ätherischen Ölen vor, z. B. *Δ1-Menthenol-4*, auch *Terpinenol-4* genannt (Formel I), im Majoranöl und Cardamomenöl, *Δ 1-Menthenol-8*, *α-Terpineol* genannt, in Pomeranzenschalenöl, Zypressenöl, Muskatnußöl und anderen (Formel II).

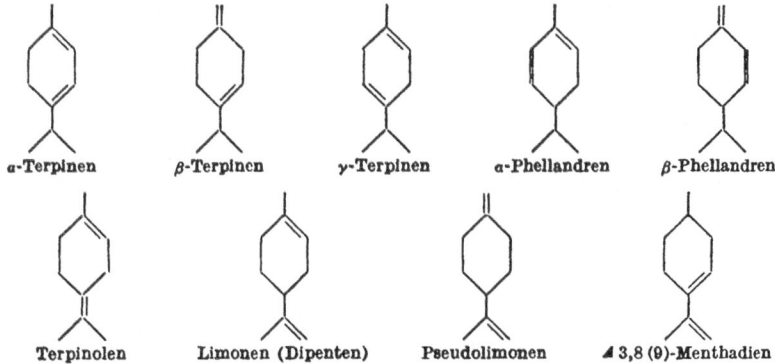

Das Terpineol des Handels, das man wegen seines angenehmen Geruches in der Parfümerie verwendet, wird durch Abspaltung von 1 Molekül Wasser aus 1,8-Terpin dargestellt; es ist chemisch nicht einheitlich, sondern besteht aus einem Gemisch von *α-Terpineol*, *β-Terpineol* (*Δ 8(9)-Menthenol-1*) und *γ-Terpineol* (*Δ 4(8)-Menthenol-1*).

Ein von *Δ 2-Menthen* abzuleitendes Peroxyd ist *Ascaridol*, der wirksame Bestandteil des Chenopodiumöles (Formel III). Dieses ungesättigte Peroxyd ist im genannten ätherischen Öl zu mehr als 60% enthalten und kann daraus ohne Schwierigkeit durch Vakuumdestillation gewonnen werden. Beim Erhitzen unter gewöhnlichem Druck zersetzt sich Ascaridol, zuweilen mit explosionsartiger Heftigkeit. Chenopodiumöl und Ascaridol sind wirksame Anthelminthika. Ascaridol ist ziemlich stark giftig und soll daher sorgfältig dosiert werden.

Ein vom *Δ1-Menthen* abzuleitendes Oxyketon (genauer gesagt Enolketon) ist der sog. *Buccocampher* (Formel IV). Die Verbindung kommt in den Buccoblättern und in den daraus gewonnenen ätherischen Ölen vor.

Bei den *Menthadienen* sind folgende Isomere zu unterscheiden:

Menthadiene sind in Pflanzen sehr verbreitet und finden sich in vielen ätherischen Ölen; besonders häufig ist *Limonen*, das in rechts- und linksdrehender Form und auch als Racemat *(Dipenten)* vorkommt. Dipenten erhält man auch durch Polymerisation von Isopren und bei der trockenen Destillation von Kautschuk.

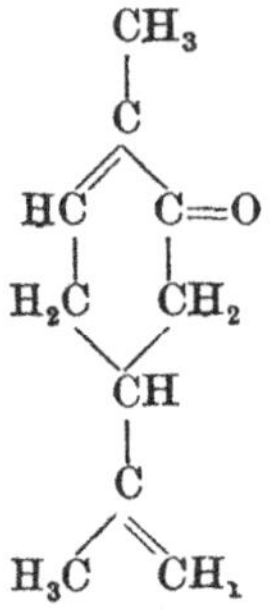
Carvon

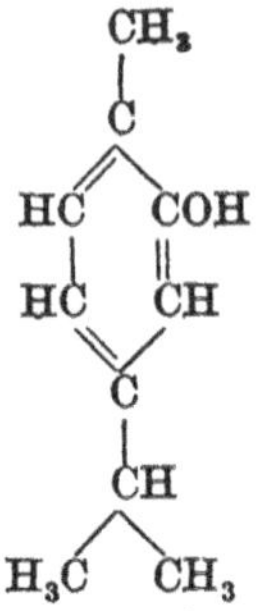
Carvacrol

Ein vom Limonen abzuleitendes Keton ist *Carvon*, dessen rechtsdrehende Form sich bis zu 60% im Kümmelöl findet und dessen charakteristischen Geruch bedingt. Beim Erhitzen mit Säuren geht Carvon in *Carvacrol* über, ein vom p-Cymol abzuleitendes Phenol, das mit Thymol isomer ist (s. nebenstehende Formel). Zur Bestimmung des Carvongehalts wird ein abgemessenes Volumen Kümmelöl in einem Kölbchen mit graduiertem Hals (Cassiakölbchen) mit Natriumbisulfitlösung unter laufender Neutralisation der entstehenden Essigsäure mit Natronlauge erwärmt und geschüttelt, wobei das Carvon als Bisulfitverbindung gelöst wird. Der ungelöste Anteil wird schließlich durch Zugabe von Wasser in den graduierten Hals getrieben und gemessen. Die Differenz zwischen eingemessenem Öl und ungelöstem Anteil gibt das Volumen des Carvons an. Verknüpft man das Kohlenstoffatom 8 des Menthans mit einem zweiten Kohlenstoffatom des Ringes, so kann man zu drei verschiedenen bicyclischen Systemen gelangen:

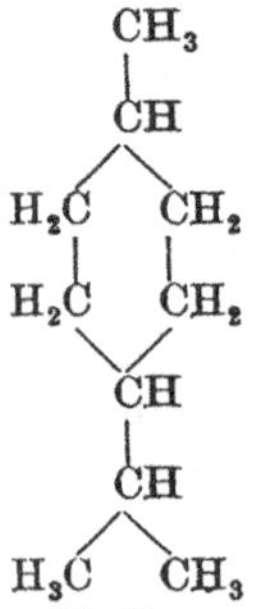
Menthan

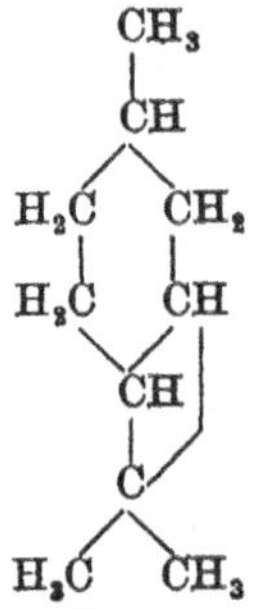
Caran

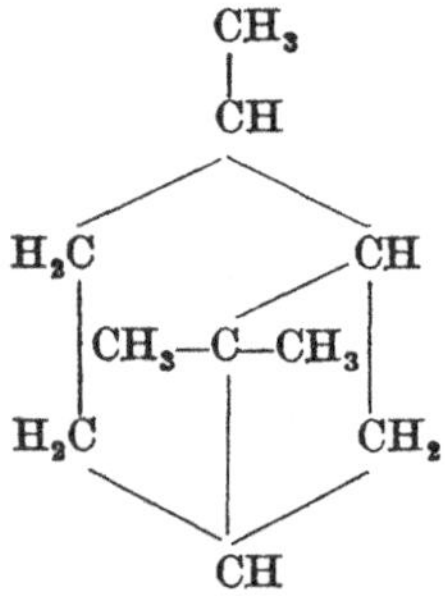
Pinan

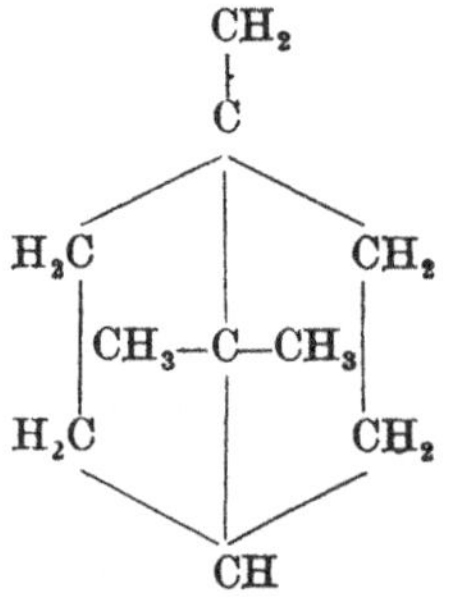
Camphan

Im *Caran* ist ein Cyclopropanring mit einem Cyclohexanring verknüpft, wobei den beiden Ringen 2 Kohlenstoffatome gemeinsam sind. Das *Pinan* enthält einen Cyclobutanring und einen Cyclohexanring, denen 3 Kohlenstoffatome gemeinsam sind; *Camphan* besteht aus zwei verknüpften Cyclopentanringen, die gleichfalls 3 Kohlenstoffatome gemeinsam haben. Man kann sie auch als Cyclohexanderivate mit einer „Brückenbindung" betrachten.

Caranderivate finden sich vereinzelt in ätherischen Ölen vor; sehr viel wichtiger sind Pinan- und Camphanderivate.

Pinan ist bisher in der Natur nicht aufgefunden worden; die von ihm abzuleitenden ungesättigten Kohlenwasserstoffe *α-Pinen* und *β-Pinen* (s. unten.

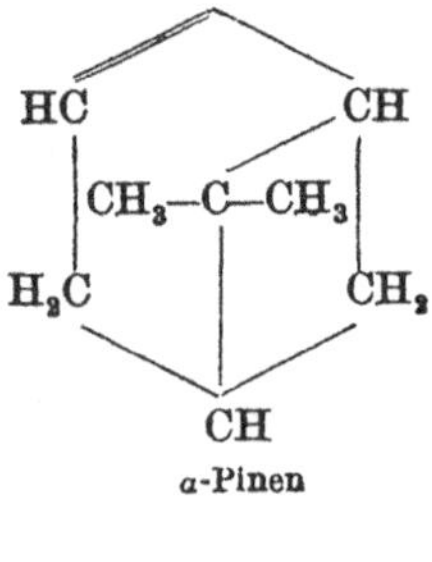
α-Pinen

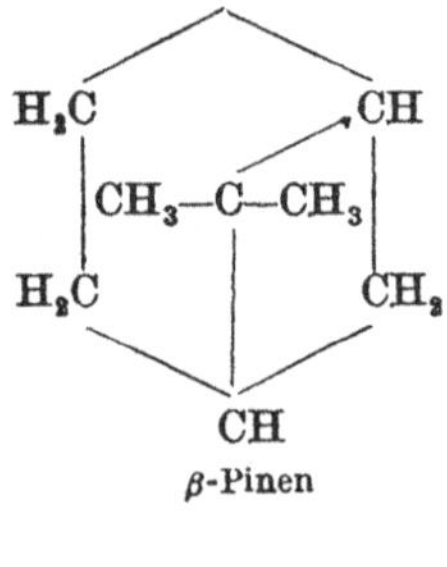
β-Pinen

wobei Peroxyde entstehen, gleichzeitig mit der Autoxydation tritt Polymerisation ein. Altes Terpentinöl besitzt daher ölige Konsistenz und macht aus Kaliumjodid Jod frei. Unter der Einwirkung von verdünnten Mineralsäuren addiert α-Pinen 1 Molekül Wasser an die Doppelbindung, und ein zweites Molekül Wasser wird unter Öffnung der Brückenbindung angelagert, wobei 1,8-Terpin entsteht, das mit 1 Molekül Wasser als *Terpinhydrat* krystallisiert:

α-Pinen   1,8-Terpin

Wasserfreie Säuren können von α-Pinen an die Doppelbindung angelagert werden; mit Chlorwasserstoff erhält man so zunächst eine Additionsverbindung *(Chlorpinan)*, die sich sogleich zu *Chlorcamphan (Bornylchlorid)* umlagert, das fälschlich auch als *Pinenhydrochlorid* bezeichnet wird:

α-Pinen   Chlorpinan   Chlorcamphan, Bornylchlorid (sog. Pinenhydrochlorid)

Bornylchlorid läßt sich in den Alkohol *Borneol* umwandeln, der bei der Oxydation *Campher* ergibt:

Borneol   Campher

α-Pinen wird in großen Mengen für die Gewinnung von synthetischem Campher verwendet.

Campher ist das wichtigste Derivat des Camphans; er bildet als rechtsdrehende Form den Hauptbestandteil des Campherbaumöles und wird daraus durch Destillation mit Wasserdampf gewonnen. Man nennt die rechtsdrehende Form (spez. Drehung +44,2°) auch *Japancampher*; die linksdrehende Form, die sich in kleinen Mengen in einigen ätherischen Ölen findet, wird *Matricariacampher* genannt. Der synthetische Campher ist inaktiv. Campher schmilzt bei 178—179°, er ist in den meisten organischen Lösungsmitteln leicht löslich, in Wasser fast unlöslich. Sein Schmelzpunkt wird durch Beimischung fremder Stoffe sehr stark herabgesetzt, daher gibt er mit Menthol, Thymol, Phenol und zahlreichen anderen Stoffen flüssige Mischungen. Durch energische Oxydation mit Salpetersäure wird Campher in *Camphersäure* übergeführt:

Campher   Camphersäure

Campher wird in der Medizin für Einreibungen gegen Rheuma, Neuralgien usw. und zur Belebung der Herztätigkeit benutzt; man verwendet dabei meist eine Lösung in Olivenöl (Campheröl). In der Technik dient er zur Herstellung von Celluloid.

Der dem Campher entsprechende Alkohol, der auch durch Hydrierung der Carbonylgruppe des Camphers zugänglich ist, ist *Borneol*, dessen rechtsdrehende Form auch *Borneocampher* genannt wird. Borneol kommt als rechts- und linksdrehende Form, zuweilen auch als deren Essigsäure- und Isovaleriansäureester in einigen ätherischen Ölen vor; reich an Bornylacetat sind Fichtennadelöle. Borneol läßt sich leicht wieder zu Campher oxydieren.

3. Ätherische Öle.

Ätherische Öle sind leichtflüchtige Bestandteile von Blüten, Blättern, Früchten oder anderen Pflanzenteilen. Sie stellen meist sehr komplizierte Mischungen verschiedener, oft sehr nahe verwandter Stoffe dar, deren Gesamtheit den dem Öl eigenen Geruch bedingt; nur in einigen Fällen kann man einen bestimmten Bestandteil als den eigentlichen Geruchsträger betrachten. Die Zusammensetzung eines ätherischen Öles ist auch nicht immer die gleiche, sondern sie kann je nach Standort, Erntezeit und Behandlung der Pflanze bei der Ernte beträchtlichen Schwankungen unterliegen. Eine genaue Analyse von ätherischen Ölen ist sehr schwierig und mühevoll; man beschränkt sich daher in den meisten Fällen darauf, die Hauptbestandteile zu bestimmen und zu ermitteln, ob zum Zwecke der Streckung künstliche Zusätze gemacht worden sind. Es ist auch außerordentlich schwer, ätherische Öle durch Mischen der einzelnen Bestandteile künstlich so herzustellen, daß das Kunstprodukt von dem Naturstoff durch den Geruch nicht zu unterscheiden ist. Zur Beurteilung von ätherischen Ölen ist daher bei einiger Erfahrung die Geruchsprobe, die man zweckmäßig mit starken Verdünnungen verschiedener Konzentrationen anstellt, ebenso wichtig wie die Bestimmung der Hauptbestandteile.

Ätherische Öle können aus dem Pflanzenmaterial auf verschiedene Weise gewonnen werden. Das am meisten angewendete Verfahren ist die Destillation mit Wasserdampf, die in vielen Ursprungsländern seit alter Zeit auch heute noch vielfach in sehr primitiver Weise ausgeführt wird. Zweckmäßig verfährt man dabei so, daß man durch das Pflanzenmaterial einen Wasserdampfstrom hindurchschickt, ohne die mit dem Material beschickte Destillierblase direkt mit freiem Feuer zu heizen. Das Destillat enthält natürlich große Mengen Wasser neben relativ kleinen Mengen von ätherischem Öl; man trennt daher zweckmäßig die wäßrige Schicht ab und benutzt dieses Wasser, das fast stets beträchtliche Mengen der flüchtigen Bestandteile gelöst enthält, zur Fortsetzung der Destillation, so daß man also mit einer begrenzten Wassermenge im Kreisprozeß arbeitet. Zur Trennung des Destillates kann man eine sog. Florentiner Flasche benutzen, in der das ätherische Öl sich ständig anreichert, während das Wasser durch einen Überlauf kontinuierlich in die Destillierblase oder den Dampfentwickler zurückgeschickt wird. Dieses Verfahren ist besonders dann anzuwenden, wenn es sich um Pflanzen mit einem geringen Gehalt an ätherischen Ölen handelt, wie etwa bei Rosenöl, bei dem man zur Gewinnung von 1 kg ätherischem Öl etwa 2000 bis 3000 kg Blüten benötigt.

In manchen Fällen läßt sich das ätherische Öl auch durch Pressung der betreffenden Pflanzenteile gewinnen; das ist besonders dann lohnend, wenn es sich um saftreiche Pflanzenteile handelt, und wenn das Öl nicht besonders wertvoll ist; auf diese Weise wird z. B. das Öl von Citronen- und Pomeranzenschalen gewonnen.

Nach anderen Verfahren gewinnt man ätherische Öle auch durch Extraktion der Pflanzenteile mit einem leichtflüchtigen Lösungsmittel, wie Äther, Benzin, Alkohol usw. Man braucht dann das Lösungsmittel nur abzudestillieren. In anderen Fällen extrahiert man wohl auch mit warmem Öl oder Fett und gewinnt sog. „Blütenpomaden", die für kosmetische Mittel verwendet werden können.

Ein sehr rationelles Verfahren zur Gewinnung von Blütenpomaden stellt das sog. „Enfleurageverfahren" dar; man bringt die lebenden Pflanzenteile zwischen Rahmen, deren Unterseite mit einer dünnen Fettschicht versehen ist. Dabei wandern die Duftstoffe allmählich aus der Pflanze in das Fett und werden dort zurückgehalten. Da die Pflanzenteile bei diesem Verfahren nicht abgetötet werden, produzieren sie noch längere Zeit hindurch weitere Mengen an Riechstoffen, so daß die Ausbeute beträchtlich, in manchen Fällen um das 10fache, erhöht wird.

Die chemische Untersuchung ätherischer Öle erstreckt sich im allgemeinen nur auf eine Prüfung auf grobe Verfälschungen und auf eine Bestimmung von Hauptbestandteilen. Als Verfälschungsmittel können besonders Verdünnungsmittel, wie Alkohol, Halogenverbindungen und hochsiedende Ester vorkommen. Niedere Alkohole kann man beim Durchschütteln des Öls mit dem gleichen Volumen Wasser erkennen: Alkohol vermehrt das Volumen der wäßrigen Schicht und vermindert das Volumen des Öls. Zur Prüfung auf Halogenverbindungen wird ein Stück Filtrierpapier, das im Blindversuch auf Halogenfreiheit zu prüfen ist, mit einigen Tropfen des zu untersuchenden Öls befeuchtet und angezündet; die Verbrennungsdämpfe werden in ein benetztes Becherglas, das man über die Flamme hält, geleitet; dann wird das Becherglas mit etwas verdünnter Salpetersäure ausgeschwenkt und die Lösung mit Silbernitrat geprüft.

Auf Phtalsäureester, der gelegentlich als Verfälschungsmittel beobachtet worden ist, prüft man durch Erhitzen mit alkoholischer Kalilauge: eine krystalline Abscheidung nach dem Erkalten weist auf Verfälschung mit fremden Estern hin (Nelkenöl und Rosenöl geben dabei aber selbst Abscheidungen). Phtalsäureester und andere höhere, schwer flüchtige Ester, zu denen auch die Fette gehören, geben außerdem auf Papier einen Fleck, der sich nicht, wie bei reinen ätherischen Ölen, verflüchtigt.

Die quantitativen Bestimmungen beschränken sich im allgemeinen auf leicht zu ermittelnde, charakteristische Hauptbestandteile, besonders Phenole, Aldehyde, Ketone, Ester, Alkohole. Phenole, Aldehyde und Ketone werden in lösliche Derivate übergeführt, deren Volumen man in einem Cassiakölbchen als Differenz bestimmt (vgl. Carvon in Kümmelöl). Phenole werden mit Lauge als Phenolate in Lösung gebracht, Aldehyde und Ketone mit Natriumbisulfit als Bisulfitverbindungen löslich gemacht. Den Gehalt an Estern ermittelt man durch Verseifung mit eingestellter Lauge, während man Alkohole durch Kochen mit Essigsäureanhydrid zunächst verestert und das säurefrei gewordene Reaktionsprodukt mit eingestellter Lauge wieder verseift. In beiden Fällen läßt sich aus dem Alkaliverbrauch der Ester- bzw. der Gehalt an einem bestimmten Alkohol leicht errechnen.

Dichte und optische Drehung haben für die Beurteilung von ätherischen Ölen nur bedingten (eigentlich nur ausschließenden) Wert, da diese Größen auch bei reinen, einwandfreien Ölen zu starken Schwankungen unterliegen.

4. Steringruppe.

Unter der Bezeichnung *Sterine* faßt man kompliziert gebaute Alkohole zusammen, die chemisch miteinander sehr nahe verwandt sind; sie enthalten alle ein System von vier miteinander verknüpften Ringen, von denen drei Cyclohexanringe sind, der vierte ist ein Cyclopentanring. Einer der Cyclohexanringe trägt die alkoholische Hydroxylgruppe, und am Cyclopentanring ist eine Seitenkette angeknüpft, deren Struktur bei den einzelnen Sterinen verschieden ist; bei manchen Sterinen ist einer der Cyclohexanringe ungesättigter Natur. Mit den Sterinen stehen Verbindungen in sehr engem Zusammenhang, die noch das Ringskelett der Sterine aufweisen, deren Seitenkette aber mehr oder weniger weit abgebaut ist; das sind Gallensäuren, Sexualhormone und Aglucone von Glykosiden, von denen einige stark herzwirksam sind und die man daher auch als pflanzliche Herzgifte zusammenfaßt.

Sterine sind in der Natur sehr weit verbreitet; wir hatten bereits gesehen, daß man sie aus dem unverseifbaren Anteil von Fetten und Ölen gewinnen kann,

Stigmasterin

Ergosterin

↓ Belichtung

und daß man die Sterine des Pflanzenreiches als Phytosterine, die des Tierreiches als Zoosterine bezeichnet. Unter den Phytosterinen ist das *Stigmasterin* mit 10 Kohlenstoffatomen in der Seitenkette besonders weit verbreitet; von besonderem Interesse ist das *Ergosterin* mit 9 Kohlenstoffatomen in der Seitenkette, das bei der Bestrahlung mit kurzwelligem Licht in einen Körper von den Eigenschaften des Vitamin D übergeht (sog. Vitamin D_2). Das wichtigste Zoosterin ist *Cholesterin*, das sich reichlich in der Nerven- und Gehirnsubstanz vorfindet; Gallensteine bestehen hauptsächlich aus Cholesterin. Lanolin enthält Ester des Cholesterines mit Fettsäuren. Von besonderem Interesse ist ein Derivat des Cholesterines, das *7-Dehydrocholesterin*, das bei der Bestrahlung mit kurzwelligem Licht das natürliche Vitamin D (sog. Vitamin D_3) liefert, das auch aus Lebertran isoliert worden ist.

Die Formeln lassen deutlich die enge Verwandtschaft der Sterine untereinander erkennen. Die Umwandlung von Ergosterin in Vitamin D_2 und die Umwandlung von 7-Dehydrocholesterin in Vitamin D_3 unter dem Einfluß von ultraviolettem Licht stellen einen Isomerisationsvorgang dar, der in der Öffnung des Ringes B unter Errichtung einer neuen Doppelbindung besteht. Vitamin D_2 unterscheidet sich von Vitamin D_3 nur durch die Doppelbindung und den Mehrgehalt einer Methylgruppe in der Seitenkette.

In den Gallensäuren liegen Verbindungen vor, die den Sterinen sehr nahe verwandt sind und wahrscheinlich deren Oxydationsprodukte darstellen. Sie

Vitamin D_2

Cholesterin

7-Dehydrocholesterin

Vitamin D_3

$$
\begin{array}{c}
CH_3 \\
| \\
CH-CH_2-CH_2-COOH \\
H_3C \quad | \\
H_2C \quad CH
\end{array}
$$

Lithocholsäure

finden sich neben Sterinen in der Galle, meist peptidartig an Aminosäuren gebunden, und bewirken eine Erleichterung der Fettverdauung, indem sie die Fette emulgieren und so dem Angriff der fettspaltenden Fermente leichter zugänglich machen. In der Menschengalle sind hauptsächlich *Lithocholsäure*, *Desoxycholsäure* und *Cholsäure* aufgefunden worden; Lithocholsäure besitzt das unveränderte Gerüst der Sterine, nur ist die Seitenkette bis auf 5 Kohlenstoffatome abgebaut worden; in der Desoxycholsäure und der Cholsäure ist die Oxydation weitergegangen und hat zur Entstehung von einer bzw. zwei neuen Hydroxylgruppen geführt (s. Formel).

Als noch weitere Abbauprodukte der Sterine kann man die in einem späteren Kapitel näher zu beschreibenden *Sexualhormone* betrachten. Das im Corpus luteum vorkommende *Progesteron*, das die hormonale Umstellung bei der Schwangerschaft bewirkt, kann als ein Sterinderivat aufgefaßt werden, in dem die alkoholische Hydroxylgruppe zu einer Carbonylgruppe oxydiert und die Seitenkette bis auf 2 Kohlenstoffatome abgebaut worden ist (s. untenstehende Formel).

Desoxycholsäure

Cholsäure

Progesteron
(Corpus luteum-Hormon)

Noch stärker umgewandelt erscheinen die weiblichen Keimdrüsenhormone, die den Sexualcyclus bestimmen und die sekundären Geschlechtsmerkmale entwickeln. Man bezeichnet sie als *Follikelhormone*; sie finden sich bei fortgeschrittener Schwangerschaft in beträchtlicher Menge im Harn und werden besonders aus dem Harn trächtiger Stuten gewonnen. Merkwürdigerweise ist der Harn von Hengsten besonders reich daran. Unter den Follikelhormonen herrschen *Oestron* und *Oestradiol* vor, *Oestriol* kann mehr als Begleitstoff betrachtet werden (s. Formeln S. 327 oben). Chemisch unterscheiden sich die Follikelhormone von den Sterinen dadurch, daß die Seitenkette vollkommen abgebaut und der Ring A in einen Benzolkern übergegangen ist; dadurch erhält die Hydroxylgruppe phenolische Eigenschaften, so daß die Verbindungen schwachsaure Eigenschaften besitzen. Oestradiol ist der dem Keton Oestron entsprechende Alkohol.

$$
\begin{array}{ccc}
\text{Oestron} & \text{Oestradiol} & \text{Oestriol}
\end{array}
$$

Die männlichen Keimdrüsenhormone *Testosteron* und *Androsteron* werden im Hoden gebildet und finden sich im Harn; sie bewirken die Entwicklung der sekundären männlichen Geschlechtsmerkmale. Testosteron scheint das wichtigere zu sein (s. nachfolgende Formeln).

Mit den Sterinen sehr nahe verwandt sind auch Aglucone von Saponinen, Digitalis- und Strophantusglykosiden. In einigen Saponinen sind in der Seitenkette noch 8 Kohlenstoffatome enthalten, die jedoch zu sauerstoffhaltigen Ringen verknüpft sind; in den Digitalis- und Strophantusglykosiden sind in der Seitenkette nur noch 4 Kohlenstoffatome enthalten.

$$
\begin{array}{cc}
\text{Testosteron} & \text{Androsteron}
\end{array}
$$

Saponine sind im Pflanzenreich sehr verbreitete Substanzen, die in wäßriger Lösung stark schäumen; wegen ihrer starken hämolytischen Wirkung können sie als starke Gifte wirken, mit der Nahrung aufgenommen sind sie jedoch unschädlich, da sie sich mit Cholesterin zu unlöslichen Doppelverbindungen vereinigen. Nach der Hydrolyse hat man als Aglucone *Tigogenin*, *Gitogenin* und *Digitogenin* isolieren können, für die man die folgenden Formeln diskutiert. Gitogenin ist ein Oxytigogenin mit einer zweiten Hydroxylgruppe in Stellung 2 (Bezifferung wie bei Stigmasterin) und Digitogenin ein Dioxytigogenin mit einer weiteren Hydroxylgruppe in Stellung 6. Es ist möglich, daß diese Formeln in manchen Einzelheiten eine Revision erfahren werden, die sehr enge Verwandtschaft zu den Sterinen steht jedoch außer Zweifel.

$$
\text{Tigogenin}
$$

Saponinhaltige Drogen, wie Radix Senegae, Radix Primulae u. a., werden als schleimlösende Mittel gegen Bronchitis verwendet.

Als Aglucone von Digitalisglykosiden hat man bisher *Digitoxigenin*, *Gitoxigenen*, *Digoxigenin* und noch einige andere isoliert; interessant ist, daß den Geninen nur eine geringe Wirksamkeit zukommt. Nahe verwandt mit diesen ist *Strophanthidin*, das Aglucon eines Strophanthusglykosides (Strophanthin), und wahrscheinlich auch Aglucone von Meerzwiebelglykosiden. Man diskutiert für die genannten Aglucone die folgenden Formeln, die zwar noch nicht in allen Einzelheiten bewiesen sind, aber doch in der Grundstruktur festliegen:

Digitoxigenin   Strophanthidin

Gitoxigenin und Digoxigenin enthalten noch je eine Hydroxylgruppe mehr, und zwar Gitoxigenin in Stellung 16 (Bezifferung wie bei Stigmasterin), Digoxigenin in Stellung 11.

Die Verbindungen enthalten einen γ-Lactonring, der durch Alkali geöffnet wird; nach dem Ansäuern kann sich jedoch aus der freien Säure nicht, wie sonst bei γ-Oxysäuren, das Lacton zurückbilden, da bei der Verseifung ein freies Enolhydroxyl entsteht, das sich in die Carbonylform, hier in eine Aldehydgruppe, umlagert:

Digitaliszubereitungen gehören zu unseren wertvollsten Heilmitteln und werden schon seit langer Zeit gegen Herzinsuffizienzerscheinungen verwendet. Die Isolierung der reinen Wirkstoffe und die Aufklärung ihrer Konstitution hat erhebliche Schwierigkeiten bereitet und ist erst in neuester Zeit abgeschlossen worden. Die früher unter der Bezeichnung *Digitalin* (die Namen von Pflanzeninhaltsstoffen werden häufig durch Anhängen der Endung -in an den Namen der Stammpflanze gebildet) beschriebenen Substanzen waren unrein und in ihrer Zusammensetzung und Wirkung schwankend. Der erste reine Stoff war das sog. *Digitalinum verum*, das sich besonders in den Samen findet; da es in den Blättern kaum vorkommt, ist es für die Digitalistherapie von nur untergeordneter Bedeutung. Es stellt ein Glycosid dar, das bei der Hydrolyse mit Säuren 2 Zucker, und zwar Glucose und Digitalose, ein Methylpentosemonomethyläther, und als Genin (Aglucon) *Digitaligenin* liefert, von dem man jetzt aber weiß, daß es erst sekundär aus dem eigentlichen Aglucon, Gitoxigenin, durch Säureeinwirkung entsteht. Später wurden aus den Blättern von Digitalis purpurea die folgenden Blattglycoside isoliert: *Digitoxin, Gitoxin, Digoxin*, das mit Gitoxin isomer ist, und *Gitalin*, von denen die beiden zuerst genannten die wichtigsten sind. Die Glykoside geben bei der Hydrolyse die Aglucone *Digitoxigenin, Gitoxigenin, Digoxigenin* und *Gitaligenin* und einen für die Digitalisglykoside charakteristischen Zucker *Digitoxose* $CH_3 \cdot (CHOH)_3 \cdot CH_2 \cdot CHO$, der als eine reduzierte Methylpentose aufgefaßt werden kann und daher als Desoxymethylpentose bezeichnet wird. Gitalin gibt pro Molekül 2 Moleküle Digitoxose, die übrigen 3 Moleküle. In den Glycosiden liegen die Zucker als Di- oder Trisaccharide vor, die bei der Hydrolyse erst zu

Digitoxose aufgespalten werden. Erst 1933 wurde von STOLL festgestellt, daß die genannten Glykoside bereits Abbauprodukte der eigentlichen, genuinen Glykoside darstellen, die er als Purpureaglykoside A, B und C (zur Unterscheidung von den gleich zu erwähnenden Lanataglykosiden aus Digitalis lanata) bezeichnete. Die genuinen Glykoside hatten sich bis dahin der Beobachtung entzogen, weil sie bereits beim Trocknen der Droge unter der Wirkung eines Ferments, *Digipurpidase*, ein Molekül Glucose abspalten und so in die bekannten oben genannten Glykoside übergehen. Nur bei der Behandlung *frischer* Blätter mit Alkohol oder Aceton, wobei das Ferment unwirksam wird, können die genuinen Glykoside erhalten werden. So ergibt sich die folgende Beziehung:

$$C_{47}H_{74}O_{18} \xrightarrow[H_2O]{\text{Digipurpidase}} C_6H_{12}O_6 + C_{41}H_{64}O_{13} \xrightarrow[3\,H_2O]{\text{Säure}} C_{23}H_{34}O_4 + 3\,C_6H_{12}O_4$$

Purpureaglykosid A $\qquad\qquad$ Glucose $\quad$ Digitoxin $\qquad\qquad$ Digitoxigenin $\quad$ Digitoxose

$$C_{47}H_{74}O_{19} \xrightarrow[H_2O]{\text{Digipurpidase}} C_6H_{12}O_6 + C_{41}H_{64}O_{14} \xrightarrow[3\,H_2O]{\text{Säure}} C_{23}H_{34}O_5 + 3\,C_6H_{12}O_4$$

Purpureaglykosid B $\qquad\qquad$ Glucose $\quad$ Gitoxin $\qquad\qquad$ Gitoxigenin $\quad$ Digitoxose

Purpureaglykosid C ist nicht einheitlich und dürfte entsprechende Vorstufen von Digoxin und Gitalin enthalten.

Aus Digitalis lanata sind Glykoside isoliert worden, die man als *Lanadigine* oder *Lanataglykoside* A, B und C unterscheidet; sie stehen in enger Beziehung zu den Pupureaglykosiden A, B und C, von denen sie sich nur durch den Gehalt einer Acetylgruppe unterscheiden. Bei geeigneter Spaltung hat man diese an einem Digitoxosemolekül auffinden können, so daß Lanataglykosid A ein an Digitoxose acetyliertes Purpureaglykosid A darstellt. Die gleiche Beziehung besteht zwischen Lanataglykosid B und Purpureaglykosid B.

Aus Oleander läßt sich ein herzwirksames Glykosid, *Oleandrin,* isolieren, das unter der Bezeichnung *Folinerin* in die Therapie eingeführt worden ist. Bei der Hydrolyse erhält man neben einem Zucker $C_7H_{14}O_5$ ein unbeständiges Aglucon, das unter der Einwirkung der Säure 2 Moleküle Wasser verliert und in Digitaligenin übergeht.

Die Wirksamkeit von Digitalispräparaten läßt sich auf chemischem Wege nicht kontrollieren, da die Glykoside, die nur in geringen Mengen vorhanden sind (etwa 1 %) sich nicht mit ausreichender Genauigkeit quantitativ und rein isolieren lassen. Auch sind Farbreaktionen, die für eine kolorimetrische Bestimmung geeignet wären, nicht bekannt. Zum qualitativen Nachweis kann unter Umständen die folgende Reaktion dienen, für die aber die Glykoside schon in gereinigter Form vorliegen müssen: Man löst eine Spur Substanz in Eisessig, fügt 1 Tropfen einer 1%igen Eisenchloridlösung hinzu und überschichtet mit dieser Lösung vorsichtig das gleiche Volumen konzentrierte Schwefelsäure; nach einiger Zeit erhält man an der Berührungsstelle in der Eisessiglösung eine blaue Zone. Für einen eindeutigen Nachweis und für quantitative Auswertungen ist man auf den Tierversuch angewiesen. Meist ermittelt man die Wirkung am Froschherzen nach der sog. zeitlosen Methode: Man injiziert Fröschen das zu prüfende Material in verschiedenen Konzentrationen in den Brustlymphsack und beobachtet nach 24 Stunden die Wirkung. Aus der Konzentration, die gerade noch ausreicht um bei 4 von 6 Fröschen einer Gruppe den Tod bei kontrahiertem Herzmuskel (Systole) zu bewirken, wird die sog. *Froschdosis* errechnet, das ist die Menge Substanz, die 1 g Frosch tötet. 1 g Fol. Digitalis hat 1500—2000 Froschdosen, d. h. 1 g Fol. Digitalis tötet 1500—2000 g Frosch. 1 mg Digitoxin hat etwa 250 Froschdosen, 1 mg Gitalin etwa 150, 1 mg Gitoxin etwa 90. Die Genine haben höchstens ein Drittel der Wirksamkeit der Glykoside, es ist daher von größter

Wichtigkeit, bei der Herstellung von Digitaliszubereitungen alle Bedingungen zu vermeiden, bei denen eine Glykosidspaltung eintreten kann, insbesondere also saure Reaktion. Aber auch durch längere Einwirkung von Alkali, besonders in der Wärme, kann ein Wirkungsverlust durch Aufspaltung des Lactonringes eintreten. Digitalisblätter müssen amtlich kontrolliert sein.

Digitalispräparate werden gegen Herzinsuffizienzen verwendet und wirken in geeigneter Konzentration regulierend auf die Herztätigkeit. Dabei ist eine gewisse kumulative Wirkung zu beobachten, die — richtige Dosierung vorausgesetzt — einen gewissen Dauererfolg bewirkt und so die Wirkung begünstigt. Zugleich tritt meist vermehrte Harnabscheidung (Diurese) ein. Auffälligerweise bewirken entsprechende Dosen am gesunden Herzen keine besonderen Erscheinungen; es ist daher anzunehmen, daß nur das geschädigte Herz die Glykoside zu fixieren vermag.

5. Hochgliedrige Ringe.

Es ist bereits erwähnt worden, daß die Beständigkeit von Kohlenstoffringen mit mehr als 6 Gliedern mit steigender Zahl der Ringglieder abnimmt, um dann bei einer Zahl von 14—18 Gliedern wieder zuzunehmen. Es ist nun interessant, daß solche hochgliedrigen Ringe sich auch in der Natur finden. Der Riechstoff $(CH_2)_{12}$—CH·CH$_3$ des *Moschus, Muscon,* ist ein cyclisches Keton mit 15 Ringgliedern (s. nebenstehende Formel). Ein solches Keton ohne CH———CH$_2$ die Methylgruppe, also Cyclopentadecanon, ist künstlich durch Erhitzen des Thoriumsalzes der Tetradecan-1,14-dicarbonsäure im Vakuum dargestellt worden; diese Verbindung, die unter dem Namen *Exalton* bekannt ist, unterscheidet sich im Geruch kaum von Muscon und wird daher in der Parfümerie angewendet.

Im *Zibet,* einem Drüsensekret der Zibetkatze, findet sich ein ungesättigtes CH—(CH$_2$)$_7$ Keton mit 17 Ringgliedern, das man *Zibeton* nennt (s. neben-CH—(CH$_2$)$_7$ CO stehende Formel). Das entsprechende gesättigte Keton, also Cycloheptedecanon oder Dihydrozibeton, ist in ähnlicher Weise wie Exalton aus dem Thoriumsalz der Hexadecan-1,16-dicarbonsäure zugänglich; auch diese Verbindung findet in der Parfümerie Verwendung.

II. Aromatische Verbindungen.

Die Bezeichnung aromatische Verbindungen entstammt einer Zeit, zu der man chemische Verbindungen noch nicht in ein wohl ausgebautes chemisches System einreihen konnte und sich daher damit begnügte, sie nach äußerlichen Merkmalen zusammenzufassen. Man war bei der Untersuchung von vielen Naturstoffen auf Produkte gestoßen, die sich durch irgendeinen Geruch auszeichneten, und faßte diese Stoffe daher als aromatische Verbindungen zusammen. Der Sinn dieser Bezeichnung ist heute verlorengegangen, da man zahlreiche Stoffe kennt, die chemisch zwar zu dieser ursprünglichen Gruppe der aromatischen Stoffe gehören, die dabei aber geruchlos sind. Man würde diese Gruppe heute zweckmäßiger als die Gruppe der Benzolabkömmlinge bezeichnen, doch hat man sich daran gewöhnt, die alte Bezeichnung beizubehalten und darunter einfach die Benzolabkömmlinge zu verstehen.

Das Benzol ist der Grundkörper der aromatischen Verbindungen, und es ist daher notwendig, zuerst die allgemeinen Eigenschaften dieses Grundkörpers kennenzulernen, insbesondere auch zu untersuchen, in welchen Eigenschaften das Benzol mit bereits besprochenen Verbindungen übereinstimmt, und in welchen Eigenschaften es Abweichungen aufweist.

Benzol ist ein Kohlenwasserstoff, dessen analytische Zusammensetzung CH ist; aus Molekulargewichtsbestimmungen ergibt sich, daß die Analysenformel mit 6 zu multiplizieren und daß somit die Benzolformel C_6H_6 ist. Für die Ermittelung der Konstitutionsformel sind zunächst zwei Tatsachen von Bedeutung: Ersetzt man 1 Wasserstoffatom durch ein anderes Atom oder eine Atomgruppe, so erhält man stets nur ein einziges Monosubstitutionsprodukt, auf welchem Wege man auch vorgehen mag; es ist nie gelungen, isomere Monosubstitutionsprodukte zu erhalten; man ist also zu der Annahme gezwungen, daß die 6 Wasserstoffatome des Benzoles untereinander vollständig gleichartig gebunden sind. Von der Konstitutionsformel muß also verlangt werden, daß sie die gleichartige Bindung der 6 Wasserstoffatome zum Ausdruck bringt. Die zweite experimentell festgelegte Tatsache ist die, daß man bei Disubstitutionsprodukten von der allgemeinen Formel $C_6H_4X_2$ drei Isomere erhalten kann. Bei einer irgendwie gearteten kettenförmigen Verknüpfung der 6 Kohlenstoffatome kann den beiden erwähnten Tatsachen nicht Rechnung getragen werden. KEKULÉ hat als erster eine Benzolformel aufgestellt, die den beiden Voraussetzungen gerecht wird; nach dieser Formel sind die 6 Kohlenstoffatome mit je 1 Wasserstoffatom verknüpft und diese 6 CH-Gruppen sind zu einem Ring geschlossen (Formel I). Diese Formel läßt jedoch noch die allgemeine Erfahrung unberücksichtigt, daß das Kohlenstoffatom in seinen Verbindungen, von verschwindenden Ausnahmen abgesehen, stets vierwertig auftritt; KEKULÉ hat seine Benzolformel daher in der Weise weiterentwickelt, daß er dem Benzolkern 3 Doppelbindungen einfügte, und zwar so, daß stets doppelte und einfache Bindungen sich abwechseln (Formel II). Nach dieser Formel ist Benzol *Cyclohexatrien*, also ein dreifach ungesättigtes Cyclohexanderivat und schließt sich damit den alicyclischen Verbindungen direkt an. Gewisse Eigentümlichkeiten des Benzoles lassen es aber doch zweckmäßig erscheinen, die aromatischen Verbindungen in einem besonderen Abschnitt zusammenzufassen.

I.   II.

Die KEKULÉsche Benzolformel kann als ein recht befriedigender Ausdruck für die Eigenschaften des Benzoles gelten, wenn man einige zusätzliche Annahmen macht. Nach der Formel sollte man bei Disubstitutionsprodukten, die die Substituenten in 1,2-Stellung tragen, 2 Isomere erwarten dürfen, die sich dadurch unterscheiden, daß die Substituenten einmal durch eine Doppelbindung, das andere Mal durch eine einfache Bindung getrennt sind (s. nebenstehende Formel). Trotz aller Bemühungen und sorgfältigster Untersuchungen ist es aber nie gelungen, solche Isomeren zu erhalten; man muß also wohl annehmen, daß diese Isomerie tatsächlich

a)   b)

nicht existiert. Das kann aber nur dann der Fall sein, wenn die Doppelbindungen des Benzolkernes nicht starr fixiert sind, sondern wenn sie ihre Lage ständig ändern können, so daß ein ständiger Übergang zwischen 2 Bindungszuständen möglich ist (s. nebenstehende Formel). Wir müssen uns daher daran gewöhnen, die in einer Formel angegebenen aromatischen Doppelbindungen nicht als unbeweglich festliegend anzusehen, sondern darunter nur das ungesättigte System zu verstehen, in dem die Doppelbindungen sowohl in der einen als auch in der anderen Lage möglich sind. Führen wir das Bild auf die Elektronenformeln zurück, so

a)   b)

ergibt sich ein Bindungszustand, wie wir ihn bereits bei den Olefinen und besonders
bei den Verbindungen mit konjugierten Systemen kennengelernt haben; die beiden elektromeren Grenzzustände werden durch die beiden nebenstehenden Formeln ausgedrückt, in denen die „schwingenden"Elektronenpaare durch Fettdruck kenntlich gemacht sind. Als Mittellage, um die die Elektronenschwingung erfolgt, kann dann sowohl der Ausdruck a) als auch der Ausdruck b) gelten, wenn man sich nur darüber klar ist, daß es sich nicht um bestimmte feste Anordnung, sondern um die Mittellage einer sehr schnellen Schwingung handelt. Wir legen damit der Benzolformel einen Sinn bei, der aus der Schreibweise nicht ohne weiteres ersichtlich ist, der sich aber mit unserer gebräuchlichen Formelsprache nicht gut anders ausdrücken läßt.

Nach der Formel sollte das Benzol mit seinen 3 Doppelbindungen starke ungesättigte Natur aufweisen; man sollte erwarten, daß es den allgemeinen Reaktionen der ungesättigten Verbindungen mit ganz besonderer Leichtigkeit unterliegen würde. Das ist aber tatsächlich nicht der Fall; das Benzol erweist sich im Gegenteil besonders den Additionsreaktionen gegenüber viel unzugänglicher als Äthylenverbindungen. Man kann zwar an die Doppelbindungen des Benzols auch andere Atome oder Atomgruppen addieren, jedoch erfolgen solche Reaktionen sehr träge. Während z. B. Äthylenderivate Brom fast momentan addieren und durch alkalische Permanganatlösung so rasch oxydiert werden, daß man die beiden Reaktionen geradezu als Reagens auf ungesättigte Verbindungen benutzt, reagiert Benzol nur außerordentlich träge; mit Brom tritt sogar leichter Substitution als Addition ein. Äthylenderivate lassen sich sehr leicht zu gesättigten Verbindungen hydrieren; es gelingt zwar auch, Benzol zu Cyclohexan zu hydrieren, jedoch sind dazu viel energischere Bedingungen erforderlich. Man hat daher angenommen, daß dieses cyclische konjugierte System in sich so abgeschlossen ist, daß seine Doppelbindungen nicht leicht angegriffen werden können. Um diese Vermutung zu prüfen, hat man das entsprechende ungesättigte achtgliedrige Ringsystem, das *Cyclooctatetraen* (s. nebenstehende Formel), das gleichfalls ein in sich geschlossenes konjugiertes System darstellt, hergestellt; diese Verbindung zeigt jedoch ganz normales ungesättigtes Verhalten und besitzt alle Eigenschaften der ungesättigten Verbindungen. Wir müssen also annehmen, daß nur der konjugierte *Sechsring* besondere Stabilitätsverhältnisse aufweist, ohne dafür aber eine völlig befriedigende Erklärung geben zu können. Um alle Zweifel auszuschalten, hat man das Benzol auch in ganz durchsichtiger und eindeutiger Reaktionsfolge aus Cyclohexan künstlich hergestellt, wodurch das Vorliegen der 3 Doppelbindungen eindeutig gesichert ist. Auch die Polymerisation von Acetylen zu Benzol, die beim Durchleiten von Acetylen durch glühende Röhren erfolgt, weist auf nebenstehende Formel hin: Wir müssen also mit der Benzolformel den Begriff eines Systems verbinden, das zwar ungesättigt ist, das aber die normalen Additionsreaktionen nur schwer eingeht, und dessen Doppelbindungen beweglich sind, also nicht in der Lage fixiert sind, in der wir sie gerade schreiben. Wir schreiben für Benzol im allgemeinen

als abgekürztes Symbol nur den Sechsring ; setzt man an eine der Ecken

ein anderes chemisches Symbol X hinzu, so bedeutet das, daß an dieser Stelle
ein Wasserstoffatom durch X ersetzt (substituiert) ist.

Chemische Eigenschaften aromatischer Verbindungen. Die chemischen Eigenschaften der aromatischen Verbindungen setzen sich zusammen aus den Eigenschaften des Benzolkernes und den Eigenschaften der Substituenten. Die Eigenschaften der Substituenten entsprechen im großen und ganzen den Eigenschaften
der entsprechenden aliphatischen Verbindungen; Gruppen, die in einer Seitenkette untergebracht sind, haben meist den Charakter der entsprechenden aliphatischen Substanzen. Die besonderen Eigenschaften des Benzolkernes, die sich
ja bei allen aromatischen Verbindungen fast unverändert vorfinden, sollen hier
kurz besprochen werden.

Es ist schon gesagt worden, daß Additionsreaktionen ziemlich schwer ablaufen:
sie sind aber grundsätzlich möglich. Die Hydrierung erfordert energischere Bedingungen als die Hydrierung von Äthylenderivaten,
es lassen sich aber schließlich alle 3 Doppelbindungen
mit Wasserstoff absättigen, wobei alicyclische Verbindungen entstehen (s. nebenstehende Formel). Die
Addition von Chlor und Brom vollzieht sich nur im
Sonnenlicht; im Dunkeln findet keine merkliche Reaktion statt; bei der Belichtung können 6 Atome
Chlor oder Brom addiert werden, Jod reagiert
auch unter diesen Bedingungen nicht (s. nebenstehende Formel).

Sehr leicht treten dagegen *Substitutionsreak-*
tionen ein. Bei Gegenwart kleiner Mengen von
Eisen oder Jod wirken Chlor und Brom substituierend auf Benzol, Jod reagiert unter diesen
Bedingungen nicht:

In ähnlicher Weise wirken auch Schwefelsäure und Salpetersäure unter geeigneten
Bedingungen substituierend; auf diese Weise sind aromatische Sulfonsäuren und
Nitroverbindungen leicht zugänglich:

Halogenalkyle und Säurechloride wirken bei Gegenwart gewisser Metallchloride,
als besonders geeignet erweist sich wasserfreies Aluminiumchlorid, gleichfalls
substituierend; bei dieser Reaktion, die unter dem Namen FRIEDEL-CRAFTSsche
Reaktion bekannt ist, werden Wasserstoffatome des Benzolkernes als Halogenwasserstoff eliminiert und durch Alkyl oder Acyl ersetzt, z. B.:

Methylbenzol (Toluol)   Phenyl-methylketon (Acetophenon)

Gegen Oxydationsmittel ist Benzol ziemlich widerstandsfähig; von alkalischer Permanganatlösung wird es nicht angegriffen, Salpetersäure wirkt, wie wir schon sahen, substituierend. Dagegen wird Ozon an die Doppelbindungen addiert, und das Ozonid zerfällt mit Wasser in 3 Moleküle Glyoxal:

Muconsäure

Im tierischen Organismus kann der Benzolring oxydativ aufgespalten werden, wobei eine ungesättigte Dicarbonsäure, *Muconsäure*, entsteht (s. nebenstehende Formel).

Isomerien der Benzolderivate. Wir sahen bereits, daß bei Ersatz eines Wasserstoffatomes des Benzols keine Isomeren auftreten können, da alle 6 Wasserstoffatome unter sich gleichwertig sind. Anders liegen die Verhältnisse bei mehreren Substituenten. Tritt in ein monosubstituiertes Benzol ein neuer Substituent ein, so kann er sich in 2-, 3- oder 4-Stellung begeben; die Stellung 5 ist mit 3, 6 mit 2 identisch; man nennt die 1,2-Stellung auch *Orthostellung*, die 1,3-Stellung *Metastellung*, die 1,4-Stellung *Parastellung* und benutzt als abgekürzte Schreibweise meist die Anfangsbuchstaben o, m, p; z. B.:

Chlorbenzol   o-Dichlorbenzol   m-Dichlorbenzol   p-Dichlorbenzol

Bei 3 Substituenten sind, wenn die Substituenten gleich sind, gleichfalls 3 Isomeriemöglichkeiten gegeben, die man folgendermaßen unterscheidet:

1,2,3 oder vicinal   1,2,4 oder asymmetrisch   1,3,5 oder symmetrisch

Sind die Substituenten untereinander verschieden, so erhöht sich natürlich die Zahl der Isomeriemöglichkeiten.

1. Aromatische Kohlenwasserstoffe.

a) Benzol und Homologe.

Benzol und eine beträchtliche Zahl anderer aromatischer Kohlenwasserstoffe werden aus dem Steinkohlenteer gewonnen, der bei der Koks- und Leuchtgasfabrikation in großen Mengen anfällt. Der Steinkohlenteer enthält neben Kohlenwasserstoffen auch basische und saure Bestandteile, die man bei der Aufarbeitung neben den Kohlenwasserstoffen gewinnt. Der Steinkohlenteer wird zunächst einer rohen fraktionierten Destillation unterworfen, wobei man etwa die folgenden Fraktionen trennt:

Fraktion	I	Siedepunkt	bis	170°	sog. Leichtöl,
,,	II	,,	etwa	170—230°	sog. Mittelöl,
,,	III	,,	,,	230—270°	,, Schweröl,
,,	IV	,,	,,	270—340°	,, Anthracenöl.

Als Rückstand hinterbleibt Pech.

Jede der 4 Fraktionen wird zur Entfernung ungesättigter und basischer Bestandteile mit konzentrierter Schwefelsäure gewaschen, darauf werden durch Waschen mit verdünnten Alkalien saure Bestandteile (besonders Phenole) entfernt; saure und basische Bestandteile können aus den Lösungen nach der Neutralisation wiedergewonnen werden. Die gewaschenen Fraktionen werden nun einer erneuten sorgfältigen fraktionierten Destillation unterworfen, die man bei den höheren Fraktionen zur Gewinnung fester Kohlenwasserstoffe wie Naphthalin, Anthracen, Phenanthren usw. mit Krystallisationsprozessen kombiniert.

Das sog. Leichtöl liefert neben Benzol noch Tuluol und Xylole. Das Rohbenzol enthält stets etwas Tiophen, von dem es sich durch Destillation nicht trennen läßt; man kann es davon aber durch Schütteln mit konzentrierter Schwefelsäure befreien, in der sich Thiophen als Sulfonsäure löst. Benzol ist eine farblose, stark lichtbrechende Flüssigkeit, die bei $+4,5°$ erstarrt und bei 80° siedet; in Wasser ist es unlöslich, mit organischen Lösungsmitteln ist es mischbar. Benzol wird als Lösungsmittel verwendet, außerdem dient es als Ausgangsmaterial für zahlreiche andere aromatische Verbindungen.

Benzol kann auch aus einigen anderen aromatischen Verbindungen künstlich hergestellt werden; zur praktischen Gewinnung von Benzol sind diese Verfahren jedoch nicht geeignet.

Die *Benzolhomologen* können, soweit sie nicht gleichfalls aus dem Steinkohlenteer gewonnen werden, aus Benzol und Halogenalkylen nach dem Verfahren von FRIEDEL-CRAFTS gewonnen werden; statt von Benzol selbst kann man dabei natürlich auch von seinen Homologen ausgehen und in diese weitere Substituenten einführen. Man kann Benzolhomologe auch nach einem Verfahren gewinnen, das der Darstellung aliphatischer Kohlenwasserstoffe nach der Methode von WURTZ entspricht; das Verfahren ist von FITTIG auf aromatische Verbindungen übertragen worden und besteht darin, daß man Natrium auf ein Gemisch von Halogenbenzol (oder eines Homologen) und Halogenalkyl einwirken läßt. Auch hier verläuft die Reaktion natürlich nicht einheitlich:

$$C_6H_5Br + 2\,Na + BrR \longrightarrow \begin{cases} R\!-\!R \\ C_6H_5\!-\!R \\ C_6H_5\!-\!C_6H_5 \end{cases} .$$

Eigenschaften der Benzolhomologen. Die Benzolhomologen stellen stark lichtbrechende, in Wasser nichtlösliche Flüssigkeiten dar, deren Geruch an den des Benzols erinnert. Sie brennen mit stark rußender Flamme, ihre Dichten liegen

etwa zwischen 0,85 und 0,9. Die Siedepunkte steigen mit jeder neuen Methyl-
gruppe um etwa 30° an, die Siedepunkte der Isomeren liegen so nahe beieinander, daß eine Trennung durch fraktionierte Destillation meist nicht möglich ist (s. nebenstehende Tabelle).

		Siedepunkt Grad
Benzol	C_6H_6	80
Methylbenzol, Toluol	$C_6H_5CH_3$	110
o-Dimethylbenzol, o-Xylol . . .	$C_6H_4(CH_3)_2$	142
m-Dimethylbenzol, m-Xylol . .	$C_6H_4(CH_3)_2$	139
p-Dimethylbenzol, p-Xylol . . .	$C_6H_4(CH_3)_2$	138
1,2,3-Trimethylbenzol	$C_6H_3(CH_3)_3$	175
1,2,4-Trimethylbenzol	$C_6H_3(CH_3)_3$	169
1,3,5-Trimethylbenzol, Mesitylen	$C_6H_3(CH_3)_3$	165

Chemische Reaktionen können entweder den Kern oder die Seitenkette angreifen; so kann z. B. Chlor oder Brom entweder Wasserstoffatome des Kernes oder der Methylgruppe substituieren; durch geeignete Wahl der Reaktionsbedingungen läßt sich die Reaktion in die eine oder die andere Richtung steuern. Läßt man das Halogen in der Kälte und bei Gegenwart von Halogenüberträgern (Eisen, Jod) einwirken, so tritt Kernsubstitution ein; in der Hitze und bei Abwesenheit von Überträgern erfolgt Substitution in der Seitenkette (s. nebenstehende Formel).

$$C_6H_5 \cdot CH_3 + Cl_2 \quad \overset{\text{Kälte}}{\underset{\text{Überträger}}{\longrightarrow}} \quad C_6H_4Cl \cdot CH_3 + HCl \quad \text{Chlortoluol}$$

$$\overset{\text{Hitze}}{\longrightarrow} \quad C_6H_5-CH_2Cl + HCl \quad \text{Benzylchlorid}$$

Schwefelsäure und Salpetersäure verhalten sich gegen die Benzolhomologen ebenso wie gegen Benzol selbst. Permanganat baut die Seitenketten unabhängig von ihrer Stellung und ihrer Länge zu Carboxylgruppen ab, wobei aus jeder Seitenkette eine Carboxylgruppe entsteht.

Toluol wird, wie Benzol, aus Steinkohlenteer gewonnen; es ist ein wichtiges Ausgangsmaterial für die chemische Industrie und dient unter anderem zur Herstellung von Benzaldehyd, Benzoesäure, Saccharin, Chloramin usw.

Die drei *Xylole* werden gleichfalls aus Steinkohlenteer gewonnen; die Trennung der Isomeren ist äußerst schwierig, so daß man für viele Zwecke, z. B. als Lösungsmittel, das Gemisch der Isomeren verwendet.

Auch die drei *Trimethylbenzole* können aus Steinkohlenteer gewonnen werden.

p-Methyl-isopropylbenzol, auch *p-Cymol* genannt (s. nebenstehende Formel), ist der dem Methan entsprechende aromatische Kohlenwasserstoff; p-Cymol kann durch Hydrierung in Menthan übergeführt werden. p-Cymol und einige seiner Derivate finden sich in einigen ätherischen Ölen; es siedet bei 177°.

Die einfachste Verbindung, die zwei Benzolkerne im Molekül enthält, ist das Diphenyl, eine gut krystallisierende farblose Substanz vom Schmelzpunkt 77°:

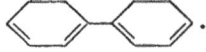

Diphenyl findet sich im Steinkohlenteer und kann auch durch Einwirkung von Natrium aus Halogenbenzol dargestellt werden.

Diphenylmethan $C_6H_5 \cdot CH_2 \cdot C_6H_5$ kann man nach FRIEDEL-CRAFTS aus Benzylchlorid und Benzol oder aus Methylenchlorid und Benzol gewinnen:

$$\langle\!\!\!\rangle\!-CH_2Cl + \langle\!\!\!\rangle \quad \overset{AlCl_3}{\longrightarrow} \quad \langle\!\!\!\rangle\!-CH_2-\langle\!\!\!\rangle + HCl$$

$$\langle\!\!\!\rangle + ClCH_2Cl + \langle\!\!\!\rangle \quad \overset{AlCl_3}{\longrightarrow} \quad \langle\!\!\!\rangle\!-CH_2-\langle\!\!\!\rangle + 2\,HCl .$$

In dieser Verbindung ist die Methylengruppe durch die Nachbarschaft der beiden Phenylgruppen aktiviert und so reaktionsfähig, daß sie mit Aldehyden kondensiert werden kann; Chromsäure oxydiert die Methylengruppe zur Carbonylgruppe, wobei ein Keton, *Benzophenon*, entsteht:

$$\langle\!\!\!\bigcirc\!\!\!\rangle\!\!-\!CO\!-\!\langle\!\!\!\bigcirc\!\!\!\rangle .$$

Leitet man Diphenylmethan durch glühende Röhren, so tritt unter Abspaltung von Wasserstoff eine neue Verknüpfung der beiden Benzolkerne ein; die so entstandene Verbindung heißt *Fluoren*:

$$\langle\!\!\!\bigcirc\!\!\!\rangle\!\!-\!CH_2\!\!-\!\langle\!\!\!\bigcirc\!\!\!\rangle \xrightarrow{\text{Hitze}} \langle\!\!\!\bigcirc\!\!\!\rangle\overset{CH_2}{\underset{}{\langle\!\!\!\bigcirc\!\!\!\rangle}} + H_2 .$$

Die Methylengruppe ist im Fluoren ebenso reaktionsfähig wie im Diphenylmethan, sie kann mit Aldehyden kondensiert werden und läßt sich durch Chromsäure zur Carbonylgruppe oxydieren, wobei *Fluorenon* entsteht.

Ersetzt man ein Wasserstoffatom der Methylengruppe des Diphenylmethans durch einen weiteren Phenylrest, so kommt man zum *Triphenylmethan*, das man unter anderem aus Chloroform und Benzol nach FRIEDEL-CRAFTS darstellen kann:

$$CHCl_3 + 3\,C_6H_6 \xrightarrow{AlCl_3} CH{\overset{\displaystyle C_6H_5}{\underset{\displaystyle C_6H_5}{\textstyle-C_6H_5}}} + 3\,HCl .$$

Die Verbindung ist als Grundkörper vieler Farbstoffe von Interesse.

In entsprechender Weise lassen sich auch aromatische Derivate des Äthans darstellen. Unter diesen ist das *Hexaphenyläthan* insofern von Interesse, als es ganz ungewöhnliche Zerfallsbereitschaft besitzt. Während sonst die Bindung zwischen Kohlenstoffatomen sehr stabil ist, ist hier die Bindung zwischen den beiden Äthankohlenstoffatomen so locker, daß an dieser Stelle ein freiwilliger Zerfall eintritt. Wir hatten bereits gesehen, daß im Chloral und in der Trichloressigsäure das eine Kohlenstoffatom durch die 3 Chloratome so stark negativ belastet ist, daß die Bindung zwischen den beiden Kohlenstoffatomen schon bei der Behandlung mit Alkali gelöst wird. Im Hexaphenyläthan ist die Belastung jedes der beiden Äthankohlenstoffatome durch je 3 Phenylreste, die gleichfalls negative Substituenten darstellen, so stark, daß die Substanz in Lösungen zerfällt:

$$(C_6H_5)_3C \cdot C(C_6H_5)_3 \rightleftharpoons 2\,(C_6H_5)_3C .$$

Das dabei entstehende *Triphenylmethyl* besitzt ein Kohlenstoffatom, das nur drei seiner Bindungselektronen betätigt, es stellt ein *freies Radikal* dar. Tryphenylmethyl addiert Jod zu *Triphenyljodmethan*, mit Sauerstoff vereinigt es sich zu *Triphenylmethylperoxyd*:

$$2\,(C_6H_5)_3C + J_2 \rightarrow 2\,(C_6H_5)_3CJ$$
$$2\,(C_6H_5)_3C + O_2 \rightarrow (C_6H_5)_3C \cdot OO \cdot C(C_6H_5)_3 .$$

Triphenylmethyl ist eines der wenigen und ganz seltenen Beispiele von freien Radikalen, die sogar in Lösungen beständig sind; auch andere aromatisch substituierte Äthanderivate zeigen das gleiche Verhalten. Es ist neuerdings auch gelungen, die vorübergehende Existenzfähigkeit von freiem Methyl nachzuweisen, das jedoch nur eine außerordentlich kurze Lebensdauer besitzt und sich sogleich in Äthan umwandelt.

Ungesättigte Benzolhomologe. Stehen am Benzolkern *ungesättigte* Seitenketten, so besitzen diese die normale Reaktionsfähigkeit der ungesättigten Verbindungen; unter Umständen werden diese Doppelbindungen durch den benachbarten Benzolkern noch aktiviert. *Phenyläthylen*, auch *Styrol* genannt, erhält man am einfachsten durch Erhitzen von Zimtsäure, die dabei Kohlendioxyd verliert:

$$C_6H_5 \cdot CH{=}CH \cdot COOH \rightarrow C_6H_5 \cdot CH{=}CH_2 + CO_2 \,.$$
$$\text{Zimtsäure} \qquad\qquad\qquad \text{Styrol}$$

Styrol findet sich im Storax; es ist eine bei 146° siedende Flüssigkeit, die sich im Licht sehr leicht polymerisiert. Styrol addiert Brom und läßt sich leicht zu *Äthylbenzol* hydrieren.

α-, β-*Diphenyläthylen* kann als cis- und trans-Form bestehen; die trans-Form heißt *Stilben*, die cis-Form *Isostilben*. Ein Stilbenderivat ist das wegen seiner stark östrogenen Wirkung interessante *Östrostilben, Dioxydiäthylstilben* (s. S. 438).

b) Kondensierte Ringsysteme.

Unter kondensierten Ringen verstehen wir Systeme, in denen dem einen Kern in Orthostellung ein anderer Ring so angegliedert ist, daß die beiden Ringe 2 Kohlenstoffatome gemeinsam besitzen. Es handelt sich dabei also nicht um zwei vollständige Benzolkerne, sondern man kann ein solches System auch 'als einen Ring auffassen, der in o-Stellung zwei ungesättigte Substituenten trägt, deren Enden verknüpft sind. Das einfachste kondensierte aromatische Ringsystem liegt in *Naphthalin* ($C_{10}H_8$) vor.

Jeder der beiden Ringe stellt für sich einen normalen Benzolkern dar, dem in o-Stellung vier CH-Gruppen angegliedert sind (s. nebenstehende Formel). Die 8 Wasserstoffatome des Naphthalins sind untereinander nicht mehr gleichwertig wie im Benzol; es gibt zwei isomere Monosubstitutionsprodukte, die man als α- und β-Verbindungen unterscheidet. Die Stellungen 1, 4, 5 und 8 sind unter sich gleichwertig und werden als α-Stellung bezeichnet; die Stellungen 2, 3, 6 und 7 sind wieder unter sich gleich und bilden die β-Stellung. Bei Disubstitutionsprodukten mit gleichen Substituenten beträgt die Zahl der Isomeriemöglichkeiten 10.

Naphthalin wird in großen Mengen aus dem Steinkohlenteer gewonnen; es stellt eine krystalline leicht flüchtige weiße Substanz von charakteristischem Geruch dar, die in Wasser unlöslich, in vielen organischen Lösungsmitteln leicht löslich ist; der Schmelzpunkt liegt bei 80°; Naphthalin kann durch Sublimation gereinigt werden; es wird zuweilen medizinisch gegen Darmparasiten verwendet und dient sonst als Mottenschutzmittel. Naphthalin stellt ein wertvolles Ausgangsmaterial der chemischen Technik dar. Chemisch verhält sich Naphthalin ähnlich wie Benzol; es läßt sich nitrieren, sulfonieren, halogenieren und hydrieren. Bei gemäßigter Hydrierung werden nur zwei Doppelbindungen des einen Kernes abgesättigt, während der andere Kern aromatisch bleibt; das so erhaltene *Tetrahydronaphthalin*, kurz *Tetralin* genannt, ist eine farblose Flüssigkeit vom Siedepunkt 206°, die als Lösungsmittel vielfach

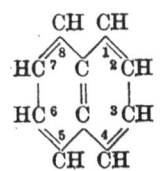

Tetralin   Decalin

Verwendung findet. Bei stärkerer Hydrierung wird auch der aromatische Kern abgesättigt und man erhält *Decahydronaphthalin, Decalin* genannt, eine bei 189° siedende Flüssigkeit, die gleichfalls ein bekanntes Lösungsmittel darstellt.

Bei einigen Oxydationen verhält sich Naphthalin wie ein o-disubstituiertes Benzol, man erhält eine o-Dicarbonsäure *(Phtalsäure)*. Diese Oxydation läßt sich schon mit Luftsauerstoff bei Gegenwart gewisser Metallkatalysatoren bewirken

und wird technisch in großem Maßstabe ausgeführt.

Ein aus drei Benzolkernen kon-
densierter Kohlenwasserstoff ist *Anthracen* ($C_{14}H_{10}$).

Naphthalin → Phtalsäure   Anthracen

Anthracen wird bei der fraktionierten Destillation des Steinkohlenteeres aus
dem sog. Anthracenöl in beträchtlichen Mengen gewonnen; es bildet weiße, bei
216° schmelzende Krystalle von starker Fluorescenz. Oxydationsmittel greifen
Anthracen leicht in 9,10-Stellung an und führen es in *Anthrachinon* über, das der
Grundkörper zahlreicher Farbstoffe und Arzneistoffe ist. Mit Anthracen isomer ist *Phenanthren* ($C_{14}H_{10}$). Phenanthren wird gleichfalls aus dem Steinkohlenteer gewonnen; es bildet weiße Krystalle
vom Schmelzpunkt 100°, die stark fluorescieren. Phenanthren ist
der Grundkohlenwasserstoff des Morphins und
des Codeins.

Anthrachinon

Von noch höher kondensierten Systemen
mögen *Pyren* und *Chrysen* Erwähnung finden,
die gleichfalls im Steinkohlenteer vorkommen;

Phenanthren

Perylen wird künstlich aus Naphthalin hergestellt, von ihm leiten sich einige Farbstoffe ab. Auch viel kompliziertere Systeme sind künstlich dargestellt worden;
zu ihnen gehören besonders lichtechte und beständige *Indanthrenfarbstoffe*, z. B.
Indanthrenviolett:

Pyren   Chrysen   Perylen   Indanthrenviolett

2. Aromatische Halogenderivate.

Bei den aromatischen Halogenderivaten muß man zwischen solchen unterscheiden, die das Halogen im Kern tragen, und solchen, die das Halogen in der
Seitenkette führen.

a) Kernsubstituierte Halogenderivate.

Die Substitution von Wasserstoffatomen des Benzolkernes durch Chlor oder
Brom vollzieht sich bei Gegenwart sog. Halogenüberträger (z. B. Eisen, Jod) sehr
glatt; Jod läßt sich auf diese Weise nicht in den Benzolkern einführen, zur Gewinnung von Jodverbindungen ist man auf Umwege angewiesen. Bei Benzol-
derivaten, die noch Hydroxyl im Kern tragen, vollzieht sich die Halogensubsti-
tution besonders leicht. Am Benzolkern haftende Halogenatome sind ziemlich
reaktionsträge und erweisen sich Austauschreaktionen wenig zugänglich. Diese
Tatsache ist nicht besonders erstaunlich, wenn man bedenkt, daß solche Halogenatome an einem doppelt gebundenen Kohlenstoffatom stehen und daß so gebun-

denes Halogen sich auch in der aliphatischen Reihe als recht reaktionsträge
erweist.

Chlor- und *Brombenzol* lassen sich sehr leicht in der beschriebenen Weise
darstellen:

$$C_6H_6 + Cl_2 \xrightarrow{\text{Überträger}} C_6H_5Cl + HCl$$

$$C_6H_6 + Br_2 \xrightarrow{\text{Überträger}} C_6H_5Br + HBr\,.$$

Sie stellen Flüssigkeiten von aromatischem Geruch dar. In entsprechender Weise
lassen sich auch Halogenderivate von Benzolhomologen darstellen.

Läßt man Halogen in einem höheren stöchiometrischen Verhältnis einwirken,
so werden weitere Wasserstoffatome des Kernes substituiert; so erhält man aus
Benzol mit 2 Mol Chlor über Chlorbenzol hinweg *Dichlorbenzol*, und zwar hauptsächlich p- und o-Verbindung, die m-Verbindung bildet sich dabei fast gar nicht:

Benzol   Chlorbenzol   o-Dichlorbenzol   p-Dichlorbenzol

Bei der Einführung eines zweiten Substituenten in ein monosubstituiertes
Benzolderivat tritt dieser nicht willkürlich in eine beliebige Stellung ein, und es
entstehen auch nicht alle drei möglichen Isomeren, sondern der neu hinzukommende Substituent wird von dem bereits vorhandenen in bestimmte Stellungen
dirigiert. Für die Auswahl der Stellung ist also nicht der hinzukommende, sondern
der bereits vorhandene Substituent maßgeblich. Man kann dabei zwei Klassen
von Substituenten unterscheiden; die eine Gruppe dirigiert neu hinzukommend.
Substituenten, unabhängig von deren chemischen Natur, nach o- und p-Stellung,
so daß beide Isomeren gleichzeitig entstehen; man nennt diese Substituenten
wohl auch Gruppen 1. Klasse. Die andere Gruppe dirigiert neu hinzukommende
Substituenten hauptsächlich nach m-Stellung, man nennt sie Substituenten
2. Klasse. Zu den Substituenten 1. Klasse, die also nach ortho und para dirigieren,
gehören:

$$\text{Cl, Br, J, OH, NH}_2\text{, Alkyl.}$$

Zu den Substituenten 2. Klasse, die also nach meta dirigieren, gehören:

$$-NO_2, \; >CO, \; -CHO, \; -COOH, \; -SO_3H, \; -CN.$$

Die nach meta dirigierenden Gruppen enthalten Doppelbindungen.

Die Kenntnis dieser Gesetzmäßigkeit ist für die Darstellung aromatischer
Verbindungen sehr nützlich; wird in ein Monosubstitutionsprodukt, das einen
Substituenten 1. Klasse enthält, ein weiterer Substituent eingeführt, so kann man
nur mit o- und p-Isomeren rechnen. Wird in ein Monosubstitutionsprodukt mit
einem Substituenten 2. Klasse ein neuer Substituent eingeführt, so kann man
nur mit der m-Verbindung rechnen. Will man ein Disubstitutionsprodukt mit je
einem Substituenten der 1. und der 2. Klasse herstellen, so hat man es unter
Umständen in der Hand, entweder die o- und p-Isomeren nebeneinander, oder
nur die m-Verbindung zu gewinnen, je nachdem, von welchem der beiden Monosubstitutionsprodukte man ausgeht.

p-Dichlorbenzol ist eine weiße krystalline, bei 53° schmelzende, ziemlich flüchtige Substanz von aromatischem Geruch, die als Mottenschutzmittel verwendet
wird. Läßt man Chlor im Licht in ausreichender Menge auf Benzol einwirken, so
wird Chlor an die Doppelbindungen addiert, wobei schließlich *Hexachlorcyclohexan*
entsteht, das je nach der Lage der Chloratome zur Ringebene in mehreren stereoisomeren Formen existiert. Das sog. γ-Isomere hat stark insektizide Wirkung und

scheint darin das später zu beschreibende Dichlor-diphenyl-trichlormethylmethan (DDT) zu übertreffen.

Bei der Halogenierung der Benzolhomologen tritt das Halogen in o- und p-Stellung ein, da Alkyle zu den Substituenten 1. Klasse gehören.

b) Aromatische Verbindungen mit Halogen in der Seitenkette.

Läßt man Chlor oder Brom auf Benzolhomologe *ohne* Halogenüberträger in der Hitze einwirken, so tritt das Halogen in die Seitenkette, und zwar an das dem Benzolkern benachbarte Kohlenstoffatom. Im Toluol lassen sich auf diese Weise nacheinander alle 3 Wasserstoffatome der Methylgruppe substituieren:

Toluol   Benzylchlorid   Benzalchlorid   Benzotrichlorid

Halogen in der Seitenkette ist den gleichen Austauschreaktionen zugänglich, wie in den Halogenalkylen, die Reaktionsfähigkeit ist sogar durch den benachbarten Benzolkern noch gesteigert; besonders reaktionsfähig sind auch hier wieder die Verbindungen mit 2 oder gar 3 Halogenatomen am gleichen Kohlenstoffatom; die Bromverbindungen sind reaktionsfähiger als die Chlorverbindungen und werden von den Jodverbindungen noch übertroffen. Benzylchlorid läßt sich durch verdünnte Alkalien leicht verseifen, wobei *Benzylalkohol* erhalten wird: Benzalchlorid liefert unter den gleichen Bedingungen *Benzaldehyd*, Benzotrichlorid *Benzoesäure* (s. nebenstehende Formeln); die Verseifung der beiden letzteren gelingt auch schon beim Erhitzen mit Wasser. Benzylchlorid und Benzylbromid sind Flüssigkeiten, deren Dämpfe die Schleimhäute der Augen und der Nase

stark reizen; noch heftiger wirkt Benzylcyanid, das man durch Umsetzen von Benzylchlorid oder -bromid mit Kaliumcyanid darstellen kann. Benzylcyanid und Benzylbromid werden als Tränengas verwendet.

Eine Verbindung mit aromatisch und aliphatisch gebundenem Chlor, die in neuester Zeit von großer praktischer Bedeutung geworden ist, ist das p-Dichlor-diphenyl-trichlormethylmethan, das abgekürzt als DDT bezeichnet wird. Die Substanz ist durch Kondensation von Chloral mit Chlorbenzol in konzentrierter Schwefelsäure leicht zugänglich:

In untergeordnetem Maße entstehen dabei auch Verbindungen mit Chlor in o-Stellung. DDT ist eine weiße krystalline Substanz vom Schmelzpunkt 105°, die in vielen organischen Lösungsmitteln löslich ist. Es ist ein sehr wirksames Kontaktgift für zahlreiche Insekten, wie Fliegen, Mücken, Flöhe, Läuse usw., und findet daher zur Ungeziefer- und Schädlingsbekämpfung in Lösungen und Suspensionen als Spritzmittel und mit Talcum verrieben als Streupulver Verwendung.

3. Sulfonsäuren.

Aromatische Sulfonsäuren lassen sich leicht durch Erhitzen aromatischer Verbindungen mit konzentrierter Schwefelsäure darstellen (s. nebenstehende Formel).

$$\underset{\text{Benzolsulfonsäure}}{\bigcirc \xrightarrow{\text{HOSO}_3\text{H}} \bigcirc\!-\!\text{SO}_3\text{H}} + \text{H}_2\text{O}$$

Bei Anwendung von rauchender Schwefelsäure lassen sich auch mehrere Wasserstoffatome substituieren, wobei nach der Substi-
tutionsregel eine zweite Sulfonsäuregruppe
in m-Stellung zur ersten eintritt. Bei Benzolhomologen erfolgt die Sulfonierung
hauptsächlich in p-, daneben auch in o-Stellung zur Alkylgruppe. Beim Naphthalin
erfolgt die Sulfonierung bei niedriger Reaktionstemperatur in α-Stellung, bei
höherer Temperatur in β-Stellung.

Aromatische Sulfonsäuren sind stark saure, in Wasser leicht lösliche Substanzen, deren Bariumsalze in heißem Wasser löslich sind; man benutzt diese
daher zur Trennung der Sulfonsäuren von überschüssiger Schwefelsäure bei der
Darstellung. Schwerlösliche aromatische Verbindungen werden oft sulfoniert, um
sie in wasserlösliche Derivate überzuführen.

Die Sulfonsäuregruppe aromatischer Sulfonsäuren läßt sich leicht gegen
Hydroxyl und Cyan austauschen; das gelingt bereits beim Verschmelzen der
Alkalisalze der Sulfonsäuren mit Alkalihydroxyd bzw. Alkalicyanid:

$$\underset{\text{Phenol}}{\text{C}_6\text{H}_5\text{SO}_3\text{K} + \text{KOH} \rightarrow \text{C}_6\text{H}_5\text{OH} + \text{K}_2\text{SO}_3}\,,$$

$$\underset{\text{Benzoesäurenitril}}{\text{C}_6\text{H}_5\text{SO}_3\text{K} + \text{KCN} \rightarrow \text{C}_6\text{H}_5\text{CN} + \text{K}_2\text{SO}_3}\,.$$

Die aromatischen Sulfonsäuren lassen sich mit Phosphorpentachlorid in Säurechloride umwandeln, die zu weiteren Umsetzungen geeignet sind; so erhält man
daraus mit Ammoniak Säureamide:

$$\text{C}_6\text{H}_5\text{SO}_3\text{H} \xrightarrow{\text{PCl}_5} \underset{\text{Benzolsulfonsäurechlorid}}{\text{C}_6\text{H}_5\text{SO}_2\text{Cl}} \xrightarrow{\text{NH}_3} \underset{\text{Benzolsulfonsäureamid}}{\text{C}_6\text{H}_5\text{SO}_2\text{NH}_2}\,.$$

Praktisch werden Sulfonsäurechloride, die wichtige technische Zwischenprodukte darstellen (z. B. für Saccharin und Sulfonamide), nicht durch Chlorierung der Sulfonsäuren, sondern mit Hilfe von Chlorsulfonsäure direkt dargestellt:

$$\text{C}_6\text{H}_5\text{CH}_3 + 2\,\text{HSO}_3\text{Cl} \rightarrow \text{C}_6\text{H}_4(\text{CH}_3)\cdot\text{SO}_2\text{Cl} + \text{H}_2\text{SO}_4 + \text{HCl}\,.$$

Aromatische Sulfonsäurechloride sind weniger reaktionsfähig als Carbonsäure-
chloride und gegen kaltes Wasser recht beständig.

Von der p-Toluolsulfonsäure leitet sich ein am Stickstoff
chloriertes Amid ab, dessen Natriumsalz unter der Bezeichnung
Chloramin als Antisepticum verwendet wird (s. nebenstehende
Formel). Die Verbindung wird durch Wasser zu p-Toluolsulfon-
säureamid und Natriumhypochlorit hydrolysiert, das als Oxydationsmittel wirkt:

p-Toluolsulfon-
chloramid-
Natrium
(Chloramin)

$$\text{CH}_3\cdot\text{C}_6\text{H}_4\text{SO}_2\text{NClNa} + \text{H}_2\text{O} \rightarrow \text{CH}_3\cdot\text{C}_6\text{H}_5\text{SO}_2\text{NH}_2 + \text{NaOCl}\,.$$

Mit Salzsäure entwickelt Chloramin Chlor, und zwar 2 Atome Chlor
pro Molekül Chloramin.

4. Phenole und Phenoläther.

Unter Phenolen versteht man aromatische Hydroxylverbindungen, deren Hydroxyl an ein Kohlenstoffatom des Benzolkernes gebunden ist; das Phenolhydroxyl steht demnach an einem Kohlenstoffatom, von dem eine Doppelbindung ausgeht, und zeigt daher große Übereinstimmungen mit dem *Enolhydroxyl*. Phenole sind, wie die Enole, sauer und geben mit Alkalien wasserlösliche Salze, die man als *Phenolate* bezeichnet; mit Ammoniak entstehen keine Phenolate. Aus den Phenolaten können die Phenole schon durch Kohlensäure wieder in Freiheit gesetzt werden, daher werden auch mit Alkalicarbonaten keine Phenolate gebildet. Die Phenole sind weniger stark sauer als die Carbonsäuren, aber wesentlich stärker sauer als Alkohole. Mit Eisen (3)-salzen geben die Phenole, ebenso wie die Enole, Blau- bis Violettfärbung; man benutzt diese Reaktion zum Nachweis von Phenolen. Phenole lassen sich viel leichter halogenieren und nitrieren als Kohlenwasserstoffe.

Darstellung von Phenolen. 1. Phenole lassen sich durch Schmelzen von aromatischen Sulfonsäuren mit Alkali gewinnen; dabei wird jede Sulfonsäuregruppe in ein Hydroxyl umgewandelt:

$$C_6H_5SO_3K + KOH \rightarrow C_6H_5OH + K_2SO_3 .$$

2. Aromatische Halogenverbindungen lassen sich trotz der geringen Reaktionsfähigkeit des aromatischen gebundenen Halogens in einer Austauschreaktion in Phenole umwandeln, wenn man bei höherer Temperatur (also unter Druck) verdünntes Alkali bei Gegenwart von Kupfersalzen auf sie einwirken läßt:

$$C_6H_5Cl + NaOH \rightarrow C_6H_5OH + NaCl .$$

3. Aromatische Amine lassen sich in Phenole umwandeln, wenn man sie in der Wärme mit salpetriger Säure umsetzt; diese Reaktion entspricht der Umsetzung aliphatischer Amine mit salpetriger Säure zu Alkoholen, nur daß bei den aromatischen Aminen in der Kälte Zwischenprodukte, die sog. *Diazoniumverbindungen*, auf die später zurückzukommen sein wird, gefaßt werden können, die sich aber in der Wärme glatt zu Phenolen umsetzen:

Anilin   Benzoldiazoniumchlorid   Phenol

Je nach der Zahl der Hydroxylgruppen unterscheidet man, wie bei den Alkoholen, auch ein-, zwei-, drei- und mehrwertige Phenole.

a) Einwertige Benzolderivate.

Das einfachste Phenol C_6H_5OH führt nur die Bezeichnung *Phenol* schlechthin; früher war auch die Bezeichnung *Carbolsäure*, *Acidum carbolicum*, gebräuchlich, die aber unzutreffend und daher unzweckmäßig ist. Phenol wird in beträchtlichen Mengen aus dem Steinkohlenteer gewonnen; man erhält es bei der Alkaliwäsche der ersten Fraktionen und scheidet es aus der Lösung durch Ansäuern ab. Daneben wird es auch synthetisch aus Chlorbenzol oder Benzolsulfonsäure nach den bei den allgemeinen Darstellungsverfahren beschriebenen Methoden gewonnen. Phenol findet sich in kleinen Mengen auch im tierischen Organismus als Abbauprodukt des Tyrosins; auch Benzol kann im tierischen Organismus zu Phenol abgebaut werden; es wird mit dem Harn als Phenolschwefelsäure oder Phenolglucuronsäure abgeschieden.

Phenol bildet in reinem Zustand farblose Krystalle vom Schmelzpunkt 43° und dem Siedepunkt 181°; an der Luft tritt allmählich Oxydation ein, wobei die Substanz sich rot färbt. In Wasser ist Phenol nur beschränkt löslich, umgekehrt löst Phenol aber auch etwas Wasser, wobei man eine flüssige Lösung von Wasser in Phenol erhält. Diese Lösung mit 10% Wasser wird unter der Bezeichnung *verflüssigtes* Phenol in der Apotheke verwendet; es ist jedoch zu beachten, daß man dieses nicht mit Fetten und Ölen mischen kann und daher für solche Zubereitungen wasserfreies Phenol verwenden muß. In den meisten organischen Lösungsmitteln ist Phenol sehr leicht löslich; wie alle Phenole löst es sich auch in wäßrigem Alkali unter Bildung von Phenolat.

Phenol ist schon in sehr verdünnten Lösungen an seinem charakteristischen Geruch zu erkennen; als Nachweisreaktionen können die allgemeinen Phenolaktionen dienen. Mit Ferrichlorid erhält man eine Blaufärbung; mit MILLONs Reagens (eine Lösung von Mercurinitrat in Salpetersäure, die noch etwas salpetrige Säure enthält) tritt beim Erwärmen Rotfärbung auf. Mit Bromwasser gibt Phenol eine weiße Fällung von *Tribromphenol*, das mit einem Bromüberschuß in krystallines, gelbes, in Wasser sehr schwer lösliches *Tribromphenolbrom* übergeht (s. nebenstehende Formel).

Tribromphenol · Tribromphenolbrom

Das basische Wismutsalz des Tribromphenols, das etwa der Zusammensetzung $(C_6H_2Br_3O)_2BiOH \cdot Bi_2O_3$ entspricht, wird unter der Bezeichnung *Bismutum tribromphenylicum (Xeroform)* als desinfizierendes Mittel zur trocknen Wundbehandlung verwendet.

Phenol wird in verdünnten Lösungen als Desinfektionsmittel verwendet und dient als Ausgangsmaterial für zahlreiche andere Stoffe, z. B. Salicylsäure, Pikrinsäure, Salol, Farbstoffe, Kunstharze usw.

Phenole lassen sich sehr leicht veräthern; man verfährt dazu so, daß man die Alkaliphenolate mit Halogenalkyl umsetzt; zur Methylierung wird das billigere Dimethylsulfat bevorzugt.

Der Methyläther des Phenoles führt den Namen *Anisol*, der Äthyläther heißt *Phenetol*.

Kaliumphenolat   Phenylalkyläther   Kaliumphenolat   Dimethylsulfat   Phenylmethyläther (Anisol)

$$2 \langle \rangle\text{—OK} + (CH_3)_2SO_4 \rightarrow 2 \langle \rangle\text{—OCH}_3 + K_2SO_4.$$

Wie sich vom Benzol das Phenol ableitet, so leiten sich von den Benzolhomologen auch Phenolhomologe ab, z. B. vom Toluol die Kresole (s. nebenstehende Formel). Die drei Kresole werden aus dem Steinkohlenteer gewonnen; man verwendet das Gemisch, ohne es in die Isomeren zu zerlegen, direkt als Desinfektionsmittel unter der Bezeichnung *Rohkresol (Cresolum crudum)*. Von den drei Isomeren ist m-Kresol am stärksten antiseptisch, es wird daher von dem Rohkresol ein Mindestgehalt von 50% m-Kresol verlangt;

o-Kresol   m-Kresol   p-Kresol

der Gehalt läßt sich dadurch kontrollieren, daß man nitriert und die Menge Trinitro-m-kresol ermittelt. Als Desinfektionsmittel wird Rohkresol meist mit

Seifenlösung gemischt angewendet; die *Kresolseifenlösung, Liquor cresoli saponatus* (Lysol), soll mindestens 50% Rohkresol und so viel Seife enthalten, wie 25% Fettsäuren entspricht. Zur Kontrolle wird eine gewogene Menge angesäuert und das Rohkresol mit Wasserdampf übergetrieben; man nimmt dieses aus dem Destillat mit Petroläther auf, verdunstet das Lösungsmittel und wiegt das hinterbleibende Rohkresol. Aus dem Destillationsrückstand schüttelt man die Fettsäuren mit Petroläther aus, destilliert das Lösungsmittel ab und wiegt die hinterbleibenden Fettsäuren.

Vom p-Cymol leiten sich die beiden isomeren Phenole *Thymol* und *Carvacrol* ab (s. nebenstehende Formel). Thymol findet sich in einigen ätherischen Ölen, besonders reichlich im *Thymianöl*, aus dem es auch gewonnen werden kann. Thymol wird jetzt vielfach auch synthetisch aus m-Kresol und Propylen unter dem Einfluß von Schwefelsäure gewonnen (s. nebenstehende Formel). Thymol stellt farblose Krystalle vom Schmelzpunkt 50–51° dar, die in Wasser nahezu unlöslich, in den meisten organischen Lösungsmitteln leicht löslich sind. Durch Hydrierung läßt sich Thymol in (inaktives) Menthol überführen. Thymol findet als Desinfektionsmittel besonders zur Mundpflege Verwendung. Carvacrol findet sich gleichfalls in vielen ätherischen Ölen und kann auch aus *Carvon*, dem Hauptbestandteil des Kümmelöles, durch Einwirkung von Säuren gewonnen werden.

Methyläther von ungesättigten Phenolen sind *Estragol* und *Anethol*, die miteinander isomer sind und sich nur durch die Lage der Doppelbindung unterscheiden (s. nebenstehende Formel). Beide sind Bestandteile einiger ätherischer Öle, z. B. des Anis- und des Fenchelöles; wegen ihres angenehmen anisähnlichen Geruches finden sie in der Parfümerie Verwendung.

Chlorphenole und Chlorkresole zeichnen sich durch besonders starke bactericide Wirkung aus; diese Verbindungen werden daher oft als Desinfektionsmittel verwendet, besonders p-Chlorphenol (Schmelzpunkt 37°) und p-Chlor-m-Kresol (Schmelzpunkt 66°), die durch Chlorierung von Phenol bzw. von m-Kresol erhalten werden.

Der Carbominsäureester des p-Benzylphenols wird unter dem Namen *Butolan*

$$H_2NO \cdot CO\text{---}\langle\rangle\text{---}CH_2\text{---}\langle\rangle$$

als Mittel gegen Oxyuren verwendet; es wird im Darm zu freiem p-Benzylphenol (p-Oxydiphenylmethan) verseift, dem die eigentliche Wirkung zukommt.

b) Mehrwertige Benzolderivate.

Die vom Benzol abzuleitenden isomeren *zweiwertigen* Phenole führen die Namen **Brenzcatechin**, *Resorcin* und *Hydrochinon*:

OH
OH
Brenzcatechin

OH
—OH
Resorcin

OH
OH
Hydrochinon

Brenzcatechin, o-Dioxybenzol, erhält man bei der trockenen Destillation von Catechuharz; künstlich gewinnt man es aus o-Chlorphenol oder aus o-Phenolsulfonsäure. Brenzcatechin stellt in reinem Zustand weiße in Wasser leicht lösliche Krystalle vom Schmelzpunkt 105° dar, die sich aber an der Luft leicht oxydieren und dabei bräunen. Die zweiwertigen Phenole sind überhaupt leichter oxydierbar als die einwertigen und werden schon durch Luftsauerstoff, besonders bei alkalischer Reaktion leicht angegriffen. FEHLINGsche Lösung und ammoniakalische Silberoxydlösung werden reduziert. Brenzcatechin neigt zur Bildung von Komplexen und erinnert darin an die Weinsäure, die mit ihren gleichfalls benachbarten Hydroxylgruppen auch ein Komplexbildner ist. Unter den komplexen Brenzcatechinverbindungen hat in neuerer Zeit eine Antimonverbindung Interesse gefunden, die sich allerdings nicht vom Brenzcatechin selbst, sondern von einer Disulfonsäure ableitet; es ist das sog. *Neo-Antimosan (Fuadin),* das sich als Chemotherapeuticum zur Bekämpfung gewisser Tropenkrankheiten als sehr wirksam erwiesen hat (s. nebenstehende Formel). Vorgänger des Neo-Antimosans war das *Antimosan,* das das entsprechende Kaliumsalz darstellte.

NaO₃S—O—Sb—O—SO₃Na
O   O
Na
SO₃Na   SO₃Na

Ein zu den Hormonen gehöriges Brenzcatechinderivat ist Adrenalin (siehe Seite 402, 432).

Vom Brenzcatechin leiten sich Äther und einige Homologe ab, die als Heilmittel oder als Naturstoffe von Interesse sind. Der Monomethyläther des Brenzcatechins führt die Bezeichnung *Guajakol* (s. nebenstehende Formel). Die Verbindung findet sich im Buchenholzteer und kann daraus mit Alkali herausgelöst werden; synthetisch wird Guajakol durch Methylierung einer Hydroxylgruppe des Brenzcatechins gewonnen.

—OH
—OCH₃
Guajakol

Reines Guajakol ist eine krystalline, weiße Substanz vom Schmelzpunkt 28° und dem Siedepunkt 205°, die in Wasser nur wenig löslich ist. Das aus Buchenholzteer gewonnene Guajakol enthält stets kleine Mengen anderer Bestandteile, z. B. Kresole, und ist daher flüssig. Guajakol wird bei Erkrankungen der Atmungsorgane verwendet. Durch Sulfurierung von Guajakol erhält man zwei isomere Guajakolsulfonsäuren, deren Kaliumsalze gleichfalls medizinisch verwendet werden; das Gemisch der beiden Salze ist das *guajakolsulfosaure Kalium, Kalium sulfoguajakolicum (Thiokol)* (s. nebenstehende Formel). Die Verbindung stellt weiße Krystalle dar, die in Wasser

OH
—OCH₃
SO₃K

OH
—OCH₃
KO₃S

Guajakolsulfonsaures Kalium (Thiokol)

ziemlich leicht löslich sind; mit Eisenchlorid gibt sie, ebenso wie Guajakol selbst, Blaufärbung.

Auch der Kohlensäureester des Guajakoles, der aus dem Alkaliphenolat des Guajakoles mit Phosgen hergestellt werden kann, findet unter der Bezeichnung *Guajakolcarbonat, Guajacolum carbonicum,* Verwendung in der Medizin:

Guajakolkalium + ClCOCl + Guajakolcarbonat

Die Verbindung ist in Wasser unlöslich und gibt keine Phenolreaktionen; durch Alkalien, langsamer auch durch Säuren wird sie verseift. Die Substanz passiert den Magen unverändert und kommt erst im alkalischen Milieu des Darmes zur Wirkung.

Ein Homologes des Guajakols ist *Kreosol*, eine aus Buchenholzteer zu gewinnende ölige Flüssigkeit vom Siedepunkt 221°. Man verwendet es wie Guajakol. Der Kohlensäureester, *Kreosolum carbonicum*, wird wie Guajakolcarbonat dargestellt und angewendet. Zuweilen wird für gleiche Zwecke ein Gemisch von Guajakol, Kreosol und Kresolen unter der Bezeichnung *Kreosot* benutzt.

Kreosol

Ein ungesättigtes Homologes des Guajakoles ist *Eugenol*, der Hauptbestandteil des Nelkenöles; durch Erhitzen mit Alkali isomerisiert sich Eugenol zu *Isoeugenol* (s. nebenstehende Formeln). Eugenol wird aus Nelkenöl durch Destillation gewonnen, man kann es dem Öl auch mit Alkali entziehen. Eugenol findet in der Zahnmedizin Verwendung. Isoeugenol kann durch Oxydation zu Vanillin abgebaut werden.

Ein vom Isoeugenol abzuleitender Alkohol ist *Coniferylalkohol*, der als Glucosid *Coniferin* in Coniferen vorkommt; er kann ebenso wie Isoeugenol zur Gewinnung von Vanillin dienen (s. Formel).

Der Dimethyläther des Brenzcatechins heißt *Veratrol*; es wird als Abbauprodukt des Veratrins und anderer Alkaloide erhalten.

Eugenol   Isoeugenol

Coniferylalkohol   Safrol   Isosafrol

Der Methylenäther eines ungesättigten Brenzcatechinhomologen ist *Safrol*, das im Sassafrasöl vorkommt; beim Erhitzen mit Alkali erfährt es die gleiche Isomerisierung wie Eugenol und geht in *Isosafrol* über (s. Formeln). Isosafrol läßt sich durch Oxydation in einen Aldehyd, *Piperonal*, überführen.

Resorcin, m-Dioxybenzol, wird aus vielerlei aromatischen Verbindungen beim Verschmelzen mit Alkali erhalten; technisch wird es aus Benzoldisulfonsäure dargestellt. Es bildet weiße, in Wasser, Alkohol und Äther leicht lösliche Krystalle vom Schmelzpunkt 110—111°. An der Luft wird Resorcin langsam oxydiert und färbt sich dabei rot. Resorcin wird in Form von Lösungen und Salben gegen Hautkrankheiten verwendet, da es stark bactericid, aber nur wenig ätzend wirkt.

4-n-*Hexylresorcin* HO—⟨⟩—$(CH_2)_5 \cdot CH_3$ wird zur Desinfektion der Harnwege und als wirksames Wurmmittel empfohlen. Ein weiteres, als Anthelminticum verwendetes Resorcinderivat ist *Lubisan*, der Diäthylcarbaminsäureester des Resorcinmonobuthyläthers:

$$(C_2H_5)_2NO \cdot CO— \langle \text{benzene ring} \rangle$$
$$\dot{O}C_4H_9$$

Hydrochinon, p-Dioxybenzol, wird bei der Destillation von Chinasäure erhalten und findet sich in Folia Uvae Ursi als Glucosid *Arbutin*. Da nur eine der beiden Hydroxylgruppen mit Glucose verknüpft ist, hat Arbutin noch Phenoleigenschaften. Künstlich läßt sich Hydrochinon leicht durch Reduktion von *Chinon* erhalten (siehe nebenstehende Formel). Umgekehrt läßt sich Hydrochinon leicht wieder zu Chinon oxydieren. Chinon selbst, das man genauer als *p-Benzochinon* zu bezeichnen hätte, läßt sich durch Oxydation von Anilin mit Dichromat-Schwefelsäure gewinnen. Es stellt gelbe, mit Wasserdampf leicht flüchtige Krystalle dar, die einen an Chlor erinnernden Geruch besitzen. Im Chinon liegt kein normaler Benzolkern vor, da der Kern nur noch zwei Doppelbindungen besitzt; diese beiden Doppelbindungen sind konjugiert mit zwei weiteren Doppelbindungen, die vom Kern ausgehen. Dieses System von Doppelbindungen bezeichnet man allgemein als *chinoides* System, und es zeigt sich stets, daß Verbindungen, welche ein solches System besitzen, gefärbt sind. Das chinoide System stellt eine *chromophore* Gruppe dar, auch dann, wenn die vom Kern ausgehenden Doppelbindungen, nicht an Sauerstoff, sondern an irgendwelche anderen Gruppen geknüpft sind. Eine besonders intensive Färbung besitzen solche Verbindungen, die im Molekül neben einer chinoiden auch noch eine benzoide Gruppe enthalten.

Chinon   *Hydrochinon*

Hydrochinon stellt farblose, in Wasser, Alkohol und Äther leicht lösliche Krystalle dar; mit Chinon vereinigt es sich zu einer Molekülverbindung, *Chinhydron*, die grünschwarze Krystalle von metallischem Glanz bildet.

Ein Hydrochinonderivat, das sich vom Trimethylhydrochinon (Pseudocumolhydrochinon) ableitet, ist Vitamin E (s. S. 427).

Pseudocumol-hydrochinon

Die 3 Isomeren *Trioxybenzole* heißen *Pyrogallol, Oxyhydrochinon* und *Phloroglucin:*

Pyrogallol   *Oxyhydrochinon*   *Phloroglucin*

Pyrogallol wird durch Erhitzen von Gallussäure dargestellt (s. Formel). Es bildet weiße Krystalle vom Schmelzpunkt 131—132°, die sich in Wasser, Alkohol und Äther sehr leicht lösen. Die dreiwertigen Phenole sind noch leichter oxydierbar als die zweiwertigen; Pyrogallol

$+ CO_2$

Gallussäure   *Pyrogallol*

oxydiert sich bereits an der Luft und bräunt sich dabei. Außerordentlich lebhaft verläuft die Autoxydation in alkalischer Lösung, so daß alkalische Pyrogallollösung zur Bestimmung des Sauerstoffes in Gasgemischen verwendet wird. Pyrogallol wird ähnlich wie Resorcin gegen Hautkrankheiten verwendet.

Oxyhydrochinon hat keine besondere Bedeutung.

Phloroglucin findet sich als Baustein von zahlreichen Naturstoffen, besonders von Glykosiden. In salzsaurer Lösung dient es als Reagens auf Pentosane; diese geben mit Salzsäure zuerst Furfurol, das sich mit Phloroglucin zu einem roten Farbstoff kondensiert.

Als Derivat eines *Tetraoxybenzoles* ist noch *Apiol* zu erwähnen (s. nebenstehende Formel), das sich in den Blättern und Früchten der Petersilie findet; Apiol findet Verwendung in der Medizin.

$$CH_3O-\underset{\overset{|}{CH_2-CH=CH_2}}{\overset{O-CH_2}{\bigcirc}}-OCH_3$$

Apiol

c) Phenole mit kondensierten Ringen.

Vom Naphthalin leiten sich zwei isomere einwertige Phenole, *Naphthole*, ab (s. Formel). Beide finden sich in kleinen Mengen im Steinkohlenteer, technisch werden sie aus den entsprechenden Sulfonsäuren durch Alkalischmelze gewonnen. β-Naphthol wird gegen Hautkrankheiten, besonders gegen Krätze, verwendet; es bildet weiße Krystalle vom Schmelzpunkt 122°, die in Wasser nur sehr wenig löslich sind; in den meisten organischen Lösungsmitteln, auch in Fetten, ist die Substanz gut löslich. Als Phenol ist Naphthol auch in Alkali löslich, mit Eisenchlorid gibt es eine blaugrüne Färbung. β-Naphthol und viele seiner Derivate finden in der Farbstoffindustrie Verwendung. Der *Methyläther* des β-Naphtholes riecht nach Orangenblüten, der *Äthyläther* nach Akazienblüten; beide werden in der Parfümerie verwendet.

α-Naphthol   β-Naphthol

Unter den vom Anthracen abzuleitenden Phenolen braucht nur ein *Trioxyderivat*, das *Chrysarobin*, erwähnt zu werden (s. Formel). Chrysarobin wird in der Medizin gegen parasitäre Hautkrankheiten verwendet; es findet sich in harzartigen Ausscheidungsprodukten brasilianischer Bäume (Araroaarten) und wird daraus durch Extraktion mit Benzol gewonnen. Die Substanz stellt ein gelbes bis gelbbraunes krystallines Pulver dar, das in Wasser unlöslich, in Alkohol schwerlöslich und in Chloroform etwa 2%ig löslich ist; Chrysarobin wird durch Luftsauerstoff langsam zu *Chrysophansäure* oxydiert.

Chrysarobin

Wichtiger als die Phenole des Anthracens sind die vom *Anthrachinon* abzuleitenden Phenole. Anthrachinon selbst kann durch Oxydation von Anthracen mit Dichromat und Schwefelsäure gewonnen werden (s. Formel). Der mittlere Kern des Anthrachinons stellt einen Chinonkern dar; man kann daher das Anthrachinon als ein vierfach substituiertes Chinon auffassen; da mit dem Chinonkern vier Doppelbindungen konjugiert sind, hat die Verbindung starken Farbcharakter, ebenso natürlich ihre Derivate. Vom Anthrachinon leiten sich viele

Anthracen   Anthrachinon

Naturstoffe und zahlreiche künstliche Derivate ab, die als Farbstoffe oder als Heilmittel Interesse haben.

Das am längsten bekannte Anthrachinonderivat ist *Alizarin*, das schon den alten Persern, Ägyptern und Indern als Farbstoff gedient hat. Alizarin findet sich in der Krappwurzel an 1 Molekül Disaccharid gebunden als Glykosid *Ruberythrinsäure*; zur Gewinnung des Farbstoffes wurden früher Rubiaarten in großen Kulturen angebaut und die geernteten Wurzeln zur Spaltung des Glykosides einem Fermentationsprozeß unterworfen. Jetzt wird Alizarin nur noch synthetisch hergestellt; man sulfuriert dazu Anthrachinon und schmilzt die dabei

Anthrachinon-2-sulfonsäure   1,2-Dioxyanthrachinon, Alizarin

erhaltenen Anthrachinon - 2 - sulfonsäuren mit Alkali und einem Oxydationsmittel (Nitrat oder Chlorat) und ersetzt dadurch die Sulfongruppe durch Hydroxyl und führt gleichzeitig durch Oxydation eine neue Hydroxylgruppe in 1-Stellung ein (s. obenstehende Formel). Alizarin bildet rote Krystalle; in Wasser ist es nur wenig löslich, in Alkalien löst es sich, wie alle Phenole, leicht.

Alizarin ist ein Beizenfarbstoff, der eine sorgfältige Vorbereitung der zu färbenden Gewebe verlangt. Diese werden zuerst mit sog. *Türkischrotöl* imprägniert und getrocknet. Türkischrotöl enthält das Alkalisalz einer sulfurierten Ricinusölsäure; man gewinnt es durch Einwirkung von Schwefelsäure auf Ricinusöl und Neutralisation des Sulfurierungsproduktes. Nach der Behandlung mit Türkischrotöl wird das Gewebe mit der Beize behandelt und danach erst gefärbt. Der Farbstoff fixiert sich an die Beize zu einem sehr echten und beständigen Farblack. Als Beize wird hauptsächlich Aluminiumsulfat verwendet, das einen leuchtend roten Farblack liefert. Eisenbeize gibt violette, Chrombeize mehr braunrote Töne.

Auch zahlreiche andere mehrwertige Phenole des Anthrachinons spielen als Beizenfarbstoffe eine Rolle.

In vielen Abführdrogen, wie Aloe, Rhabarber, Frangula, finden sich Oxyanthrachinonderivate, meist in Form von Glykosiden, die man unter der Bezeichnung *Emodine* zusammenfaßt; dazu gehören neben einigen anderen *Aloeemodin, Chrysophansäure* aus Rhabarber, die meist zusammen mit einer Carbonsäure, dem *Rhein*, vorkommt, und *Frangulaemodin* (s. untenstehende Formeln).

Aloeemodin

Chrysophansäure

Rhein

Frangulaemodin

Man sieht, daß es sich stets um Derivate des 1,8-Dioxyanthra-
chinons handelt; das 1,8-Dioxyanthrachinon selbst besitzt gleichfalls abführende Wirkung; es ist unter dem Namen *Istizin* als
synthetisches Abführmittel gebräuchlich (s. nebenstehende Formel). Die Mittel dieser Gruppe wirken nur auf den Dickdarm ein,
so daß die Wirkung, die mild und meist ohne Beschwerden ist,
erst 6—8 Stunden nach der Verabreichung eintritt.

OH O OH

O

Istizin

5. Nitroverbindungen.

Die aromatischen Nitroverbindungen sind im Gegensatz zu den aliphatischen
leicht zugänglich und haben große praktische Bedeutung. Die Einführung von
Nitrogruppen in den Benzolkern gelingt meist schon mit starker Salpetersäure;
im allgemeinen wendet man jedoch ein Gemisch von Salpetersäure und konzentrierter Schwefelsäure an (sog. Nitriersäure), in dem die Schwefelsäure als
wasserentziehendes Mittel wirkt. Die Einführung von *mehreren* Nitrogruppen in
Kohlenwasserstoffe verlangt energischere Bedingungen; dabei tritt eine zweite
Nitrogruppe stets in m-Stellung zur ersten ein. Phenole lassen sich viel leichter
nitrieren als Kohlenwasserstoffe, auch die Benzolhomologen werden leichter nitriert als Benzol selbst.

Die besondere Bedeutung der Nitroverbindungen beruht darauf, daß sie leicht
zu Aminoverbindungen reduziert werden können.

Nitrobenzol wird durch Einwirkung einer Mischung von starker Salpetersäure
mit konzentrierter Schwefelsäure auf Benzol dargestellt:

$$C_6H_6 + HONO_2 \rightarrow C_6H_5NO_2 + H_2O \,.$$

Es stellt eine hellgelbe, stark lichtbrechende Flüssigkeit vom Siedepunkt 210° dar,
die in Wasser unlöslich ist. Nitrobenzol besitzt einen starken Bittermandelgeruch
und wird daher vielfach zum Parfümieren von Seifen, Schuhcremes, Bohnerwachs usw. verwendet (sog. *Mirbanöl*); da es Methämoglobinbildner und daher
stark giftig ist, darf es jedoch nie für Nahrungsmittel verwendet werden; auch
die Dämpfe wirken bei längerem Einatmen giftig. Zum Nachweis kann man es mit
Wasserdampf überdestillieren, zu Anilin reduzieren und dieses nachweisen.
Nitrobenzol dient in der Technik zur Herstellung von Anilin, gelegentlich wird
es auch als Oxydationsmittel verwendet.

Bei der Nitrierung von Toluol erhält man hauptsächlich p- und o-Nitrotoluol;
bei energischer, vollständiger Nitrierung erhält man symmetrisches *Trinitro-
toluol*, das unter der Bezeichnung *Trotyl* als Sprengstoff
verwendet wird.

Durch vollständige Nitrierung von Butylxylolen erhält man Nitroverbindungen, die merkwürdigerweise sehr
starken, moschusähnlichen Geruch besitzen, obwohl sie
mit dem Riechstoff des Moschus (Muscon) keinerlei chemische Verwandtschaft besitzen; diese Stoffe finden in der
Parfümerie als sog. künstlicher Moschus Verwendung, z. B.
der folgende (s. nebenstehende Formel).

CH₃

O₂N—　　—NO₂

CH₃—　　—C(CH₃)₃

NO₂

Trinitro-m-tertiärbutylxylol
(Xylolmoschus)

Aromatische Verbindungen mit Nitrogruppen in der *Seitenkette* verhalten sich
wie aliphatische Nitroverbindungen und werden auch wie diese dargestellt, z. B.
Phenylnitromethan:

Benzylchlorid   Phenylnitromethan

Nitrophenole erhält man sehr leicht durch Nitrierung von Phenolen; die Einführung mehrerer Nitrogruppen gelingt ohne Schwierigkeiten. Bei der Nitrierung von Phenol erhält man zunächst o- und p-Nitrophenol, die bei stärkerer Nitrierung beide in 2,4-Dinitrophenol übergeführt werden; bei Einführung einer dritten Nitrogruppe tritt diese dann in 6-Stellung, so daß symmetrisches Trinitrophenol, *Pikrinsäure*, entsteht:

Phenol   o-Nitrophenol   2,4-Dinitrophenol   Pikrinsäure
                          p-Nitrophenol

Nitrophenole sind stärker sauer als Phenole, in Alkalien lösen sie sich mit gelber Farbe.

Pikrinsäure bildet gelbe Krystalle vom Schmelzpunkt 122°; in Wasser ist sie mit gelber Farbe löslich, Lösungen in Äther oder Benzol sind nahezu farblos. Pikrinsäure gibt mit Alkalien und organischen Basen Salze, die intensiv gelb gefärbt sind; einige dieser Salze sind in Wasser schwerlöslich, z. B. das Kaliumsalz, das Ammoniumsalz und die Salze vieler Alkaloide. Pikrinsäure wird daher als Alkaloidreagens und wohl auch als Reagens für Kaliumverbindungen verwendet. Auch mit Eiweißstoffen gibt Pikrinsäure schwerlösliche Doppelverbindungen; Pikrinsäure färbt daher die Haut intensiv gelb und kann auch zum Färben von Seide und Wolle dienen. Auch mit vielen aromatischen Kohlenwasserstoffen, z. B. Naphthalin, Anthracen, gibt Pikrinsäure schwerlösliche Doppelverbindungen, die zur Identifizierung der Kohlenwasserstoffe geeignet sind.

Styphninsäure

Das Ammoniumsalz der Pikrinsäure dient vielfach als Sprengstoff.

Pikrinsäure ist giftig und ruft beim Einnehmen Gelbfärbung des Augapfels und der Haut hervor.

Bei der Nitrierung von Resorcin erhält man *Trinitroresorcin, Styphninsäure*, das ähnliche Eigenschaften hat wie Pikrinsäure und wie diese als Alkaloidreagens benutzt wird (s. nebenstehende Formel).

6. Amine.

Die aromatischen Amine sind von viel größerer praktischer Bedeutung als die aliphatischen, da sie leicht zu gewinnen sind und wertvolle Ausgangsstoffe für zahlreiche andere Verbindungen, insbesondere von Farbstoffen, darstellen.

Die wichtigste Darstellungsmethode besteht in der Reduktion von Nitroverbindungen:

$$C_6H_5NO_2 + 3\,H_2 \rightarrow C_6H_5NH_2 + 2\,H_2O\,.$$

Die Reduktion gelingt mit nascierendem oder katalytisch erregtem Wasserstoff; ebenso kann man auf elektrolytischem Wege reduzieren, wobei die Reduktion an der Kathode eintritt. Die Reduktion kann auch mit anderen Reduktionsmitteln, wie Zinnchlorür, Alkalisulfid usw., bewirkt werden. Es ist klar, daß die Umwandlung einer Nitrogruppe in eine Aminogruppe kein einfacher Vorgang sein kann, sondern daß er über Zwischenstufen verläuft. Der Weg der Reaktion ist bei saurer und alkalischer Reaktion verschieden und aus der folgenden Übersicht zu ersehen:

$$C_6H_5NO_2 \xrightarrow[\text{oder alkalisch}]{\text{sauer}} C_6H_5NO \xrightarrow[\text{oder alkalisch}]{\text{sauer}} C_6H_5NHOH \xrightarrow{\text{sauer}} C_6H_5NH_2$$

| Nitrobenzol | Nitrosobenzol | Phenyl-hydroxylamin | Anilin |

$$\downarrow \text{alkalisch}$$

$$\underset{\text{Azoxybenzol}}{C_6H_5{-}N{=}N{-}C_6H_5} \longrightarrow \underset{\text{Hydrazobenzol}}{C_6H_5NH{-}NH{-}C_6H_5}$$

$$\overset{\parallel}{O}$$

Unter milden Bedingungen kann bei geeigneter Arbeitsweise die Reduktion so geleitet werden, daß sie bei den einzelnen Zwischenprodukten stehenbleibt, die auf diese Weise auch leicht zugänglich werden. In alkalischer Lösung führt die Reduktion des Phenylhydroxylamins über eine Kondensation von 2 Molekühlen zu *Azoxybenzol*, das dann weiter zu *Hydrazobenzol* reduziert wird. Diese Verbindung wird bei der weiteren Reduktion wieder in 2 Moleküle aufgespalten; durch Oxydationsmittel, schon durch den Sauerstoff der Luft, wird Hydrazobenzol zu *Azobenzol* $C_6H_5N{=}NC_6H_5$ oxydiert, das den Grundkörper einer Farbstoffklasse, der sog. Azofarbstoffe, darstellt.

Aromatische Amine lassen sich auch aus Halogenverbindungen durch Erhitzen mit Ammoniak bei Gegenwart von Kupfersalzen auf hohe Temperatur darstellen; wegen der Reaktionsträgheit aromatisch gebundenen Halogenes erfolgt die Umsetzung schwerer als zwischen Ammoniak und Halogenalkylen.

Phenole lassen sich durch Erhitzen mit Chlorzinkammoniak in Amine überführen:

$$2\,C_6H_5OH + Zn(NH_3)_2Cl_2 \rightarrow 2\,C_6H_5NH_2 + 2\,H_2O + ZnCl_2\,.$$

Aromatische Amine sind schwächer basisch als aliphatische; die Salze mit Mineralsalzen sind in Wasser stark hydrolysiert und reagieren daher sauer. Stehen zwei oder gar drei aromatische Reste am Stickstoff, so wird die Basizität noch weiter geschwächt; tertiäre aromatische Amine sind zur Salzbildung nicht mehr befähigt. Auch acylierte Amine geben mit Säuren keine Salze.

Primäre aromatische Amine geben, wie die aliphatischen, beim Erhitzen mit Chloroform und Alkali *Isonitrile:*

$$C_6H_5NH_2 + CHCl_3 + 3\,KOH \rightarrow C_6H_5 \cdot N{=}C + 3\,KCl + 3\,H_2O\,.$$

Phenylisonitril

Mit salpetriger Säure läßt sich die Aminogruppe bei primären aromatischen Aminen, ebenso wie bei den aliphatischen, durch Hydroxyl ersetzen, nur daß hier bei guter Kühlung Zwischenprodukte, sog. *Diazoniumverbindungen,* gefaßt werden können, die in der Wärme unter Bildung von Phenolen zerfallen:

$$C_6H_5 \cdot NH_2 + HNO_2 + HCl \rightarrow C_6H_5\!-\!N\!\equiv\!N + 2\,H_2O$$
$$\underset{\text{Benzoldiazoniumchlorid}}{|}$$
$$Cl$$

$$C_6H_5\!-\!\!:\!N\!\equiv\!N$$
$$\overset{\text{Wärme}}{\xrightarrow{\hspace{2cm}}} \quad C_6H_5OH + N_2 + HCl.$$
$$Cl$$
$$HO\overset{+}{H}$$

Die Diazoniumsalze, auf die später noch zurückzukommen sein wird, sind noch anderer Umsetzungen fähig und stellen daher sehr wertvolle Zwischenprodukte zur Gewinnung anderer Verbindungen, insbesondere von Farbstoffen, dar.

Anilin wird technisch durch Reduktion von Nitrobenzol mit Eisen und Salzsäure dargestellt; im Laboratorium verwendet man meist Zinn und Salzsäure. Anilin ist eine farblose, in Wasser nur wenig lösliche Flüssigkeit vom Siedepunkt 182°; an der Luft färbt es sich durch Oxydation schnell gelb bis braun. Anilin ist stark giftig, schon das Einatmen von Anilindämpfen kann zu schweren, sogar tödlichen Vergiftungen führen. Zum Nachweis von Anilin kann die Isonitrilreaktion, die Blaufärbung mit Chlorkalklösung und die Rotfärbung mit MILLONS Reagens dienen; diese Reaktion beruht darauf, daß Anilin durch die im Reagens enthaltene salpetrige Säure zuerst in Phenol umgewandelt wird, das dann weiter reagiert. Zur Trennung von Anilin und Nitrobenzol äthert man das Nitrobenzol bei saurer Reaktion aus und findet das Anilin in der wäßrigen Lösung als Salz, aus dem man es durch Alkalien in Freiheit setzen kann.

Anilin wird zur Herstellung von Farbstoffen und von Acetanilid verwendet.

Aus den Nitrotoluolen erhält man durch Reduktion *Toluidine*, aus den Nitroxylolen *Xylidine*, die Ausgangsmaterialien für die Herstellung von Farbstoffen darstellen.

Diphenylamin $(C_6H_5)_2NH$ ist als sehr empfindlicher Reagens auf Salpetersäure und salpetrige Säure bekannt, mit denen es, in konzentrierter Schwefelsäure gelöst, eine kornblumenblaue Färbung gibt; es ist in Wasser und verdünnten Säuren unlöslich; mit starken Mineralsäuren bildet es Salze, die aber in Wasser vollständig hydrolysiert sind.

Die vom Benzol abzuleitenden *Diamine*, *o-, m-* und *p-Phenylendiamin*, lassen sich durch Reduktion der entsprechenden Dinitrobenzole oder Nitroaniline darstellen:

o-Phenylendiamin   m-Phenylendiamin   p-Phenylendiamin

Die 3 Isomeren sind feste, wasserlösliche Substanzen, die sich an der Luft noch leichter oxydieren als Anilin.

o-Phenylendiamin kann als Ausgangsmaterial für vielerlei Synthesen dienen, da die beiden benachbarten Aminogruppen sich mit zahlreichen Verbindungen zu heterocyclischen Ringsystemen kondensieren lassen.

m-Phenylendiamin ist als sehr empfindliches Reagens auf salpetrige Säure bekannt, mit dem es einen Azofarbstoff, *Bismarckbraun*, gibt.

p-Phenylendiamin dient zur Herstellung von Farbstoffen; es wird auch als Haarfärbemittel verwendet, jedoch ist in manchen Ländern diese Verwendung wegen der Giftigkeit der Substanz verboten.

Aromatische Verbindungen mit Aminogruppen in der *Seitenkette* verhalten sich wie aliphatische Amine und sind auch wie diese zugänglich. Unter diesen haben Derivate des Phenyläthylamins eine gewisse Bedeutung, da sie vielfach für Synthesen von Isochinolinderivaten verwendet werden; man gewinnt sie aus den entsprechenden Derivaten des Benzylcyanids durch Reduktion:

$$C_6H_5CH_2 \cdot C \equiv N \xrightarrow{\ 2\,H_2\ } C_6H_5CH_2CH_2NH_2,$$

oder durch Kondensation aromatischer Aldehyde mit Nitromethan und nachfolgender Reduktion des Kondensationsproduktes:

$$C_6H_5CHO + CH_3NO_2 \rightarrow C_6H_5CH{=}CHNO_2 \rightarrow C_6H_5CH_2CH_2NH_2 \, .$$

Aminophenole sind durch Reduktion von Nitrophenolen leicht zugänglich; als Amine können sie mit Säuren Salze bilden, in ihrer Eigenschaft als Phenole bilden sie aber auch mit Alkalien Phenolate. Als Phenole mit basischem Charakter sind sie besonders leicht oxydierbar und können daher als starke Reduktionsmittel Verwendung finden. Das am Stickstoff methylierte p-Aminophenol findet unter der Bezeichnung *Metol* als photographischer Entwickler Verwendung (s. nebenstehende Formel).

OH

NHCH$_3$

p-Methyl-amino-phenol

Der Äthyläther des p-Aminophenols, *Phenetidin*, stellt den Grundkörper des Phenacetins dar.

Acylierte aromatische Amine können als aromatische Derivate von Säureamiden aufgefaßt werden; ersetzt man im Acetamid ein Wasserstoffatom am Stickstoff durch Phenyl, so kommt man zum *Acetanilid:*

$$CH_3 \cdot CO \cdot NH_2 \rightarrow CH_3 \cdot CO \cdot NH \cdot C_6H_5 \, .$$

Zur Darstellung der acylierten aromatischen Amine setzt man die Amine mit Säurechloriden oder Säureanhydriden um, z. B.:

NHCOCH$_3$ + HCl $\xleftarrow{\ CH_3COCl\ }$ NH$_2$ $\xrightarrow{\ (CH_3CO)_2O\ }$ NHCOCH$_3$ + CH$_3$COOH

In vielen Fällen genügt es auch, das Amin mit der wasserfreien Säure längere Zeit zu erhitzen, wobei das primär entstehende Salz durch Wasserabspaltung in das acylierte Amin übergeht:

NH$_2$ + CH$_3$COOH   NH$_2 \cdot$ CH$_3$COOH $\longrightarrow$ NH $\cdot$ COCH$_3$ + H$_2$O

Anilinacetat   Acetanilid

Die acylierten Amine werden durch Säuren und Alkalien wieder zu den Ausgangsstoffen verseift; sie sind nicht mehr basisch und können daher auch mit Säuren keine Salze bilden. Die acylierten Amine sind viel weniger giftig als die freien Amine; einige von ihnen finden wegen ihrer antipyretischen Wirkung medizinische Verwendung.

Acetanilid, Antifebrin, wird durch Erhitzen von Anilin mit Essigsäure dargestellt; es bildet weiße, in Wasser wenig lösliche Krystalle vom Schmelzpunkt 113°. Beim Erwärmen mit Säuren oder Alkalien wird Acetanilid leicht zu Anilin und Essigsäure verseift.

Durch Acetylierung von Phenitidin erhält man *Phenacetin*; zur Darstellung geht man von p-Nitrophenol aus, das zuerst veräthert, dann reduziert und schließlich durch Kochen mit Essigsäure acetyliert wird (s. untenstehende Formeln). Phenacetin bildet weiße, in kaltem Wasser nahezu unlösliche Krystalle vom Schmelzpunkt 134—135°.

OH	ONa	OC_2H_5	OC_2H_5	OC_2H_5
NO_2	NO_2	NO_2	NH_2	$NH \cdot COCH_3$
p-Nitrophenol	Phenolat	p-Nitrophenetol	p-Phenetidin	Phenacetin

(Reaktionspfeile: NaOH ; C_2H_5Br ; $3 H_2$; CH_3COOH)

Setzt man p-Phenetidin nicht mit Essigsäure, sondern mit Milchsäure um, so erhält man *Lactylphenetidin, Lactophenin*, das in seinen Eigenschaften dem Phenacetin sehr ähnlich ist (s. nebenstehende Formel).

OC_2H_5

$NHCO \cdot CHOH \cdot CH_3$

Lactophenin.

Die drei genannten Stoffe Acetanilid, Phenacetin, Lactophenin sind wertvolle Antipyretica; ihre Wirkung kommt wahrscheinlich den freien Aminen zu, die im Magen-Darm-Kanal durch Verseifung allmählich in Freiheit gesetzt werden. Die freien Amine selbst sind wegen ihrer zu hohen Giftigkeit therapeutisch nicht verwertbar; durch die Acylierung wird die Giftigkeit herabgesetzt, da die Amine wegen der langsam ablaufenden Verseifung nur allmählich zur Wirkung kommen. Beim gesunden Organismus bewirken die Antipyretica keine Temperaturherabsetzung, während bei Fieber 1 bis 2 Stunden nach der Verabreichung eine etwa 6 Stunden anhaltende Temperaturherabsetzung um einige Grad eintritt. Die Wirkung wird dabei einer vermehrten Wärmeabgabe, die durch Erweiterung der peripheren Blutgefäße bewirkt wird, und der Lähmung eines auf bestimmte Reize Temperatursteigerung hervorrufenden Hirnzentrums zugeschrieben. Die Antipyretica haben zugleich auch eine schwach hypnotische Wirkung.

Ein mit Carbaminsäure acyliertes Phenetidinderivat ist *Dulcin*, ein durch den Phenetolrest substituierter Harnstoff. Die Verbindung kann durch Erhitzen von Phenetidin mit Harnstoff dargestellt werden:

$$C_2H_5O-\langle\ \rangle-NH_2 + NH_2-CO-NH_2 \rightarrow C_2H_5O-\langle\ \rangle-NH-CO-NH_2 + NH_3$$

Dulcin

Dulcin stellt eine rein weiße, in Wasser schwer lösliche Substanz vom Schmelzpunkt 170—173° dar, die sich durch intensiv süßen Geschmack auszeichnet. Die Süßkraft ist etwa 200mal stärker als die des Rohrzuckers. Man verwendet Dulcin als Süßmittel für Diabetiker in gleicher Weise wie Saccharin.

Durch Erhitzen von Anilin mit konz. Schwefelsäure erhält man p-Anilinsulfonsäure, *Sulfanilsäure*, die aus Anilinsulfat durch Wasserabspaltung und Umlagerung entsteht.

NH_2

SO_3H

In entsprechender Weise lassen sich auch aus anderen aromatischen Aminen Sulfonsäuren gewinnen, die für die Herstellung von wasserlöslichen Azofarbstoffen wichtig sind. Das Amid der Sulfanilsäure ist der Grundkörper einer Gruppe von Arzneimitteln, die man als *Sulfonamide* zusammenfaßt.

7. Sulfonamide.

Die Bekämpfung von Krankheitserregern im befallenen Organismus mit chemischen Mitteln wird als Chemotherapie bezeichnet und geht auf EHRLICH zurück, dem wir die Einführung des Salvarsans und andere Arsenverbindungen zur Bekämpfung von Spirochäten und Tripanosomen-Infektionen verdanken. Die folgenden Überlegungen mögen die Grundgedanken der Chemotherapie kurz erläutern.

Es ist bekannt, daß man Bakterien zur mikroskopischen Untersuchung aus ihrer Umgebung durch Färbung herausheben kann. Die Bakterien haben demnach die Fähigkeit, gewisse Farbstoffe besser zu fixieren als ihre Umgebung, und auch besser, als die Zellen des Wirtsorganismus es vermögen. Wenn man nun Farbstoffe ausfindig machen kann, die von Krankheitserregern bevorzugt fixiert werden, und zugleich die Fähigkeit haben, sie zu schädigen, dann müßte mit ihnen eine Bekämpfung der Krankheitserreger innerhalb des befallenen Organismus möglich sein. Es bedeutet nur noch einen kleinen Schritt zu der Erkenntnis, daß es sich dabei schließlich gar nicht um Farbstoffe zu handeln braucht, sondern daß zur chemotherapeutischen Bekämpfung bakterieller Infektionen alle Stoffe geeignet sein können, die von Bakterien *bevorzugt* fixiert werden, also stark parasitotrop sind, und diese schädigen; für optimale Wirkung wird man maximale Schädigung der Krankheitserreger und minimale Schädigung des Wirtsorganismus anstreben. Es ist dabei nicht einmal nötig, die Krankheitserreger durch das Chemotherapeuticum zu töten, sondern es genügt schon eine so weitgehende Schädigung ihrer Lebensfähigkeit, daß die natürlichen Abwehrkräfte des Organismus sie unschädlich machen können. Während viele unserer Arzneimittel sich nur gegen bestimmte Krankheitssymptome richten (wie etwa die Antipyretica Acetanilid und Phenacetin), bedeutet die Chemotherapie eine kausale Therapie. Ihre Mittel sind daher besonders wertvolle, wahre Heilmittel.

Unter den Mitteln der Chemotherapie mögen hier nur einige hervorgehoben werden: Chinin, Atebrin und Plasmochin, die gegen Malaria wirksam sind, Salvarsan und andere Arsenverbindungen gegen Spirochäten und Tripanosomen-Infektionen, Antimosan, Stibosan und andere Antimonverbindungen gegen zahlreiche tropische Infektionskrankheiten. Diesen Stoffgruppen wurde etwa 1935 durch Arbeiten von DOMAGK das Gebiet der Sulfonamide gegen Kokkeninfektionen hinzugefügt.

Das erste Präparat aus der Gruppe der Sulfonamide ist das *Prontosil*, bezeichnenderweise ein Farbstoff:

$$NH_2-\text{\Large\bigcirc}-N=N-\text{\Large\bigcirc}-SO_2NH_2$$
$$\overset{|}{NH_2}$$
Prontosil

ihm schloß sich unmittelbar das für Injektionszwecke besser geeignete *Prontosil solubile* an:

$$CH_3CO-NH-\overset{\displaystyle OH}{\text{\Large\bigcirc\bigcirc}}-N=N-\text{\Large\bigcirc}-SO_2NH_2$$
$$NaO_3S-\qquad\qquad-SO_3Na$$
Prontosil solubile

Beide erwiesen sich besonders gegen Staphylokokken und Streptokokken als sehr

wirksam. Es wurde aber bald erkannt, daß der chemotherapeutische Effekt nicht
an den Farbstoffcharakter der beiden Verbindungen, sondern an den p-Amino-
benzolsulfonamidrest des Moleküls geknüpft ist, und bei der Verabreichung von
Prontosil hat sich auch Sulfanilamid aus dem Harn isolieren lassen. Die Ver-

$$H_2N-\langle\!\!=\!\!\rangle-SO_2NH_2$$

Sulfanilamid

bindung ist daher auch unter verschiedenen Bezeichnungen (z. B. Prontalbin)
in die Therapie eingeführt worden. Umfangreiche Untersuchungen zeigten dann,
daß für die Wirkung eine Sulfonamidgruppe und in p-Stellung dazu eine freie
Aminogruppe erforderlich ist. Die Aminogruppe des Sulfonamidrestes kann aber
durch andere Gruppen substituiert sein.

Auf dieser Basis entstand eine große Zahl neuer Verbindungen, von denen
nur einige besonders wichtige erwähnt werden sollen. Acetylierung der aromatischen Aminogruppe setzt die Wirkung aller Sulfonamide stark herab; es mag
dabei schon erwähnt werden, daß der Organismus viele Sulfonamide wenigstens
zum Teil durch solche Acetylierung entgiftet, was unter Umständen die Ursache
nachteiliger Nebenwirkungen sein kann, da die Acetylverbindungen schwer löslich
sind und Nierenkanäle verstopfen können. Einführung einer Acetylgruppe in den
Sulfonamidrest führt zum *Albucid*, das eine bessere Verträglichkeit besitzen soll

$$H_2N-\langle\!\!=\!\!\rangle-SO_2-NHCOCH_3$$

Albucid

als das Sulfanilamid. Das dem Sulfanilamid entsprechende Sulfoureid (das man
abgekürzt auch als Sulfaharnstoff bezeichnet), wird rascher als alle anderen

$$H_2N-\langle\!\!=\!\!\rangle-SO_2-NH-CO-NH_2$$

Sulfaharnstoff

Sulfonamide durch den Harn ausgeschieden und ist daher zur Desinfektion der
Harnwege empfohlen worden. Das entsprechende Guanidinderivat (Sulfaguanidin),

$$H_2N-\langle\!\!=\!\!\rangle-SO_2-NH-\underset{\underset{NH}{\|}}{C}-NH_2$$

Sulfaguanidin

das keine sauren Eigenschaften hat und daher auch mit Alkali keine Salze liefert,
wird in reichlicher Menge durch den Darm ausgeschieden; es ist daher zur Desinfektion des Darmkanals bei Ruhr und bei anderen bazillären Darmkrankheiten
geeignet. Einführung eines zweiten aromatischen Kerns mit einer weiteren Sulfonamidgruppe führt zum *Uliron*, bei dem zum erstenmal eine starke und recht
zuverlässige Wirkung gegen Gonokokken auftritt:

$$H_2N-\langle\!\!=\!\!\rangle-SO_2-NH-\langle\!\!=\!\!\rangle-SO_2N\langle\genfrac{}{}{0pt}{}{R^1}{R^2}$$

$R^1, R^2 = CH_3$: Uliron. $R^1 = CH_3$, $R^2 = H$: Neonliron. $R^1, R^2 = H$: Uliron C.

Einen weiteren Fortschritt bedeutet die Einführung des Pyridinrestes in das
Sulfanilamid, die zum sog. *Sulfapyridin (Eusabin)* führt:

$$H_2N-\langle\!\!=\!\!\rangle-SO_2-NH-\langle\!\!=\!\!\overset{N}{\rangle}$$

Sulfapyridin

Sulfapyridin ist gegen Gonokokken, Meningokokken, Streptokokken und besonders gegen Pneumokokken wirksam, bewirkt aber zuweilen Belästigungen des Magen-Darm-Kanals, die sich in Übelkeit und Erbrechen äußern.

Ersatz des Pyridinringes durch den Thiazolkern, der zum Sulfathiazol *(Eleudron, Cibazol)* führt, schwächt die unangenehmen Nebenwirkungen des

$$H_2N-\underset{\text{Sulfathiazol}}{\underbrace{\hspace{2cm}}}-SO_2-NH-C\overset{N-CH}{\underset{S}{\vert\vert\quad\vert\vert}}CH$$

Sulfapyridins weitgehend ab, ohne die therapeutische Wirkung zu beeinträchtigen.

Eine noch bessere Verträglichkeit soll ein Thiodiazolderivat, das Sulfaäthylthiodiazol *(Globucid)* besitzen, das besonders gegen Gonokokken und Pneumokokken empfohlen wird.

$$H_2N-\underset{\text{Sulfaäthylthiodiazol}}{\underbrace{\hspace{2cm}}}-SO_2-NH-C\overset{N-N}{\underset{S}{\vert\vert\quad\vert\vert}}C-C_2H_5$$

Dem Sulfapyrimidin *(Pyrimal, Debenal)* soll schließlich auch noch eine starke Wirkung bei Darminfektionen zukommen, so daß hier möglicherweise die Substanz mit größter Indikationsbreite vorliegt.

$$H_2N-\underset{\text{Sulfapyrimidin}}{\underbrace{\hspace{2cm}}}-SO_2-NH-C\overset{CH}{\underset{N}{\vert\vert\quad\vert\vert}}CH$$

Von allen genannten Sulfonamiden unterscheidet sich das *Marfanil* dadurch, daß seine Aminogruppe nicht direkt, sondern über eine Methylengruppe mit dem Kern verknüpft ist und daher keine aromatische, sondern aliphatische Natur besitzt.

$$H_2N-CH_2-\underset{\text{Marfanil}}{\underbrace{\hspace{2cm}}}-SO_2\cdot NH_2$$

Es ist gegen Gasbranderreger wirksam und wurde in Mischung mit Sulfanilamid unter der Bezeichnung Marfanil-Prontalbinpuder (MP-Puder) in der Kriegschirurgie zur Wunddesinfektion verwendet.

Die Darstellung der Sulfonamide kann stets nach dem gleichen Prinzip erfolgen: Acetanilid wird mit Chlorsulfonsäure in p-Acetylaminosulfonsäurechlorid umgewandelt, das mit Ammoniak oder einem Amin (Aminopyridin, Aminothiazol usw.) umgesetzt wird. Acetylaminobenzolsulfochlorid ist gegen Wasser beständig, setzt sich aber mit Ammoniak und Aminen leicht und glatt um. Schließlich wird die Acetylgruppe, die nur zur Blockierung der aromatischen Aminogruppe erforderlich ist, durch alkalische oder saure Verseifung wieder abgespalten.

$$CH_3COHN-\underset{}{\underbrace{\hspace{1.5cm}}} + 2\,HSO_3Cl \rightarrow HCl + H_2SO_4 + CH_3COHN-\underset{}{\underbrace{\hspace{1.5cm}}}-SO_2Cl$$

$$\downarrow + 2\,NH_3$$

$$H_2N-\underset{}{\underbrace{\hspace{1.5cm}}}-SO_2NH_2 \leftarrow CH_3COHN-\underset{}{\underbrace{\hspace{1.5cm}}}-SO_2-NH_2 + NH_4Cl$$

Die Zahl der auf diesem Wege zugänglichen Sulfonamide ist sehr groß, da ja beliebige Amine für die Umsetzung verwendet werden können. Es sind auch bereits Hunderte von Verbindungen dargestellt worden, von denen natürlich nur die ganz besonders geeigneten für die praktische Verwendung ausgewählt wurden.

Die chemische Natur der Sulfonamide ist durch die aromatische Aminogruppe, die den Substanzen basische Natur verleiht, und die Sulfonamidgruppe, die saure Eigenschaften hat, gekennzeichnet. Die Sulfonamide geben daher sowohl mit Säuren als auch mit Alkalien wasserlösliche Salze, die allerdings stark hydrolysiert werden; die Salze mit Säuren sind wegen ihrer stark sauren Reaktion für Injektionszwecke unbrauchbar, die Alkalisalze sind zwar trotz ihrer stark alkalischen Reaktion für intravenöse und intramuskuläre Injektionen noch gerade brauchbar, doch sind die Injektionen meist schmerzhaft und führen zuweilen zu Nekrosen, so daß die Mittel nur bei drohender Gefahr oder dann injiziert werden sollten, wenn perorale Verabreichung aus irgendwelchen Gründen nicht möglich ist.

Für erfolgreiche Sulfonamidtherapie muß eine bestimmte Mindestkonzentration im Blut erreicht und aufrechterhalten werden. Die Gaben müssen daher regelmäßig, meist in Abständen von 6 Stunden, wiederholt und auch während der Nacht verabreicht werden. Nebenher soll zur besseren Ausschwemmung und Verträglichkeit viel Flüssigkeit gereicht werden. Die Gesamtdosis, die auf mehrere Tage verteilt wird, beträgt im allgemeinen 20—30 g, kann aber auch noch höher sein. Die Verabreichung so großer Substanzmengen ist zwar unbedenklich, da die Sulfonamide meist schnell mit dem Harn ausgeschieden werden, sie erweckt aber den Wunsch nach noch stärker wirkenden Mitteln. Die Bearbeitung des Gebiets ist daher noch nicht als abgeschlossen zu betrachten.

Die Sulfonamide gehören zu den schönsten Erfolgen der Chemotherapie, da man mit ihnen Pneumonie, Gonorrhöe und andere Kokkeninfektionen schnell heilen kann. In neuerer Zeit häufen sich jedoch Beobachtungen von Versagern, die man auf die zunehmende Verbreitung sulfonamidresistenter Stämme zurückführt. Wenn das zwar bisher noch keine Beeinträchtigung des Erfolges der Sulfonamide bedeutet, so ist es doch ein weiterer Hinweis dafür, daß die Bearbeitung des Gebiets noch immer lohnend ist.

Die Wirkung der Sulfonamide besteht, wenigstens im Anfangsstadium, in einer Schwächung der Lebenstüchtigkeit der Bakterien, die in diesem Zustand durch die weißen Blutkörperchen schnell unschädlich gemacht werden können; die Sulfonamide unterstützen also die natürlichen Abwehrkräfte des Organismus. Diese Wirkung beruht höchstwahrscheinlich auf einem Antagonismus der Sulfonamide zu dem Bakterienwuchsstoff H , der entweder p-Aminobenzoesäure oder wahrscheinlicher ein Peptid darstellt, in welches diese Säure eingebaut ist. Die Wirkung der Sulfonamide würde dann darauf zurückzuführen sein, daß sie p-Aminobenzoesäure aus einer für die Bakterien lebenswichtigen Funktion verdrängen, wobei sich nach dem Massenwirkungsgesetz ein konzentrationsabhängiges Gleichgewicht einstellt. In Übereinstimmung damit steht die Tatsache, daß p-Aminobenzoesäure wenigstens in vitro die Wirkung der Sulfonamide aufhebt und daß für den therapeutischen Effekt eine bestimmte Mindestkonzentration im Blut erreicht und aufrechterhalten werden muß. Man schätzt, daß dabei ein Teil p-Aminobenzoesäure die Wirkung der folgenden Mengen Sulfonamide aufheben kann: 1600 Teile Sulfanilamid, 1000 Teile Sulfaguanidin, 100 Teile Sulfapyridin, 100 Teile Sulfapyrimidin, 36 Teile Sulfathiazol, doch kann daraus nicht ohne weiteres ein Schluß auf die Wirksamkeit der Sulfonamide in vivo gezogen werden, da einerseits die Empfindlichkeit verschiedener Keimarten unterschiedlich ist und andererseits wahrscheinlich noch andere Faktoren als nur die Verdrängung der p-Aminobenzoesäure eine Rolle spielt.

Ein Konkurrent der Sulfonamide mit ähnlichen Indikationen ist das später zu behandelnde Penicillin.

8. Diazoniumsalze und Azoverbindungen.

Läßt man bei etwa 0° auf aromatische Amine bei Gegenwart von freien Mineralsäuren salpetrige Säure einwirken, so erhält man *Diazoniumsalze:*

$$C_6H_5NH_2 + HCl + HNO_2 \rightarrow C_6H_5N\equiv N + 2\,H_2O\,.$$
$$\underset{\text{Benzoldiazoniumchlorid}}{\overset{|}{Cl}}$$

Die Diazoniumsalze sind nur in Lösungen und auch nur in der Kälte beständig; man kann zwar unter geeigneten Bedingungen die Verbindungen auch isolieren, da sie aber sehr explosiv sind, verzichtet man im allgemeinen darauf und verwendet sie nur in Lösungen. In Lösung zersetzen sich die Diazoniumsalze beim Erwärmen und gehen in Phenole über. Die Diazoniumsalze können aber noch eine ganze Reihe von anderen Reaktionen eingehen, die dazu geeignet sind, Aminogruppen über die Diazoniumsalze gegen andere Gruppen oder Atome auszutauschen. Fügt man zu einer Diazoniumsalzlösung Kaliumjodidlösung, so wird unter Entwicklung von Stickstoff die Diazoniumsalzgruppe durch Jod ersetzt; auf diese Weise sind aromatische Jodverbindungen bequem zugänglich:

$$\underset{\overset{|}{Cl}}{C_6H_5\!-\!N\equiv N} + KJ \rightarrow C_6H_5J + N_2 + KCl\,.$$
$$\qquad\qquad\qquad\text{Jodbenzol}$$

In analoger Weise läßt sich die Diazoniumsalzgruppe auch durch Chlor oder Brom ersetzen, nur ist dabei ein Zusatz von Kupferpulver, das als Katalysator wirkt, notwendig.

Auf die gleiche Weise läßt sich die Diazoniumsalzgruppe auch gegen Cyan oder Rhodan austauschen, wenn man die Diazoniumsalzlösung mit Kaliumkupfercyanür oder Kupferrhodanür umsetzt:

$$\underset{\overset{|}{Cl}}{C_6H_5\!-\!N\equiv N} \xrightarrow{\ K_2[Cu(CN)_4]\ } C_6H_5CN + N_2$$

$$\underset{\overset{|}{Cl}}{C_6H_5\!-\!N\equiv N} \xrightarrow{\ CuSCN\ } C_6H_5SCN + N_2\,.$$

Mit Natriumarsenitlösung geben Diazoniumsalzlösungen **aromatische Arsinsäuren**, mit Antimonit Stibinsäuren:

$$\underset{\overset{|}{Cl}}{C_6H_5\!-\!N\equiv N} + Na_3AsO_3 \rightarrow \underset{\text{Phenylarsinsaures Natrium}}{C_6H_5AsO_3Na_2} + NaCl + N_2$$

$$\underset{\overset{|}{Cl}}{C_6H_5\!-\!N\equiv N} + Na_3SbO_3 \rightarrow \underset{\text{Phenylstibinsaures Natrium}}{C_6H_5SbO_3Na_2} + NaCl + N_2\,.$$

Durch nascierenden Wasserstoff und einige andere Reduktionsmittel kann man Diazoniumsalze zu aromatischen Hydrazinderivaten reduzieren; man macht die Lösung stark essigsauer und trägt unter Kühlung Zinkstaub ein:

$$C_6H_5-N\equiv N \xrightarrow{2\,H_2} C_6H_5NH \cdot NH_2 \cdot HCl.$$
$$\underset{Cl}{|}$$

Phenylhydrazin

Die Diazoniumsalze können noch einige andere Umsetzungen eingehen, die aber von geringerer Bedeutung sind.

Von allergrößter Bedeutung ist aber die Fähigkeit der Diazoniumsalze, sich mit Phenolen, Phenoläthern und aromatischen Aminen zu kondensieren; die dabei entstehenden Verbindungen sind die sog. *Azofarbstoffe*. Die Reaktion verläuft sehr leicht, wobei ein Wasserstoffatom des Phenols oder Amins (meist das in p-Stellung) zusammen mit dem Chlorion des Diazoniumsalzes als Salzsäure austritt:

$$C_6H_5-N\equiv N + \langle\bigcirc\rangle OH \rightarrow C_6H_5-N=N-\langle\bigcirc\rangle OH + HCl.$$
$$\underset{Cl}{|}$$

Die Reaktion verläuft tatsächlich nicht auf diese einfache Weise, und es ist in vielen Fällen gelungen, Zwischenprodukte zu fassen; das Schema, das die Endprodukte der Reaktion angibt, mag hier aber genügen.

Es ist klar, daß diese Reaktion zur Darstellung der verschiedenartigsten Azoverbindungen benutzt werden kann, da man Diazoniumsalze der verschiedensten einfachen und beliebig substituierten primären Amine mit den verschiedenartigsten Phenolen und Aminen umsetzen kann. Die Kondensation, die zu den Azoverbindungen führt, wird in der Technik *Kupplung* genannt; die Darstellung von Azofarbstoffen zerfällt demnach in zwei Teilvorgänge: 1. Darstellung der Diazoniumsalzlösung, 2. Kupplung zur Azoverbindung.

Die Azogruppe —N=N— gehört zu den sog. *chromophoren* Gruppen, zu denen fernerhin chinoide Systeme und allgemein Gruppen mit Doppelbindungen gehören. Diese Gruppen absorbieren Licht im sichtbaren Teil des Spektrums und bedingen daher eine Färbung der Substanz. Solche gefärbten Stoffe sind aber noch nicht notwendigerweise Farbstoffe; die Fähigkeit, Gewebe zu färben, macht gefärbte Stoffe erst zu Farbstoffen und hängt von der Anwesenheit solcher Gruppen ab, die sich an die Gewebefasern fixieren können; man nennt solche Gruppen auch *auxochrome* Gruppen. Auxochrome Gruppen sind basische Gruppen, wie Amino- und alkylierte Aminogruppen, oder saure Gruppen, wie phenolische Hydroxyle, Carboxyl, Sulfonsäuregruppen. Im allgemeinen lassen sich Wolle und Seide leicht färben, da sie als Eiweißstoffe amphoter reagieren und daher sowohl sauren als auch basischen Farbstoffen Angriffspunkte bieten. Gewisse Farbstoffe verlangen, besonders zum Färben von Baumwolle und Kunstseide, eine Vorbehandlung mit Beizen.

Die Diazoniumsalze lassen sich, wie wir sahen, besonders gut mit Phenolen und aromatischen Aminen kuppeln; die Kupplungskomponente bringt also auxochrome Gruppen mit. In vielen Fällen wendet man Komponente an, die noch Carboxyl- und besonders Sulfonsäuregruppen enthalten. Unter den Tausenden von bekannten Azofarbstoffen sollen nur einige wenige als Beispiele Erwähnung finden.

Die bekannte Nachweisreaktion für· salpetrige Säure mit m-Phenylendiamin beruht auf der Bildung eines Azofarbstoffes *(Bismarckbraun)*; es findet dabei zuerst Diazotierung eines Moleküles m-Phenylendiamin statt, und das entstandene Diazoniumsalz wird dann mit einem zweiten Molekül m-Phenylendiamin zu dem braunen Farbstoff gekuppelt:

$$\text{(Struktur)} + HNO_2 + HCl \rightarrow \text{(Diazoniumsalz)} + \text{(Amin)} \rightarrow \text{(Azoverbindung)}$$

Daneben kann aber auch Diazotierung beider Aminogruppen und nachfolgende Kupplung mit 2 weiteren Molekülen m-Phenylendiamin stattfinden, so daß der Farbstoff, besonders bei Anwendung eines Überschusses an salpetriger Säure, nicht einheitlich ist und neben der ebengenannten Verbindung auch noch das folgende höhermolekulare Reaktionsprodukt enthält:

$$\text{(Struktur)} + 2\,HNO_2 + 2\,HCl \rightarrow \text{(Struktur)} + 2\,\text{(Amin)} \rightarrow \text{(höhermolekulares Produkt)}$$

Zum Nachweis primärer aromatischer Aminogruppen, die z. B. in vielen Lokalanästhetica und in den Sulfonamiden vorliegen, bedient man sich vielfach auch der Diazotierung mit nachfolgender Kupplung zu einem Farbstoff; als Kupplungskomponente benutzt man meist β-Naphthol in alkalischer Lösung. Mit *Anästhesin* verläuft die Reaktion in folgender Weise:

$$C_2H_5OCO-\text{◯}-NH_2 + HNO_2 + HCl \rightarrow C_2H_5OCO-\text{◯}-N\equiv N + $$

$$\rightarrow C_2H_5OCO-\text{◯}-N=N-\text{(Naphthol)}$$

Roter Farbstoff

Selbstverständlich lassen sich in gleicher Weise auch alle anderen primären aromatischen Amine zu Farbstoffen kuppeln, so daß die Reaktion nicht zur Identifizierung bestimmter Verbindungen, sondern nur zur Erkennung des Typus geeignet ist.

Kuppelt man Benzoldiazoniumchlorid mit Dimethylanilin, so erhält man einen gelben Farbstoff, der unter der Bezeichnung *Buttergelb* zum Färben von Speisefetten Verwendung findet:

$$\text{◯}-NH_2 \rightarrow \text{◯}-N\equiv N + \text{◯}-N(CH_3)_2 \rightarrow \text{◯}-N=N-\text{◯}-N(CH_3)_2 .$$

Buttergelb

Durch Diazotierung von Sulfanilsäure und nachfolgende Kupplung des erhaltenen Diazoniumsalzes mit Dimethylanilin gewinnt man *Helianthin*, das unter der Bezeichnung *Methylorange* als Indicator in der Maßanalyse benutzt wird:

$$HO_3S-\langle\ \rangle-NH_2 \rightarrow HO_3S-\langle\ \rangle-\underset{\underset{Cl}{|}}{N}\equiv N + \langle\ \rangle-N(CH_3)_2 \rightarrow$$

$$HO_3S-\langle\ \rangle-N=N-\langle\ \rangle-N(CH_3)_2 .$$

Methylorange

Sulfanilsäure läßt sich nach dem Diazotieren mit β-Naphthol zu einem orange-farbenen Farbstoff kuppeln, der zum Färben von Seide und Wolle viel ver-wendet wird:

$$HO_3S-\langle\ \rangle-NH_2 \longrightarrow HO_3S-\langle\ \rangle-\underset{\underset{Cl}{|}}{N}\equiv N + \overset{OH}{\bigcirc\!\!\bigcirc} \longrightarrow HO_3S-\langle\ \rangle-N=N-\overset{OH}{\bigcirc\!\!\bigcirc}$$

β-Naphtholorange

Naphthylamin läßt sich nach dem Diazotieren mit β-Naphtholdisulfonsäure zu einem schönen roten Farbstoff kuppeln, der unter der Bezeichnung *Bordeauxrot* bekannt ist:

Bordeauxrot

Diese wenigen Beispiele mögen genügen, um die allgemeine Anwendbarkeit des Prinzipes zu erläutern; es ist einleuchtend, daß man durch Verwendung der verschiedenartigsten Derivate und Homologen zu einer sehr großen Zahl von Azofarbstoffen gelangen kann.

9. Phosphor-, Arsen- und Antimonverbindungen.

Unter den aromatischen Derivaten der dem Stickstoff nahe verwandten Elemente Phosphor, Arsen und Antimon spielen Verbindungen der beiden letz-teren Elemente als wirksame Chemotherapeutica eine Rolle.

Aromatische **Phosphorverbindungen** können durch Umsetzung von Phosphor-trichlorid mit aromatischen Verbindungen bei Gegenwart von wasserfreiem Aluminiumchlorid erhalten werden; die Reaktionsprodukte lassen sich durch Reduktion in aromatische *Phosphine* und durch Oxydation in *Phosphinsäuren* umwandeln, die aber bisher keine besondere Rolle spielen.

Aromatische **Arsenverbindungen** lassen sich in der bereits beschriebenen Weise aus Diazoniumsalzen durch Umsetzung mit Arsenit gewinnen:

$$C_6H_5-\underset{\underset{Cl}{|}}{N}\equiv N + Na_3AsO_3 \rightarrow C_6H_5AsO_3Na_2 + N_2 + NaCl .$$

Phenylarsinsaures Na

Aromatische Amine und Phenole lassen sich schon durch Schmelzen mit Arsensäure leicht in Arsinsäuren überführen:

p-Aminophenylarsinsäure

p-Oxyphenylarsinsäure

Gegen Reduktionsmittel verhalten sich die aromatischen Arsinsäuren ähnlich wie die Nitroverbindungen; sie lassen sich zu *Arsinen* reduzieren, wobei unter geeigneten Bedingungen *Arsenoxyde* und *Arsenoverbindungen*, die die Zwischenprodukte der Reaktion darstellen, gewonnen werden können:

Phenylarsinsäure   Phenylarsenoxyd   Arsenobenzol   Phenylarsin

Das Natriumsalz der *p-Aminophenylarsinsäure*, das unter dem Namen *Atoxyl* (Formel I) bekannt ist, wurde von ROBERT KOCH als Mittel gegen die tropische Schlafkrankheit eingeführt; das Mittel ist jetzt durch Germanin fast vollständig verdrängt worden.

Atoxyl wird durch Acetylierung der Aminogruppe in ähnlicher Weise entgiftet, wie es bei Anilin der Fall ist; die Verbindung, die unter dem Namen *Arsacetin* (Formel II) bekannt ist, hat sonst ähnliche Wirkung wie Atoxyl.

Unter den aromatischen Arsenverbindungen hat das *Salvarsan* zur Bekämpfung von Spirochäten- und Tripanosomenkrankheiten eine besondere Bedeutung erlangt. Salvarsan ist ein Arsenobenzol, in welchem beide Kerne in p-Stellung eine Hydroxylgruppe und in m-Stellung eine Aminogruppe tragen; die Darstellung erfolgt auf folgendem Wege:

Atoxyl
I.

Arsacetin
II.

Salvarsan

Salvarsan ist eine amorphe gelbe Substanz, die in Wasser unlöslich ist, aber mit Säuren und Alkalien wasserlösliche Salze liefert. In der Therapie wird im allgemeinen das Dihydrochlorid verwendet. Salvarsan hat Farbstoffcharakter und kann als ein den Azofarbstoffen analoger Arsenofarbstoff bezeichnet werden. Salvarsan ist stark autoxydabel und kommt daher gebrauchsfertig dosiert in evakuierten Ampullen in den Handel; die Lösungen sollen erst kurz vor dem Gebrauch hergestellt werden.

Neosalvarsan stellt ein Umsetzungsprodukt von Salvarsan mit Natriumsulfoxylat (Rongalit) $(CH_2(OH)OSONa)$ dar, das in Wasser mit neutraler Reaktion löslich ist; die Substanz besteht aus einem Gemisch der beiden folgenden Komponenten:

$$\text{As}\!=\!\!=\!\!=\!\!=\!\!=\!\!=\!\text{As} \qquad \text{As}\!=\!\!=\!\!=\!\!=\!\!=\!\text{As}$$

—NH·CH$_2$OSONa ⟨ ⟩—NH·CH$_2$OSONa   ⟨ ⟩—NH$_2$ ⟨ ⟩—NH·CH$_2$OSONa .

OH   OH   OH   OH

Silbersalvarsan ist ein komplexes Silbersalz des Salvarsans.

Aromatische **Antimonverbindungen** sind über die aromatischen *Stibinsäuren* zugänglich, die selbst aus Diazoniumsalzen mit Alkalisalzen der antimonigen Säure darstellbar sind:

$$C_6H_5\!-\!N\!\!\equiv\!\!N + Na_3SbO_3 \rightarrow C_6H_5SbO_3Na_2 + N_2 + NaCl .$$
$$\text{|}$$
$$\text{Cl}$$

Die Stibinsäuren lassen sich zu *Stibinen* reduzieren, wobei Zwischenprodukte erhalten werden können, die den entsprechenden Arsenverbindungen analog sind (Stibinoxyde und Stibinoverbindungen). Salze der p-Aminophenylstibinsäure (wie *Stibosan* und *Neostibosan*) stellen wertvolle Chemotherapeutica zur Bekämpfung von Tropenkrankheiten dar.

10. Aldehyde und Ketone.

Die aromatischen Aldehyde und Ketone zeigen weitgehende Übereinstimmungen mit den Aldehyden und Ketonen der aliphatischen Reihe, jedoch sind in mancher Hinsicht auch deutliche Unterschiede vorhanden.

a) Aldehyde.

Die aromatischen Aldehyde lassen sich, wie die aliphatischen, durch Oxydation von Alkoholen gewinnen; man kann ferner am Kern haftende Methylgruppen in Aldehydgruppen umwandeln, indem man 2 Wasserstoffatome durch Halogenatome ersetzt und diese durch Erhitzen mit Alkali gegen Sauerstoff austauscht. Für viele Aldehyde, z. B. für Oxyaldehyde, gibt es noch spezielle Darstellungsmethoden.

Die aromatischen Aldehyde geben, wie die aliphatischen, Oxime, Phenylhydrazone und Additionsverbindungen mit Natriumbisulfit; gegen Alkali zeigen die aromatischen Aldehyde ein von den aliphatischen abweichendes Verhalten. Während nämlich die aliphatischen Aldehyde mit Alkali Aldolkondensation geben oder bei höherer Alkalikonzentration verharzen, werden die aromatischen Aldehyde beim Behandeln mit starkem Alkali zu Alkohol und Säure disproportioniert, sie gehen also eine CANNIZZAROsche Reaktion ein:

$$2\,C_6H_5CHO + KOH \rightarrow C_6H_5COOK + C_6H_5CH_2OH .$$

Benzaldehyd   Benzosaures   Benzylalkohol
                     Kalium

Aromatische Aldehyde sind noch stärker autoxydabel als die aliphatischen; um sie besser haltbar zu machen, setzt man etwas Hydrochinon (1 : 1000) oder einige Prozent Alkohol hinzu.

Benzaldehyd C_6H_5CHO kommt in der Natur als Baustein des Glykosides *Amygdalin* vor; Amygdalin findet sich in den Kernen vieler Prunusarten, besonders reichlich in bitteren Mandeln, Pfirsich- und Aprikosenkernen. Das Glykosid ist von einem Ferment, *Emulsin*, begleitet, welches bei Gegenwart von Wasser Hydrolyse zu *Benzaldehydcyanhydrin* und Gentiobiose bewirkt:

$$C_6H_5CH\begin{matrix}O-C_{12}H_{21}O_{10}\\\\CN\end{matrix} + H_2O \xrightarrow[\text{oder Säuren}]{\text{Emulsin}} C_{12}H_{22}O_{11} + C_6H_5CH\begin{matrix}OH\\\\CN\end{matrix} \rightleftharpoons C_6H_5CHO + HCN.$$

Amygdalin   Gentiobiose   Benzaldehyd-cyanhydrin

Amygdalin ist wegen seines Gehaltes an Blausäure ein starkes Gift. Das medizinisch verwendete *Bittermandelwasser (Aqua amygdalarum amararum)* enthält Benzaldehydcyanhydrin, sein Blausäuregehalt beträgt 0,1 %.

Zur technischen Gewinnung von Benzaldehyd wird Benzalchlorid bei Gegenwart von Kalk oder Zinkoxyd mit Wasser umgesetzt:

$$C_6H_5CHCl_2 + H_2O \rightarrow C_6H_5CHO + 2\,HCl.$$

Toluol läßt sich auch mit Chromylchlorid (CrO_2Cl_2) direkt zu Benzaldehyd oxydieren, ohne daß die Oxydation in nennenswertem Maße bis zu Benzoesäure fortschreitet.

Benzaldehyd stellt eine farblose, stark lichtbrechende Flüssigkeit vom Siedepunkt 179° dar, die sich in Wasser nicht löst und starken Bittermandelgeruch besitzt. Benzaldehyd läßt sich mit Phenolen und tertiären aromatischen Aminen zu Triphenylmethanderivaten kondensieren, von denen sich wertvolle Farbstoffe ableiten:

Benzaldehyd findet außerdem als Mandelersatz zum Parfümieren von Backwaren und Süßigkeiten Verwendung. Für diesen Zweck soll er frei von Chlorbenzaldehyd sein, der von der Toluolchlorierung her oft als Verunreinigung auftritt.

Zimtaldehyd $C_6H_5CH=CHCHO$, ein ungesättigter aromatischer Aldehyd, stellt den Hauptbestandteil des Zimtöles dar und findet sich auch in einigen anderen ätherischen Ölen. Der Aldehyd stellt eine gelbliche bei 250° siedende Flüssigkeit dar und wird wegen seines intensiven zimtähnlichen Geruches in der Riechstoffindustrie verwendet; Zimtaldehyd wird meist synthetisch durch Kondensation von Benzaldehyd mit Acetaldehyd dargestellt:

$$C_6H_5CHO + CH_3CHO \rightarrow C_6H_5CH=CH-CHO + H_2O.$$

Die Natriumbisulfitverbindung des Zimtaldehyds vereinigt sich in der Wärme mit einem zweiten Molekül Natriumbisulfit zu einer wasserlöslichen Verbindung: Von dieser Reaktion macht man zur Bestimmung des Zimtaldehyds in Zimtöl Gebrauch.

$$C_6H_5-CH_2-CH-\underset{SO_3Na}{\overset{OH}{CH}}\!\!\overset{}{\underset{}{SO_3Na}}$$

o-Oxybenzaldehyd führt auch den Namen *Salicylaldehyd*; er findet sich in einigen ätherischen Ölen und kann synthetisch durch alkalische Kondensation von Phenol mit Chloroform gewonnen werden (REIMER-TIEMANNsche Reaktion).

$$\text{(Phenol)}-OH + CHCl_3 + 3\,NaOH \rightarrow \text{(Salicylaldehyd)}-OH + 3\,NaCl + 2\,H_2O.$$

Salicylaldehyd wird auch durch Oxydation des entsprechenden Alkoholes *(Saligenin)* gewonnen, der als Glucosid *Salicin* in der Rinde und den Blättern von Weidenarten vorkommt:

$$\underset{\text{Salicin}}{\text{(Ring)}\!-\!CH_2OH,\ -OC_6H_{11}O_5} \xrightarrow{H_2O} \underset{\text{Saligenin}}{\text{(Ring)}\!-\!CH_2OH,\ -OH} + \underset{\text{Glucose}}{C_6H_{12}O_6}.$$

Salicylaldehyd findet in der Riechstoff- und Farbstoffindustrie Verwendung; als Phenolaldehyd ist er in Alkalien löslich und gibt mit Eisenchlorid blauviolette Färbung.

Der Methyläther des p-Oxybenzaldehydes ist *Anisaldehyd* (s. nebenstehende Formel), er findet gleichfalls in der Riechstoffindustrie Verwendung.

Vanillin ist der Riechstoff der Vanilleschote, in der er als Glykosid vorkommt; auch in anderen Pflanzen kommt Vanillin vor, jedoch stets nur in sehr geringen Mengen. Technisch wird Vanilin aus Isoeugenol oder aus *Coniferin*, einem Glucosid von Coniferenarten, durch Oxydation gewonnen:

$$\underset{\text{Eugenol}}{\text{OH},\ -OCH_3,\ CH_2\!-\!CH\!=\!CH_2} \xrightarrow{KOH} \underset{\text{Isoeugenol}}{\text{OH},\ -OCH_3,\ CH\!=\!CH\!-\!CH_3} \xrightarrow{\text{Oxydation}} \underset{\text{Vanillin}}{\text{OH},\ -OCH_3,\ CHO}$$

$$\underset{\text{Coniferin}}{O\!-\!C_6H_{11}O_5,\ -OCH_3,\ CH\!=\!CH\!-\!CH_2OH} \xrightarrow{\text{Oxydation}} \underset{\text{Vanillin-Glucosid}}{O\!-\!C_6H_{11}O_5,\ -OCH_3,\ CHO} \xrightarrow{\text{Spaltung}} \underset{\text{Vanillin}}{\text{OH},\ -OCH_3,\ CHO} + \underset{\text{Glucose}}{C_6H_{12}O_6}.$$

Vanillin kann auch rein synthetisch durch Kondensation von Guajakol mit Formaldehyd und Oxydation des so erhaltenen Vanillinalkoholes erhalten werden:

$$\underset{\text{Guajakol}}{\text{OH},\ -OCH_3} \xrightarrow{HCHO} \underset{\text{Vanillinalkohol}}{\text{OH},\ -OCH_3,\ CH_2OH} \xrightarrow{\text{Oxydation}} \underset{\text{Vanillin}}{\text{OH},\ -OCH_3,\ CHO}$$

Vanillin bildet weiße Krystalle vom Schmelzpunkt 80—81°, die sehr intensiv riechen, in Wasser ist es wenig, in den meisten organischen Lösungsmitteln reichlich löslich. Als Phenolaldehyd ist Vanillin in Alkalien löslich und gibt mit Eisenchlorid Blaufärbung. Vanillin findet in der Parfümerie Verwendung und dient zum Aromatisieren von Backwaren und Süßigkeiten.

Piperonal findet sich in einigen ätherischen Ölen und wird technisch durch Oxydation von Isosafrol gewonnen:

Piperonal besitzt starken Heliotropgeruch und findet daher in der Parfümerie vielfach Verwendung.

b) Ketone.

Die aromatischen Ketone lassen sich, wie die aliphatischen, durch Destillation der Calciumsalze aromatischer Carbonsäuren gewinnen; viel bequemer sind sie jedoch nach der Methode von FRIEDEL-CRAFTS zugänglich, wenn man auf aromatische Verbindungen Säurechloride (zuweilen erhält man bessere Ausbeuten mit den entsprechenden Säureanhydriden) bei Gegenwart von wasserfreiem Aluminiumchlorid einwirken läßt; verwendet man dabei Choride *aromatischer* Säuren, so erhält man rein aromatische Ketone, während man mit *aliphatischen* Säurechloriden gemischte aromatisch-aliphatische Ketone erhält:

$$C_6H_6 + C_6H_5COCl \xrightarrow{AlCl_3} C_6H_5-CO-C_6H_5$$
Benzoesäurechlorid   Benzophenon
(aromatisches Keton)

$$C_6H_6 + CH_3COCl \xrightarrow{AlCl_3} C_6H_5-CO-CH_3 .$$
Acetylchlorid   Acetophenon (aromatisch-
aliphatisches Keton)

Die aromatischen Ketone geben die gleichen Carbonylreaktionen wie die aliphatischen; von diesen Derivaten sind besonders die Phenylhydrazone, Semicarbazone und Oxime zur Identifizierung geeignet. In manchen Fällen, besonders bei den rein aromatischen Ketonen, erfolgt die Kondensation aber träger als bei den aliphatischen Ketonen. Die gemischten Ketone lassen sich an der dem Carbonyl benachbarten Methyl- oder Methylengruppe leicht mit Aldehyden kondensieren.

Acetophenon, eine farblose, ölige, in Wasser nichtlösliche Flüssigkeit von aromatischem Geruch wurde früher unter der Bezeichnung *Hypnon* als Schlafmittel verwendet.

Benzophenon existiert in zwei Modifikationen, von denen die eine bei 27°, die andere, stabilere, bei 49° schmilzt.

Ungesättigte Ketone lassen sich durch Kondensation von aromatischen Aldehyden mit aliphatischen Ketonen, oder durch Kondensation von gemischten Ketonen mit Aldehyden gewinnen, z. B.:

$$C_6H_5CHO + CH_3COCH_3 \rightarrow C_6H_5CH=CHCOCH_3$$
Benzalaceton

$$C_6H_5CH=CHCHO + CH_3COCH_3 \rightarrow C_6H_5CH=CH \cdot CH=CHCOCH_3$$
Zinnamalaceton

$$C_6H_5COCH_3 + OCH \cdot C_6H_5 \rightarrow C_6H_5COCH=CHC_6H_5 .$$
Benzalacetophenon

Ein ungesättigtes Oxyketon, *Curcumin*, bildet den Farbstoff von Curcuma tinctoria:

$$
\begin{array}{c}
\text{OCH}_3 \\
\text{CO—CH=CH—}\langle\!\!\!\bigcirc\!\!\!\rangle\text{—OH} \\
\text{CH}_2 \\
\text{CO—CH=CH—}\langle\!\!\!\bigcirc\!\!\!\rangle\text{—OH} \\
\text{OCH}_3
\end{array}
$$

Curcumin

11. Carbonsäuren.

Aromatische Carbonsäuren lassen sich durch Oxydation der entsprechenden Alkohole oder Aldehyde gewinnen; man kann aromatische Aldehyde aber auch mit Hilfe der CANNIZAROschen Reaktion in Säuren überführen, wobei man allerdings nebenher auch den entsprechenden Alkohol enthält.

Aromatische Verbindungen mit Seitenketten lassen sich durch Oxydation in Carbonsäuren überführen, wobei aus jeder Seitenkette eine Carboxylgruppe erhalten wird. Man kann auch Methylgruppen vollständig halogenieren und die Trihalogenverbindung durch Erhitzen mit Wasser zur Carbonsäure verseifen.

Aromatische Carbonsäuren sind auch durch Verseifung von Nitrilen leicht zugänglich; da man die Nitrile aus Sulfonsäuren mit Alkalicyaniden und aus Diazoniumsalzen mit Kaliumkupfercyanür bequem herstellen kann, hat man damit ein Mittel in der Hand, Sulfonsäure- und Aminogruppen in Carboxylgruppen umzuwandeln.

Die aromatischen Carbonsäuren entsprechen in ihrem chemischen Verhalten durchaus den aliphatischen und geben auch die gleichen funktionellen Derivate.

a) Monocarbonsäuren.

Benzoesäure C_6H_5COOH stellt die einfachste aromatische Carbonsäure dar. Sie bildet einen wesentlichen Bestandteil des Benzoeharzes, aus dem sie früher durch Sublimation gewonnen wurde, und kommt ferner im Perubalsam, im Tolubalsam und in anderen Harzen und Balsamen vor. Ein natürliches Benzoesäurederivat ist *Hippursäure* (Benzoylglykokoll), die sich im tierischen Harn, besonders reichlich im Pferdeharn, vorfindet. Benzoesäure wird jetzt fast ausschließlich durch Oxydation von Toluol oder durch Verseifung von Benzotrichlorid gewonnen:

$$
\langle\!\!\!\bigcirc\!\!\!\rangle\text{—CH}_3 \xrightarrow{\text{Oxydation}} \langle\!\!\!\bigcirc\!\!\!\rangle\text{—COOH} \qquad \langle\!\!\!\bigcirc\!\!\!\rangle\text{—CCl}_3 \xrightarrow{2\,H_2O} \langle\!\!\!\bigcirc\!\!\!\rangle\text{—COOH} + 3\,HCl
$$

Toluol   Benzoesäure   Benzotrichlorid

Benzoesäure bildet weiße, bei 122° schmelzende Krystalle; sie ist in Wasser wenig löslich, aber leichtlöslich in den meisten organischen Lösungsmitteln. Beim Erhitzen sublimiert sie leicht, sie kann auch mit Wasserdampf übergetrieben werden.

Benzoesäure findet in der Farbstoffindustrie Verwendung und dient auch zur Konservierung von Nahrungsmitteln (0,1—0,2%), besonders von Fruchtsäften;

man wendet dabei meist das in Wasser leichtlösliche Natriumsalz an, das aber nur dann brauchbar ist, wenn durch saure Reaktion des Materials Benzoesäure wieder freigemacht wird, da Natriumbenzoat selbst nur ganz unzureichend konservierend wirkt. Zum Nachweis kann die Reaktion mit Ferrichlorid dienen, wobei schwerlösliches, rötlich-braunes Ferribenzoat ausfällt.

Benzoesäuremethyl- und *Benzoesäureäthylester*, die man durch Kochen von Benzoesäure mit dem betreffenden Alkohol bei Gegenwart von Schwefelsäure erhält, stellen ölige, farblose, in Wasser nichtlösliche Flüssigkeiten dar, die man wegen ihres angenehmen Geruches in der Riechstoffindustrie verwendet.

Benzoesäurebenzylester $C_6H_5COOCH_2C_6H_5$ findet sich im Perubalsam, im Tolubalsam und in einigen ätherischen Ölen (Tuberosenöl, Ylang-Ylangöl); er stellt eine dicke, bei 323° siedende Flüssigkeit dar, die in der Riechstoffindustrie als Fixier- und Lösungsmittel und therapeutisch gegen Krätze angewendet wird.

Benzoylchlorid C_6H_5COCl stellt man durch Umsetzung von Benzoesäure mit Phosphorpentachlorid dar; es bildet eine farblose, stechend riechende Flüssigkeit, die sich, wie alle Säurechloride, mit Wasser schnell zersetzt. Man benutzt Benzoylchlorid zum Verestern von Hydroxylgruppen beim Nachweis von Alkoholen; die Reaktion wird meist so ausgeführt, daß man den Alkohol mit verdünnter Alkalilauge und Benzoylchlorid unter Kühlung schüttelt, bis der Geruch nach Benzoylchlorid verschwunden ist (Reaktion nach SCHOTTEN-BAUMANN), oder man setzt den Alkohol in wasserfreiem Pyridin mit Benzoylchlorid um.

Mit Wasserstoffperoxyd gibt Benzoylchlorid bei Gegenwart von Alkali *Dibenzoylperoxyd* $C_6H_5CO \cdot OO \cdot COC_6H_5$, eine weiße, krystalline Substanz, die ein starkes Oxydationsmittel darstellt und beim Erhitzen verpufft. Man benutzt es zuweilen als Konservierungs- und Bleichungsmittel.

Die Homologen der Benzoesäure bieten kein besonderes Interesse.

Phenylessigsäure $C_6H_5CH_2COOH$ stellt man durch Umsetzung von Benzylchlorid mit Kaliumcyanid und Verseifung des Nitriles dar:

$$C_6H_5CH_2Cl + KCN \rightarrow C_6H_5CH_2CN \xrightarrow{\text{Verseifung}} C_6H_5CH_2COOH \ .$$

Die Säure und ihre Ester besitzen honigähnlichen Geruch und finden daher zum Parfümieren von Kunsthonig und Wachsartikeln Verwendung.

Ein Oxyderivat der Phenylessigsäure mit alkoholischer Hydroxylgruppe ist die *Mandelsäure* $C_6H_5CHOHCOOH$; die Säure führt ihren Namen daher, daß sie bei der Verseifung von Amygdalin mit starken Säuren aus dem Benzaldehydcyanhydrin hervorgeht. Man stellt sie meist synthetisch aus Benzaldehydcyanhydrin her. Die aus Amygdalin erhaltene Mandelsäure ist optisch aktiv, während die synthetische Säure das Racemat darstellt.

Ein Oxymethylderivat der Phenylessigsäure ist die *Tropasäure*
$$\begin{array}{l} C_6H_5CHCOOH \\ | \\ CH_2OH \end{array}$$
deren Ester mit dem Alkohol *Tropin* die Alkaloide *Atropin* und *Hyoscyamin* darstellen; die beiden Alkaloide unterscheiden sich nur dadurch, daß im Hyoscyamin optisch aktive Tropasäure, im Atropin d,l-Tropasäure vorliegt. Unter der Einwirkung von Säuren geht Tropasäure unter Wasserabspaltung in *Atropasäure* über:

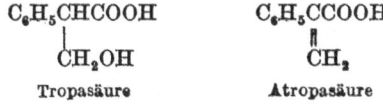

Tropasäure	Atropasäure

b) Mehrbasische Carbonsäuren.

Die drei isomeren Benzoldicarbonsäuren führen die Bezeichnungen *Phthalsäure,*
Isophthalsäure und *Terephthalsäure:*

Phthalsäure   Isophthalsäure   Terephthalsäure

Unter ihnen ist die Phthalsäure bei weitem die wichtigste.

Phthalsäure kann durch Oxydation von Benzolhomologen, die in o-Stellung
zwei beliebige Seitenketten tragen, hergestellt werden. Als billigstes Ausgangs-

Naphthalin   Phthalsäure

material kommt Naphthalin in Betracht, das ja gleichfalls als ein o-disubstituiertes
Benzol aufgefaßt werden kann; die Oxydation gelingt bei Anwendung geeigneter
Katalysatoren bereits mit Luftsauerstoff (s. obenstehende Formeln).

Als zweibasische Säure gibt Phthalsäure saure und neutrale Salze
und saure und neutrale Ester. Beim Erhitzen spaltet sie leicht Wasser
ab und geht dabei in *Phthalsäureanhydrid* über (s. nebenstehende
Formel). Das Anhydrid bildet weiße Krystalle vom Schmelzpunkt
128°; durch Wasser wird das Anhydrid zur Säure hydrolysiert, mit Alkoholen
setzt es sich zu sauren Estern um:

Saurer Phthalsäureäthylester

Beim Erhitzen mit Ammoniak gibt Phthalsäureanhydrid *Phthalimid:*

Phthalimid

Phthalimidkalium findet, wie bereits früher erwähnt, zur Darstellung primärer
Amine Verwendung. Unter der Einwirkung von Bromlauge erfährt Phthalimid
den bereits bei den aliphatischen Säureamiden erwähnten HOFMANNschen Abbau,
der zu *o-Aminobenzoesäure (Anthranilsäure)* führt:

Anthranilsäure

Phthalsäureanhydrid läßt sich durch Erhitzen mit Schwefelsäure oder anderen sauren Kondensationsmitteln leicht mit Phenolen kondensieren; mit Phenol entsteht auf diese Weise *Phenolphthalein:*

Phenolphthalein

Phenolphthalein ist ein weißes, in Wasser fast unlösliches Pulver vom Schmelzpunkt 255—260°, das als Abführmittel und als Indicator in der Acidimetrie verwendet wird. Mit verdünnten Alkalien entsteht ein Salz, in dem der eine Phenolrest chinoide Struktur besitzt; das Zusammentreffen von chinoider und benzoider Struktur innerhalb des gleichen Moleküles bedingt eine intensiv rote Färbung des Anions. Der Übergang der farblosen benzoiden Form in die gefärbte chinoide Form wird durch die folgende Beziehung wiedergegeben (s. nebenstehende Formeln).

Phenolphthalein farblos   gefärbt

Mit *Resorcin* kondensiert sich Phthalsäureanhydrid zu *Fluorescein:*

Fluorescein stellt gelbe Krystalle dar, die sich in Alkohol mit orangeroter Farbe lösen; mit Alkalien bildet es leichtlösliche chinoide Salze von roter Farbe, die außerordentlich stark grün fluorescieren. Bei der Einwirkung von Brom auf Fluorescein werden 4 Wasserstoffatome in o-Stellung zu den beiden Hydroxylgruppen substituiert; das Natriumsalz dieses *Tetrabromfluoresceins* wird unter der Bezeichnung *Eosin* als prachtvoll roter Farbstoff verwendet.

Eosin

Isophthalsäure und Terephthalsäure werden aus m- bzw. p-Homologen des Benzoles durch Oxydation erhalten.

Von mehrbasischen Carbonsäuren ist die *Benzolhexacarbonsäure*, auch *Mellithsäure* genannt, erwähnenswert (s. nebenstehende Formel). Sie findet sich in der Natur als Aluminiumsalz, das auch die Bezeichnung *Honigstein* führt; Mellithsäure entsteht bei der Oxydation von Benzolhomologen mit 6 Seitenketten, ebenso bei der energischen Oxydation von Graphit mit Salpetersäure.

Mellithsäure

c) Substituierte Carbonsäuren.

Sulfobenzoesäuren können durch Oxydation von Toluolsulfonsäuren dargestellt werden; unter den 3 Isomeren interessiert die o-Verbindung, deren Imid, das mit dem Phthalimid vergleichbar ist, als *Saccharin* bekannt ist. Zur Darstellung geht man vom Toluol aus, das bei der Sulfochlorierung mit Chlorsulfonsäure o- und p-Toluolsulfochlorid liefert. Die Trennung der Isomeren bereitet einige Schwierigkeiten. p-Toluolsulfochlorid wird auf Chloramin weiter verarbeitet; o-Toluolsulfochlorid wird mit Ammoniak in Toluolsulfamid überführt. Dieses wird durch Oxydation in Sulfaminobenzoesäure umgewandelt, die durch Wasserabspaltung leicht in Saccharin übergeht:

Saccharin

Saccharin übertrifft den Zucker an Süßkraft etwa um das 500fache; man benutzt es als Ersatz für Zucker (besonders bei Diabetes), selbstverständlich besitzt es aber keinen Nährwert. Bei der Anwendung ist zu beachten, daß es beim Kochen unter Wasseraufnahme in Sulfaminobenzoesäure übergeht, die keinen süßen Geschmack besitzt; Saccharin darf daher erst den fertigen Speisen nach dem Kochen zugesetzt werden. Da Saccharin in Wasser schwerlöslich ist, bevorzugt man meist das Natriumsalz (sog. lösliches Saccharin):

Zum Nachweis von Saccharin in Nahrungsmitteln extrahiert man das schwach angesäuerte Material mit Äther, der nach dem Verdunsten das Saccharin hinterläßt. Schon kleine Mengen lassen sich an dem intensiv süßen Geschmack des Rückstandes erkennen. Der Schmelzpunkt liegt bei 228°.

Nitrobenzoesäuren können aus den Nitrotoluolen durch Oxydation dargestellt werden; durch Reduktion lassen sie sich in *Aminobenzoesäuren* überführen. o-Aminobenzoesäure, *Anthranilsäure*, wird, wie bereits erwähnt wurde, durch HOFMANNschen Abbau von Phthalimid gewonnen; Anthranilsäure ist für Gewinnung von synthetischem Indigo wichtig. Der Methylester der Anthranilsäure findet sich in Neroliöl, Tuberosenöl, Jasminblütenöl und anderen ätherischen Ölen; der Ester selbst riecht nach Orangenblüten. Man stellt ihn für die Riechstoffindustrie durch Veresterung von Anthranilsäure mit Methylalkohol bei Gegenwart von Schwefelsäure her.

Von der *p-Aminobenzoesäure* leiten sich Ester ab, die als sehr wirksame Lokalanästhetica eine große Bedeutung erlangt haben. Die älteste und auch heute noch viel gebrauchte Verbindung dieser Reihe ist das *Anästhesin, p-Aminobenzoesäureäthylester*, der durch direkte Veresterung von p-Aminobenzoesäure mit Äthylalkohol dargestellt wird. Anästhesin ist ein weißes, krystallines Pulver vom Schmelzpunkt 90—91°, das in Wasser nur sehr wenig löslich ist und daher nur in Form von Streupulvern und Salben verwendet werden kann. Die Salze des Anästhesins sind zwar in Wasser gut löslich, doch sind sie wegen der geringen Basizität der aromatischen Aminogruppe in wäßriger Lösung stark hydrolysiert, so daß sie wegen der dabei auftretenden, starksauren Reaktion für Injektionen nicht geeignet sind. Diese Schwierigkeit läßt sich dadurch überwinden, daß man als alkoholische Komponente solche mit stark basischer Natur verwendet, so daß an dieser Stelle dann Salzbildung eintreten kann. Die am längsten bekannte Verbindung dieser Art ist das *Novocain*, der p-Aminobenzoesäureester des Diäthylaminoäthylalkoholes. Die Darstellung der Verbindung erfolgt auf folgendem, leicht übersichtlichem Wege:

Novocain wird meist in Form des salzsauren oder salpetersauren Salzes verwendet, die Salzbildung tritt dabei an der Diäthylaminogruppe ein. Beide Salze sind in Wasser sehr leicht löslich, ohne daß die Lösung merkliche saure Reaktion aufweist; das salzsaure Salz schmilzt bei 156°, das salpetersaure Salz bei 100—102°, die freie Base bei 61—63°.

Mit Novocain nahe verwandt sind *Tutocain, Larocain* und *Pantocain*:

Außer den genannten Verbindungen gibt es noch eine Reihe von anderen Lokalanästhetica, die mit ihnen nahe verwandt sind. Alle diese Mittel stellen gute Ersatzmittel für Cocain dar, einige von ihnen übertreffen Cocain sehr stark an Wirkungsstärke; ihr Hauptvorzug vor Cocain liegt jedoch darin, daß sie auch lange Zeit hindurch regelmäßig angewendet werden können, ohne daß die Gefahr einer Sucht entsteht.

Oxycarbonsäuren mit Phenolhydroxyl. Die Phenolcarbonsäuren besitzen neben den Säureeigenschaften auch die unveränderten Eigenschaften der Phenole; sie geben mit Eisenchlorid Färbungen und können mit starken Alkalien nach der Neutralisation der Carboxylgruppe auch noch Phenolate geben, mit Carbonaten und Ammoniak können jedoch nur die carbonsauren Salze gebildet werden.

o-Oxybenzoesäure, Salicylsäure, findet sich als Glucosid des Methylesters in Gaultheria procumbens und bildet als Methylester den Hauptbestandteil des Gaultheriaöles. Es ist bereits erwähnt worden, daß *Saligenin*, der der Salicylsäure entsprechende Alkohol, als Glucosid *Salicin* in der Rinde von Weidenarten vorkommt.

Salicylsäure wird technisch durch Umsetzung von Natriumphenolat mit Kohlendioxyd gewonnen; die Umsetzung wird bei gewöhnlicher Temperatur unter Kohlensäuredruck vorgenommen und führt dabei zu phenolkohlensaurem Natrium, welches durch Erhitzen unter Druck in salicylsaures Natrium umgelagert wird:

Phenolkohlensaures   Natriumsalicylat
Natrium

Salicylsäure bildet weiße nadelförmige Krystalle vom Schmelzpunkt 157°; in kaltem Wasser ist sie nur wenig, in heißem Wasser ziemlich gut löslich. Salicylsäure sublimiert beim Erhitzen und ist auch mit Wasserdampf merklich flüchtig; bei raschem Erhitzen geht sie unter Abspaltung von Kohlendioxyd in Phenol über; mit Eisenchlorid gibt sie Blaufärbung.

Salicylsäure findet als Konservierungsmittel Verwendung; medizinisch wird sie gegen Hautkrankheiten und als Mittel gegen Rheumatismus benutzt. Die innerliche Verabreichung geschieht meist in Form des Natriumsalzes, das eine krystalline, weiße, leicht wasserlösliche Substanz darstellt.

Salicylsäuremethylester $C_6H_4(OH)COOCH_3$ bildet den Hauptbestandteil des Gaultheriaöles; man stellt ihn synthetisch durch Erhitzen von Methylalkohol mit Salicylsäure und etwas konzentrierter Schwefelsäure her. Der Ester stellt eine farblose in Wasser nichtlösliche Flüssigkeit vom Siedepunkt 221—225° dar; die phenolische Hydroxylgruppe bedingt, daß der Ester in Alkalien löslich ist und mit Eisenchlorid Blaufärbung gibt. Salicylsäuremethylester findet zur Herstellung von Einreibemitteln gegen Rheumatismus Verwendung; er wird auch in der Parfümerie benutzt.

Salicylsäurephenylester $C_6H_4(OH)COOC_6H_5$, der auch unter der Bezeichnung *Salol* bekannt ist, wird durch Erhitzen von Salicylsäure mit Phenol bei Gegenwart von Phosphoroxychlorid gewonnen; Salol ist eine weiße, krystalline Substanz vom Schmelzpunkt 42°, die in Wasser nahezu unlöslich, in den meisten organischen Lösungsmitteln aber gut löslich ist. In Alkalien ist Salol löslich, mit Eisenchlorid gibt es Blaufärbung; es wird als Antisepticum, besonders zur Mundpflege, verwendet.

Acetylsalicylsäure

Mit Essigsäureanhydrid läßt sich die phenolische Hydroxylgruppe der Salicylsäure acetylieren; die *Acetylsalicylsäure* ist unter dem Namen *Aspirin* bekannt (s. nebenstehende Formel). Die Acetylsalicylsäure besitzt keine Phenoleigenschaften, sie gibt daher auch mit Eisenchlorid keine Färbung; als Carbonsäure ist sie natürlich in Alkalien löslich, doch tritt dabei sehr leicht Verseifung der Acetylgruppe ein. Acetylsalicylsäure stellt eine weiße, krystalline Substanz vom Schmelzpunkt 135° dar, die in Wasser nur

sehr wenig löslich ist; sie wird als Antipyreticum, Analgeticum und Antineuralgicum verwendet.

Ester der p-Oxybenzoesäure werden neuerdings als Konservierungsmittel benutzt (Solbrol, Nipagin).

Der Methyläther der p-Oxybenzoesäure führt den Namen *Anissäure*
(s. nebenstehende Formel). Sie wird durch Oxydation von Anisaldehyd oder Anethol gewonnen und bildet farb- und geruchlose, in
Wasser schwerlösliche Krystalle vom Schmelzpunkt 184°.

Unter den *Dioxycarbonsäuren* ist die *Protocatechusäure* zu erwähnen, von der einige Derivate ein gewisses Interesse verlangen (s. untenstehende Formel). Die beiden Monomethyläther der Protocatechusäure führen
die Bezeichnung *Vanillinsäure* und *Isovanillinsäure* (s. Formeln).

Vanillinsäure entsteht bei der Oxydation von Vanillin.

Der Dimethyläther der Protocatechusäure heißt *Veratrumsäure* (Formel I);
die Säure findet sich in Sabadilla officinalis und tritt auch als Abbauprodukt bei
der Oxydation einiger Alkaloide auf. *Homoveratrumsäure* (Formel II), *Dimethoxy-
phenylessigsäure*, stellt ein Ausgangsmaterial für die Synthese einiger Alkaloide
dar:

Piperonylsäure (Formel III) ist das Oxydationsprodukt des Piperonales; man
erhält die Säure auch bei der Oxydation der Piperinsäure und des Piperins.

Unter den *Trioxycarbonsäuren* ist die *Gallussäure* die wichtigste, sie gehört
zu den verbreitetsten Pflanzensäuren. In vielen Pflanzen findet sie sich in freier
Form, viel häufiger kommt sie jedoch als Baustein von Gerbstoffen vor.

Unter *Gerbstoffen* versteht man Verbindungen, die die Fähigkeit besitzen,
tierische Haut in Leder zu verwandeln. Die natürlichen Gerbstoffe fällen Eiweißlösungen, geben mit Alkaloiden und Bleisalzen Niederschläge und mit Eisenchlorid Blau- bis Grünfärbung. Neuerdings finden auch künstliche Gerbstoffe
Verwendung, die aber ganz anderen Körperklassen angehören und meist durch
Kondensation von Phenolsulfonsäuren mit Formaldehyd erhalten werden.

Bei den natürlichen Gerbstoffen kann man zwischen *Catechinen* und *Tanninen*
unterscheiden. Die Catechine stehen den Anthocyanen nahe, doch ist ihr Aufbau
noch nicht ausreichend bekannt. Die Tannine sind meist aus Glucose und Gallussäure aufgebaut, und zwar so, daß die 5 Hydroxylgruppen der Glucose mit
5 Molekülen Gallussäure verestert sind; vielfach ist eine der Phenolhydroxyl-

gruppen der Gallussäure wiederum mit Gallussäure verestert, so daß man bei vorsichtiger Hydrolyse neben Glucose Gallussäure und sog. *Digallussäure* erhalten kann:

Digallussäure (Galloylgallussäure) gibt bei der weiteren Hydrolyse 2 Moleküle Gallussäure. Ester aus 2 Molekülen Phenolcarbonsäure nach Art der Digallussäure werden nach EMIL FISCHER als *Depside* bezeichnet. Zum Gerben von Häuten wird meist gerbstoffreiches Rindenmaterial (z. B. Eichenrinde) verwendet. Zur Gewinnung von Tannin geht man von den Gallen verschiedener Pflanzen aus, die zwischen 30 und 70% Tannin enthalten; besonders reich sind japanische Gallen. Tannin ist ein lockeres, weißes bis gelbes Pulver, das in Wasser und Alkohol leicht löslich ist; medizinisch findet es unter der Bezeichnung *Acidum tannicum* als adstringierendes Mittel Verwendung. Tannin dient ferner als Beize in der Färberei und zur Bereitung von Tinte (Eisengallustinte). Einige Derivate des Tannins werden in der Medizin als Mittel gegen Darmkatarrh verwendet; *Tannoform* ist ein Kondensationsprodukt von Tannin mit Formaldehyd und stellt ein Methylenditannin dar. *Tannigen* wird durch partielle Acetylierung von Tannin gewonnen und stellt ein Gemisch von Di- und Triacetyltannin dar; *Tannalbin* ist eine Verbindung von Tannin mit Eiweiß, die etwa 50% Tannin enthält.

Durch Hydrolyse von Tannin (Acidum tannicum) mit verdünnten Säuren gewinnt man *Gallussäure (Acidum gallicum)*; sie stellt eine weiße oder schwach gelblich gefärbte, nadelförmig krystallisierte Substanz dar, die in heißem Wasser und in Alkohol leicht löslich ist; beim Erhitzen geht Gallussäure unter Abspaltung von Kohlendioxyd in Pyrogallol über. Gallussäure wird leicht oxydiert und reduziert daher ammoniakalische Silberoxydlösung. Medizinisch findet besonders das basische Wismutsalz *(Dermatol)*, ein intensiv gelb gefärbtes, in Wasser unlösliches, amorphes Pulver, und Wismutoxyjodidgallat *(Airol)*, ein dunkelgraugrünes, in Wasser unlösliches Pulver zur Wundbehandlung Verwendung:

Wismutsubgallat (Dermatol)   Wismutoxyjodidgallat (Airol)

Wismutsubgallat wird durch Umsetzung von Wismutnitrat mit Gallussäure in wäßriger Lösung gewonnen. Zur Darstellung von Wismutoxyjodidgallat kann man Wismutsubgallat mit Jodwasserstoff behandeln, oder man setzt Gallussäure mit Wismutoxyjodid BiOJ, das man aus basischem Wismutnitrat mit Kaliumjodid darstellen kann, um.

In Phenolcarbonsäuren lassen sich mit etwa gleicher Leichtigkeit wie in Phenole andere Substituenten einführen. Durch Nitrierung von p-Oxybenzoesäure erhält man p-Oxy-m-Nitrobenzoesäure, die sich zu p-Oxy-m-aminobenzoesäure reduzieren läßt. Ihr Methylester, eine weiße, krystalline, in Wasser schwerlösliche Substanz vom Schmelzpunkt 141—143° wird unter dem Namen *Orthoform* in ähnlicher Weise wie Anästhesin als äußerliches Lokalanästheticum verwendet (s. nebenstehende Formel).

Orthoform

d) Ungesättigte Carbonsäuren.

Die einfachste ungesättigte aromatische Carbonsäure ist die *Zimtsäure* $C_6H_5CH=CHCOOH$. Sie findet sich hauptsächlich in Form von Estern in einigen ätherischen Ölen, ferner im Perubalsam als Zimtsäurebenzylester, im Storax als freie Säure und in Form von Estern (hauptsächlich als Zimtsäureester des Zimtalkoholes, *Styracin* genannt), im Tolubalsam als freie Säure und als Zimtsäurebenzylester.

Zimtsäure wird künstlich durch Kondensation von Benzaldehyd mit Natriumacetat bei Gegenwart von Essigsäureanhydrid gewonnen (sog. Perkinsche Synthese):

Als Zwischenprodukt ist dabei β-Oxyphenylpropionsäure anzunehmen. Zimtsäure kann als cis- und trans-Form vorkommen, die gewöhnliche Säure stellt die trans-Form dar. Sie bildet weiße in Wasser wenig lösliche Krystalle vom Schmelzpunkt 133°; beim Erhitzen geht sie unter Abspaltung von Kohlendioxyd in Styrol über. Zimtsäure und ihre Ester finden in der Riechstoffindustrie Verwendung.

Unter den Derivaten der Zimtsäure ist die o-Oxyverbindung von besonderem

Interesse; wie die Zimtsäure selbst kann sie als cis- und trans-Form vorkommen;
die Transverbindung führt den Namen *Cumarsäure*, die cis-Verbindung heißt
Cumarinsäure. Cumarinsäure ist als freie Säure nicht beständig, da sie sofort
nach der Entstehung in ein *Lacton, Cumarin* genannt, übergeht:

Cumarsäure   Cumarinsäure   Cumarin

Cumarinsäure erhält man als Natriumsalz bei der Kondensation von Salicylaldehyd mit Natriumacetat und Essigsäureanhydrid nach der PERKINSchen
Synthese; macht man aus dem Salz die Säure frei, so erhält man sogleich Cumarin,
das durch Alkalien wieder in die Säure zurückverwandelt wird. Cumarin bildet
farblose Krystalle vom Schmelzpunkt 67°, die stark nach Waldmeister riechen;
man verwendet Cumarin in der Parfümerie und zum Aromatisieren von Limonaden usw.

Eine 3,4-Dioxyzimtsäure ist die *Kaffeesäure*, die mit Chinasäure verestert als
Chlorogensäure im Kaffee vorkommt:

Kaffeesäure   Chlorogensäure

Eine ungesättigte aromatische Säure mit zwei Doppelbindungen ist die *Piperinsäure*, die als Piperidid den scharf schmeckenden Bestandteil des Pfeffers, *Piperin*,
bildet:

Piperinsäure   Piperin

12. Pyrone.

Das vorher besprochene Cumarin stellt einen mit einem Benzolkern kondensierten heterocyclischen Ring dar, den man als α-Pyron bezeichnet:

Cumarin   α-Pyron   Umbelliferon

Man kann danach Cumarin auch als *Benzo-α-Pyron* bezeichnen.

In der Natur finden sich einige Oxycumarine, die nach der PERKINschen Synthese und auch auf andere Weise synthetisch dargestellt werden können. Bei der trockenen Destillation von Umbelliferenharzen läßt sich ein Oxycumarin isolieren, das man als *Umbelliferon* bezeichnet; dieses ist auch aus der Rinde von Daphne mezereum direkt isoliert worden.

In der Rinde der Roßkastanie und in einigen anderen Pflanzen findet sich ein Glykosid, *Äsculin*, das als Aglucon ein Dioxycumarin, *Äsculetin*, enthält, dessen Methyläther, *Scopoletin*, gleichfalls in einigen Pflanzen vorkommt:

Äsculetin   Scopoletin   Daphnetin   γ-Pyron

Mit Äsculetin isomer ist *Daphnetin*, das als Glucosid *Daphnin* in einigen Daphnearten vorkommt.

Die Dioxycumarine zeigen in Lösung starke blaue Fluorescenz.

Mit dem α-Pyron isomer ist das *γ-Pyron*. Im Gegensatz zum α-Pyron stellt es kein Lacton dar und verhält sich daher gegen Alkalien stabiler. Vom γ-Pyron abzuleiten sind *Benzo-γ-pyron (Chromon)*, *Flavon* und *Xanthon*, die die Grundkörper von in der Natur weit verbreiteten Farbstoffen darstellen:

Benzo-γ-pyron   Flavon   Xanthon
(Chromon)   (Dibenzo-γ·pyron)

In einigen Blüten, z. B. von Kamille, Anthemis usw., findet sich ein Trioxyflavon, *Apigenin*, in Form eines Glucosides:

Apigenin   Luteolin

In den Blüten von Digitalis und Reseda findet sich *Luteolin*, das auch als Farbstoff Verwendung findet.

In der Galangawurzel findet sich der gelbe Farbstoff *Galangin*, der sich von Oxyflavon, *Flavonol* genannt, ableitet:

Flavonol

Galangin

Kämpferol

Quercetin

Kämpferol kommt meist als Glucosid in zahlreichen Pflanzen vor, z. B. in den Sennesblättern, in den Blüten von Prunusarten usw.

In der Rinde von Quercus tinctoria, in den Blüten der gelben Stiefmütterchen und des Goldlacks und in zahlreichen anderen Pflanzen findet sich *Quercetin*, meist in Form eines Glucosides, das als gelber Farbstoff verwendet wird.

Außer den genannten Verbindungen gibt es noch eine ganze Reihe von sehr ähnlich gebauten Pflanzenfarbstoffen, die sich nur durch die Zahl und die Stellung der Hydroxylgruppen unterscheiden.

Mit den Pyronderivaten sehr nahe verwandt sind gewisse Blütenfarbstoffe, die man als *Anthocyane* bezeichnet; sie stellen Glykoside dar, die bei der Hydrolyse als Aglucone sog. *Anthocyanidine* geben. Die Anthocyane geben mit Säuren Oxoniumsalze, die eine andere Färbung besitzen als die freien Anthocyane; am Aufbau der Anthocyane können verschiedene Zucker beteiligt sein, die auch wieder an verschiedenen Stellen angeknüpft sein können. Daher kommt es, daß sich viele Blütenfarbstoffe von ganz verschiedenen Farbtönen auf das gleiche Anthocyanidin zurückführen lassen, nur daß sie verschiedene Zuckerkomponente führen und einmal als freie Anthocyane, das andere Mal als Oxoniumsalze auftreten; selbstverständlich können auch hier wie bei den Farbstoffen der Flavonreihe Zahl und Stellung der Hydroxylgruppen variieren, so daß mit einem einheitlichen Bauprinzip eine große Vielseitigkeit erreicht werden kann.

Die Anthocyanidine leiten sich vom *Pyran* ab, dessen Hydroxylverbindungen

Pyran

Pyryliumbase

Pyryliumsalz

als *Pyryliumbasen* bezeichnet werden; diese geben mit Säuren Oxoniumsalze, sog. *Pyryliumsalze*, in denen der Ring eine benzoide Struktur aufweist, womit sich die Verschiedenheit der Färbung der freien Anthocyane und der Salze erklärt. Der Farbstoff der roten Rose und der der Kornblume leiten sich von dem gleichen Anthocyanidin, dem *Cyanidin*, ab; die freie Cyanidinbase bildet den blauen Farbstoff der Kornblume, das Salz ist der rote Farbstoff der Rose. Es färbt sich daher die rote Rose bei der Einwirkung von Alkali blau, die Kornblume wird bei der Einwirkung von Säuren rot.

Cyanidinbase (blau)   Cyanidinsalz (rot)

Glykoside des Cyanidins mit anderen Zuckerkomponenten bilden die Farbstoffe des roten Mohnes, der Sauerkirsche, der Pflaume, der Holunderbeeren, Preiselbeeren und anderer Blüten und Früchte.

Auch andere, mit dem Cyanidin und den Flavonfarbstoffen nahe verwandte Anthocyanidine sind in Blüten und Früchten weit verbreitet.

C. Heterocyclische Verbindungen.

Unter heterocyclischen Verbindungen versteht man solche cyclischen Verbindungen, die im Ring auch andere Elemente als Kohlenstoff besitzen; die anderen an der Ringbildung beteiligten Atome werden als Heteroatome bezeichnet. Es ist klar, daß die verschiedenartigsten Elemente diese Rolle übernehmen können, so daß die Möglichkeit der heterocyclischen Systeme wenigstens theoretisch sehr groß ist; berücksichtigt man nun noch, daß die Zahl der Ringglieder verschieden groß sein kann und daß in einem Ring auch verschiedene Heteroatome gleichzeitig vorkommen können, so erkennt man, daß die Zahl der möglichen heterocyclischen Systeme außerordentlich groß ist. Die wichtigsten heterocyclischen Systeme enthalten als Heteroatome Sauerstoff, Schwefel oder Stickstoff; die Zahl der Ringglieder beträgt meistens fünf oder sechs. Damit ist die Zahl der zu behandelnden Systeme stark eingeschränkt. Die Mehrzahl dieser Systeme zeigt in chemischer Hinsicht starke Übereinstimmungen mit den aromatischen Verbindungen, so daß die Behandlung dieses Gebietes dadurch sehr erleichtert wird.

Im folgenden sollen nur die allerwichtigsten heterocyclischen Verbindungen erwähnt werden, die sich auf folgende Systeme zurückführen lassen:

Furan   Thiophen   Pyrrol   Pyrazol   Imidazol

Benzofuran (Cumaron)

Indol

Pyran

Pyridin

Pyridazin

Pyrimidin

Pyrazin

Chinolin

Isochinolin

1. Verbindungen mit Sauerstoff als Heteroatom.

Cyclische Verbindungen mit Sauerstoff als Heteroatom haben wir bereits mehrfach kennengelernt, z. B. die Äthylenoxyde und die Lactone. Auch die Zucker in der cyclischen Halbacetalform gehören zu dieser Reihe. So kann die Fructose als ein Furanderivat, die Glucose als ein Pyranderivat bezeichnet werden. Der beim Erhitzen von Pentosen mit Säuren entstehende Aldehyd *Furfurol* und der bei der Einwirkung von Säuren entstehende Aldehyd *Oxymethylfurfurol* sind

echte Derivate des Furans. *Furfurol* (s. nebenstehende Formel) wird technisch durch Destillation von Stroh oder Kleie mit Salzsäure erhalten. Es stellt eine farblose Flüssigkeit vom Siedepunkt 162° dar, die sich an der Luft leicht bräunt. Es hat chemisch große Ähnlichkeit mit Benzaldehyd und ist besonders Kondensationsreaktionen leicht zugänglich, die oft zu gefärbten Produkten führen; darauf beruht seine Verwendung als Reagens (z. B. zum Nachweis von Sesamöl, Phloroglucin, Anilin usw.). Mit Alkali gibt er CANNIZZAROsche Reaktion, die zu *Furfurylalkohol* und *Brenzschleimsäure* führt:

Furfurol   Furfurylalkohol   Brenzschleimsäure

Brenzschleimsäure bildet sich auch beim trockenen Erhitzen von Schleimsäure und führt daher ihren Namen.

Cumaronderivate sind in der Natur weit verbreitet; Derivate des Benzopyrans liegen in den bereits erwähnten Abkömmlingen des Flavons vor.

2. Verbindungen mit Schwefel als Heteroatom.

Thiophen findet sich im Steinkohlenteer und bildet einen Bestandteil des rohen Benzols; das Gemisch, das allerdings nur wenig Thiophen enthält, läßt sich durch Destillation nicht trennen, da der Siedepunkt des Thiophens sehr nahe bei dem des Benzols liegt; zur Reinigung behandelt man das rohe Benzol mit konzentrierter Schwefelsäure und erhält dabei Thiophensulfonsäure, die in Wasser löslich ist. Thiophen zeigt in seinem chemischen Verhalten große Übereinstimmung mit Benzol. Neben Thiophen finden sich im Steinkohlenteer in geringer Menge auch einige Thiophenhomologe.

Es ist auch ein Benzothiophen, sog. Thionaphthen, bekannt, von dem sich die sog. Thioindigofarbstoffe ableiten. Auch andere Farbstoffe enthalten Schwefel als Heteroatom, einige als weiteres Heteroatom auch noch Stickstoff; zu den Verbindungen mit Schwefel und Stickstoff als Heteroatome gehört auch Vitamin B_1, die Penicilline und einige Sulfonamide.

3. Verbindungen mit Stickstoff als Heteroatom.

a) Fünfgliedrige Ringe mit Stickstoff als Heteroatom.

Der einfachste Vertreter dieser Reihe ist das *Pyrrol*, das von ganz besonderer Bedeutung ist, da sich von ihm wichtige Naturstoffe ableiten. Pyrrol findet sich in kleinen Mengen im Steinkohlenteer, in größeren Mengen im sog. Knochenöl, das man bei der trockenen Destillation von Knochen erhält. Zur Gewinnung von Pyrrol und seinen Homologen stehen auch einige synthetische Methoden zur Verfügung, von denen nur eine, die allgemeiner Anwendung fähig ist, erwähnt werden soll; die Methode besteht in der Kondensation von 1,4-Diketonen mit Ammoniak oder primären Aminen, wobei das Diketon in der Enolform reagiert:

Dialkylpyrrol

Pyrrol und seine Homologen sind farblose Substanzen, die sich an der Luft sehr bald verändern. Ihre Basizität ist so schwach, daß mit Säuren keine normalen Salze erhalten werden, in vielen Fällen tritt sogar Verharzung ein. Gegen Alkalien sind sie dagegen sehr beständig; Kaliummetall verdrängt das Wasserstoffatom am Stickstoff und liefert Pyrrolkalium, das zu Umsetzungen mit Halogenalkylen und Säurechloriden verwendet werden kann. Die Doppelbindungen lassen sich katalytisch hydrieren, wobei *Pyrrolidin* erhalten wird; mit Zink und Essigsäure kann die Reaktion so geleitet werden, daß nur 2 Atome Wasserstoff addiert werden, die an die Enden des konjugierten Systems treten; die so erhaltene Verbindung heißt *Pyrrolin*:

Pyrrol   Pyrrolin   Pyrrolidin

Pyrrolhomologe werden beim reduktiven Abbau von Hämin, von Bilirubin, dem Farbstoff der Galle, und anderen Farbstoffen des tierischen Organismus, ferner beim Abbau von Chlorophyll erhalten. *Pyrrolidincarbonsäure* und *Oxypyrrolidin-carbonsäure* sind Bausteine einiger Eiweißstoffe:

$$H_2C—CH_2$$
$$H_2C \quad CH—COOH$$
$$NH$$

Pyrrolidincarbonsäure (Prolin)

$$HO—HC—CH_2$$
$$H_2C \quad CH—COOH$$
$$NH$$

Oxypyrrolidincarbonsäure (Oxyprolin)

Der rote Blutfarbstoff, *Hämoglobin*, führt an das Protein Globin gebunden die Farbstoffkomponente *Häm*, das mit dem *Hämatin* sehr nahe verwandt ist; dieses ist die Farbstoffkomponente des Methämoglobins, welches sich aus dem Hämoglobin außerhalb des Organismus bildet. Hämoglobin und Oxyhämoglobin enthalten ebenso wie das Häm das Eisen in zweiwertiger Form; Methämoglobin und Hämin enthalten dreiwertiges Eisen. Hämatin bildet mit Säuren Salze, die man als *Hämine* bezeichnet. Die Konstitution des Hämins ist besonders durch Untersuchungen von Hans Fischer aufgeklärt, der ihm die folgende durch Synthese erhärtete Formel zuschreibt:

Chlorhämin

Man erkennt 4 durch Methingruppen verknüpfte Pyrrolringe, von denen 2 am Stickstoff durch Eisen substituiert sind, während die beiden anderen ihre Stick-stoffatome mit dem Eisen durch Nebenvalenzen verknüpft haben. Die beiden Carboxylgruppen geben der Verbindung saure Eigenschaften.

Der grüne Blattfarbstoff *Chlorophyll* ist mit dem Blutfarbstoff sehr nahe verwandt, so daß die Annahme eines gemeinsamen Ursprunges sehr naheliegt. Der wesentliche Unterschied liegt darin, daß Chlorophyll als Metallkomponente Magnesium enthält, und daß die Carboxylgruppen nicht frei vorhanden, sondern mit Methylalkohol und Phytol verestert sind. Es ist durch Anwendung von Adsorptionsmethoden gelungen, Chlorophyll in zwei Komponente, sog. Chlorophyll a und Chlorophyll b, aufzuteilen, die sich aber nur unwesentlich voneinander unterscheiden (siehe Formel auf Seite 387).

Indol stellt ein kondensiertes Ringsystem aus Benzol und Pyrrol dar; es ist als Grundkörper des Indigos von Bedeutung. Auch im Organismus kommen Indolderivate vor; Indolalanin (Tryptophan) ist ein Baustein von Eiweißstoffen, aus dem durch Abbau *Skatol* und *Indoxylschwefelsäure* (sog. Harnindican) hervorgehen (siehe nebenstehende Formel).

Tryptophan

Indol wurde zuerst als Reduktionsprodukt des Indigo erhalten; es ist jetzt
auch synthetisch zugänglich, doch bietet es kein besonderes Interesse.

Indigo findet sich in verschiedenen
Indigoferaarten als Glucosid *Indican*, das bei der
Hydrolyse Glucose und *Indoxyl* liefert; dieses
oxydiert sich bereits an der Luft zu Indigo:

Skatol

Indoxylschwefelsäure

Indican

Indoxyl   Indigo

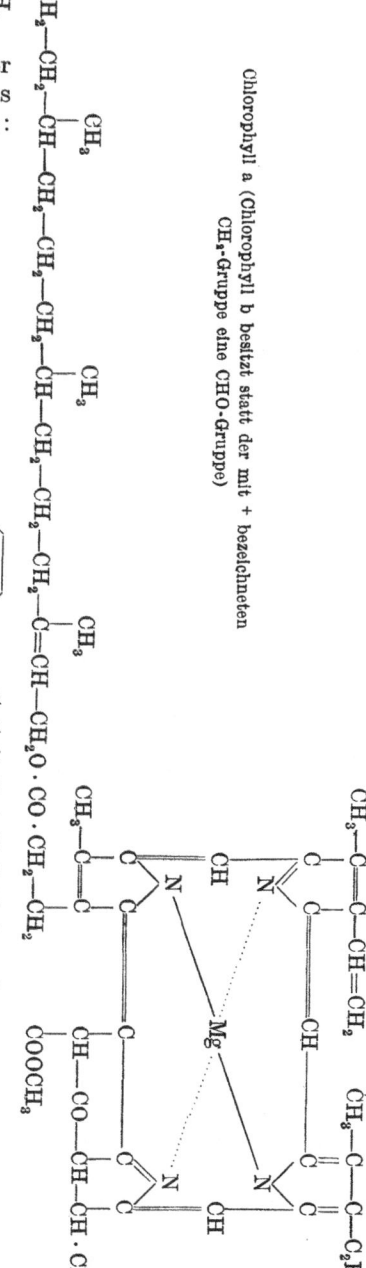

Zur Gewinnung des wegen seiner prachtvollen
Farbe und hohen Lichtechtheit außerordentlich
geschätzten Farbstoffes Indigo wurden früher
Indigoferaarten kultiviert, aus denen man durch
Extraktion mit Wasser und einen Fermentationsprozeß den Farbstoff gewann. Indigo wird jetzt
fast ausschließlich synthetisch gewonnen. Die
Synthese läuft auf die Gewinnung von Indoxyl
hinaus, da dieses sich ja sehr leicht in Indigo
umwandeln läßt. In der oben angegebenen In-
doxylformel liegt ein Enolhydroxyl vor, es ist
also klar, daß es auch in der tautomeren Ketoform reagieren kann:

Enolform   Ketoform   Isatin

Von der Enolform leitet sich das Glucosid Indican und die Indoxylschwefelsäure, von der
Ketoform der Farbstoff Indigo ab. Indoxyl läßt
sich durch Oxydation mit Chromsäure in *Isatin* überführen (s. obenstehende
Formeln). Zur Gewinnung von Indoxyl stehen mehrere Methoden zur Verfügung,

von denen aber nur wenige technische Bedeutung haben; eine davon ist die folgende: Man setzt Anthranilsäure mit Chloressigsäure um, erhitzt die dabei entstehende Phenylglycin-o-carbonsäure mit Alkali, wobei Indoxylsäure entsteht, und spaltet daraus durch Erhitzen Kohlendioxyd ab:

| Anthranilsäure | Chloressigsäure | Phenylglycin-o-carbonsäure | Indoxylsäure | Indoxyl |

Indoxyl läßt sich, wie bereits erwähnt, schon durch Luftsauerstoff, besonders leicht bei Gegenwart von Alkali, zu Indigo oxydieren.

Indigo ist in Wasser auch bei Gegenwart von Säuren oder Alkalien unlöslich, man kann den Farbstoff daher nicht direkt zum Färben verwenden. Aus diesem Grunde wandelt man ihn in eine lösliche Verbindung um, aus der durch Oxydation an der Luft der Farbstoff wieder zurückgebildet wird. Indigo wird dazu zu dem sog. *Indigoweiß* reduziert (man nennt diesen Vorgang *Verküpen*); Indigoweiß ist als Enol in Alkali löslich. Man imprägniert nun die Gewebe mit der alkalischen Küpe und setzt sie der Luft aus, wobei Oxydation zu Indigo eintritt:

Indigoweiß   Indigo

Das Prinzip der Küpenfärberei hat sich auch bei anderen Farbstoffen sehr gut bewährt, da der auf der Faser erzeugte unlösliche Farbstoff besonders fest haftet und daher sehr haltbar ist.

Der Farbstoff der Purpurschnecke, der *antike Purpur*, ist Dibromindigo (s. nebenstehende Formel). Die Gewinnung des Farbstoffes aus den Schnecken war sehr mühevoll und außerordentlich kostspielig, da 10000 Schnecken etwa 1 g Purpur ergeben; der Farbstoff kann jetzt natürlich sehr leicht synthetisch hergestellt werden.

Antiker Purpur

Es ist klar, daß die bequemen technischen Indigosynthesen auch eine große Zahl von Indigoderivaten leicht zugänglich machte; unter diesen Verbindungen sei nur noch der Thioindigo erwähnt, der sich vom Indigo dadurch unterscheidet, daß er statt der NH-Gruppe Schwefel besitzt. Thioindigo wird als roter Küpenfarbstoff verwendet.

Bei den fünfgliedrigen Ringen mit 2 Stickstoffatomen im Kern sind 2 Isomere, *Pyrazol* und *Imidazol*, möglich.

Im Pyrazol stehen die beiden Stickstoffatome benachbart; Derivate dieses Systems stellen rein synthetische Produkte dar und sind bisher in der Natur nicht aufgefunden worden.

Pyrazol und seine Homologen lassen sich durch Kondensation von 1,3-Dicarbonylverbindungen mit Hydrazin gewinnen:

Pyrazolderivate bilden zwar mit Säuren Salze, doch ist der basische Charakter so schwach, daß die Salze in Wasser fast vollständig hydrolysiert sind. Durch Salpetersäure werden Pyrazolderivate nitriert, die Nitroverbindungen lassen sich, wie die aromatischen Nitroverbindungen, zu Aminen reduzieren, die stark basisch sind.

Durch Hydrierung der Doppelbindungen des Pyrazoles kann man zu *Pyrazolin* und *Pyrazolidin* gelangen:

$$\begin{array}{cc} \underset{\text{Pyrazolin}}{\begin{array}{c} H_2C-CH \\ | \quad || \\ H_2C \quad N \\ \diagdown \diagup \\ NH \end{array}} & \underset{\text{Pyrazolidin}}{\begin{array}{c} H_2C-CH_2 \\ | \quad | \\ H_2C \quad NH \\ \diagdown \diagup \\ NH \end{array}} \end{array}$$

Die Doppelbindungen sind im Pyrazol nicht stabil fixiert, sondern, wie im Benzol, beweglich; die Pyrazole können daher in tautomeren Formen reagieren, die sich nur durch die Lage der Doppelbindungen und die Stellung eines beweglichen Wasserstoffatoms unterscheiden:

$$\begin{array}{ccc} \begin{array}{c} HC-C-CH_3 \\ || \quad || \\ HC \quad N \\ \diagdown \diagup \\ NH \end{array} & \rightleftharpoons & \begin{array}{c} HC=C-CH_3 \\ | \quad | \\ HC \quad NH \\ \diagdown \diagup \\ N \end{array} \end{array}$$

Methylpyrazol

$$\begin{array}{ccccc} \begin{array}{c} H_2C-C-CH_3 \\ | \quad || \\ H_2C \quad N \\ \diagdown \diagup \\ NH \end{array} & \rightleftharpoons & \begin{array}{c} H_2C-CH-CH_3 \\ | \quad | \\ HC \quad NH \\ \diagdown \diagup \\ N \end{array} & \rightleftharpoons & \begin{array}{c} HC-CH\cdot CH_3 \\ || \quad | \\ HC \quad NH \\ \diagdown \diagup \\ NH \end{array} \end{array}$$

Methylpyrazolin

Von einem Carbonylderivat des Pyrazolins, dem *Pyrazolon* (siehe nebenstehende Formel), leiten sich Arzneimittel und Farbstoffe ab. Durch Kondensation von Acetessigester mit Phenylhydrazin erhält man Phenylmethylpyrazolon, das in drei tautomeren Formen reagieren kann:

$$\underset{\text{Pyrazolon}}{\begin{array}{c} H_2C-C=O \\ | \quad | \\ HC \quad NH \\ \diagdown \diagup \\ N \end{array}}$$

$$\underset{\substack{\text{Acetessig-} \\ \text{ester}}}{\begin{array}{c} CH_2-C=O \\ | \quad | \\ CH_3-CO \quad OC_2H_5 \\ + \end{array}} \quad \underset{\text{Phenylhydrazin}}{\begin{array}{c} \diagup NH-C_6H_5 \\ H_2N \end{array}} \longrightarrow \underset{\text{I.}}{\begin{array}{c} H_2C-C=O \\ | \quad | \\ CH_3-C \quad N\cdot C_6H_5 \\ \diagdown \diagup \\ N \end{array}} + H_2O + C_2H_5OH$$

$$\underset{\text{II.}}{\begin{array}{c} HC=C-OH \\ | \quad | \\ CH_3-C \quad N-C_6H_5 \\ \diagdown \diagup \\ N \end{array}} \qquad \underset{\text{III.}}{\begin{array}{c} HC-C=O \\ || \quad | \\ CH_3-C \quad N-C_6H_5 \\ \diagdown \diagup \\ NH \end{array}}$$

Phenylmethylpyrazolon

Von der Form III leiten sich Antipyrin und Pyramidon ab.

Phenylmethylpyrazolon ist eine in Wasser nur sehr wenig lösliche Substanz, die therapeutisch keine Bedeutung besitzt; läßt man darauf bei höherer Temperatur Jodmethyl einwirken, so wird das Wasserstoffatom am Stickstoff methyliert, und das erhaltene *Phenyldimethylpyrazolon*, *Antipyrin*, ist in Wasser sehr leicht löslich und besitzt ausgezeichnete antipyretische und analgetische Eigenschaften:

$$\text{HC---C=O} \qquad \qquad \text{CH---C=O}$$
$$\text{CH}_3\text{C} \quad \text{N---C}_6\text{H}_5 \quad \xrightarrow{\text{CH}_3\text{J}} \quad \text{CH}_3\text{C} \quad \text{N---C}_6\text{H}_5$$
$$\text{NH} \qquad \qquad \qquad \text{N}$$
$$\qquad \qquad \qquad \qquad \text{CH}_3$$

Phenylmethylpyrazolon   Phenyldimethylpyrazolon (Antipyrin)

Antipyrin ist eine weiße krystalline Substanz vom Schmelzpunkt 110—112°, die außer in Wasser auch in Alkohol und Chloroform leicht löslich, in Äther ziemlich schwer löslich ist; die Basizität der Verbindung ist sehr gering. Antipyrin gibt mit Eisenchlorid Rotfärbung, mit salpetriger Säure entsteht Grünfärbung oder bei höherer Konzentration ein grüner Niederschlag von *Nitrosoantipyrin*. Dieses läßt sich, wie aromatische Nitro- oder Nitrosoverbindungen, zu *Aminoantipyrin* reduzieren, das bei der Methylierung *Pyramidon* gibt:

$$\text{ON---C---C=O} \qquad \text{H}_2\text{N---C---C=O} \qquad (\text{CH}_3)_2\text{N---C---C=O}$$
$$\text{CH}_3\text{C} \quad \text{N---C}_6\text{H}_5 \quad \text{CH}_3 \cdot \text{C} \quad \text{N---C}_6\text{H}_5 \quad \text{CH}_3\text{C} \quad \text{N---C}_6\text{H}_5$$
$$\text{N} \qquad \qquad \text{N} \qquad \qquad \text{N}$$
$$\text{CH}_3 \qquad \qquad \text{CH}_3 \qquad \qquad \text{CH}_3$$

Nitrosoantipyrin   Aminoantipyrin   Dimethylamino-phenyldimethyl-
pyrazolon (Pyramidon)

Pyramidon schmilzt bei 108°; es ist in Wasser weniger leicht löslich als Antipyrin, in Alkohol und Chloroform löst es sich leicht. Pyramidon ist stärker basisch als Antipyrin; mit sauren Verbindungen gibt es Molekülverbindungen, unter denen die mit Veronal *(Veramon)* bereits früher erwähnt wurde. Pyramidon gibt mit Chlorwasser, Bromwasser, Silbernitrat und anderen Oxydationsmitteln Blaufärbung.

Vom *Imidazol* haben wir als wichtigste Derivate *Histidin* und *Histamin* bereits kennengelernt.

Die fünfgliedrigen Verbindungen mit *3* Stickstoffatomen im Kern werden als

$$\text{N---N} \quad \overset{\text{CH}_2\text{---CH}_2}{\diagdown} \quad \text{CH}_2 \cdot$$
$$\text{N---N} \quad \diagup \text{C---CH}_2\text{---CH}_2$$

Pentamethylentetrazol (Cardiazol)

Triazole bezeichnet; es gibt 3 isomere Triazole, von denen sich aber keine besonders interessanten Derivate ableiten.

Erwähnenswert ist ein Derivat des *Tetrazols*, das *Pentamethylentetrazol*, das unter der Bezeichnung *Cardiazol* als Mittel zur Belebung der Herztätigkeit verwendet wird (siehe nebenstehende Formel). Es bildet weiße, in Wasser leicht lösliche Krystalle vom Schmelzpunkt 57—58°.

b) Sechsgliedrige Ringe mit Stickstoff als Heteroatom.

Pyridin kann als ein Benzolabkömmling aufgefaßt werden, in welchem eine CH-Gruppe des Benzoles durch Stickstoff ersetzt ist; diese Beziehung ist nicht nur formaler Natur, sondern das Pyridin ist tatsächlich eine Verbindung mit ausgesprochen aromatischen Eigenschaften. Der basische Charakter ist nicht sehr stark, immerhin bildet Pyridin Salze und addiert Halogenalkyle. Die Doppelbindungen des Pyridins lassen sich katalytisch hydrieren, wobei *Piperidin* entsteht; umgekehrt läßt Piperidin sich auch wieder zu Pyridin dehydrieren, wenn man es bei höherer Temperatur über fein verteiltes Platin oder Palladium leitet:

$$\text{Pyridin} \quad +3\,H_2 \xrightarrow[\longleftarrow]{Pt,\ Pd} \quad \text{Piperidin}$$

Pyridin findet sich im Steinkohlenteer und wird daraus technisch gewonnen; zur Darstellung der Homologen kann man β-Ketosäureester mit Ammoniak und Aldehyden kondensieren:

$$\cdots \; + 3\,H_2O \xrightarrow{\text{Oxydation}}$$

Acetessigester

$$\cdots \xrightarrow{\text{Verseifung}} \cdots \xrightarrow{-2\,CO_2} \cdots$$

Die Monomethylpyridine führen die Bezeichnung *Picoline*, nach der Stellung der Methylgruppe unterscheidet man α-, β- und γ-Picolin. Die Dimethylpyridine heißen *Lutidine*, die Trimethylpyridine *Kollidine*. Die α-ständigen Methylgruppen sind mit Aldehyden kondensierbar. Pyridin ist eine farblose, mit Wasser mischbare Flüssigkeit von sehr unangenehmen Geruch, die bei 115° siedet. Durch Destillation läßt es sich nicht völlig wasserfrei gewinnen, zum Trocknen kocht man es über Bariumoxyd. Pyridin stellt ein hervorragendes organisches Lösungsmittel dar; es findet sonst auch zum Denaturieren von Alkohol Verwendung.

Piperidin stellt gleichfalls eine mit Wasser mischbare Flüssigkeit dar, die stark basisch riecht; in der Natur findet es sich als Piperidid der Piperinsäure, *Piperin* genannt, das den scharf schmeckenden Bestandteil des Pfeffers darstellt. Die Säureamidbindung des Piperins läßt sich leicht hydrolysieren, wobei Piperidin erhalten wird. Technisch wird Piperidin durch Hydrierung von Pyridin gewonnen. Piperidin siedet bei 106°; es ist stärker basisch als Pyridin.

Ein α-Picolinderivat mit Phenoleigenschaften stellt das Vitamin B_6, *Adermin*, dar, das als Rattendermatitisschutzstoff wirksam ist und auch für den Menschen Bedeutung hat (s. S. 424).

Vom Pyridin leiten sich Carbonsäuren ab, die ebenso wie die aromatischen Carbonsäuren bei der Oxydation von Homologen entstehen; einige dieser Säuren werden als Abbauprodukte von Alkaloiden erhalten:

COOH

Picolinsäure   Nicotinsäure   Isonicotinsäure   Chinolinsäure

Nicotinsäure, eine bei 237° schmelzende krystalline Substanz, wird durch Oxydation von Nicotin oder durch Abspaltung von CO_2 aus Chinolinsäure gewonnen. Das Amid (Schmelzpunkt 122°) bildet den zum Vitamin-B-Komplex gehörenden Pellagraschutzstoff. Das Diäthylamid wird unter Bezeichnung *Coramin, Cormed* als Kreislaufmittel verwendet; es stellt eine farblose, ölige, in Wasser leicht lösliche Substanz dar.

Das Derivat einer Piperidincarbonsäure, und zwar N-Methyl-4-phenylpiperidin-4-carbonsäureäthylester wird als salzsaures Salz unter dem Namen *Dolantin* als Analgeticum und Spasmolyticum verwendet. Es kann in vielen Fällen Morphin- und Opiumpräparate ersetzen.

Unter den sechsgliedrigen Ringsystemen mit *2 Stickstoff*atomen im Kern sind *Pyrimidin* und *Pyrazin* kurz zu erwähnen. Pyrimidinderivate sind als Bausteine von Nucleinsäuren erkannt worden; ferner liegt der Pyrimidinkern, kondensiert mit einem Imidazolkern, im *Purin* vor, das den Grundkörper wichtiger Naturstoffe bildet. Ein weiteres kondensiertes Ringsystem aus je einem teilweise hydrierten Pyrazin- und Pyrimidinkern, dem noch ein Benzolkern angegliedert ist, liegt dem Lactoflavin (s. S. 421) zugrunde.

Das hydrierte Pyrazin wird *Piperazin* genannt; es ist früher bereits gesagt worden, daß *Diketopiperazine* wahrscheinlich am Aufbau der Eiweißstoffe beteiligt sind.

Der *Pyridinkern* kann mit einem *Benzolkern* in zwei Stellungen kondensiert sein; die beiden Isomeren heißen *Chinolin* und *Isochinolin* (s. nebenstehende Formeln). Chinolin findet sich neben einigen Homologen im Steinkohlenteer; auch synthetisch ist es auf verschiedene Art zugänglich. Nach dem Verfahren von SKRAUP setzt man Anilin mit Glycerin und Schwefelsäure bei Gegenwart von Nitrobenzol um. Die Reaktion verläuft so, daß sich aus Glycerin unter der Einwirkung von Schwefelsäure zuerst Acrolein bildet, das sich mit Anilin zu Dihydrochinolin kondensiert; dieses wird schließlich durch Nitrobenzol zu Chinolin dehydriert:

Chinolin   Isochinolin

Anilin   Acrolein   Dihydrochinolin   Chinolin

Chinolin stellt eine farblose, stark lichtbrechende Flüssigkeit von eigentümlichem Geruch dar, die bei 236° siedet; in Wasser ist es nahezu unlöslich. Bei der Oxydation mit Permanganat wird der Benzolkern abgebaut und man erhält Chinolinsäure. Die basischen Eigenschaften des Chinolins entsprechen etwa denen des Pyridins.

Unter den Homologen des Chinolins ist das *2-Methylchinolin (Chinaldin)* zu erwähnen, dessen Methylgruppe mit Aldehyden kondensierbar ist.

8-Oxychinolin, eine citronengelbe basische Substanz mit Phenoleigenschaften wird als schwefelsaures Salz unter dem Namen *Chinosol* als Desinfektionsmittel verwendet und dient auch als komplexbildendes Fällungsmittel zur quantitativen Bestimmung von Magnesium und einigen anderen Metallen.

Cinchoninsäure und *Chininsäure* sind als Abbauprodukte der Alkaloide *Cinchonin* bzw. *Chinin* zu nennen (s. nebenstehende Formeln). Die *2-Phenylcinchoninsäure*, eine weiße krystalline Substanz vom Schmelzpunkt 208—213° ist unter dem Namen *Atophan* als Heilmittel gegen Gicht bekannt, hat daneben aber auch analgetische und antipyretische Eigenschaften. Die Verbindung wird durch alkalische Kondensation von Isatin mit Acetophenon gewonnen; unter der Einwirkung von Alkali wird die Säureamidbindung des Isatins geöffnet und die entstehende Säure, *Isatinsäure* genannt, kondensiert sich dann Acetophenon:

Der Methylester des Atophans findet unter dem Namen *Novatophan* gleichfalls gegen Gicht Verwendung. Es schmilzt bei 58—60° und ist angenehmer einzunehmen, da es im Gegensatz zu dem bitter schmeckenden Atophan geschmacklos ist.

Ein anderes, therapeutisch wertvolles Chinolinderivat ist das *Plasmochin*, das sich als ein sehr wirkungsvolles Mittel zur Bekämpfung der Malaria erwiesen hat. Es ist gegen die Übertragungsform (Gameten) des Malariaerregers wirksam und daher für die Bekämpfung der Infektionsgefahr und damit der Malariaausbreitung besonders wichtig. Da es gegen die ungeschlechtliche Form der Erreger nicht mit ausreichender Sicherheit wirkt, wird es meist mit Chinin oder Atebrin kombiniert. Plasmochin ist ein Derivat des 6-Methoxy-8-aminochinolins (s. nebenstehende Formel).

Isochinolin findet sich gleichfalls in kleinen Mengen im Steinkohlenteer; synthetisch läßt es sich, ebenso wie viele seiner Homologen und Derivate, vom β-Phenyläthylamin oder dessen Derivaten aus gewinnen. Man kann dazu β-Phenyläthylamin entweder mit Aldehyden zu Tetrahydroisochinolinderivaten kondensieren, die durch Dehydrierung leicht in Isochinolinderivate übergeführt werden können, oder man setzt es mit Säurechloriden um und bringt die dabei entstehenden Säureamidderivate mit einem wasserentziehenden Mittel, wie Phosphorpentoxyd, zum Ringschluß; die dabei erhaltenen Dihydroisochinolinderivate lassen sich leicht zu Isochinolinderivaten dehydrieren, oder auch zu Tetrahydroisochinolinderivaten hydrieren:

Vom Isochinolin leiten sich zahlreiche Alkaloide ab.

Ein mit *zwei* Benzolkernen kondensiertes Pyridin ist *Acridin*; zu seiner Darstellung kann man Diphenylamin mit Ameisensäure bei Gegenwart von Chlorzink kondensieren:

Acridin ist eine schwache Base, die in farblosen Nadeln vom Schmelzpunkt 110° krystallisiert; es reizt die Haut und besonders die Schleimhäute sehr stark, in salzsaurer Lösung zeigt es starke blaugrüne Fluorescenz.

Vom Acridin leiten sich einige Verbindungen ab, die Farbstoffcharakter haben und zugleich wertvolle Chemotherapeutica darstellen. Das Chlormethylat des 3,6-Diaminoacridins, eine in Wasser mit gelber Farbe und stark grüner Fluorescenz lösliche Verbindung zeichnet sich durch sehr starke bactericide Wirkung aus; es findet unter dem Namen *Trypaflavin* zur Wundbehandlung und auch gegen Streptokokken und Staphylokokken Verwendung:

3,6-Diaminoacridinchlormethylat, Trypaflavin   Rivanol

7-Äthoxy-3,9-diaminoacridin, das gleichfalls starke bactericide Wirkung besitzt, wird als gut wasserlösliches milchsaures Salz unter dem Namen *Rivanol* als Wundantisepticum verwendet (s. obenstehende Formel).

Ein alkyliertes 3-Chlor-7-methoxy-9-aminoacridin findet unter der Bezeichnung *Atebrin* gegen Malaria Verwendung:

$$HN—CH—CH_2—CH_2—CH_2N(C_2H_5)_2$$

Atebrin

Atebrin ist nur gegen die ungeschlechtliche Form der Malariaerreger wirksam und ist daher wie Chinin wohl ein Therapeuticum, nicht aber ein ausreichendes Mittel zur Bekämpfung der Malariaverbreitung.

Ein *Schwefelanaloges* des Acridins mit Schwefel in 9-Stellung ist *Thiazin*, von dem sich da *Methylenblau* ableitet; dieses stellt einen geschätzten Farbstoff zum Färben von Baumwolle dar und findet in der Medizin zum Färben von Geweben und bei manchen physiologischen Untersuchungen Verwendung, in denen es als Wasserstoffacceptor dient:

$$(CH_3)_2N— \cdots =N(CH_3)_2 \quad \xrightarrow{H_2} \quad (CH_3)_2N— \cdots —N(CH_3)_2$$

Methylenblau   Leukomethylenblau

Das farblose Leukomethylenblau läßt sich wieder leicht zu Methylenblau oxydieren. Methylenblau hat auch bactericide Wirkung, die aber nicht zuverlässig ist und von anderen Mitteln übertroffen wird.

c) Purine und Nucleinsäuren.

Eine Gruppe von nahe verwandten Naturstoffen teils saurer, teils schwach basischer Natur, deren Vertreter im Pflanzen- und Tierreich weit verbreitet sind, leitet sich von einem bicyclischen, aus einem Pyrimidin- und einem Imidazolring kondensierten System ab, das man als *Purin* bezeichnet (s. nebenstehende Formel). Purin selbst kommt in der Natur nicht vor, es ist aber künstlich dargestellt worden; in der Natur sind Oxy-, Methyl- und Aminoderivate des Purins aufgefunden worden.

Purin

Das am eingehendsten untersuchte Purinderivat ist die *Harnsäure, 2,6,8-Trioxypurin*; ihre Besprechung soll daher an erster Stelle stattfinden. Harnsäure findet sich in beträchtlichen Mengen als Eiweißabbauprodukt in den Exkrementen der Vögel und Reptilien; Guano enthält bis zu 25% Harnsäure und kann daher als Ausgangsmaterial zur Gewinnung dienen. Die Reptilien lagern auch beträchtliche Mengen Harnsäure in der Haut ab. Die Säugetiere scheiden normalerweise nur geringe Mengen Harnsäure ab, ihr normales Endprodukt des Eiweißstoffwechsels ist Harnstoff. Bei pathologischen Zuständen kann jedoch die Harnsäuremenge erhöht sein, und es kann zu Ablagerungen von Harnsäure im Organismus in Form von Nierensteinen oder Blasensteinen kommen, oder die Harnsäure scheidet sich in den Gelenken ab und verursacht die Gicht.

Harnsäure existiert in zwei tautomeren Formen, in der Carbonylform erkennt man zwei Harnstoffreste:

$$\overset{4}{N}=\overset{5}{C}OH \qquad NH-C=O$$
$$HOC_2 \; \overset{6}{5}C-NH_{\diagdown}^{7} \qquad \rightleftharpoons O=C \quad C-NH_{\diagdown}$$
$$\Vert \quad \Vert \quad {}_{8}\!\!>\!COH \qquad \qquad \qquad >C=O$$
$$\underset{3}{N}-\underset{4}{C}-\underset{9}{N}{}' \qquad NH-C-NH{}'$$

Da die Harnsäure sich künstlich in die anderen natürlich vorkommenden Purinderivate umwandeln läßt, ist ein Strukturbeweis für die Harnsäure auch ein Beweis für die Struktur der übrigen Purinderivate. Salpetersäure baut den Imidazolkern der Harnsäure ab und führt zu Mesoxalylharnstoff, *Alloxan* genannt, das den unversehrten Pyrimidinkern aufweist; Alloxan kann auch durch Umsetzung von Mesoxalylchlorid mit Harnstoff synthetisiert werden (s. nebenstehende Formel). Bei der Oxydation mit Permanganat geht

$$\begin{array}{ccc} NH_2 & Cl-CO & NH-CO \\ | & | & | \quad | \\ C=O + & CO \rightarrow & CO \quad CO. \\ | & | & | \quad | \\ NH_2 & Cl-CO & NH-CO \end{array}$$
Mesoxalylchlorid   Alloxan

Harnsäure in *Allontoin* über, das sich weiterhin zu Oxalylharnstoff, *Parabansäure* genannt, oxydieren läßt; in der Verbindung, die sich auch aus Oxalylchlorid und Harnstoff aufbauen läßt, liegt der Imidazolkern der Harnsäure vor (siehe nebenstehende Formeln).

$$\begin{array}{ccc} COCl & NH_2{}_{\diagdown} & CO-NH{}_{\diagdown} \\ | + & {}^{\diagup}\!CO \rightarrow & | \qquad >CO. \\ COCl & NH_2{}^{\diagup} & CO-NH{}^{\diagup} \end{array}$$
Oxalylchlorid   Parabansäure

Harnsäure ist auch nach verschiedenen Methoden synthetisch zugänglich; die Synthese nach Traube besitzt allgemeineres Interesse, da sie bei geeigneter Abwandlung auch andere Purinderivate synthetisch zugänglich macht; eine praktische Bedeutung haben die Synthesen nicht, da die wichtigsten Purinderivate aus natürlichem Material in genügenden Mengen leicht gewonnen werden können. Nach dem genannten Verfahren setzt man Harnstoff mit Cyanessigester zu Cyanacetylharnstoff um, der unter der Einwirkung von Alkalien in ein Pyrimidinderivat, sog. Aminouracil, übergeht. Läßt man auf diese Verbindung salpetrige Säure einwirken, so entsteht eine Nitrosoverbindung, die sich zu Diaminouracil reduzieren läßt. Diaminouracil ergibt beim Verschmelzen mit Harnstoff Harnsäure:

$$\begin{array}{cccccc} NH_2 & C_2H_5O-CO & & NH-CO & & NH-CO \\ | & | & & | \quad | & \xrightarrow{\text{Alkali}} & | \quad | & \xrightarrow{\text{HNO}_2} \\ CO + & CH_2 & \longrightarrow & CO \quad CH_2 & & CO \quad CH \\ | & | & & | \quad | & & \Vert \\ NH_2 & CN & & NH_2 \; CN & & NH-C-NH_2 \end{array}$$
Cyanessigester   Cyanacetylharnstoff   Aminouracil

$$\begin{array}{cccccc} NH-CO & & NH-CO & & & NH-CO \\ | \quad | & \xrightarrow{\text{Reduktion}} & | \quad | & NH_2{}_{\diagdown} & & | \quad | {}_{\diagdown} & + 2\,NH_3 \\ CO \quad C-NO & & CO \quad C-NH_2 & \quad +\quad {}^{\diagup}\!CO \longrightarrow & CO \quad C-NH{}_{\diagdown}>CO \\ | \quad \Vert & & | \quad \Vert & NH_2{}^{\diagup} & & | \quad \Vert {}^{\diagup} \\ NH-C-NH_2 & & NH-C-NH_2 & & & NH-C-NH{}' \end{array}$$
             Diaminouracil   Harnsäure

Harnsäure ist eine krystalline, in Wasser schwer lösliche Substanz, die sich wie eine schwache zweibasische Säure verhält; die Alkalisalze sind in Wasser gleichfalls ziemlich schwer löslich, nur das Lithiumsalz ist verhältnismäßig gut löslich, daher verwendet man Lithiumverbindungen als Heilmittel gegen Gicht.

Zum Nachweis der Harnsäure kann die *Murexidreaktion* dienen, die aber auch andere Purinderivate geben·(Xanthin, Theobromin, Coffein usw.); man führt die Reaktion so aus, daß man die Substanz mit Chlorwasser, Bromwasser oder Salpetersäure befeuchtet und auf dem Wasserbade zur Trockne bringt; der Rückstand gibt mit Ammoniakdämpfen eine purpurrote Färbung, die man auf das Ammoniumsalz der sog. *Purpursäure* zurückführt:

$$
\begin{array}{cc}
\text{NH—CO} \quad \text{CO—NH} & \text{NH—CO} \quad \text{CO—NH} \\
\mid \qquad \mid \qquad \mid \qquad \mid & \mid \qquad \mid \qquad \mid \qquad \mid \\
\text{CO} \quad \text{C=N—CH} \quad \text{CO} & \text{CO} \quad \text{C=N—C} \quad \text{CO} \\
\mid \qquad \mid \qquad \mid \qquad \mid & \mid \qquad \mid \qquad \parallel \qquad \mid \\
\text{NH—CO} \quad \text{CO—NH} & \text{NH—CO} \quad \text{C—NH} \\
& \mid \\
& \text{ONH}_4
\end{array}
$$

Purpursäure　　　　　Murexid
(Ammoniumsalz der Purpursäure)

6-Oxypurin, Hypoxanthin ist als Baustein von Nucleinsäuren wichtig; die Verbindung hat schwachsaure Eigenschaften und gibt mit Alkalien wasserlösliche Salze:

Hypoxanthin　　　　　　　　　　　Adenin

6-Aminopurin, Adenin stellt gleichfalls einen wichtigen Baustein von Nucleinsäuren dar; in einigen Pflanzen, z. B. im Tee, ist es auch in freier Form aufgefunden worden.

2-Amino-6-oxypurin, Guanin ist ebenfalls ein wichtiger Baustein von Nucleinsäuren und ist auch in freier Form im Pflanzen- und Tierreich ziemlich weit verbreitet:

Guanin

2,6-Dioxypurin, Xanthin findet sich in kleinen Mengen im Tee und in einigen anderen Pflanzen; sein methylierten Derivate sind Theophyllin, Theobromin und Coffein.

1,3-Dimethylxanthin, Theophyllin findet sich in kleinen Mengen im Tee vor und wird daraus zusammen mit Coffein gewonnen; es findet als Diureticum Verwendung:

Xanthin　　　　　　　　　　　　Theophyllin

3,7-Dimethylxanthin, Theobromin ist mit Theophyllin isomer; es findet sich neben wenig Coffein im Kakao, die Menge schwankt bei den verschiedenen Sorten zwischen 1 und 2%; zur Gewinnung sind auch die Kakaoschalen geeignet. Theobromin ist in heißem Wasser leicht, in kaltem Wasser schwer löslich; gegen Alkalien verhält es sich wie eine schwache einbasische Säure. Theobromin findet als Diureticum Verwendung; für den gleichen Zweck wird auch eine Doppelverbindung von Theobromin-Natrium und Natriumsalicylat *(Diuretin)* verwendet, die den Vorzug hat, in Wasser leicht löslich zu sein:

$$\underset{\text{Theobromin}}{\overset{\displaystyle \begin{array}{l} \text{NH—CO}\quad \text{CH}_3 \\ \;| \qquad | \qquad | \\ \text{CO}\quad \text{C——N} \\ \;| \qquad \| \qquad \searrow\!\text{CH} \\ \text{H}_3\text{C—N——C—N} \end{array}}{}}
\;\rightleftharpoons\;
\underset{}{\overset{\displaystyle \begin{array}{l} \text{N══COH}\quad \text{CH}_3 \\ \;| \qquad | \qquad | \\ \text{CO}\quad \text{C——N} \\ \;| \qquad \| \qquad \searrow\!\text{CH} \\ \text{CH}_3\!\cdot\!\text{N——C——N} \end{array}}{}}
\qquad
\underset{\text{Coffein}}{\overset{\displaystyle \begin{array}{l} \text{CH}_3\text{—N——CO}\quad \text{CH}_3 \\ \;| \qquad | \qquad | \\ \text{CO}\quad \text{C—N} \\ \;| \qquad \| \qquad \searrow\!\text{CH} \\ \text{CH}_3\text{—N——C—N} \end{array}}{}}$$

1,3,7-Trimethylxanthin, Coffein ist der wirksame Bestandteil des Kaffees und des Tees, in kleinen Mengen findet es sich auch im Kakao und in der Colanuß; Kaffee enthält 0,6—1,3 %, Tee 1—4 % Coffein. Coffein wird aus Teeabfällen durch Extraktion gewonnen; neuerdings fallen beträchtliche Mengen bei der Herstellung von coffeinfreiem Kaffee an. Coffein wirkt belebend auf die Herztätigkeit und hat auch diuretische Wirkung.

Nucleinsäuren sind neben einer Eiweißkomponente in den *Nucleoproteiden* enthalten, die als wesentliche Bestandteile der Zellkerne von größter biologischer Bedeutung sind. Bei vorsichtiger Hydrolyse geben die Nucleinsäuren sog. *Nucleotide*, die als die Bausteine der Nucleinsäuren anzusehen sind. Die Nucleotide lassen sich weiter hydrolysieren und geben dabei Phosphorsäure, einen Zucker und ein Purin- oder Pyrimidinderivat. Als Zuckerkomponente findet sich oft *Ribose*; unter den Purinderivaten sind besonders Hypoxanthin, Xanthin, Adenin und Guanin aufgefunden worden, als Pyrimidinderivate kommen hauptsächlich die folgenden vor: *Uracil* (2,4-Dioxypyrimidin), *Thymin* (5-Methyluracil) und *Cytosin* (2-Oxy-4-aminopyrimidin).

Die Konstitution eines Nucleotides stellt sich folgendermaßen dar:

$$\begin{array}{l} \text{HO} \\ \qquad\searrow \\ \qquad\;\text{O}{=}\text{P—O—CH}_2\text{—CH—CHOH—CHOH—CH—Pr}\;. \\ \qquad\nearrow \qquad\qquad\qquad |\underline{\qquad\qquad \text{O} \qquad\qquad}| \\ \text{OH} \end{array}$$

Pr = Rest eines Purin- oder Pyrimidinderivates

Nucleinsäuren bauen sich aus Nucleotiden in der Weise auf, daß der Phosphorsäurerest des einen Nucleotides mit einem Hydroxyl des Zuckers eines zweiten Nucleotides verestert ist; bei den Nucleinsäuren der Hefe, die bisher am besten untersucht sind, bauen sich die Nucleinsäuren aus 4 Nucleotiden auf:

$$\begin{array}{l} \text{HO} \\ \;\;\searrow \qquad\qquad |\overline{\qquad\quad \text{O} \qquad\quad}| \\ \text{O}{=}\text{P—O—CH}_2\text{—CH—CH—CHOH—CH—Pr} \\ \;\;\nearrow \qquad\qquad\qquad\qquad\quad | \\ \text{OH} \qquad\qquad\qquad\qquad\;\; \text{O} \\ \qquad\qquad \text{HO} \qquad\quad |\overline{\qquad\quad \text{O} \qquad\quad}| \\ \qquad\qquad\;\;\searrow\;\; | \\ \qquad\qquad\;\;\text{O}{=}\text{P—OCH}_2\text{—CH—CH—CHOH—CH—Or} \\ \qquad\qquad\qquad\qquad\qquad\qquad\quad | \\ \qquad\qquad\qquad\qquad\qquad\qquad\;\; \text{O} \\ \qquad\qquad\qquad\qquad \text{HO} \qquad\quad |\overline{\qquad\quad \text{O} \qquad\quad}| \\ \qquad\qquad\qquad\qquad\;\;\searrow\;\; | \\ \qquad\qquad\qquad\qquad\;\;\text{O}{=}\text{P—O—CH}_2\text{—CH—CH—CHOH—CH—Pr} \\ \qquad\qquad\qquad\qquad\qquad\qquad\qquad\qquad | \\ \qquad\qquad\qquad\qquad\qquad\qquad\qquad\;\; \text{O} \\ \qquad\qquad\qquad\qquad\qquad\qquad \text{HO} \qquad\quad |\overline{\qquad\quad \text{O} \qquad\quad}| \\ \qquad\qquad\qquad\qquad\qquad\qquad\;\;\searrow\;\; | \\ \qquad\qquad\qquad\qquad\qquad\qquad\;\;\text{O}{=}\text{P—O—CH}_2\text{—CH—CHOH—CHOH—CH—r} \end{array}$$

Nucleinsäure aus Hefe

Nucleinsäuren und Nucleotide finden sich besonders reichlich in Hefe und Hefeextrakt, in Fleischextrakt und in Fleischbrühe; auf dem Gehalt an Purinderivaten beruht die anregende Wirkung der Fleischbrühe.

d) Alkaloide und verwandte Stoffe.

Unter Alkaloiden verstehen wir stickstoffhaltige, basische Naturstoffe von starker pharmacologischer Wirkung; sie sind hauptsächlich im Pflanzenreich anzutreffen. Wir können sie alle als Derivate des Ammoniaks von meist recht kompliziertem Bau betrachten; alle Alkaloide bilden, wie Ammoniak, in wäßriger Lösung Basen und geben wie Ammoniak mit Säuren Salze. Es ist eine ziemlich allgemeingültige Regel, daß die freien Alkaloidbasen in Wasser nur wenig, in den meisten organischen Lösungsmitteln dagegen gut löslich sind, während ihre Salze mit Mineralsäuren sich meist umgekehrt verhalten, also in Wasser gut, in den meisten organischen Lösungsmitteln dagegen schwer löslich sind.

Das erste in reiner Form dargestellte Alkaloid war das Morphin, dessen Isolierung im Jahre 1806 dem Apotheker SERTÜRNER gelang; in rascher Folge wurden dann auch zahlreiche andere therapeutisch wertvolle Alkaloide entdeckt, jedoch ist das Gebiet auch heute noch nicht abgeschlossen, da immer neue Alkaloide aufgefunden werden, von denen allerdings nur wenige therapeutisch verwertet werden. Zur Isolierung von Alkaloiden kann man grundsätzlich etwa folgendermaßen verfahren: Man zieht das Rohmaterial mit Alkohol oder mit sehr verdünnter wäßriger Säure aus, engt den Auszug ein und bereitet eine schwachsaure wäßrige Lösung, die man zur Entfernung von anderen Begleitstoffen mit Äther auszieht; die in der wäßrigen Lösung vorliegenden Alkaloidsalze werden dabei nicht mit entfernt, da sie in Äther unlöslich sind. Nach dieser Reinigung des Auszuges macht man schwach ammoniakalisch und zieht nun erneut mit Äther oder mit Chloroform aus, wobei die freien Alkaloidbasen in das organische Lösungsmittel gehen, das dann nur abgedunstet werden muß. Die im Rückstand hinterbleibenden Basen werden dann durch Krystallisation oder durch Destillation gereinigt. Es ist aber zu beachten, daß das angedeutete Verfahren nur den Grundzug darstellt, und daß die praktische Ausführung meist die Zwischenschaltung von vielfach recht komplizierten Reinigungsverfahren erforderlich macht.

Um sich über das Vorhandensein von Alkaloiden in irgendwelchem Material zu überzeugen, verwendet man gewisse Fällungsreagenzien. Es gibt nämlich eine große Zahl von Stoffen meist sauren Charakters, die mit der Mehrzahl der Alkaloide schwer lösliche Salze oder Doppelverbindungen geben. Solche allgemeinen Alkaloidfällungsmittel sind: Tannin, Jodjodkalium, Kaliumwismutjodid, Quecksilberchlorid, Pikrinsäure, Styphninsäure, Goldchlorid und zahlreiche komplexe Säuren, wie Phosphorwolframsäure, Phosphormolybdänsäure und einige andere.

Die Alkaloide liegen in den Pflanzen meist als Salze vor; meist sind sie an allgemein verbreitete Pflanzensäuren, wie Gerbsäure, Weinsäure usw. gebunden, in einigen Fällen führen die Pflanzen aber auch spezifische Säuren, wie Chinasäure in der Chinarinde und Mekonsäure im Opium. Die Alkaloide finden sich in der Pflanze meist in bestimmten Teilen lokalisiert, z. B. die Chinaalkaloide in der Baumrinde, die Hydrastisalkaloide im Wurzelstock, die Cocaalkaloide in den Blättern, die Opiumalkaloide in der Samenkapsel. Es ist ferner bisher fast regelmäßig beobachtet worden, daß sich in einer alkaloidführenden Pflanze stets mehrere Alkaloide vorfinden, die untereinander sehr nahe verwandt sind. Es kommt auch vor, daß ein Alkaloid sich in verschiedenen Pflanzen vorfindet, doch sind diese Pflanzen dann meist miteinander nahe verwandt. Der Alkaloidgehalt einer Pflanzenart ist durchaus nicht konstant, sondern er kann innerhalb sehr weiter Grenzen schwanken; es ist wohl allgemein bekannt, daß der Morphingehalt des Opiums unter 5% liegen kann, daß er aber bei hochwertigem Material 20% übersteigen kann. Die den Alkaloidgehalt beeinflussenden Faktoren sind sehr verschiedener Art; neben den klimatischen Verhältnissen spielt die Jahreszeit der Ernte und auch die Behandlung nach der Ernte eine Rolle.

Über die Entstehung der Alkaloide und ihre Funktion in der Pflanze sind wir noch sehr unzureichend unterrichtet; als sehr wahrscheinlich darf wohl gelten,

daß weder für die Entstehung noch für die Aufgabe der Alkaloide in der Pflanze
eine allgemeingültige Erklärung zulässig ist. Am Aufbau der Alkaloide dürften
Eiweißabbauprodukte beteiligt sein; es ist neuerdings gelungen, Alkaloide unter
sog. physiologischen Bedingungen zu synthetisieren, d. h. also unter Vermeidung
der üblichen Laboratoriumsmethoden (energische Kondensationsmittel, hohe
Temperatur usw.). Wenn es so tatsächlich auch in einigen Fällen gelungen ist,
Alkaloide bei gewöhnlicher Temperatur und bei p_H-Werten, die in der lebenden
Zelle möglich sind, zu synthetisieren, so bedeutet das doch nur, daß dieser Weg
in der Pflanze *möglich* ist, nicht aber, daß die Reaktion tatsächlich so verläuft.
Wir sind sicherlich noch weit davon entfernt, die Umformungen, die der lebende
Organismus unter Zuhilfenahme seiner Fermentsysteme spielend leicht vornimmt,
zu verstehen. Noch zweifelhafter erscheint es, ob die Aufgaben der Alkaloide in
den Pflanzen auf einen einfachen, gemeinsamen Nenner gebracht werden können;
nach verschiedenen Theorien werden sie als Reservestoffe, Schutzstoffe, Reizstoffe oder Excrete betrachtet; es ist sehr wohl möglich, wenn nicht wahrscheinlich, daß ihre Aufgabe von Fall zu Fall verschieden ist. Die Zusammenfassung
zu einem gemeinsamen Kapitel ist ja tatsächlich nicht durch enge natürliche
Beziehungen gegeben, sondern ziemlich lockerer und einseitiger Art, wobei das
Hauptgewicht auf die basische Natur und die pharmacologische Wirksamkeit
gelegt wird, während alle anderen chemischen und biologischen Beziehungen außer
acht gelassen werden. Daß übrigens „pharmacologisch wirksam" nicht gleichbedeutend mit „therapeutisch wertvoll" ist, geht daraus hervor, daß unter der
sehr großen Zahl von bekannten Alkaloiden nur eine sehr kleine Zahl Eingang
in die Therapie gefunden hat.

Von der Auffindung eines Alkaloides bis zur Aufklärung seiner chemischen
Konstitution ist oft ein mühevoller Weg zurückzulegen; das im Jahre 1806 ent-
deckte Morphin ist erst 120 Jahre später in seiner Konstitution richtig erkannt
worden, und es gibt auch heute noch eine beträchtliche Zahl von lange bekannten
Alkaloiden, deren Konstitution noch nicht sicher erwiesen ist (z. B. Strychnin).
Die Ursache dafür liegt in dem oft außerordentlich komplizierten Bau der Alkaloide begründet; es gibt aber auch Alkaloide, die verhältnismäßig einfach gebaut
sind. Es soll im folgenden versucht werden, die bekanntesten Alkaloide nach rein
chemischen Gesichtspunkten anzuordnen, unabhängig von irgendeiner botani-
schen Systematik. Konstitutionsbeweise können dabei höchstens andeutungs-
weise gegeben werden; es ist aber zweckmäßig, wenigstens an einem Beispiel
(Muscarin) die Konstitutionsermittlung zu verfolgen, um eine Vorstellung von
dem Gang einer solchen Untersuchung zu geben.

Bekanntlich ist der *Fliegenpilz* ziemlich stark giftig; weniger bekannt dürfte
sein, daß er im Osten Rußlands nach bestimmter Zubereitung als Rauschmittel
verwendet wird. Die Giftigkeit ist auf ein Alkaloid zurückzuführen, das als
Muscarin bezeichnet wird. Der Alkaloidgehalt ist außerordentlich gering, bei der
Aufarbeitung ergeben 1000 kg Pilze etwa 3 g Alkaloid; die Giftwirkung ist dem-
entsprechend stark, die tödliche Froschdosis beträgt 0,2 γ pro Gramm Frosch.
Durch Analyse und Molekulargewichtsbestimmungen ließ sich die Formel
$C_8H_{19}O_3N$ ermitteln, bei Hydrierungsversuchen wird kein Wasserstoff aufgenommen, es sind also im Molekül keine Doppelbindungen vorhanden. Durch
Benzoylierung läßt sich eine Hydroxylgruppe nachweisen. Muscarin ist eine sehr
starke Base; es färbt fuchsin-schweflige Säure rot und gibt mit saurem Natriumsulfit eine Bisulfitverbindung, demnach besitzt es Aldehydnatur. Durch Silberoxyd wird es oxydiert und ergibt damit beim Erhitzen eine Monocarbonsäure
der Formel $C_5H_{10}O_4$ und eine leicht flüchtige Base, die als Trimethylamin identifiziert werden konnte. Die Säure erwies sich als eine 1,2-Dioxyvaleriansäure. Nach

diesen Ergebnissen muß das Muscarin das Trimethylammoniumhydroxydderivat eines Oxyvalerianaldehydes sein und entweder die Formel I oder II besitzen:

$$CH_3—CH_2—CH—CHOH—CHO \qquad CH_3—CH_2—CHOH—CH—CHO$$

$$\underset{\text{I.}}{\overset{|}{N(CH_3)_3OH}} \qquad\qquad \underset{\text{II.}}{\overset{|}{N(CH_3)_3OH}}$$

In beiden Fällen würde die Behandlung mit Silberoxyd neben Trimethylamin 1,2 Dioxyvaleriansäure ergeben; die Formel II hat die größere Wahrscheinlichkeit für sich, wenn man das Alkaloid als ein Umwandlungsprodukt von Eiweißstoffen ansieht, da nur α-Aminosäuren am Aufbau der Eiweißstoffe beteiligt sind, unter denen *Norvalin* dem Muscarin am nächsten steht.

In enger Beziehung zu den Aminosäuren steht auch das *Tyramin*, p-Oxyphenyläthylamin, das durch Decarboxylierung von *Tyrosin* hervorgehen kann:

Tyrosin → Tyramin + CO_2.

Tyramin kommt im Mutterkorn vor und entsteht auch bei der Eiweißfäulnis. Es bewirkt Blutdrucksteigerung und Kontraktion des Uterus.

Mit Tyramin sehr nahe verwandt ist *Hordenin*, das ein am Stickstoff zweifach methyliertes Tyramin darstellt:

Hordenin   Mezcalin

Hordenin ist zuerst in keimender Gerste aufgefunden worden und wurde später auch in einigen anderen Pflanzen entdeckt.

Ein weiteres Derivat des β-Phenyläthylamins ist *Mezcalin*, Trimethoxyphenyläthylamin. Mezcalin ist das Hauptalkaloid verschiedener mexikanischer Kakteenarten; es verdient wegen seiner einzigartigen physiologischen Wirkung Erwähnung, die darin besteht, daß es außerordentlich lebhafte Farbvisionen und Halluzinationen hervorruft.

In einigen Ephedraarten, die in China seit Jahrtausenden als Arzneimittel verwendet werden, findet sich ein basischer Aminoalkohol, *Ephedrin*, das als 1-Phenyl-2-Methylaminopropanol- (1) erkannt wurde (siehe nebenstehende Formel). Die Base ist linksdrehend, in Wasser schwer löslich und schmilzt als Hydrat bei 40°. Das in Wasser mit nahezu neutraler Reaktion leicht lösliche salzsaure Salz mit dem Schmelzpunkt 215° wird als blutdrucksteigerndes, sympathicuserregendes (sympathicomimetisches) Mittel verwendet. Für die gleichen Zwecke wird jetzt vielfach auch das synthetische d,l-Ephedrin unter der Bezeichnung *Ephetonin* oder *Racedrin* benutzt.

Zwei weitere Sympathicomimetica, die aber nicht zu den Alkaloiden gehören,

da sie bisher nicht in der Natur aufgefunden worden sind, stellen *Benzedrin*
(1-Phenyl-2-aminopropan) und *Pervitin* (1-Phenyl-2-methylaminopropan) dar:

$$CH_2—CH—CH_3 \qquad\qquad CH_2—CH—CH_3$$
$$NH_2 \qquad\qquad\qquad NHCH_3$$

Benzedrin   Pervitin

Beide Stoffe wirken schon in Dosen von einigen Milligramm sehr stark erregend
auf das Zentralnervensystem, beseitigen Ermüdungserscheinungen und können
so Leistungssteigerungen bewirken. Sie werden daher auch als *Weckamine* bezeichnet. Da ihre Anwendung auf Kosten der Kraftreserven geht und die eupho-

$$CHOH—CH_2NHCH_3$$
$$HO—$$
$$OH$$
Adrenalin

rische Wirkung leicht zu Mißbrauch verleitet, ist die
Anwendung nur in besonderen Fällen indiziert.

Mit Ephedrin nahe verwandt ist *Adrenalin* (auch
Suprarenin, Epinephrin, Epirenan genannt), das ge-
fäßverengend wirkende Hormon der Nebenniere; die
Substanz ist bisher im Pflanzenreich nicht aufgefunden worden; sie scheint aber im Gift mancher Kröten
enthalten zu sein.

Adrenalin ist ein Derivat des Brenzcatechins und als basisches zweiwertiges
Phenol stark autoxydabel; daher verändern sich seine Lösungen an der Luft unter

$$OH$$
$$CH$$
$$O=$$
$$O= \qquad CH_2$$
$$N$$
$$CH_3$$

Bildung von rot gefärbten Oxydationsprodukten, unter denen
Adrenochrom nachgewiesen wurde. Die freie Base, die eine krystalline Substanz vom Schmelzpunkt 212° darstellt, ist in Wasser
und organischen Lösungsmitteln schwer löslich, gibt aber mit
Säuren und Alkalien leichtlösliche Salze. Im allgemeinen wird
das salzsaure Salz verwendet.

Adrenalin wird synthetisch durch Umsetzung von Brenzcatechin mit Chloracetylchlorid bei Gegenwart von Phosphoroxychlorid, Umsetzung des erhaltenen Chlorketons mit Methylamin zu Adrenalon und nachfolgender Reduktion der Carbonylgruppe zur
Alkoholgruppe gewonnen:

$$CO—CH_2\cdot Cl \qquad CO\cdot CH_2NHCH_3 \qquad CHOH—CH_2NHCH_3$$

$$HO— + ClCH_2\cdot COCl \xrightarrow{POCl_3} HO— \xrightarrow{NH_2CH_3} HO— \xrightarrow{H_2} HO—$$
$$OH \qquad\qquad OH \qquad\qquad OH \qquad\qquad OH$$

Das erhaltene d,l-Adrenalin wird über das weinsaure Salz in die optischen Komponenten zerlegt. Medizinisch wird die linksdrehende Form verwendet, die etwa
20—30mal wirksamer ist als die rechtsdrehende Form. Adrenalin bewirkt starke
Verengerung der Blutgefäße und wird daher, meist zusammen mit einem Lokalanaestheticum, bei Operationen verwendet; große Gaben bewirken Mobilisierung
von Zucker aus Glykogen und erhöhen daher den Blutzuckergehalt.

Adrenalin wirkt auch erschlaffend auf die Bronchialmuskulatur und ist daher
auch gegen Anfälle von Asthma bronchiale wirksam. Im Magen-Darmkanal wird
Adrenalin zerstört und ist daher peroral unwirksam.

Da Adrenalin sehr stark wirksam ist und in hohen Dosen zu oft tödlichen
Vergiftungen führt, kommt es der bequemeren Dosierbarkeit wegen in Lösungen
1 : 1000 in den Handel.

Adrenalin gibt mit sehr verdünnter Eisenchloridlösung eine smaragdgrüne Färbung, die auf Zusatz von wenig Ammoniak in rubinrot übergeht; die sehr empfindliche Reaktion kann zum Nachweis von Adrenalin auch in sehr verdünnten Lösungen dienen.

Dem Adrenalin steht hinsichtlich der Wirkung und der Konstitution das *Sympatol* sehr nahe, das allerdings auch nicht als Alkaloid bezeichnet werden kann, da es in der Natur nicht aufgefunden worden ist. Sympatol ist das weinsaure Salz des 1-p-Oxyphenyl-2-methylaminoäthanol- (1) (s. nebenstehende Formel). Es wirkt wie Adrenalin gefäßkontrahierend und blutdrucksenkend, jedoch sind zur Erzielung gleicher Wirkung wesentlich größere Dosen erforderlich. Dafür ist die Wirkung länger anhaltend; besonders vorteilhaft ist es, daß das Mittel auch peroral wirksam ist.

$$CHOH—CH_2—NHCH_3$$

OH

Als Vertreter von einfachen Pyrrolidinabkömmlingen seien die beiden Alkaloide *Hygrin* und *Cuskhygrin* erwähnt, die sich unter den Nebenalkaloiden der Cocablätter finden. Beide können als Acetonderivate aufgefaßt werden; im Hygrin ist 1, im Cuskhygrin 2 Wasserstoffatome des Acetons durch N-Methylpyrrolidin ersetzt:

$$H_2C—CH_2$$
$$H_2C \quad CH—CH_2—CO—CH_3$$
$$N$$
$$CH_3$$
Hygrin

$$H_2C—CH_2$$
$$H_2C \quad CH—CH_2—CO—CH_2—CH \quad CH_2$$
$$N$$
$$CH_3$$
Cuskhygrin

$$H_2C—CH_2$$
$$CH_2$$
$$N$$
$$CH_3$$

Beide Basen sind flüssig und in Wasser verhältnismäßig gut löslich; eine therapeutische Verwendung finden sie nicht.

Als Vertreter einfacher *Pyridinabkömmlinge* können die folgenden Alkaloide gelten: *Coniin, Isopelletierin, Arecolin, Ricinin* und die *Lobeliaalkaloide*.

Coniin ist das Hauptalkaloid des Schierlings, das sich besonders reichlich in den Samen vorfindet; es ist α-n-Propylpiperidin und stellt demnach ein besonders einfach gebautes Alkaloid dar. Durch vorsichtige Oxydation läßt es sich zu Propylpyridin dehydrieren, das bei stärkerer Oxydation α-Picolinsäure liefert.

Coniin ist eine farblose, nach Mäusen riechende Flüssigkeit vom Siedepunkt 166°; es ist ein starkes Gift.

Mit Coniin sehr nahe verwandt ist das *Isopelletierin*, ein Alkaloid der Granatrinde; man kann es als ein Acetonderivat betrachten, in dem ein Wasserstoffatom des Acetons durch einen Piperidinrest ersetzt ist; damit steht es dem Hygrin nahe.

$$CH_2$$
$$H_2C \quad CH_2$$
$$H_2C \quad CH—CH_2—CH_2—CH_3$$
$$NH$$
Coniin

$$CH_2$$
$$H_2C \quad CH_2$$
$$H_2C \quad CH—CH_2—CO—CH_3$$
$$NH$$
Isopelletierin

Arecolin ist das Hauptalkaloid der Arecanuß; es stellt den Methylester einer N-Methyltetrahydronicotinsäure dar. Durch Verseifung erhält man daraus die freie Säure, die sich gleichfalls in der Arecanuß vorfindet (sog. *Arecaidin*):

Arecolin   Arecaidin   Ricinin

Arecolin stellt eine farblose Flüssigkeit dar; praktisch verwendet man das gut krystallisierende bromwasserstoffsaure Salz, das in der Tiermedizin als wurmtreibendes Mittel verwendet wird.

Ricinin ist ein stark giftiges Alkaloid des Ricinussamens, das aber bei der Pressung nicht mit in das Öl übergeht; es ist ein am Stickstoff methyliertes Methoxy-cyan-pyridon der obigen Formel. Daneben findet sich in Ricinussamen noch ein hochgiftiger Eiweißstoff, Ricin, der bei der Pressung gleichfalls nicht in das Öl übergeht.

In Lobeliaarten finden sich als wichtigste Alkaloide *Lobelanin, Lobelin* und *Lobelanidin*; die drei Alkaloide sind miteinander sehr nahe verwandt und stellen ein besonders eindrucksvolles Beispiel für die enge verwandtschaftliche Beziehung der in einer Pflanze vorkommenden Alkaloide dar:

Lobelanin   Lobelin

Lobelanidin

Lobelin findet neuerdings zur Belebung der Atmung ausgedehnte therapeutische Verwendung; es ist synthetisch unter anderem auf dem folgenden Wege zugänglich:

$$C_6H_5\text{—}CO\text{—}CH_2\text{—}[\text{Pyridin}]\text{—}CH_2\text{—}CO\text{—}C_6H_5 \xrightarrow{\text{Hydrierung}}$$

$$C_6H_5\text{—}CHOH\text{—}CH_2\text{—}HC{\Big[}\begin{array}{c}CH_2\\H_2C\quad CH_2\\ \\NH\end{array}{\Big]}CH\text{—}CH_2\text{—}CHOH\text{—}C_6H_5 \xrightarrow{CH_3J}$$

$$C_6H_5\text{—}CHOH\text{—}CH_2\text{—}HC{\Big[}\begin{array}{c}CH_2\\H_2C\quad CH_2\\ \\N\\ \\CH_3\end{array}{\Big]}CH\text{—}CH_2\text{—}CHOH\text{—}C_6H_5 \xrightarrow{\text{Oxydation}}$$

$$C_5H_5\text{—}CO\text{—}CH_2\text{—}HC{\Big[}\begin{array}{c}CH_2\\H_2C\quad CH_2\\ \\N\\ \\CH_3\end{array}{\Big]}CH\text{—}CH_2\text{—}CHOH\text{—}C_6H_5 \, .$$

Das Beispiel soll zugleich zeigen, wie mühevoll sich die Synthese selbst eines relativ einfach gebauten Alkaloides darstellen kann.

Alkaloide mit Pyridin- und Pyrrolring. *Nicotin,* das Hauptalkaloid des Tabaks, enthält einen Pyridinring, dem in β-Stellung ein N-Methylpyrolidinrest angeknüpft ist, und zwar an dessen α-Stellung (s. nebenstehende Formel). Der Nicotingehalt des Tabaks weist bei den verschiedenen Sorten große Unterschiede auf; Rauchtabake enthalten im allgemeinen etwa 0,8—2 %, doch sind auch Tabaksorten mit über 5 % Nicotin bekannt. Da das Nicotin das Tabakaroma nur zum Teil mitbedingt, hängt die Qualität nicht vom Nicotingehalt ab; Versuche, dem Tabak das Nicotin in ähnlicher Weise zu entziehen, wie man dem Kaffee das Coffein entzieht, haben bisher nicht zu befriedigenden Resultaten geführt. Dafür sind aber

$$\begin{array}{c}H_2C\text{—}CH_2\\[\text{Pyridin}]\text{—}HC\quad CH_2\\N\\CH_3\end{array}$$
Nicotin

sehr aussichtsreiche Versuche unternommen worden, besonders nicotinarme Tabaksorten hervorzubringen. Beim Rauchen geht das Nicotin nur zum Teil in den Rauch über, und auch nur ein Teil wird daraus vom Organismus aufgenommen.

Nicotin ist eine farblose, mit Wasserdampf flüchtige Flüssigkeit vom Siedepunkt 246°, die sich an der Luft bräunt. Man gewinnt es aus Tabakabfällen durch Wasserdampfdestillation bei schwach alkalischer Reaktion. Nicotin wird zur Bekämpfung von Ungeziefer, besonders von Pflanzenschädlingen, verwendet; es ist sehr giftig.

Von einem aus Pyrrolidin und Piperidin kondensierten bicyclischen Ring-

system mit drei gemeinsamen Ringgliedern, dem *Tropan*, leiten sich die Alkaloide
Atropin, *Hyoscyamin*, *Cocain* und *Scopolamin* ab. Tropan selbst ist in der Natur
ni cht aufgefunden worden; der von ihm abzuleitende Alkohol *Tropin* bildet als
Tropasäureester die Alkaloide *Atropin* und *Hyoscyamin*:

$$
\begin{array}{lll}
\text{CH}_2\text{—CH——CH}_2 & \text{CH}_2\text{—CH——CH}_2 & \text{CH}_2\text{—CH——CH}_2 \\
\qquad\text{N—CH}_3\ \ \text{CH}_2 & \qquad\text{N—CH}_3\ \ \text{CHOH} & \qquad\text{N—CH}_3\ \ \text{CH—OCO—CH—C}_6\text{H}_5\,. \\
\text{CH}_2\text{—CH——CH}_2 & \text{CH}_2\text{—CH——CH}_2 & \text{CH}_2\text{—CH——CH}_2\qquad\qquad\text{CH}_2\text{OH} \\
\quad\text{Tropan} & \qquad\text{Tropin} & \text{Tropasäure-tropinester (Atropin, Hyoscyamin)}
\end{array}
$$

Atropin und Hyoscyamin finden sich in einigen Solanaceen, besonders reichlich
in Bilsenkraut, Tollkirsche und Stechapfel. Die beiden Alkaloide unterscheiden
sich nur dadurch, daß im Hyoscyamin der Ester der l-Tropasäure, im Atropin
der Ester der d,l-Tropasäure vorliegt. Hyoscyamin racemisiert sich unter dem
Einfluß von Alkali zu Atropin, und es ist mit der Möglichkeit zu rechnen, daß
Atropin bei der Gewinnung der Alkaloide wenigstens zum Teil aus dem Hyoscyamin sekundär hervorgeht. Beide Alkaloide werden durch Alkalien leicht verseift, aus den Komponenten lassen sie sich wieder synthetisieren. Der sekundäre
Alkohol Tropin, der beiden Alkaloiden zugrunde liegt, läßt sich zu einem Keton,
Tropinon, oxydieren, das wieder zu Tropin hydriert werden kann. Darauf beruht
eine sehr elegante Synthese des Tropins, die auch die beiden genannten Alkaloide
zugänglich macht. Bei der Einwirkung von Methylamin auf Succindialdehyd und
Acetondicarbonsäure tritt unter Bedingungen, die auch in der lebenden Zelle
möglich wären, Kondensation zu Tropinondicarbonsäureester ein; durch Verseifung erhält man daraus die freie Säure, die in der Hitze 2 Moleküle Kohlendioxyd abspaltet und in Tropinon übergeht, das zu Tropin hydriert werden kann:

$$
\begin{array}{lllll}
\text{CH}_2\text{—CHO} & \text{H} & \text{H—CH—COOR} & \text{CH}_2\text{—CH——CH—COOR} & \\
\qquad\qquad + & \text{N—CH}_3\ + & \quad\text{CO} & \longrightarrow \qquad\text{N—CH}_3\ \ \text{CO} & \xrightarrow{\text{Verseifung}} \\
\text{CH}_2\text{—CHO} & \text{H} & \text{H—CH—COOR} & \text{CH}_2\text{—CH——CH—COOR} & \\
\text{Succindialdehyd} & & \text{Acetondicarbonsäureester} & \text{Tropinondicarbonsäureester} &
\end{array}
$$

$$
\begin{array}{lll}
\text{CH}_2\text{—CH——CH—COOH} & \text{CH}_2\text{—CH——CH}_2 & \text{CH}_2\text{—CH——CH}_2 \\
\qquad\text{N—CH}_2\ \ \text{CO} \xrightarrow{-2\,\text{CO}_2} & \qquad\text{N—CH}_3\ \ \text{CO} \xrightarrow{\text{H}_2} & \qquad\text{N—CH}_3\ \ \text{CHOH} \\
\text{CH}_2\text{—CH——CH—COOH} & \text{CH}_2\text{—CH——CH}_2 & \text{CH}_2\text{—CH——CH}_2 \\
\text{Tropinondicarbonsäure} & \qquad\text{Tropinon} & \qquad\text{Tropin}
\end{array}
$$

Atropin und Hyoscyamin wirken pupillenerweiternd und hemmen die Speichel-
und Schweißsekretion. Sie finden auch als Spasmolyticum für den Magen-Darm-
kanal in Form von Extr. Bellad. und Extr. Hyoscyamin Verwendung.

Homatropin ist synthetisch gewonnener *Mandelsäure*-Tropinester; es besitzt
ähnliche Wirkung wie Atropin:

$$
\begin{array}{ll}
\text{CH}_2\text{—CH——CH}_2 & \text{CH}_2\text{—CH——CH}_2 \\
\qquad\text{N—CH}_3\ \ \text{CHOCOCHOHC}_6\text{H}_5 & \qquad\text{N—CH}_3\ \ \text{CHOCOC}_6\text{H}_5\,. \\
\text{CH}_2\text{—CH——CH}_2 & \text{CH}_2\text{—CH——CH}_2 \\
\qquad\text{Homatropin} & \qquad\text{Tropacoaïn}
\end{array}
$$

Tropacocain, ein Nebenalkaloid der Cocablätter, ist der Benzoesäureester eines Stereoisomeren des Tropins, des sog. *Pseudotropins*. Es findet als Lokalanästheticum Verwendung.

Der Grundkörper des *Cocains*, dem Hauptalkaloid der südamerikanischen Cocablätter, ist eine Tropincarbonsäure, das sog. *Ecgonin* (siehe nebenstehende Formel). Im Cocain ist die Carboxylgruppe des Ecgonins mit Methylalkohol, die Hydroxylgruppe mit Benzoesäure verestert, so daß Cocain bei der Verseifung Ecgonin, Methylalkohol und Benzoesäure liefert:

$$CH_2-CH \overline{} CH \cdot COOH$$
$$\mid \qquad N-CH_3 \quad CHOH$$
$$CH_2-CH \overline{} CH_2$$
Ecgonin

$$CH_2-CH \overline{} CH \cdot COOCH_3$$
$$\mid \qquad N-CH_3 \quad CHOCOC_6H_5$$
$$CH_2-CH \overline{} CH_2$$
Cocain

$$CH_2-CH \overline{} CH \cdot COOH$$
$$\mid \qquad N-CH_3 \quad CHOH \qquad + CH_3OH + C_6H_5COOH .$$
$$CH_2-CH \overline{} CH_2$$
Ecgonin

Ecgonin läßt sich wieder leicht in Cocain überführen. Zur Gewinnung von Cocain stellt man aus den Rohbasen zuerst Ecgonin dar und wandelt dieses in Cocain um; dadurch wird erreicht, daß auch Nebenalkaloide, welche an Stelle des Benzoesäurerestes andere Säurereste tragen, in Cocain übergeführt werden.

Cocain ist eine krystalline, weiße Substanz, die bei 98° schmilzt; in Wasser ist es wenig löslich, aber gut löslich in organischen Lösungsmitteln, auch in Fetten. Praktisch wird meist das salzsaure Salz verwendet. Als Lokalanaestheticum ist Cocain jetzt fast vollständig durch andere Mittel verdrängt worden, bei denen keine Gefahr der Gewöhnung und der Sucht besteht.

Mit Atropin nahe verwandt ist das *Scopolamin*, das gleichfalls in Solanaceen vorkommt; es stellt den Tropasäureester eines Äthylenoxydderivates des Tropins, des sog. *Scopins*, dar:

$$O\left\langle \begin{matrix} CH-CH \overline{} CH_2 \\ \mid \qquad N-CH_3 \quad CHOCOCHC_6H_5 \\ CH-CH \overline{} CH_2 \quad CH_2OH \end{matrix} \right.$$
Scopolamin

$$O\left\langle \begin{matrix} CH-CH \overline{} CH_2 \\ \mid \qquad N-CH_3 \quad CHOH . \\ CH-CH \overline{} CH_2 \end{matrix} \right.$$
Scopin

Scopolamin wird in Form des bromwasserstoffsauren Salzes als Beruhigungsmittel bei Erregungszuständen Geisteskranker verwendet.

Ein höheres Ringhomologes des Tropinons stellt das *Pseudopelletierin* dar, das zusammen mit dem bereits erwähnten Isopelletierin in der Granatrinde vorkommt, deren wurmtreibende Wirkung sie bedingen. Pseudopelletierin enthält zwei kondensierte Piperidinringe, denen drei Ringglieder gemeinsam sind. Um die enge Verwandtschaft der beiden genannten Alkaloide deutlich zu machen, sei die Formel des Isopelletierins noch einmal in anderer Schreibweise wiederholt (s. nebenstehende Formeln).

$$CH_2-CH \overline{} CH_2$$
$$CH_2 \quad N-CH_3 \quad CO$$
$$CH_2-CH \overline{} CH_2$$
Pseudopelletierin

$$CH_2-CH \overline{} CH_2$$
$$CH_2 \quad N-CH_3 \quad CO .$$
$$CH_2-CH_2 \overline{} CH_2$$
Isopelletierin

Alkaloide der Chinolinreihe. Die wichtigsten vom Chinolin abzuleitenden Alkaloide sind die der Chinarinde: *Chinin*, das Hauptalkaloid, *Chinidin*, das mit Chinin stereoisomer ist, *Cinchonin* und *Cinchonidin*, die miteinander stereoisomer sind, und *Cuprein*, das aber nur in kleinen Mengen vorkommt.

$$CH$$
$$H_2C \quad CH_2 \; CH—CH—CH_3$$
$$CHOH—HC \quad CH_2 \; CH_2$$
$$CH_3O— \qquad N$$
$$N$$

Chinin

Chinin gehört zu den am längsten bekannten Alkaloiden; es ist auch schon seit langem bekannt, daß es ein Chinolinderivat ist, da es beim Schmelzen mit Alkali 6-Methoxychinolin liefert; bei der Oxydation wird der Chinolinrest als Chininsäure erhalten. Daneben ist im Molekül ein zweites stickstoffhaltiges bicyclisches System enthalten (sog. *Chinuclidinrest*), das vier gemeinsame Ringglieder besitzt. Das Chininmolekül ist gegen chemische Angriffe sehr empfindlich und besonders Oxydationsreaktionen leicht zugänglich, wobei verschiedene Umformungs- und Abbauprodukte erhalten werden, auf die nicht im einzelnen eingegangen zu werden braucht. Die Konstitutionsermittlung war daher mühevoll und schwierig, doch liegt der Bau jetzt in allen Einzelheiten fest (siehe obenstehende Formel). Bei anhaltendem Erhitzen mit Säuren

$$CH$$
$$CH_2 \; CH_2 \; CH—CH=CH_2$$
$$CO—CH_2 \; CH_2 \; CH_2$$
$$CH_3O— \qquad NH$$
$$N$$

wird unter Ringöffnung *Chinotoxin* gebildet (siehe nebenstehende Formel). Durch Hydrierung der Vinylgruppe zu einer Äthylgruppe entsteht sog. *Hydrochinin*, das sich in kleiner Menge auch in der Chinarinde vorfindet.

Chinin krystallisiert mit 3 Molekülen Wasser, die bei 100° abgegeben werden; in Wasser ist es nur wenig löslich. Die wasserfreie Base schmilzt bei 175°. Die wäßrige Lösung der Base und ihrer Salze zeigt blaue Fluorescenz, die besonders in starker Verdünnung gut hervortritt; die Lösung muß aber frei von Chlorionen sein, da diese ganz allgemein stark fluorescenzlöschend wirken. Versetzt man Chininlösungen mit Chlorwasser und fügt dann Ammoniak hinzu, so wird die Lösung smaragdgrün (Thalleiochinreaktion); die Reaktion kann zum Nachweis von Chinin dienen, doch muß es dazu möglichst rein isoliert werden. Chinin ist eine zweisäurige Base; das erste Säureäquivalent wird vom Chinuclidinring gebunden, dessen Stickstoffatom stark basisch ist; die Salze reagieren daher neutral. Das zweite Säureäquivalent wird von dem viel schwächer basischen Stickstoffatom des Chinolinringes gebunden, so daß diese Salze sauer reagieren. Chinin und seine Salze schmecken stark bitter; wird die alkoholische Hydroxylgruppe verestert, so tritt der bittere Geschmack stark zurück.

Von den zahlreichen bekannten Salzen werden hauptsächlich das Hydrochlorid, Chininum hydrochloricum, Chin. $HCl + 2H_2O$ vom Schmelzpunkt 156° und das schwefelsaure Salz mit einem Säureäquivalent, Chininum sulfuricum (Chin.)$_2 \cdot H_2SO_4 + 8H_2O$ vom Schmelzpunkt 205° verwendet. Beide werden auch als basische Salze bezeichnet.

Chinin ist ein wirksames Antipyreticum, doch hat es durch die Einführung neuer Mittel, wie Phenacetin, Antipyrin und Pyramidon stark an Bedeutung verloren. Als Prophylacticum und Heilmittel gegen Malaria wird es wohl immer mehr durch Plasmochin und Atebrin verdrängt werden, da es gegen die Übertragungsform der Malariaerreger nicht wirksam ist, und daher keinen Schutz gegen Malariaausbreitung bietet.

Chinidin ist, wie bereits erwähnt, mit Chinin steroisomer.

Cinchonin ist mit Chinin sehr nahe verwandt; es unterscheidet sich vom Chinin durch das Fehlen der Methoxylgruppe im Chinolinkern; die Abbaureaktionen des Cinchonins entsprechen denen des Chinins, nur daß man bei der Oxydation statt Chininsäure Cinchoninsäure erhält. Mit Cinchonin stereoisomer ist *Cinchonidin*.

Cuprein unterscheidet sich vom Chinin dadurch, daß es statt der Methoxylgruppe an der gleichen Stelle eine freie Hydroxylgruppe besitzt, wodurch das Alkaloid Phenolcharakter besitzt. Durch Hydrierung der Vinylgruppe wird Cuprein in *Hydrocuprein* übergeführt, das auch aus Hydrochinin durch Entmethylierung zugänglich ist. Hydrocuprein hat als Ausgangsstoff für einige künstliche Umwandlungsprodukte des Chinins Bedeutung. Durch Alkylierung seines Phenolhydroxyles mit höheren Alkylgruppen gelangt man nämlich zu Stoffen (MORGENROTHsche Basen) (s. nebenstehende Formel), die auch gegen Staphylokokken und Streptokokken wirksam sind, Optochin auch gegen Pneumokokken, so daß man sie als antiseptisch wirksame Arzneimittel empfohlen hat, die übrigens auch lokalanaesthesierend wirken. Sie sind jetzt aber durch die Sulfonamide überholt.

R = H: Hydrocuprein   R = C$_2$H$_5$: Optochin
R = Isoamyl: Eucupin   R = Isooctyl: Vuzin

Alkaloide der Isochinolinreihe. Zu dieser Gruppe gehören die *Opiumalkaloide* und das *Hydrastin* des Hydrastisrhizoms.

Opium stellt den an der Luft eingetrockneten Milchsaft von Papaver somniferum dar; zur Gewinnung werden die unreifen Samenkapseln angeritzt, die austretenden Milchsafttropfen werden auf Mohnblättern gesammelt und an der Luft eingetrocknet, wobei der Saft sich schnell gelb, dann braun färbt; das gewonnene Rohmaterial wird zu rohen Kuchen geformt, die in Mohnblätter gehüllt in den Handel kommen. Die Opiumgewinnung ist nur dort lohnend, wo Arbeitskräfte billig zur Verfügung stehen, da das Einsammeln sehr mühevoll und zeitraubend ist. Obwohl auch das Mohnstroh alkaloidführend ist, scheint sich die Alkaloidgewinnung daraus nicht zu lohnen.

Mekonsäure

Der Alkaloidgehalt des rohen Opiums liegt im Durchschnitt bei etwa 25%; das Hauptalkaloid ist *Morphin*, daneben kommt eine große Zahl anderer Alkaloide vor, unter denen nur die folgenden erwähnt werden mögen: *Codein, Thebain, Narcotin, Papaverin, Laudanin, Laudanosin* usw. Der Morphingehalt des rohen Opiums liegt zwischen 5 und 20%, auch der Anteil der anderen Alkaloide kann sehr weitgehend schwanken. Als charakteristische Säure findet sich im Opium *Mekonsäure*, eine γ-Pyrondicarbonsäure, die bis zu 5% darin vorkommt (s. obenstehende Formel). Opium enthält ferner Eiweißstoffe und vor allem gummiartige Substanzen. Das medizinisch verwendete *Opium pulveratum* wird auf 10% Morphin eingestellt.

Papaverin

Das einfachste Opiumalkaloid ist *Papaverin*, das einen Dimethoxyisochinolinrest enthält, der durch eine Methylengruppe mit einem Veratrolrest verknüpft ist (s. nebenstehende Formel). Papaverin ist eine schwache, in Wasser wenig lösliche Base, die bei 147° schmilzt. Für Papaverin sind auch einige Synthesen bekannt, die eine Abwandlungen der früher beschriebenen allgemeinen Isochinolinsynthesen darstellen, z. B. die folgende:

Dimethoxyphenyläthylamin
+
Homoveratrumsäurechlorid

Dihydropapaverin

Keine der Synthesen hat bisher mit der natürlichen Gewinnung konkurrieren können. Papaverin wird hauptsächlich als Darmspasmolyticum verwendet.

Mit Papaverin sehr nahe verwandt ist *Laudanosin*, das ein N-Methyltetrahydropapaverin darstellt; *Laudanin* ist ein Laudanosinderivat, das im Benzylrest statt der einen Methoxylgruppe eine freie Hydroxylgruppe trägt und daher phenolische Eigenschaften besitzt:

Laudanosin   Laudanin   Narcotin

Dem Laudanosin steht wiederum das *Narcotin* nahe. Dieses besitzt einen am Stickstoff methylierten Tetrahydroisochinolinring, dessen Benzolkern statt der beiden Methoxylgruppen eine Methylendioxygruppe und daneben noch eine weitere Methoxylgruppe trägt; der Benzylrest ist mit dem die beiden cyclischen Teile verbindenden Kohlenstoffatom noch durch eine Lactongruppe verknüpft (s. obenstehende Formel).

Narcotin, eine in Wasser sehr schwer lösliche Base, wird medizinisch kaum verwendet. Ein Abbauprodukt, das *Cotarnin*, findet unter der Bezeichnung *Stypticin* gegen Uterusblutungen Verwendung. Man erhält Cotarnin beim oxydativen Abbau von Narcotin neben Opiansäure:

Narcotin   Cotarnin   Opiansäure

Das Cotarnin wird als salzsaures Salz angewendet (Stypticin ist gleichfalls das salzsaure Salz), das aus der Base unter *Wasserabspaltung* hervorgeht:

Cotarnin   Cotarninchlorid

Die Opiumalkaloide Morphin, Codein und Thebain stellen eine unter sich zusammengehörige Gruppe dar, vor deren Besprechung jedoch noch das *Hydrastin* erwähnt werden soll, das mit dem Narcotin sehr nahe verwandt ist. Hydrastin unterscheidet sich von Narcotin nur durch den Mindergehalt einer Methoxylgruppe im Isochinolinsystem; es stimmt daher in den Grundeigenschaften mit Narcotin überein und läßt sich auch in ganz entsprechender Weise oxydativ abbauen, wobei man ein dem Cotarnin entsprechendes, nur um eine Methoxylgruppe ärmeres Abbauprodukt, das *Hydrastinin*, erhält; dieses gibt unter Wasserabspaltung ein salzsaures Salz, das für ähnliche Zwecke verwendet wird wie das Cotarninchlorid:

Hydrastin   Hydrastinin   Hydrastininchlorid

Die Alkaloide *Morphin, Codein* und *Thebain*, die strukturell eng zusammengehören, sind Derivate des Phenanthrens, die zugleich auch das Isochinolinsystem enthalten und damit auch den anderen Opiumalkaloiden nahestehen. Alle drei Alkaloïde geben bei der Destillation mit Zinkstaub Phenanthren; im Morphin sind ferner außer dem Isochinolinsystem noch eine phenolische und eine alkoholische Hydroxylgruppe und ein Äthersauerstoffatom enthalten; in der folgenden Formel ist das Isochinolinsystem durch starke Schrift hervorgehoben:

Morphin   Isochinolinsystem des Morphins

In der folgenden Schreibweise erkennt man sofort das Isochinolinsystem, doch ist dafür das Phenanthrenskelett nicht auf den ersten Blick zu erkennen. Morphin ist eine weiße, krystalline Substanz vom Schmelzpunkt 252°, die in Wasser nur sehr wenig löslich ist; mit Säuren gibt es in normaler Weise Salze, von denen das in Wasser gut lösliche salzsaure Salz in der Medizin verwendet wird. Als Phenolbase gibt Morphin aber auch mit starken Basen (nicht mit Ammoniak) Salze (Phenolate), die gleichfalls in Wasser gut löslich sind; als Phenol gibt Morphin auch mit Eisenchlorid Blaufärbung und läßt sich leicht oxydieren. Eine Lösung von Kaliumferricyanid und Eisen(3)-salz gibt mit Morphin nach kurzer Zeit Berlinerblau, da das Kaliumferricyanid durch Morphin reduziert wird; da die Alkaloide Codein und Thebain keine freien phenolischen Hydroxylgruppen besitzen, können die Phenoleigenschaften des Morphins zu seiner Unterscheidung und Trennung von den beiden anderen Alkaloiden dienen. Morphin wird als zuverlässig wirkendes Mittel gegen jede Art von Schmerz angewendet; die Wirkung geht über das Zentralnervensystem und tritt etwa eine halbe Stunde nach der Verabreichung ein, nach 5—6 Stunden klingt sie ab. Wegen Suchtgefahr (Morphinismus) wird die Anwendung auf dringende Fälle beschränkt.

Beim Erhitzen mit starken Säuren werden die Ätherbindungen des Morphins geöffnet und der Ring, der ursprünglich die alkoholische Hydroxylgruppe trug, geht durch Wasserabspaltung in einen aromatischen Kern über; gleichzeitig verschiebt sich die Verknüpfungsstelle des Isochinolinsystems. Die so entstehende Verbindung ist *Apomorphin*, das als starkes Brechmittel medizinisch verwendet wird:

Apomorphin   Codein

Als zweiwertige Phenolbase ist Apomorphin noch leichter oxydierbar als Morphin; es wird bereits durch Luftsauerstoff oxydiert, wobei es eine graugrüne Farbe annimmt.

Codein ist der Monomethyläther des Morphins; die Verätherung ist an der phenolischen Hydroxylgruppe eingetreten.

Codein ist eine weiße, krystalline Substanz vom Schmelzpunkt 187°; es ist in Wasser beträchtlich löslich. Es ist synthetisch durch Methylierung des Morphins zugänglich; beim Erhitzen mit Säuren wird der Äther wieder gespalten, doch wird das dabei entstehende Morphin sogleich weiter in Apomorphin umgewandelt. Codein wird in Form des phosphorsauren Salzes als Hustenmittel verwendet.

Im *Thebain* sind beide Hydroxylgruppen des Morphins methyliert, außerdem ist im Molekül eine Doppelbindung mehr enthalten als im Morphin (s. nebenstehende Formel).

Von Morphin, Codein und Thebain leiten sich künstliche Umwandlungsprodukte mit wertvollen therapeutischen Eigenschaften ab; man nennt diese Produkte, die nicht mehr als Alkaloide zu betrachten sind, wohl auch Veredlungsprodukte der Alkaloide; dazu gehören besonders *Dionin, Heroin, Dilaudid, Dicodid, Paracodin* und *Eukodal*.

Dionin ist der dem Codein entsprechende *Äthyläther* des Morphins. Man stellt es durch Äthylierung von Morphin dar; in seinen Eigenschaften ähnelt es weitgehend dem Codein.

Heroin ist *Diacetylmorphin*; man gewinnt es durch Einwirkung von Essigsäureanhydrid auf Morphin, wobei beide Hydroxylgruppen mit Essigsäure verestert werden. Heroin hat demnach keine Phenoleigenschaften mehr, es läßt sich aber leicht wieder zu Morphin verseifen. Heroin hat stark schmerzlindernde und euphorische Wirkung und kann wie Morphin Sucht erzeugen.

Dilaudid ist *Dihydromorphinon*; die Verbindung bildet sich bei der Einwirkung von Palladium auf Morphin in einem geeigneten Lösungsmittel. Die Reaktion verläuft so, daß die alkoholische Hydroxylgruppe zur Ketongruppe dehydriert wird, wobei der dabei verfügbare Wasserstoff die in dem gleichen Kern befindliche Doppelbindung hydriert:

Thebain

Morphin → Dihydromorphinon (Dilaudid)

Codein → Dihydrocodeinon (Dicodid)

Dihydrocodein (Paracodin)

In ganz entsprechender Weise geht aus Codein *Dihydrocodeinon, Dicodid,* hervor. Durch Hydrierung der Carbonylgruppe erhält man daraus *Dihydrocodein, Paracodein,* das man natürlich auch durch direkte Hydrierung von Codein erhalten kann (s. Formel auf S. 413 unten).

Acetyl-dihydrocodeinon wird unter dem Namen *Acedicon* mit ähnlicher Indikation wie Morphin empfohlen.

Eukodal ist chemisch als *Dihydro-oxy-codeinon* zu bezeichnen; zu seiner Darstellung geht man von dem therapeutisch wertlosen Thebain aus. Man führt durch Oxydation mit Wasserstoffperoxyd eine neue Hydroxylgruppe ein, entmethyliert die Enolmethyläthergruppe und hydriert die im gleichen Kern vorhandene Doppelbindung:

$$CH_3-N-CH_2 \qquad \xrightarrow[\text{Entmethylierung}]{\text{Oxydation}} \qquad CH_3-N-CH_2 \quad \xrightarrow[H_2]{Pd}$$

Thebain

Dihydro-oxy-codeinon (Eukodal)

Die beschriebenen Alkaloide stellen nur eine kleine Auswahl von Alkaloiden bekannter Struktur dar; die meisten der hier nicht erwähnten Alkaloide bekannter Konstitution sind ohne jeden therapeutischen Wert. Andererseits sind einige in der Medizin wohlbekannte Alkaloide, wie *Emetin, Strychnin, Brucin,* noch nicht ausreichend aufgeklärt, so daß sich zur Zeit eine Konstitutionsformel noch nicht mit Sicherheit aufstellen läßt.

D. Vitamine, Fermente, Hormone.

Das Stoffgebiet der organischen Chemie ist bisher unter Zugrundelegung eines verhältnismäßig einfachen und übersichtlichen chemischen Systems behandelt worden, für welches allein der chemische Aufbau die Grundlage bildet. Wenn die Auswahl der erörterten Verbindungen naturgemäß auch nur klein sein konnte, so ist doch ohne weiteres ersichtlich, daß auch beliebige andere wohldefinierte Substanzen in diesem System ihren bestimmten Platz finden können. Auch Naturstoffe, Stoffwechselprodukte und andere für den Ablauf von Lebensvorgängen wichtige Verbindungen lassen sich dort einreihen, sofern nur ihre Konstitution bekannt ist.

Es erscheint aber zweckmäßig und in manchen Fällen — nämlich dann, wenn man wohl über die Wirkung, nicht aber über die Konstitution unterrichtet ist — sogar notwendig, die für den Ablauf von Lebensvorgängen unentbehrlichen Wirkstoffe nach Vorkommen und biologischen Funktionen geordnet zusammenfassend zu betrachten. Die Sonderstellung dieser Stoffe ist, soweit wir bisher erkennen können, nicht in einer ihnen gemeinsamen Besonderheit des chemischen Aufbaues begründet (man könnte nach unseren bisherigen Erkenntnissen eher das Gegenteil annehmen), sondern in ihrer besonderen und bisher noch unergründeten Art der Wirkung. Während wir im Laboratorium für den Aufbau und die Umformung organischer Verbindungen meist sehr energische und drastische Methoden anwenden müssen, mit denen es uns dazu bei weitem nicht gelingt, Naturvorgänge, wie Gärungen, Aufbau von Kohlenhydraten und Fetten aus einfachen Ausgangsstoffen, nachzuahmen, kann der Organismus mit Hilfe eben jener Wirkstoffe die kompliziertesten Ab- und Aufbauvorgänge mit wundervoller und geradezu spielerisch anmutender Leichtigkeit durchführen. Wenn man im Mittelalter und auch später angenommen hat, die organischen Verbindungen könnten nur unter der Einwirkung der „Lebenskraft" entstehen, so hat wohl die Entwicklung der chemischen Methodik diese These widerlegt, unerschüttert bleibt aber die Grunderkenntnis, daß eben der Organismus mit Hilfe des Zusammenspiels seiner Wirkstoffe Reaktionen durchführen kann, die wir im Laboratorium nicht beherrschen.

Allen biologischen Wirkstoffen ist gemeinsam, daß sie in sehr geringen Mengen wirksam sind, die in keinem stöcheometrischen Verhältnis zu den umgesetzten Stoffen stehen. Insofern ähneln sie den chemischen Katalysatoren und daher hat man sie auch als *Biokatalysatoren* bezeichnet. Dieser Ausdruck ist aber nicht ganz exakt, wenn man die Definition der chemischen Katalysatoren beibehalten will. Diese sind ja Stoffe, die den Ablauf von Reaktionen (oder die Einstellung von Reaktionsgleichgewichten) *beschleunigen*, nicht aber die Fähigkeit haben, Reaktionen herbeizuführen, die ohne sie überhaupt nicht ablaufen würden. Die „Biokatalysatoren" scheinen aber ganz offenbar in der Lage zu sein, Reaktionen herbeizuführen, die ohne sie überhaupt nicht ablaufen können. Sie müssen wohl am Stoffumsatz durch Bildung von Zwischenprodukten sehr weitgehend beteiligt und für gewisse „Schlüsselreaktionen" ganz spezifisch eingestellt sein.

Man teilt die biologischen Wirkstoffe üblicherweise in 3 Gruppen ein: Vitamine, Fermente und Hormone. Diese Unterteilung wird jedoch mehr im Hinblick auf Vorkommen und Bildungsort als auf Wirkungsunterschiede gewählt, so daß oft fließende Übergänge ohne genaue Abgrenzungsmöglichkeiten bestehen.

Vitamine sind Stoffe, die der Organismus mit der Nahrung in fertiger oder weitgehend vorgebildeter Form (Provitamine) aufnehmen muß, da er nicht in der Lage ist, sie selbst zu bilden; sie werden daher vielfach auch als akzessorische Nährstoffe bezeichnet.

Als *Fermente* oder Enzyme bezeichnet man Wirkstoffe, die in den Zellen gebildet werden und den Abbau bzw. die Umformung der Nahrungsstoffe bewirken; sie können unter geeigneten Bedingungen ihre Wirkung auch außerhalb der lebenden Zellen entfalten.

Hormone sind Sekrete bestimmter Drüsen oder Produkte gewisser Organe, die durch den Blutstrom in dem Körper verbreitet werden. Sie stellen Regulatoren für die Tätigkeit der einzelnen Organe dar und stehen oft in Wechselwirkung zueinander. Die Wirkung der Hormone beeinflußt auch weitgehend die menschliche Psyche.

1. Vitamine.

Jeder lebende Organismus bedarf zur Aufrechterhaltung seiner Lebensfunktionen einer geeigneten Ernährung, die eine doppelte Aufgabe hat: Einerseits bilden die Nahrungsstoffe das Material, welches bei oxydativem Abbau im Organismus die zur Durchführung seiner Lebensfunktionen erforderliche Energie liefern (der kalorische Nutzwert beträgt für Kohlenhydrate 4,1, für Eiweiß 4,1, für Fette 9,4 Cal. pro g). Andererseits müssen mit der Nahrung die für Aufbau und Regenerierung des Organismus notwendigen Bau- und Rohstoffe zugeführt werden. Man kann also wenigstens bis zu einem gewissen Grad in der Nahrung zwischen Energieträgern und Aufbaustoffen unterscheiden. Es ist seit langem bekannt, daß zur Ernährung des menschlichen und tierischen Organismus Fette, Kohlenhydrate, Eiweißstoffe, Wasser und eine Anzahl von Mineralstoffen notwendig sind. Fette und Kohlenhydrate stellen in erster Linie Energieträger dar und können sich gegenseitig weitgehend vertreten; Eiweißstoffe sind unentbehrliche und durch Fette und Kohlenhydrate nicht ersetzbare Aufbaustoffe, die allerdings auch nebenher Energiespender sind. Tierische Eiweißstoffe sind für die menschliche Ernährung wertvoller als pflanzliche, da die an ihrem Aufbau beteiligten Aminosäuren nach Art und Menge für die Synthese der menschlichen Eiweißstoffe besser geeignet sind und daher dafür besser ausgenutzt werden können als Pflanzeneiweiß. Neuere, etwa zu Beginn dieses Jahrhunderts einsetzende Forschungen haben aber gezeigt, daß die genannten Grundstoffe allein nicht ausreichend sind, um einen normalen Ablauf der Lebensfunktionen zu gewährleisten. Die Nahrung muß daneben noch gewisse Ergänzungsstoffe enthalten, die man unter der Bezeichnung *Vitamine* zusammenfaßt. Fehlen die Ergänzungsstoffe, so treten auch bei sonst vollkommen ausreichender Versorgung mit Nahrungsstoffen Störungen des Wohlbefindens, Gewichtsverlust, Wachstumshemmungen und schließlich schwerste gesundheitliche Schädigungen verschiedenster Art auf, die schließlich zum Tode führen können. So wurde seit langem der Skorbut, jene früher so gefürchtete Krankheit, die besonders bei langen Seereisen ganze Schiffsmannschaften befiel, auf einseitige Ernährung zurückgeführt und man wußte auch, daß man sie durch rechtzeitige Verabreichung von frischem Gemüse oder Obst heilen kann.

Diese seit Jahrhunderten bekannte Beobachtung wurde 1912 am Tierversuch experimentell eindeutig bestätigt und damit erneut der Nachweis erbracht, daß Obst und Gemüse einen Skorbutschutzstoff enthalten, dessen Fehlen die Erkrankung auslöst. Auch Rachitis wurde schon früher vielfach als Mangelkrankheit angesprochen, und seit mehr als 100 Jahren weiß man, daß sie mit Lebertran geheilt werden kann, und zwar in Dosen, die als Energieträger bedeutungslos sind. Später erkannte man die heilende und schützende Wirkung von Milch und Butter. In diesen Fetten ist also ein Rachitisschutzstoff enthalten. In Ländern des Fernen Ostens mit vorwiegender Reisernährung ist das Auftreten einer als Beriberi bezeichneten Krankheit bekannt und in manchen Gegenden sehr verbreitet. 1882 wies der japanische Arzt TAKAKI durch Großversuche in der japanischen Marine einen Zusammenhang zwischen Reisernährung und dem Auftreten von Beriberi nach; er ersetzte bei einem Teil der Mannschaft den Reis durch andere Nahrungsmittel und fand, daß bei dieser Gruppe keine Beriberifälle auftraten. 1896 konnte EIJKMANN zeigen, daß Beriberi nur bei Verwendung von geschältem Reis auftrat; schon vorher war aufgefallen, daß die Erkrankung in ärmeren Gegenden, also bei einer Bevölkerung, die geschälten Reis nicht kannte oder nicht kaufen konnte, fehlte. EIJKMANN beobachtete, daß auch Hühner bei ausschließlicher Verfütterung von geschältem Reis sehr bald erkrankten, und es gelang ihm, die Erkrankung durch Beifütterung von Reiskleie zu heilen. In der Reiskleie, die an sich nur von geringem Nährwert ist, muß demnach ein Beriberischutzstoff enthalten sein. FUNK konnte aus Reiskleie Extrakte herstellen, die Beriberi heilen und auch vorbeugend hoch wirksam sind; 1911 gelang es ihm, aus solchen Extrakten einen Wirkstoff krystallisiert zu erhalten, der sich als stickstoffhaltig und basisch erwies. Er sah ihn als lebenswichtiges Amin an und bezeichnete ihn daher als *Vitamin*. Diese Bezeichnung ist später auf die ganze Gruppe der akzessorischen Nährstoffe übertragen und auch dann beibehalten worden, als sich herausstellte, daß viele von ihnen gar keine Amine und überhaupt stickstofffrei sind.

Man bezeichnet heute als Vitamine bestimmte Ergänzungsstoffe der Nahrung, die in fertiger oder weitgehend vorgebildeter Form (Provitamine) dem Organismus zugeführt werden müssen, da er nicht in der Lage ist, sie selbst aufzubauen. Ihr Fehlen bewirkt Mangel und Ausfallserscheinungen, die man in leichten Fällen als Hypovitaminosen, in schweren Fällen als Avitaminosen bezeichnet. Die Erscheinungen sind an Tierversuchen eingehend studiert worden, so daß man sie jetzt sehr gut kennt und auch therapeutisch weitgehend beherrscht. Da der Tierversuch für die Auffindung von Vitaminen und für die Herstellung und Beurteilung von Vitaminpräparaten von ausschlaggebender Bedeutung ist, soll die Methodik wenigstens kurz angedeutet werden. Versuchstiere (Mäuse, Ratten, Meerschweinchen, Tauben, Hühner) werden in Gruppen von etwa 10—20 nach Alter und Gewicht möglichst gleichartigen Tieren des gleichen Zuchtstammes unter gleichen Lebensbedingungen auf eine bestimmte Mangelkost gesetzt. Die Zusammensetzung der Kost muß genau definiert und reproduzierbar sein; ein bestimmtes Vitamin wird ihr durch geeignete Vorbehandlung vollständig entzogen. Mit dieser Grundkost werden die Tiere ausreichend versorgt. Nach gewisser Zeit ist dann der Eintritt bestimmter Mangelerscheinungen zu beobachten, die sich bei der überwiegenden Mehrzahl der Tiere im Laufe der Zeit verstärken. Auf diese Weise gelangt man zu einem biologischen Test für das betreffende Vitamin und kann nun an den erkrankten Tieren Veränderungen an den verschiedenen Organen verfolgen und damit Einblick in die Wirkungsweise dieser Vitamine gewinnen, oder man kann durch Zuführung von anderen Stoffen oder von Vitaminpräparaten deren Heilwirkung und somit ihren Wirkungswert und schließlich den Gehalt an dem betreffenden Vitamin feststellen; man hat dann den kurativen Vitamintest. Für die Wertbestimmung von Vitaminpräparaten kann man auch eine prophylaktische Testmethode heranziehen, die darin besteht, daß man feststellt, welche Menge eines Produktes gerade noch ausreichend ist, um das Auftreten von bestimmten Mangelerscheinungen zu verhindern. Es mag in diesem Zusammenhang noch erwähnt werden, daß man zur Bestimmung einiger Vitamine auch chemische oder physikalische Methoden kennt.

Nach ihrem Verhalten gegen Lösungsmittel unterscheidet man fett- und wasserlösliche Vitamine; obwohl diese Einteilung weder chemischen noch physiologischen Zusammenhängen entspricht, hat sie sich doch insofern als recht nützlich erwiesen, als sie gewisse Hinweise auf das Vorkommen einzelner Vitamine in Nahrungsmitteln bietet. Fettlösliche Vitamine wird man vorwiegend in fetthaltigen Nahrungsmitteln erwarten können, obwohl sie natürlich keineswegs in allen Fetten enthalten sind. Wasserlösliche Vitamine können in Fetten nicht enthalten sein. Die einzelnen Vitamine bezeichnet man mit großen Buchstaben oder nach ihrer Wirkung, gelegentlich auch mit ihrem chemischen Namen. Die Mengenangabe erfolgte früher nach sog. biologischen Einheiten, die aber vielfach nicht einheitlich definiert waren, so daß man sie jetzt durch internationale Einheiten (IE) ersetzt hat oder man gibt Gewichtsmengen an, wenn das betreffende Vitamin als wohldefinierte chemische Substanz bekannt ist. Danach ergibt sich folgende Übersicht der für den menschlichen Organismus wichtigsten bisher bekannten Vitamine:

Vitamin		Chemische Bezeichnung	Löslichkeit	eine internationale Einheit
A		Antixerophthalmisches Vitamin	Axerophthol	fettlöslich	0,6 γ β Carotin
	B₁	Antiberiberi-Vitamin (antineuritisches Vitamin)	Aneurin	wasserlöslich	3 γ
	B₂	Wachstumsvitamin.	Lactoflavin	wasserlöslich	
B		Antipellagra-Vitam., PP-Faktor	Nicotinsäureamid	wasserlöslich	
		Antianämisches Vitamin. . . .		wasserlöslich	
	B₆	Antirattenpellagra Vitamin . .	Adermin	wasserlöslich	
C		Antiskorbutisches Vitamin. . .	Ascorbinsäure	wasserlöslich	50 γ
D		Antirachitisches Vitamin . . .	Calciferol	fettlöslich	0,025 γ D₂
E		Antisterilitäts-Vitamin	Tocopherol	fettlöslich	
K		Antihämorrhagisches Vitamin .	Phyllochinon	fettlöslich	

Hinsichtlich des Mechanismus der Vitaminwirkungen lassen sich keine gemeinsamen Gesichtspunkte erkennen; man kann nur sagen, daß sie in ausschlaggebender Weise in die Stoffwechselvorgänge regulierend eingreifen und daß bei einzelnen mehr oder weniger enge Beziehungen zu Fermenten oder Hormonen bestehen. Sehr unterschiedlich dürfte die Bedeutung der einzelnen Vitamine für die verschiedenen Organismen sein, da manche Vitamine nicht für alle Tiere lebenswichtig zu sein, also nur für gewisse Arten Vitamineigenschaften zu haben scheinen. Ganz allgemein scheint zu gelten, daß Vitamine bei reichlichem Angebot in bestimmten Organen besonders stark gespeichert werden können.

a) Vitamin A (Axerophthol).

1909 beobachtete STEPP, daß junge Mäuse bei Verfütterung von entfetteter Kost eingehen. HOPKINS konnte 1912 zeigen, daß bei Zugabe von wenig Vollmilch zur entfetteten Kost die Tiere gesund blieben. Spätere Versuche von Mc COLLUM, DRUMMOND, OSBORNE, SHERMAN u. a. zeigten, daß die Ursache in einem bestimmten Bestandteil mancher Fette, besonders Butter und Lebertran, zu suchen ist; reine Fette, wie z. B. Kokosfett, besitzen keine heilende oder vorbeugende Wirkung. Man bezeichnete jenen Bestandteil zunächst als Wachstumsfaktor, fand aber später, daß er seine Wirkung besonders auf die Epithelbildung ausübt und daß bei Mangel frühzeitig erkennbare Veränderungen am Auge auftreten: die Hornhaut beginnt oberflächlich auszutrocknen (Keratomalacie) und wird dann auch in tieferen Schichten irreversibel geschädigt, so daß es zu bleibender Trübung und Erblindung kommt (Xerophthalmie). Auch bilden die befallenen Stellen infolge der fehlenden Abwehrfunktion der verhornten Epithelien Angriffspunkte für bakterielle Infektionen. Die gleichen Erscheinungen werden auch bei Kindern beobachtet, die ohne Butter und Vollmilch aufgezogen werden. Zunächst lag die Vermutung nahe, daß es sich um eine Erscheinung von Vitamin D-Mangel handelt, da Lebertran sich als ein besonders wirksames Vorbeugungsmittel erwies. 1921 zeigte jedoch HOPKINS, daß Carotin ein sehr wirksames Vorbeugungsmittel darstellt; danach konnte aber die Xerophthalmie nicht eine D-Avitaminose sein und im Lebertran mußte noch ein besonderer antixerophthalmischer Schutzstoff enthalten sein. Weitere Arbeiten von v. EULER, KARRER, KUHN, STEENBOCK u. a. führten im Jahre 1931 zur Isolierung des Vitamins, dessen Konstitution und Beziehung zum Carotin auf S. 206 dargestellt ist. Vitamin A ist ein schwach gelb gefärbtes Öl, das bei 7,5—8° krystallin erstarrt. Es wird durch Luftsauerstoff besonders im Licht schnell zerstört. Obwohl das antixerophthalmische Vitamin, das vielfach auch als Axerophthol (oder auch als Xerophthol) bezeichnet wird, darüber hinaus ein Wachstumsvitamin ist, wird es nicht ausdrücklich so bezeichnet, um eine Verwechslung mit den Wachstumsvitaminen der B-Gruppe zu vermeiden.

Der Bedarf an Vitamin A beträgt etwa 1—3—5 mg pro Tag und ist beim Kinde relativ größer als beim Erwachsenen (beim Erwachsenen scheint Vitamin-A-Mangel besonders Störung der Dunkeladaptation zu bewirken); er wird hauptsächlich aus Butterfett, Eigelb und carotinhaltigem Gemüse (Karotten, Salat, Spinat, Kohl) gedeckt, doch scheint für die Resorption von Carotin die Anwesenheit von Fett erforderlich zu sein. Daß gehärtete Fette, also auch Margarine, auch dann vollkommen frei von Vitamin A sind, wenn sie aus vitaminreichen Tranen hergestellt sind, liegt auf der Hand, wenn man bedenkt, daß bei der Fetthärtung auch Vitamin A und Carotin hydriert werden und dabei in unwirksame Produkte übergehen. Vitamin A und Carotin werden in der Leber weitgehend gespeichert; bei sehr hohem Angebot wird Carotin auch in der Haut abgelagert (Xanthosis, Carotinicterus). Zwischen den Vitaminen A und D besteht eine enge Korrelation, da Zufuhr des einen auch einen erhöhten Bedarf an dem anderen Vitamin bewirkt, so daß es therapeutisch besonders zweckmäßig ist, Präparate zu verabreichen, die beide Vitamine zugleich enthalten, wie es auch im Lebertran der Fall ist.

Zum chemischen *Nachweis* von Vitamin A kann die *Carr-Price-Reaktion* dienen, die auf einer Blaufärbung mit Antimontrichlorid in Chloroform beruht: Man löst das zu untersuchende Material in geeigneter Konzentration in trockenem, alkoholfreiem Chloroform und gibt zu 0,2 cm³ dieser Lösung 1 cm³ einer gesättigten Lösung von Antimontrichlorid in reinem Chloroform. Die Intensität der Blaufärbung, die nach einigen Sekunden ihr Maximum erreicht und dann rasch verblaßt, kann als Maßstab für den Gehalt an Vitamin A dienen. Es ist jedoch zu beachten, daß Carotinoide, und zwar auch solche, die keine antixerophthalmische Wirkung haben, eine Blaufärbung ergeben, und daß man daher von dem gefundenen „Blauwert" die auf andere Weise zu ermittelnden Cartinoide abrechnen muß. Fette und ölige Zubereitungen werden bei schonenden Bedingungen unter Luftausschluß verseift und nur der unverseifbare Anteil für die Vitaminbestimmung verwendet. Dabei zeigt es sich, daß im unverseifbaren Rest und in seinen Lösungen ein viel schnellerer Vitaminrückgang (durch Autoxydation) eintritt als in den Fetten, z. B. im Lebertran, da diese anscheinend stabilisierend wirken.

Die Einstellung und Kontrolle von Vitamin-A-Präparaten erfolgt jedoch meist biologisch an jungen Ratten, die mit vitamin-A-freier Kost unter Zugabe des zu prüfenden Präparats ernährt werden. Man ermittelt diejenige Menge, die eben ausreichend ist, normale Gewichtszunahme herbeizuführen. Als internationaler Standard wird reines β-Carotin in Kokosnußöl verwendet; 0,6 g reines β-Carotin sind 1 internationale Einheit.

Vitamin-A-Präparate werden aus dem Unverseifbaren von Fischleberölen, besonders Heilbutt- und Thunfisch-Leberöl, gewonnen. Sie enthalten daher auch noch gewisse Mengen Vitamin D. Präparate, die nicht eine eindeutige Angabe des Vitamingehaltes haben, sind nur mit Vorsicht, am besten überhaupt nicht zu verwenden.

b) Vitamin-B-Gruppe.

Als *Vitamin B*, Antiberiberi-Vitamin, bezeichnete man früher gegen Beriberi wirksame Extrakte, die sich später aber als nicht einheitlich erwiesen haben und in eine Reihe von wasserlöslichen Wirkstoffen aufgeteilt werden konnten. Der reine Antiberiberischutzstoff, dessen Isolierung wegen seiner Hitze- und Alkali-

Empfindlichkeit große Schwierigkeiten bereitete, konnte erst 1926 erhalten werden, und es dauerte nahezu weitere 10 Jahre, ehe seine Konstitution erkannt worden ist. Der Beriberischutzstoff wird jetzt als *Vitamin B₁ (Aneurin)* bezeichnet; er bildet als Pyrophosphorsäureester die prosthetische Gruppe des Ferments Carboxylase, das Decarboxylierung von α-Keto- und α-Aminosäuren bewirkt. Aneurin hat basische Eigenschaften und gibt mit Säuren gut krystallisierende, farblose, alkohollösliche Salze. Es verträgt kurzes Erhitzen auf 100°, wird aber bei langem Kochen zerstört. In alkalischer Lösung wird es auch von schwachen Oxydationsmitteln leicht angegriffen.

B₁-Mangel führt zu einer als Beriberi bezeichneten Erkrankung, die in Ländern mit reiner Reisernährung weit verbreitet ist und nur dann auftritt, wenn der Reis geschält genossen wird. Das Vitamin befindet sich in der Reiskleie, besonders reichlich im Silberhäutchen. Das Schälen und Polieren stellt also, wie wir jetzt wissen, geradezu ein „Verfahren zur Herstellung von Mangelkost" dar. Beriberi beginnt mit Appetitverlust und Magen- und Darmstörungen, dann treten zunehmend nervöse Störungen (Neuritis), steifer Gang und Lähmung der Extremitäten, Herzschädigungen und schwere Kreislaufsymptome auf, so daß es zu schweren Allgemeinerkrankungen kommt, die oft tödlich verlaufen. Obwohl in nördlichen Breiten echte Beriberifälle äußerst selten sind, ist die Gefahr der B₁-Hypovitaminose recht beträchtlich, worauf noch einzugehen sein wird. Beriberiähnliche Erkrankungen treten auch bei Tieren, besonders bei Tauben und Hühnern, auf, wenn sie B₁-frei ernährt werden. Man kann daher B₁-Präparate mit Hilfe des „Taubentestes" auf ihre Wirksamkeit prüfen. Tauben werden B₁-frei ernährt, bis sie nach einigen Wochen an Polyneuritis erkranken; dann verabreicht man das zu prüfende Präparat und stellt fest, welche Menge gerade eben imstande ist, die Krankheit zu heilen; die „Taubentagesdosis" entspricht 2 γ B₁. Seitdem das Vitamin in reiner Form bekannt ist, sind chemische Bestimmungsmethoden entwickelt worden, von denen die Thiochrommethode die bekannteste ist. Aneurin wird in alkalischer Lösung durch milde Oxydationsmittel, z. B. Kaliumferricyanid, in blau fluoreszierendes Thiochrom umgewandelt, das mit Isobutylalkohol ausgeschüttelt werden kann.

Aneurin   Thiochrom

Aus der Intensität der Fluorescenz der Butanollösung kann man durch Vergleich mit Standardlösungen oder durch geeignete optische Messungen die Vitaminmenge ermitteln. In den meisten Fällen bedarf das Untersuchungsmaterial jedoch noch geeigneter Vorbehandlung, um störende oder zu Täuschungen Anlaß gebende Begleitstoffe zu entfernen. 3 γ krystallisiertes Aneurin sind 1 internationale Einheit.

Der Tagesbedarf des Menschen an Aneurin beträgt etwa 0,5—1 mg, doch ist er weitgehend von der Art der Nahrung und der körperlichen Verfassung abhängig. Das Vitamin B₁ greift nämlich weitgehend in den Kohlenhydratstoffwechsel ein und es hat sich herausgestellt, daß der Bedarf an Aneurin um so größer ist, je höher der Kohlenhydratanteil in der Nahrung ist; dabei gilt etwa die folgende Beziehung:

$$\frac{\text{Tagesbedarf B}_1 \text{ in } \gamma}{\text{Tageskonsum an Nichtfettkalorien}} = \text{mindestens 0,3.}$$

Da unsere Getreidearten ebenso wie Reis unter der Samenschale ausreichend Aneurin besitzen, wird der Bedarf an Vitamin B_1 auch bei überwiegender Getreidenahrung gedeckt, sofern nur die Kost die Produkte des gesamten Kornes enthält. Ist das nicht der Fall, wie bei bevorzugter Ernährung mit Stärke und Zucker, so kommt es ebenso wie bei einer Ernährung mit geschältem Reis zu Hypovitaminosen, die mit Appetitlosigkeit beginnen und dann bei verminderter Nahrungsaufnahme den Zustand verschlimmern.

Ein über die angegebene Norm erhöhter B_1-Bedarf besteht während der Schwangerschaft, bei erhöhter Körper- oder hoher Außentemperatur, bei Basedow und bei Alkoholmißbrauch.

Besonders reich an Vitamin B_1 ist Hefe, die überhaupt die wertvollste Quelle für die Vitamine der B-Gruppe darstellt.

B₂-Komplex. Bei der Untersuchung vitamin-B-reicher Kleie und Hefeextrakte ist man schon frühzeitig darauf aufmerksam geworden, daß neben dem eigentlichen Antiberiberischutzstoff noch andere Wirkstoffe enthalten sein müßten, die man als Wachstumsvitamine oder auch als *Vitamin B₂* bezeichnete. Es zeigte sich nämlich, daß die nach Extraktion des Beriberischutzstoffes mit Alkohol oder nach seiner Zerstörung durch Erhitzen in alkalischer Lösung Produkte hinterbleiben, die eine deutliche Wachstumswirkung besitzen. Die so erhaltenen ursprünglich als B_2 bezeichnete Fraktion erwies sich dann aber auch als noch nicht einheitlich und konnte in eine Reihe von Faktoren verschiedener Wirkungen aufgeteilt werden, die man jetzt vielfach als B_2-Komplex zusammenfaßt. Dazu gehören Lactoflavin (das eigentliche Wachstumsvitamin B_2), der Pellagraschutzstoff (PP-Faktor) und das antianämische Vitamin neben einer Reihe von mindestens 10 weiteren Stoffen, deren Bedeutung für den Menschen ungewiß oder wenigstens noch unbekannt ist.

Lactoflavin gehört zu einer Gruppe von in Wasser löslichen Farbstoffen von gelbgrüner Fluorescenz, die man als *Lyochrome* bezeichnet, im Gegensatz zu den fettlöslichen Farbstoffen, den *Lipochromen*, zu denen die Carotinoide gehören. Die Lyochrome sind an der intensiven Fluorescenz auch hochverdünnter Lösungen leicht zu erkennen. Lactoflavin ist 1934 aus Molke durch Adsorption an Fullererde isoliert und in krystallisiertem Zustand rein erhalten worden (6000 Liter Molke liefern etwa 1 g) und 1935 etwa gleichzeitig von KUHN und von KARRER in der Konstitution aufgeklärt und synthetisiert worden.

Es bildet gelbe Krystalle vom Schmelzpunkt 293°, hat basische Eigenschaften und bildet auch mit Alkali Salze. Durch Belichtung wird es zerstört. Lactoflavin stellt die prosthetische Gruppe der sog. gelben Oxydationsfermente dar, die Oxydationsvorgänge in den Zellen vermitteln.

B_2-Mangel bewirkt im Tierversuch Wachstumsstillstand, Veränderungen der Haut und des Haarkleides; bei manchen Tieren treten auch Nervendegenerationen auf. Beim Menschen sind nur vereinzelt B_2-Hypovitaminosen beobachtet worden, die sich besonders in Entzündungen und Eiterungen an den Lippenschleimhäuten und an den Augen bemerkbar machen. Durch B_2-Mangel bedingte Wachstumsstörungen sind beim Menschen nicht bekannt geworden, da offenbar eine ausreichende Versorgung mit B_2 durch die Nahrung erfolgt. Der Tagesbedarf des Menschen läßt sich daher auch nur schätzungsweise angeben und soll 1—3 mg betragen. Vitamin B_2 findet sich in fast allen Gemüsearten, in Hefe, in Milch und Fleisch; besonders reichlich in der Leber, in der es gespeichert wird; es liegt meist in Form des gelben Ferments und nur ausnahmsweise in der Milch als freies Lactoflavin vor.

Für Nachweis und Wertbestimmung wird ein Wachstumstest an B_2-frei ernährten jungen Ratten verwendet, als chemische Methode kann die Intensität der Fluorescenz benutzt werden.

Pellagraschutzstoff, PP-Faktor, Nicotinsäureamid. In Ländern mit überwiegender Maisernährung treten oft massenweise Erkrankungen auf, die mit Haut- und Schleimhautschäden beginnen und von nervösen und psychischen Störungen gefolgt werden. Die als Pellagra (auch Mailänder Aussatz) bezeichnete Krankheit wurde lange Zeit als Infektionskrankheit angesehen, bis man sie schließlich mit der Maisernährung in Zusammenhang brachte und als Mangelkrankheit erkannte. Erst 1937 wurde Nicotinsäureamid (s. S. 391) als Pellagraschutzstoff (PP-Faktor, Pellagra preventive factor) erkannt, nachdem er bereits einige Jahre vorher als Bestandteil des wasserstoffübertragenden Ferments Codehydrase erkannt worden war. Nicotinsäureamid bildet farblose Krystalle vom Schmelzpunkt 122°, hat schwach basischen Charakter und bildet daher mit Säure Salze. Pellagra wird im Frühstadium durch Nicotinsäureamid fast schlagartig innerhalb von wenigen Tagen geheilt, schwere Fälle werden weitgehend gebessert. Der normale Tagesbedarf des Menschen wird auf 15—30 mg geschätzt.

Antianämisches Vitamin, Antiperniziosafaktor. Unter den verschiedenen Anämieformen war bis vor kurzem die perniziöse Anämie besonders gefürchtet, da sie zu fortschreitendem Körperverfall führte, der therapeutisch nicht entscheidend beeinflußt werden konnte. Die Erkrankung wird durch ständige Abnahme der roten Blutkörperchen verursacht, die offenbar dadurch zustande kommt, daß die an sich in ausreichender Menge gebildeten Jugendformen nicht zur fertigen Ausbildung gelangen. Es handelt sich also um eine Störung des Reifungsprozesses der embryonalen roten Blutkörperchen. Etwa 1923 hat man gefunden, daß die Krankheit durch Verabreichung von Leber oder geeigneten Leberextrakten geheilt wird, neuerdings haben sich auch gewisse Magenextrakte als wirksam erwiesen. Der Reifungsstoff, den man auch als *Hämamin* oder *Anahämin* bezeichnet, setzt sich aus 2 Komponenten zusammen, dem *Hämogen*, welches keine Proteinnatur hat, hitzebeständig und in 80% Alkohol löslich ist, und einem wahrscheinlich in der Magenschleimhaut gebildetem Prinzip, *Hämopoetin*, welches durch Erhitzen zerstört wird und vielleicht Fermentcharakter besitzt. Die chemische Natur beider Stoffe ist noch unbekannt. In der Leber wird Hämogen gespeichert und bei Bedarf durch ein Ferment (Hämogenase) mobilisiert; Leberpräparate enthalten wohl nur unbedeutende Mengen Hämamin, in der Hauptsache Hämogen. Die Wirksamkeit von Leberpräparaten (die Handelspräparate sind von sehr unterschiedlichem Wert) werden am besten klinisch festgestellt. Leider fehlen mangels geeigneten Testes noch Standardisierungsmöglichkeiten und verbindliche Festlegung von Wirkungseinheiten.

In der angelsächsischen Literatur wird neuerdings unter der Bezeichnung *Folic acid*, die man wohl am besten als *Folinsäure* oder *Folsäure* übernehmen wird, eine neue, wohl gleichfalls der Vitamin-B-Gruppe zuzurechnende Substanz beschrieben, die bei einigen Arten der Anämie sehr wirksam sein soll, aber offenbar nicht mit dem antianämischen Vitamin identisch ist. Die Substanz hat folgende Konstitution:

$$\begin{array}{c} \text{N--C--OH} \\ \parallel \quad \parallel \\ \text{H}_2\text{N--C} \quad \text{C--N=C--CH}_2\text{--NH--}\langle\!=\!\rangle\text{--CO--NH--CH--CH}_2 \cdot \text{CH}_2 \cdot \text{COOH} \\ | \quad | \quad | \qquad\qquad\qquad\qquad | \\ \text{N=C--N=CH} \qquad\qquad\qquad\qquad\quad \text{COOH} \end{array}$$

und stellt ein Peptid dar, dessen heterocyclischer Ring den Purinen nahesteht. Sie findet sich im tierischen Gewebe, besonders in Leber und Niere, in der Milch, Hefe und allen grünen Blättern. Sie scheint auch wachstumsfördernde Wirkung zu besitzen. Ihre Bedeutung für den menschlichen Organismus ist noch nicht ausreichend erwiesen.

Pantothensäure. Zur Gruppe des B_2-Komplexes gehört ein Wirkstoff, dessen Fehlen bei der Ratte, bei Hunden und bei Silberfüchsen zum Ergrauen des Haarkleides führt und daher als Anti-graue-Haare-Faktor bezeichnet wurde. Der Wirkstoff ist für das Wachstum niederer Organismen, besonders der Hefe, unerläßlich; ob er auch für den Menschen Bedeutung hat, ist bisher nicht erwiesen. Zu dem Ergrauen des menschlichen Kopfhaares steht er nicht in Beziehung. Wegen ihrer weiten Verbreitung in der Natur ist die Substanz später als *Pantothensäure* bezeichnet worden; sie stellt chemisch ein Peptid der folgenden Formel dar:

$$\begin{array}{c} \text{CH}_3 \\ | \\ \text{HOCH}_2\text{--C--CHOH--CO--NH--CH}_2\text{--CH}_2\text{--COOH} \\ | \\ \text{CH}_3 \end{array}$$

Die d-Pantothensäure ist etwa 30mal wirksamer als die l-Form.

p-Aminobenzoesäure. Wie Pantothensäure ein Wuchsstoff für Hefe, so stellt p-Aminobenzoesäure einen Wuchsstoff für Bakterien dar; sie wird auch als Wuchsstoff H bezeichnet und spielt für Bakterien die Rolle eines Vitamins. Möglicherweise kommt diese Funktion nicht der p-Aminobenzoesäure selbst, sondern einem Peptid zu (möglicherweise der Folsäure), in welches diese Säure eingebaut ist. Die Wirkung der Sulfonamide erklärt man ja so, daß sie p-Aminobenzoesäure aus einer für die Bakterien lebenswichtigen Funktion, möglicherweise aus einem Ferment, verdrängen und sie so schädigen, daß sie den Abwehrfunktionen des befallenen Organismus durch Phagocytose leichter erliegen. Ob die p-Aminobenzoesäure auch für den Organismus höherer Tiere und für den Menschen von Bedeutung ist, läßt sich noch nicht erkennen.

Biotin. Einen weiteren Wachstumsfaktor für niedere Organismen, insbesondere für Hefe, stellt das *Biotin* dar; es findet sich in Hefe, Eigelb und Milch, aber auch in erheblichen Mengen in Leber und Niere; man kann daher annehmen, daß es auch für den menschlichen Organismus von Bedeutung ist. Bisher ist auch eine gewisse Wirkung auf den Fettstoffwechsel der menschlichen Haut nachgewiesen worden, so daß die Substanz auch als *Hautvitamin, Vitamin H* bezeichnet worden ist. Bisher sind 2 isomere Biotine, die man als α- und β-Biotin unterscheidet, aufgefunden worden, deren Konstitution von KÖGL aufgeklärt worden ist:

$$\begin{array}{c} \text{NH--CH--COOH} \\ | \qquad | \quad\diagdown\text{S} \\ \text{CO} \quad \text{CH}\diagup\quad\diagdown\text{CH}_2\ \text{CH}_3 \\ | \qquad | \\ \text{NH--CH------CH--CH--CH}_3 \\ \alpha\text{-Biotin} \end{array} \qquad \begin{array}{c} \text{NH--CH}_2 \\ | \qquad | \quad\diagdown\text{S} \\ \text{CO} \quad \text{CH}\diagup\quad\diagdown\text{CH}_2 \\ | \qquad | \\ \text{NH--CH------CH--(CH}_2)_3 \cdot \text{COOH} \\ \beta\text{-Biotin} \end{array}$$

Die *Vitamine* B_3, B_4 und B_5 sind Wachstumsfaktoren, die für manche Tiere unentbehrlich zu sein scheinen; eine Bedeutung für den Menschen hat sich bisher nicht erkennen lassen.

$$\text{CH}_2\text{OH}$$

$$\text{HOH}_2\text{C}\overset{\displaystyle|}{\underset{\displaystyle\text{N}}{\bigcirc}}\overset{\text{—OH}}{\underset{\text{—CH}_3}{}}$$

Adermin

Vitamin B₆ Adermin. Durch geeignete Diät läßt sich an Ratten eine Mangelkrankheit hervorrufen, die mit der menschlichen Pellagra Ähnlichkeit besitzt und daher als Rattenpellagra bezeichnet wird, jedoch nicht durch Nicotinsäureamid zu heilen ist. Der Rattendermatitis-Schutzstoff konnte 1938 aus Hefe und aus Reiskleie als farblose krystalline Substanz vom Schmelzpunkt 155° isoliert werden. 1939 gelang KUHN die Konstitutionsaufklärung und die Synthese.

Die als Adermin bezeichnete Substanz hat auch für den Menschen Bedeutung, da ihr Fehlen Hautschäden und Veränderung im Blutbild und am Nervensystem hervorruft. Der Tagesbedarf des Menschen wird auf 2—4 mg geschätzt.

c) Vitamin C (Ascorbinsäure).

Bei lange anhaltendem Fehlen von Gemüse und Obst in der Nahrung kommt es zu einer seit Jahrhunderten bekannten Erkrankung, die als *Skorbut* bezeichnet wird und sich in Blutungen des Zahnfleisches, Lockerung und schließlichem Ausfall der Zähne, Blutungen in Muskeln und Geweben, Hautveränderungen, Ermüdungserscheinungen und allgemeinem Kräfteverfall äußert. Oft treten als Folge geschwächter Abwehrfunktionen des Organismus Infektionskrankheiten auf, die vielfach so im Vordergrunde der Erscheinungen stehen, daß man den Skorbut lange Zeit als Infektionskrankheit angesehen hat. Die Erkrankung und die Wirkung von Schutzstoffen ließen sich experimentell am Meerschweinchen studieren, und es wurden besonders von TILLMANS Zusammenhänge zwischen der Intensität der Reduktionswirkung und der antiskorbutischen Wirkung vermutet. 1928 isolierte SZENT-GYÖRGYI aus Nebennieren, später auch aus anderen Organen und aus Pflanzen, eine farblose krystallisierte organische Säure vom Schmelzpunkt 190—192°, von ihm als Hexuronsäure bezeichnet, die 1932 von ihm und etwa gleichzeitig auch von TILLMANS als das antiskorbutische Vitamin erkannt und nunmehr als *Ascorbinsäure* bezeichnet wurde. Ascorbinsäure, die jetzt in großen Mengen synthetisch aus Hexosen hergestellt wird, ist in mehreren stereoisomeren Formen bekannt, von denen die wirksamste die natürlich vorkommende 1-Ascorbinsäure ist. Die Substanz kann in 2 tautomeren Formen reagieren, die Reduktionswirkung beruht auf der leichten Dehydrierbarkeit, die reversibel ist, so daß man annehmen kann, daß die Bedeutung der Ascorbinsäure für den Organismus auf der Vermittlung von Oxydoreduktionsvorgängen beruht:

$$\underset{\text{Enolform}}{\underset{\text{Ascorbinsäure}}{\text{OH}_2\text{C—CHOH—CH}\ \overset{\displaystyle\overset{\text{OH OH}}{\overset{|\quad|}{\text{C}=\text{C}}}}{\underset{\diagdown\!\!\!\diagup}{}}\ \text{C}=\text{O}}}\ \rightleftharpoons\ \underset{\text{Ketoform}}{\text{HOH}_2\text{C—CHOH—CH}\ \overset{\overset{\text{OH}}{\overset{|}{\text{CH—C}=\text{O}}}}{\underset{\diagdown\!\!\!\diagup}{\underset{\text{O}}{}}}\ \text{C}=\text{O}}\ \overset{^1/_2\text{O}_2}{\underset{\text{H}_2}{\rightleftharpoons}}\ \underset{\text{Dehydroascorbinsäure}}{\text{HOH}_2\text{C—CHOH—CH}\ \overset{\overset{\text{O}}{\overset{\|}{\text{C—C}=\text{O}}}}{\underset{\diagdown\!\!\!\diagup}{\underset{\text{O}}{}}}\ \text{C}=\text{O}}$$

Auffällig und aufschlußreich für die Wirkung der Ascorbinsäure ist die Tatsache, daß sie besonders reichlich in solchen Organen gespeichert wird, die Hormone produzieren; es ist daher zu vermuten, daß sie entweder die Hormonproduktion beeinflußt oder mit Hormonen in irgendwelchen Wechselbeziehungen steht. Bekannt ist bereits, daß sie den physiologischen Abbau des Adrenalins bremst, dessen Wirkungsdauer also verlängert und damit vielleicht adrenalinsparend wirkt.

Ascorbinsäure scheint nur für den Menschen und wenige Tiere (Meerschweinchen) Vitamincharakter zu haben, da die meisten Tiere, darunter auch Ratten, Mäuse, Tauben, Hühner, in der Lage sind, sie zu synthetisieren; das gleiche soll auch für das Kind bis zum 1. Lebensjahr gelten. Der Bedarf des Menschen beträgt etwa 50 mg pro Tag, eine Menge, die im Vergleich zu anderen Vitaminen sehr hoch ist.

Ascorbinsäure ist in den pflanzlichen Nahrungsmitteln weit verbreitet und so ausreichend vorhanden, daß bei normaler Zusammensetzung und Zubereitung der Nahrung Avitaminosen kaum vorkommen. Der für die Volksernährung wichtigste Vitamin C-Spender ist die Kartoffel, die pro Kilogramm 150—200 mg enthält; im Laufe der Lagerung tritt allerdings eine ständige Abnahme ein, so daß es im Winter und Frühjahr bei mangelnder Obst- und Gemüseversorgung zu Hypovitaminose kommen kann, zu der auch die bekannte Frühjahrsmüdigkeit zu rechnen ist. Reich an Vitamin C sind Apfelsinen, Citronen, Paprika und besonders Hagebutten, die bis zu 1 % Ascorbinsäure enthalten. Durch Erhitzen in alkalischer Lösung (z. B. beim Zusatz von „Natron" zum Kochwasser), bei Gegenwart von Schwermetallen, besonders von Kupfer auch in neutraler oder saurer Lösung, tritt Zerstörung der Ascorbinsäure ein. Die Verluste, die durch Verwerfen des Kochwassers (auch bei geschälten Kartoffeln, nicht aber, wenn sie in der Schale gekocht werden) eintreten, sind sehr beträchtlich und können 80—90 % betragen; die Ausnutzung der in den Nahrungsmitteln vorhandenen Ascorbinsäure ist also sehr weitgehend von ihrer küchentechnischen Behandlung abhängig.

Nachweis und Bestimmung der Ascorbinsäure geschieht am zuverlässigsten im Tierversuch an Meerschweinchen, indem man bei C-freier Ernährung diejenige Menge der zu untersuchenden Substanz ermittelt, die gerade eben noch eine Schutzwirkung besitzt. Unter den chemischen Methoden ist die von TILLMANS entwickelte Titration mit 2,6-Dichlorphenolindophenol die gebräuchlichste, die auf der Reduktionswirkung der Ascorbinsäure beruht. Man titriert einen schwachsauren Auszug des zu untersuchenden Materials mit einer Dichlorphenolindophenol-Lösung bekannten Gehalts, bis deren blaue Farbe noch gerade eben beständig bleibt. Das Verfahren verlangt aber vorherige Beseitigung anderer reduzierender Stoffe, für die man die verschiedenartigsten Methoden in Vorschlag gebracht hat. Die Unsicherheiten dieser Methoden bedingen schwankende Ergebnisse, die die Literatur dieses Gebietes sehr belasten.

50 γ Ascorbinsäure stellen eine IE dar, doch erfolgt die Angabe bei Vitaminpräparaten meist zweckmäßiger in Gewichtsmengen.

d) Vitamin D (Calciferol).

Unter den Mangelkrankheiten unserer Zone kann man wohl mit Recht die Rachitis als die gefährlichste ansehen, da besonders in Hungerzeiten weiteste Kreise der Kleinkinder bedroht sind, so daß in Großstädten noch während und kurz nach dem 1. Weltkrieg bis zu 90 % der Kinder Zeichen von Rachitis aufwiesen. Die Krankheit, die zum erstenmal von einem englischen Arzt beschrieben und daher auch als „Englische Krankheit" bezeichnet worden ist, äußert sich in einer unzureichenden Verkalkung der Knochen, die dadurch weich und biegsam werden und infolge der Belastung verkrümmen. Seit mehr als 100 Jahren kennt man die heilende und vorbeugende Wirkung des Lebertrans; etwa 1890 wird zum erstenmal auf die heilende Wirkung des Lichtes aufmerksam gemacht, die aber erst seit 1920 allgemein anerkannt wird. Im Anschluß daran wurde gefunden, daß auch zahlreiche Nahrungsmittel durch Bestrahlung mit ultraviolettem Licht antirachitisch wirksam werden. Daraus ergab sich der Schluß, daß eine Vorstufe

(Provitamin) des antirachitischen Wirkstoffes in der Natur weit verbreitet sein müsse, aus der durch Belichtung der Wirkstoff hervorgeht. Das, oder genauer gesagt, ein Provitamin wurde 1927 von WINDAUS im Ergosterin der Hefe gefunden, das er durch Bestrahlung in antirachitisches Vitamin überführen konnte. Die Gewinnung des krystallinen Vitamins aus den Bestrahlungsprodukten war ein mühevoller Weg, da die photochemische Reaktion über Zwischenprodukte (Lumisterin und Tachysterin) führt und über die Stufe des Vitamins hinaus zu den sog. Suprasterinen I und II und zu Toxisterin führt.

Die Produkte sind untereinander isomer und nebeneinander vorhanden, wodurch die Gewinnung krystallisierter Produkte sehr erschwert ist. Das zuerst erhaltene Krystallisat, das später als Vitamin D_1 bezeichnet wurde, erwies sich als noch nicht einheitlich; man konnte daraus die unwirksame Vorstufe *Lumisterin* abtrennen und erhielt nunmehr reines, einheitliches Vitamin D, das zur Unterscheidung von dem früher beschriebenen Produkt als D_2 bezeichnet wurde. In England, wo die Isolierung etwa zu gleicher Zeit gelang, wird das Produkt *Calciferol* genannt. Vitamin D_2 (s. S. 325) stellt farblose Krystalle vom Schmelzpunkt 115—117° dar, die in Fetten und Fettlösungsmitteln gut löslich sind. Vergleichende Untersuchungen über die Wirksamkeit von Vitamin D_2 und Lebertran gegenüber verschiedenen Tieren riefen jedoch Zweifel über die Identität des künstlich hergestellten Vitamins mit dem Wirkstoff des Lebertrans hervor. 1937 gelang dann BROCKMANN die Isolierung des natürlichen Vitamins aus Thunfischleberöl, das sich als nicht vollkommen identisch mit D_2 erwies und die Bezeichnung D_3 (s. S. 325) erhielt. In seiner Wirksamkeit steht es hinter D_2 etwas zurück. D_3 konnte später durch Bestrahlung von 7-Dehydrocholesterin künstlich dargestellt werden; da der tierische Organismus befähigt ist, Cholesterin, das selbst kein Provitamin darstellt, in 7-Dehydrocholesterin umzuwandeln, wird die heilende Wirkung des Lichtes verständlich. Später sind auch weitere Provitamine anderer D-Vitamine bekannt geworden, die aber weder physiologisch noch praktisch von besonderer Bedeutung sind.

Die Wirkung des D-Vitamins auf die Kalkeinlagerung der Knochen beruht auf der Einstellung eines bestimmten Ca-P-Gleichgewichts im Blut. Es hat sich nämlich herausgestellt, daß die rachitischen Erscheinungen an den Knochen nicht auf einen Mangel an Calcium, sondern auf mangelndes Phosphat im Blut zurückzuführen sind. Eine Verkalkung der Knochen läßt sich nämlich bei Vitaminmangel auch durch Verabreichung von Phosphat bewirken; für die Knochenbildung ist also nicht allein Calcium, sondern die gleichzeitige Anwesenheit von Phosphat erforderlich, und zwar in Mengen, die im Blut ein Verhältnis Ca : P = 1 : 1 aufrechterhalten. Auf welche Weise das Vitamin D hier regelnd eingreift, ist noch nicht bekannt.

Die Auswertung von Vitamin-D-Präparaten geschieht ausschließlich biologisch, und zwar an Ratten; einwandfreie chemische oder physikalische Methoden sind bisher nicht bekannt. Eine mit $SbCl_3$ in Chloroform eintretende Orangefärbung kann für orientierende Untersuchungen herangezogen werden.

Die Bewertung von Vitamin-D-Präparaten geschah früher nach biologischen oder nach klinischen Einheiten und erfolgt jetzt nach internationalen Einheiten. Eine IE ist 0,025 γ D_2 (entsprechend der Wirkung von 0,04 γ D_3); eine klinische Einheit = 100 biologische Einheiten = ungefähr 15 IE. Der Tagesbedarf des Menschen wird auf 2—10 γ geschätzt; zur Heilung der Rachitis wird etwa die 5fache Menge verabreicht. Da der Organismus im hohen Maße die Fähigkeit besitzt, Vitamin D zu speichern, werden oft statt der Dauerbehandlung einmalige sehr hohe Dosen (mehrere mg) mit bestem Erfolg als Vitaminstoß gegeben.

Lang anhaltende sehr hohe Überdosierung kann zu übermäßiger Kalkablagerung an den Knochen und einzelnen Organen führen und so Hypervitaminose hervorrufen; bei normaler Verabreichung besteht hierfür jedoch keinerlei Gefahr.

e) Vitamin E (Tocopherol).

Werden weibliche Ratten längere Zeit auf eine künstliche Kost gesetzt, die in ausreichender Menge die Vitamine A, B, C und D enthält, so zeigen sie zwar normale Entwicklung, sie verlieren aber die Fähigkeit, ihre Jungen aufzuziehen oder sie überhaupt auszutragen. Zufütterung von pflanzlichen Ölen hebt die Erscheinung auf, wobei sich Getreidekeimöle als besonders wirksam erwiesen. Man vermutete daher das Vorhandensein eines besonderen Fruchtbarkeitsfaktors und bezeichnete ihn als Vitamin E. 1936 gelang EVANS, dem wir auch die ersten Erkenntnisse über die Existenz dieses Vitamins verdanken, die Isolierung des Wirkstoffes aus Weizenkeimöl, seine Konstitution wurde 1938 erkannt.

Die Substanz wurde als Tocopherol bezeichnet und stellt ein Hydrochinonderivat dar, an dessen Aufbau Phytol beteiligt ist; später wurde noch ein zweites Tocopherol aufgefunden, das im Hydrochinonkern eine CH_3-Gruppe weniger enthält. Man unterscheidet beide als α- und β-Tocopherol und fand später im Maiskeimöl noch eine weitere als γ-Tocopherol bezeichnete Substanz, die mit β-Tocopherol isomer ist. α-Tocopherol läßt sich durch Kondensation von Pseudocumolhydrochinon mit Phythylbromid synthetisch gewinnen:

R = CH₃: α-Tocopherol
R = H: β-Tocopherol

Die Tocopherole stellen schwach gelb gefärbte, dicke Öle dar und geben einige gut krystallisierende Derivate. Gegen Erhitzen sind sie wenig empfindlich, sie werden aber wie alle Phenole verhältnismäßig leicht oxydiert, so daß sie von Luftsauerstoff besonders bei Gegenwart von Alkali oder katalytisch wirkenden Schwermetallen angegriffen werden.

Ob Tocopherol auch für den Menschen ein wahres Vitamin darstellt, ist noch unsicher; die Tatsache, daß bei Menschen E-Avitaminosen nicht bekannt geworden sind, und die geringe Konstitutionsspezifität, die daran zu erkennen ist, daß auch sehr weitgehend abgewandelte Verbindungen im Tierversuch noch wirksam sind, scheinen dagegen zu sprechen. Immerhin hat es sich in vielen Fällen von habituellem Abort als sehr wirksam erwiesen und auch sexuelle Störungen des Mannes sind günstig beeinflußt worden. Man wendet es in Dosen von einigen Milligramm an, ohne über den normalen Bedarf des Menschen Angaben machen zu können.

f) Vitamin K (Phyllochinon)

Das Vitamin K wurde bei der Untersuchung experimenteller Mangelkrankheiten an Küken aufgefunden; dabei traten bei bestimmten Kostformen Blutungen in der Haut und im Darm auf, die durch Vitamin C nicht zu beheben waren. Man vermutete daher das Vorhandensein eines antihämorrhagischen Faktors, den man als Vitamin K bezeichnete. Er konnte 1939 von KARRER aus Pflanzenmaterial in reiner Form als gelbes Öl isoliert werden und erwies sich als ein Phytolderivat eines Methyl-Naphthochinons (daher auch die Bezeichnung Phyllochinon):

$$\text{O} \quad \text{O}$$
Struktur: Naphthochinon mit $-CH_3$ und $-CH_2-CH=C-(CH_2)_3-CH-(CH_2)_3-CH-(CH_2)_3-CH-CH_3$ mit CH_3, CH_3, CH_3, CH Seitenketten.

Für Mensch und Säugetiere stellt das Phyllochinon kein eigentliches Vitamin dar, da es in deren Darm mit Hilfe von Bakterien erzeugt werden kann. Avitaminosen können daher bei ihnen nur dann auftreten, wenn bei K-freier Kost gleichzeitig die Tätigkeit dieser Bakterien gehemmt ist; Vitamin K ist für die Bildung von Prothrombin in der Leber erforderlich, welches nach Übergang in das Ferment Thrombin Blutgerinnung herbeiführen kann. Eine gewisse genetische Beziehung zum Vitamin A folgt nicht nur aus der Ähnlichkeit des chemischen Baues, sondern auch daraus, daß die Oxydationsprodukte des Tocopherols Vitamin-K-Wirkung besitzen. Auch ist bei Vitamin K ebenso wie bei Vitamin E die Konstitutionsspezifität wenig ausgeprägt; für beide ist außerdem zur Resorption die Anwesenheit von Gallensäure erforderlich.

Vitamin-K-Präparate scheinen sich in Fällen von verminderter Gerinnungsfähigkeit des Blutes und dadurch bedingte sonst schwer zu sistierende Blutungen bewährt zu haben. Neuerdings werden statt des natürlichen Vitamins einfachere synthetische Produkte, wie 2-Methyl-1,4-Naphthochinon und 2-Methyl-1,4-Diacetyldioxynaphthalin empfohlen, die gleiche Wirksamkeit besitzen sollen:

Strukturformeln: links 2-Methyl-1,4-Naphthochinon (O, $-CH_3$, O); rechts 2-Methyl-1,4-Diacetyldioxynaphthalin ($OCOCH_3$, $-CH_3$, $O-COCH_3$).

2. Fermente (Enzyme).

Die mit der Nahrung aufgenommenen Stoffe werden vom Organismus entweder zur Erzeugung von Energie oder zur Regenerierung verbrauchter Körpersubstanzen verwendet. In dem einen Falle handelt es sich um Oxydationsvorgänge, in dem anderen Falle um Synthesen. Für beide Zwecke aber sind die Nahrungsstoffe in der Form, wie der Organismus sie aufnimmt, ungeeignet; sie müssen zunächst abgebaut und so in Bruchstücke übergeführt werden, die nun entweder für die Oxydation oder für den Aufbau von körpereigenen Substanzen geeignet sind. Diese Umformung wird im Organismus und in den Zellen mit Hilfe der Fermente bewirkt. Man glaubte früher, daß die Wirkung der Fermente an die lebende Zelle gebunden sei. BUCHNER konnte aber schon im Jahre 1897 zeigen, daß die Fermente der Hefe auch außerhalb der Zelle wirksam sind. Er zerstörte Hefezellen mechanisch durch Zerreiben mit Sand und fand, daß auch das zellfreie Filtrat Zucker in Alkohol und CO_2 umzuwandeln vermag. Später sind zahlreiche Fermente isoliert worden, manche sogar in krystallisierter Form, so daß man ihre Wirkungen und ihre chemische Natur sehr eingehend studieren konnte.

Dabei hat sich gezeigt, daß alle Fermente Eiweißstoffe sind. Soweit man bisher nähere Kenntnis über einzelne Fermente und ihre Wirkungen erlangt hat, wurde gefunden, daß es sich um zusammengesetzte Eiweißstoffe, also um Proteide handelt. Die Fermente lassen sich nämlich durch einfache Methoden, meist schon durch Dialyse in zwei Komponente zerlegen, die beide für sich völlig unwirksam, beim Vermischen der beiden Fraktionen aber wieder zum ursprünglichen Ferment mit unverminderter Wirksamkeit zusammentreten. Der hochmolekulare, nicht dialysierbare Anteil ist die Eiweißkomponente; er wird auch als *Apo-Ferment* bezeichnet. Der andere, dialysierbare Anteil, der anscheinend den verschiedensten chemischen Körperklassen angehören und in einfachsten Fällen ein Metall sein kann, wird als *Co-Ferment*, und das Ferment selbst auch als *Holo-Ferment* bezeichnet (Apo-Ferment + Co-Ferment = Holo-Ferment). Es scheint so, als ob das Apo-Ferment nur den kollodialen Träger für die eigentlich wirksamen Komponente, das Co-Ferment (auch prosthetische Gruppe genannt), darstellt.

Die Apo-Fermente bedingen die Eiweißnatur der Fermente; sie sind thermolabil (bei 55—60° werden sie unwirksam) und auch durch chemische Mittel denaturierbar, in fast allen organischen Lösungsmitteln unlöslich und haben hohe Molekulargewichte (etwa zwischen 17 000 und 1,5 Millionen). Die Co-Fermente können, wie bereits erwähnt, den verschiedenartigsten chemischen Gruppen angehören. Einige von ihnen sind Vitamine; so ist das Vitamin B_1 das Co-Ferment der Carboxylase, B_2 das Co-Ferment der gelben Oxydationsfermente und der B-Faktor Nicotinsäureamid das Co-Ferment von Gärungsfermenten.

Die Bezeichnung der Fermente geschieht in der Weise, daß man an die Reaktion, die sie herbeiführen, oder an den Stoff, den sie umsetzen, die Endsilbe „ase" fügt. So werden z. B. esterspaltende Fermente als Esterasen, dehydrierende Fermente als Dehydrasen bezeichnet. Auf diese Weise bildet man insbesondere die Namen für die Ferment*gruppen*. Zur näheren Charakterisierung der einzelnen Fermente bezieht man sich auf den von ihnen umgesetzten Stoff, z. B. Lipasen = fettspaltende Fermente, Urease = harnspaltendes Ferment.

Die Einteilung der Fermente geschieht nach der Art ihrer Wirkung. Man unterscheidet zwischen hydrolysierenden Fermenten, den *Hydrolasen*, und solchen, die C-C-Bindungen lösen, den *Desmolasen*. Die Hydrolasen unterteilt man je nach der Art der Bindung, die sie hydrolytisch zu spalten vermögen, in *Esterasen*, die Ester spalten, also C-O-Bindungen lösen, *Proteasen* und *Amidasen*, die C-N-Bindungen lösen. Zu den Esterasen gehören die fettspaltenden Fermente (Lipasen), die im Magen und im Pankreas entstehen und sich auch in solchen Samen und Früchten finden, die Fette als Reservestoffe enthalten. Die Lipasen spalten die Fette in Glycerin und Fettsäuren. *Phosphatasen* spalten die für viele biologische Vorgänge so außerordentlich wichtigen Phosphorsäureester und haben auch die Fähigkeit, solche Phosphorsäureester zu synthetisieren.

Als *Proteasen* bezeichnet man diejenigen Fermente, die den Abbau der Eiweißstoffe bewirken. Man unterteilt sie in *Proteinasen*, die Eiweiß zu Peptiden abbauen, und *Peptidasen*, die Peptide in Aminosäure spalten. Zusammen bewirken sie den Eiweißabbau bei der Verdauung. Zu den Proteinasen gehört das Pepsin, das im Magen bei saurer Reaktion (etwa p_H 2) wirksam ist und, obwohl es bereits in kristallisierter Form erhalten worden ist, wahrscheinlich kein einheitliches Ferment, sondern einen ganzen Fermentkomplex darstellt. Sein Molekulargewicht liegt bei 36000. *Trypsin* und *Erepsin* sind Peptidasen, die im Darm bei schwach alkalischer Reaktion (p_H 7—8) wirksam sind und gleichfalls aus Fermentkomplexen mit spezifischen Einzelfunktionen bestehen.

Amidasen sind desamidierende Fermente, sie spielen also beim Abbau der Aminosäure eine Rolle. Zu ihnen gehört auch die *Urease*, die für den tierischen Organismus wohl nur von untergeordneter Bedeutung ist; sie ist in niederen Organismen und in Pflanzen weit verbreitet und kann gut aus Sojabohnen isoliert werden. Urease ist in kristallisierter Form erhalten worden und besitzt ein Molekulargewicht von 480000. Sie desamidiert Harnstoff und führt ihn so in CO_2 und NH_3 über. Man kann sie daher zur quantitativen Bestimmung von Harnstoff benutzen. In einer 1,5%igen Harnstofflösung setzt 1 mg Urease bei Zimmertemperatur und neutraler Reaktion pro Minute 60 mg Harnstoff um. Unter Berücksichtigung der Molekulargewichte ergibt sich daraus, daß 1 Molekül Urease pro Minute 480000 Moleküle Harnstoff zersetzt.

Desmolasen sind Fermente, die die Fähigkeit haben, C-C-Bindungen zu lösen. Der einfachste Fall ist die Abspaltung von Carboxylgruppen, bewirkt durch *Carboxylasen*. Meist handelt es sich hierbei jedoch nicht um einfache Spaltungen, sondern um komplizierte Vorgänge, bei denen Oxydationsvorgänge eine Rolle spielen. Man pflegt dabei sauerstoffübertragende Fermente *(Oxydasen)*, dehydrierende Fermente *(Dehydrasen)* und Dismutationen bewirkende Fermente, also Fermente der Oxydoreduktion *(Mutasen, Oxydoreduktasen)* zu unterscheiden. Ganz streng ist hier die Begriffsbildung nicht, da eine Dehydrierung ja im chemischen Sinne gleichfalls eine Oxydation darstellt, und weiterhin Oxydation und Reduktion im biologischen Geschehen viel mehr gekoppelt sind, als diese Unterteilung zum Ausdruck bringt. Unter den Oxydasen spielen die sog. gelben Fermente bei der Zellatmung eine große Rolle; sie bewirken die Oxydation von Aldehyden und Aminosäuren.

Dehydrasen bewirken die Oxydation von Alkohol zu Carbonylgruppen. Mutasen (Oxydoreduktasen) bewirken CANNIZZAROsche Reaktion.

Die Zahl der bekannten Fermente ist schon jetzt sehr ansehnlich und wird zweifellos noch sehr erheblich anwachsen. Für ihre Darstellung und Reinigung lassen sich allgemeingültige Methoden nicht angeben. In jedem Falle ist es nötig, zur Kontrolle der Reinigungsoperationen einen sicheren Test zu besitzen, da man nur so die fortschreitende Anreicherung verfolgen und kontrollieren kann. In allen Fällen kommt es darauf an, aus geeignetem Zell- oder Organmaterial hergestellte Preßsäfte oder Auszüge von den begleitenden Ballaststoffen zu befreien. Das läßt sich meist durch Umfällen bei geeigneten p_H, am besten am isoelektrischen Punkt, bewirken. Die so vorgereinigten Lösungen können dann durch Chromatographie weiter angereichert werden, wobei man das Ferment entweder als Adsorbat erhält, das dann bei geeignetem p_H wieder eluiert wird, oder Begleitstoffe werden adsorbiert, und die Fermentlösung wird so weiter gereinigt. Durch abwechselnde Anwendung von Umfällung und Chromatographie, wobei natürlich alle eiweißdenaturierenden Einflüsse ausgeschaltet werden müssen, kommt man schließlich zu einem reinen Produkt und hat in manchen Fällen Fermente auch in kristallisierter Form erhalten. Nur wenige Fermente haben bisher als Arzneimittel Verwendung gefunden, seit langem bekannt und benutzt ist das *Pepsin*. Es wird aus den Schleimhäuten von Schweine- und Kälbermagen durch Extraktion mit Wasser erhalten. Zur Reinigung wird es aus der Lösung mit Kochsalz ausgefällt, erneut gelöst, durch Dialyse von Salzen befreit und im Vakuum zur Trocknung eingedämpft. Das so gereinigte Pepsin läßt sich unter geeigneten Bedingungen durch Fällung beim isoelektrischen Punkt krystallin erhalten; dieses Verfahren hat jedoch nur wissenschaftliches Interesse. Für pharmazeutische Verwendung wird das gereinigte amorphe Pepsin durch Verreiben mit Milchzucker auf einen bestimmten Wirkungswert eingestellt; 0,1 g Pepsin soll 10 g gekochtes Hühnereiweiß in einer Mischung von 100 cm³ Wasser und 0,5 cm³ Salzsäure bei 45° innerhalb von 3 Stunden verdauen. Das Wirkungsoptimum des Pepsins liegt bei p_H 1,5—2. Mit Hilfe des Pepsins wird das mit der Nahrung aufgenommene Eiweiß im Magen zu Peptonen abgebaut und so in wasserlösliche Produkte gespalten, die im Darm bei alkalischer Reaktion durch die Fermente Trypsin und Erepsin weiter abgebaut werden. Über den Mechanismus der Fermentwirkung ist man noch sehr unzureichend unterrichtet und daher sehr weitgehend auf Hypothesen und Vermutungen angewiesen. Dabei sind folgende Tatsachen zu berücksichtigen: Die Wirkung der Fermente ist in höchstem Grade spezifisch, d. h. jedes Ferment ist auf ein bestimmtes Substrat eingestellt, an dem es nur ganz bestimmte Veränderungen zu bewirken vermag; die Aktivität ist weitgehend von äußeren Bedingungen, insbesondere Temperatur und p_H abhängig, außerhalb eines bestimmten optimalen p_H-Bereiches verringert sich die Wirksamkeit oder verschwindet ganz. Die Fermente bewirken schon in kleinen Mengen große Substratumsätze, wobei die Reaktionsgeschwindigkeit mit der Fermentkonzentration wächst und dieser in vielen Fällen proportional ist, d. h. also, je größer die Fermentkonzentration, um so höher der Stoffumsatz in der Zeiteinheit. Daß die Fermente im Laufe der Zeit ermüden und in ihrer Wirkung nachlassen, läßt sich aus einem Verbrauch der Fermente durch Nebenreaktionen erklären und sei hier nur nebenher erwähnt; diese Tatsache bedingt die Notwendigkeit ständiger Nachlieferung neuer Fermentmengen durch den Organismus. Die Spezifität der Fermente wird durch den Bau ihrer prosthetischen Gruppen bewirkt, und zwar ist sie nicht nur von der Konstitution, sondern sehr weitgehend auch von der Konfiguration, also der räumlichen Anordnung, abhängig. Diese Gruppen müssen offenbar so beschaffen sein, daß sie ganz bestimmten Gruppen des Substrats korrespondieren, die sie dann anzugreifen vermögen. Die betreffenden Ferment- oder Substratgruppen sind zweifellos durch das p_H ihres Milieus beeinflußbar, also wohl dissoziierbar, so daß die Wirkungsspezifität nicht nur von der Konfiguration, sondern auch von einem bestimmten Dissoziationszustand, der durch das p_H eingestellt wird, abhängt. Welcher Art die Wirkung des Ferments auf das Substratmolekül, die zu dessen Abbau führt, chemisch ist, läßt sich nur vermuten. Die Frage nach der Natur der dabei entstehenden Zwischenprodukte läßt sich nicht beantworten, und es ist nicht einmal zu sagen, ob dabei chemische Bindungen oder physikalische Kräfte, wie Adsorption, eine Hauptrolle spielen. Wenn man aber berücksichtigt, wie klein die Fermentmenge im Vergleich zu den umgesetzten Substratmengen vielfach ist (das erwähnte Beispiel der Urease, von der 1 Molekül pro Minute 480000 Moleküle Harnstoff umsetzt, stellt keineswegs einen extremen Sonderfall dar), so kann es immerhin als unwahrscheinlich gelten, daß normale chemische Bindungen die Bildung der Ferment-Substrat-Zwischenprodukte vermitteln. Da schließlich die Co-Fermente, obgleich Träger der wirksamen Fermentgruppen, für sich unwirksam sind, dürfte die durch das Apo-Ferment bedingte Kolloidnatur der Fermente für die Entstehung jener Zwischenprodukte mindestens die gleiche Bedeutung haben wie die prothetische Gruppe, deren Funktion vielleicht mehr in der Herbeiführung der eigentlichen Substratspaltung als in der Bildung von Zwischenprodukten zu sehen sein.

3. Hormone.

Unter der Bezeichnung *Hormone* faßt man eine Gruppe körpereigener Wirkstoffe zusammen, die in bestimmten Drüsen oder Organen gebildet und durch das Blut transportiert werden. Sie haben die Aufgabe, die Tätigkeit einzelner Körperorgane zu regeln und aufeinander abzustimmen und stehen auch untereinander in enger Wechselwirkung, die in einer Beeinflussung der Produktion anderer Hormondrüsen zum Ausdruck kommt. Außerdem stehen sie in enger Beziehung zum vegetativen Nervensystem, wobei einerseits die Tätigkeit der Hormondrüsen durch dieses bestimmt wird, andererseits aber die gebildeten Hormone eine fördernde oder hemmende Wirkung auf die vegetativen Nerven ausüben. Man kann die Hormone als chemische Sendboten bezeichnen, die durch bestimmte Reize alarmiert werden; diese Reize können von vegetativen Nerven oder von anderen, meist übergeordneten Hormonen ausgehen. Da die Hormonabgabe nun auf die reizgebenden Organe zurückwirkt, kann durch deren Hemmung der Reiz gedämpft und so die Hormonausschüttung selbst vermindert werden. Durch solches Wechselspiel wird erreicht, daß sich ständig die für das Zusammenwirken der einzelnen Organe gerade erforderlichen Hormonkonzentrationen schnell optimal einstellen. Es wird so verständlich, daß Schädigungen oder Ausfall einzelner Hormondrüsen nicht nur die von diesen gesteuerten Organe außer Kontrolle setzen, sondern das ganze komplizierte Zusammenspiel gefährden und so zu Ausfallerscheinungen allgemeiner Art führen können. Die Erforschung der Drüsenfunktionen und Hormonwirkungen läßt sich nur in Tierexperimenten betreiben und gehört in das Gebiet der Physiologie. Auch die Isolierung von Hormonen und die Prüfung von Hormonpräparaten läßt sich nur mit biologischen Testmethoden durchführen. Eine beträchtliche Zahl der bisher chemisch erforschten Hormone gehört in die Gruppe der Cyclopentanoperhydrophenanthrenderivate, die meisten dürften aber zu den Eiweißstoffen gehören. Eine chemische Einteilung ist noch nicht möglich und auch nicht zweckmäßig, da auch bei den Hormonen das Hauptgewicht auf der spezifischen Wirkung liegt; es soll daher die folgende kurze Besprechung nach physiologischen Gesichtspunkten erfolgen und von den hormonliefernden Drüsen oder Organen ausgehen.

a) Nebenniere.

Bei der Nebenniere unterscheidet man nach Struktur und Funktion zwischen Mark und Rinde. Der lebenswichtigste Teil ist die Rinde, da Tiere wohl die Entfernung des Marks, aber nicht die vollständige Entfernung der Rinde überdauern können.

Das *Nebennierenmark* ist die Produktionsstätte des Adrenalins, das bereits 1901 in krystallisierter Form erhalten worden ist (s. S. 402). Die Nebenniere des Menschen, die etwa 5 g wiegt, enthält einige Milligramm. Die Wirkung des Adrenalins ist sehr komplizierter Natur. In ausreichender Konzentration bewirkt es Gefäßkontraktion; Lokalanaesthetica werden daher zusammen mit Adrenalin injiziert, um den Abtransport durch das Blut zu verzögern und so die Wirkung zu verlängern. Mit der Gefäßkontraktion kann eine erhebliche Erhöhung des Blutdrucks und eine starke Belebung der Herztätigkeit verbunden sein; kleine Adrenalindosen wirken jedoch oft auch blutdrucksenkend. Die physiologische Bedeutung des Adrenalins beruht nicht nur auf seiner Wirkung auf den Blutdruck und die dadurch regulierte Verteilung des Blutes auf die einzelnen Organe in dem Sinne, daß die arbeitenden und gerade angestrengten Organe bevorzugt beliefert, also, besonders reich durchblutet werden, sondern offenbar im Zusammenhang damit auch auf seiner Wirkung auf den Stoffwechsel, der durch Adrenalin gesteigert wird. So wird Blutzucker aus den Glykogenvorräten der Muskulatur mobilisiert, so daß es unter Umständen vorübergehend zu Glucosurie kommen kann. Damit ist Adrenalin ein Antagonist des Insulins, das umgekehrt, also blutzuckersenkend wirkt. Durch Zusammenwirken beider Hormone wird der Kohlenhydratstoffwechsel reguliert. Die Adrenalinwirkung ist nicht von langer Dauer, da Adrenalin durch Mitwirkung der Leber schnell abgebaut und unwirksam gemacht wird. Auch im Verdauungskanal wird es abgebaut, so daß es peroral unwirksam ist. Adrenalin wirkt auch erschlaffend auf die Bronchialmuskulatur und wird daher bei Anfällen von Asthma bronchiale angewendet.

Die Gewinnung des Adrenalins erfolgte früher durch Extraktion von Nebenniere mit schwachsaurem Alkohol. Jetzt wird wohl ausschließlich das synthetische Produkt verwendet, dessen Gewinnung sehr viel wirtschaftlicher ist.

Die Erforschung der Hormone der *Nebennierenrinde* ist erst jüngeren Datums; man fand, daß Tiere nach vollständiger Entfernung der Nebennieren durch Injektion von Rindenextrakten am Leben erhalten werden können und bezeichnete den darin vermuteten Wirkstoff als *Cortin*. Aus solchen Extrakten konnten später mehr als 20 krystallisierte Produkte isoliert werden, die zur Gruppe der Sterine gehören und den Sexualhormonen nahestehen. Unter ihnen scheinen Corticosteron und Desoxycoticosteron die wichtigsten zu sein. Die Rindenhormone spielen bei der Regulierung des Kohlenhydrat- und möglicherweise auch des Fettstoffwechsels eine wichtige Rolle; sie greifen ferner durch Beeinflussung der Nierentätigkeit in den Wasserhaushalt ein und bestimmen das Verhältnis Na : K im Blut in dem Sinne, daß bei Ausfall der Hormone die K-Konzentration erhöht wird. Wie die nahe chemische Verwandtschaft zwischen Nebennierenrinden- und Sexualhormonen vermuten läßt, bestehen auch gewisse physiologische Beziehungen zwischen Rindenhormonen und Sexualapparat; damit können die Rindenhormone auch indirekt in die psychische Sphäre eingreifen.

Die Tätigkeit der Nebennierenrinde wird durch Hormone des Hypophysenvorderlappens gesteuert.

b) Bauchspeicheldrüse.

Eine schon lange vermutete Beziehung zwischen Zuckerkrankheit (Diabetes mellitus) und Bauchspeicheldrüse (Pankreas) wurde 1889 durch Tierexperiment bestätigt: Entfernung der Bauchspeicheldrüse an Hunden führte alle Erscheinungen der Zuckerkrankheit herbei. Die Gewinnung von wirksamen Pankreasextrakten gelang lange Zeit nicht, und auch die Verfütterung der reinen Drüsen erwies sich als wirkungslos. 1921 konnten BANTING und BEST ein wirksames Präparat gewinnen, das von ihnen wegen seiner Bildung in den LANGERHANSschen Inseln als Insulin bezeichnet wurde. Die Darstellungsmethoden wurden schnell verbessert, und bereits 1927 wird von ABEL das krystallisierte Hormon beschrieben. Es stellt einen Eiweißkörper vom Molekulargewicht 35000 dar, an dessen Aufbau die folgenden Aminosäuren beteiligt sind (nach abnehmender Menge angeführt): Leucin, Glutaminsäure, Cystin, Tyrosin, Histidin, Argenin, Lysin. Sein Zersetzungspunkt liegt bei 233°, der isoelektrische Punkt bei p_H 5,3. Über den chemischen Bau ist fast nichts bekannt, und es wird sogar mit der Möglichkeit gerechnet, daß das krystallisierte Insulin nur eine bestimmte Fraktion darstellt.

Insulin ist der Antagonist des Adrenalins und bewirkt Herabsetzung des Blutzuckergehaltes; steigt der Gehalt über die Norm von etwa 0,1% (z. B. durch Adrenalinausschüttung), so wird Insulin mobilisiert; die dadurch bewirkte Herabsetzung des Blutzuckers veranlaßt wiederum Mobilisierung von Adrenalin usw., bis zwischen beiden Hormonen ein Gleichgewicht eingespielt ist, wobei aber wohl auch Nebennierenrinden- und Hypophosenhormone beteiligt sind. Schäden des Inselapparates bewirken verminderte Insulinproduktion und führen zu Diabetes; bei vollkommenem Ausfall des Hormons verliert der Organismus die Fähigkeit, Glucose abzubauen bzw. als Glykogen zu speichern, so daß diese mit dem Harn ausgeschieden wird (Glucosurie). Der Harn, der bis zu 10 % Glucose enthalten kann, wird dabei besonders reichlich abgeschieden (Polyurie), so daß ständiges Durstgefühl besteht. Da der Organismus so die Möglichkeit verloren hat, seinen Energiebedarf aus dem Kohlenhydratstoffwechsel zu decken, ist er besonders auf den Fettabbau angewiesen, der dabei, möglicherweise als Folge einer Überbeanspruchung, gestört wird und nicht zu den normalen Endprodukten, Wasser und CO_2, führt, sondern bei β-Oxy-. und β-Ketobuttersäure stehenbleibt, aus der durch CO_2-Abspaltung *Aceton* entsteht. Daher kommt es, daß bei Diabetes die sog. Ketonkörper in beträchtlicher Menge im Harn auftreten und Aceton sich auch in der Atemluft der Diabetiker bemerkbar macht.

Überproduktion von Insulin oder Verabreichung hoher Insulindosen führt zu abnormer Herabsetzung des Blutzuckergehalts, der bei Werten unter 0,04 % Krämpfe herbeiführt, welche durch Adrenalin oder durch Verabreichung von Traubenzucker behoben werden.

Insulin wird aus frischen Bauchspeicheldrüsen mit salzsäurehaltigem Alkohol ausgezogen; der vom Alkohol befreite Extraktrückstand wird durch fraktionierte Fällung mit Salzen und Umfällung beim isoelektrischen Punkt möglichst weitgehend von begleitenden Fremdstoffen, insbesondere von Eiweißstoffen, befreit. Man erhält schließlich ein weißes amorphes Pulver, das in physiologischer Kochsalzlösung unter Zusatz von Phenol als Konservierungsmittel gelöst wird. Die Wirkung der Präparate werden biologisch kontrolliert; als internationale Einheit wird diejenige Insulinmenge bezeichnet, die bei einem etwa 2 kg schweren Kaninchen nach 24stündigem Hungern dessen Blutzucker innerhalb von 3 Stunden auf 0,045 % herabsetzt. 1 mg krystallisiertes Insulin enthält etwa 22 Einheiten. Die Handelspräparate enthalten 10, 20, 40 oder auch 80 Einheiten im cm³.

Insulin wird subkutan, bei bedrohlichen Zuständen (Koma) intravenös verabreicht. Peroral ist es unwirksam, da es als Eiweißverbindung durch die Verdauungsfermente abgebaut wird. Auch bei parenteraler Verabreichung ist die Wirkung ziemlich flüchtig, so daß im allgemeinen zwei Injektionen am Tage erforderlich sind. Bemühungen, peroral wirkende Insulinpräparate aufzufinden, sind bisher ohne Erfolg geblieben. Es ist jedoch gelungen, Injektionspräparate mit protrahierter Wirkung zu schaffen, bei denen man mit einer Injektion am Tage auskommt. Sie sind unter der Bezeichnung *Depot-Insulin* im Handel. So soll Zink-Insulin, das man durch Zusatz kleiner Mengen von Zinkchlorid zur Insulinlösung gewinnt, eine protrahierte Wirkung aufweisen. Noch günstiger scheinen Protamine zu wirken, einfache, stark basische Eiweißstoffe mit Molekulargewicht von 2000—3000, die sich besonders im Fischsperma finden. Protamin-Zink-Insulin enthält im Kubikzentimeter 40 Einheiten Insulin (etwa 2 mg), 0,5 mg Protamin und 0,08 mg Zink.

Insulinpräparate sind nur von begrenzter Haltbarkeit und sollen kühl, am besten im Kühlschrank, gelagert werden.

c) Schilddrüse.

Die Schilddrüse ist seit langem als lebenswichtiges Organ bekannt, dessen Entfernung unter schweren allgemeinen Schädigungen zum Tode führt. Bei Unterfunktion werden Grundumsatz und Körpertemperatur herabgesetzt, die geistigen Fähigkeiten werden geschwächt; im jugendlichen Alter treten Wachstumshemmungen auf, und die Haut wird blaß, trocken und schwillt ödematös an (Myxödem). Überfunktion der Schilddrüse führt zu BASEDOWscher Krankheit und äußert sich in einer Erhöhung des Grundumsatzes, der Körpertemperatur und der Herztätigkeit. Hypo- wie auch Hyperfunktion der Schilddrüse können von Kropfbildung begleitet sein. Wegen des relativ hohen Jodgehaltes der Schilddrüse werden Zusammenhänge zwischen Jodgehalt der Nahrung und dem in gewissen Regionen verbreiteten Auftreten von Kropf vermutet; die in einigen Ländern durchgeführte Prophylaxe mit jodiertem Speisesalz hat gute Resultate erzielt.

Die Erscheinungen der Hypofunktion lassen sich durch Verabreichung von Schilddrüsensubstanz oder geeigneten Extrakten beheben. 1919 gelang KENDALL die Isolierung des krystallisierten Wirkstoffes, Thyroxin, dessen Konstitution 1926 von HARINGTON aufgeklärt und 1927 durch Synthese bewiesen wurde (s. S. 293). Thyroxin erweist sich bei Schilddrüsenunterfunktion schon in Tagesdosen von 20 γ als wirksam. Trotzdem bestehen Zweifel darüber, ob Thyroxin das eigentliche Hormon oder nur einen Baustein darstellt; daher hat Thyroxin in der Therapie Schilddrüsenpräparate nicht zu verdrängen vermocht.

Die Einstellung und Beurteilung von Schilddrüsenpräparaten geschieht biologisch durch Bestimmung der Grundumsatzerhöhung oder der Beschleunigung der Metamorphose von Kaulquappen. Chemisch beschränkt man sich auf die Ermittlung des organisch gebundenen Jods, dessen Menge in getrockneten Drüsen mindestens 0,18 % betragen soll.

d) Nebenschilddrüse, Epithelkörperchen.

Neben der Schilddrüse befinden sich kleine Organe, die beim Menschen ein Gewicht von 0,5 g haben und als Nebenschilddrüsen oder Epithelkörperchen (Glandulae parathyreoideae) bezeichnet werden. Ihre Entfernung führt zu Krämpfen, die auf ein Absinken des Ca-Gehalts des Blutes zurückzuführen sind. Es wird vermutet, daß die Epithelkörperchen ein Hormon bilden (Parathormon), welches den Kalkstoffwechsel regelt. Bisher ist nur die Anreicherung, nicht die Isolierung des Hormons gelungen, das Eiweißnatur besitzt und daher peroral unwirksam ist.

e) Hypophyse.

Die Hypophyse stellt ein an der Basis des Gehirns befindliches, gestieltes Organ dar, das beim Menschen etwa 0,5 g wiegt. Anatomisch lassen sich deutlich *Vorderlappen (Pars anterior)* und *Hinterlappen (Pars posterior)* unterscheiden, zwischen denen ein bei Säugetieren deutlicher als beim Menschen entwickelter *Mittellappen (Pars intermedia)* liegt.

Die Hypophyse nimmt unter den innersekretorischen Drüsen insofern eine Sonderstellung ein, als sie nicht direkt bestimmte Stoffwechselvorgänge oder die Funktion einzelner Körperorgane regelt, sondern ein Zentralorgan darstellt, welches die Tätigkeit anderer ihr untergeordneter Drüsen steuert und so weitgehend das Zusammen- und Wechselspiel der Hormone im Organismus abstimmt. Ihr Einfluß auf Geschlechtsdrüsen, Schilddrüse und Nebenniere ist bisher mit Sicherheit nachgewiesen. Die Hypophyse scheint dabei ihre Impulse vom Zentralnervensystem zu empfangen, das seinerseits auf Reize der Körperperipherie reagiert. Zur Durchführung ihrer Aufgaben produziert die Hypophyse eine Anzahl von eigenen Hormonen, die man nach dem Ort ihrer Entstehung unterteilt. Die

chemische Natur der Hormone ist noch ungeklärt, da es bisher noch nicht gelungen ist, sie in reiner Form zu isolieren; so herrscht auf dem Gebiet noch
mancherlei Unklarheit, und manche Angaben der umfangreichen Literatur werden
wohl erst in Zukunft eine Klärung erfahren.

f) Vorderlappenhormone.

Entfernung der Hypophyse bewirkt bei jungen Tieren starke Wachstumshemmungen, die durch Injektion von geeigneten Vorderlappenextrakten aufgehoben werden, bei normalen Jungtieren kann man durch solche Präparate
auch künstlich Riesenwuchs hervorrufen. Man vermutet daher im Hypophysenvorderlappen ein *Wachstumshormon*. Das Hormon ist alkalilöslich und gegen Luftsauerstoff und Erhitzen sehr empfindlich. Von manchen Seiten wird die Existenz
dieses Hormons bezweifelt und die beobachtete Wirkung einem anderen, auf die
Schilddrüse einwirkenden (thyreotropen) Hormon zugeschrieben.

Injektion von Vorderlappenextrakten ruft bei jungen Tieren vorzeitige Ent-
wicklung der Keimdrüsen und Brunst hervor. Diese Erscheinungen werden auf
Hormone zurückgeführt, die die Keimdrüsen anregen und daher *gonadotrope
Hormone* genannt werden; sie sind geschlechtsunspezifisch und nicht mit den
Keimdrüsenhormonen, den eigentlichen Geschlechtshormonen, zu verwechseln.
Die Hormone sind von ASCHHEIM und ZONDEK auch in Schwangerenharn auf-
gefunden und von ihnen als *Prolan* bezeichnet worden; Schwangerenharn ist für
die Gewinnung besonders geeignet, da er im Liter etwa 100mal mehr enthält,
als eine Kuhhypophyse. Es ist noch zweifelhaft, ob Prolan ein einheitliches
Hormon darstellt oder aus 2 Komponenten, Prolan A und Prolan B besteht. Da
Prolan schon wenige Tage nach der Konzeption im Harn auftritt, konnten
ASCHHEIM und ZONDEK darauf eine sichere frühe Schwangerschaftsdiagnose aufbauen: kleine Mengen Harn werden jungen Mäusen injiziert; bei vorliegender
Schwangerschaft tritt innerhalb weniger Tage Entwicklung der Geschlechts-
organe, Follikelreifung und Brunst ein, die am Scheidensekret durch das Auf-
treten verhornter Schleimhautpartikel (Schollen) nachweisbar ist.

Prolan ist bisher nicht in reiner Form isoliert worden. Aus den Eigenschaften
hochgereinigter Konzentrate ist zu schließen, daß es durch proteolytische Fermente abgebaut wird, gegen Hitze und Sauerstoff empfindlich und in organischen
Lösungsmitteln unlöslich ist. Danach handelt es sich um einen Stoff mit Eiweißnatur, möglicherweise um ein Glucoproteid.

Außer den bereits erwähnten Erscheinungen tritt nach Entfernung der Hypophyse Unterfunktion und Rückbildung der Schilddrüse ein, die zu den auf S. 434
geschilderten Krankheitserscheinungen führt. Durch Injektion geeigneter Hypo-
physenextrakte wird die Funktion der Schilddrüse wieder normal und kann sogar
durch größere Dosen über die Norm gesteigert werden, so daß es zur BASEDOW-
schen Krankheit kommt. Die Hypophyse muß demnach ein *thyreotropes Hormon*
bilden, welches die Schilddrüsenfunktion anregt. Auch dieses Hormon liegt noch
nicht in reiner Form vor; es ist gegen Hitze sehr empfindlich, amphoter und in
organischen Lösungsmitteln unlöslich; durch Ammonsulfat wird es aus der wäßrigen Lösung abgeschieden. Da es durch Pepsin nicht abgebaut wird, handelt
es sich nicht um ein Protein, sondern wahrscheinlich um eine Albumose.

Neben den genannten Hormonen scheinen im Hypophysenvorderlappen noch
eine Reihe weiterer Hormone gebildet zu werden, von denen *Prolactin*, ein die Se-
kretion der Milchdrüsen anregendes Hormon, und das *corticotrope Hormon*, das die
Nebennierenrinde anregt, erwähnt werden möge. Auch die Existenz von pankrea-
tropen und gewissen Stoffwechselhormonen ist wahrscheinlich gemacht worden.

g) Mittellappenhormone (Intermedin)

scheinen die Pigmentbildung einiger Tiere zu beeinflussen; für den Menschen ist ihre Bedeutung bisher nicht nachgewiesen worden.

h) Hinterlappenhormon.

Hypophysenhinterlappenextrakte bewirken Blutdrucksteigerung, Uteruskontraktion und Herabsetzung der Nierentätigkeit im Sinne einer verzögerten Wasserausscheidung. Wegen der Uteruswirkung werden Hypophysenhinterlappenpräparate als wehenfördernde Mittel verwendet.

Über die Natur der Hormone ist man noch wenig unterrichtet. Es scheint gelungen zu sein, in weitgehend angereicherten Konzentraten die uteruswirksamen Hormone (auch *α-Hypophamin* oder *Oxytocin* genannt) von den blutdrucksteigernden *(β-Hypophamin, Vasopressin)* zu trennen, doch werden von anderer Seite beide Wirkungen einem einzigen Körper, einem Protein vom Molekulargewicht 30000 zugeschrieben.

Hypophysenhinterlappenextrakte sind gegen Alkali und Oxydationsmittel sehr empfindlich, in schwach saurer Lösung aber gut haltbar.

i) Keimdrüsen.

Kastration führt bei männlichen und weiblichen Tieren nicht nur zum Verlust der Fortpflanzungsfähigkeit, sondern auch zu Beeinträchtigungen und Rückbildungen der sekundären Geschlechtsmerkmale. Die gleichen Erscheinungen treten auch bei Ausfall der gonadotropen Hypophysenhormone auf, da ohne diese ja auch die normalen Keimdrüsen nicht in Funktion treten. Nach Kastration ist natürlich eine Verabreichung von gonadotropen Hormonen ohne Wirkung. Wohl aber lassen sich die Folgen, mit Ausnahme des Verlustes der Fortpflanzungsfähigkeit, durch Einpflanzung von Keimdrüsen eines anderen Tieres an einer beliebigen Körperstelle oder durch Verabreichung geeigneter Keimdrüsenpräparate beheben. Die Keimdrüsen beeinflussen mit Hilfe ihrer Hormone die Entwicklung des Geschlechtsapparates und der sekundären Geschlechtsmerkmale und haben auch starken Einfluß auf die Psyche. Die Sexualhormone leiten sich chemisch von Cyclopentanoperhydrophenanthren ab und stehen damit den Sterinen (s. S. 326) nahe. An der Aufklärung ihrer Konstitution ist BUTENANDT maßgeblich beteiligt.

Männliche Sexualhormone (Testikelhormone). Als Test für die männlichen Sexualhormone kann das Wachstum der Samenblase kastrierter männlicher Mäuse oder das Wachstum des Kammes kastrierter Hähne verwendet werden; der Hahnenkammtest gestattet auch in gewissen Grenzen quantitative Feststellungen zu machen. So konnte das Vorkommen männlicher Sexualhormone nicht nur im Hoden, sondern auch im Blut und im Harn nachgewiesen werden. Aus Harn konnte 1931 das *Androsteron* und 1935 aus Stierhoden das *Testosteron* isoliert werden (s. S. 327). Das aus Testikeln gewonnene Testosteron übertrifft das Androsteron erheblich an Wirksamkeit und stellt das eigentliche männliche Sexualhormon dar, während es sich beim Androsteron möglicherweise nur um eine Ausscheidungsform handelt.

Weibliche Sexualhormone. Bei weiblichen Tieren bewirkt Kastration Rückbildung der sekundären weiblichen Geschlechtsmerkmale und Ausbleiben des Geschlechtszyklus. Durch Injektion von Follikelextrakten kann ein Teil der Ausfallserscheinungen behoben werden: die sekundären Geschlechtsmerkmale bilden sich wieder aus, Uterus und Vagina zeigen die bei normaler Brunst auftretenden Schleimhautveränderungen. Es kommt aber nicht zum Abschluß des Zyklus, und die Menstruation bleibt aus. Erst bei Injektion von Extrakten aus Gelbkörperchen (Corpus luteum) wird der Zyklus abgeschlossen. Der weibliche Sexualzyklus wird also durch 2 Hormone, *Follikelhormon* und *Corpus-luteum-Hormon*, geregelt, die nacheinander in Aktion treten. Zum Verständnis ihrer Aufgaben ist es nötig, auf die Vorgänge im Zyklus, kurz einzugehen. Das im Follikel heranwachsende Ei wird etwa in der Mitte der Periode durch „Follikelsprung" freigegeben. Bis zu diesem Stadium produziert er auf Anreiz durch das gonadotrope Hypophysen-vorderlappenhormon Prolan sein Hormon (Follikelhormon), welches die sekundären Geschlechtsmerkmale ausbildet (um Männchen zur Kopulation zu reizen), und die Uterusschleimhaut nach der vorherigen Menstruation regeneriert. Nach dem Sprung bildet sich der Follikel zum Corpus luteum um, welches mit Hilfe seines Hormons die Uterusschleimhaut zur Aufnahme eines befruchteten Eies vorbereitet. Erfolgt Befruchtung des Eies, so bildet sich das Corpus luteum mächtig aus, um die Anregung der Schleimhaut zur Einbettung und Fixierung des Eies fortzusetzen, und stirbt ab, wenn der Embryo ausreichend verankert ist. Bleibt das Ei dagegen unbefruchtet, so verkümmert nach dem Absterben des Eies das Corpus luteum, die zur Eiaufnahme vorbereitete Uterusschleimhaut unterliegt nicht mehr der Wirkung des Corpus-luteum-Hormons und wird abgestoßen (Menstruation).

Zur Zeit der Schwangerschaft finden sich im Harn große Mengen Follikelhormon, das daraus gewonnen werden kann; dazu wird besonders der Harn trächtiger Stuten verwendet. Als Test benutzt man die „Schollen-Reaktion" bei kastrierten weiblichen Mäusen (ALLEN-DOISY-Test): nach Injektion von Follikelhormon tritt Brunst und Umwandlung der Vaginalschleimhaut ein, die sich an dem Auftreten von „Schollen" im Vaginalsekret erkennen läßt. Die kleinste Menge, die diese Reaktion auslöst, wird als eine Mäuseeinheit bezeichnet.

Aus dem Harn haben sich bisher mehrere Stoffe mit Follikelhormonwirkung isolieren lassen, von denen *Östron*, *Östradiol* und *Östratriol* (s. S. 327) die wichtigsten sind. Östradiol hat die stärkste östrogene Wirkung (Oestrus = Brunstperiode), und es ist möglich, daß die anderen Stoffe sekundäre Umwandlungs- oder Ausscheidungsformen darstellen. Die Hormonwirkung ist wenig konstitutionsspezifisch. So hat man in der Natur z. B. in Braunkohle zahlreiche andere östrogene Stoffe aufgefunden. In neuester Zeit sind auch mehrfach synthetische Stoffe mit starker östrogener Wirkung aufgefunden worden, unter denen das Diäthyl-dioxystilben *(Östrostilben, Stilboestrol)* in seiner Wirkung dem Östron besonders nahesteht und therapeutisch vielfach an Stelle von Folliculin verwendet wird; peroral ist es etwa 20mal wirksamer als Östron. Östron und Östradiol sind peroral weniger wirksam als bei Injektion; Benzoesäure- und Propionsäureester besitzen verstärkte und protrahierte Wirkung, so daß man sie, besonders Östradiol, meist in dieser Form anwendet. Die Frau produziert in einer Periode etwa 20 mg Östradiol; in den letzten Monaten der Schwangerschaft werden in 1 Liter Harn etwa 3 mg Östron ausgeschieden. Der Harn trächtiger Stuten enthält bis zum 10fachen dieser Menge. Als Standard der östrogenen Stoffe hat man Östron gewählt und bezeichnet 0,1 γ als 1 internationale Einheit, die etwa 3 Mäuseeinheiten entspricht.

Das Corpus-luteum-Hormon, *Progesteron*, scheint ausgeprägte Konstitutionsspezifität zu besitzen; eine Ausscheidungsform, *Pregnandiol*, das den dem Progesteron entsprechenden gesättigten zweiwertigen Alkohol darstellt, ist unwirksam. Die Frau produziert in einer Periode etwa 30 mg; während der ersten 4 Schwangerschaftsmonate ist die Menge jedoch sehr stark erhöht. 1 internationale Einheit Corpus-luteum-Hormon ist 1 mg Progesteron.

Die Sexualhormone spielen in der modernen Therapie eine wichtige Rolle. Besondere Bedeutung kommt dabei den östrogenen Stoffen zu, die meist in Öl gelöst injiziert werden. Wegen der tiefgreifenden vielseitigen Wirkungen verlangt die Behandlung größte Vorsicht und ständige ärztliche Überwachung.

E. Antibiotica.

Unter der Bezeichnung *Antibiotica* faßt man bestimmte, von niederen Organismen gebildete Wirkstoffe zusammen, die gegenüber Bakterien eine spezifische entwicklungshemmende Wirkung ausüben. Es ist möglich, daß entsprechende Stoffe auch in höheren Organismen zur Verteidigung ihrer Lebensbedingungen gegen andere Arten gebildet werden, wodurch die häufige Beobachtung, daß gewisse Pflanzen nicht nebeneinander gedeihen können, eine Erklärung finden würde.

Beobachtungen über antibiotische Wirkungen liegen lange Zeit zurück. Schon PASTEUR hatte beobachtet, daß gewisse Bakterienkulturen sich nicht entwickeln, wenn bestimmte andere Bakterien zugegen sind, und er deutete schon an, daß solcher Antagonismus vielleicht zu Hoffnungen für die Therapie berechtige. 1899 berichteten EMMERICH und LOEW, daß ein aus Kulturen von Bacillus pyocyaneus gewonnener, von ihnen *Pyocyanase* genannter und als Ferment angesprochener Wirkstoff, der auf zahlreiche Bakterienarten stark entwicklungshemmend wirkt, gegen Diphtheriebazillen sehr wirksam ist und empfehlen ihn zur lokalen Diphtheriebehandlung. Pyocyanase fand Eingang in die Therapie und kann als Vorläufer der Penicilline angesehen werden.

1910 gewannen BLACK und ALSBERG aus Penicillium puberulum eine von ihnen als Penicillinsäure bezeichnete Substanz, die gegen Staphylokokken und Colibacillen wirksam ist. Diese Penicillinsäure hat aber zu dem nachher zu behandelnden Penicillin keine Beziehung.

1928 beobachtete FLEMING in London an einer Staphylokokkenkultur, auf dem sich ein Schimmelpilz angesiedelt hatte, daß in Nachbarschaft des Schimmelrasens die Staphylokokken sich nicht entwickelt hatten, und vermutete, daß der Schimmel, der später als Penicillium notatum identifiziert wurde, eine Substanz hervorbringt, die auf Staphylokokken entwicklungshemmend wirkt. Weitere, zunächst nur orientierende Untersuchungen zeigten, daß der Wirkstoff, den er *Penicillin* nannte, in die Nährlösung abgegeben wird und daß diese nicht nur gegen Staphylokokken, sondern auch gegen eine ganze Zahl anderer Bakterien, insbesondere gegen verschiedene Kokken, entwicklungshemmend wirkt. Gleichzeitig stellte er fest, daß Leukocyten durch Penicillin nicht geschädigt werden, wodurch sich dieses sehr vorteilhaft von den meisten gewöhnlichen Desinfektionsmitteln unterscheidet, und empfahl 1931 Penicillin zur Behandlung septischer Erkrankungen. 1938 nahm FLOREY in Oxford die Untersuchungen über Penicillin neu auf und bildete dazu einen eigenen Forscherkreis, dem Chemiker, Biologen und Mediziner angehörten. Die Aussichten für die Isolierung des Penicillins waren dadurch günstiger geworden, daß es schon vorher RAISTRICK gelungen war, den Pilz auf einer künstlichen Nährlösung, einer modifizierten CZAPEK-DOX-Lösung folgender Zusammensetzung zu züchten:

$NaNO_3$ 3,0 KH_2PO_4 1,0   KCl 0,5 $MgSO_4 \cdot 7H_2O$ 0,5 $FeSO_4 \cdot 7H_2O$ 0,01
Glukose 40 g in 1 Liter Wasser.

Zur Kontrolle der Operationen wurde ein Test geschaffen, der in dieser oder einer etwas abgewandelten Form noch jetzt angewendet wird. Die zu prüfende Lösung wird in einem kleinen Glaszylinder, der sich auf einer mit Staphylococcus aureus besäten Agarplatte befindet, eingebracht; je nach Wirksamkeit der Lösung bleibt um den Zylinder nach der Bebrütung ein mehr oder weniger großer bakterienfreier Hof, dessen Radius als Maß für die Wirksamkeit dient. Als Einheit (die spätere Oxford-Einheit) wurde die Menge angesehen, die in einer Verdünnung von 1 : 50 das Wachstum eines bestimmten Staphylococcus-aureus-Stammes gerade noch unterdrückt. Später zeigte es sich, daß eine Oxford-Einheit 0,0006 mg reinem Penicillin entspricht, das demnach 1650 O.E. pro Milligramm besitzt.

Man wurde bald darauf aufmerksam, daß nicht alle Arten von Penicillium notatum Penicillin produzieren und daß auch aktive Arten kein Penicillin liefern, wenn die Lösung durch Bakterien infiziert ist. Erst 1940 wurde dafür die Erklärung gefunden; zahlreiche Bakterien produzieren ein Ferment, *Penicillinase*, mit dem sie sich gewissermaßen gegen Penicillin verteidigen, indem sie es zerstören oder wenigstens inaktivieren. Penicillinase ist bereits in Substanz isoliert worden, doch scheint sie noch nicht in reiner Form vorzuliegen. Man ist weiter darum bemüht, besonders wirksame neue Stämme von Penicillium notatum zu finden, um diese für die Fabrikation zu verwenden. Der Pilz gedeiht am besten bei einer Temperatur von 24°. Schon nach einigen Tagen bildet sich auf der Oberfläche der Nährlösung ein zusammenhängender weißer Rasen aus, der etwa am 6. Tage durch Sporenbildung eine grüne Farbe annimmt. Nun beginnt die Nährlösung sich gelb zu färben und wird schließlich bräunlich; der dabei entstehende Farbstoff (Chrysogenin) ist für die Wirksamkeit ohne Bedeutung. Nach 10—14 Tagen erreicht der Penicillingehalt der Nährlösung sein Maximum. Die Ausbildung des Schimmelrasens ist von einer auffälligen p_H-Änderung begleitet, die auch als Kontrolle für die Penicillinproduktion benutzt werden kann. Die anfangs nahezu neutrale Nährlösung nimmt zunächst saure Reaktion an, etwa am 3. Tage ist das p_H 3—4, erreicht bei der Sporulation den Wert 5, steigt dann langsam weiter an und liegt schließlich zur Zeit der maximalen Penicillinbildung zwischen 7 und 8. Während der ganzen Zeit wird reichlich CO_2 gebildet, und es ist nötig, die Kultur ausreichend mit Sauerstoff zu versorgen. Die ersten Kulturlösungen enthielten etwa 2 O.E. je Kubikzentimeter, und es gelang in den ersten Jahren nicht, die Ausbeute zu steigern.

Erst 1942 konnten in Zusammenarbeit mit der amerikanischen Industrie Nährlösungen gewonnen werden, die reicher waren und schließlich sogar 1000 Einheiten pro Kubikzentimeter erreichten. Diese Steigerung, die erst eine industrielle Gewinnung ermöglichte, war auf die Züchtung neuer, hochaktiver Stämme, auf neue aktivierende Zusätze zur Nährlösung und auf Änderung des Kulturverfahrens zurückzuführen. An Stelle des geschilderten Oberflächenkulturverfahrens war nämlich ein submerses Verfahren entwickelt worden, welches die Züchtung in großen Tanks mit mehr als 50000 Liter Nährlösung gestattet und Ausbeuten von 100 und mehr O.E. liefert. Die Schwierigkeiten des großtechnischen Verfahrens liegen bei der Sterilisation der Flüssigkeitsmengen und in den Maßnahmen zum Schutze gegen Infektion, die besonders durch die notwendige Belüftung droht.

Statt Glukose kann Rohrzucker oder auch Milchzucker verwendet werden; so hat sich auch Molke als geeignete Nährlösung erwiesen. In Amerika hat sich ein Zusatz der bei der Verarbeitung von Mais anfallenden Mazerationslauge zur Nährlösung besonders bewährt.

Die Gewinnung des Penicillins aus der Nährlösung geschieht technisch in Anlehnung an das von FLOREY und seinem Arbeitskreis entwickelte Verfahren..

Die von Mycel abzentrifugierte Nährlösung wird kurze Zeit mit etwa 2 % Aktivkohle behandelt, die das Penicillin neben anderen Stoffen adsorbiert. Die Kohle wird abzentrifugiert und mit einem organischen Lösungsmittel (Äther, Amylacetat) eluiert. Diesem wird das Penicillin durch Ausschütteln mit Phosphatpuffer bei schwach alkalischer Reaktion entzogen, die Lösung gekühlt, mit Phosphorsäure auf $p_H 2$ gebracht und erneut mit Äther ausgezogen, der das Penicillin wieder aufnimmt. Durch Wiederholung der Operation erhält man schließlich eine weitgehend gereinigte wäßrige Lösung des Natriumsalzes des Penicillins, die etwa 20000 O.E. pro Kubikzentimeter enthält. Die Lösung wird durch Filtration keimfrei gemacht und unter sterilen Bedingungen abgefüllt. Man läßt die Lösung in den noch unverschlossenen Ampullen gefrieren, sublimiert das Eis bei tiefer Temperatur im hohen Vakuum ab und schließt dann die Ampullen unter aseptischen Bedingungen. Man erhält so das Penicillin als Natriumsalz in einer in Wasser besonders leicht löslichen Form. Das fertige Präparat muß bis zur Verwendung im Kühlschrank gelagert werden, da Penicillin bei höherer Temperatur rasch an Wirksamkeit verliert.

Penicillin ist nicht nur gegen höhere Temperaturen, sondern auch gegen Säuren und Alkali, gegen Oxydationsmittel und gegen manche Metalle sehr empfindlich. Da es nicht bakterizid, sondern nur entwicklungshemmend (bakterostatisch) wirkt, muß es unter sterilen Bedingungen verarbeitet und verwendet werden.

Penicillin kommt als Natrium- oder Calciumsalz in nahezu reiner Form in den Handel. Injektionslösungen sind mit sterilem Wasser vor Gebrauch frisch herzustellen; man injiziert intravenös oder intramuskulär. Peroral ist Penicillin nahezu unwirksam, da es im Magen-Darm-Kanal zerstört wird. Für äußerlichen Gebrauch verwendet man auch Puder mit 1000—5000 O.E. pro Gramm, die als Basis Sulfonamide mit 5 % Magnesiumoxyd enthalten. Penicillinsalben werden aus Lanolin mit 250—500 O.E. pro Gramm hergestellt. Auch Salben und Puder müssen frisch hergestellt werden und sind kühl zu lagern.

Penicillin ist gegen Staphylokokken, Streptokokken, Gonokokken, Meningokokken, Diphtheriebazillen und noch einige andere Erreger wirksam und überschneidet damit das Indikationsgebiet der Sulfonamide. Im allgemeinen ist es auch gegen sulfonamidresistente Stämme wirksam, so daß es besonders dort, wo Sulfonamide versagen, von entscheidender Bedeutung sein kann. Im allgemeinen kann man aber wohl sagen, daß die Bedeutung der Sulfonamide durch Penicillin kaum eingeschränkt wird, besonders im Hinblick auf Preis, Haltbarkeit und unbequeme Applikationsweise des Penicillins.

Ebenso wie bei den Sulfonamiden muß bei Anwendung von Penicillin eine ausreichende Konzentration im Blut aufrechterhalten werden. Da Penicillin sehr rasch (und zum großen Teil unverändert) mit dem Harn ausgeschieden wird, sind Injektionen mit 2—3stündigen Intervallen erforderlich; die notwendige Konzentration im Blut wird mit etwa 0,15 O.E. pro Kubikzentimeter angegeben, doch dürfte sie wohl nach Art der Erreger erheblich schwanken. Als Tagesdosis sind 100000—500000 O.E. erforderlich; die für die Behandlung notwendige Menge kann mehrere Millionen O.E. erreichen. Penicillin geht aus dem Blut nicht in die Lumbalflüssigkeit, in Gelenkhöhlen, in Hirn und Nervensubstanz über. Im Gegensatz zu den Sulfonamiden wird die Penicillinwirkung durch p-Aminobenzoesäure nicht gehemmt, der Wirkungsmechanismus muß daher prinzipiell verschieden sein. Auch ist bei den Sulfonamiden die erforderliche Konzentration — abgesehen davon, daß sie viel höher ist als bei Penicillin — von der Keimzahl abhängig, während sie bei Penicillin davon unabhängig ist. Besonders wichtig ist schließlich, daß Penicillin auch in vielfacher Überdosierung vollkommen unschädlich ist, was für die Sulfonamide nicht gilt.

Weitere Erfahrungen werden nötig sein, um zu zeigen, wie hoch die Hoffnungen auf das Penicillin gesteckt werden dürfen. Umstritten ist besonders noch der Dauererfolg bei Lues, unumstritten leider die Unwirksamkeit bei Tuberkulose.

Neben den Fragen der technischen Gewinnung, der Pharmakologie und der Therapie des Penicillins wurden in England und Amerika in zahlreichen Forschungskreisen die Reindarstellung und Konstitutionsaufklärung bearbeitet. Die Ergebnisse dieser Arbeiten können nur ganz kurz zusammengefaßt werden. Zunächst ergab sich die Tatsache, daß bisher 4 verschiedene Penicilline aufgefunden wurden, die sich allerdings nicht sehr wesentlich voneinander unterscheiden. Man bezeichnet sie als Penicillin I (oder F), II (oder G), III (oder X), IV (oder K). Das am häufigsten vorkommende scheint Penicillin II (G) zu sein. Die Penicilline sind basische Säuren, die N und S enthalten. Bei Erhitzen mit Säure erhält man neben *Penicillamin* Aldehydcarbonsäuren, sog. *Penaldinsäuren*, die bei den einzelnen Penicillinen verschieden sind und offenbar den Teil des Moleküls enthalten, durch den die Penicilline sich voneinander unterscheiden. Das Penicillamin erwies sich als $\beta\beta$-Dimethylcystein:

$$\begin{array}{c} CH_3 \\ \diagdown \\ C\!-\!CH\!-\!COOH \\ \diagup | | \\ CH_3 SH NH_2 \end{array}$$

Die Penaldinsäuren gehen unter Verlust von CO_2 leicht in N-haltige Aldehyde über *(Penilloaldehyde)*, die keine basische Eigenschaften haben und sich als acylierte Aminoacetaldehyde erwiesen, und zwar liefert

Penicillin	I	den Aldehyd	$CH_3CH_2CH\!=\!CHCH_2CO\cdot NHCH_2CHO$
„	II	„	„	$C_6H_5CH_2CO\cdot NHCH_2CHO$
„	III	„	„	$p\!-\!HOC_6H_4CH_2CO\cdot NHCH_2CHO$
„	IV	„	„	$CH_3(CH_2)_6CO\cdot NHCH_2CHO$

Die Aldehyde unterscheiden sich also nur durch die am Stickstoff haftenden Acyle (Ac) und nur sie bedingen auch die chemischen Unterschiede zwischen den einzelnen Penicillinen. Die Penaldinsäuren enthalten noch eine Carboxylgruppe, die an der der Aldehydgruppe benachbarten Methylengruppe steht:

$$\begin{array}{c} Ac\!-\!NH\!-\!CH\!-\!CHO \\ | \\ COOH \end{array}$$

Die im Penicillin vorhandene freie Carboxylgruppe findet sich im Penicillamin, nicht in der Penaldinsäure wieder, denn Penicillinester geben bei dem gleichen Abbau Penicillaminester und Penaldinsäure. Bei alkalischem Abbau der Penicilline erhält man *Penicilloinsäuren*, die zweifellos aus Penicillamin und Penaldinsäuren aufgebaut sind und als Abkömmlinge des hydrierten Thiazols (Thiazolidin) erkannt wurden:

$$\begin{array}{c} H_3C S \\ \diagdown \diagup \diagdown \\ C CH\!-\!CH\!-\!NH\cdot Ac \\ \diagup | | \\ H_3C | COOH \\ HOOC\!-\!CH\!-\!NH \end{array}$$

Penicillin enthält 1 Molekül Wasser weniger als Penicilloinsäure und scheint deren Lactam darzustellen:

$$\begin{array}{c} H_3C S \\ \diagdown \diagup \diagdown \\ C CH\!-\!CH\!-\!NH\cdot CO\cdot R \\ \diagup | | | \\ H_3C | | | \\ HOOC\!-\!CH\!-\!N\!-\!CO \end{array}$$

Penicillin	I (F): $R = -CH_2CH\!=\!CHCH_2CH_3$
„	II (G): $R = -CH_2C_6H_5$
„	III (X): $R = -CH_2C_6H_4OH\,(1,4)$
„	IV (K): $R = -CH_2(CH_2)_5CH_3$

Damit ergibt sich folgende Übersicht über den Abbau, die aber eine ganze Anzahl weiterer Abbau- und Umwandlungsprodukte, die für den Konstitutionsbeweis gleichfalls von Bedeutung sind, unberücksichtigt läßt:

$$H_3C \diagdown \underset{HOOC-CH-N-CO}{\overset{S}{\underset{|}{C}}} \overset{|}{CH}-CH-NH \cdot CO \cdot R$$

Penicillin

$$H_3C \diagdown \underset{HOOC-CH-NH}{\overset{S}{\underset{|}{C}}} \overset{|}{CH}-CH-NH-CO \cdot R \quad COOH$$

Penicilloinsäure

$$H_3C \diagdown \underset{HOOC-CH-NH_2}{\overset{}{\underset{|}{C}}}-SH \quad + \quad O{=}CH-CH-NH-CO \cdot R \\ \qquad\qquad\qquad\qquad\qquad\qquad\qquad COOH$$

Penicillamin   Penaldinsäure
(Dimethylcystein)

$$O{=}CH-CH_2-NH-CO \cdot R$$

Penilloaldehyd

Auffällig und erwähnenswert ist die Tatsache, daß Sulfathiazol, das ebenso wie Penicillin ein Thiazolabkömmling ist, unter den gebräuchlichsten Sulfonamiden die intensivste Wirkung wenigstens in ihrem antagonistischen Verhalten gegenüber p-Aminobenzoesäure zu haben scheint (s. S. 423), doch ist es natürlich möglich, daß es sich hier um einen reinen Zufall handelt.

Die Entdeckung des Penicillins war Anlaß zu einer systematischen Suche nach weiteren Stoffen mit antibiotischer Wirkung. Es gelang auch, eine ganze Anzahl weiterer Stoffe aufzufinden, von denen einige eine recht einfache Struktur besitzen und der bereits 1907 beschriebenen von Aspergillus orycae produzierten *Kojisäure* nahestehen, so das von Penicillium spinulosum produzierte *Spinulosin* und das von Aspergillus fumigatus produzierte *Fumigatin:*

Kojisäure   Spinulosin   Fumigatin

Diese und einige weitere haben aber bisher für die Therapie keine Bedeutung erlangt. Das gleiche gilt auch für *Notatin* (zuweilen auch als Penatin oder Penicillin B bezeichnet), das ebenso wie Penicillin von Penicillium notatum produziert wird; seine Wirkung beruht höchstwahrscheinlich auf der Bildung von H_2O_2, das bei einer fermentativen Oxydation von Glucose frei wird. Gewisse Hoffnungen

O
‖
C
H₂C   C══CH
| | ⟩O
H₂C   CH──CO
|
O
Patulin

hat man eine Zeitlang auf *Patulin* gesetzt, das von Penicillium patulum gebildet wird, doch haben sich die Erwar-
tungen nicht erfüllt.

Anders scheint es sich mit dem 1944 von WAKSMAN beschriebenen *Streptomycin* zu verhalten, das von Actinomyces
griseus produziert wird. Streptomycin scheint in mancher
Hinsicht die Indikationsbreite des Penicillins zu überschreiten und gegen manche Erreger wirksam zu sein, gegen
die Penicillin versagt. Am Tierversuch ist Streptomycin
auch gegen experimentelle Tuberkulose wirksam, doch sind die klinischen Ergebnisse am Menschen unsicher und zweifelhaft. Streptomycin wird neuerdings
in großem Umfange nach Verfahren hergestellt, die weitgehend an die Penicillin-
fabrikation angelehnt sind. Streptomycin muß ebenso wie Penicillin im Kühlschrank gelagert werden.

Die Struktur des Streptomycins ist noch nicht vollkommen aufgeklärt. Beim
Abbau mit Säuren wurde eine als Streptidin bezeichnete Substanz isoliert, die
ein Diguanidinderivat eines Tetraoxycyclohexans darstellt:

$$
\begin{array}{c}
OH \\
| \\
CH \\
\end{array}
$$

NH   OH   NH
‖ | ‖
H₂N──C──NH──CH   CH──NH──C──NH₂
                | |
           HO──CH CH──OH
                 \/
                 CH
                 |
                 OH

Streptothricin, 1941 von WAKSMAN aus Kulturen von Actinomyces lavandulae
isoliert, und *Clitocybin*, 1940 von HOLLAND aus Clitocyba gigantea isoliert, scheinen
im Tierversuch gleichfalls gegen Tuberkelbazillen wirksam zu sein, doch stehen
auch hier die Ergebnisse klinischer Prüfungen noch aus.

Sachverzeichnis.

The manufacturer's authorised representative in the EU is Springer
Nature Customer Service Centre GmbH, Europaplatz 3, 69115 Heidelberg,
Germany. If you have any concerns regarding our products, please
contact ProductSafety@springernature.com

Printed and bound by CPI Group (UK) Ltd, Croydon, CR0 4YY
28/04/2026
02098498-0002